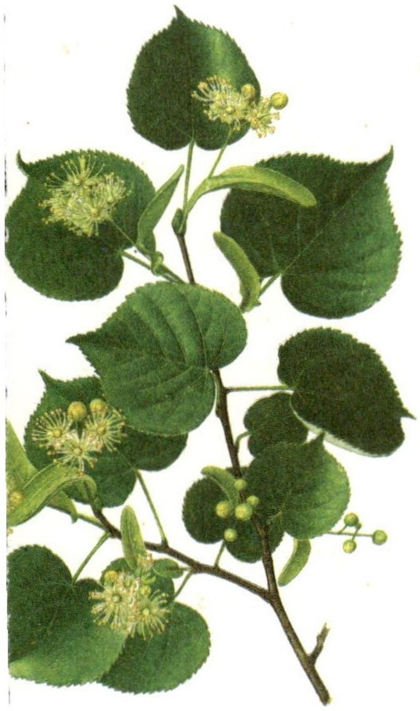
Winterlinde

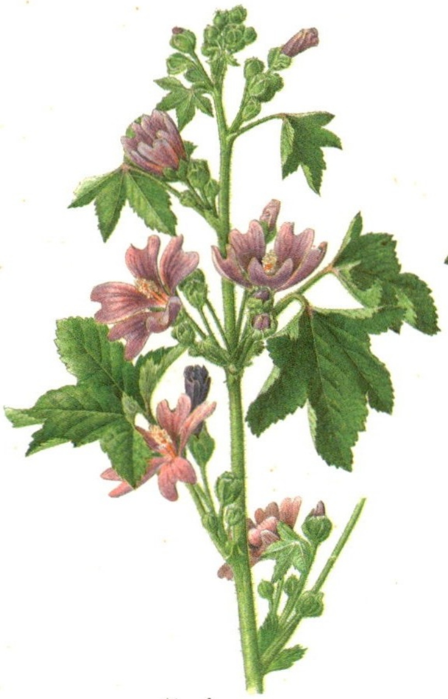
Malve

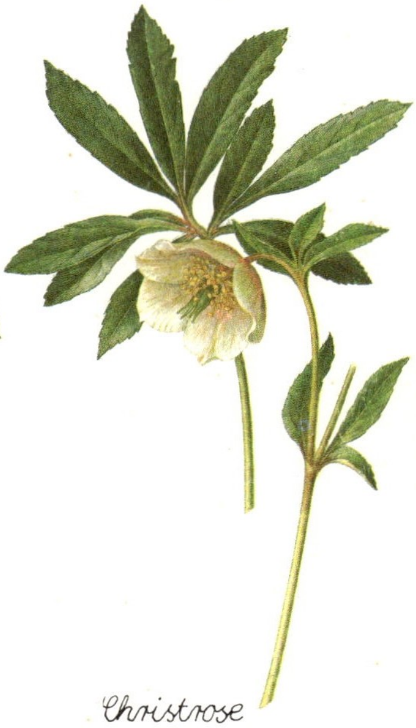
Christrose

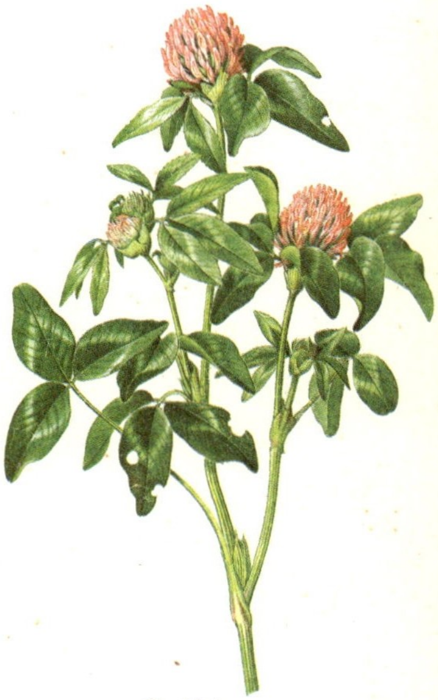
Rotklee

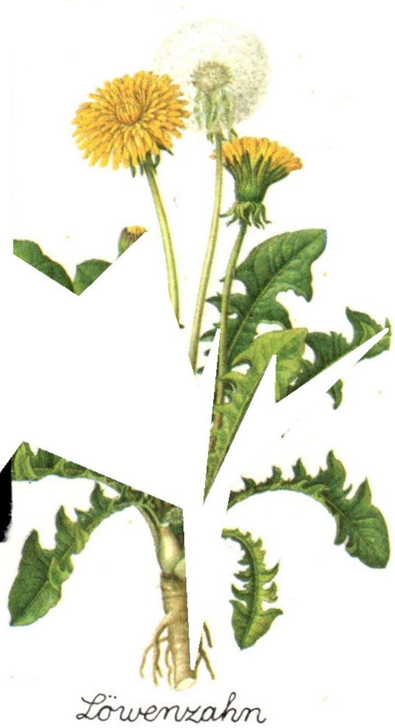
Löwenzahn

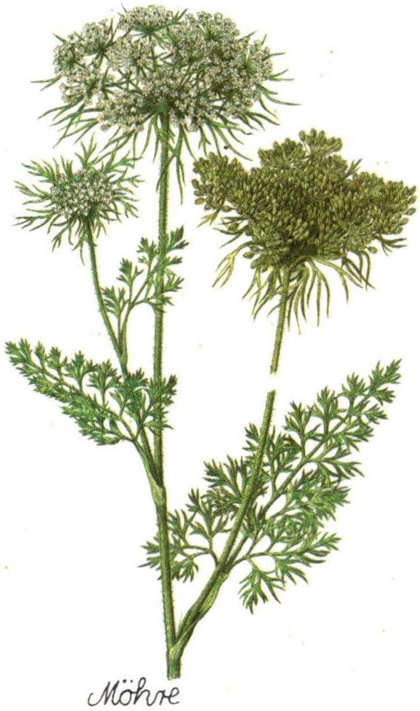
Möhre

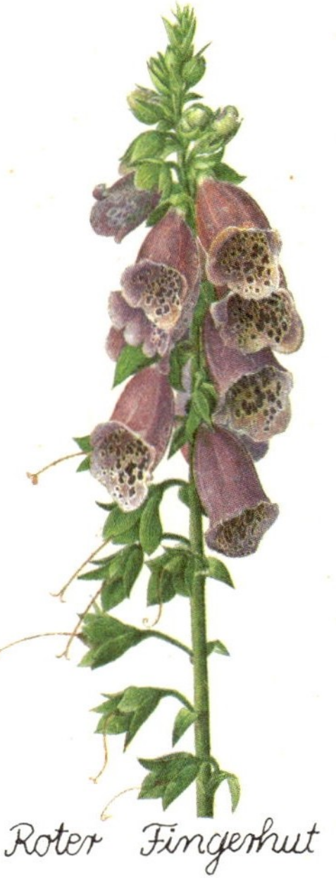
Roter Fingerhut

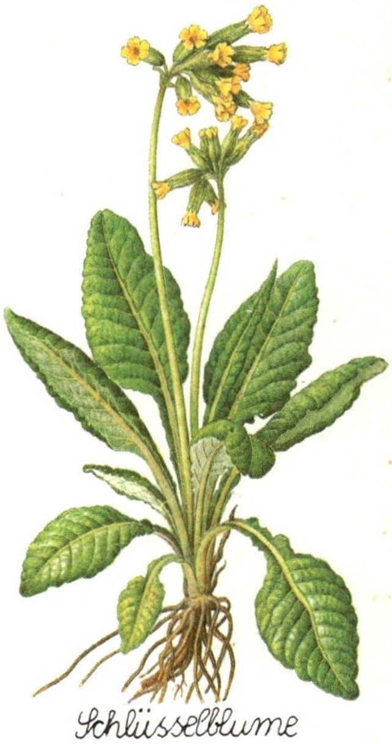
Schlüsselblume

Schwester Bernardines große Naturapotheke

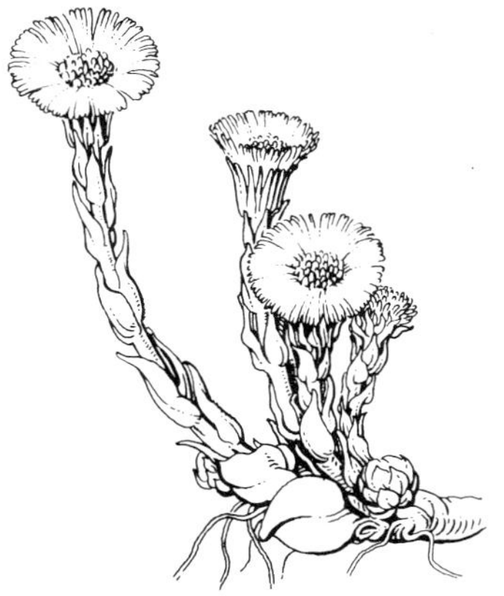

Mosaik Verlag

Mitarbeiter

Medizin: Hermann Lichtenstern
Botanik: Dipl. Ing. Jan Volák
Pharmakologie: Dr. Mag. Jiří Stodola

Farbtafeln: František Severa

Graphische Gestaltung: František Prokeš
Schutzumschlag: Angelika Spichtinger

Printed in Czechoslovakia
3/13/07/52-01
ISBN 3-570-02916-6

Inhalt

Einführung

Die natürlichen Heilmittel, insbesondere die Heilpflanzen, waren lange Zeit das einzige Arzneiarsenal für die Ärzte und Rohstoffquelle zur Herstellung von Medikamenten in den Apotheken. Mit der Entwicklung der Chemie, vor allem aber durch die komplizierte Synthese der organischen Verbindungen, überwog am Anfang unseres Jahrhunderts in der pharmazeutischen Industrie die Herstellung von Chemotherapeutika. Die Medizin hat sich in der Gegenwart mit einer Reihe von Krankheiten erfolgreich auseinandergesetzt, die früher lebensbedrohlich oder unheilbar waren. Vor allem Infektionskrankheiten können mit Sulfonamiden, Antibiotika und anderen chemischen Präparaten unterdrückt werden. Eine wesentliche Rolle spielt bei der Beseitigung einer ganzen Reihe von Infektionskrankheiten auch die Immuntherapie.
Trotz dieser Entwicklung wurden die Heilkräuter und die aus ihnen hergestellten Drogen nicht völlig vergessen. Der pflanzliche Rohstoff diente und dient noch immer zur Isolierung von Wirkstoffen, die für die Therapie überall dort unersetzlich sind, wo die Synthese unbekannt oder sehr teuer ist (Mutterkornalkaloide, Opiumalkaloid, Fingerhutglykoside und andere Substanzen).
Die Volks- und Kräuterheilkunde hat also nie aufgehört, die Heilwirkung der Pflanzen zu nutzen. Sie pflegt bis heute die Heiltradition, die zu den Anfängen der Menschheit zurückgeht. Im Laufe der Zeit haben sich Anwendungsbereiche und Sortiment der Heilpflanzen stark erweitert. Dazu kam die Entdeckung neuer, überseeischer Drogen und Gewürze zur Zeit der Entdeckungsfahrten. Man erkannte Wirkungen, die bei der unterstützenden Behandlung mit Heilkräutern als Ergänzung der Anwendung von Medikamenten auftraten. Auch die diätetische Bedeutung vieler Pflanzen spielt heute eine große Rolle.
Auch die pharmazeutische Industrie, die Ärzte und Forschungsteams, ja die moderne Zeit überhaupt haben ihre Aufmerksamkeit den natürlichen Rohstoffquellen und damit den Heilpflanzen wieder zugewendet. Es werden große Versuchs- und Produktionsplantagen angelegt. Die Heilkräuter sind als Rohstoff für die Isolierung und Herstellung weiterer Heilmittel ein wichtiges und rentables Objekt in Industrie und Landwirtschaft.

Das Interesse an Heilkräutern und ihrer Anwendung im häuslichen Bereich, an ihrer Wirkung und Indikation hat nie aufgehört. Die Patienten suchen bis heute die Belehrung über Heilpflanzen, über ihre Wirkstoffe und ihre Verwendung bei verschiedenen Beschwerden und Krankheiten. Eine ganze Reihe von Medikamenten wird auch heute in den Apotheken und in der pharmazeutischen Industrie aus Pflanzen hergestellt. Zu diesen sogenannten Neogalenika gehören Heilteegemische, Tinkturen u. ä. Die Pflanzendrogen eignen sich jedoch nicht in jedem Fall zur Behandlung oder Selbstbehandlung von Krankheiten. Abgesehen von alltäglichen Krankheiten wie Durchfall, Erkältung, Grippe etc., bei denen nicht in jedem Fall gleich der Arzt konsultiert wird, sollten die Behandlungsprogramme mit dem Arzt abgestimmt werden: Zusammensetzung der Pflanzenmedikamente und der gesamte Heilungsprozeß sollten seiner Kontrolle unterliegen.
Die Pflanzenmedikamente haben gegenüber den chemischen Zusammensetzungen einen großen Vorteil: Diese Wirkstoffe sind nämlich durch das Vorhandensein von Nebensubstanzen und deren Verhältnis zueinander immer biologisch ausgeglichen, so daß sie sich im Organismus nicht ansammeln und nicht zu schädlichen Nebenerscheinungen führen. Eine Ausnahme bilden die starken Pflanzengifte, die in jedem Fall an Verschreibung und Dosierung durch den Arzt gebunden sind.
Die zunehmende Anwendung europäischer Heilpflanzen in der Medizin bedeutet oft, daß aus fremden Ländern eingeführte Drogen überflüssig werden. Viele europäische Kräuter gleichen jenen in ihrer Wirkung.
Dieses Buch informiert über 256 Heilpflanzen, von denen viele sehr wertvolle Drogen liefern, die in der pharmazeutischen Industrie verwendet werden. Aber auch andere Kräuter, die bisher von den heutigen Medikamentenherstellern nicht beachtet werden, haben sich, wie wir aus den langen Erfahrungen von Volksheilkundlern und Kräuterfrauen wissen, vielfach bewährt.
Im zweiten Teil des Buches werden die einzelnen Pflanzen beschrieben, ihre Wachstumsperiode, die Sammelzeit, das Trocknen, die Wirkstoffe und Grundsätzliches über die Anwendungsmöglichkeit der Pflanzen behandelt.

Der dritte Teil des Buches schließlich bringt die praktische Anwendung der Heilpflanzen bei Beschwerden und Krankheiten. Hier kann der Benützer des Buches unter den allgemein üblichen Namen der Krankheiten nachschlagen und erhält jeweils genaue Hinweise für die Anwendung der im speziellen Fall empfohlenen Heilpflanze als Tee, Umschlag, Badezusatz usw.

Die Heilpflanzen und ihre Wirkstoffe erfahren in jüngster Zeit eine neue Wertschätzung; ihnen gilt das wiedererwachte Interesse von Ärzten, Apothekern, neugierigen Patienten und Forschern. Sie verhelfen den Kranken in vielen Fällen zu besserer Gesundheit und greifen dabei auf die größte Apotheke, die Natur selbst, zurück.

Zur Geschichte der Heilkunde

Die Drogen im Land der Pyramiden

Von Heilmitteln und medizinischen Praktiken der alten Ägypter erfahren wir aus den hieratischen ärztlichen Papyri. Besonders wertvoll ist der Papyrus Smith aus der 1. Hälfte des 17. Jahrhunderts vor Christus, der sogenannte chirurgische Papyrus; er ist die Abschrift eines älteren Buches, das in die Jahre zwischen 2980–2700 vor Christus datiert wird (The Edwin Smith Surgical Papyrus). Ihm kommen der Kahunsche gynäkologische und der Ebers'sche Papyrus am nächsten (Hieratic Papyrus from Kahun and Gurob, Papyrus Ebers). Die anderen bekannten Schriften und Fragmente sind Rezeptarien, die die Schüler der medizinischen Schulen abgeschrieben haben.
Einige ägyptische Vorschriften haben sich nicht von den Fesseln der Zauberei befreit und führen oft noch die Beschwörungsformeln gegen Krankheiten an. Als Medikamente wurden dabei gegen 400 Substanzen verwendet, die man wahrscheinlich in einer altägyptischen Apotheke hätte finden können. Die erste Gruppe umfaßt Stoffe tierischer Herkunft: Blut, Fleisch, Hörner, Milch, Eier, Honig, aber auch Harn und Kot. Die zweite Gruppe umfaßt Stoffe pflanzlichen Ursprungs: Sie stammen von den Bäumen Akazie, Pfirsich, Zeder, Dattelpalme, Feige, Granatapfel, der Palme *Hyphaena coriacea,* der Olive, dem Johannisbrotbaum, dem Storaxbaum und dem Maulbeerbaum. Von den anderen Pflanzen liefern Anis, Bohne, Zwiebel, Knoblauch, Gerste, Kümmel, Dill, Koriander, Lattich, Lotos, Mohn, Mutterkorn, Gurke, Weizen, Schilfrohr, Rizinus, Zuckerrohr, die Weinrebe und Wassermelone Heilmittel. Man verwendet die Blätter, Blüten, Früchte, Wurzeln, Harze, Hölzer, Säfte, Öle, Späne, das Stroh und auch die Asche und den Rauch der Pflanzen. Die Mineralien sind in den Rezepturen durch Alabaster, Antimon, Ziegel, Alaun, Lapislazuli, Salpeter, Kaolin, Meersalz und Blei vertreten.
Die fertigen festen Medikamente wurden in Form von Pulver, Pillen, Zäpfchen, Brocken, Kuchen und Fladen verabreicht und äußerlich in Salben, Brei oder Teigen verwendet.

Mesopotamisches Rezeptarium

Die Heilmittel der babylonischen Medizin sind von den Keilschrifttafeln, von sorgfältig geführten Drogenverzeichnissen her bekannt (die ältesten stammen von den Sumerern). Materia medica zwischen Euphrat und Tigris waren überwiegend Heilpflanzen.
Der babylonische König Mardukapaliddina II. (772–710 vor Christus) ließ einen Garten anlegen, wo 64 Arten von Heilpflanzen gezüchtet wurden, zum Beispiel Apfelbäume, Granatäpfel, Gurken, Kürbisse, Knoblauch, Zwiebeln, Fenchel, Safran, Thymian, Senf, Kümmel, Dill, Koriander, Portulak, Rosen, Oleander, Süßholz, Wacholder, Buchsbaum, Schilfrohr, Steckenkraut *(Ferula asa foetida)* und Myrrhe. Zu den stark wirksamen Drogen gehörten Nieswurz, Bilsenkraut, Alraun, Hanf und Mohn (Opium).
Im Unterschied zu den altägyptischen Rezepten führen die babylonischen Vorschriften keine Maße und Gewichte an. Es scheint, daß für die Dosierung zwischen den Ärzten eine stille Übereinkunft bestand.

Nur manchmal finden wir eine Anmerkung. So sind zum Beispiel die Dosen für einen Gallentee angeführt: 10 Schekel Kiefernharz, 10 Schekel Rosen, 10 Schekel Galbanharz, Senf und Salicornia (*Salicornia* sp.).
Für sehr wichtig wurde auch die Zeit erachtet, in der die Arznei hergestellt und verabreicht wurde. Als sehr günstige Zeit wurde die Nacht oder der Morgen vor dem Sonnenaufgang angesehen. Die Getränke (Kräuterabsude) oder Mazerate (Auszüge) wurden gewöhnlich abends angesetzt und extrahierten während der Nacht. Der Kranke trank sie dann auf nüchternen Magen.
Die Medikamente wurden oft mit Honig, Öl, Wasser oder Wein und Milch eingenommen. Da es sich meistens um schlecht schmeckende Getränke handelte, sollte sie der Kranke ohne zu kosten schlucken.
Nach R. C. Thopson enthielt das mesopotamische Rezeptarium ungefähr 250 Pflanzen, 120 Mineralstoffe und 180 Medikamente tierischen und anderen Ursprungs, von denen einige bis jetzt nicht enträtselt werden konnten. Viele von ihnen wurden offensichtlich auch im alten Ägypten verwendet. Von Ägyptern und Mesopotamiern übernahmen sie dann die antike Welt und später die Araber.

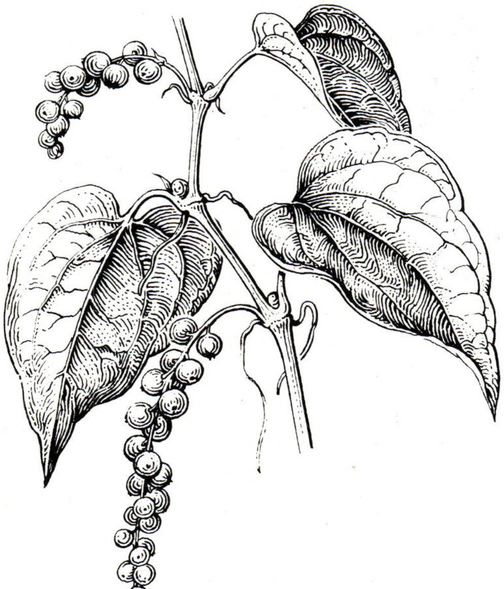

Der Schwarze Pfeffer stammt aus Indien. Er wurde als seltenes und teures Gewürz zum ersten Mal von den Portugiesen nach Europa gebracht. Heute werden davon jährlich mehr als 35 Millionen Kilogramm verbraucht

Indien – Schatzkammer der Drogen und Gewürze

Die altindische Philosophie erkannte die kontinuierliche Entwicklung der Natur an und glaubte, daß sich die geheimen Kräfte der Natur mit Beschwörungen bezwingen lassen.
Das Hauptziel der altindischen Heilkunst bestand in der Verlängerung des menschlichen Lebens, und einer der wichtigsten Bestandteile der medizinischen Wissenschaft war die Kenntnis der Heilmittel (Gifte). Die Drogen waren vor allem pflanzlichen Ursprungs. Sie wurden entsprechend einer Anordnung des buddhistischen Königs Asoka (3. Jahrtausend vor Christus) auch zielbewußt angebaut.
Auf dem Boden Indiens gibt es eine Unzahl von Heilpflanzen. Das Land ist noch heute ein Garten von Heilkräutern, die ihrer Entdeckung harren, und für die ganze Welt eine Schatzkammer der Drogen und Kräuter.
Es gab zwei verschiedene Arten von Medikamenten, die aus Kräutern zubereitet wurden. Die einen reinigten den Körper und wirkten erbrechend und abführend oder hatten eine erhöhte Nasensekretion zur Folge (Schnupfen), die anderen wirkten beruhigend. So schrieb man zum Beispiel bei Fieber vor, einen milchigen Mehlabsud von unreifen Gerstenkörnern, in dem noch Butter zerlassen wird, zu trinken. Bei Husten wurde mit Milch verdünnte Melasse unter Zugabe von Honig und Pfeffer empfohlen. Bei den *per os* verwendeten Medikamenten dienten zerlassene Butter, Honig oder Sesamöl als Vehiculum (Bindemittel, Träger). Sie konnten auch in Form von Pillen oder als Pulver mit Zucker eingenommen werden. Auch die Methode, das Heilmittel mit Hilfe eines Röhrchens oder Gebläses in den Körper zu transportieren, wurde verwendet. Das Rauschmittel des Hanfes (Bhang) war schon in der altarischen Epoche bekannt. Das Lehrbuch der Medizin von Vagbhat kennt schon eine bestimmte Art der Narkose und im Manuskript von Bower ist ein Lied von der Heilwirkung des Knoblauchs enthalten.
Die indischen Drogen waren in ganz Asien bekannt und gelangten auch in die Arzneibücher der westlichen Welt. Europa verdankt Indien Gewürze und eine Reihe unersetzlicher Heilmittel – Kümmel, Pfeffer, Kardamom, Ingwer, Gewürznelken, Mazisblüte, Sandelholz, Benzoeharz, Hanf (Haschisch), Rizinusöl, Sesamöl, Aloe, Galgantwurzelstock und Zuckerrohr, um nur einige zu nennen.

8160 Rezepte in China

Der am meisten durchgearbeitete Teil der chinesischen Medizin war neben der in China erfundenen und beliebten Akupunktur (Heilverfahren mit Nadelstichen) die Pharmakologie (Lehre von der Heilung mit Drogen).
Im Kompendium, das Pen-ts' ao kang-mu genannt wird und das in seiner endgültigen Fassung erst 1597 abgeschlossen und herausgegeben wurde, ist eine unglaubliche Menge von Heilpflanzen und Tierdrogen enthalten, die das Medikamentensortiment aller Völker weit übersteigt. Die Chinesen glaubten nämlich, daß es in der Natur für jede Krankheit auch das entsprechende Heilmittel gibt. So entstand im Verlauf der Jahrhunderte dieses Werk, das viele wirksame Medikamente, aber auch unerforschte oder vielleicht auch wirkungslose Stoffe beschreibt. Eine dieser Pflanzen, die ihren Heileffekt bisher nicht völlig offenbart haben, ist die Wunderwurzel Ginseng *(Panax ginseng),* obwohl sie sich als Mittel mit einem riesigen Indikationsbereich, der sich von Unfruchtbarkeit, Verjüngung bis zu Krebs erstreckt, über ganz Europa verbreitet hat.
Die moderne Heilwissenschaft verdankt den Chinesen viele Pflanzen und Medikamente. Hierzu gehören Rhabarber, Kampfer, Ephedra, die Ginsengwurzel

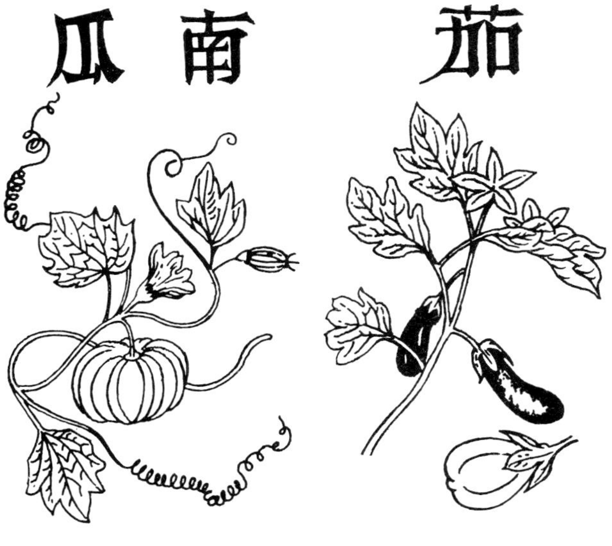

Die chinesischen Zeichen verdeutlichen die Namen zweier Pflanzen, die sich in der Gestalt der Frucht und in den Heileigenschaften ähnlich sind. Es handelt sich um alte chinesische Bilder vom Kürbis und der Aubergine, Heilpflanzen, die heute hauptsächlich als Gemüse Verwendung finden

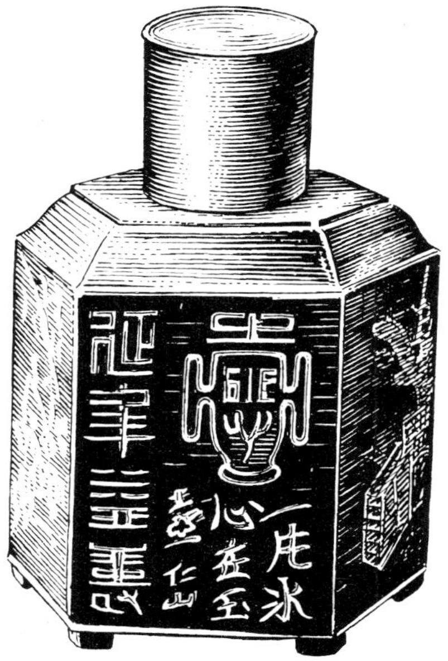

Chinesisches Teekästchen aus Zinn

und schließlich der chinesische Tee.
Die chinesische und die westliche Medizin verwendeten übereinstimmend die Wurzel des Granatapfels, den Eisenhut und das daraus isolierte Akonitin und im Bereich der Mineralien Eisen, Arsen, Quecksilber und Schwefel.
Die genannte Pharmakologie Pen-ts' ao kang-mu enthält 8160 Rezepte, die aus 1871 Substanzen meist pflanzlichen Ursprungs zusammengestellt sind. Die Medikamente wurden als Absude, Mixturen, Pulver, Pillen, Pflaster, Zäpfchen oder Salben verwendet. Die am meisten verwendeten chinesischen Heilpflanzen, deren Wirkung nachgewiesen ist, stimmen mit der europäischen Rezeptur überein. Hierher gehören zum Beispiel Kalmus, Klette, Estragon, Eisenhut (Akonitin), Gänseblümchen, Kümmel, Enzian, Süßholz, Walnuß, Wegerich, Pfirsich, Granatapfel, Rhabarber, Rizinusöl und chinesischer Tee (gegen Erkältungskrankheiten, Kopfschmerzen, Durchfälle und Husten).
Opium, die getrocknete Milch unreifer Mohnkapseln, taucht in der chinesischen Medizin nach dem Jahr 1000 vor Christus als Mittel gegen Durchfälle und Ruhr auf. Das Opiumrauchen begann erst während der Regierung des letzten Kaisers der Ming-Dynastie (16. Jh.), der den Genuß alkoholischer Getränke verboten hatte.
Diese Heilmittel aus dem Pflanzenreich stehen der

europäischen Auffassung nahe. Wir können uns jedoch nur schwer in die Vorstellungen der chinesischen Ärzte einfühlen, die verschiedene tierische Organe verwenden, wie zum Beispiel Tigerhaare und Borsten, Hirschgeweihspitzen, Krötenschleim, Horn vom Nashorn, Schlangenfleisch, Meeresweichtiere u. ä. In chinesischen Rezepturen kommen oft auch menschliche Organe und Ausscheidungen zur Geltung. Wir wollen darauf hinweisen, daß in China das Impfen gegen Pocken schon sehr, sehr lange bekannt ist. Es ist möglich, daß die moderne Medizin und Forschung noch viel Begründetes an dieser Organotherapie, die wir uns heute nicht erklären können, entdeckt.

Die Antike und ihre Ärzte

In der älteren Zeit bereiteten sich die Ärzte ihre Medikamente selbst. Sie benutzten Rohstoffe, die sie von Wurzelsammlern und Zwischenhändlern mit Heilmitteln erwarben. Unter ihnen gab es auch Scharlatane, die verschiedene Wundermedizinen, Schönheitsmittel und Liebestränke herstellten, aber auch Gift brauten. Die meisten Ärzte interessierten sich aber ehrlich für die Heilpflanzen und hinterließen von diesen Beschreibungen und Zeichnungen und auch Vermerke über ihre Wirkung.
Hippokrates, bis jetzt von den Ärzten der ganzen Welt verehrt, wird schon vom Mittelalter an als „Vater der Medizin“ bezeichnet. Er wurde angeblich auf der Insel Kos im Ägäischen Meer im Jahr 460 vor Christus geboren und starb angeblich 377 in Thessalien. Er war Mitglied der medizinischen Vereinigung der Äskulapäer, die ihren Ursprung von Asklepios (Äsculapius) ableiten, dem Gründer der Medizin, den die griechischen Bildhauer meistens mit einem von einer Schlange umwundenen Stab darstellten. Im alten Griechenland lernte der Adept die Medizin gleich einem Handwerk. Hippokrates wurde zum Symbol der griechischen Medizin und der ärztlichen Tugenden und Moralgrundsätze, des Urteilsvermögens, der Selbstverleugnung und Opferbereitschaft. Die Grundsätze des Hippokrates, die Ethik des Arztes, gelten auch heute noch, obwohl uns zweieinhalbtausend Jahre von ihnen trennen. Die Sammlung seiner Schriften für die berühmte Alexandrinische Bibliothek wird nach ihm benannt. Der Vater der Medizin war sich mit seinem ungewöhnlichen Scharfblick bewußt, daß es unter den damaligen Arbeitsbedingungen unwahrscheinlich schwer war, zu den Ursachen der Krankheiten (Ätiologie) vorzudringen und ihre Folgen zu beseitigen. Hippokrates betrachtet die Medizin vor allem vom philosophischen Standpunkt aus, hält sie eher für eine Heilkunst als für eine Wissenschaft. Nach Hippokrates sind die Körperfunktionen vom Gleichgewicht der Hauptelemente Erde, Wasser, Feuer und Luft abhängig. Im menschlichen Körper werden diese Elemente durch die Körpersäfte Blut, Lymphe und die gelbe und schwarze Galle vertreten. Wenn diese sich in einem harmonischen Verhältnis befinden, ist der Mensch gesund, treten aber irgendwelche Veränderungen durch Überfluß oder Temperaturabweichungen auf, dann erkrankt der Mensch. Diese Theorie von den Körperzuständen (Humoraltheorie) war für die weitere Entwicklung der Medizin von großer Bedeutung und blieb lange bestehen. In den Schriften des Hippokrates wird auch eine ganze Reihe von Heilpflanzen und Drogen genannt, zu denen etliche narkotische Arzneien der Antike gehören: Opium, Tollkirsche, Bilsenkraut und Mandragora.
Zur Zeit des Hippokrates entstand auch die Lehre von den Drogen und Pflanzen, die mit ihrer Gestalt auf die Krankheit hinweisen, die sie heilen (die Lehre von den Signaturen). Die Natur zeigt (natura signa) selbst die Heilwirkung. So wurden zum Beispiel die gelben Wurzelstöcke des Rhabarbers gegen Gelbsucht, die Blätter des Leberblümchens bei Leberleiden und das Lungenkraut bei Lungenkrankheiten verwendet. Die roten Blüten und Früchte des Granatapfels kamen beim Stillen von Blutungen zur Geltung u. ä. Auch diese Lehre behauptete sich bis ins Mittelalter.
Die griechischen Ärzte verbreiteten ihren Ruhm und Ruf genauso wie ihre Heilerfolge in allen Ländern des Mittelmeerraumes. Sie kamen vor allem nach Rom, wo viele von ihnen eine ausgezeichnete Karriere machten.
Claudius Galenus (201 – 130 vor Christus) wurde im kleinasiatischen Pergamon geboren. Als Arzt begann er seine Tätigkeit an einer Gladiatorenschule und wurde später der Leibarzt des Marc Aurel. Er machte sich die Erfahrungen und das Werk Hippokrates zu eigen, stellte auf seinen Reisen jedoch auch eigene Studien an und hinterlegte deren Ergebnisse in 11 Büchern. Aus seinem Werk schöpften die Nachfolger und Kompilatoren der Spätantike und byzantinischen Epoche. Er kannte sehr viele Heilpflanzen und bereitete aus ihnen Medikamente. Die Pflanzendrogen und auch die hergestellten Heilmittel teilte er in Gruppen ein. Er ist der Begründer der Galenik (die Lehre von den Heilsubstanzen und der

Arzneimittelbereitung). Die wirksamen Formen der Heilmittel tragen bis heute seinen Namen (Galenika).
Pedanios Dioscorides wirkte zur Zeit Kaiser Neros als Militärarzt. Er sammelte in vielen Ländern um das Mittelmeer Heilpflanzen. Seine Berichte von den Heilpflanzen und ihrer Anwendung legte er um das Jahr 78 nach Christus in den fünf Bänden der „Materia medica" nieder.
Alle diese Werke der antiken Ärzte verwendeten später die Araber als Grundlage für ihre Lehre von den Heilmitteln. Sie wurden ihnen einerseits durch syrische und altpersische Übersetzungen, andererseits durch die berühmte medizinische Bibliothek Alexandriens vermittelt.

Die berühmten arabischen Ärzte

Der berühmteste arabische Arzt war Avicenna (Abu Ali ibn Sina 980–1037). Er war ein überaus begabter Schüler aller Wissenschaften; er studierte Logik, Geometrie, Metaphysik, Philosophie, Medizin, Astronomie und die anderen, damals bekannten, Naturwissenschaften und auch die Übersetzungen der antiken Autoren. Mit 17 Jahren wurde er der berühmte Arzt von Buchara (liegt heute im sowjetischen Tadschikistan) und sein Ruf drang bis nach Bagdad.

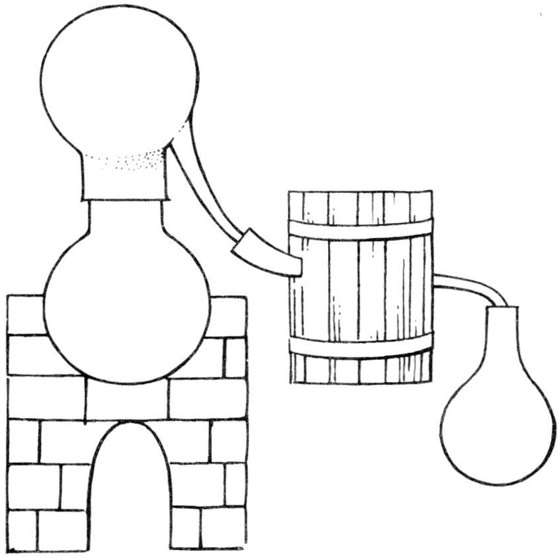

Den Destillationsapparat mit Wasserkühlung, die mittelalterliche Retorte der Alchimisten, kannten schon die Araber; sie benutzten ihn zur Herstellung von Destillaten – Alkohol, ätherische Öle und andere Flüssigkeiten

Während seines siebenjährigen Aufenthalts im iranischen Isfahan beendete er das Lehrbuch, den „Kanon der Medizin" (Canon medicinae) in Arabisch (1014–1021). Die wirksamsten Heilmittel seiner Zeit, vor allem die pflanzlichen, beschrieb er im zweiten Buch des Kanon der Medizin. Dieses Buch ist auf die Pharmakologie, auf die Lehre von den einfachen natürlichen Heilmitteln, ausgerichtet. Es beschreibt 811 Heilmittel (Drogen und Mineralien) und erklärt gleichzeitig ihre Wirkung auf den menschlichen Organismus. Nicht alle Heilpflanzen, die in der Schrift enthalten sind, konnten identifiziert werden. Sie sind indischer, tibetischer, chinesischer und orientalischer Herkunft. Avicenna benutzte neben Kräutern auch Quecksilber. Er kannte Kampfer, Rhabarber, Sennesblätter, Lavendel und Kamille, führte die Glukoseheilung mit Früchten von hohem Zuckergehalt ein und verwendete auch komplizierte Medikamente, viele Wickel, Umschläge, Klistiere, Massagen und verschiedene Behandlungsmethoden, einschließlich der Extension, der Streckung von Gliedern und Brüchen.
Avicenna wurde sechs Jahrhunderte lang „Fürst der Ärzte" genannt. Vor seinem Tode verschenkte er sein Eigentum und ließ die Sklaven frei. Er blieb bis heute ein Repräsentant der fortschrittlichen medizinischen Wissenschaft und ein Beispiel für alle gebildeten Menschen der Welt.

Vom Mittelalter bis zur Gegenwart

Im frühen Mittelalter entstand in Europa durch das Abschreiben von Handschriften in den Klöstern die sogenannte Klostermedizin, die durch Aufzeichnungen über Kräuter und über die Heilwirkung von Pflanzen charakterisiert wurde.
Große Bedeutung für die erweiterte Zucht von Heilkräutern und die Ausbreitung der Kenntnisse der Volksheilkunde hatte eine Anordnung Kaiser Karl des Großen (768–814), in der den Städten und Klöstern amtlich auferlegt wurde, Gemüse, Heilpflanzen, Blumen und Bäume zu pflanzen („Capitullare de villis", 812).
Im 12. Jahrhundert wurde in Deutschland Hildegard von Bingen (1098–1179) berühmt. Sie war Äbtissin und Naturwissenschaftlerin und schrieb zwei Abhandlungen: „Physica" und „Causae et curae". Die Schriften der hl. Hildegard haben große Bedeutung für die Entwicklung der deutschen Heilkräuternamen, die hier neben den lateinischen Bezeichnungen

wahrscheinlich das erste Mal in größerer Zahl genannt werden.
Im italienischen Salerno bildete sich im 10. Jahrhundert eine medizinische Schule heraus, die an die klassischen Autoren des Altertums und auch an die arabische Heilkunst anknüpfte und zum Vorbild der späteren Universitäten wurde. Die arabischen Werke übersetzte an dieser Schule der hervorragende Konstantin, der aus dem afrikanischen Karthago stammte und ungefähr ab 1050 an der Schule wirkte. Große Beliebtheit erlangte auch die Schrift „Antidotarium Salernitanum" von Nicolaus Praepositus. Das bekannte Werk, das die Schule von Salerno weit und breit berühmt machte, ist das „Regimen Sanitatis Salernitanum" (Plan für die Gesundheit). Es enthält umfangreiche Abhandlungen über Heilpflanzen.
Nach dem Niedergang der Schule in Salerno versuchten ihre Angehörigen unter der Führung Arnolds von Villan (1235–1311) den Ruhm dieser Institution zu erneuern. So entstand die Schule von Montpellier, die jedoch die Bedeutung der Vorgängerin nicht erlangte.
Von Ende des 12. Jahrhunderts an verlief die Entwicklung der Kräuterkunde nicht besonders erfreulich. Es wurden nur langsam neue Erfahrungen gemacht und die alten gerieten in Vergessenheit. Das Denken der Gelehrten dieser Zeit wurde von der Scholastik beherrscht, von fruchtlosen gelehrten Disputationen und Philosophierereien die absichtlich

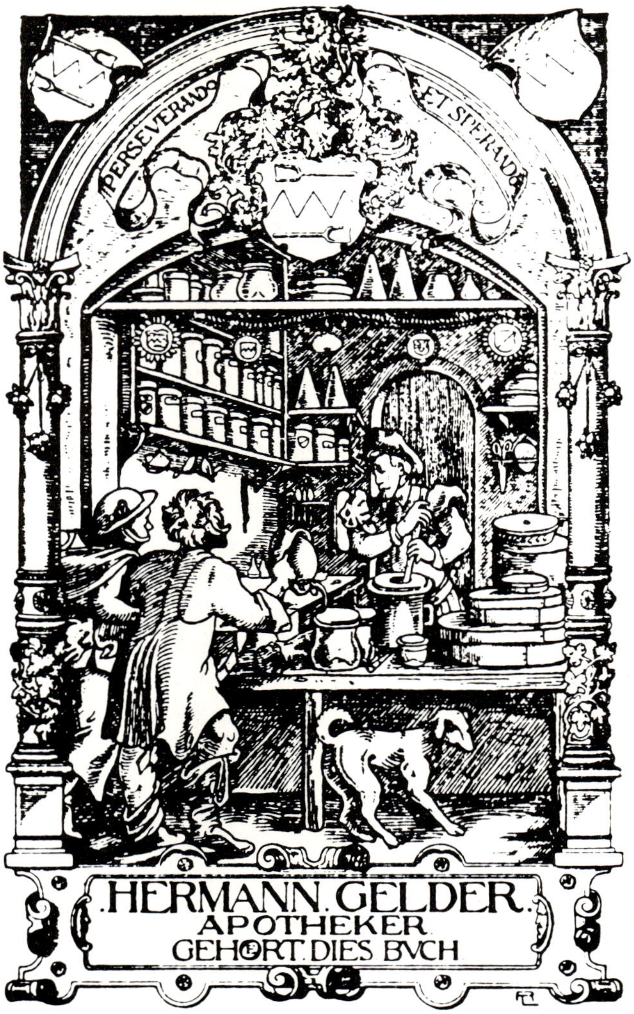
PERSEVERANDO ET SPERANDO
HERMANN GELDER
APOTHEKER
GEHÖRT DIES BUCH

Hauptraum einer mittelalterlichen Apotheke (officina) nach einem alten Stich

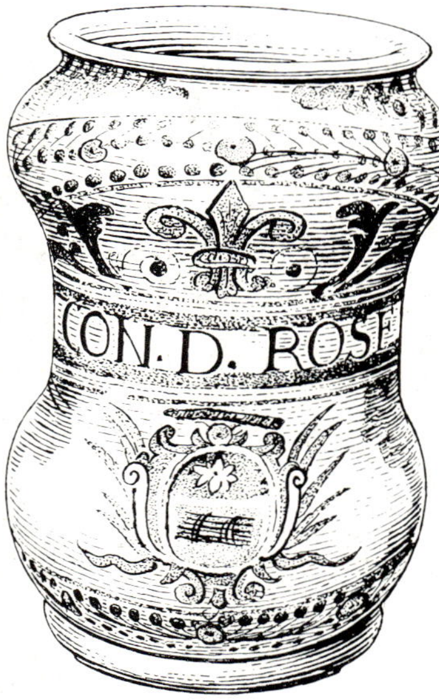
CON. D. ROSE

Ein größeres Apothekengefäß aus dem 16. Jh. (Albarello mit der Aufschrift CON. D. ROSE) stammt aus Italien und ist reich farbig verziert

dem Fortschritt in den Naturwissenschaften und der direkten Beobachtung auswichen. Der Handel mit Drogen und Medikamenten verlief damals über Alexandria, Levant, Florenz und Venedig. In der Botanik und Medizin machte sich in dieser Zeit der Scholastiker Albertus Magnus (1183–1280), der Bischof von Regensburg, verdient; er schrieb sechs Bücher über das Heilen mit Pflanzen.
In der ersten Hälfte des 14. Jahrhunderts revidierten und verglichen Simon von Genua und Mattaeus Sylvaticus die arabischen und griechischen Pflanzennamen mit den lateinischen Bezeichnungen und erleichterten so die Arbeit späterer Botaniker.
Zwei umstürzende Ereignisse führten zur Verbreitung der Kenntnisse über Heilpflanzen. 1450 entdeckte Gutenberg die Buchdruckerkunst; 1492 entdeckte

Kolumbus Amerika. Als unmittelbare Folge dieser beiden Ereignisse entstanden viele gedruckte Herbarien und wurden überseeische Heildrogen nach Europa importiert.
Die breiten Volksschichten benötigten schon lange ein Buch über die Heilkunst und die Anwendung von Heilkräutern. Schon 1484 erscheint in Mainz das Herbarium eines unbekannten Autors „Herbarius Mogutinae impressus“. Es beschreibt die damals in Apotheken erhältlichen Drogen anhand von Bildern, die nach den lebenden Pflanzen gemalt waren. Das Mainzer Herbarium wurde noch mehrmals in Deutschland, Holland, Passau, Venedig und Vicenza herausgegeben. Die große Beliebtheit dieses Buches führte zum Druck eines viel größeren Werks „Hortus sanitatis“ (Garten der Gesundheit).
Ende des 14. und Anfang des 15. Jahrhunderts vollzog sich in der Literatur ein Wandel von der eigentlichen Kräutnerei, die nur die Heilwirkung schildert, zu den botanischen Beschreibungen, also zu den Grundlagen eines wissenschaftlichen botanischen Systems. Ein Pionier der Herbalisten (Autoren von Herbarien), sie wurden Väter der Botanik genannt – patres botanicae, Otto Brunfels, veröffentlichte 1530 in seinem Werk „Herbarium Vivae Icones“ wunderschöne Abbildungen von Pflanzen aus der Umgebung von Straßburg. Leonhard Fuchs, Professor für Medizin in Tübingen, gab 1542 sein „Stirpium Historia“ heraus, in dem die abgebildeten Pflanzen mit griechischen Namen bezeichnet und dementsprechend alphabetisch eingeordnet sind. Hieronymus Bock, Tragus genannt, beschreibt in seinem Werk „New Kreuterbuch“ (1539) die Kräuter, Sträucher und Bäume entsprechend ihrer Gestalt.
1583 veröffentlichte der Italiener Andrea Caesalpini sein großes Werk „De Plantis Libri XVI“, in dem er auch die Ernährung und Fortpflanzung der Pflanzen beschreibt. Um die Erkenntnis der Pflanzendrogen haben sich die „Väter der Pharmakognosie“ (die patres farmakognosiae) verdient gemacht. Zu ihnen gehören Valerius Cordus (1515–1544) aus Erfurt, der eine Reihe von Schriften über Heilpflanzen verfaßte und schon die neuen amerikanischen Drogen beschrieb, Nicolus Monardes von Sevilla (1493–1578), der in seiner Publikation „Historia medicinae“ die überseeische Sarsaparille und Sabadille beschreibt, der berühmte französische Botaniker Carolus Clussius (Charles de l’Écluse), der 1609 gestorben ist und Dispensatorien und Antidotarien mit der Beschreibung der Heilwirkung und auch mit Rezepten, einer Art von Arzneibuchartikeln, verfaßte. In dieser Zeit entsteht in Florenz auch das erste Arzneibuch, ein amtliches Verzeichnis der Heilmittel und Arzneien, das „Antidotarium florentinum“.
Der Autor des zweifellos berühmtesten Herbariums war der italienische Arzt Pierre Andrea Matthioli (1501–1577). Er war von 1551 an der Leibarzt Kaiser Ferdinands I. und später auch Maximilians II. Das

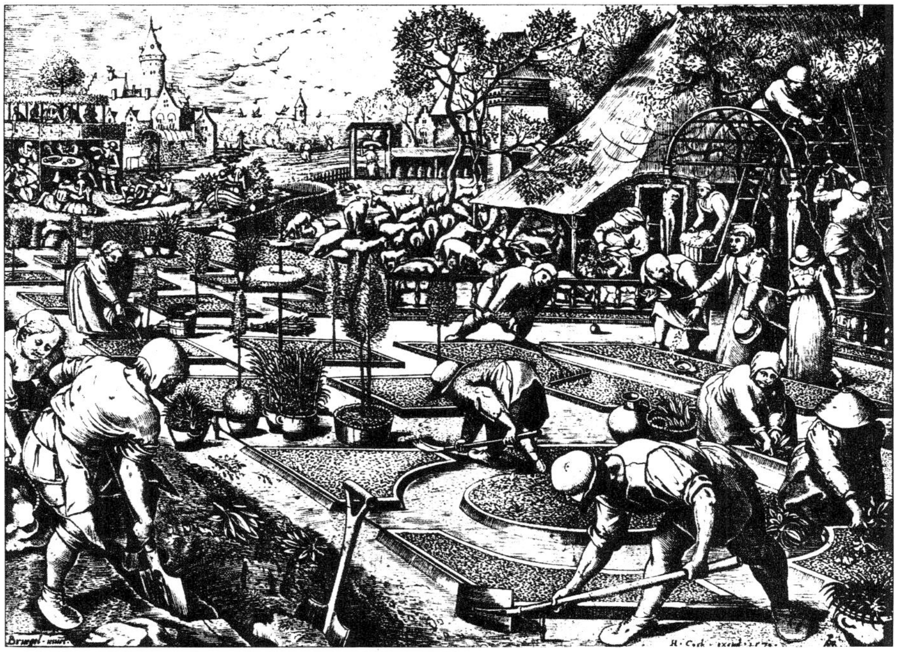

Kupferstich von H. Cock, 16. Jh., hergestellt nach einer Zeichnung von P. Breughel. Er veranschaulicht die streng formalen Prinzipien, nach denen die „Gärten der Gesundheit“ angelegt wurden

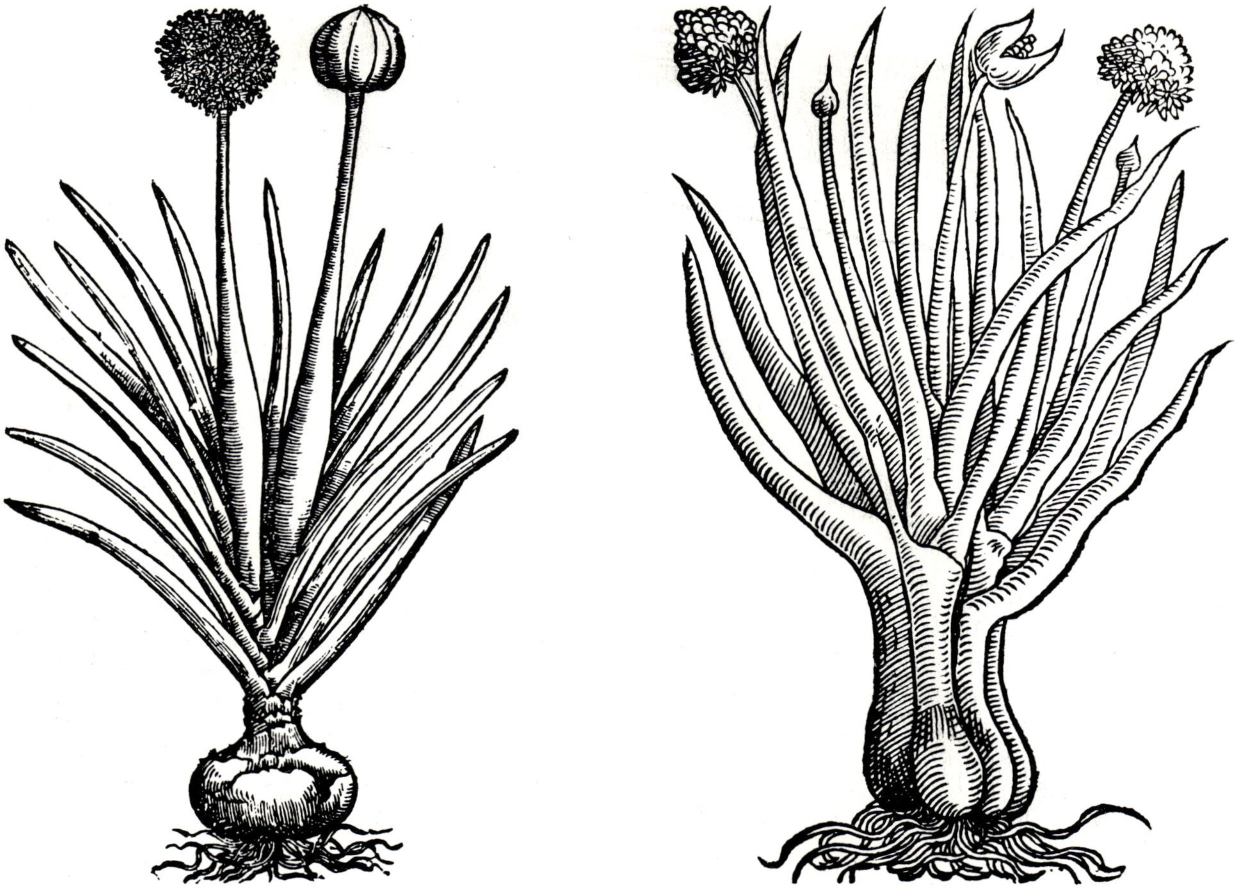

Ein Blatt aus Matthiolis Herbarium; herausgegeben 1596 von Daniel Adam aus Veleslavín

grundlegende Werk Matthiolis ist der italienisch verfaßte Kommentar zu den Schriften des Dioskurides (1544). Die lateinische, illustrierte Ausgabe erschien 10 Jahre später. Bis 1563 wurden im ganzen 32 000 Exemplare dieses Herbariums verkauft, was für den Foliant des 16. Jahrhunderts sicher eine ansehnliche Zahl darstellt. Von der Beliebtheit des Werkes zeugt auch die Anzahl der weiteren Ausgaben in Deutschland, Italien und auch Böhmen. Das populäre Herbarium von Matthioli ist die klassische Sammlung all dessen, was am Ende des 16. Jahrhunderts von den heimischen und fremden Heilpflanzen bekannt war. Es stellt einen Übergang von den alten Kräuterbüchern zu den wissenschaftlichen Werken über die Pflanzen mit der pharmakologischen Bewertung ihrer Wirkungen dar.

Die neuen Entdeckungen, die Überseewege und die Buchdruckerkunst trugen auch zur Entwicklung der Arzneimittelchemie bei. Als erster hat Paracelsus (Aureolus Philippus Theophrastus von Hohenheim, 1493–1541) die Erkenntnisse der Chemie für die Medizin genutzt. Seine Persönlichkeit und sein Werk ragen weit über die Grenzen des Mittelalters hinaus. In der Medizin überwogen damals weiterhin die Lehre vo den vier Körpersäften nach Hippokrates, die Alchimie Scharlatanerie und der übertriebene Hang zu fremden Drogen, für die man riesige Summen zahlen mußte. Paracelsus sammelte auf seinen Reisen durch ganz Europa Erfahrungen und entdeckte die Volksheilkunde und deren gesunden Kern neu. Während seines Aufenthalts in Straßburg beendete er eines seiner wichtigsten Werke, das „Herbarius". Paracelsus lehnte die komplizierten und unsinnigen Quacksalbereien der damaligen Zeit ab und widmete seine Aufmerksamkeit der Naturheilkunde und der Wirkung von Mineralwässern und heimischen Heilkräutern. Er führte als erster die Chemie in die Therapie ein und zwar in Form vieler Verbindungen m

Antimon, Kupfer, Quecksilber, Arsen, Silber und Gold. Er ging in die Geschichte als großer Reformator der Medizin, Gründer der Iatrochemie (chemische Heilkunst) und bedeutender Kenner der Wirkung von Heilpflanzen ein.
In die weitere Entwicklung der pharmazeutischen Chemie und der Drogenwirkstoffe griff eine Reihe bedeutender Chemiker, Ärzte und Apotheker der Neuzeit ein.
Die Pharmakognosie (die Lehre von den Heilpflanzen und Drogen) wurde durch das Werk des schweizerischen Professors Alexander Wilhelm Oswald Tschirch (1856–1939) vor allem durch sein „Handbuch der Pharmakognosie", zur wissenschaftlichen Disziplin erhoben.
In der Gegenwart werden die wissenschaftlichen Untersuchungen der Heilpflanzen in vielen Instituten, pharmazeutischen Werken und Kliniken vieler Länder intensiv fortgesetzt. Die Forschung verfolgt vor allem zwei Richtungen. Einerseits werden durch moderne chemische und physikalisch-chemische Methoden die Wirkstoffe der längst bekannten, heimischen und in der Medizin und Volksheilkunde verwendeten Pflanzen einschließlich ihrer pharmakologischen Wirkung in der klinischen Praxis überprüft, andererseits führt die Erkenntnis neuer Drogen in die unerforschten Gebiete des Dschungel und der Urwälder (grüne Medizin), wo viele Heilpflanzen mit bisher unbekannter Wirkung wachsen. Sie gedeihen an Standorten, die außerhalb unserer Zivilisation liegen, sind nur den Eingeborenen und vielleicht längst vergangenen Generationen bekannt und warten auf ihre Entdeckung.

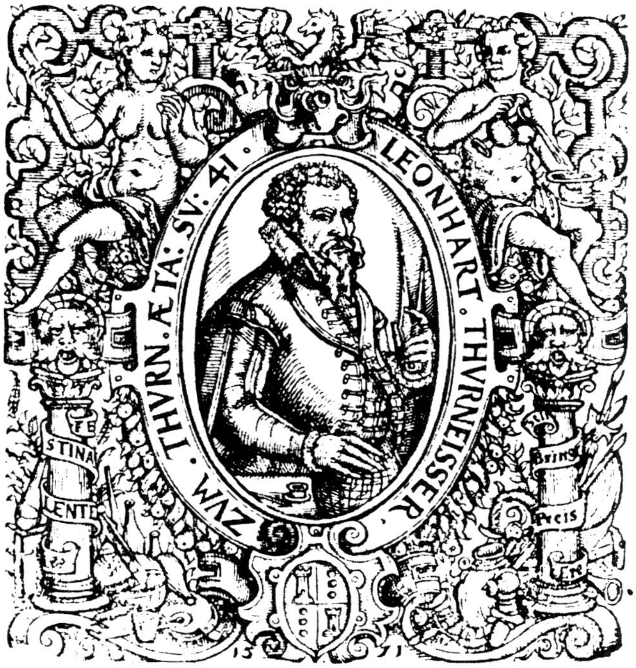

Der berühmte Alchimist Leonhart Thurneysser von Thurn (1530–1596); Holzschnitt aus der Porträtsammlung der Wiener Nationalbibliothek

Sammeln und Züchten von Heilpflanzen

Das Sammeln in der Natur

Das Sammeln von Heilpflanzen in der freien Natur ist scheinbar ganz einfach. Und doch hängt sehr viel von den guten Kenntnissen und Erfahrungen des Sammlers ab. Bei mangelnder Erfahrung kommt es nämlich oft zu Verwechslungen der Pflanzen mit ähnlichen Arten, die keine Heilwirkung haben, die unter Umständen gesundheitsschädlich oder gar giftig sind.
Außer der genauen Bestimmung der Pflanzenart sind auch Kenntnisse über das Areal, in dem eine Pflanze vorkommt, über die ökologischen Bedingungen und den näheren Standort wichtig. Einige Heilpflanzen haben genau begrenzte Standorte und wachsen nur an bestimmten Stellen, weil sie an ganz besondere Substrate und Bodenzusammensetzungen gebunden sind. So unterscheiden wir Feld-, Wald-, Garten-, Ufer-, Sumpf- und Gebirgspflanzen, Pflanzen die Trockenheit und Schatten bevorzugen, Unkräuter, Steppen- und Moorpflanzen oder zum Beispiel Arten, wie es die Ruderalpflanzen (auf Schutt wachsend) sind, die in der Nähe menschlicher Behausungen gedeihen oder aus Gärten verschleppt wurden und verwildern.
Alle Pflanzen treten innerhalb einer bestimmten Gesellschaft auf und wachsen gemeinsam mit Arten, die die gleichen Anforderungen stellen. Einige

Heilpflanzen sind heute schon sehr selten und werden gesetzlich geschützt.
Die Entwicklung der Pflanzen in der Natur wird auch von den klimatischen Verhältnissen beeinflußt, also von Temperatur, Niederschlagsmenge, Lichtverhältnissen, Wasser- und Nährstoffgehalt des Substrats und der Meereshöhe. Ein wichtiger Faktor sind zum Beispiel auch die Zivilisationsprozesse wie die künstliche Düngung, die Anlage von Feldkulturen, von Früchten, Getreiden und Gräsern und auch die Anwendung von chemischen Pflanzenschutzmitteln. Viele Pflanzen verschwinden durch diese Prozesse von den ursprünglichen Standorten für immer.
Voraussetzung für das Sammeln von Heilpflanzen in der Natur ist also eine solide Kenntnis der Pflanzen, ihrer Standorte und der richtigen Sammelzeit.
Grundsätzlich sammelt man nur gesunde, unbeschädigte und gut entwickelte Pflanzen und zwar bei schönem, trockenem Wetter. Man sammelt jeweils nur eine Art, legt die Pflanzen in einen Korb oder Papierbehälter und verarbeitet und trocknet sie so bald wie möglich, also bevor sie verwelken.

Der Anbau von Heilkräutern

Die pharmazeutische Industrie benötigt zur Isolation von Wirkstoffen eine so große Menge von Heilpflanzen, daß dieser Bedarf durch das Sammeln in der Natur nicht gedeckt werden kann. Eine ganze Reihe von Heilkräutern wird deshalb großflächig, in riesigen Kulturen angebaut.
Für diesen Anbau (Agrotechnik) gelten bestimmte Grundsätze, die beachtet werden müssen, damit man Material von guter Qualität und einen Rohstoff mit einem hohen Gehalt an Wirkstoffen erhält.
Die Hauptgrundsätze für eine richtige Zucht sind die Auswahl der Art und manchmal auch der Unterart der Heilpflanzen, eine ausreichende Menge an Samen oder Setzlingen u. ä., die nötige Mechanisierung beim Sammeln und Ernten und bei der technischen Verarbeitung, vor allem beim Trocknen. Bei der Anlage von Plantagen mit Heilpflanzen müssen die ökologischen Bedürfnisse der einzelnen Pflanzen berücksichtigt werden, die kurz in einigen Punkten zusammengefaßt werden können:

Boden und Klima: Es ist zu beachten, welche Bodenart für eine bestimmte Pflanze geeignet ist, welches Klima sie benötigt, welche Anforderungen sie an Wärme, Licht und Wasser stellt.

Geeignete Vorfrüchte und Düngung: Die geeignete Vorfrucht wird nach agrotechnischen Gesichtspunkten gewählt. Dem Boden werden die richtigen Mengen an Nährstoffen, das sind Makroelemente (Stickstoff, Phosphor, Kalium, Kalzium) und Mikroelemente (Spurenelemente, wie Zink, Kupfer, Bor usw.) zugeführt.

Aufbereitung des Bodens und Aussaat: Der Boden wird mit geeigneten Maschinen bearbeitet, er wird geackert, geeggt und gedüngt; das Gelände wird eingeteilt, die Aussaat erfolgt in Reihen, die einen bestimmten Abstand voneinander haben. Der Boden muß entsprechend angefeuchtet werden.

Die Pflege während der Vegetationszeit: Intensive Unkrautvertilgung, Jäten, Zudüngen mit natürlichen oder künstlichen Düngern, eventuell neue Pflanzen anbringen für Exemplare, die nicht im Boden verwachsen sind oder nicht gekeimt haben.

Ernte: Die richtige Erntezeit und der rationelle Arbeitsablauf müssen eingehalten werden, schnelles Trocknen und sofortige Aufarbeitung der Drogen folgen.

Die Vermehrung von Heilpflanzen

Die Heilpflanzen vermehren sich durch Samen oder vegetativ, d. h. durch das Auseinanderwachsen von Pflanzenteilen. Für den großflächigen Plantagenanbau eignet sich am besten die Zucht aus Samen.
Voraussetzung hierfür ist die Wahl des richtigen Saatguts von veredelten Sorten, die gute Erträge bringen und einen hohen Wirkstoffgehalt aufweisen.
Die Samen werden in Reihen gesät, manchmal müssen die jungen Pflanzen im Verband umgesetzt werden (in bestimmter Entfernung zueinander); die Kulturen werden oft gejätet und bewässert und entsprechend der üblichen Agrotechnik gedüngt.
Die Pflanzen vermehren sich oft vegetativ durch Setzlinge, Ableger, Sprosse (Pfefferminze, Erdbeere, Gänsefingerkraut), durch Teilung der Pflanzenbüschel, durch Stecklinge und Wurzelstöcke (Quecke, Maiglöckchen). Einige Pflanzen vermehren sich durch Wurzelknospen (Eibisch, Alant). Weniger üblich ist die Vermehrung durch Zwiebeln (Knoblauch, Eisenhut).
Im Kampf gegen Unkräuter, Krankheiten und Parasiten verwenden wir möglichst keine Herbizide und Insektizide. Sie könnten auf den Pflanzen Reste hinterlassen, die für den Organismus schädlich sind.

KALENDER ZUM SAMMELN VON HEILKRÄUTERN

Erklärungen:

- Kraut
- Blüte, Blütenstand
- Blätter
- Rinde
- Wurzel, Wurzelstock und andere unterirdische Pflanzenteile wie Zbiebeln und Knollen
- Früchte
- Samen
- † Symbol für giftige Pflanzen

Monat	I.	II.	III.	IV.	V.	VI.	VII.	VIII.	IX.	X.	XI.	XII.
Achillea millefolium					Kraut, Blüte	Kraut, Blüte	Kraut, Blüte	Kraut, Blüte				
Achillea ptarmica									Wurzel	Wurzel		
Acorus calamus			Wurzel								Wurzel	
Aesculus hippocastanum									Samen	Samen		
Agrimonia eupatoria					Kraut, Blätter	Kraut, Blätter	Kraut, Blätter	Kraut				
Agropyron repens			Wurzel	Wurzel					Wurzel	Wurzel		
Alcea rosea							Blüte	Blüte				
Alchemilla xanthochlora					Kraut	Kraut	Kraut					
Allium cepa							Wurzel	Wurzel	Wurzel			
Allium sativum								Wurzel				
Alnus glutinosa			Rinde	Blätter, Rinde	Blätter, Rinde							
Althaea officinalis			Wurzel	Wurzel			Blätter, Blüte	Blätter, Blüte		Wurzel	Wurzel	
Anchusa officinalis					Kraut, Blüte	Kraut, Blüte	Blüte	Blüte	Blüte	Wurzel		
Anethum graveolens						Kraut	Kraut	Früchte	Früchte			
Angelica archangelica									Wurzel, Früchte	Wurzel		
Antennaria dioica					Blüte							
Anthyllis vulneraria					Blüte	Blüte						
Arctium lappa			Wurzel	Wurzel					Wurzel	Wurzel		
Arctium tomentosum			Wurzel	Wurzel					Wurzel	Wurzel		
Arctostaphylos uva-ursi				Blätter	Blätter	Blätter						
Armoracia rusticana			Wurzel	Wurzel	Wurzel				Wurzel	Wurzel	Wurzel	
Arnica montana						Kraut, Blüte, Blätter	Kraut, Blüte, Blätter					
Artemisia abrotanum							Kraut	Kraut				
Artemisia absinthium							Kraut	Kraut	Kraut			
Artemisia dracunculus							Kraut	Kraut				
Artemisia vulgaris							Kraut	Kraut	Kraut			
Avena sativa								Früchte	Früchte			

Monat	I.	II.	III.	IV.	V.	VI.	VII.	VIII.	IX.	X.	XI.	XII.
Ballota nigra						[Kraut]	[Kraut]	[Kraut]				
Bellis perennis				[Blüte]	[Blüte]	[Blüte]	[Blüte]	[Blüte]	[Blüte]			
Betula pendula					[Blatt]	[Blatt]						
Borago officinalis					[Kraut]	[Kraut]	[Kraut]	[Kraut]	[Kraut]			
Brassica nigra							[Samen]					
Calendula officinalis							[Blüte]	[Blüte]	[Blüte]			
Calluna vulgaris								[Kraut] [Blüte]	[Kraut] [Blüte]			
Calystegia sepium						[Kraut]	[Kraut]	[Kraut]	[Kraut]			
Capsella bursa-pastoris					[Kraut]	[Kraut]	[Kraut]					
Capsicum annuum							[Frucht]	[Frucht]	[Frucht]			
Carlina acaulis									[Wurzel]	[Wurzel]	[Wurzel]	
Carum carvi							[Frucht]	[Frucht]				
Centaurea cyanus						[Blüte]	[Blüte]	[Blüte]				
Centaurium erythraea						[Kraut]	[Kraut]	[Kraut]				
Cetraria islandica				*Thallus*	*Thallus*	*Thallus*	*Thallus*	*Thallus*	*Thallus*			
Chamaemelum nobile							[Blüte]	[Blüte]				
Chamomilla recutita					[Blüte]	[Blüte]						
Chamomilla suaveolens				[Blüte]	[Blüte]	[Blüte]	[Blüte]					
Chenopodium ambrosioides						[Kraut]	[Kraut]	[Kraut]	[Kraut]			
Chrysanthemum cinerariifolium					[Blüte]	[Blüte]	[Blüte]					
Chrysanthemum parthenium						[Kraut] [Blüte]	[Kraut] [Blüte]	[Kraut] [Blüte]				
Cichorium intybus									[Wurzel]	[Wurzel]		
Cnicus benedictus						[Kraut]	[Kraut]	[Kraut]				
Conyza canadensis						[Kraut]	[Kraut]	[Kraut]	[Kraut]			
Coriandrum sativum							[Frucht]	[Frucht]				
Corylus avellana			[Rinde]		[Blatt]	[Blatt]	[Blatt]	[Blatt]	[Frucht]	[Frucht]		
Crataegus laevigata					[Kraut] [Blüte] [Blatt]	[Kraut] [Blüte] [Blatt]			[Frucht]	[Frucht]	[Frucht]	
Crataegus monogyna					[Kraut] [Blüte] [Blatt]	[Kraut] [Blüte] [Blatt]			[Frucht]	[Frucht]	[Frucht]	
Crocus sativus									[Blüte]	[Blüte]	[Blüte]	
Cucurbita pepo								[Samen]	[Samen]	[Samen]		
Cydonia oblonga										[Frucht] [Samen]		
Cynara cardunculus								[Blatt]				
Daucus carota						[Wurzel]	[Wurzel]	[Wurzel]	[Wurzel] [Frucht]	[Wurzel] [Frucht]		
Dictamnus albus						[Wurzel]	[Wurzel]	[Wurzel]				
Drosera rotundifolia						[Kraut]	[Kraut]	[Kraut]				

Monat	I.	II.	III.	IV.	V.	VI.	VII.	VIII.	IX.	X.	XI.	XII.
Epilobium angustifolium						[Blätter]	[Blätter]	[Blätter]				
Equisetum arvense					[Kraut]	[Kraut]	[Kraut]	[Kraut]	[Kraut]			
Euphrasia officinalis							[Kraut]	[Kraut]	[Kraut]			
Fagopyrum tataricum					[Kraut]							
Filipendula ulmaria				[Wurzel]	[Blätter]	[Blüten] [Blätter]	[Blüten]	[Blüten]		[Wurzel]	[Wurzel]	
Foeniculum vulgare								[Früchte]	[Früchte]			
Fragaria vesca					[Blätter]	[Blätter]	[Blätter] [Früchte]	[Blätter]				
Fraxinus excelsior			[Rinde]			[Blätter]	[Blätter]	[Blätter]				
Galega officinalis						[Kraut]	[Kraut]	[Kraut]				
Galeopsis segetum							[Kraut]	[Kraut]				
Galium odoratum					[Kraut]	[Kraut]						
Galium verum						[Kraut]	[Kraut]	[Kraut]				
Genista tinctoria						[Kraut]	[Kraut]	[Kraut]				
Gentiana lutea			[Wurzel]							[Wurzel]	[Wurzel]	
Geranium robertianum					[Kraut]	[Kraut]	[Kraut]	[Kraut]	[Kraut]			
Geum urbanum			[Wurzel]							[Wurzel]	[Wurzel]	
Glechoma hederacea					[Kraut]	[Kraut]	[Kraut]					
Glycine max								[Samen]	[Samen]			
Glycyrrhiza glabra									[Wurzel]	[Wurzel]		
Helianthus annuus						[Blüten]	[Blüten]	[Blüten] [Samen]	[Samen]	[Samen]		
Hepatica nobilis				[Blätter]	[Blätter]	[Blätter]						
Herniaria glabra						[Kraut]	[Kraut]	[Kraut]				
Hippophaë rhamnoides									[Früchte]	[Früchte]		
Humulus lupulus								[Blüten]	[Blüten]			
Hypericum perforatum							[Kraut]	[Kraut]				
Hyssopus officinalis						[Kraut]	[Kraut]	[Kraut]	[Kraut]			
Inula helenium									[Wurzel]	[Wurzel]	[Wurzel]	
Iris germanica			[Wurzel]							[Wurzel]		
Juglans regia						[Blätter]	[Blätter]	*Fruchthüllen*				
Juniperus communis			*Holz*						[Früchte]	[Früchte]	[Früchte]	
Lamium album					[Blüten]	[Blüten]	[Blüten]	[Blüten]	[Blüten]			
Lavandula angustifolia							[Kraut] [Blüten]	[Kraut] [Blüten]				
Leonorus cardiaca						[Kraut]	[Kraut]	[Kraut]	[Kraut]			
Levisticum officinale							[Kraut]	[Kraut]		[Wurzel]		
Linaria vulgaris						[Kraut]	[Kraut]	[Kraut]				

Monat	I.	II.	III.	IV.	V.	VI.	VII.	VIII.	IX.	X.	XI.	XII.
Linum usitatissimum								⁘	⁘			
Lithospermum officinale							●	●				
Lycopodium clavatum							*Sporen*	*Sporen*				
Lycopus europaeus							🌿	🌿	🌿			
Lysimachia nummularia					🌿	🌿						
Malva sylvestris					✿	🍃 ✿	🍃 ✿	🍃 ✿	🍃			
Malva sylvestris ssp. *mauritanica*						🍃 ✿	🍃 ✿	🍃 ✿	🍃			
Marrubium vulgare						🌿	🌿	🌿				
Melilotus officinalis						🌿 ✿	🌿 ✿	🌿 ✿				
Melissa officinalis						🍃	🍃	🍃				
Mentha aquatica var. *crispa*							🌿 🍃	🌿 🍃	🌿 🍃			
Mentha × piperita						🌿	🌿 🍃	🌿 🍃	🌿 🍃			
Menyanthes trifoliata					🍃	🍃	🍃					
Nasturtium officinale					🌿	🌿						
Nepeta cataria						🌿	🌿	🌿				
Nigella sativa							⁘	⁘	⁘			
Nuphar lutea			▽							▽		
Nymphaea alba			▽							▽		
Ocimum basilicum						🌿	🌿	🌿	🌿			
Ononis spinosa			▽	▽				▽	▽	▽	▽	
Orchis morio					▽	▽						
Origanum majorana						🌿	🌿	🌿	🌿			
Origanum vulgare							🌿	🌿				
Oxalis acetosella				🌿					🌿	🌿		
Papaver rhoeas					✿	✿	✿	✿				
Petasites hybridus		▽	▽	🍃	🍃							
Petroselinum crispum			▽			🌿	🌿	🌿 ●	🌿 ●	🌿 ▽	🌿 ▽	
Peucedanum ostruthium			▽	▽					▽	▽	▽	
Physalis alkekengi									●	●	●	
Pimpinella saxifraga			▽	▽						▽	▽	
Pinguicula vulgaris						🌿	🌿					
Pinus sylvestris			*Knospe*	*Knospe*								
Plantago lanceolata						🍃	🍃	🍃	🍃			
Polygala amara					🌿	🌿	🌿					
Polygonum aviculare						🌿	🌿	🌿	🌿			

Monat	I.	II.	III.	IV.	V.	VI.	VII.	VIII.	IX.	X.	XI.	XII.
Polygonum bistorta			[Wurzel]						[Wurzel]	[Wurzel]	[Wurzel]	
Polygonum hydropiper						[Kraut]	[Kraut]	[Kraut]	[Kraut]			
Polygonum lapathifolium						[Kraut]	[Kraut]	[Kraut]	[Kraut]			
Polypodium vulgare			[Wurzel]	[Wurzel]					[Wurzel]	[Wurzel]		
Populus nigra			Knos-pe [Knospe]	Knos-pe [Knospe]								
Populus tremula			Knospe [Knospe]	[Knospe]	[Blatt]	[Blatt]						
Potentilla anserina			[Wurzel]		[Kraut]	[Kraut]	[Kraut]			[Wurzel]		
Potentilla erecta			[Wurzel]						[Wurzel]	[Wurzel]		
Primula veris			[Wurzel]	[Blüte]	[Blüte]					[Wurzel]		
Prunella vulgaris						[Kraut]	[Kraut]	[Kraut]	[Kraut]			
Prunus cerasus							[Frucht]	[Frucht]				
Prunus dulcis							[Frucht]	[Frucht]	[Frucht]			
Prunus padus		[Knospe]	[Knospe]									
Prunus spinosa			[Blüte]	[Blüte]								
Pulmonaria officinalis				[Blatt]	[Blatt] [Kraut]	[Kraut]						
Quercus petraea, Q. robur			[Knospe]	[Knospe]		[Blatt]	[Blatt]			[Frucht]	[Frucht]	
Ranunculus ficaria			[Kraut]	[Kraut]								
Raphanus sativus									[Wurzel]	[Wurzel]		
Rhamnus cathartica			[Knospe]						[Frucht]	[Frucht]		
Rhamnus frangula			[Knospe]	[Knospe]	[Knospe]							
Rheum palmatum var. *tanguticum*									[Wurzel]	[Wurzel]		
Ribes nigrum						[Blatt]	[Blatt] [Frucht]	[Blatt] [Frucht]				
Robinia pseudoacacia			[Knospe]	[Knospe]	[Blüte]	[Blüte]						
Rosa canina									[Frucht]	[Frucht]		
Rosa centifolia						[Blüte]	[Blüte]					
Rosmarinus officinalis							[Blatt]	[Blatt]				
Rubia tinctorum									[Wurzel]	[Wurzel]		
Rubus fruticosus					[Blatt]	[Blatt]	[Blatt]	[Blatt] [Frucht]	[Frucht]	[Frucht]		
Rubus idaeus						[Blatt]	[Blatt] [Frucht]	[Blatt] [Frucht]				
Salix alba			[Knospe]									
Salvia officinalis					[Blatt]	[Blatt]	[Blatt]					
Salvia sclarea					[Blatt]	[Kraut] [Blüte] [Blatt]	[Kraut] [Blüte]	[Kraut] [Blüte]				
Sambucus nigra						[Blüte]		[Frucht]	[Frucht]			
Sambucus racemosa								[Frucht]	[Frucht]			
Sanguisorba officinalis			[Wurzel]	[Wurzel]		[Kraut]	[Kraut]	[Kraut] [Wurzel]	[Wurzel]	[Wurzel]		

Monat	I.	II.	III.	IV.	V.	VI.	VII.	VIII.	IX.	X.	XI.	XII.
Sanicula europaea			[Wurzel]	[Wurzel]	[Kraut]	[Kraut]				[Wurzel]	[Wurzel]	
Saponaria officinalis			[Wurzel]			[Kraut]	[Kraut]			[Wurzel]	[Wurzel]	
Satureja hortensis						[Kraut]	[Kraut]	[Kraut]	[Kraut]			
Saxifraga granulata					[Kraut]	[Kraut]	[Kraut]					
Scrophularia nodosa					[Kraut] [Wurzel]	[Kraut] [Wurzel]	[Kraut] [Wurzel]	[Kraut] [Wurzel]	[Kraut] [Wurzel]			
Sempervivum tectorum					[Blatt]	[Blatt]	[Blatt]	[Blatt]	[Blatt]			
Silybum marianum								[Frucht]	[Frucht]			
Sinapis alba							[Samen]	[Samen]				
Solidago virgaurea								[Kraut]	[Kraut]			
Sorbus aucuparia										[Frucht]	[Frucht]	
Stachys officinalis						[Kraut]	[Kraut]	[Kraut]				
Symphytum officinale			[Wurzel]						[Wurzel]	[Wurzel]	[Wurzel]	
Taraxacum officinale			[Kraut] [Wurzel]	[Kraut] [Blüte]	[Blüte] [Blatt]	[Blatt]	[Blatt]	[Blatt]	[Blatt] [Wurzel]	[Wurzel]		
Teucrium chamaedrys							[Kraut]	[Kraut]				
Thymus serpyllum						[Kraut]	[Kraut]	[Kraut]				
Thymus vulgaris						[Kraut]	[Kraut]	[Kraut]				
Tilia cordata, T. platyphyllos						[Blüte]	[Blüte]					
Trifolium pratense						[Blüte]	[Blüte]	[Blüte]	[Blüte]			
Trifolium repens						[Blüte]	[Blüte]	[Blüte]	[Blüte]			
Trigonella foenum-graecum							[Samen]	[Samen]				
Tropaeolum majus						[Samen]	[Samen]	[Samen]	[Samen]	[Samen]		
Tussilago farfara			[Blüte]	[Blüte]	[Blatt]	[Blatt]	[Blatt]					
Ulmus minor			[Rinde]	[Rinde]								
Urtica dioica					[Kraut] [Blatt]	[Kraut] [Blatt]	[Kraut] [Blatt]	[Kraut] [Blatt]	[Kraut] [Blatt]			
Vaccinium myrtillus						[Blatt]	[Blatt] [Frucht]	[Blatt] [Frucht]	[Blatt] [Frucht]	[Blatt]		
Vaccinium vitis-idaea						[Blatt]	[Blatt] [Frucht]	[Blatt] [Frucht]	[Frucht]			
Valeriana officinalis								[Wurzel]	[Wurzel]	[Wurzel]		
Verbascum densiflorum, V. phlomoides						[Blüte] [Blatt]	[Blüte] [Blatt] [Wurzel]	[Blüte] [Blatt] [Wurzel]	[Blüte] [Blatt]			
Verbena officinalis							[Kraut]	[Kraut]				
Veronica officinalis						[Kraut]	[Kraut]	[Kraut]				
Viola odorata			[Kraut] [Blüte] [Blatt]	[Kraut] [Blüte] [Blatt]					[Wurzel]	[Wurzel]		
Viola tricolor					[Kraut]	[Kraut]	[Kraut]	[Kraut]				
Zea mays							*Narben*	*Narben*				

Das Sammeln, Aufbereiten, Trocknen und Lagern von Heilpflanzen

Durch das Abtrennen, d. h. durch das Abschneiden oder Abreißen eines Teils des Pflanzenkörpers (am besten mit einem scharfen Messer oder bei verholzten Teilen mit einer Gärtnerschere), beginnen in dem abgelösten Pflanzenteil besondere Stoffwechselprozesse.

Die Pflanzenzellen beginnen abzusterben. Durch das Ablösen der oberirdischen Teile von den Wurzeln wird der Transpirationsstrom, die Zufuhr von Wasser und der darin enthaltenen Nährstoffe, die so zu den einzelnen Zellen gelangen, unterbrochen. Wird das Pflanzenmaterial nicht bald an der Luft in dünnen Schichten ausgebreitet, beginnt es zu schwitzen und wird muffig. Die Enzyme, die in der Pflanze enthalten sind und vordem die Ausbildung von Wirkstoffen unterstützten, beginnen jetzt, sie zu zersetzen. Anstelle der ursprünglichen Synthese von organischen Stoffen, beginnen in der Pflanze die Zersetzungsprozesse zu überwiegen und die Droge erhält dadurch einen chemisch anderen Charakter. Die Stoffveränderungen äußern sich zum Beispiel durch den Geruch (Zwiebel, Knoblauch, Baldrian). Das falsche Trocknen nach dem Sammeln erhöht den Gehalt an wirkungslosen Spaltsubstanzen und die Droge wird wirkungs- und wertlos.

Die Drogen müssen für den Heilzweck und ihren spezifischen Eigenschaften entsprechend mit Hilfe verschiedener mechanischer und chemischer Verfahren aufbereitet werden. Für die Aufbereitung nach dem Sammeln und für die Weiterverarbeitung der Droge gibt es bestimmte Vorschriften, die auf langjährige Erfahrungen und die Prüfung des Wirkstoffgehalts zurückgehen. Mit dem Begriff Aufbereitung sind alle Arbeitsvorgänge bei der Ernte oder beim Sammeln gemeint, auch das Trocknen, Schälen, Schneiden, die Entfernung bestimmter Teile, das Mahlen, Sieben, Pulverisieren und Rösten und manchmal auch die Fermentation. Jede Aufbereitungsart erzielt eine bestimmte Stabilisierung der Wirkstoffe in den Drogen.

Das Trocknen der Heil- und Nutzpflanzen (Gewürze, in der Industrie verwendete Pflanzen) muß der Sammler oder Züchter meistens selbst ausführen. Die Sammelzeit (Ernte) in der Natur oder auf den Plantagen richtet sich nach dem Wirkstoffgehalt der Pflanze während der Entwicklung. Meistens werden die Pflanzen nach dem Ernten so schnell wie möglich getrocknet, damit sie nicht muffig werden. Man trocknet sie gewöhnlich nicht direkt an der Sonne; sie verlieren dann das Grün, die trockenen Teile verfärben sich schnell gelb und braun, wodurch sich auch der Wirkstoffgehalt und die Wirkungsweise der Droge vermindert. Starke Drogen büßen bis zu einem Drittel ihrer Wirkung ein. Bei der Pfefferminze und dem Mutterkorn beträgt dieser Verlust ein Fünftel. Die Drogen werden nur in Sonderfällen an der Sonne kurz vorgetrocknet, dann jedoch immer in gut gelüfteten Räumen, im Schatten, im Luftstrom oder in Zugluft zu Ende gedörrt.

Das Trocknen der Droge bedeutet praktisch den allmählichen Entzug von Feuchtigkeit aus der Pflanze. Oft muß man die frischen Pflanzen vor dem Trocknen kurz mit kaltem Wasser abspülen, um das Kraut und die Blätter von Staub und anderen Verunreinigungen zu befreien. Das Dörren kann auch mit Hilfe künstlicher Wärme in besonderen Anlagen erfolgen. Die Einzelheiten oder Abweichungen und die besonderen Arbeitsabläufe beim Trocknen werden im speziellen Teil bei den einzelnen Arten beschrieben.

Die Blätter von Heilkräutern trocknen im allgemeinen leicht, die Behandlung von Stengeln und Kraut ist meist schwieriger. Das Material wird solange gedörrt, bis es völlig spröde ist und auch die härtesten Teile beim Biegen leicht brechen. Zu stark getrocknete Pflanzen zerfallen zu Staub und büßen ihre Wirkstoffe ein. Beim Nachtrocknen besteht die Gefahr, daß die Droge bei größerer Restfeuchte verschimmelt und fault. Durch natürliche Wärme trocknen im Sommer bei Zimmertemperatur Blüten in 3–8, Blätter in 4–6 Tagen. Im Herbst und im Frühling verlängern sich diese Trockenzeiten wesentlich. Einige Heilpflanzen, die wegen der Früchte (Anis, Kümmel, Fenchel) oder zur Krautgewinnung (Salbei, Majoran, Thymian, Bohnenkraut) in Kulturen angebaut werden, können eine Zeitlang auf dem Feld trocknen, dürfen dabei aber nicht dem Regen oder der Sonne ausgesetzt sein.

Für das künstliche Trocknen werden in großen Betrieben spezielle Darranlagen eingesetzt, die mit einer Wärme- und Feuchtigkeitsregulierung und einer guten Lüftung ausgestattet sind.

Heilpflanzen trocknen am besten durch natürliche Wärme. Im Winter trocknen wir sie in geheizten Räumen, im Sommer an überdachten Stellen im Schatten, wobei eine gute Lüftung gewährleistet sein muß. Wir breiten die Pflanzen in dünnen Schichten auf Hürden oder Obstkisten aus. Diese haben den Vorteil, daß ihre Böden gitterförmig oder durchlöchert sind und die Luft so auch von unten hindurchströmen kann. Zu Hause stapeln wir die Kisten übereinander. In großen Betrieben werden Ständer verwendet, die so beschaffen sind, daß das zu trocknende Material dem Bedarf entsprechend gewendet und durchlüftet werden kann. Grundsätzlich sollten Pflanzen nicht auf nacktem Boden oder Zeitungspapier getrocknet werden, sondern auf sauberem, weißem Papier.
Die ganzen Pflanzen können wir auch in großen Büscheln, zu Garben gebunden, mit den Blüten nach unten an der Luft, zum Beispiel am Fenster, aufhängen und trocknen. So wird auch mit Zierpflanzen, die sich als Trockensträuße eignen, verfahren, zum Beispiel mit Gräsern, Disteln und Strohblumen.
Besonders vorsichtig trocknen wir die Blüten, die ihre natürliche Färbung behalten müssen (Königskerze). Die Samen und trockenen Früchte lassen sich sehr einfach trocknen, sie enthalten wenig Wasser.
Damit es zu keinen Verwechslungen kommt, trocknen wir jede Heilpflanzenart gesondert. Nach dem Trocknen widmen wir der Lagerung große Aufmerksamkeit. Die Lagerung der trockenen Heilpflanzen richtet sich nach den in ihnen enthaltenen Wirkstoffen. Grundsätzlich bewahren wir Drogen trocken, dunkel und in gut schließenden Behältern auf, vorübergehend genügen auch Papiertüten oder Kartons. Größere Mengen werden in Stoffbeuteln, die vor Licht und Feuchtigkeit geschützt sind, gelagert. Niemals verwenden wir Verpackungen aus Kunststoff. In Großlagern werden je nach Art des Lagerguts Papier- und Jutesäcke, Holzkisten, die mit Wachspapier ausgekleidet sind, und Blechbüchsen verwendet.
Manche Drogen sind sehr empfindlich gegen Luftfeuchtigkeit (hygroskopische Drogen). Diese werden nach Apothekerart in braunen Glasflaschen mit geschliffenen Stöpseln aufbewahrt und jährlich durch frisches Material ersetzt. Das gleiche können wir für die Lagerung von Gewürzen empfehlen. Zu den empfindlichen Drogen gehört zum Beispiel die Blüte der Königskerze, sie wird sehr leicht feucht und ändert ihre gelbe Farbe in Braun; andere Drogen, die sich ähnlich verhalten, sind die Petersilienwurzel, die Engelwurz, die Wurzeln von Eibisch, männlichem Farn u. a. Andere Drogen wieder sind überaus lichtempfindlich (die Rhabarberwurzel, der Samen der Herbstzeitlosen, die Hopfendrüsen). Die Drogen, die ätherische Öle enthalten, müssen besonders sorgfältig aufbewahrt werden. Ihre oberirdischen Teile zerschneiden wir weder vor noch nach dem Trocknen, damit sich diese Öle nicht verflüchtigen. Auch hier ersetzen wir die Droge jährlich durch neues Material. Besondere Aufmerksamkeit muß der Lagerung von Drogen geschenkt werden, die pharmazeutisch wichtige Stoffe enthalten und der Herstellung und Isolierung von Wirkstoffen dienen (Mutterkorn, Fingerhut, Adonisröschen).
Wir kontrollieren das eingelagerte Material oft, denn die trockenen Drogen sind sehr empfindlich. Sie können feucht oder von Schimmel oder Insekten befallen werden und dadurch ihren Heilwert verlieren. Genauere Anweisungen werden bei den einzelnen Pflanzenteilen gegeben (Wurzel, Kraut, Blätter und Blüten) und sind auch im speziellen Teil bei den einzelnen Arten zu finden.

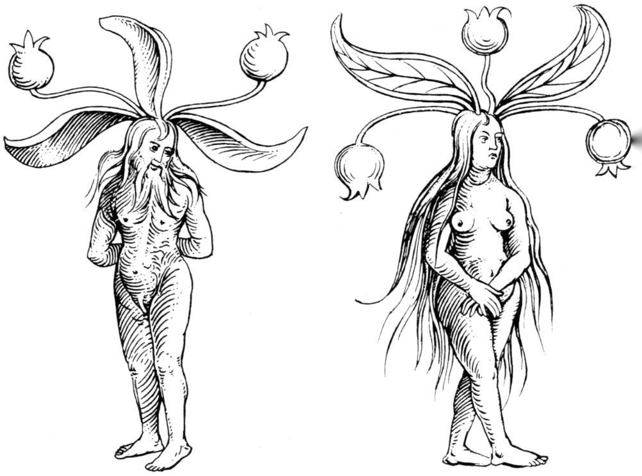

Die rübenförmige Alraunwurzel erinnert in ihrer Gestalt an den menschlichen Körper;
Alraun enthält tropane Alkaloide mit Rauschwirkung und gehörte zu den Zauber- und Heilpflanzen des Mittelalters. Man glaubte, daß die Wurzel vor bösen Geistern schützt und daß sie Glück und Erfolg beschert. Sie mußte jedoch unter dem Galgen und nur mit Hilfe eines schwarzen Hundes gesucht werden

Wurzel und Wurzelstock

Die Wurzel ist der unterirdische Teil der Pflanze und kann ganz unterschiedlich geformt sein. Wir unterscheiden einfache und verzweigte Wurzeln, Rüben-, Zylinder- und Bündelwurzeln. Der Wurzelstock ist der unterirdische Teil des Sprosses (des Stengels), aus dem die Wurzeln entspringen (z. B. bei der Schwertlilie und dem Kalmus). Die Wurzeln und Wurzelstöcke werden in der Vegetationspause gesammelt, wenn sie die meisten Wirkstoffe enthalten. Das kann in manchen Fällen auch im Frühling sein. Bei ausdauernden Kräutern werden sie im zweiten und dritten Vegetationsjahr, bei zweijährigen Pflanzen im Herbst des ersten Jahres ausgegraben. Beim Sammeln seltener Pflanzen in der Natur belassen wir immer einen Teil der Wurzel im Boden, damit sich die Pflanze regenerieren kann. Vor dem Trocknen werden die Wurzeln und Wurzelstöcke von Erdresten, abgestorbenen Teilen, Sand und Bruchstücken befreit (dazu werden sie kurz unter fließendem Wasser abgespült). Bürsten ist nicht günstig; der Baldrian zum Beispiel würde dadurch seine Oberflächenzellen verlieren, die das ätherische Öl enthalten.
Die kleinen Wurzeln werden durch natürliche Wärme getrocknet, die stärkeren Wurzeln werden längsgeteilt, und wir dörren sie, wenn sie auf natürlichem Wege nicht genügend trocknen, mit künstlicher Wärme solange, bis sie spröde sind und beim Biegen leicht brechen. Bei der Einlagerung kontrollieren wir, ob die Drogen nicht von Insekten befallen sind.
Einige Wurzeln oder Wurzelstöcke werden geschält oder durch Fermentation aufbereitet (Schwertlilie, Rhabarber, Enzian, Eibisch).

Das Kraut oder der oberirdische Sproß

Das Kraut ist der oberirdische Teil der Sproßachse, zu ihm gehören der Stengel mit den Blättern und eventuell auch die Blüten. Das Kraut wird mit einem scharfen Gärtnermesser oder einer Gartenschere geschnitten. Grundsätzlich werden die Pflanzen nicht gebrochen, weil dadurch ganze Gewebe und viele Zellen beschädigt werden (dasselbe gilt übrigens für das Schneiden von Zierpflanzen für die Vase). Die Wurzeln verbleiben im Boden, damit sich die Pflanze im Frühling weiter verbreiten kann. Wir sammeln meistens junge, frische Pflanzen. Bei hohen Arten schneiden wir nur den oberen Teil des Stengels (die jungen Spitzen) in einer Länge von 20–30 cm ab. Die unteren Sproßteile sind verholzt und stark, ihre Blätter vergilben meistens schon. Liegende oder kriechende Pflanzen (Feldthymian, Echter Thymian) werden durch Waschen in Wasser gesäubert.

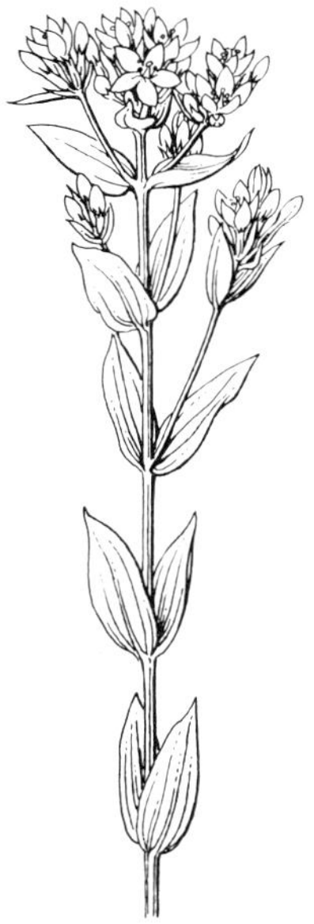

Echtes Tausendgüldenkraut; das getrocknete Kraut dieser Heilpflanze enthält wirksame Bitterstoffe und ist Bestandteil vieler Tees und Tinkturen

Die Blätter

Die Blätter sind die Assimilationsorgane, die in einer bestimmten, regelmäßigen Ordnung am Stengel angewachsen sind. Sie bestehen aus der Spreite, dem Stiel und eventuell aus einer Scheide. Die Blattspreiten weisen die verschiedensten Formen auf, sie sind linealisch, elliptisch, lanzettlich, herzförmig, schwertförmig, oval usw. Manchmal sind sie auch zusammengesetzt. Die Blätter werden in der Zeit gesammelt, in der die Pflanze erblüht und sie die meisten Wirkstoffe enthalten. Wir pflücken nie alle Blätter auf einmal ab, um der Pflanze die nötige Assimilationsfläche zu erhalten. Die Blätter, die wir sammeln, müssen jung, saftig und gesund sein; sie dürfen keine Flecken aufweisen, die oft von Viruserkrankungen herrühren, und sie dürfen auch nicht von Insekten geschädigt sein. Beim Sammeln drücken wir die Blätter nicht, quetschen sie also nicht in den Korb oder in einen Beutel, denn zum Beispiel die Blätter von Spitzwegerich, Eibisch, Malve, von Schwarzen Johannisbeeren und Erdbeeren werden

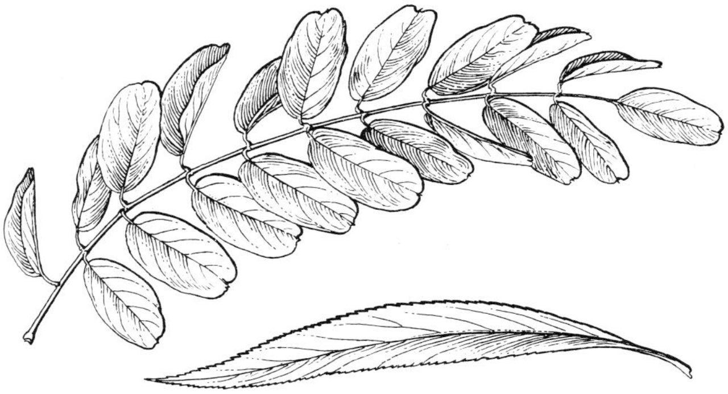

Die verschiedenen Blätterformen der Pflanzen sind an den Beispielen erkennbar: einfaches Blatt der Weide und zusammengesetztes Blatt der Robinie

leicht muffig. Bei den Blättern des Fingerhuts nimmt der Glykosidgehalt durch Druck ab. Die Blätter werden in dünnen Schichten getrocknet, so daß wir sie nicht allzu oft umwenden müssen. Sie sollen dabei der Sonne nicht direkt ausgesetzt werden; das gilt vor allem für die Blätter der Pflanzen mit ätherischen Ölen. Künstliche Wärme soll 35 °C nicht überschreiten.

Die Blüten

Die Blüten sind ein Verband verwandelter Blätter mit einem kurzen Stiel. Sie stehen einzeln oder bilden Blütenstände, wie zum Beispiel Trauben, Rispen, Dolden, Wickel, Ähren, Köpfchen u. ä. Wir sammeln die Blüten am besten, wenn sie voll entfaltet sind, bei trockenem Wetter mittags. Die Morgenstunden und feuchte Witterung eignen sich nicht zum Sammeln. Manchmal verwenden wir nur Teile von Blüten, wie zum Beispiel die Kronblättchen von Malven und Mohn. Wir pflücken die Blüten manuell oder benutzen einen Kamm (zum Beispiel zum Ernten der Kamille). Die Blüten sind sehr empfindlich gegen das Schwitzen. Beim Sammeln und bei der Lagerung verwenden wir deshalb nie luftdichte Behälter aus Kunststoff. Biochemisch verhalten sich die Blüten sehr labil; sie unterliegen sehr schnell den Einflüssen der Umgebung. Sie sollen auch nach dem Trocknen ihre ursprüngliche Farbe bewahren. Es kann geschehen, daß sie sich bei längerer Lagerung braun verfärben und ihren Geruch verändern. Das macht sie praktisch unbrauchbar und sie müssen durch frisches Material ersetzt werden.

Die Heilpflanze als Droge

Die frische, lebende Pflanze, die Heilstoffe enthält, heißt Mutterpflanze. Die Mutterpflanze ist eigentlich noch keine Droge. Diese erhalten wir erst durch eine vorausgehende Aufbereitung der Pflanze oder der Pflanzenteile, vor allem durch das Trocknen. Spezielle Aufbereitungsarten, wie das Schneiden, Mahlen, Sieben, Homogenisieren und Pulverisieren der getrockneten Pflanzen, werden heute schon maschinell in pharmazeutischen Werken ausgeführt. Nur das Schälen geschieht manuell und erfordert Erfahrung und Praxis (geschält werden die Wurzeln von Rhabarber, Eibisch u. a.).

Die getrockneten Heilpflanzen oder ihre Teile werden als vegetabile Drogen bezeichnet (Vegetabilia). Die Drogen werden entsprechend den Pflanzenteilen, aus denen sie stammen, lateinisch benannt:

Kraut	(herba)
junge Spitzen	(summitates)
Stengel	(caulis)
Knospen	(gemma)
Blätter	(folium)
Holz	(lignum)
Rinde	(cortex)
Blüten	(flos)
Narben	(stigma)
Früchte (fructus), Beeren (baccae), Bohnen (fabae)	
Fruchthülle	(pericarpium)
Stiel	(stipes)
Samen	(semen)
Drüsen	(glandulae)
Sporen	(sporae)
Wurzel	(radix)
Wurzelstock	(rhizoma)
Knolle	(tuber)
Zwiebel	(bulbus)

Außer den angeführten Teilen werden auch Pflanzensäfte (succus), Harze (resinae), Gummiharze (gummiresinae) und Balsame (balsamum) gesammelt. In die Bezeichnung der Droge wird manchmal auch die Verarbeitungs- und Aufbereitungsart einbezogen:

natürlich	(naturalis)
geschält	(mundata)
geschnitten	(concissa)
pulverisiert	(pulvis)

Während sich die pharmazeutische Botanik (Pharmakobotanik) mit der botanischen Beschreibung der Heilpflanzen und der Bestimmung von Arten, die Heildrogen liefern, befaßt, beschäftigt sich eine spezielle Disziplin, die Pharmakognosie, mit der Lehre von den Drogen. Sie beschreibt die einzelnen Drogen, ihre Form und mikroskopische Struktur und hilft dadurch sehr bei der Festlegung der Qualität des Materials und bei der Identifizierung unbekannter oder zu untersuchender Drogen. Ein unentbehrlicher Bestandteil pharmazeutischer Studien sind die mikroskopischen Drogenatlanten, die eine Art medizinischer Warenkunde darstellen und, gemeinsam mit der Biochemie, der Lehre von den Rohstoffen zur Herstellung von Wirkstoffen dienen.

Die Wirkstoffe von Heilpflanzen

Die Heilpflanzen, die technologisch zu vegetabilen Drogen aufbereitet wurden, enthalten eine Reihe von Stoffen, von denen die meisten auf den menschlichen Organismus wirken. Diese Wirkstoffe, ihre Struktur und Anlage in der Pflanze, ihre Veränderungen und die Prozesse, die im Verlauf des Pflanzenlebens und bei der Aufbereitung und Lagerung der Drogen auftreten, werden von der Pflanzenchemie (Phytochemie) untersucht. Mit der Phytochemie hängt die Pharmakologie eng zusammen, die Wissenschaft, die die Wirkung der Heilmittel auf den menschlichen Organismus erforscht, sich mit dem Mechanismus und der Geschwindigkeit dieser Wirkungen und mit der Aufnahme, Ausscheidung und Indikation der Substanzen befaßt, das heißt die Verwendbarkeit der einzelnen Wirkstoffe für die Heilung von Krankheiten erkundet. Die Pharmakologie arbeitet mit der klinischen Medizin eng zusammen.
Die Heilpflanzen enthalten zwei verschiedene Typen von Wirkstoffen. Es sind einmal Produkte des primären Metabolismus (vor allem Saccharide), das heißt Stoffe, die für das Leben der Pflanze selbst unentbehrlich sind und in allen Grünpflanzen durch die fotosynthetische Assimilation entstehen. Der andere Typ wird von Wirkstoffen vertreten, die Produkte des sekundären Metabolismus sind, also durch Vorgänge entstehen, die vor allem mit der Stickstoffassimilation zusammenhängen. Diese Stoffe, die oftmals für die Pflanze scheinbar unbrauchbar sind (Ballaststoffe), stellen oft sehr wirksame Therapeutika dar. So entstehen zum Beispiel die ätherischen Öle, Harze und die wichtigen Alkaloide des Mutterkorns und Opiums.
Diese Stoffe sind in den Pflanzen in der Regel in Komplexen (gemeinsam mit anderen Substanzen) enthalten. Die einzelnen Stoffkomponenten ergänzen sich in den Heilpflanzen jedoch (sie potenzieren dadurch die Wirkung). Enthält eine Pflanze auch nur einen einzigen Wirkstoff, ist dieser für den Organismus immer noch besser als die gleiche Substanz, die synthetisch hergestellt wurde.
Der chemische Charakter der Droge wird von dem Gehalt einiger wesentlicher Substanzgruppen geprägt.

Alkaloide

Alkaloide sind komplizierte Stickstoffverbindungen alkalischen Charakters, gewöhnlich mit starker physiologischer Wirkung. Sie wirken meistens als spezifische, starke Pflanzengifte.

Glykoside

Glykoside setzen sich aus zwei strukturellen Teilen zusammen. Die eine Komponente enthält Zucker, zum Beispiel Glukose. Sie ist in der Regel wirkungslos, beeinflußt aber die Löslichkeit der Glykoside, deren Aufnahme und eventuell auch deren Transport zu den bestimmten Organen günstig. Die therapeutische Wirkung wird vor allem durch den Wirkstoff, das sogenannte Aglykon, beeinflußt.

Saponine

Saponine sind in den Heilpflanzen stark verbreitet. Chemisch werden sie wieder durch die Zuckerkomponente (Glukose, Galaktose) und den zuckerfreien Bestandteil Aglykon charakterisiert. Eine charakteristische Eigenschaft der Saponine besteht in ihrer Fähigkeit, die Blutkörperchen des Menschen zu hämolysieren, d. h. aus den roten Blutkörperchen das Hämoglobin freizusetzen. Hiermit erklärt sich auch die toxische Wirkung einiger Saponine und ihre Unverwendbarkeit.

Bitterstoffe

Bitterstoff-Substanzen schmecken bitter, reizen die Geschmacksrezeptoren, erhöhen den Appetit und die Sekretion von Magensäften.

Gerbstoffe

Diese Substanzen sind chemisch verschieden zusammengesetzt und sind wasserlöslich. Sie mildern Reizbarkeit und Schmerzen und stillen kleinere Blutungen. Der Absud und andere Präparate von Gerbstoffdrogen werden meistens äußerlich bei Entzündungen der Mundhöhle, bei Katarrhen, Bronchitiden, lokalen Blutungen, Verbrennungen und Erfrierungen, auf Hautentzündungen, Hämorrhoiden und bei überstarker Schweißbildung verwendet.

Aromatische Stoffe

Die aromatischen Stoffe sind unter den Wirkstoffen der vegetabilen Drogen stark vertreten. Sie unterscheiden sich in ihrer Zusammensetzung und Wirkung erheblich voneinander.

Ätherische Öle

Ätherische Öle sind flüchtige Flüssigkeiten mit charakteristischem Duft, die den Ölen ähnlich sind. Die Pflanzen enthalten besonders viel ätherisches Öl bei beständigem, warmem und sonnigem Wetter. Diese Zeit eignet sich auch am besten für die Ernte.

Fettöle

Diese Pflanzenöle sind bei normaler Temperatur flüssig, wenn sie unterkühlen werden sie trüb und steif, sie sind in Wasser nicht, in organischen Substanzen aber gut löslich (zum Beispiel in Chloroform und Azeton). Zu den Ölen, die nicht austrocknen, gehören Oliven- und Mandelöl, zu den halbaustrocknenden Ölen gehören Erdnuß-, Sonnenblumen- und Rapsöl. Mohn- und Leinöl trocknen aus. Rizinusöl hat eine typisch abführende Wirkung. Die Fettöle der Pflanzen werden sehr oft nicht nur zur Zubereitung von Medikamenten, sondern auch in der Industrie und Nährmittelproduktion verwendet.

Glukokinine

(Pflanzeninsuline)
Glukokinine sind Pflanzenwirkstoffe, die den Blutzuckerspiegel beeinflussen; sie werden Phytoinsuline gennant.

Pflanzenschleime

Pflanzenschleime sind amorphe Gemische von Polysacchariden, die mit Wasser hoch viskose kolloide Systeme bilden. Im kalten Wasser quellen sie und bilden Gele, mit warmem Wasser bilden sie kolloide Lösungen, die nach dem Abkühlen gelieren.

Pflanzenhormone

(Phytohormone)
Diese Stoffe sind chemisch sehr kompliziert. Sie wirken meistens als Biokatalysatoren, die den Stoffwechsel und das Wachstum beeinflussen.

Phytonzide

Phytonzide sind Antibiotika höherer Pflanzen mit antimikrobischer Wirkung und einem sehr weiten Einsatzspektrum. Es sind meistens flüchtige und unbeständige Substanzen. Sie kommen auch beim Einatmen als Aerosole zur Wirkung.

Einteilung der Heilpflanzen entsprechend ihrer Wirkung

Das chemische Wesen der Wirkstoffe in der Droge wird durch ihre Heilwirkung, die sie auf den menschlichen Organismus ausüben, bestimmt. Ebenso wie die anderen Medikamente in der Medizin, werden auch die Drogen in Gruppen eingeteilt. Entsprechend den pharmakologischen Wirkungen teilt man die Drogen in ein System ein, das ihren Wirkungsbereich bei der Heilung bestimmt. Die Wirkung der Heildrogen ist nicht immer eindeutig, eine Droge kann gleichzeitig gegen mehrere Krankheiten eingesetzt werden. Oft

wird zur Steigerung des Heileffekts ein Gemisch, die Kombination mehrerer Drogen mit ähnlicher Wirkung, verwendet. In solchen Kombinationen vervielfacht sich die erwünschte Wirkung.
Die im folgenden angeführten Drogengruppen umfassen Mittel zur inneren und äußeren Anwendung. Das Kapitel schließt mit den giftigen und sehr schnell wirkenden Pflanzen ab.

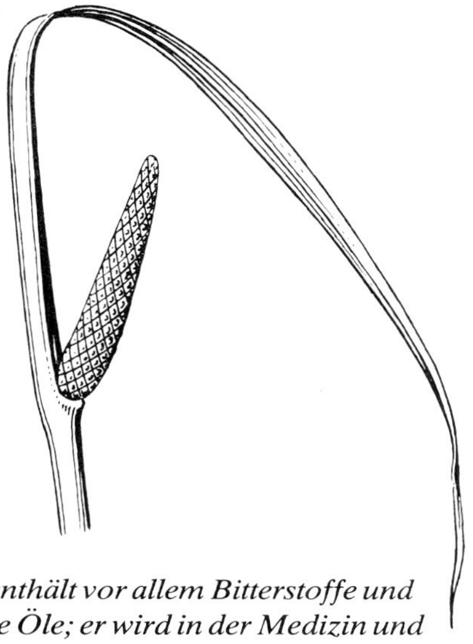

Kalmus enthält vor allem Bitterstoffe und ätherische Öle; er wird in der Medizin und zur Herstellung von Likören verwendet

Amara

Amara sind Pflanzendrogen, die die Magenfunktion vor allem bei Appetitlosigkeit beeinflussen. Es gibt verschiedene Arten, sie werden vor dem Essen verabreicht:
Amara pura (reine Bitterstoffe)
– Tausendgüldenkraut, Enzian, Bitterklee
Amara aromatica (Bitterstoffe mit aromatischen Substanzen) – Beifuß, Eibisch, Engelwurz
Amara adstringentia – Bitterstoffe, die gleichzeitig zusammenziehend (adstringent) und bei Katarrhen und leichten Magenentzündungen wirken – Rinde der Schwalbenwurz
Amara mucillaginosa – Bitterstoffe, die gleichzeitig auch Schleime enthalten – Huflattich, Hanf.

Adstringentia

Adstringentia sind Stoffe, die auf die Hautoberfläche oder auf die Schleimhäute einwirken. Hierzu gehören die Bärentraube, die Heidelbeere, der Odermennig, Hartheu, Salbei, Blutwurz, Beinwell und das Gänseblümchen (auf nässende und gerötete Hautentzündungen und Ekzeme), Ehrenpreis, Lungenkraut, Eichen- und Weidenrinde, Klette, Leberblümchen, Gänsefingerkraut, Frauenmantel, Nußbaum, Wiesenknopf, Vogelknöterich, Dost, Herzgespann und Ysop.

Antiphlogistika

Antiphlogistika sind Drogen mit Wundheilwirkung. Sie mildern Entzündungen und beschleunigen die Neubildung zerstörter Gewebe (Epithelisations- und Granulationswirkung). Kamille und Steinklee heilen zum Beispiel Wunden, Heidekraut wirkt auf die Harnwege, die Ringelblume heilt Wunden und Hautkrankheiten, Rosmarin wirkt, äußerlich angewendet, antirheumatisch, Erdbeerblätter heilen Mitesser.

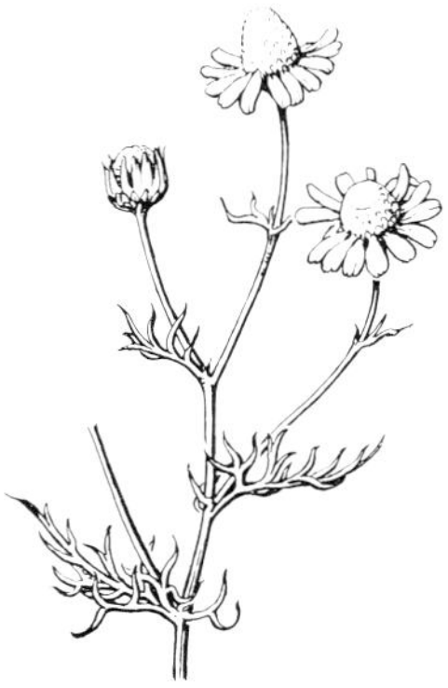

Die Kamille ist eine sehr viel verwendete und beliebte Heilpflanze. Die trockenen Kamillenblüten fehlen in keinem Haushalt zur Zubereitung von Tees und Umschlägen bei verschiedenen Krankheiten und Entzündungen

Karminativa

Karminativa sind Stoffe, die den Abgang von Darmgasen günstig beeinflussen und Krampfzustände der glatten Darmmuskulatur lösen. Sie mildern schmerzhafte Spannungsgefühle und unterdrücken die Entwicklung von Gärungsbakterien. Hierzu gehören auch die Drogen mit krampflösender Wirkung: Kamille, Anis, Fenchel, Wacholder, Pfefferminze, Salbei, Steinklee, Kümmel, Ysop.

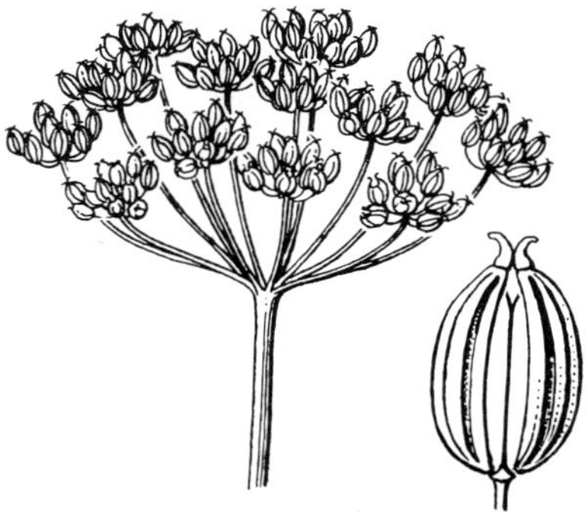

Fenchel: seine süßen Früchte sind ein ausgezeichnetes Mittel gegen Blähungen und Bestandteil vieler Teegemische, sie werden auch geschmackskorrigierend angewendet

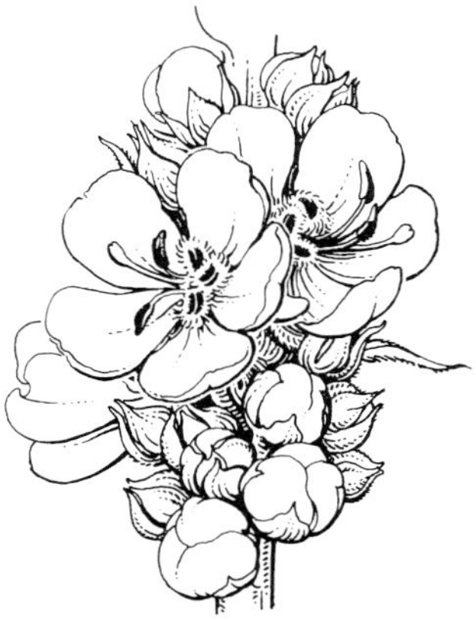

Die Königskerze liefert gelbe Blüten, die nach dem Trocknen als Schleimdroge Brusttees beigemischt werden

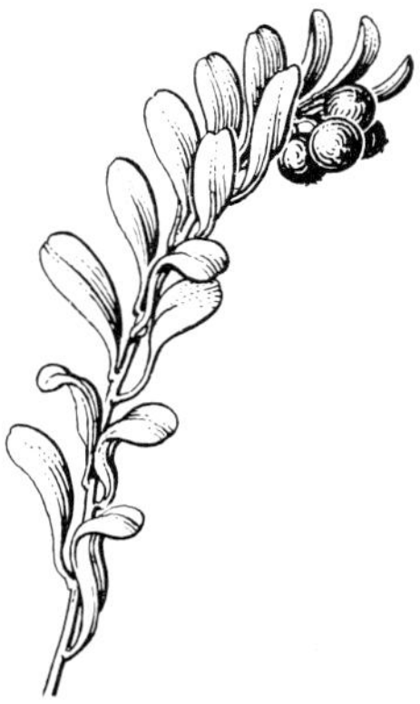

Die Echte Bärentraube liefert seit alters her eine bekannte und wirksame Droge, die Blätter werden bei der Behandlung der Harnwege verwendet

Diaphoretika

Diaphoretika sind Stoffe, die das Schwitzen unterstützen: Königskerze, Schwarzer Holunder, Kamille, Lindenblüte, Erdstrauch, Pestwurz, Schwarze Johannisbeere, Mädesüß, Ehrenpreis, Klette, Quecke, Feldstiefmütterchen.

Antidiaphoretika

Antidiaphoretika sind Stoffe, die gegen das übermäßige Schwitzen wirken. Hierzu gehören Salbei, Baldrian, Tollkirsche, äußerlich angewendet noch Nußbaum und Eichenrinde.

Diuretika

Diuretika sind harntreibende Substanzen. Sie werden bei Krankheiten der Harnwege verwendet, sie wirken auch leicht desinfizierend und werden zum Beispiel bei kleinen Blasensteinen verabreicht. Ernsthaftere Krankheiten der Nieren, Leberzirrhose, Herzschäden und Schwellungen, die von Herzleiden herrühren, werden von diesen Drogen ungünstig beeinflußt; ihre Anwendung muß deshalb mit dem Arzt abgestimmt werden. Als Diuretika werden meistens diuretische und urologische Teegemische verwendet. Hierzu gehören folgende, offizinelle Drogen: Blüten des Schwarzen Holunders, Bärentraube, Wacholder, Heidelbeere, Bruchkraut, Hartheu, Dornige Hauhechel und Petersilienwurzel. Nichtoffizinelle Drogen für diese Zwecke sind: Benediktenkraut, Bohne, Heidekraut (eine ausgezeichnete Droge zur Desinfizierung der Harnwege), Hirtentäschel, Birkenblätter (auch als Bad), Erdbeerblätter, Klettenwurzel, Waldmeister, Brennessel, Liebstöckelwurzel, Herzgespann, Goldrute, Hohlzahn und Kapuzinerkresse.

Expectorantia mucillaginosa

Diese Stoffe erleichtern das Abhusten. Sie enthalten Schleimsubstanzen pflanzlichen Ursprungs, die im Wasser quellen und durch ihre hydrophilen Eigenschaften (wasseraufnehmend) die Zonen am Racheneingang befeuchten, Entzündungen dämpfen und den Hustenreiz schwächen. Sie enthalten neben den Schleimen einige ätherische Öle und Saponine. Zu diesen Drogen gehören Wilde Malve, Königskerzenblüte, Eibisch, Wegerich, Islandmoos.

Expectorantia

Diese Expektorantia verstärken die Ausscheidung der Drüsen der Bronchien. In großen Dosen verursachen sie Erbrechen, in schwächeren Gaben wecken sie nur den Würgreiz, was manchmal bei der Heilbehandlung erwünscht ist. So wirken das Alkaloid Emetin und die Saponine. Nach ärztlicher Vorschrift wird das Infusum Ipekakuana (Uragoga ipecacuana) zubereitet. Ohne ärztliche Vorschrift werden Bruchkraut, Dornige Hauhechel, Schlüsselblumenwurzel, Süßholz und Königskerzenblüte verwendet.

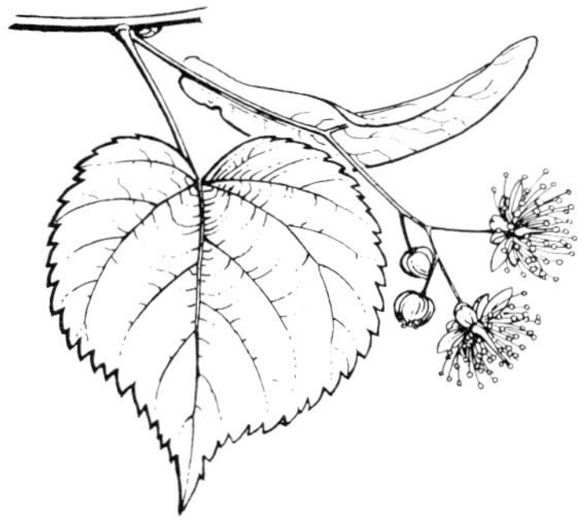

Die getrockneten Lindenblüten sind ein ausgezeichnetes Mittel bei der Heilung von Erkältungskrankheiten und werden als Tee, der am besten mit Honig gesüßt wird, getrunken. Sie sind ein gutes Mittel zum Schwitzen. Die Droge wird meistens von der Winterlinde geliefert

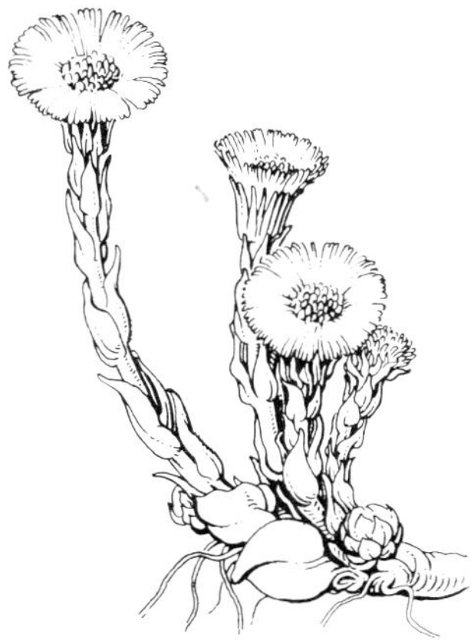

Im zeitigen Frühling erblüht der Huflattich. Seine Blätter werden für Tees gegen Husten gesammelt

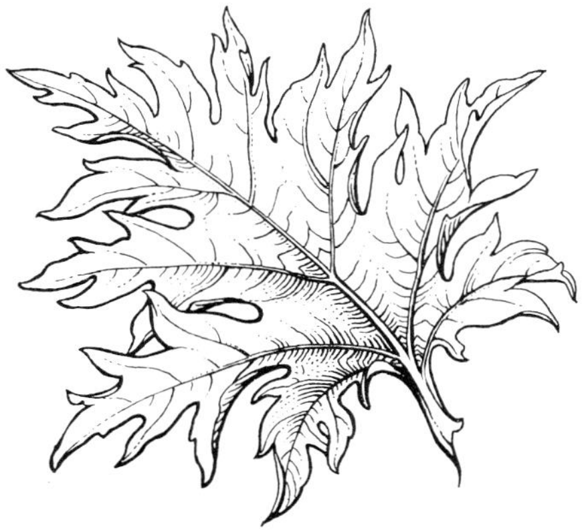

Der Chinesische Rhabarber stammt aus China und liefert einen heilwirksamen Wurzelstock, der vor allem bei Gallenleiden als Tee und auch in verschiedenen Verdauungspulvern verwendet wird

Expectorantia stimulativa

Das sind flüchtige Stoffe, die durch die Atmungsorgane ausgeschieden werden. Sie reizen hier die Schleimhäute, erleichtern so die Schleimverdünnung und damit das Aushusten. Sie lösen Krämpfe der glatten Bronchialmuskulatur und wirken schwach desinfizierend. In diese Gruppe gehören Drogen, die flüchtiges ätherisches Öl enthalten. Offizinell (im Arzneiverzeichnis) anerkannt sind davon die Teedrogen Anis, Fenchel, Pfefferminzblätter, Echter Thymian und Feldthymian. Von den übrigen (nichtoffizinellen) Schleimstoffe enthaltenden Drogen sind zu nennen die Rosenpappel, der Huflattich (Blüte und Blätter) und der Leinsamen.

Antitussika

Die Antitussika gehören eigentlich zu den Expektorantia, sie stillen Hustenanfälle. Zu ihnen gehören vor allem Teegemische, die aus folgenden Drogen zusammengestellt werden (Brusttees): Eibisch, Malve, Huflattich, Wegerich, Islandmoos, Quittensamen und Süßholz.

Cholagoga

Cholagoga sind Stoffe, die entweder die Bildung von Gallsaft in den Leberzellen (Choleretika) oder die Ausscheidung der Gallendrüse oder Gallenwege unterstützen (Cholekinetika). Zur Heilung von Entzündungen der Galle und Gallenwege verwendet man außer starken Wirkstoffen auch Pflanzendrogen. Hierher gehören die offizinell anerkannten Drogen: Odermennig, Artischocke, Alant, Leindotter, Apfel, Rhabarber, Rettich, Mariendistel, Pfefferminze und Enzian. Nichtoffizinelle Drogen für diese Zwecke sind Schwalbenwurz, Löwenzahn, Berberitzenrinde, Krauseminze, Dost und Schafgarbe.

Laxantia

Laxantia sind Wirkstoffe, die die Darmentleerung beschleunigen. Hierher gehören die Faulbaumrinde, die Hülsen und Blätter des Kreuzkrauts, die Süßholzwurzel und die Rhabarberwurzel. Zu den hier wirksamen Drogen, die nicht im offizinellen Verzeichnis enthalten sind, gehören die Früchte und das Kraut des Zwergholunders, das Feldstiefmütterchen, die Schafgarbe, die Bucheckern, die Zaunrübe, die Winde und der Lein.

Zu den unersetzlichen und sehr wirksamen Herzmitteln gehören die Blätter und Substanzen des Roten Fingerhuts. Die Art der Verwendung kann nur nach gründlicher Untersuchung des Patienten vom Arzt vorgeschrieben werden

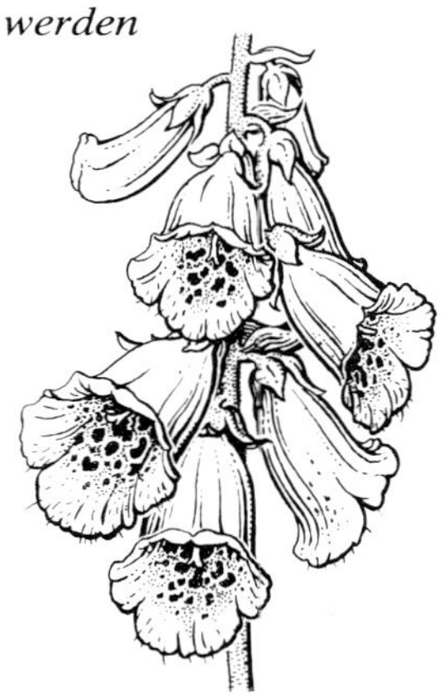

Kardiotonika

Hierzu gehören Pflanzenglykoside, die die Herztätigkeit anregen. Sie beeinflussen auch die Ausscheidung von Wasser aus dem Körper. Die entsprechenden Drogen sind: Roter Fingerhut, Wolliger Fingerhut, Adonisröschen, Maiglöckchen, Weißdorn, Gnadenkraut und Nieswurz.

Antiasthmatika

Antiasthmatika sind Stoffe, die bei Asthma gegen spastische Krämpfe der Bronchien wirken. Hierzu gehören Tollkirsche, Bilsenkraut und Stechapfel.

Nervina und Sedativa

Diese Substanzen wirken beruhigend. Sie kommen bei Neurosen und Neurasthenie (Störungen des Zentralnervensystems) zur Geltung (neurasthenische Syndrome). Im Vergleich mit den chemischen Zusammensetzungen wirken die folgenden Drogen viel milder: Baldrian, Passionsblume, Hopfen und Heidekraut.

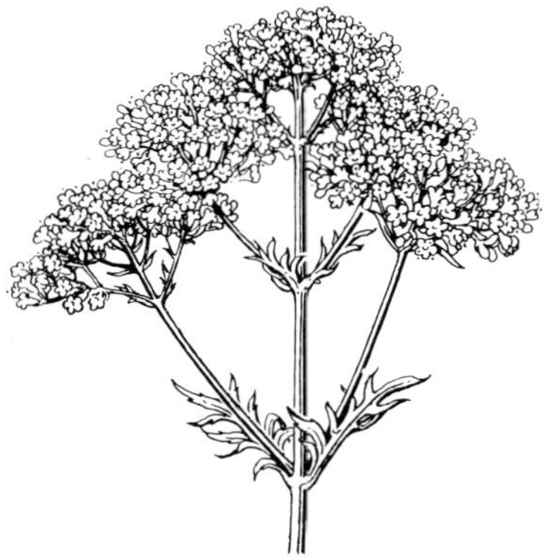

Baldrian hat ausgezeichnete Heilwirkung, vor allem wirkt er beruhigend; wird als Tee oder in Tropfenform verwendet. Baldriantropfen fehlen in keiner Apotheke

Antisklerotika

Antisklerotika wirken auf die degenerativen Veränderungen des Gefäßsystems (vor allem im Alter) und auch auf die Folgen falscher Lebensführung (überflüssige Fette, wenig Bewegung, Konfliktsituationen). Bei Sklerose kommt der Einfluß des Cholesterins ungünstig zur Geltung, das sich in den Gefäßwänden anlagert und deren Verkalkung fördert. Andere Komplikationen treten durch Thrombose und hohen Blutdruck auf. Hier sind Drogen angebracht, die Rutin und Vitamin C enthalten, wie zum Beispiel Knoblauch, Weißdorn (Blätter und Blüten), Sonnentau, Schnurstrauch und Mistel.

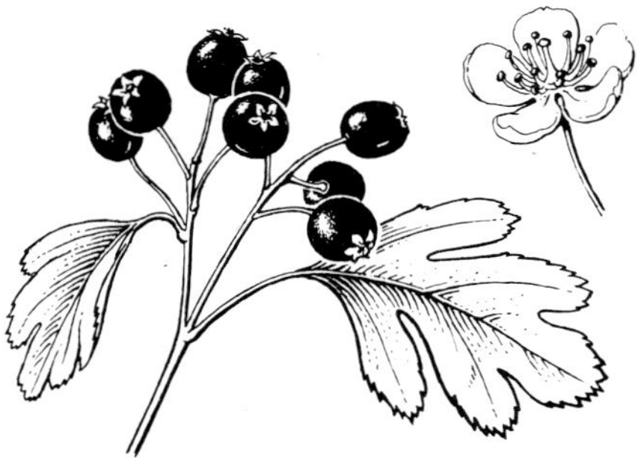

Zur Senkung des Blutdrucks wird oft der Eingrifflige Weißdorn verordnet; man sammelt Blüten, Kraut, Blätter und Früchte

Hypotensiva

Hypotensiva wirken gegen hohen Blutdruck. Die Behandlung erfolgt durch eine geeignete Diät und andere Medikamente. Im Anfang des Bluthochdrucks oder der Hypertonie bewähren sich Heilpflanzen, die den Blutdruck senken. Hierzu gehören Baldrian, Mutterkorn, Hafer, Knoblauch, Honigklee, Weißdorn und Hopfen.

Aromatika

Aromatika werden zur Korrektur von Duft und Geschmack von Heilmitteln verwendet und wirken auch desinfizierend. Zu ihnen gehören Salbei, Hundskamille, Lavendel, Rosmarin (innerlich und äußerlich).

Anthelmintika

Anthelmintika wirken gegen Darmparasiten; zu ihnen gehören Tüpfelfarn, Gänsefuß, Möhre, Zwiebel, Erdrauch, Granatapfel, Rittersporn, Kürbis.

Antidiabetika

Antidiabetika sind Hilfsstoffe, die bei der Zuckerkrankheit, bei der unzureichenden Bildung von Insulin in der Bauchspeicheldrüse (Pankreas), wirken. Diese Pflanzeninsuline (Glukokinine) sind in sauren Extrakten am wirksamsten. Sie sind in Habichtskraut, Bohne, Preißelbeere, Heidelbeere und Klette enthalten. Günstigen Einfluß haben auch die Amara von Bitterklee, Benediktenkraut, Tausendgüldenkraut, Enzian und Beifuß.

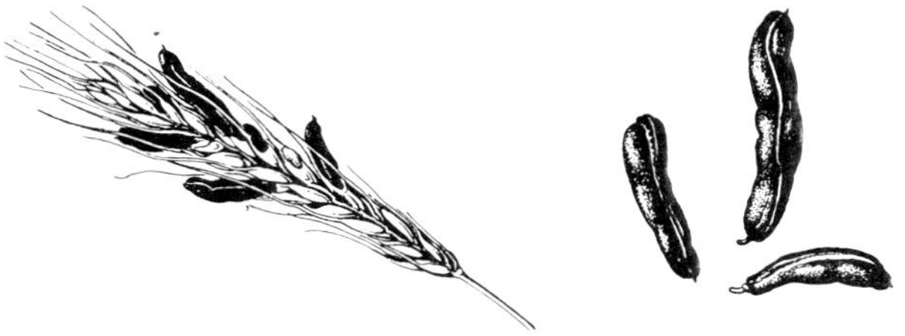

Das Mutterkorn kann heute künstlich gezüchtet werden. Aus den Alkaloiden des Mutterkorns werden viele für die Vitalität empfohlene Medikamente hergestellt

Gynäkologika

Gynäkologika mildern die Krämpfe der glatten Muskulatur des kleinen Beckens (Gebärmutter, Harnwege) und Menstruationsschmerzen. Einige Stoffe wirken auf die Gebärmutter (bei Gebärmutterblutungen nach der Geburt, Fehlgeburten und Entzündungen) als anregende nichtspezifische Therapie, die immer streng vom Arzt kontrolliert werden muß. Hierzu gehören die Alkaloide von Mutterkorn, Gundelrebe, Hirtentäschel, Schwarzkümmel, Knöterich, Raute und Hartheu. *Laktagoga* unterstützen die Milchsekretion. Zu ihnen gehören Habichtskraut, Fenchel, Anis und Bockshornklee.

Obstipantia

Obstipantia werden zur Beruhigung der erhöhten Darmperistaltik verwendet. Das souveränste Medikament bleibt das Opium (es gehört zu den Narkotika und unterliegt speziellen Opiumgesetzen), weiterhin gehören hierher die gerbstoffhaltigen Drogen (und das aus ihnen zubereitete Tannin und Tannalbin), Aktivkohle, Eichenrinde, bei Diätkuren auch Schleimspeisen wie Haferflocken, Graupenabsud, Reis, Chinesischer Tee und für Kinder Möhre, geriebener Apfel (Pektine), dessen Fleisch sich braun verfärbt hat, aber auch Fingerkraut, Blutwurz, Rose, Brombeeren, Salbei, Wiesenknopf, Rauschbeere, Heidelbeere.

Zytostatika

Zytostatika enthalten Stoffe, die gegen Geschwulstbildungen aktiv sind. Hierzu gehören Mistel, Seerosengewächse (Teich- und Seerose) und vor allem die tropische Seerose *(Nymphaea zanzibarensis)* und die Alkaloide des Immergrün.

Venena

Mit den Giftstoffen chemischen und pflanzlichen Ursprungs befaßt sich die medizinische Toxikologie, die Lehre von den Giften. Im Text des speziellen Teils sind die giftigen Pflanzen immer besonders gekennzeichnet (†). Als giftig werden alle Pflanzen angesehen, die dem menschlichen Organismus Schaden zufügen können. Genau betrachtet besteht für giftige Stoffe keine feste Abgrenzung. Entscheidend ist immer die Dosis. Manche in den Heilpflanzen enthaltenen Wirkstoffe (Alkaloide, Glykoside) stellen für den menschlichen Organismus schwere Gifte dar, wirken aber in der Heilpraxis, richtig dosiert, als ausgezeichnete Medikamente. Bei diesen Pflanzen gehört schon das Sammeln und die Aufbereitung der Drogen in die Hände eines Fachmanns, und die Behandlung mit diesen Stoffen ist selbstverständlich nur Sache des Arztes.

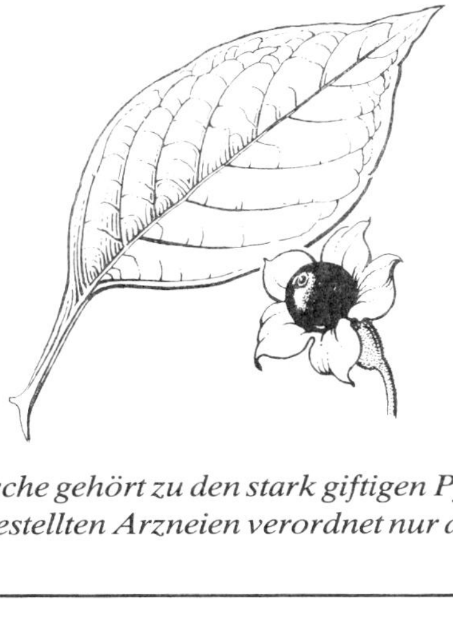

Die Tollkirsche gehört zu den stark giftigen Pflanzen; die aus ihr hergestellten Arzneien verordnet nur der Arzt

Giftige Pflanzen enthalten nicht immer die gleiche Menge Gift; sie hängt nämlich vom Standort, von der Tageszeit, der Intensität des Stoffwechsels und anderen Faktoren ab.
Heute werden für die Heilmittelerzeugung wichtige giftige Heilpflanzen in großen Plantagen angebaut (Fingerhut, Mohn, Hanf, Nachtschattengewächse, Mutterkorn). Die Pflanze konzentriert die Gifte manchmal nur in bestimmten Teilen, wie zum Beispiel in den Blättern oder Wurzeln. Die Kartoffel beispielsweise ist eine giftige Pflanze, doch nur was ihre Blüten und die jungen Blätter betrifft, die Knollen sind völlig unschädlich und dienen als hervorragendes Nahrungsmittel.
Beim Sammeln und bei der Verarbeitung giftiger und heftig wirkender Heilpflanzen ist erhöhte Vorsicht geboten. Gleichzeitig sollte man die wichtigsten Gegengifte und die *Grundsätze der ersten Hilfe bei Vergiftungen* mit Pflanzen kennen.
Bei einer Vergiftung stellen wir zuerst die Ursache und möglichst auch die Pflanzenart fest, die der Vergiftete gegessen hat. Wir müssen in jedem Fall die Aufnahme der Gifte in den Organismus verhindern. Der Patient muß ruhen, damit der Stoffwechsel verlangsamt wird, was besonders dann wichtig ist, wenn Herzlähmungen oder das Versagen des Atemzentrums drohen. Natürlich wird sofort der Arzt alarmiert.
Grundlage für die erste Hilfe bei Vergiftungen ist die Entfernung der schädlichen Substanzen durch Magenspülungen oder die Anwendung von Absorptionspräparaten. In der Regel bemühen wir uns, Erbrechen hervorzurufen, was entweder mechanisch (den Finger in den Hals stecken) oder durch Brechreizmittel (warmes Wasser, Öl) erfolgt. Manchmal kann das Durchdringen der Gifte durch das Verabreichen von Abführmitteln oder die Anwendung von Klistieren und Darmspülungen unterbrochen werden. Wenn sich die Vergiftung selbst in Durchfällen äußert, dürfen keine Abführmittel, sondern müssen starke Absorptionspräparate eingesetzt werden (Aktivkohle – Carbo medicinalis, Carbo animalis, manchmal auch kolloides Magnesiumoxid – Magnesium oxydatum colloidale).
Ein gutes Gegengift (Antidotum), das bei der ersten Hilfe zur Anwendung kommt, ist ein Gemisch aus zwei Teilen Aktivkohle, einem Teil Tannin und einem Teil Magnesiumoxid. Die meisten Pflanzengifte (Alkaloide gerinnen unter der Einwirkung von Tannin und es ist deshalb günstig, bei Vergiftungen stark ausgekochten bis schwarzen chinesischen Tee zu verabreichen. Bei Vergiftung durch Stoffe, die in Fett löslich sind, wirkt Milch recht erfolgreich. Bei Bewußtlosigkeit und Herzschwäche verabreichen wir starken, schwarzen Kaffee. Heftige Leibschmerzen und Koliken werden durch heiße Umschläge gemildert.
Einige Pflanzengifte wirken sofort, andere erst später, wenn es im Organismus zu bestimmten biochemischen Veränderungen der Wirkstoffe kommt (zum Beispiel bei Pilzvergiftungen, die meistens durch den Genuß von Knollenblätterpilzen auftreten). Schon bei dem Verdacht, daß Pflanzengift verzehrt wurde, leisten wir erste Hilfe und rufen den Arzt. Dieser führt in der Regel Magenspülungen durch und verordnet bestimmte Gegengifte und Medikamente, die den Blutkreislauf und die Herztätigkeit unterstützen.

Medikamentformen

Die Medikamentformen (Galenika), die Heilpräparate, sind verschieden zubereitete Arzneimittel aus pharmazeutischen Rohstoffen, vegetabilen Drogen und Chemikalien. Die Bezeichnung Galenika weist auf den antiken Arzt Claudius Galen hin, der eigentlich zum ersten Mal verschiedene Medikamente hergestellt hat und dabei überwiegend pflanzliche Rohstoffe verwendete.
In den heutigen Apotheken überwiegen natürlich die industriell hergestellten Medikamente, die Spezialitäten. Das sind Präparate, die von den Herstellerbetrieben unter verschiedenen Bezeichnungen in Form von Tabletten, Injektionen, Salben u. ä. auf den Markt gebracht werden. Auf dem Gebiet der galenischen Pharmazie erleben heute die bewährten Medikamentformen, Rezepturen aus einfachen Heilmittelsubstanzen, vor allem aus Heilpflanzen, in den Apotheken ihre Renaissance.
Für die Lagerung von Medikamenten (Galenika) zu Hause gelten dieselben Vorschriften wie für Apotheken. Alle Heilmittel werden in geeigneten Behältern oder Gefäßen aufbewahrt, die sauber und

mit der jeweiligen Bezeichnung versehen sein müssen. Diese Behälter werden trocken und vor Licht geschützt (manchmal in Kühlschrank), dem Charakter und der Zusammensetzung der Arzneien entsprechend gelagert.
Für Galenika gilt in der Regel nicht die strenge Einhaltung der Wirkungszeit, denn die Wirkstoffe verhalten sich verhältnismäßig stabil. Wir werden trotzdem keine überalterten Heilmittel verwenden und sehr große Vorräte anlegen. Das gilt vor allem für Tees, Extrakte und Absude von Heilpflanzen, die wir zu Hause nach eigenem Bedarf aufbereiten.
Die Zubereitung komplizierterer Medikamente und Galenika, die nach ärztlichen Rezepten erfolgt, gehört in die Hand eines erfahrenen Apothekers. Sehr wichtig ist immer die Bezeichnung des Heilmittels und das Herstellungsdatum, denn es kann leicht zu Verwechslungen kommen.
Besondere Vorsicht ist bei der Aufbewahrung von Medikamenten geboten, die nicht in Kinderhand geraten dürfen. Es geschieht auch oft, daß die Medikamente, die für innerlichen Gebrauch bestimmt sind (immer mit einer schwarzen Aufschrift auf weißem Grund kennzeichnen), mit anderen Arzneien verwechselt werden. Arzneien, die vor allem äußerlich angewendet werden, sind mit einem roten Schild und einer schwarzen Aufschrift „Äußerlich", „Zum äußerlichen Gebrauch" zu kennzeichnen.
Innerlich angewendete Medikamente sind Arzneien, die durch den Mund, peroral, eingenommen und durch die Schleimhäute der Mundhöhle aufgenommen oder unter die Zunge gelegt (sublingual) oder durch Injektionen verabreicht werden.
Äußerlich verwendete Medikamente (extern verwendet) oder andere Applikationsarten werden auf die Haut aufgetragen (Lösungen, Salben, Pasten, Puder, Umschläge, Seifen, Packungen u. ä.) oder durch andere Methoden in die Körperhöhlungen transportiert, durch Nase, Ohren, Mund, Bindehautsäcke, Enddarm, Harnröhre und Atemwege (Inhalationen).

Tees und Teegemische (Spezies)

Tees und Teegemische (Spezies) sind Mischungen aus zerkleinerten Pflanzen, denen manchmal auch andere Medikamente zugefügt werden. Die Zusätze dürfen nach dem Trocknen das Aussehen des Tees nicht beeinflussen.
Die Drogen, die für Tees und andere Präparate (Pulver) vorgeschrieben werden, müssen geschnitten, gehackt oder zerstoßen werden. Die erforderliche Größe der Drogenteilchen erhält man, indem man sie durch ein Sieb mit der entsprechenden Maschenweite absiebt. Der Staub, der bei der Zerkleinerung der Drogen entsteht, wird abgesaugt. Heiltees sollen möglichst staublos sein.
Bei der Zubereitung von Tees werden die vorgeschriebenen Drogen einzeln gewogen. Das geschieht am besten in leichten Papiertüten. Die einzelnen Komponenten werden dann auf ein großes, trockenes, sauberes, weißes Papier geschüttet und mit einem Löffel oder mit einem Kartonstreifen (Karte) gemischt. Man beginnt mit den Pflanzen, von denen am meisten vorgeschrieben ist (außer den Samen und Früchten). Früchte, Samen und eventuell auch Harze werden grob zerstoßen und erst am Ende beigefügt. Frisch zubereitete Teegemische dürfen nicht mit alten Vorräten gemischt werden.
Tees, die für Umschläge verwendet werden, sollen aus grob pulverisierten Drogen bestehen und bei der Ausgabe in der Apotheke oder bei der Zubereitung zu Hause mit der Aufschrift „äußerlich, für Umschläge" versehen werden, damit es nicht zu Verwechslungen kommen kann.
Die Dosierung des Tees erfolgt mit Hilfe eines Tee-

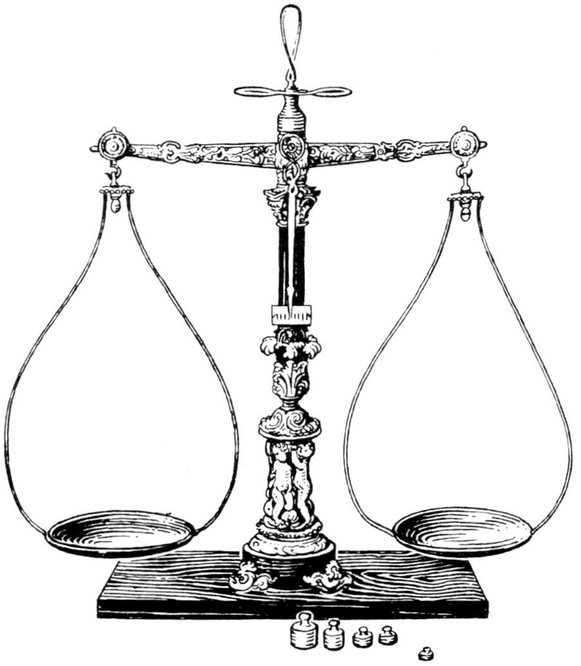

Eine attraktive Apothekerwaage vom Anfang des 20. Jahrhunderts. Tarierwaagen gehörten zum wichtigsten Zubehör einer Apotheke

oder Suppenlöffels. Wenn nicht anders verordnet wird, nimmt man von Teegemischen, die überwiegend Blätter, Kraut oder Blüten enthalten, einen Eßöffel (ungefähr 3 g), von Teegemischen, bei denen Wurzeln, Wurzelstöcke, Holz oder Früchte überwiegen, einen Teelöffel (ungefähr 1,5 g) je Glas Wasser (ungefähr 150 ml).
Die Teegemische werden in verschlossenen Behältern, vor Licht und Feuchtigkeit geschützt, aufbewahrt. Bei Drogen, die kräftige Wirkstoffe enthalten (Fingerhut, Mistel, Maiglöckchen, Bilsenkraut, Eisenhut, Tollkirsche), *muß die Drogenmenge und Auslaugstärke immer vom Arzt vorgeschrieben werden.*

Pflanzenextrakte

Außer Tee und Teegemischen (Spezies) werden häufig auch Pflanzenextrakte verwendet. Das Auslaugen ist ein Vorgang, bei dem die Drogenwirkstoffe unter Einwirkung einer Flüssigkeit in die Lösung überführt werden. Es geschieht durch kalte oder warme Prozesse mit Wasser, Spiritus u. ä. (Mazeration, Perkolation, Digestion). Der Extrakt wird manchmal auch eingedickt.
Als Mazeration bezeichnen wir das Auslaugen bei normalen Temperaturen (15–20 °C). Das Laugmaterial ist Wasser, Spiritus, manchmal auch Wein. Die Mazerationsdauer hängt von den Eigenschaften der Droge ab; sie sollte bei Verwendung von Wasser nicht zu lang sein, damit es nicht zu Gärung oder Schimmelbildung kommt. Bei Schleimdrogen (Eibisch, Lein) dauert die Mazeration ungefähr eine halbe Stunde, bei aromatischen und bitteren Drogen zwei bis zwölf Stunden. Wenn vom Arzt nicht anders verordnet, werden die Mazerate im Verhältnis von einem Teil Droge auf 20 Teile Wasser (oder Spiritus) zubereitet. Die Mazerationszeit wird auf den Rezepten in Stunden angegeben.
Bei der Perkolation werden die Drogen bei normaler Temperatur (15–20 °C) durch hindurchfließende Flüssigkeiten ausgelaugt. Mit diesem Verfahren werden Extrakte wirksamer Drogen hergestellt.
Digestion ist das Auslaugen von Pflanzendrogen bei höheren Temperaturen, die jedoch 50 °C nicht übersteigen dürfen. Normalerweise extrahiert man bei einer Temperatur von 35–40 °C. Die Extraktionsdauer beträgt wenigstens eine halbe Stunde und höchstens 24 Stunden, wobei das Material hin und wieder durchgeschüttelt wird. Dieses Verfahren wird bei harten Pflanzenteilen oder bei Pflanzen mit schwer löslichen Wirkstoffen angewendet.
Je nach Eindickungsgrad (der Konsistenz) unterscheiden wir folgende Extrakte: Flüssige (extracta fluida), dünne (extracta tenuia), dicke (extracta spissa) und trockene (extracta sicca).

Aufgüsse

(infusa)
Aufgüsse (Brühen) sind wäßrige Extrakte von Pflanzenteilen. Sie stellen die schnellste und gebräuchlichste Art der Zubereitung von Drogen dar. Bei Aufgüssen wird die entsprechend zerkleinerte Droge mit der vorgeschriebenen Menge kochenden Wassers übergossen. Das Infusum läßt man 15 Minuten in einem bedeckten Glas- oder Porzellangefäß stehen und rührt die Flüssigkeit hin und wieder um. Schließlich wird sie durch Watte, Filterpapier, ein dichtes, nichtmetallisches Sieb oder einen Filter aus Sinterglas abgegossen.
Wird die Menge nicht angegeben, bereitet man in der Regel aus 1 g Droge 10 g Aufguß. Bei starken Drogen (Fingerhut, Adonisröschen) *schreibt der Arzt Dosierung, Flüssigkeitsmenge und Verwendungsart vor.*

Absude

(decocta)
Absude sind wäßrige Auszüge, die durch Extraktion mit Wasser aus Drogen zubereitet werden, wobei die Drogen eine Zeitlang mit dem Wasser kochen müssen. Die entsprechend zerkleinerten Pflanzenteile (Kraut, Wurzeln, Blätter, Blüten) werden mit warmem Wasser übergossen und in der Regel 15 Minuten gekocht. Harte Teile kocht man 1 Stunde. Das verdampfende Wasser wird hierbei nachgefüllt. Der noch heiße Absud wird durch ein Tuch gegossen, ausgepreßt und in einen Meßbecher aus Porzellan mit Wasser auf die vorgeschriebene Menge aufgefüllt. In der Regel verwendet man wie beim Aufguß 1 Teil Droge auf 10 Teile Wasser. Eine Ausnahme bilden die Schleimdrogen (Roßpappel, Leinsamen), wo 1 Teil Droge auf 20 Teile Wasser verwendet werden.
Absude dürfen nicht auf Vorrat, sondern erst bei Bedarf zubereitet werden. Wir bereiten von ihnen ähnlich wie von den Aufgüssen am besten für 2–3 Tage 150–200 g.

Tinkturen

(tincturae)
Tinkturen sind Spiritus-, Spiritusäther-, Wein- oder Wasserauszüge pflanzlicher Drogen. Wie schon der Name sagt (tinctus heißt im Lateinischen gefärbt,

arbig), sind es Flüssigkeiten, die entsprechend dem \usgangsmaterial verschieden gefärbt sind. Ihre :ubereitung beschreiben das Arzneibuch oder \pothekenvorschriften.
Vir unterscheiden einfache Tinkturen, die nur aus iner Droge hergestellt werden, wie zum Beispiel 'ollkirschentinktur (Tinctura belladonnae), und usammengesetzte Tinkturen, die aus mehreren)rogen zubereitet werden, wie Bittertropfen (Tinctura mara).
/iele Tinkturen werden in Rezepturen für den nnerlichen Gebrauch in Tropfen oder löffelweise orgeschrieben und oft auch äußerlich, etwa zum 3estreichen des Zahnfleisches, wie die :ichgallentinktur (Tinctura gallarum), oder als 3urgelmittel verwendet.

Heilessige

aceta aromatica)
:ssige sind eigentlich Tinkturen, die durch Mazeration ler Drogen in Essig und Spiritus entstehen, wie zum 3eispiel der Holunderessig (Acetum sambuci).

Medizinische Weine

vina medicata)
Veine sind flüssige Heilpräparate, die durch die Aischung von Drogenextrakten (z. B. von Kalmus, :nzian und anderen Heilpflanzen) mit Malagawein der anderen, meist weißen Weinen entstehen.

Medizinische Öle

olea medicinalis)
Aedizinische Öle sind in Fettölen gelöste Drogen (oder ndere Heilmittel). Sie werden äußerlich und innerlich erwendet und dienen nach der Sterilisation auch als njektionen. Im engeren Wortsinn sind es alle 'flanzenöle (Sonnenblumen-, Mandel-, Olivenöl).

Pillen

pilulae)
'illen sind feste, portionierte Präparate in Kugelform, lie durch den Mund (per os) verabreicht werden. Zu hrer Zubereitung werden neben den Hauptwirkstoffen erschiedene Hilfssubstanzen verwendet, die meistens flanzlichen Ursprungs sind (Süßholz, Süßholzsaft, 'ulver aus der Roßpappel-, Enzian- und 3aldrianwurzel, Hefeextrakt u. ä.). Früher wurden in len Apotheken große Mengen von Pillen manuell ergestellt. Heute bevorzugt man fertige Pulver.

Medizinische Einreibungen

(linimenta externa)
Einreibungen sind flüssige, dicke, manchmal fast gallertartige Präparate, die bei Körpertemperatur auseinanderfließen. Sie werden auf die Haut aufgetragen oder in sie eingerieben.
Für die gleichen Zwecke und ebenfalls äußerlich verwendet man gelöste Heilmittel (ätherische Öle, Fettöle, Seifen) zusammen mit Spiritus, wie zum Beispiel Rosmaringeist (Spiritus rosmarini) und Lavendelgeist (Spiritus lavandulae).

Medizinische aromatische Wasser

(aquae aromaticae)
Aromatische Wasser sind gesättigte, wäßrige Lösungen von ätherischen Ölen aus Pflanzen, denen meistens Spiritus beigesetzt ist. Sie werden immer frisch hergestellt, wobei die Verbrauchszeit höchstens einen Monat beträgt.

Sirupe

Sirupe sind konzentrierte Lösungen von Zucker (saccharose) in Wasser oder Drogenauszügen. Manchmal enthalten sie auch andere Stoffe. Sie werden innerlich angewendet und sind vor allem in der Kinderpraxis beliebt.

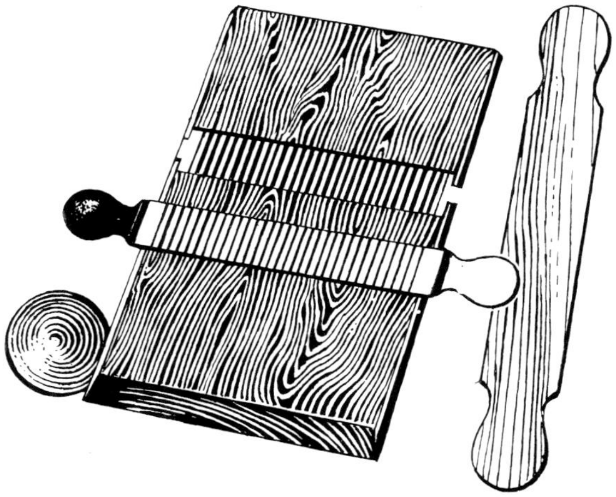

Auf dem Pillenbrett werden in der Apotheke nach verschiedenen Rezepten und aus verschiedenen Heilmitteln manuell Pillen hergestellt

Pulver

(pulveres)
Aus trockenen Drogen und anderen Stoffen werden sehr oft auch Pulver hergestellt. Es sind Medikamente, die bis zu einem bestimmten Grad zerkleinert sind.
In der Rezeptur werden sehr oft pulverisierte Drogen verwendet. Sie kommen entweder als einfache Pulver (aus einer Pflanze) oder als zusammengesetzte Pulver aus mehreren Drogen zur Anwendung.
Außer den Pulvern, die innerlich anzuwenden sind, werden auch Pulver mit äußerlicher Applikation, also Puder hergestellt.

Tabletten

(tabulettae)
Tabletten sind feste, aus pulverisierten Medikamenten und Pflanzendrogen hergestellte, portionierte Präparate verschiedenster Form und Größe. Sie werden innerlich verwendet (Komprimate, Dragees, Pastillen und andere Tablettenformen, die der Aufnahme durch den Organismus angepaßt sind).
Tabletten werden in der pharmazeutischen Industrie mit besonderen Tablettenmaschinen unter Verwendung von Hilfssubstanzen gepreßt.
Sie sind häufig mit bestimmten Stoffen umhüllt, damit sie sich nicht schon im Magen, sondern erst im Darm auflösen.

Injektionen

(injectiones)
Aus den reinen, isolierten Substanzen oder aus Chemikalien werden direkt auch Injektionen hergestellt. Es sind sterile Lösungen in Ampullen, die außerhalb der Magen- und Darmwege (parenteral) verwendet werden. Sie werden mit einer Injektionsnadel unter die Haut, in die Muskulatur oder in die Gefäße gespritzt.

Inhalationen

(inhalationes)
Gasförmige Substanzen (ätherische Öle) oder sehr fein verteilte oder zerstäubte Flüssigkeiten (Aerosole) und fein pulverisierte Medikamente verwendet man als Inhalationen. Diese Stoffe werden auf verschiedene Weise in den Rachen, die Nasenhöhlen, den Hals und die Bronchien transportiert. Dazu bedient man sich am besten eines geeigneten Inhalators oder Zerstäubers oder eines Sprays. Möglich ist auch das Einatmen des Rauchs von verbrennenden Pflanzendrogen, die entweder in Form von Rauchtabletten oder als Zigaretten zur Unterdrückung von Atemnotanfällen angeboten werden.

Zäpfchen

(suppositoria)
Als Zäpfchen werden feste, portionierte Präparate aus Wirkstoffen verwendet, die in Kakaobutter oder andere Stoffe, die bei Körpertemperatur schmelzen, eingeschlossen sind.
Zäpfchen verschiedenster Formen werden in den Enddarm (per rectum), die Vaginalglobuli werden in die Scheide (per vaginam) eingeführt.

Salben

(unguenta)
Heilsalben sind Präparate, die bei normaler Temperatur leicht verrieben werden können und bei Körpertemperatur weich werden. Sie sind zum Auftragen auf Haut und Schleimhaut oder auf verletztes Gewebe bestimmt.
Salben bestehen aus dem eigentlichen Heilmittel und einer Fettgrundlage (Vaseline, Öle, Lanolin, Fett u. a., auch synthetische Substanzen). Außer den üblichen Salbenarten werden auch Pasten, die von festerer Konsistenz sind, und in der Kosmetik auch Cremes hergestellt. Cremes sind feine Salben verschiedener Konsistenz, die mehr als 10 % Wasser enthalten.

Heilpflaster und medizinische Seifen

(emplastra, sapones)
Pflaster sind Heilpräparate, die auf die Haut aufgelegt werden. Bei Körpertemperatur werden sie weich und schmiegen sich an die Haut an, schmelzen jedoch nicht Die Grundbestandteile von Pflastern sind neben den Heilmitteln die Bleisalze von Fettsäuren, Harze und Pflanzenauszüge (Paprika, Senf).
Medizinische Seifen enthalten oft Heilsubstanzen pflanzlichen Ursprungs, aber auch Schwefel, Birkenteer und verschiedene ätherische Öle.

Phytotherapie

Die direkte Heilbehandlung mit Drogen pflanzlichen Ursprungs nennen wir Phytotherapie. Die Phytotherapie benutzt das Pflanzenmaterial in einfacher Form (Tees, Teegemische) oder als Galenika (Tinkturen, Extrakte, Einreibungen). Die Phytotherapie ist Bestandteil der medikamentösen Behandlung, die heute sowohl bei der Behandlung innerer Erkrankungen, wie auch in der Dermatologie, medizinischen Kosmetik (Seifen, Gesichtsmasken, Kräuterwasser und Puder, Desodorans) und auch bei der Balneotherapie (Bäder, Umschläge) ihre Erneuerung erfährt.

Tees und Teegemische

Die Pflanzenmittel sind, was ihre Inhalts- und Wirkstoffe angeht, sehr kompliziert und fast immer gegen mehrere Leiden anwendbar. Das trifft sowohl für die einzelnen Heilpflanzen (z. B. für die Kamille) wie auch für Teegemische aus mehreren Komponenten zu. Bei Tees und Teegemischen, die nach der Vorschrift und den entsprechenden galenischen Formen zubereitet sind, unterscheiden wir grundsätzlich:

a) Die Hauptkomponente, die die Richtung der Wirkung bestimmt, die Grundlage;
b) Zusatzmedikamente, die die Wirkung der Drogen unterstützen und verstärken;
c) Weitere Komponenten, die den Geschmack, Duft und das Aussehen der Heilmittel verbessern. Zu ihnen gehören ätherische Öle, Pflanzensäfte, Honig, Zucker u. a.

Heilteegemische werden immer in Glas-, Porzellan- oder Emailgefäßen, niemals in Metallgefäßen zubereitet, denn Metalle reagieren auf Gerbstoffe. Auch die Wassermenge, mit der der Tee übergossen wird, ist festgelegt. Bei manchen Krankheiten ist die Getränkemenge vorgeschrieben, was vor allem dort beachtet werden muß, wo zuviel Flüssigkeit schadet, wie zum Beispiel bei Herz- und Nierenkrankheiten. Bei der Teezubereitung ist auch die richtige Wassertemperatur wichtig, die garantieren soll, daß durch das Auslaugen möglichst viel Wirkstoffe übergeben werden. Drogen mit ätherischen Ölen (Kamille, Pfefferminze) werden gar nicht gekocht. Bei karminativen Tees aus Drogen mit ätherischen Ölen (Kümmel, Fenchel und Koriander) sollten die Früchte mit Zucker zerstoßen und mit kochendem Wasser überbrüht werden. Die ätherischen Öle gehen so ohne Verlust in die aromatischen Getränke über, die gleichzeitig gesüßt sind.
Heiltees werden meistens dreimal täglich getrunken, morgens nüchtern eine Viertelstunde vor dem Frühstück (so werden die Heilsubstanzen vom Organismus leichter aufgenommen), dann nachmittags um fünf und vor dem Schlafengehen. Schweißfördernde Tees werden im Bett warm getrunken. Abführende Tees verwendet man vor dem Schlafengehen, denn die Wirkung der Antrachinondrogen stellt sich nach 8–10 Stunden ein. Harntreibende, schweißtreibende und Gallentees müssen warm und bitter getrunken werden. Das Süßen wird bei Darmbeschwerden und selbstverständlich bei Diabetikern nicht empfohlen.

Obstsäfte

Obstsäfte gewinnt man durch das Auspressen fleischiger Früchte und frischer oder getrockneter Teile von Obst (Äpfel, Erdbeeren, Brombeeren, Johannisbeeren, Himbeeren, Heidelbeeren,

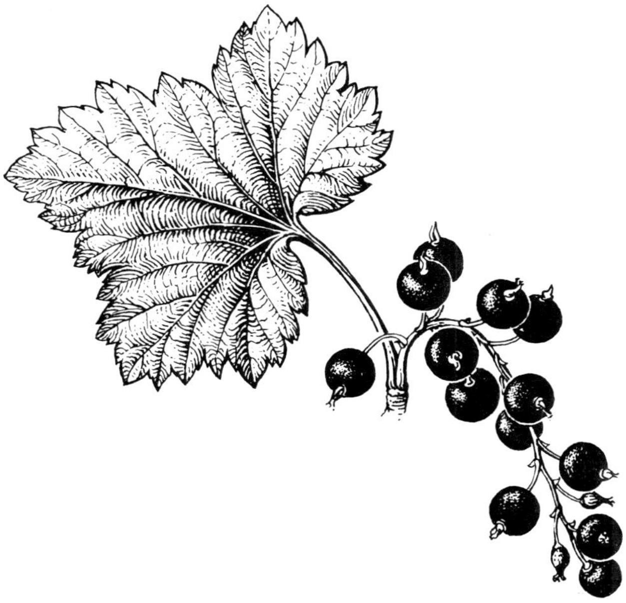

Bedeutung in der Therapie hat auch der Saft der Schwarzen Johannisbeere, die außer Vitamin C eine Reihe für die Gesundheit wichtiger Stoffe enthält

Vogelbeeren und Hagebutten) und auch einiger Gemüse (Tomaten, Kohl, Knoblauch). In der Säuglingsernährung verwendet man auch Möhrensaft.
Wenig fleischiges oder getrocknetes Material (Hagebutten) weicht man vor dem Pressen in Wasser ein. Kräutersäfte trinkt man entweder direkt oder mit Wasser verdünnt, sie werden eventuell auch gesüßt. In Lösungen sind sie nicht stabil und sollten deshalb nicht auf Vorrat hergestellt werden. Diese Säfte können aber bei niedrigen Temperaturen und manchmal durch die Zugabe von Antiseptika (Salizyl- oder Zitronensäure) aufbewahrt werden. Sie enthalten vor allem Vitamine und oft auch Heilsubstanzen, wirken erfrischend und unterstützen fast jede Heilbehandlung. Wegen des niedrigen Kaloriengehalts sind sie auch für Diäten und Abmagerungskuren von Bedeutung. Im Winter ersetzen sie frisches Obst. Für die Vitaminkuren im Frühling verwendet man außer Südfrüchten oft auch einige heimische Heilpflanzen mit hohem Vitamingehalt, wie zum Beispiel Brunnenkresse, Wiesenschaumkraut, Echtes Löffelkraut, Brennessel, Feldspinat, Kopfsalat, Melde und andere Kräuter.

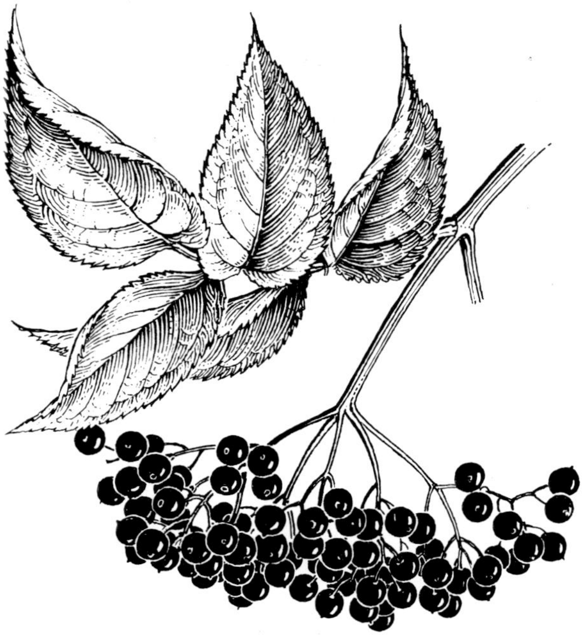

Schwarzer Holunder liefert heilwirksame Blüten und Früchte, schwarze Beeren; aus den Beeren wird Obstsaft hergestellt, der heilsame Wirkung hat

Balneotherapie – Kräuterbäder und Umschläge

Bei der äußerlichen Anwendung von Absuden und Extrakten aus Heilpflanzen (Kräuterbäder) wird die Heilwirkung durch den Austausch von Stoffen zwischen Bad und Organismus erzielt. Die Wirkstoffe dringen vom Bad durch die Haut in den Körper ein, und umgekehrt verlassen die schädlichen Substanzen den Körper des Patienten.
Nicht erlaubt ist die Phytobalneotherapie bei Erkrankungen der Atemwege, Erkältungen und vor allem Lungentuberkulose, Hyperfunktion der Schilddrüse, Epilepsie, Entzündungszustände, allgemeine Schwäche, Blutarmut u. a.
Nach Kräuterbädern treten ganz bestimmte Reaktionen auf. Das Gefühl allgemeiner Erleichterung und der Beginn der erwarteten Wirkung stellen sich gewöhnlich nach 3–6 Tagen ein. Man muß jedoch die vorgeschlagene Heilkur einhalten. Wir unterscheiden Vollbäder (Wannenbäder) und Teilbäder (nur für bestimmte Gliedmaßen, Hände oder Füße). Die Badedauer beträgt gewöhnlich 10–30 Minuten. Für ein Vollbad für Kinder verwendet man gewöhnlich 30–50 g Drogen, für Erwachsene je Wanne 250–800 g Drogen. Die Drogen werden mit kochendem Wasser übergossen, dann wird die Temperatur des Bades durch die Zugabe kalten Wassers reguliert. Zu Hause bereiten wir in einem großen Topf einen Drogenabsud für das Bad und seihen diesen dann durch ein Tuch in die Wanne ab.
Bei den Kräuterbädern unterscheiden wir Bäder mit ätherischen Ölen (Pfefferminze, Rosmarin, Kamille, Thymian, Lavendel, Feldthymian, Wacholder), Bäder mit Gerbstoffen (Salbei, Nußblätter, Eichenrinde) und entsprechend dem Gehalt der Drogen natürlich auch noch andere. Für kosmetische Zwecke und Bäder, die Schlankheitskuren unterstützen sollen, verwendet man verschiedene Heilkräutermischungen. Diese Bäder werden meistens nur zu Hause bereitet.
Umschläge erfordern ähnliche Verfahren. Wir übergießen die Droge oder das Heilkräutergemisch mit kochendem Wasser, drücken sie dann leicht aus, packen sie in Gaze oder in ein Leinentuch und bedecken den Umschlag mit Flanell. Die Temperatur des Umschlags soll 60 °C nicht übersteigen.

Heilkosmetik

In unseren Tagen kehrt auch die Kosmetik sowie die Medizin zur Phytotherapie zurück. Diese Tatsache hängt unmittelbar mit den Entdeckungen auf dem Gebiete der Biochemie und Physiologie der Substanzen, die aus den Heilpflanzen isoliert wurden, zusammen. Die Heilpflanzen stellen eine leicht zugängliche Quelle sehr aktiver Verbindungen dar, deren Zusammensetzung den Substanzen ähnlich ist, die beim Stoffwechsel im menschlichen Körper entstehen, und die deshalb für den menschlichen Organismus leicht annehmbar sind. Im Unterschied zu den chemischen, synthetischen Verbindungen rufen sie keine schädlichen Nebenwirkungen (z. B. allergische Reaktionen) hervor, was leider von einigen neuen kosmetischen Präparaten, die der Handel anbietet, nicht behauptet werden kann. Die meisten synthetischen Stoffe beteiligen sich im Organismus nicht am Stoffwechsel und der Zellerneuerung (der Geweberegeneration) und können sich bei längerdauernder Verwendung sogar schädlich auf die Haut auswirken oder Vergiftungen hervorrufen.
Demgegenüber zeichnen sich alle Pflanzenwirkstoffe (Farbstoffe, Antibiotika, Hormone, Gerbstoffe) durch große Dynamik und therapeutische Wirkung in der geeigneten kosmetischen Applikationsform aus (Cremes, Masken, Gesichtswasser usw.).
Kräuterkosmetika werden äußerlich und innerlich verwendet. Das steht in Übereinstimmung mit dem Hauptgrundsatz der kosmetischen Physiologie, der nachweist, daß das Aussehen der Oberhaut, das heißt der Haut und ihrer Gebilde (Nägel, Haare, Wimpern), das Abbild der allgemeinen Konstitution des Organismus und seines Stoffwechsels ist. Gemeint sind vor allem regelmäßige Funktionen des Verdauungsapparats und Ausgeglichenheit des Nerven- und Kreislaufsystems, was auch einen Zustand hormonalen Gleichgewichts bedeutet.
Die erste Bedingung für die Wirkung einer kosmetischen Behandlung besteht deshalb darin, einen gesunden Stoffwechsel zu erzielen, täglich Speisen pflanzlichen Ursprungs zu verzehren, Alkoholgenuß, Rauchen und scharf gewürzte Gerichte zu meiden. Kosmetisch wirksam sind also auch Kräutertees, die den Stoffwechsel regulieren und die bei Verdauungsbeschwerden und zur Beruhigung des neurovegetativen Systems getrunken werden. Für ihre Zubereitung verwendet man die Säfte und Auszüge frischer Pflanzen und manchmal auch Absude (zum Beispiel von Klette, Eberwurz, Gundelrebe, Sellerie u. a.).
Regelung des Stoffwechsels, Milderung einer übermäßigen Reizung des Organismus in Verbindung mit physischer und psychischer Entspannung, langer und tiefer Schlaf – das sind nur einige der Faktoren, die die Gesundheit und das gute Aussehen beeinflussen.
Eine vollkommene Ergänzung der Heilkuren sind aromatische Fichtennadelbäder oder Absude von aromatischen Heilkräutern, zum Beispiel von Lavendel, Kamille oder Thymian. Die ätherischen Öle dieser Pflanzen wirken erfrischend, beeinflussen den Stoffwechsel und verringern die Reizbarkeit.

Das illustrierte Lexikon der Heilpflanzen

Korbblütler
Compositae (Asteraceae)

Gemeine Schafgarbe

Achillea millefolium L.

Ein ausdauerndes Kraut mit aufrechten Stengeln, die mit reichen, rispenartigen Blütenständen abschließen. Diese sind aus kleinen, weißen oder manchmal auch rosafarbenen Korbblüten zusammengesetzt. Die grundständigen und auch die Stengelblätter sind lanzettlich und zwei- bis dreifach gefiedert. Die Früchte sind Achänen. Diese in Europa und Asien allgemein verbreitete Art wächst auf Rainen, Wiesen und auf trockenen Hängen auch im Wald.

Man sammelt die unverholzten Teile des Krauts (Herba millefolii) oder auch nur die Blüten (Flos millefolii). Das Kraut wird zu Beginn der Blütezeit manuell gemäht und natürlich oder künstlich getrocknet (bei Temperaturen bis zu 35 °C). Die Blüten werden ebenfalls manuell gesammelt. Man kneift die einzelnen Blütenkörbe mit bis zu 1 cm langen Stielchen ab. Die Drogen müssen trocken und dunkel gelagert werden. Sie enthalten ätherisches Öl und die Alkaloide Achillein und Stychydrin, Gerbstoffe, Bitterstoffe und andere Substanzen. Sie wird innerlich gegen Magenbeschwerden, Durchfälle und Blähungen eingesetzt und auch bei schmerzhaften Menstruationen (gegen Blutungen) verwendet. Man bereitet aus zwei Teelöffeln je Tasse Wasser einen Aufguß und trinkt diesen tagsüber. Zu beachten ist, daß die Droge nicht in stärkeren Dosen und über längere Zeit genossen werden darf. Für die Behandlung von eitrigen Wunden, Hautausschlägen und Ekzemen, für die Waschung rissiger Hände, als Gurgelmittel und als Zusatz für gynäkologische Bäder bereitet man einen ungefähr doppelt so starken Absud.

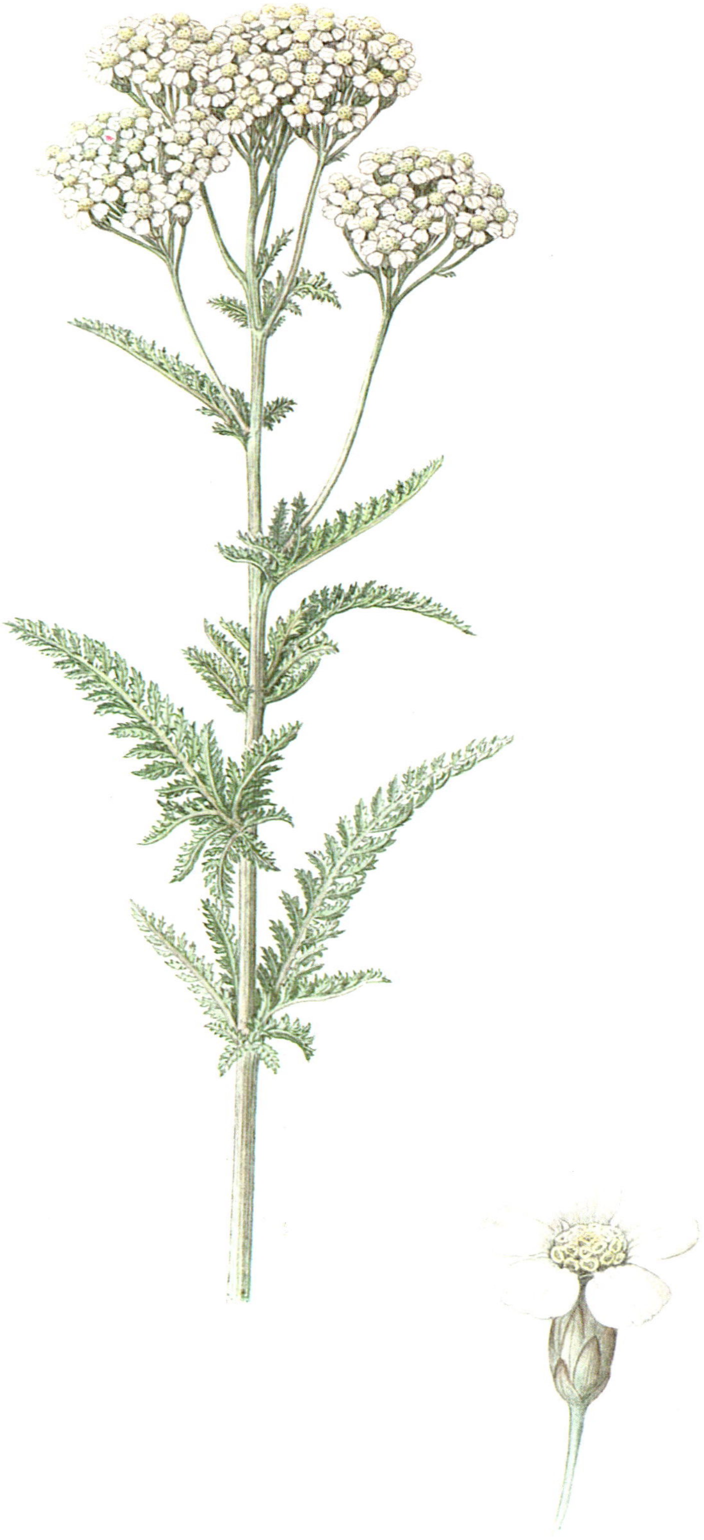

Blütezeit: Mai – August
Sammelzeit (Kraut): Mai – August
(Blüten): Mai – August

Sumpfschafgarbe

Korbblütler
Compositae (Asteraceae)

Achillea ptarmica L.

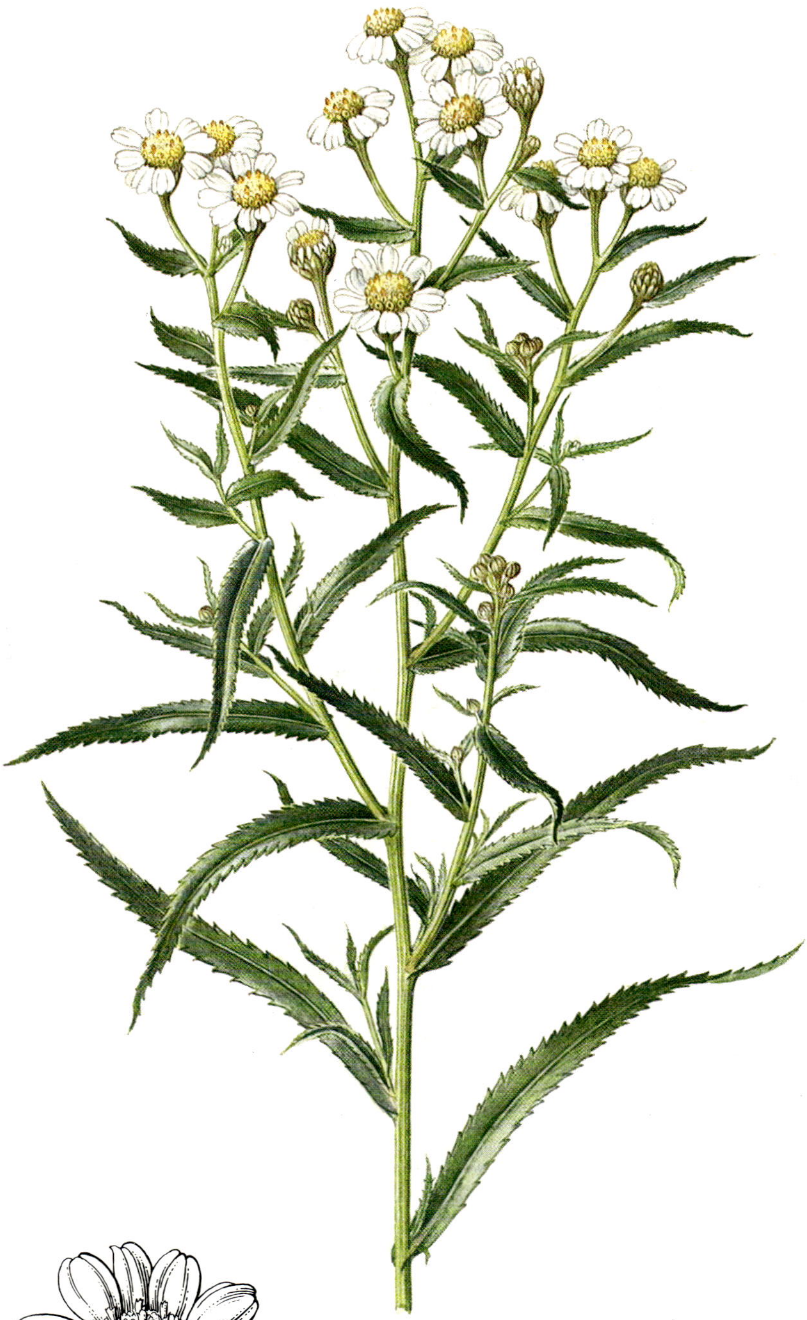

Ein ausdauerndes Kraut mit einem holzigen, kriechenden Wurzelstock, aus dem aufrechte Stengel hervorwachsen. Diese Stengel sind dicht mit wechselständigen, lanzettlichen Blättern besetzt. Die Blütenkörbe bilden schüttere Doldentrauben, die Früchte sind Achänen. Die ganze Pflanze duftet angenehm. Die Sumpfschafgarbe ist über ganz Europa verbreitet, ihr Areal reicht bis in den Kaukasus und nach Sibirien, auch nach Nordamerika wurde sie verschleppt. Die Pflanze wächst von den Niederungen bis in die Vorgebirge an feuchten Stellen, an Bächen, in Gräben und auf nassen Wiesen und wird schon seit dem 16. Jahrhundert als Heil- und Zierpflanze gezüchtet.
Für Heilzwecke sammelt man die Wurzelstöcke (Rhizoma achilleae ptarmicae), manchmal auch die Blüten und das Kraut. Die Wurzelstöcke werden im Herbst des zweiten Zuchtjahrs ausgegraben, sorgfältig gewaschen, von Grünteilen befreit und an einem gut durchlüfteten, schattigen Platz oder in einer Anlage bei Temperaturen bis zu 35 °C getrocknet. Der wesentliche Bestandteil der Droge ist ätherisches Öl, ein wirksames Mittel gegen Ermüdung, Appetitlosigkeit und Leiden der Harnorgane. Man bereitet täglich aus zwei kleinen Löffeln geschnittener Droge und zwei Tassen Wasser einen Aufguß. Die Sumpfschafgarbe hilft auch bei Ausscheidungsbeschwerden, hilft gegen Blähungen, regelt den Stuhlgang und mildert Rheuma- und Zahnschmerzen. Man kann auch die frischen Wurzelstöcke kauen. Auch als Zierpflanze ist die Sumpfschafgarbe beliebt. Sie wird als gefüllte Form in den Gärten gezüchtet.

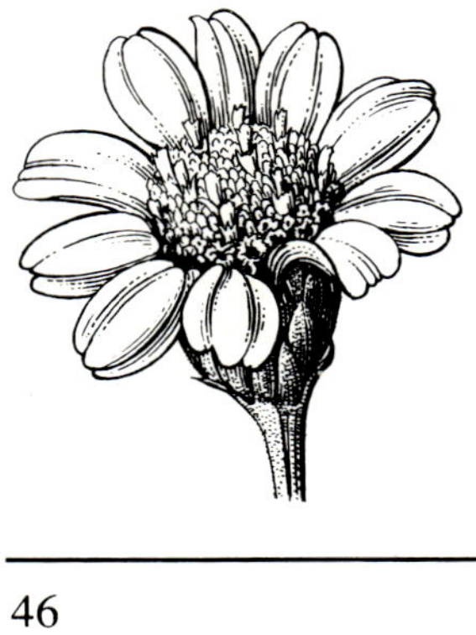

Blütezeit: Juli – September
Sammelzeit (Wurzelstöcke): September – Oktober

Hahnenfußgewächse
Ranunculaceae

Blauer Eisenhut

† *Aconitum napellus* L.

Ein dauerhaftes Kraut mit knolligen Wurzeln, einem aufrechten Stengel und wechselständigen, handförmig gegliederten Blättern. An der Spitze des Stengels entwickelt sich eine verzweigte Traube aus blauen, helmartigen Blüten. Die Frucht ist eine Balgkapsel. Die europäische Art des Eisenhuts, die in der gemäßigten Zone bis nach Schweden verbreitet ist, wächst in der Natur in schattigen Hainen und Laubwäldern. In vielen Ländern ist die Pflanze geschützt und wird für pharmazeutische Zwecke auch in Kulturen angebaut.

Gesammelt werden die Knollen (Tuber aconiti), und zwar nur Tochterknollen, die sich während des Sommers gebildet haben. Sie werden sorgfältig gesäubert, von Würzelchen und Grünteilen befreit, längs aufgeschnitten, schnell getrocknet und bei Temperaturen von 40° bis 50 °C fertig gedörrt. Die Arbeiten mit den Pflanzen und der Droge müssen äußerst behutsam ausgeführt werden, denn **die ganze Pflanze ist stark giftig.** Die Knollen enthalten Stickstoffterpenoide, weiterhin Zucker, Stärke und andere Stoffe. Die Droge wird meistens zur Isolation des Aconitins benutzt, das in der Medizin in analgetischen Gemischen gegen Schmerzen (Rheuma, Ischias, Zahnschmerzen) zur Geltung kommt. Die Tabletten oder Pulver werden **ausschließlich vom Arzt verordnet.** Sie wirken auch gegen schmerzhafte Erkrankungen und Erkältungen. Kleine Gaben erleichtern das Husten und fördern die Schweißbildung. Vergiftungen mit dem Eisenhut bewirken Speichelfluß, Würgen, Zittern, erhöhten Pulsschlag und verstärkte Atmung. Die tödliche Dosis beträgt 10 g der Wurzel.

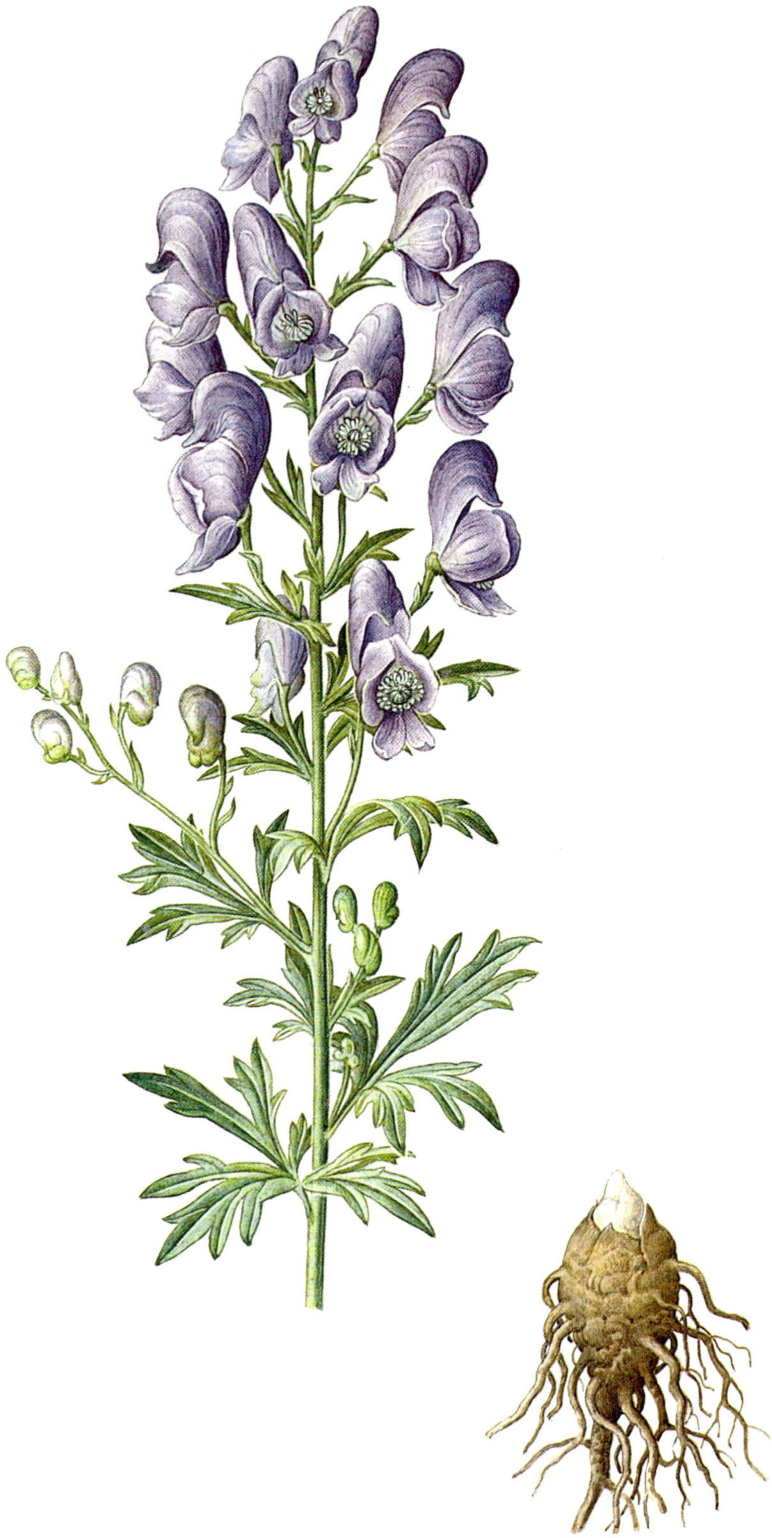

Blütezeit: Juni – September
Sammelzeit (Knolle): Juni – Oktober

Echter Kalmus

Aronstabgewächse
Araceae

Acorus calamus L.

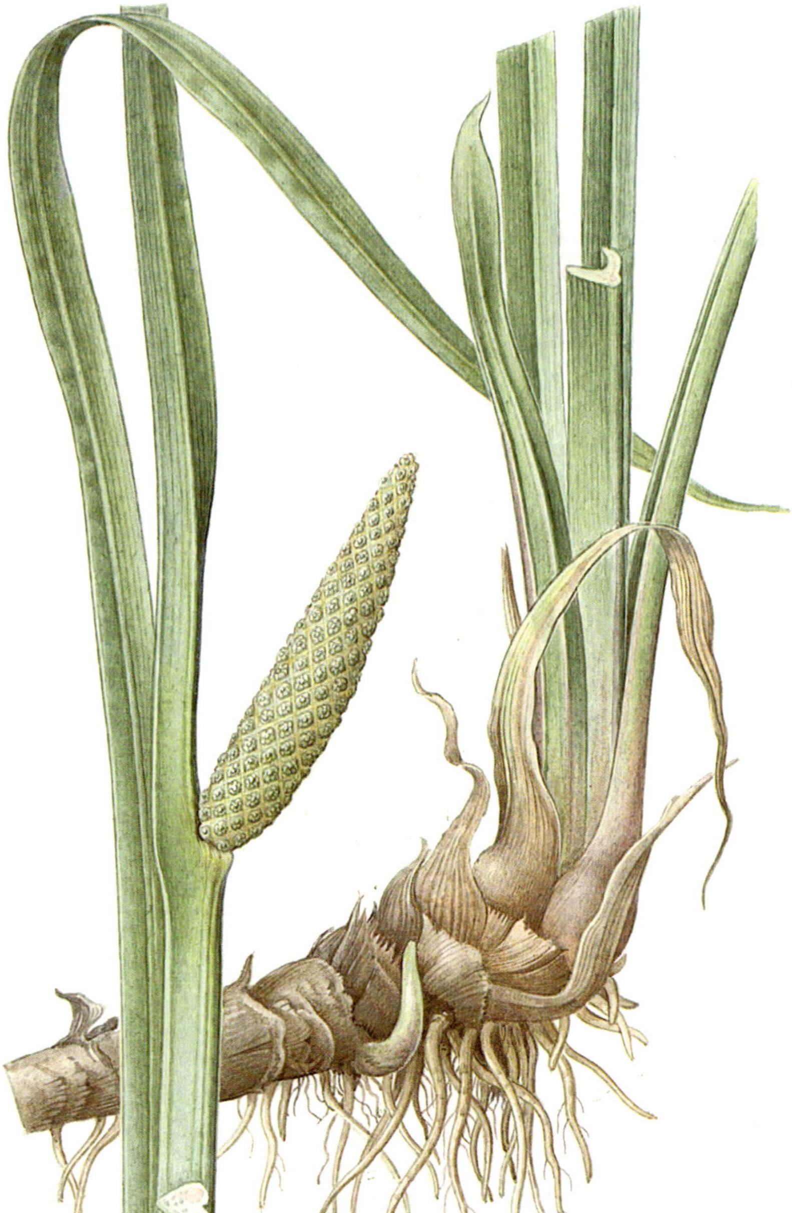

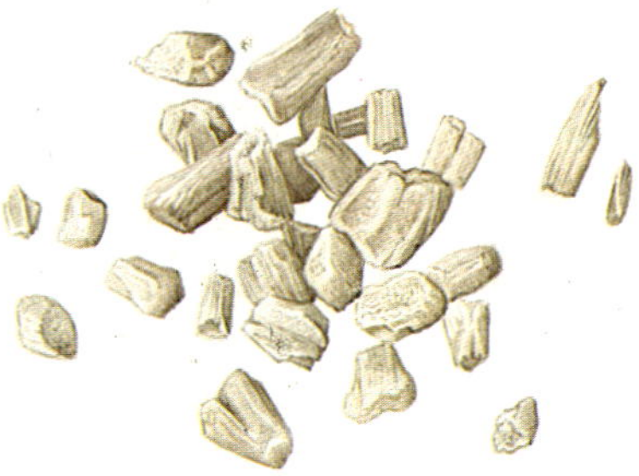

Ein ausdauerndes Sumpfkraut mit einem verzweigten Wurzelstock und schwertförmigen Blättern. Auf dem blattlosen, dreikantigen Stengel befindet sich ein abstehender zylindrischer Kolben mit gelbgrünen Blüten, die bei den europäischen Populationen unfruchtbar sind. In seiner ursprünglichen Heimat, in Indien, bildet der Kalmus Beeren. Schon im 16. Jahrhundert gelangte er in den Botanischen Garten in Wien, verbreitete sich von da aus in andere Gärten und verwilderte auch. Er wurde von alters her als Heil- und Gewürzpflanze benutzt.

Gesammelt und verwendet werden die Wurzelstöcke (Rhizoma calami aromatici). Sie werden aus dem Grund von Bächen und Teichen ausgegraben, gründlich gesäubert, eventuell geschält und in Dörranlagen bei einer gleichmäßigen Temperatur von 35 °C getrocknet. Die Droge ist stark aromatisch und brüchig; sie muß in verschlossenen Behältern gelagert werden. Kalmus enthält bis 4 % ätherisches Öl (Oleum calami aromatici) – dessen wichtigster Bestandteil Asaron (7–20 %) –, Geraniol, Sesquiterpene, die Bitterstoffe Akorin und Akoretin und Gerbstoffe. Die Droge wird zur Beseitigung von Verdauungsstörungen, zum Beispiel als Appetitanreger, zur Förderung der Verdauung und Magensaftsekretion und auch zur Linderung von Magenbeschwerden verwendet. Äußerlich angewendet, bewirkt Kalmus eine überstarke Durchblutung und ist in Bädern als Nervenstärkung wirksam. Kalmus wird in ätherischen Ölen und bitteren Magenmedikamenten, zu Pulvern, Tees und Tropfen verarbeitet.

Blütezeit: Juni–Juli
Sammelzeit (Wurzelstöcke): November März

Hahnenfußgewächse
Ranunculaceae

Frühlings-Adonisröschen

† *Adonis vernalis* L. (Syn.: *Adonanthe vernalis* (L.) Spach)

Ein ausdauerndes Kraut mit einem starken, dunklen Wurzelstock, aus dem ein aufrechter Stengel hervorwächst. Dieser ist mit linealischen, ansitzenden Blättern besetzt und schließt mit einer einzelstehenden Blüte ab. Das Frühling-Adonisröschen blüht im frühen Frühjahr und entfaltet sich nur an sonnigen Tagen völlig. **Die gesamte Pflanze ist giftig!** Die beschriebene Art ist in Europa, Asien und Amerika verbreitet und wächst dort auf kalkhaltiger Unterlage an sonnigen Hängen. In vielen Ländern ist die Pflanze gesetzlich geschützt.
Die Blätter des Adonisröschens (Herba adonidis) werden während der Zeit der vollen Blüte manuell gepflückt, wobei man die harten unteren Teile ausscheidet. Die Trocknung erfolgt in einem Warmluftstrom mit Temperaturen bis zu 60 °C. Die Blätter werden dann in verschlossenen Behältern, aber nicht länger als zwei Jahre, gelagert. Am wichtigsten ist der Gehalt an herzwirksamen Glykosiden, den sogenannten Kardenoliden. Die Droge wirkt ähnlich wie die Blätter des Fingerhuts, also als Herzstärkungsmittel, jedoch schneller und wird nicht im Organismus gespeichert. Vorteilhaft ist, daß sie auch das Zentralnervensystem beeinflußt und zum Beispiel bei Reizhusten, asthmatischen und epileptischen Anfällen, Krämpfen und rheumatischen Schmerzen als Beruhigungsmittel wirkt. Die Droge ist auch harnfördernd und desinfizierend. Ein Aufguß von Adonisröschen **darf nur nach ärztlicher Verordnung getrunken werden!** Das einjährige Sommer-Adonisröschen *(A. aestivalis)* – siehe Detailbild rechts unten – ist **ebenfalls giftig,** jedoch weniger wirksam. Es wird nicht gesammelt.

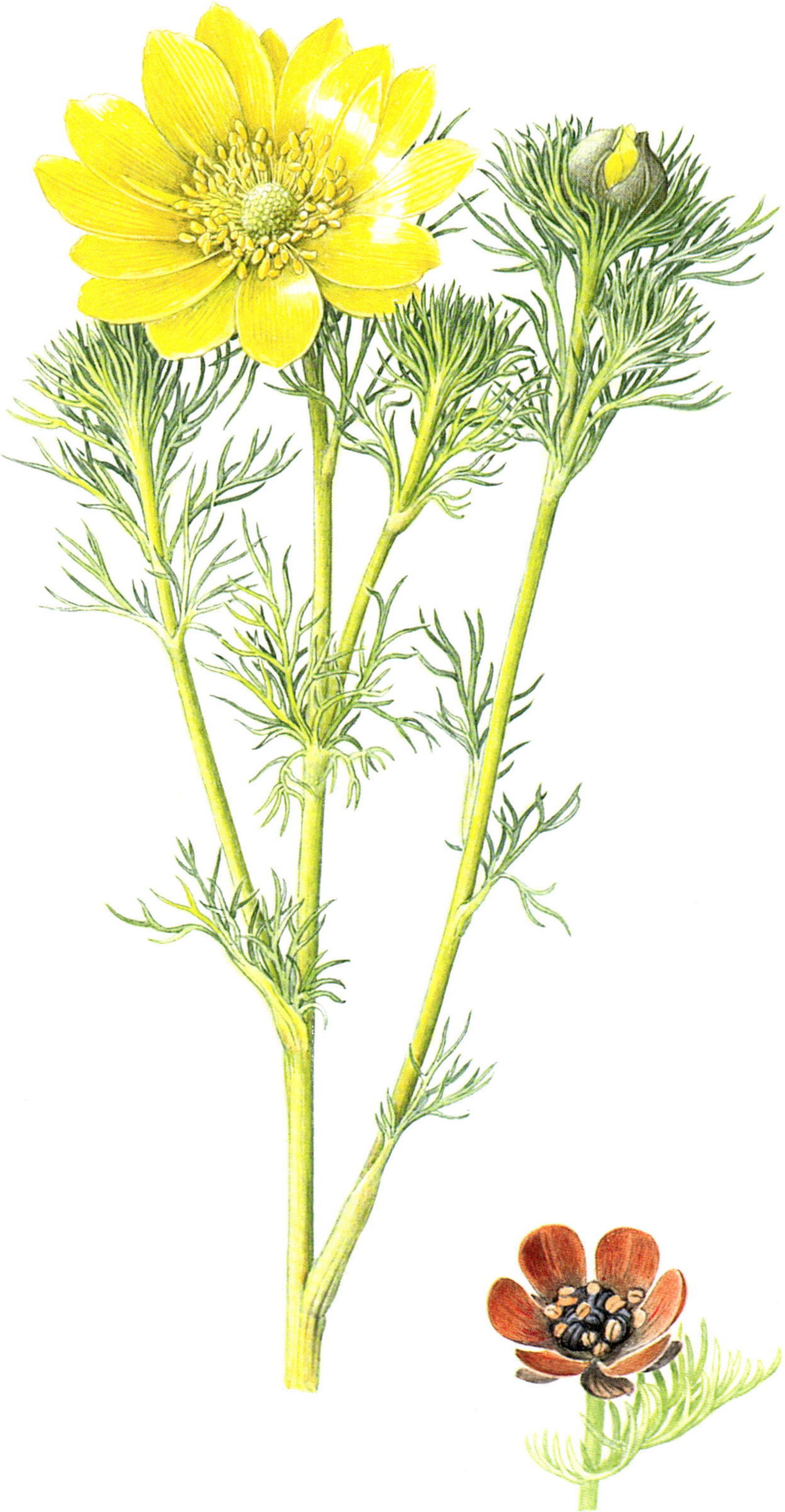

Blütezeit: April–Mai
Sammelzeit (Blattwerk): April–Mai
BESONDERS SCHUTZWÜRDIG

Roßkastanie

Roßkastaniengewächse
Hippocastanaceae

Aesculus hippocastanum L.

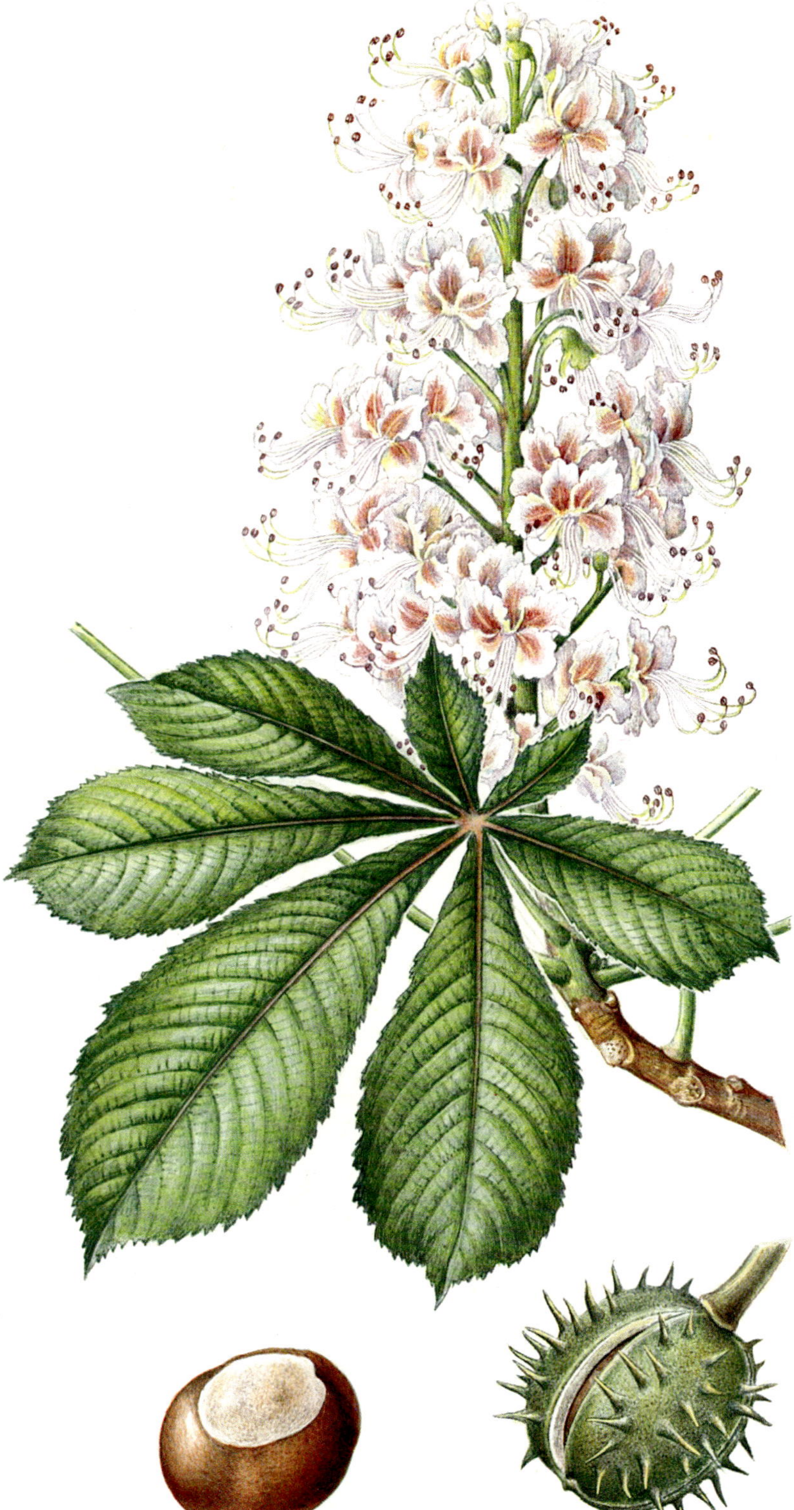

Ein hoher Baum mit sprödem Holz, der gegenständige, handförmig geteilte Blätter und gelblichweiße Blütenrispen hat. Die Frucht ist eine stachelige Kapsel, die ein bis drei Samen enthält. Diese Art, die ursprünglich auf dem Balkan und im östlichen Mittelmeergebiet beheimatet war, hat sich in ganz Europa ausgebreitet und wurde häufig in Parkanlagen, in Alleen und in der Nähe menschlicher Wohnstätten gepflanzt. Der Name der Art erinnert daran, daß die zermahlenen Samen zur Heilung des Pferde-Asthmas (hippos = Pferd) verwendet wurden. Gesammelt werden meistens die Samen (Semen hippocastani), die sogenannten Kastanien. Das geschieht zur Zeit ihrer vollkommenen Reife, wenn sie aus den Kapseln fallen. Die Kastanien werden industriell zerstoßen und getrocknet. Sie enthalten bis zu 28 % Saponin (Saponin-Droge), weiter Aescin, Aeskulin, Frasein und Gerbstoffe. Die Droge ist Bestandteil industriell hergestellter Arzneimittel, die zur Heilung von Herz- und Kreislaufleiden verwendet werden. Sie festigt die Gefäßwände, erweitert die Kranzgefäße und wirkt auf die Blutgerinnung. Auch zur Heilung von Krampfadern und Entzündungen der oberen Atemwege wird die Kastaniendroge angewendet. In der Volksheilkunde wird sie gegen starke Durchfälle sowie Ruhr und früher auch gegen Malaria eingesetzt. Der Absud dient zur äußerlichen Anwendung bei Wunden, Erfrierungen, Flechten und Hämorrhoiden. Die Kuramin-Bestandteile der Samen werden Sonnen- und Schutzcremes zugesetzt.
Die Früchte der Roßkastanie werden auch bei der Herstellung von Schaumlöschmitteln verwendet. Außerdem sind sie ein wertvolles Wildfutter.

Blütezeit: Mai–Juni
Sammelzeit: September–Oktober

Rosengewächse
Rosaceae

Kleiner Odermennig

Agrimonia eupatoria L.

Ein ausdauerndes Kraut mit einem kurzen, unterirdischen Wurzelstock, einer Rosette grundständiger, gefiederter Blätter und einem geraden Stengel. Der Stengel ist mit wechselständig ansitzenden Blättern bewachsen und endet in einer schütteren Ähre mit gelben Blüten. Die Frucht ist eine Achäne (Federzeichnung). Sie wird von einer mit hakenförmigen Auswüchsen versehenen Becherhülle umschlossen. Der Odermennig wächst zahlreich in einem großen Areal in Europa und siedelt auf trockeneren Wiesen, Weiden, Hängen und Waldlichtungen. Man heilte mit ihm schon in der Vergangenheit Katarrhe und Hautkrankheiten, verwendete ihn gegen Blutungen aller Art und sogar gegen Tuberkulose.

Zu Beginn der Blütezeit der Pflanze sammelt man den oberirdischen Sproß, das Kraut (Herba agrimoniae) oder die Blätter (Folium agrimoniae). Kraut und Blätter werden manuell geschnitten und getrennt, auf Hürden ausgebreitet, an einem gut durchlüfteten Platz im Schatten getrocknet. Die Drogen riechen und schmecken angenehm bitter. Sie enthalten Gerbstoffe, Kieselsäure, Bitterstoffe, ätherisches Öl und weitere Substanzen. Sie werden bei Magen- und Darmkatarrhen und zum Stillen von Durchfällen, vor allem als zusammenziehendes Mittel verwendet. Die Drogen regeln auch die Verdauungsvorgänge, fördern die Sekretion der Magensäfte und helfen bei Leber- und Nierenleiden, besonders bei Nierensteinen. Man bereitet täglich aus 1 Teelöffel Droge und 1 Tasse Wasser einen Absud. Äußerlich kommt die Droge als Gurgelmittel, als Umschlag bei Hautausschlägen und als Badezusatz zur Geltung. Sie ist ein beliebtes Heilmittel.

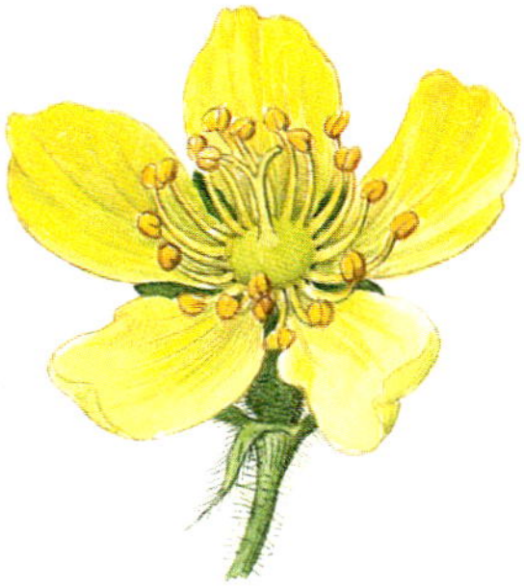

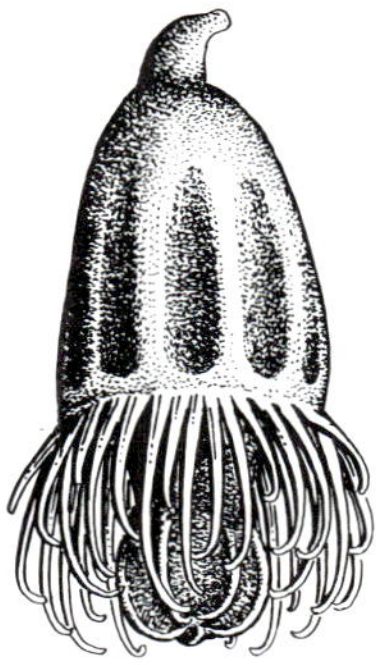

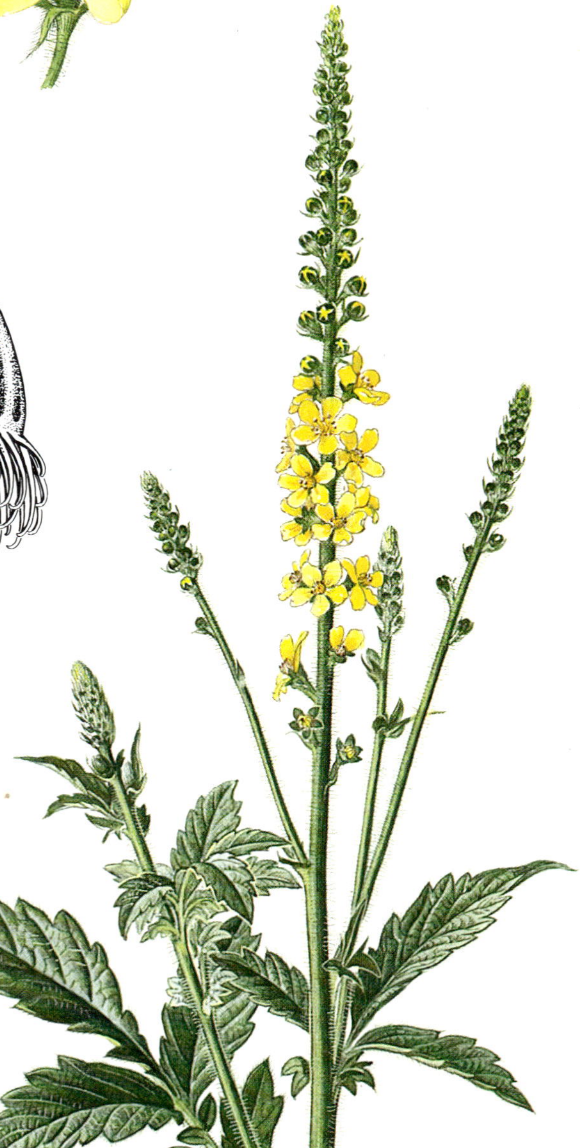

Blütezeit: Juni – September
Sammelzeit (Kraut): Mai – August
(Blätter): Mai – Juli

Gemeine Quecke

Süßgräser
Gramineae

Agropyron repens (L.) Beauv. (Syn.: *Elytrigia repens* (L.) Desv.)

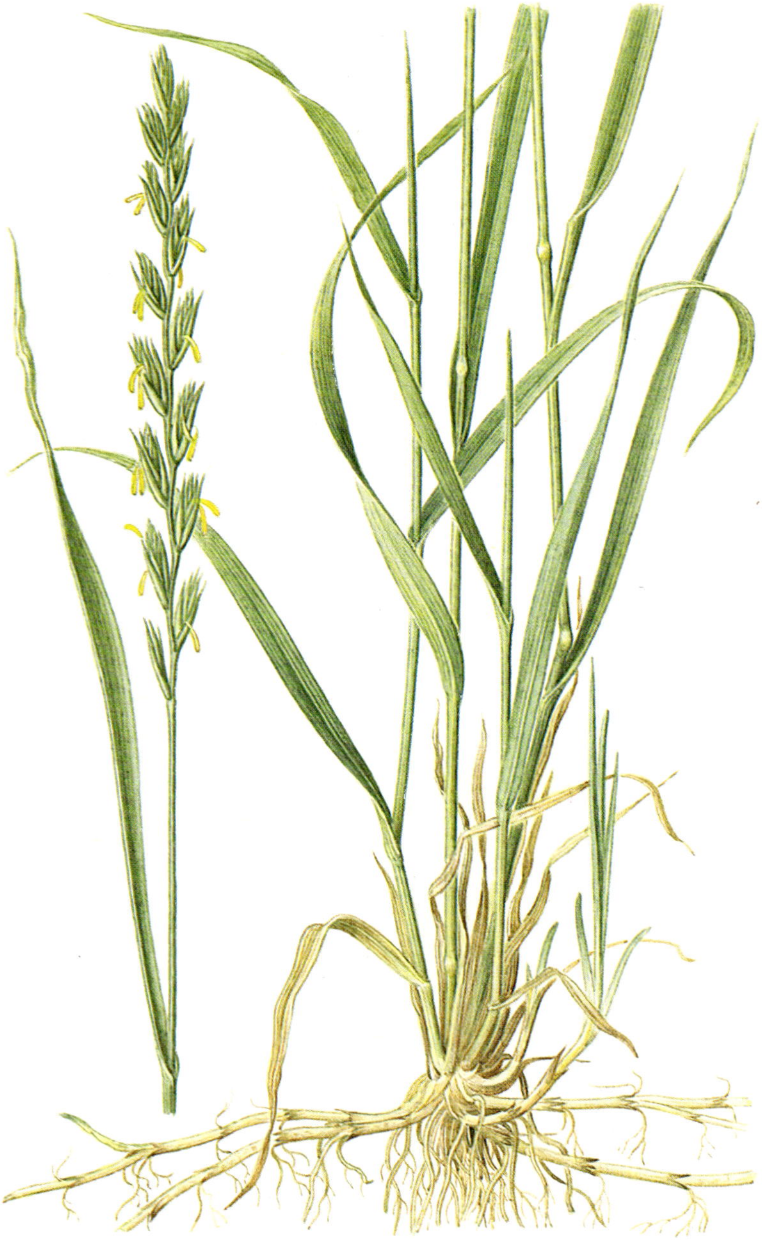

Ein Gras mit einem unterirdischen, gegliederten Wurzelstock, aus dem fruchtbare und unfruchtbare Halme wachsen. Die Blätter sind linealisch und umschließen den Halm mit einer Scheide. Die Blüten bilden schüttere, zusammengesetzte Ähren. Die Frucht ist eine Grasfrucht, ein Korn. Die Gemeine Quecke gilt in Gärten und Feldern als hartnäckiges Unkraut. Die beste Droge liefern die Pflanzen, die auf leichten, sandigen Böden wachsen.

Für Heilzwecke werden die Wurzelstöcke (Radix graminis) gesammelt. Das geschieht meistens bei Kultivierungs- und Erntearbeiten. Die Wurzelstöcke werden sorgfältig gewaschen, von Würzelchen und Grünteilen befreit und noch im frischen Zustand zerkleinert. Das Material wird schnell in Sonne und Zugluft getrocknet. Die Droge riecht angenehm und schmeckt süßlich. Sie enthält Saponine, Zucker, das Phenolglykosid Avenein, Schleim, den antimikrobiell wirkenden Kohlenwasserstoff Agropyren und andere Stoffe. Die Droge wirkt schwach diuretisch. Sie wird harnfördernden Tees (Species diureticae), die bei Leiden der Harnwege und der Harnblase, bei Blasensteinen und Nierenentzündungen getrunken werden, zugesetzt. Auch bei der Behandlung von Gicht und Rheumatismus wird die Gemeine Quecke angewandt, und sie ist auch Bestandteil antidiabetischer Teegemische, die bei der Zusatzbehandlung der Zuckerkrankheit verschrieben werden.

Als Futtermittel für Milchkühe erhöht die Quecke die Leistung der Tiere und verbessert auch die Milchqualität.

Blütezeit: Juni–Juli
Sammelzeit (Wurzelstöcke):
März–April
September–Oktober

Malvengewächse
Malvaceae

Stockrose, Rosenpappel

Alcea rosea L. (Syn.: *Althaea rosea* (L.) Cav.)

Eine zweijährige bis ausdauernde Pflanze mit aufrechten, hohen Stengeln, die gegenständig mit handförmigen Blättern bewachsen sind. Sie ist insgesamt rauh behaart. In den Blattachseln der Pflanze entwickeln sich nacheinander große, verschiedenfarbige Blüten. Sie können weiß, rosa, rot bis fast schwarz sein. Die Spaltfrüchte zerfallen in einsamige Teile (siehe Detailbild oben). Die Stockrose ist ursprünglich auf dem Balkan beheimatet und gehört vor allem mit ihren vollblütigen Formen (siehe Detailbild oben) zu den beliebten Zierarten ländlicher Gärten. Die veredelten Arten, die einen höheren Ertrag an Wirkstoffen erbringen, werden in Feldkulturen gezüchtet.

Für Heilzwecke werden die Blüten (Flos malvae arboreae) der dunklen, eventuell auch der gefüllten Formen gesammelt. Sie werden bei sonnigem Wetter manuell, nacheinander, so wie sie sich entfalten mit oder ohne Kelch gepflückt. Weder die Pflanze noch die Blüten dürfen vom Malvenrost *(Puccinia malvacearum)* befallen sein. Sie werden in dünnen Schichten auf Hürden bei Sonnenschein oder im Schatten getrocknet. Die Droge enthält vor allem Schleimstoffe, anthozyane Farbstoffe und Gerbstoffe. Sie wird als ausgezeichnetes schleimlösendes Mittel bei Entzündungen der Schleimhäute, bei Husten und Asthma, zur Heilung chronischer Magen- und Darmentzündungen und bei Verstopfungen angewandt. Man bereitet aus zwei Löffeln der Droge je Tasse Wasser einen kalten Auszug. Diese Droge ist auch Bestandteil von Umschlägen und Bädern zur Heilung von Hautkrankheiten. Der dunkle Farbstoff wird bei der Zubereitung von Medikamenten und auch zur Färbung von Lebensmitteln und Wein verwendet.

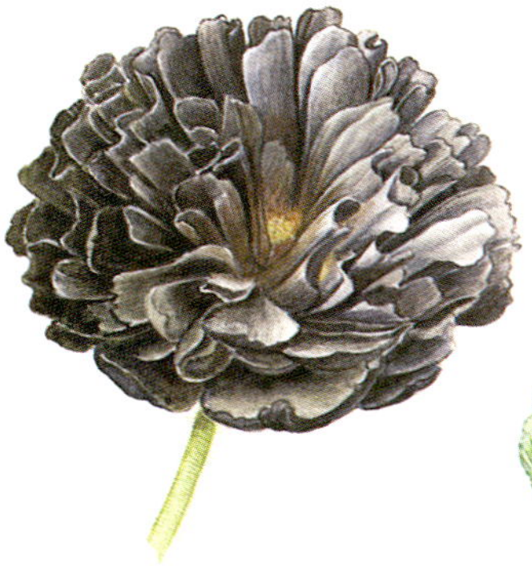

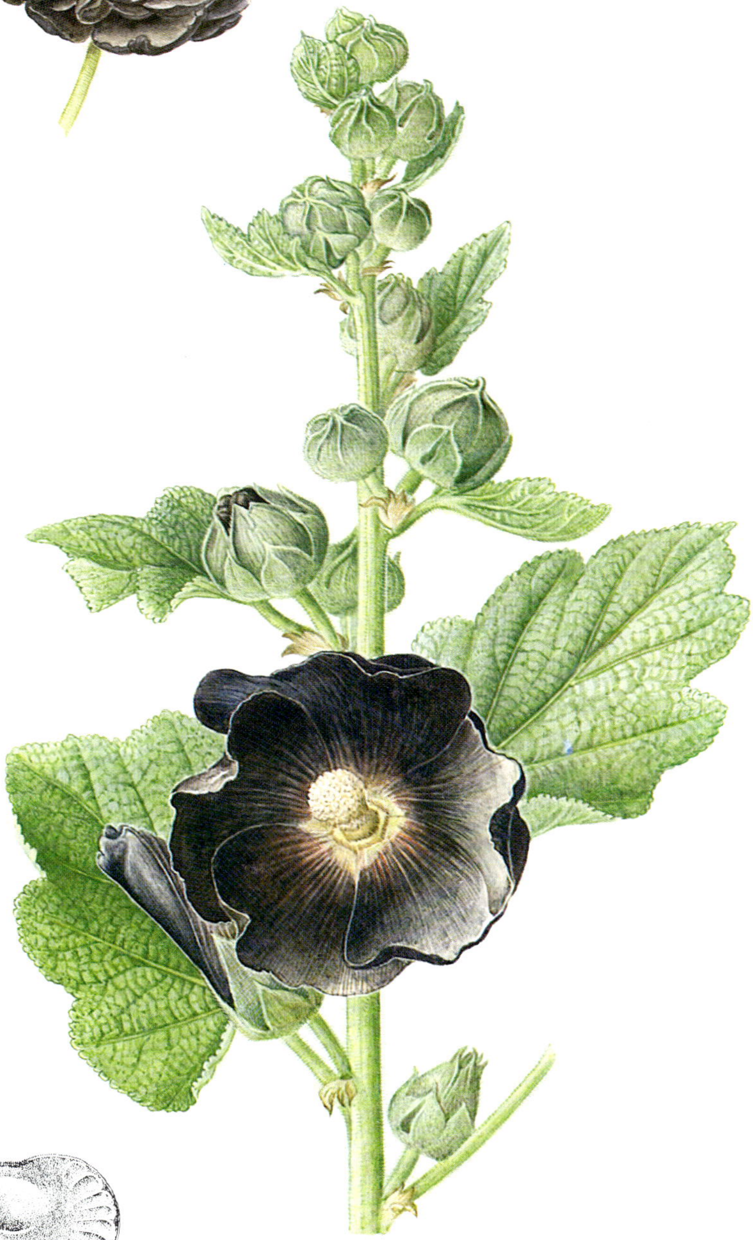

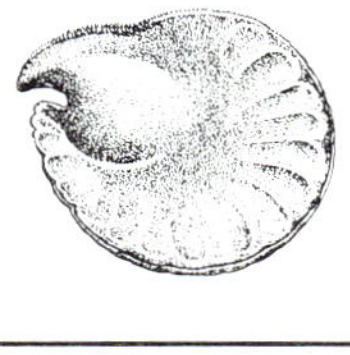

Blütezeit: Juli–September
Sammelzeit (Blüten): Juli–August

Gemeiner Frauenmantel

Rosengewächse
Rosaceae

Alchemilla xanthochlora Rothm.

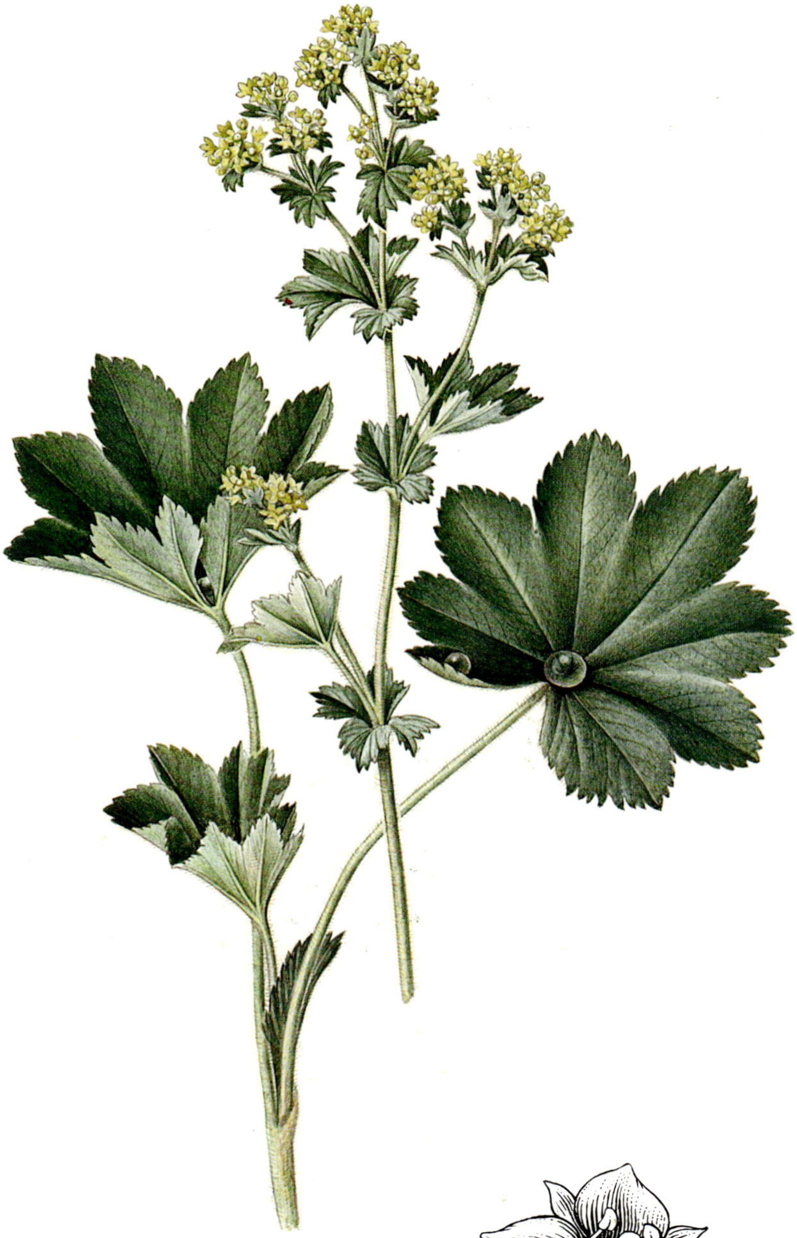

Ein ausdauerndes Kraut mit einem kurzen, unterirdischen Wurzelstock und einer Rosette grundständiger, rundlicher Blätter. Regen oder Tau hinterlassen in der Rosette einen Tropfen. Diese Tropfen wurden einst von Alchimisten und Laien, die an ihre Heil- und Wunderkraft glaubten, gesammelt. An der Spitze der kurzen aufstrebenden Stengel wachsen Trugdolden kleiner, gelber Blüten. Die Früchte sind Achänen. Der Frauenmantel wächst in Niederungen und Bergen häufig in den Wiesen- und Weidenbeständen.
Für Heilzwecke sammelt man meistens den oberirdischen Sproß, das Kraut mit den grundständigen Blättern (Herba alchemillae). Man pflückt die Pflanze bei schönem Wetter und trocknet sie im Schatten. Die Droge enthält Gerbstoffe, ätherische Öle, Saponine, Bitterstoffe und Salizylsäure. Der Tee wird aus 4 kleinen Löffeln Droge je Tasse kochendes Wasser zubereitet. Er muß 10 Minuten ziehen und wird ungesüßt zweimal täglich getrunken. Er hilft gegen Verdauungsstörungen wie Magen- und Darmkatarrhe, Blähungen und Durchfälle, löst gleichzeitig Krämpfe und unterstützt die Harnausscheidung. Schwangeren Frauen wird empfohlen, vier Wochen vor der Niederkunft täglich 3 Tassen dieses Tees zu trinken. Das erleichtert die Geburt. Die Droge wird auch bei Frauenleiden, vor allem in der Zeit des Klimakteriums angewendet. Sie unterstützt den Stoffwechsel im Körper und ist Bestandteil von Entfettungskuren. Äußerlich kommt der Frauenmantel als Badezusatz und bei der Behandlung von Wunden, Schwellungen, Ekzemen und Geschwürkrankheiten zur Anwendung.

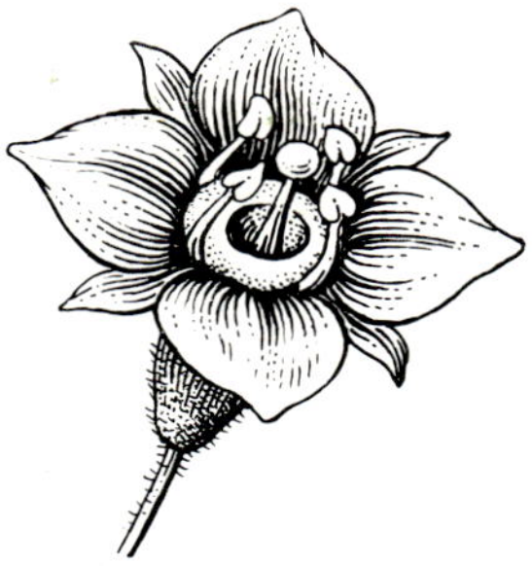

Blütezeit: Mai–Juli
Sammelzeit (Kraut): Mai–Juli

Küchenzwiebel

Allium cepa L.

Eine ausdauernde Pflanze mit einer braunen, schuppigen Zwiebel. Die Blätter sind rundlich, der Stengel ist aufrecht, im unteren Teil verdickt, er schließt mit einer Dolde weißlicher Blüten ab. Die Frucht ist eine Kapsel mit schwarzen Samen. Diese Pflanzenart hat ihren Ursprung in mehreren Entwicklungszentren Asiens. Schon von alters her wurde sie in Mesopotamien, Indien und im Mittelmeergebiet als bedeutendes Lebensmittel, als Gemüse und als Heilpflanze gezüchtet. Die Römer verbreiteten dann die Zwiebelkulturen in den nördlichen Gebieten Europas. Heute gehört die Zwiebel zu den meist verbreiteten Gemüsearten.
Heilwirkung hat vor allem die eigentliche Zwiebel (Bulbus cepae). Man baut sie in Reihen an, läßt sie auf dem Feld trocknen, erntet sie dann manuell oder maschinell, säubert und sortiert sie und lagert sie schließlich trocken und frostfrei. Die Zwiebeln enthalten ätherische Öle, Zukker, Vitamine und Mineralstoffe. Frische Zwiebeln werden bei Erkrankungen der oberen Atemwege, vor allem bei Husten, Schnupfen, Bronchialkatarrhen u. ä. angewendet, wobei die desinfizierende Wirkung der phytoziden Stoffe zur Geltung kommt. Desinfizierend wirkt die Zwiebel auch im Verdauungsapparat. Sie hilft bei Magen- und Darmbeschwerden, vertreibt Darmparasiten, unterstützt die Bildung und Ausscheidung von Gallenflüssigkeit und Harn und senkt den Blutzuckerspiegel. Mit zerstoßener Zwiebel werden Insektenstiche behandelt. Durch Austrocknen verliert sich die Wirkung der in der Zwiebel enthaltenen Stoffe.

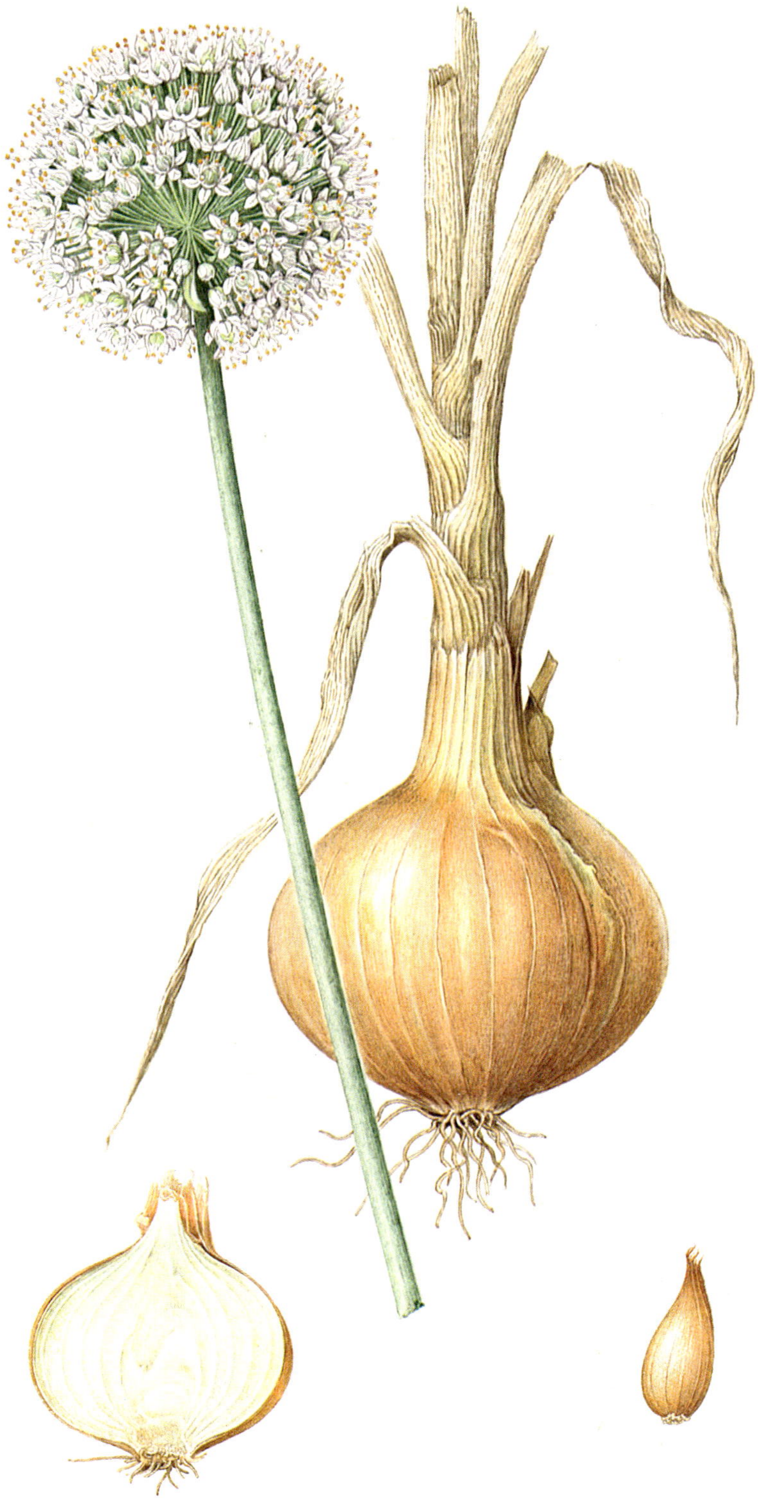

Blütezeit: Juni–Juli
Ernte (Zwiebel): Juni–September

Knoblauch

Liliengewächse
Liliaceae

Allium sativum L.

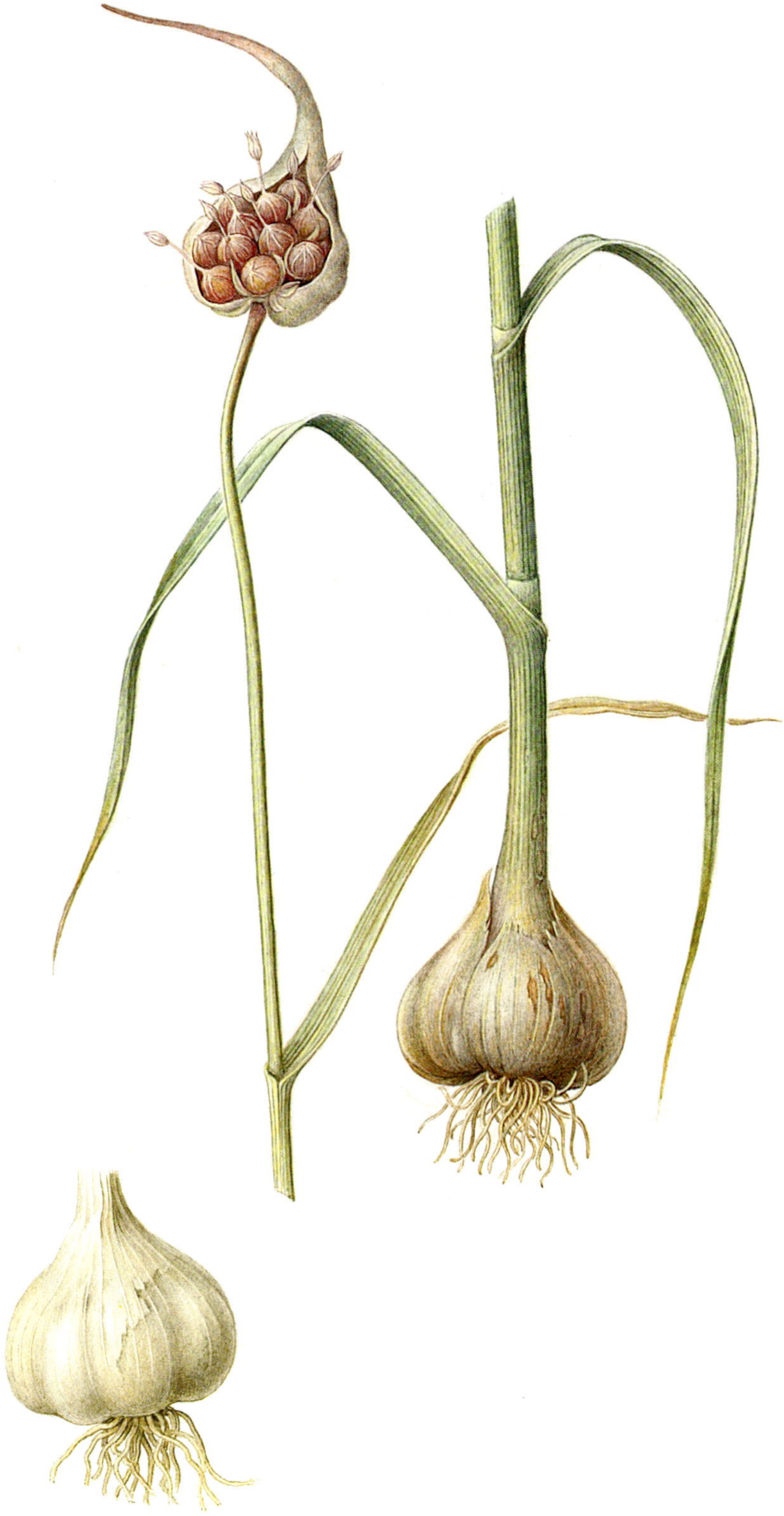

Ein ausdauerndes Kraut, dessen Zwiebel aus einzelnen Teilen (Zehen) zusammengesetzt ist und dessen aufrechter Stengel in einem doldenartigen Blütenstand endet. Der Blütenstand weist zwischen den Blüten zahlreiche Brutzwiebeln auf und ist mit einer Scheide aus häutigen Deckblättern umhüllt. Knoblauch wird von alters her als bedeutendes Gewürz und Gemüse, ebenso als Heilpflanze gezüchtet. Er wurde zu vielen Abarten veredelt; man unterteilt ihn in zwei Hauptgruppen: Die Art, die im Herbst gesteckt wird und die im folgenden Jahr einen Stengel mit Blüten und Brutzwiebeln ausbildet, den sogenannten köpfigen Knoblauch, und die Art, die keinen Blütenstengel treibt und die im Frühling und im Herbst gesteckt wird, den sogenannten kopflosen Knoblauch. Beide Formen pflanzen sich vegetativ fort. Die einzelnen Zehen werden auf einem vorbereiteten Beet in Reihen gesteckt. Der reife Knoblauch wird ausgerissen, getrocknet und dann trocken und frostfrei gelagert.
Heilwirkung weist also die Zwiebel (Bulbus allii sativi) auf, die frisch oder konserviert verwendet wird. Sie enthält ätherische Öle und die Schwefelverbindung Alliin. Knoblauch wird als Antisklerotikum und als Mittel zur Senkung des Blutdrucks angewendet. Als bedeutendes Darmdesinfiziens hilft Knoblauch gegen Darmbeschwerden und bei Grippeepidemien, er unterstützt die Absonderung von Gallenflüssigkeit und vertreibt Darmparasiten. Äußerlich wird Knoblauch auf Insektenstiche aufgelegt. Bei längerer Wirkung auf die Haut kann er jedoch Ekzeme hervorrufen.

Blütezeit: Juli und September
Ernte (Zwiebel): August

Birkengewächse
Betulaceae

Schwarzerle

Alnus glutinosa (L.) Gaertn.

Ein Strauch oder Baum mit grauen Ästen und orange gefärbtem Holz. Seine ovalen Blätter sind am Rand doppelt gesägt, an der Spitze ausgeschnitten und im Jugendstadium stark klebrig. Die Schwarzerle ist eine einhäusige Pflanze. Die Staubblüten sind in Kätzchen angeordnet und werden schon im Vorjahr angelegt. Die Narbenblüten bilden eiförmige Kegel, die später verholzen und das ganze Jahr über am Baum verbleiben. Die Schwarzerle ist in Europa, Asien und Afrika verbreitet und wächst häufig an den Ufern von Gewässern.
Für Heilzwecke werden die jungen Blätter (Folium alni), manchmal auch die Rinde (Cortex alni) gesammelt. Die Rinde wird ebenfalls von jungen Ästen, am besten von gefällten Bäumen, geschält. Man trocknet das Material im Schatten bei Temperaturen bis zu 40 °C. Die Drogen enthalten Gerbstoffe und Anthrachinone, wirken also zusammenziehend und schmecken bitter. Sie werden bei der Heilung von Darmkatarrhen, starken Durchfällen und inneren Blutungen angewendet. Man bereitet von zwei Teelöffeln der Droge je Tasse Wasser einen Aufguß und trinkt tagsüber davon. Dieser Tee hilft auch bei Erkältungen und Fieber. Der Absud wird bei Entzündungen der Mandeln und der Mundschleimhäute als Gurgelmittel verwendet. Die frischen gestoßenen Blätter kommen in der Volksheilkunde äußerlich gegen rissige Haut an den Fingern und Brustwarzen und gegen Geschwürerkrankungen zur Anwendung.
Ähnliche Eigenschaften und Anwendungsbereiche hat auch die in Gebirgslagen wachsende Grauerle *(A. incana).*

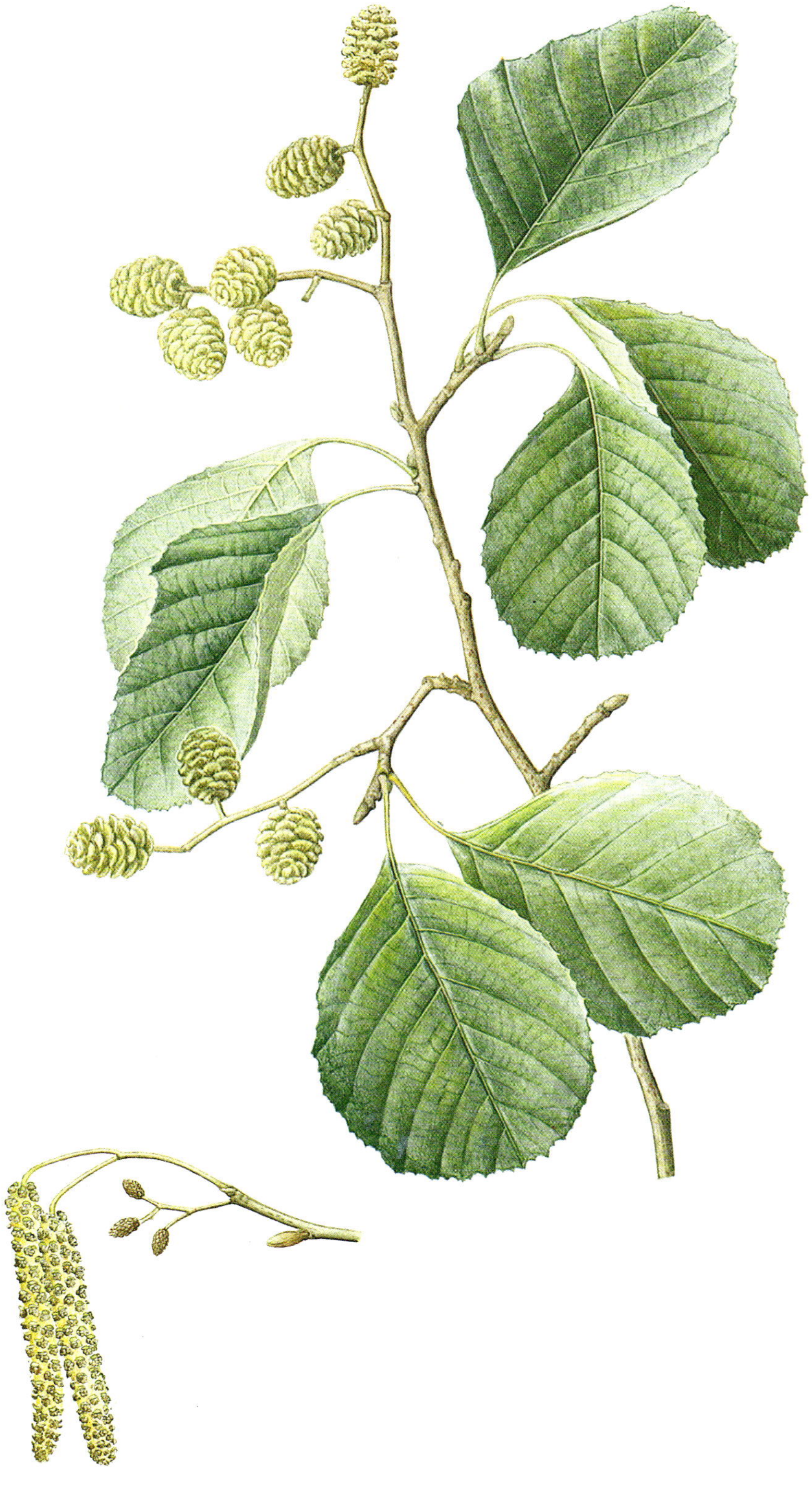

Blütezeit: Februar–April
Sammelzeit (Blätter): April–Mai
(Rinde): März–Mai

Eibisch

Althaea officinalis L.

Malvengewächse
Malvaceae

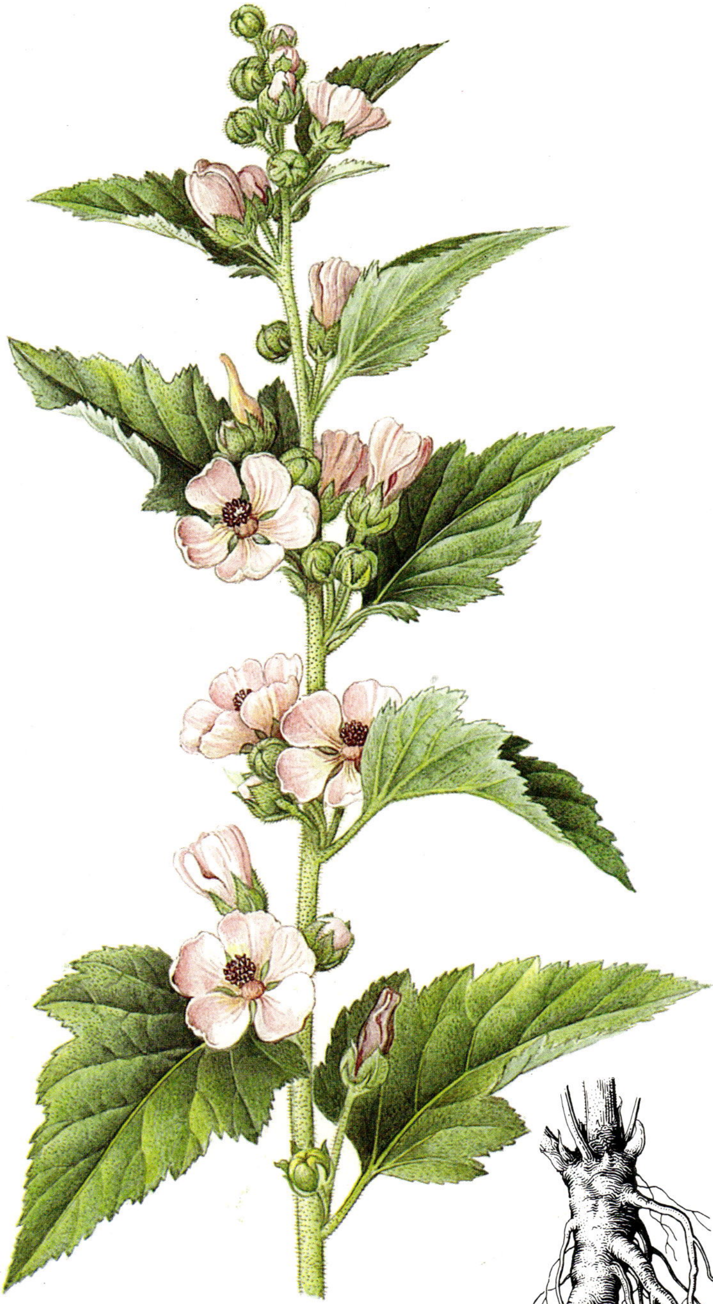

Eine ausdauernde Staude mit verzweigter, gelber Wurzel, aufrechten, hohen Stengeln und wechselständigen Blättern. Die ganze Pflanze ist weich filzig. Aus den Blattachseln wachsen schüttere Trauben weißer oder rosafarbener Blüten hervor. Die Spaltfrüchte zerfallen in einzelne Teile (siehe Bild links unten). Diese Pflanzenart ist ursprünglich im Mittelmeergebiet beheimatet gewesen. Sie wächst heute in einem weiten Areal von Westeuropa bis nach Sibirien und wurde schon in der Vergangenheit auch in Gärten gezüchtet.
Man sammelt die Wurzeln, Blätter und Blüten (Radix, Folium und Flos althaeae). Die Wurzeln werden gesäubert, geschält und bei Temperaturen bis zu 40 °C getrocknet. Die Blätter werden allmählich, so wie die Pflanzen erblühen, oder auf einmal, wenn im Herbst die ganze Kultur abgebaut wird, gesammelt. Sie dürfen nicht von Rost befallen sein. Die Blüten pflückt man bei beständigem Wetter, frühmorgens bevor sie sich entfalten und trocknet sie im Schatten an einem gut durchlüfteten Ort. Der Eibisch ist eine der wichtigsten, schleimhaltigen Heilpflanzen. Die Droge enthält Schleim, Zukker, Stärke, Asparagin, Pektin und andere Stoffe. Sie wird in Tees gegen entzündliche Prozesse der oberen Atemwege, gegen Husten und als auswurfförderndes Mittel verwendet. In der Volksheilkunde kommt vor allem die Wurzel bei Magen- und Darmerkrankungen zur Anwendung. Der Auszug wird aus einem kleinen Löffel der Droge je Tasse Wasser und immer kalt bereitet. Äußerlich wird die Droge zu erweichenden Umschlägen und als Gurgelmittel benutzt.

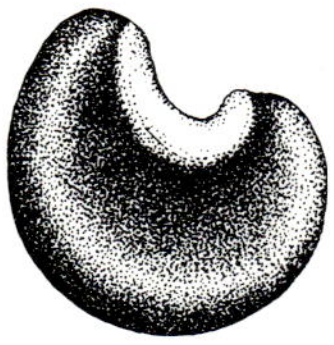

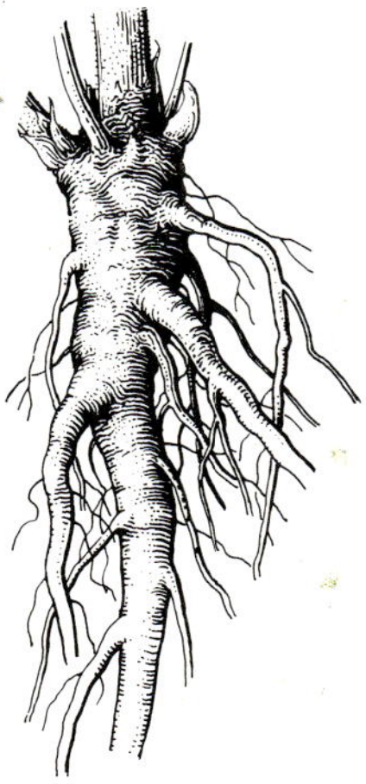

Blütezeit: Juli–August
Sammelzeit (Wurzeln):
Oktober–November
März–April
(Blätter): Juli–August
(Blüten): Juli–August

Rauhblattgewächse
Boraginaceae

Gewöhnliche Ochsenzunge

Anchusa officinalis L.

Ein zweijähriges bis ausdauerndes Kraut mit einer schwarzen, kugeligen Wurzel, das im ersten Jahr eine grundständige Rosette aus lanzettlichen Blättern, in den weiteren Jahren dann einen aufrechten Stengel ausbildet. Der Stengel ist mit ansitzenden Blättern bewachsen. Die ganze Pflanze ist rauh behaart. Die Früchte sind brotlaibförmige Hartfrüchte mit Auswüchsen auf der Oberfläche (Bild links unten). Die Ochsenzunge stammt aus den wärmeren Zonen Europas. Sie wächst wild auf sonnigen Hängen und Brachland und war in der Vergangenheit eine gesuchte Pflanze, die zur Heilung von Herz- und Harnwegleiden diente.
Heute wird die Ochsenzunge nur sehr selten verwendet. Man sammelt vor allem das Kraut (Herba anchusae), manchmal auch die Wurzeln und Blüten (Radix-, Flos anchusae). Das Material wird im Schatten an gut gelüfteten Stellen getrocknet. Die Droge enthält Kieselsäure, die Alkaloide Dynoglossin und Knosolidin, Schleim, Farbstoffe und andere Substanzen. Sie wirkt auswurffördernd und schleimlösend, wird gegen Husten und Katarrhe der oberen Atemwege und Bronchien angewendet. Man bereitet einen Aufguß, indem man $1^1/_2$ Eßlöffel der Droge je Tasse mit kochendem Wasser übergießt und 15 Minuten ziehen läßt. Von diesem Tee trinkt man 2 bis 3 Tassen täglich. Die jungen Blätter enthalten eine erhebliche Menge Vitamin C und werden im Rahmen von Frühlingskuren wie Spinat oder Salat zubereitet. Die Rauheit der Pflanze kann Hautreizungen hervorrufen. Die Ochsenzunge ist auch eine ausgezeichnete Honigpflanze.

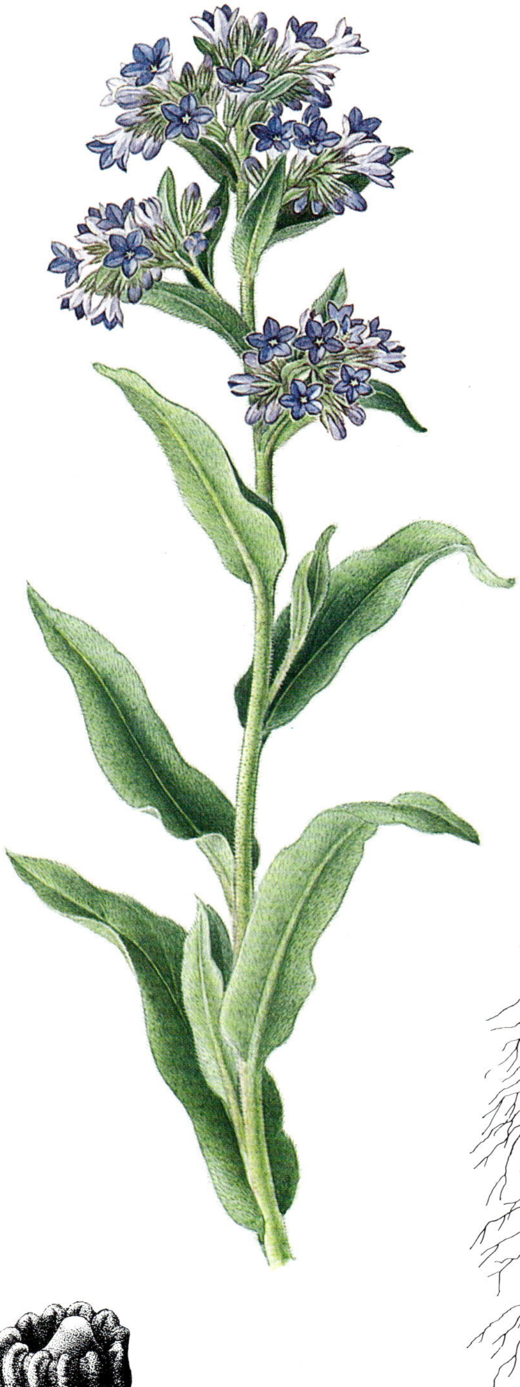

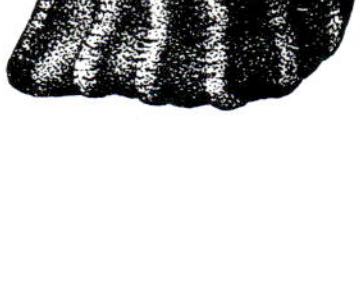

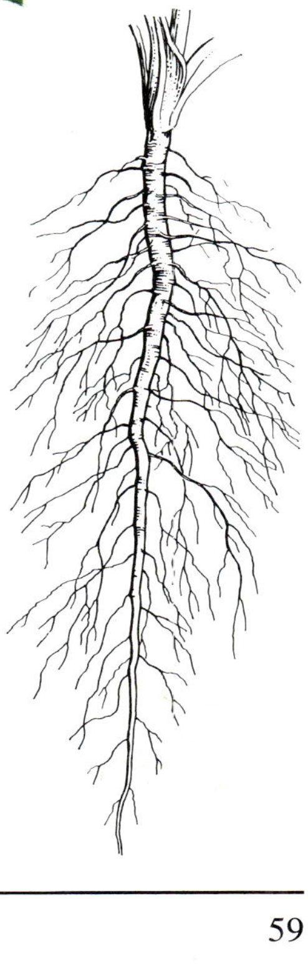

Blütezeit: Mai–September
Sammelzeit (Kraut): Mai–Juni
(Wurzeln): Oktober
(Blüten): Mai–September

Dill

Doldengewächse
Umbelliferae (Apiaceae)

Anethum graveolens L.

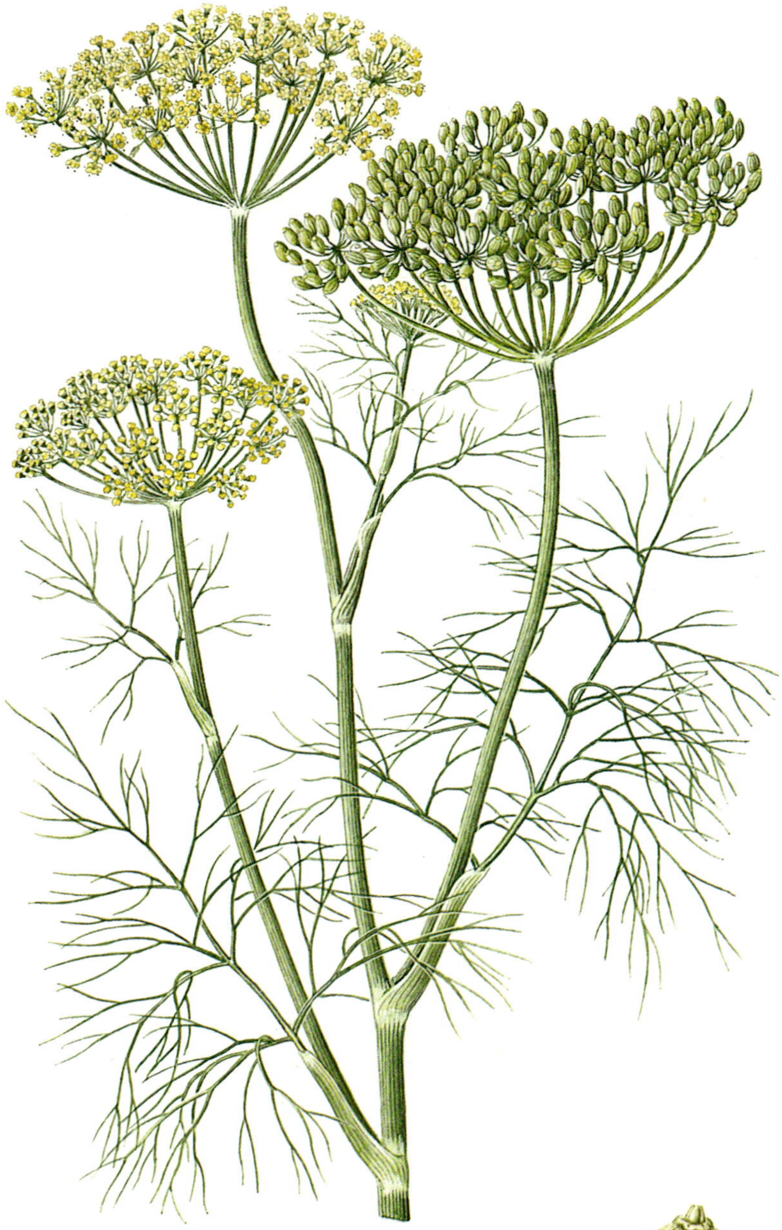

Ein einjähriges Kraut mit aschgrau bereiftem, verzweigtem Stengel, der mit einer Dolde gelblicher Blüten abschließt. Die linealischen, mehrfach gefiederten Blätter umwachsen den Stengel wechselständig. Die Früchte sind Doppelachänen. Die ganze Pflanze duftet aromatisch. Der Dill stammt aus dem östlichen Mittelmeergebiet und Westasien. Er wurde gegen Husten, Kopfschmerzen und zur Herstellung von Salben verwendet. Gegenwärtig wird er in Gärten und auf Feldern vor allem als bedeutendes Gewürz und Gemüsepflanze angebaut.
Für Heilzwecke werden die Früchte (Fructus anethi) und manchmal auch das Blattwerk (Herba anethi) geerntet. Die Dolden werden wie sie heranreifen nacheinander geschnitten und zu Ende getrocknet. Die Achänen fallen dann aus. Die Ernte wird bei Tau vorgenommen, denn die Früchte fallen leicht aus. Das Dillkraut wird unmittelbar vor dem Erblühen gemäht und schnell im Schatten oder in Dörranlagen bei Temperaturen bis zu 35 °C getrocknet. Die Drogen enthalten ätherische Stoffe mit dem Hauptbestandteil Karvon. In den Früchten kommen auch Öl und Eiweiße vor. Die Dilldrogen reduzieren die Ansammlung von Gasen im menschlichen Körper und erleichtern deren Abführung. Ein geringer Bestandteil von Dillfrüchten in Teegemischen regt den Appetit an, trägt zur Nervenberuhigung bei und beeinflußt auch die Bildung von Muttermilch günstig.
Das frische Blattwerk wird mit Vorliebe zum Würzen von Speisen und in der Konservenindustrie verwendet.

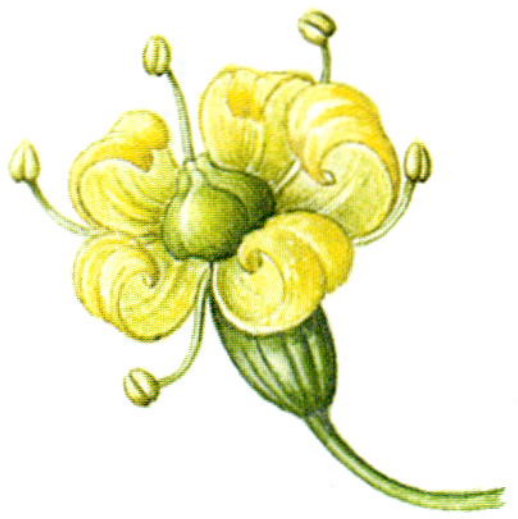

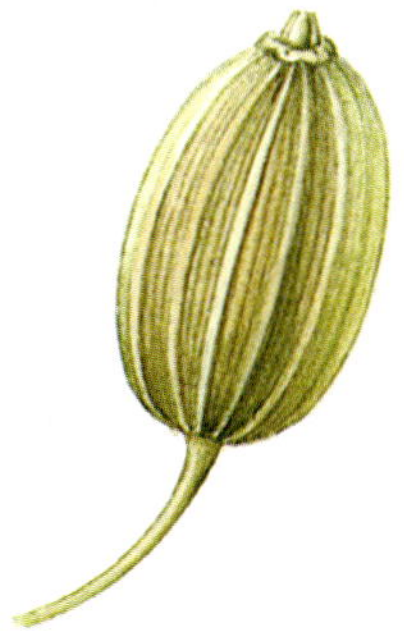

Blütezeit: Juli – September
Sammelzeit (Früchte): August–September
(Blattwerk): Juni – Juli

Doldengewächse
Umbelliferae (Apiaceae)

Engelwurz, Erzengelwurz

Angelica archangelica L. (Syn.: *Archangelica officinalis* (Moench) Hoffm.)

Ein zweijähriges Kraut von stattlichem Wuchs mit einem dunklen, rübenartigen Wurzelstock und mächtigen Wurzeln. Im ersten Jahr bildet die Pflanze eine Rosette grundständiger Blätter, im zweiten dann einen mächtigen, gerillten Stengel, der sich stark verzweigt und wechselständig mit scheidenartigen, häutigen Blättern bewachsen ist. An den Spitzen der Stengel entstehen zusammengesetzte Dolden mit grünlichen Blüten. Die ganze Pflanze duftet aromatisch. Sie wächst in einem weiten Areal Europas und Asiens und tritt vor allem in höheren Lagen auf. Engelwurz wird auch in Garten- und Feldkulturen angebaut.

Für Heilzwecke werden die Wurzeln (Radix angelicae) und Früchte (Fructus angelicae) gesammelt. Die Wurzeln werden aus zweijährigen Kulturen am besten im Herbst gewonnen, wenn sie das meiste ätherische Öl enthalten. Sie werden gründlich gesäubert, gewaschen, kreuzweise aufgeschnitten und in Trockenanlagen bei Temperaturen bis zu 35 °C gedörrt. Die Früchte werden nacheinander, so wie die Dolden reifen, geerntet. Man schneidet sie auf Tücher, läßt sie ausreifen und nachtrocknen, reibt sie dann aus und säubert sie. Beide Drogen enthalten ätherische Öle, organische Säuren, Bitterstoffe, Gerbstoffe und Zucker. Sie beruhigen das Nervensystem, wirken dem Auftreten von nervösen Zuständen und Migränen entgegen und helfen bei Krämpfen. Sie werden in der Pharmazie aromatischen Wassern und Heiltees, die die Verdauungsprozesse regeln, zugefügt. Äußerlich kommen die Drogen bei der Zubereitung von Bädern und Gurgelmitteln zur Anwendung. Die Engelwurz ist auch eine ausgezeichnete Honigpflanze.

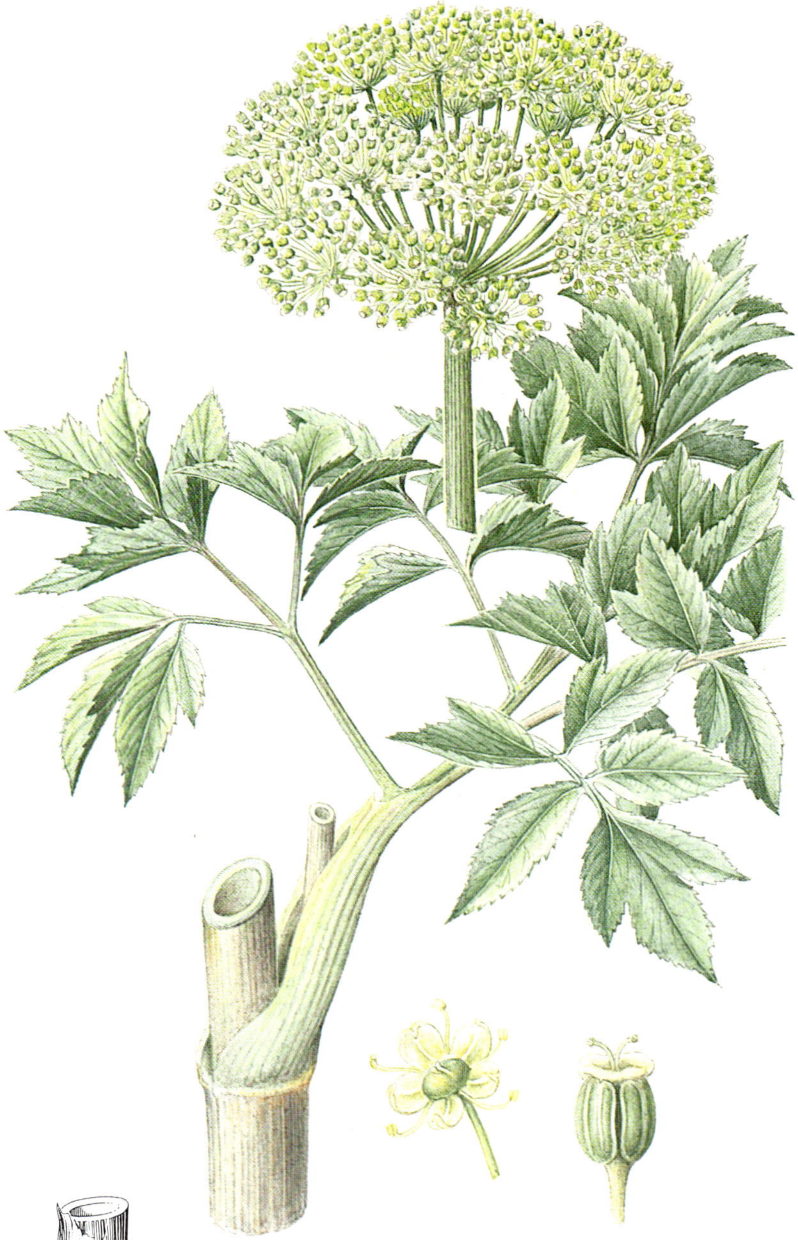

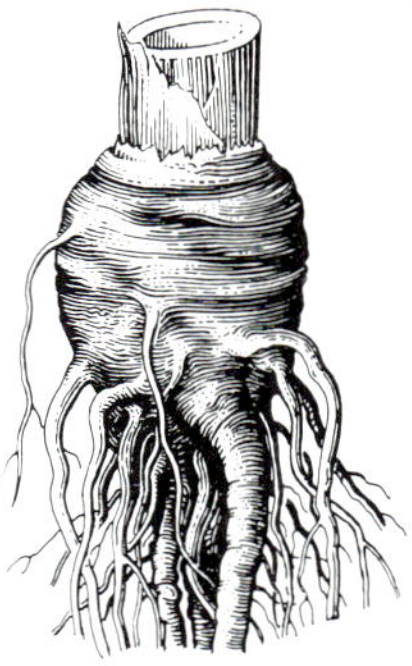

Blütezeit: Juli – August
Sammelzeit (Wurzeln):
September – Oktober
(Früchte): September

Katzenpfötchen

Antennaria dioica (L.) Gaertn.

Korbblütler
Compositae (Asteraceae)

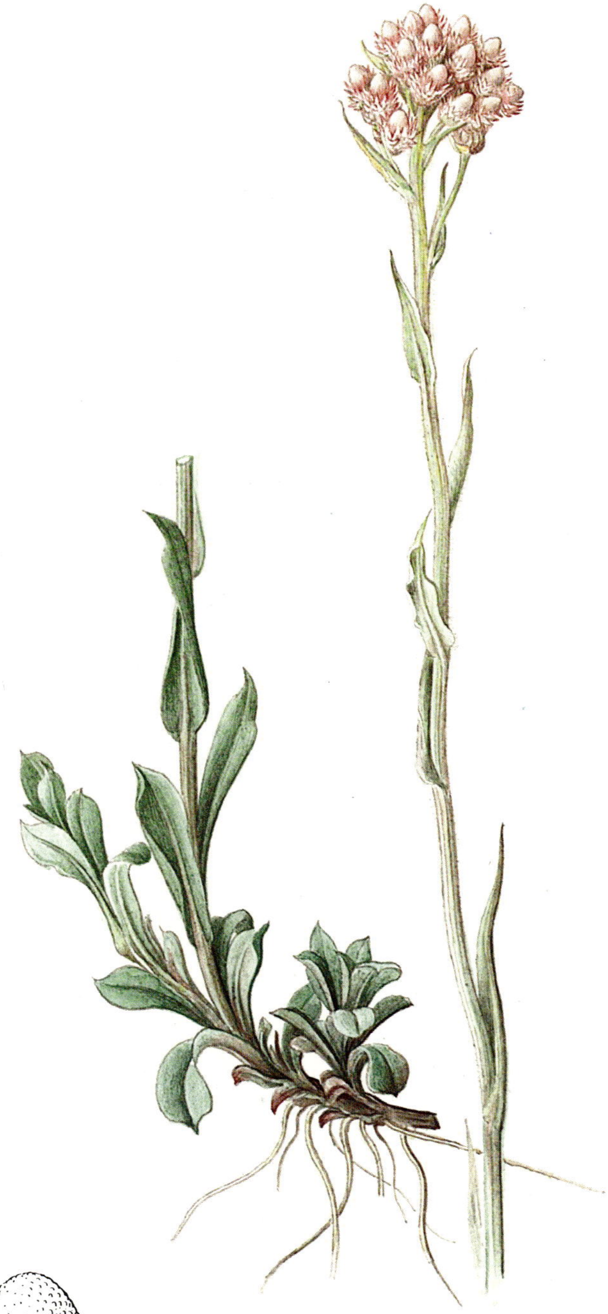

Ein ausdauerndes Kraut mit teppichartigem Wuchs, das sich mit wurzelschlagenden Ausläufern in der Umgebung ausbreitet. Die grundständigen Blätter sind spatelförmig, die Stengelblätter sind linealisch und liegen an den Stengeln an. Sie sind auf der Unterseite weiß filzig. Die Blütenkörbe bilden endständige Doldentrauben. Ein Teil der Pflanzen entwickelt nur violettliche Stempelblüten, der andere Teil besitzt weiße, zweigeschlechtliche Blüten. Die Früchte sind behaarte Achänen. Diese Pflanzenart wächst gewöhnlich auf sandigen Unterlagen an sonnigen Hängen, auf Rainen und Wiesen und in Wäldern. Sie nimmt ein ausgedehntes Areal in Mittel- und Nordeuropa ein, das bis nach Sibirien reicht.
Für Heilzwecke werden die Blütenkörbe (Flos pedis cati) mit kurzen Stielen vor der vollen Entfaltung der Blüten manuell gepflückt. Die farbigen Blütenkörbe sind wertvoller als die weißen. Sie werden von diesen gesondert gelagert und getrocknet. Das Trocknen erfolgt auf Hürden an gut belüfteten Stellen im Schatten. Die Droge riecht angenehm und schmeckt bitter. Sie enthält ätherische Öle, Bitterstoffe und organische Farbstoffe, wirkt stopfend und entschleimend und fördert die Ausscheidung von Gallenflüssigkeit. Sie wird als Tee bei der Heilung von Leiden der oberen Atemwege, bei Magen- und Darmkatarrhen und bei Gallenerkrankungen verwendet. Sie ist auch Bestandteil harntreibender Teemischungen.
Das Katzenpfötchen ist eine beliebte Steingartenblume, die an trockenen Stellen und an den Beeträndern gepflanzt wird.

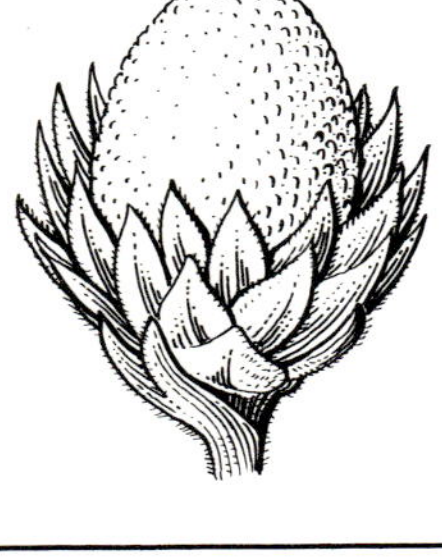

Blütezeit: Mai–Juli
Sammelzeit (Blütenkörbe): Mai
SCHUTZWÜRDIG

Schmetterlingsblütler
Leguminosae (Fabaceae)

Wundklee

Anthyllis vulneraria L.

Ein ausdauerndes Kraut mit einer Pfahlwurzel und einem aufrechten Stengel, der mit wechselständigen, unpaarig gefiederten Blättern bewachsen ist. In der unteren Rosette sind die Blätter nicht geteilt. Die gelben Blüten sind zu einem oder zu zwei endständigen Köpfchen zusammengeschlossen. Die Frucht ist eine Hülse. Die Pflanze ist fein behaart. Sie wächst zahlreich auf trockenen Hängen, Wiesen und Weiden, dort wo der Boden ausreichend kalkhaltig ist.

Für Heilzwecke sammelt man die Blütenköpfchen (Flos anthyllidis). Man pflückt sie zu Beginn der Blütezeit ohne Stiel. Ältere Köpfe werden nicht gesammelt, denn sie zerfallen und verfärben sich beim Trocknen braun. Die dürre Droge wird in geschlossenen Behältern und trocken gelagert. Sie enthält Gerbstoffe, Saponine, Schleim, Zucker und Farbstoffe und wirkt innerlich angewendet zusammenziehend, desinfizierend und leicht abführend. Für die Verbesserung des Stoffwechsels im Körper bereitet man aus 2 bis 3 Löffeln Droge und $\frac{1}{4}$ Liter Wasser einen Aufguß, der 15 Minuten ziehen muß und dann tagsüber getrunken wird. Für Umschläge, Bäder und Wundwaschungen, gegen Geschwürerkrankungen und Ekzeme und zum Gurgeln gegen Entzündungen von Mundhöhle, Zahnfleisch und Mandeln stellt man aus der doppelten Drogenmenge einen Auszug her.

Der Wundklee wurde in Gemischen mit Himbeer- und Erdbeerblättern und Schlehenblüten als Ersatz für echten Tee verwendet. Er ist gleichzeitig eine ausgezeichnete Honigpflanze.

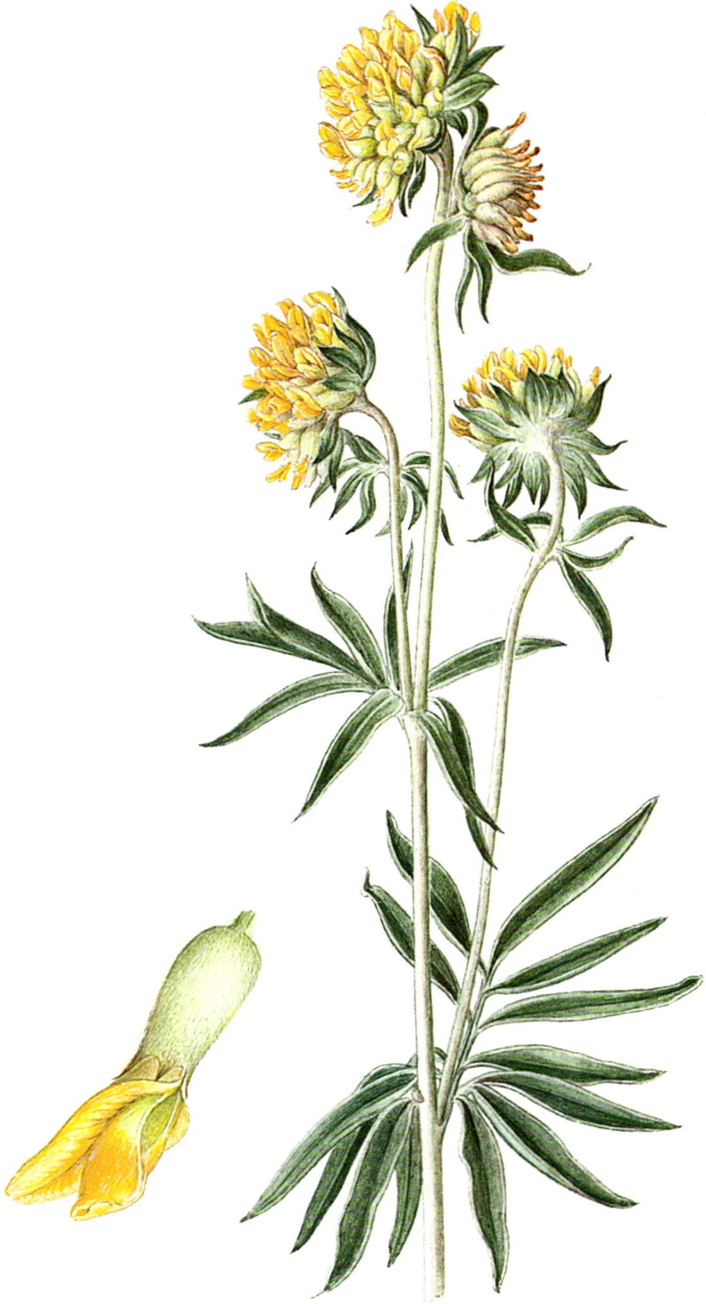

Blütezeit: Mai–Juli
Sammelzeit (Blütenköpfchen): Mai–Juni

Große Klette

Arctium lappa L.

Korbblütler
Compositae (Asteraceae)

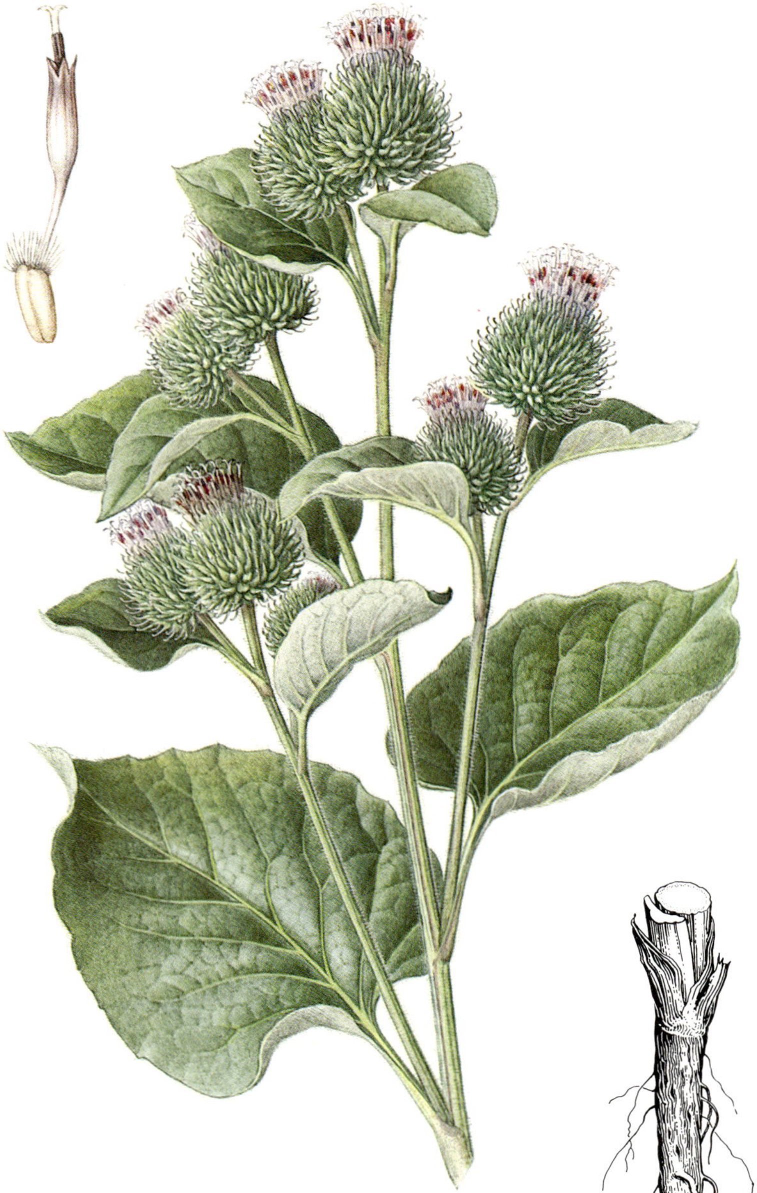

Eine zweijährige Pflanze mit einer braunen, spindelförmigen Wurzel. Sie bildet im ersten Jahr eine Rosette aus großen Blättern, im zweiten Jahr dann einen hohen, kantigen Stengel mit wechselständigen Blättern. Die kugeligen Blütenkörbe, die an der Spitze rotviolett sind und stachlige Deckblätter haben, bilden doldentraubige Blütenstände. Die Frucht ist eine Achäne. Diese Pflanze wächst an den Randbezirken menschlicher Siedlungen, auf Schuttplätzen, Halden und im Buschwerk. Die Klette wurde früher als harntreibendes Mittel, zur Blutreinigung und zur Heilung von Geschlechtskrankheiten verwendet.

Heute wird die Klette ihrer Wurzel (Radix bardanae) wegen in Feldkulturen gezüchtet. Die Wurzeln gewinnt man von einjährigen oder überwinternden Pflanzen, die nicht blühen dürfen. Die Wurzeln werden gründlich gesäubert und gewaschen, stärkere Wurzeln aufgeschnitten. Vor dem Trocknen werden sie in kochendes Wasser getaucht, was einen höheren Wirkstoffgehalt sichert. Das Dörren geschieht in Trockenanlagen bei Temperaturen bis zu 35 °C. Die Droge enthält Inulin, ätherische Öle, Schleim, Gerbstoffe, Phytonzide und eine Reihe anderer Stoffe. Sie ist in Teegemischen enthalten, die man bei der ergänzenden Behandlung der Zuckerkrankheit verwendet. Außerdem hat sie auch harn- und schweißtreibende Wirkung. Äußerlich kommt die Droge bei Hauterkrankungen zur Anwendung (Furunkulose, eitrige Ekzeme). Die Ölextrakte dienen auch heute noch als haarwuchsfördernde Mittel.

Ähnliche Heilwirkung finden wir auch bei der Filzklette *(A. tomentosum)* und der Kleinen Klette *(A. minus)*.

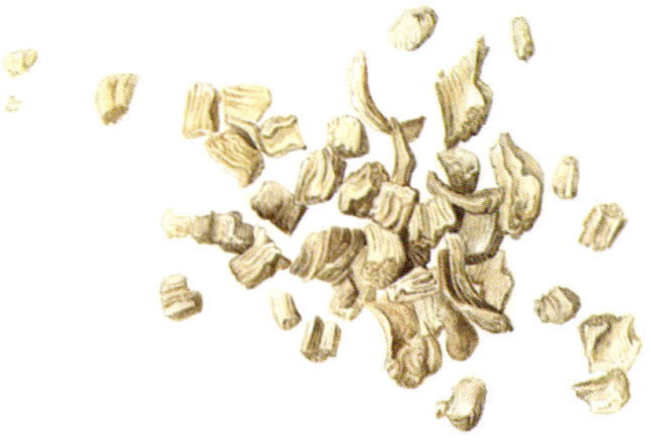

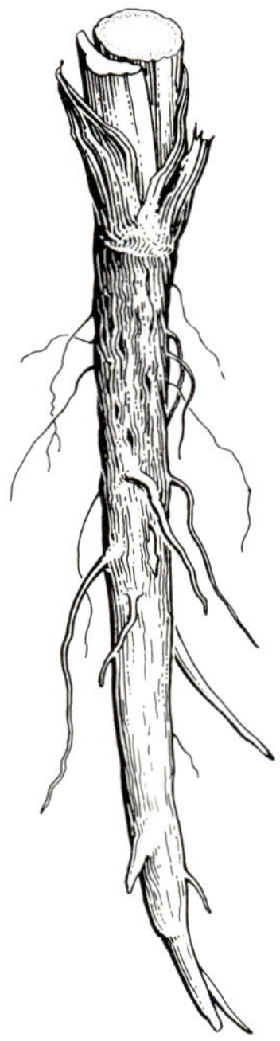

Blütezeit: Juli–September
Sammelzeit (Wurzeln):
März–April
September–Oktober

Korbblütler
Compositae (Asteraceae)

Filzklette

Arctium tomentosum Mill.

Ein zweijähriges Kraut mit spindelförmiger Wurzel und einem gerillten, verzweigten Stengel, der locker mit Blättern besetzt ist. Die übrigen großen Blätter bilden eine grundständige Rosette. Die violetten Blütenstände sind mit einer „Spinnwebe" umsponnen und in Doldentrauben angeordnet. Die Frucht ist eine Achäne. Diese Pflanze wächst häufig in gemäßigten Zonen, an verlassenen Standorten und auf Lager- und Schuttplätzen (eine Ruderalpflanze). Zu Heilzwecken wird sie genauso wie die Große Klette *(A. lappa)* schon seit Menschengedenken verwendet.
Wie bei der Großen Klette sammelt man die Wurzeln (Radix bardanae) junger, einjähriger oder überwinternder Pflanzen. Sie werden gründlich gesäubert, gewaschen, von Grünteilen befreit, längs aufgeschnitten und an einem gut gelüfteten Ort oder in einer Trockenanlage bei Temperaturen bis zu 35 °C getrocknet.
Die Wirkstoffe der Droge entsprechen denen der Großen Klette (Untersuchungen über Klettendrogen sind pharmazeutisch noch nicht abgeschlossen); sie werden zu den gleichen Zwecken verwendet. Als Ergänzungsmedikament gegen die Zuckerkrankheit (hoher Inulingehalt), als Badezusatz bei Geschwüren und Hautausschlägen und zur Massage der Kopfhaut. Zu Heilzwecken werden manchmal auch die frischen Blätter und Wurzeln oder nur der Saft aus den Wurzeln verwendet, was die Gallentätigkeit und die Harnausscheidung unterstützt und die Schweißbildung verstärkt. Die Detailbilder verdeutlichen den Unterschied zwischen den Blütenständen von *A. tomentosum* (links) und *A. lappa* (rechts).

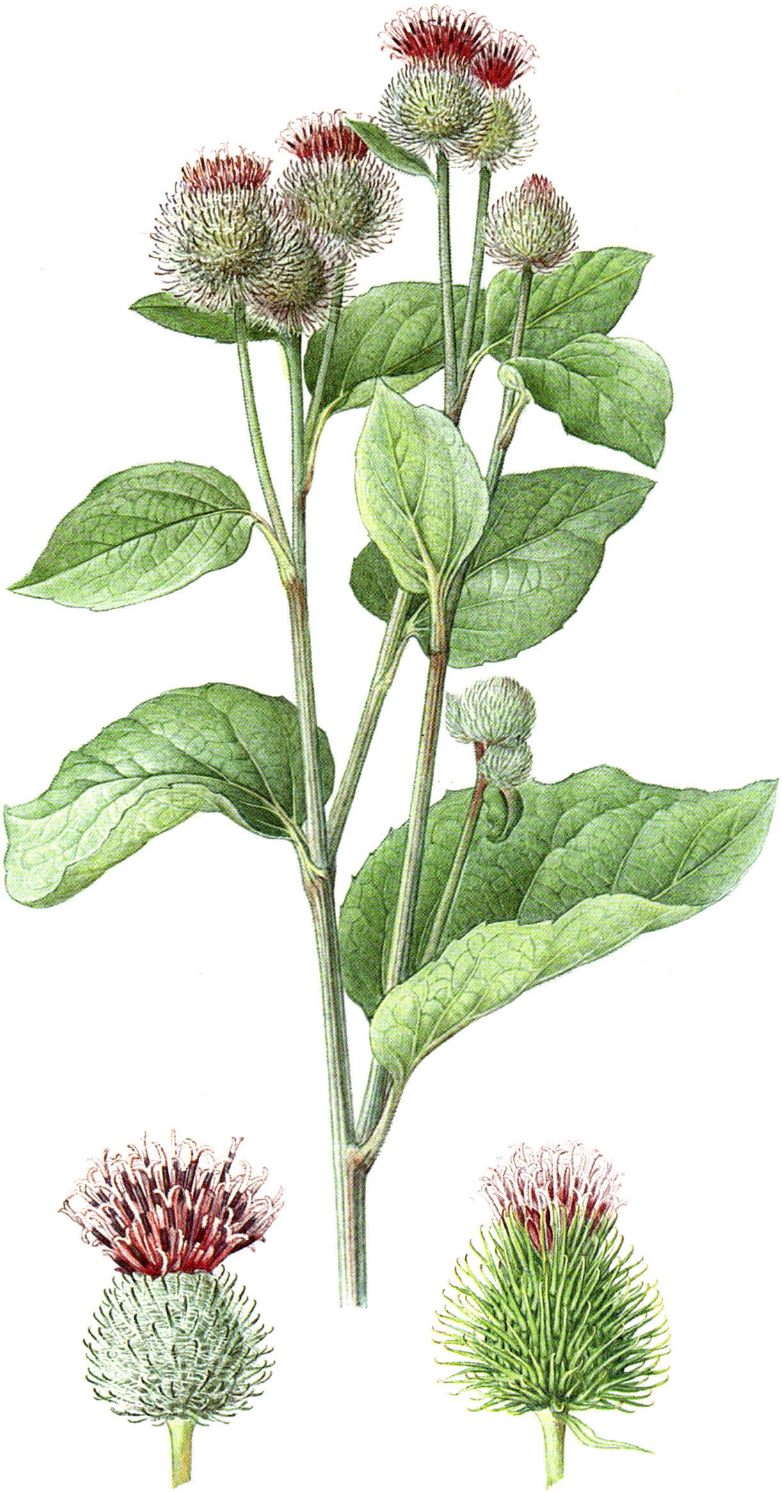

Blütezeit: Juli – September
Sammelzeit (Wurzeln):
September – Oktober
März – April

Echte Bärentraube

Erikagewächse
Ericaceae

Arctostaphylos uva-ursi (L.) Spreng. (Syn.: *Arbutus uva-ursi* L.)

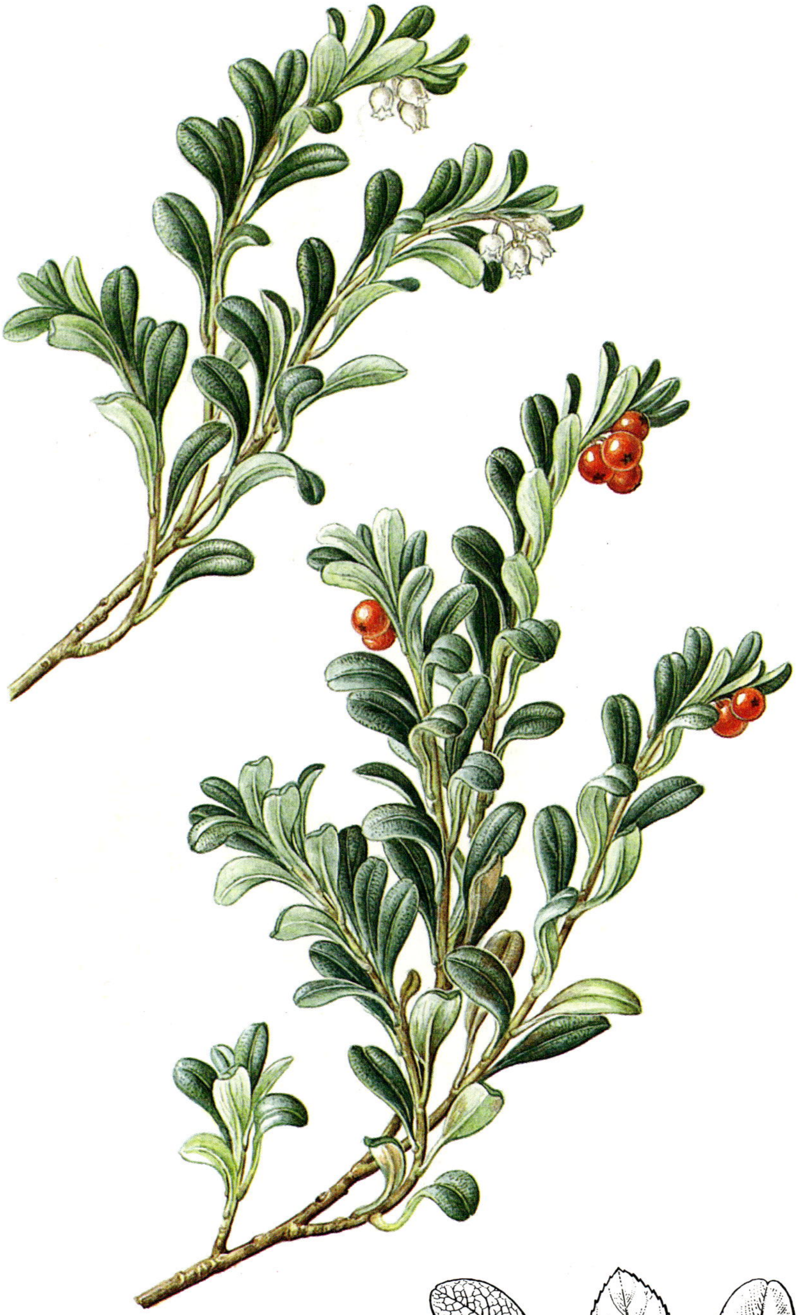

Ein niedriger, kriechender Strauch mit Ästen, die dicht mit ovalen, ledrigen Blättern besetzt sind; die Blätter fallen im Winter nicht ab. Die kleinen, weißen oder rosafarbenen Blüten sind zu schütteren Trauben zusammengefaßt. Ferner weist die Bärentraube rote Steinfrüchte auf, die bis zu fünf Samen enthalten. Sie wächst in lichten Bergwäldern, auf Kahlschlägen und im Gesteinschutt, sofern die Unterlage genügend sauren Humus und Wasser aufweist. In manchen Ländern ist die Pflanze geschützt. Die nordischen Völker hielten sie schon von alters her für ein Heilkraut. Diese Kenntnis hat dann die gesamte europäische Heilpraxis übernommen.
Gesammelt werden die Blätter (Folium uvae-ursi), die man im Frühling sehr sparsam pflückt (nur von einigen Zweigen, damit die Pflanze nicht eingeht) und dann schnell in der Sonne oder in einer Darranlage bei Temperaturen bis zu 55 °C trocknet. Die Droge enthält bis 12 % Glykoside, Arbutin und Methylarbutin, 10 % Gerbstoffe, organische Säuren und andere Substanzen. Sie wird erfolgreich gegen entzündliche Erkrankungen der Harnwege, gegen Harngrieß, Blasensteine und verschiedene Infektionen der Nieren angewendet. Sie darf jedoch nur eingesetzt werden, wenn der aufbereitete Harn basisch reagiert. Bei längerer Anwendung kann die Droge Verstopfungen verursachen. Die unten plazierte Federzeichnung vergleicht die Blätter von *A. uva-ursi, Vaccinium myrtillus* und *V. vitis-idaea* (von links nach rechts).

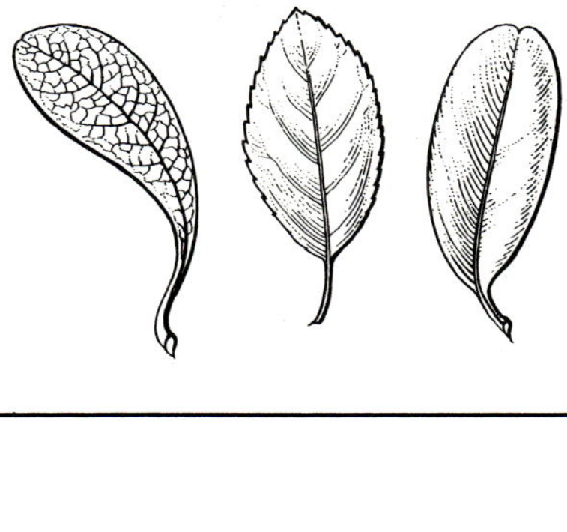

Blütezeit: April–Mai
Sammelzeit (Blätter): April–Juni
BESONDERS SCHUTZWÜRDIG

Osterluzei

† *Aristolochia clematitis* L.

Ein ausdauerndes Gewächs mit einem unterirdischen, kriechenden Wurzelstock und einem hohen, aufrechten Stengel, der wechselständig mit herzförmigen Blättern bewachsen ist. Aus den Blattachseln wachsen gelbe, röhrenförmig verlängerte Blüten. Die Frucht ist eine Kapsel. Osterluzei wächst in den wärmeren Gebieten Europas und Asiens, in lockeren Wäldern und oft als Unkraut an den Rändern von Feldern und Weingärten. **Die ganze Pflanze ist giftig.**

Für Heilzwecke wird der oberirdische Sproß, also das Kraut (Herba aristolochiae), gesammelt. Man schneidet zur Zeit der Vollblüte die oberen Stengelteile ab und trocknet das Material auf Ständern, im Schatten oder in einem trockenen Luftstrom bei Temperaturen bis zu 40 °C. Die Droge enthält Aristolochiasäure, ätherisches Öl, Gerbstoffe, Farbstoffe und das Alkaloid Aristolochin. Sie wirkt krampflösend und mildert die Schmerzen bei Herz-, Magen-, Darmbeschwerden sowie Erkrankungen der Atmungsorgane. Man verwendet sie bei der Heilung von Gefäßkrankheiten und Thrombose. Äußerlich eingesetzt unterstützt die Droge die Bildung von Granulationsgewebe, und der Absud wird erfolgreich bei der Behandlung von Wunden, Geschwüren, Ekzemen und Ausschlägen verwendet. Größere Dosen verursachen jedoch Durchfälle, verstärkte innere Blutungen, Fehlgeburten und Dauerschäden an Nieren und Leber. **Die Gaben werden also ausschließlich vom Arzt bemessen.**

In der Veterinärmedizin werden Medikamente mit Osterluzeipräparaten vor allem bei Pferden zur Behandlung von Wunden verwendet.

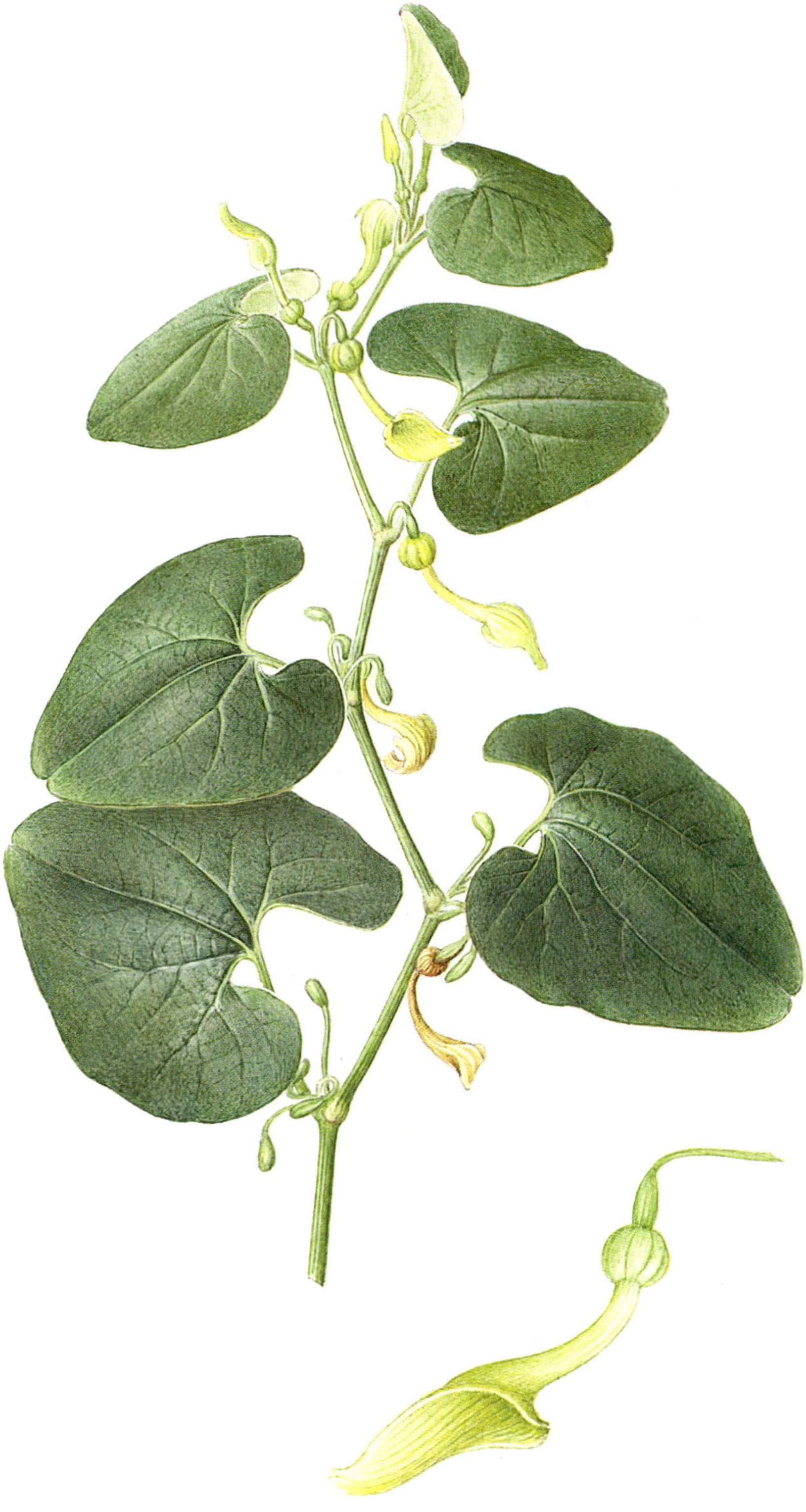

Blütezeit: Mai–Juli
Sammelzeit (Kraut): Mai–Juni

Meerrettich

Kreuzblütler
Cruciferae (Brassicaceae)

Armoracia rusticana Ph. Gärtn., B. Mey. et Scherb. (Syn.: *Armoracia lapathifolia* Gilib.; *Cochlearia armoracia* L.)

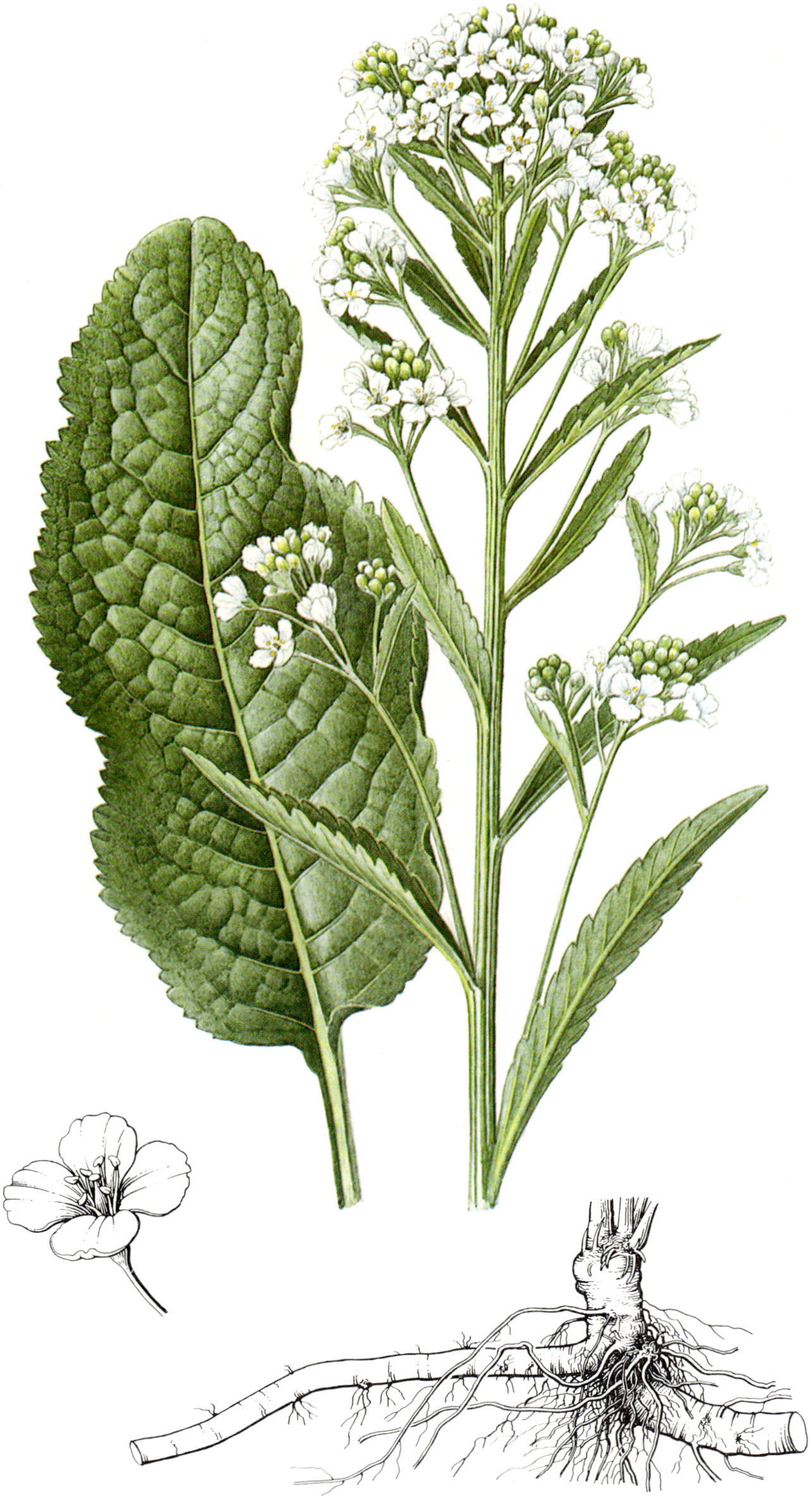

Ein ausdauerndes Kraut mit einer langen, zylindrischen Wurzel, spatelförmigen Blättern und einem hohen Stengel, der mit einer zusammengesetzten Rispe weißer Blüten abschließt. Die Früchte sind ovale Schoten. Meerrettich stammt aus Südosteuropa, von wo aus er sich während des Mittelalters in die übrigen Länder verbreitete. Er wird als Wurzelgemüse in Garten- und Feldkulturen gezüchtet. Die Meerrettichpflanzungen werden auf leichten, durchlässigen Böden angelegt. Pflanzgut sind dünne Meerrettichwurzeln, die während des Sommers heranwachsen und im Herbst oder im Frühling ausgeackert werden.

In der Heilpraxis und Feinkostzubereitung verwendet man fast ausschließlich die frischen Wurzeln (Radix armoraciae rusticanae recens); sie können auch gerieben oder geschnitten konserviert und getrocknet werden. Der Hauptwirkstoff ist Senföl, weiterhin enthält er Vitamin C, Aminosäuren und Phytonzide. Zu gekochtem Fleisch servierter Meerrettich regt die Magen- und Darmtätigkeit an. Die in der Pflanze enthaltenen bakteriziden Stoffe (Phytonzide) schränken die Tätigkeit schädlicher Mikroorganismen im Verdauungsapparat ein und wirken auch gegen Virusinfektionen, wie Grippe und Schnupfen. Meerrettich unterstützt die Lösung von Schleim und erleichtert das Abhusten. Er fördert auch die Harnausscheidung. Geriebener Meerrettich wird im Verhältnis 1 : 5 : 1 mit Mehl und Talg vermischt als bekanntes Zugpflaster gegen rheumatische Schmerzen verwendet. Wird dieses Pflaster jedoch oft an der gleichen Stelle aufgelegt, kann es Ausschläge hervorrufen.

Blütezeit: Mai–Juli
Sammelzeit (Wurzeln):
September–November
März–Mai

Korbblütler
Compositae (Asteraceae)

Arnika, Bergwohlverleih

Arnica montana L.

Ein ausdauerndes Kraut mit einem unterirdischen Wurzelstock und einem aufrechten, drüsigen und verzweigten Stengel, der mit einem Korb gelber Blüten abschließt. Die Blätter der grundständigen Rosette sind eiförmig und an den Boden angedrückt. Die Stengelblätter sind lanzenförmig, gegenständig und ansitzend. Sie wachsen an den Verzweigungsstellen. Arnika ist in den Gebirgen Europas und Nordamerikas verbreitet und in vielen Ländern gesetzlich geschützt.
Meistens sammelt man die Blüten (Flos arnicae), weniger oft auch die Wurzelstöcke (Radix arnicae). Pharmazeutische Bedeutung hat die ganze Pflanze. Die Blüten werden ohne Deckblätter und Blütenboden gepflückt. Man verwendet also nur die Zungen- und Röhrenblüten. Die Wurzelstöcke werden nach dem Ausgraben gesäubert und schnell getrocknet. Die Blütenkörbe enthalten Spuren von ätherischen Ölen, Karotinoide, den Bitterstoff Arnizin, das Saponin Arnidiol u. a. Der Wurzelstock enthält Gerbstoffe, bis 6,3 % ätherisches Öl und Harze. Beide Drogen wirken anregend und reizen die Magen- und Darmschleimhäute und die Nieren. Arnika hat, wenn vom Arzt richtig dosiert, auf Blutkreislauf und die Herztätigkeit günstigen Einfluß. Am häufigsten wird der Spiritusextrakt, die Tinktur, verwendet. Sie war sehr beliebt bei der Behandlung von Wunden als Desinfiziens und als Mittel, das die Heilung an den verletzten Stellen fördert. Absud und Auszüge werden in Gurgelmitteln, Bädern und Umschlägen benutzt.

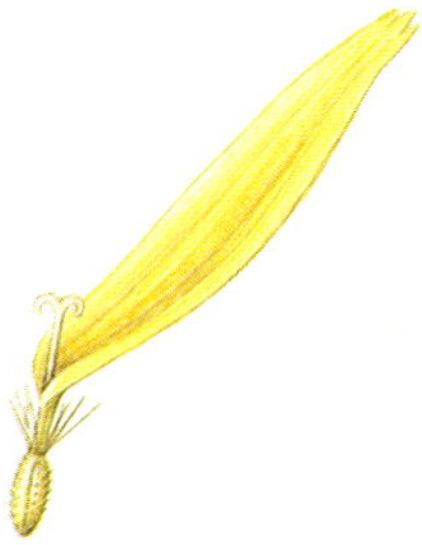

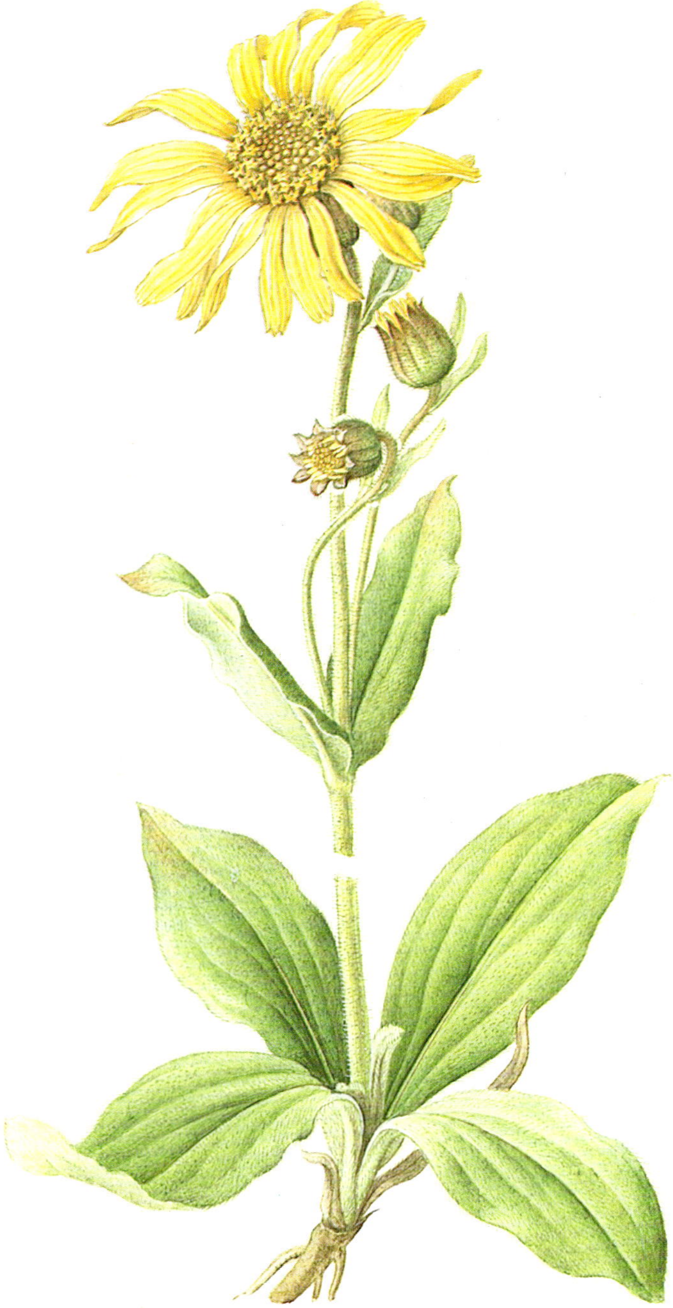

Blütezeit: Juni–Juli
Sammelzeit (Blüten): Juni–Juli
(Wurzelstöcke): September– Oktober
(Blätter): Juni–Juli
(Kraut): Juni–Juli
SCHUTZWÜRDIG

Eberraute, Eberreis, Stabwurz

Korbblütler
Compositae (Asteraceae)

Artemisia abrotanum L.

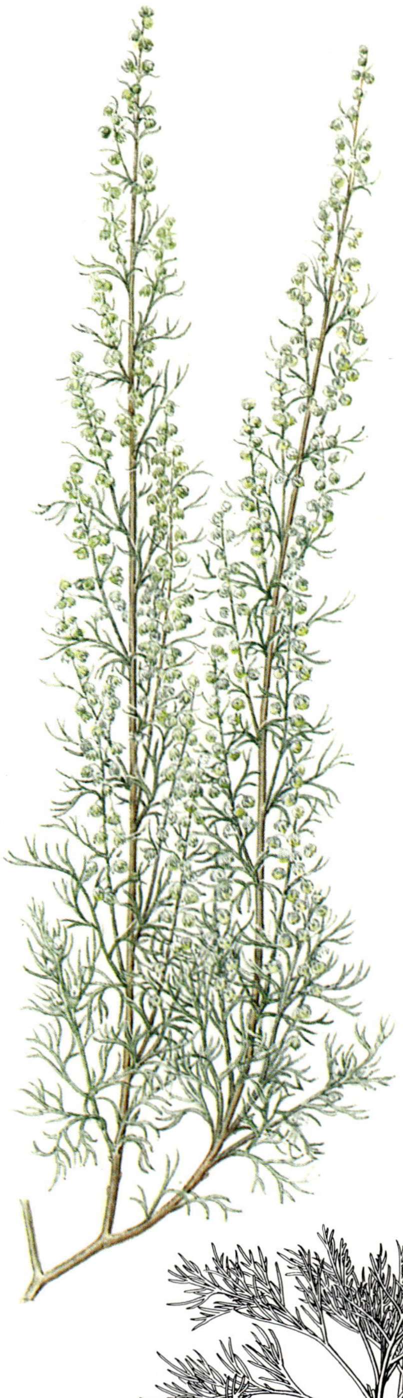

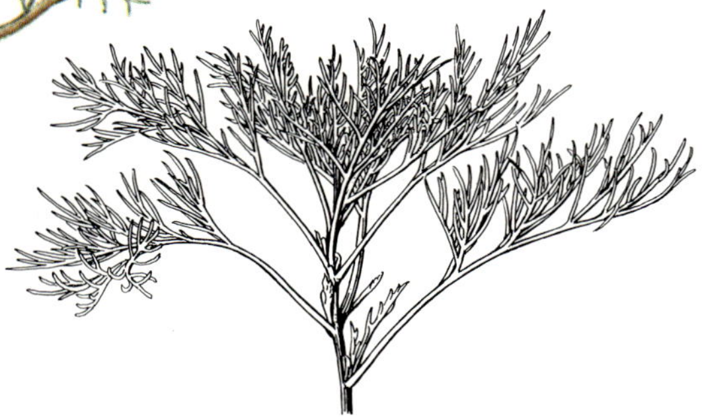

Ein Halbstrauch mit krautigen Zweigen, die dicht mit gegliederten, linealischen Blättern bewachsen sind. An der Stengelspitze wachsen aus den Blattachseln gelbe Blütenkörbe hervor. Die Frucht ist eine Achäne. In den nördlicheren Gebieten blüht diese Beifußart jedoch nur selten und bildet kaum Samen aus. Sie ist ursprünglich in Asien beheimatet und hat sich durch Züchtungen über Europa und Amerika verbreitet. Die ganze Pflanze duftet angenehm und wird deshalb zur Luftverbesserung von Innenräumen und als Abwehrmittel gegen Kleidermotten verwendet.

Für Heilzwecke wird der oberirdische Sproß, das Kraut (Herba abrotani), gesammelt. Man schneidet die krautigen Triebe bei schönem, trockenem Wetter, breitet sie zum Trocknen auf Hürden an einer schattigen Stelle, getrennt von anderen Drogen, aus. Die trockene Droge wird in geschlossenen Behältern dunkel gelagert. Sie enthält ätherische Öle, Bitter- und Gerbstoffe sowie Alkaloide. In der Volksheilkunde wird sie bei Verdauungsstörungen, zur Appetitanregung, gegen Blähungen, Durchfälle und Darmparasiten verwendet. Sie wirkt auch schweiß- und harntreibend. Man bereitet von zwei Teelöffeln der Droge je Tasse Wasser einen Aufguß, von dem man täglich zwei bis drei Tassen trinkt. Aus dem Absud bereitet man Bäder und Umschläge zur Heilung von Erfrierungen und Wunden.

Die Eberraute wird auch als Gewürz bei der Zubereitung von Fleisch verwendet. Große Mengen werden bei der Herstellung von Likören und Parfüms verarbeitet.

Blütezeit: August–September
Sammelzeit (Kraut): Juli–August

Korbblütler
Compositae (Asteraceae)

Wermut

Artemisia absinthium L.

Ein ausdauerndes Kraut von buschigem Wuchs, mit aufrechten Stengeln, die wechselständig mit fiedrig gegliederten Blättern bewachsen sind. Die ganze Pflanze ist mit silbrig filzigen Borsten besetzt. Die Stengel schließen mit Rispen aus kugeligen, gelben Korbblüten ab. Die Früchte sind Achänen. Wermut wächst in Europa, Asien und Afrika als Unkraut an trockenen Stellen auf grasigen Flächen. Schon seit der Antike wird er zur Heilung von Magenbeschwerden verwendet. Gesammelt wird der oberirdische Sproß, das Kraut (Herba absinthii), wobei man die oberen 30 cm des Stengels abmäht. Gleichzeitig werden die Blätter der grundständigen Rosette und des Stengelrests gepflückt. Der Grundwirkstoff ist ätherisches Öl; weiter finden wir in der Pflanze Bitterstoffe, organische Säuren und Gerbstoffe. Die Droge schmeckt stark bitter. Sie wird entweder rein oder in Gemischen zur Appetitanregung, zur Unterstützung der Magensaftbildung und Gallensekretion, gegen Darmkoliken und auch gegen Darmparasiten eingenommen. Man bereitet von 1 bis 2 kleinen Löffeln geschnittener Droge je Tasse Wasser einen Aufguß oder nimmt das Mittel dreimal täglich als Pulver in Gaben von je 1 g ein. Der Absud des Wermuts wird als Gurgelmittel und für Umschläge auf Prellungen verwendet. Aus dem frischen Kraut gewinnt man ätherisches Öl, das Bestandteil von Tinkturen gegen Krämpfe ist. Bei länger anhaltendem Genuß vor allem alkoholischer Getränke mit Wermut (Französischer Absinth) entwickelt sich ein Gewohnheitszwang, der zu Krämpfen, Bewußtlosigkeit und Störungen des Intellekts führt.

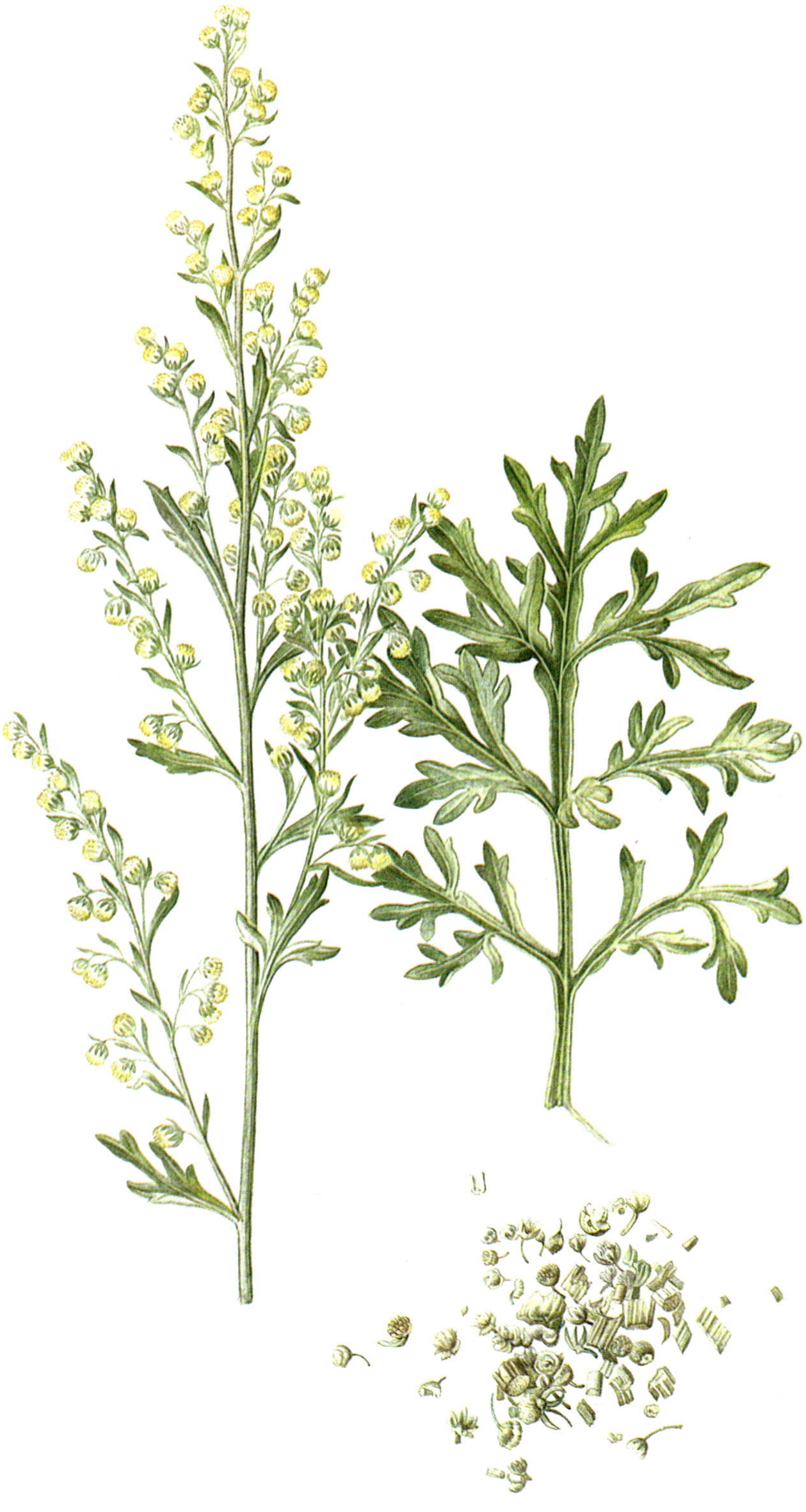

Blütezeit: August–September
Sammelzeit (Kraut): Juli–September

Estragon

Artemisia dracunculus L.

Korbblütler
Compositae (Asteraceae)

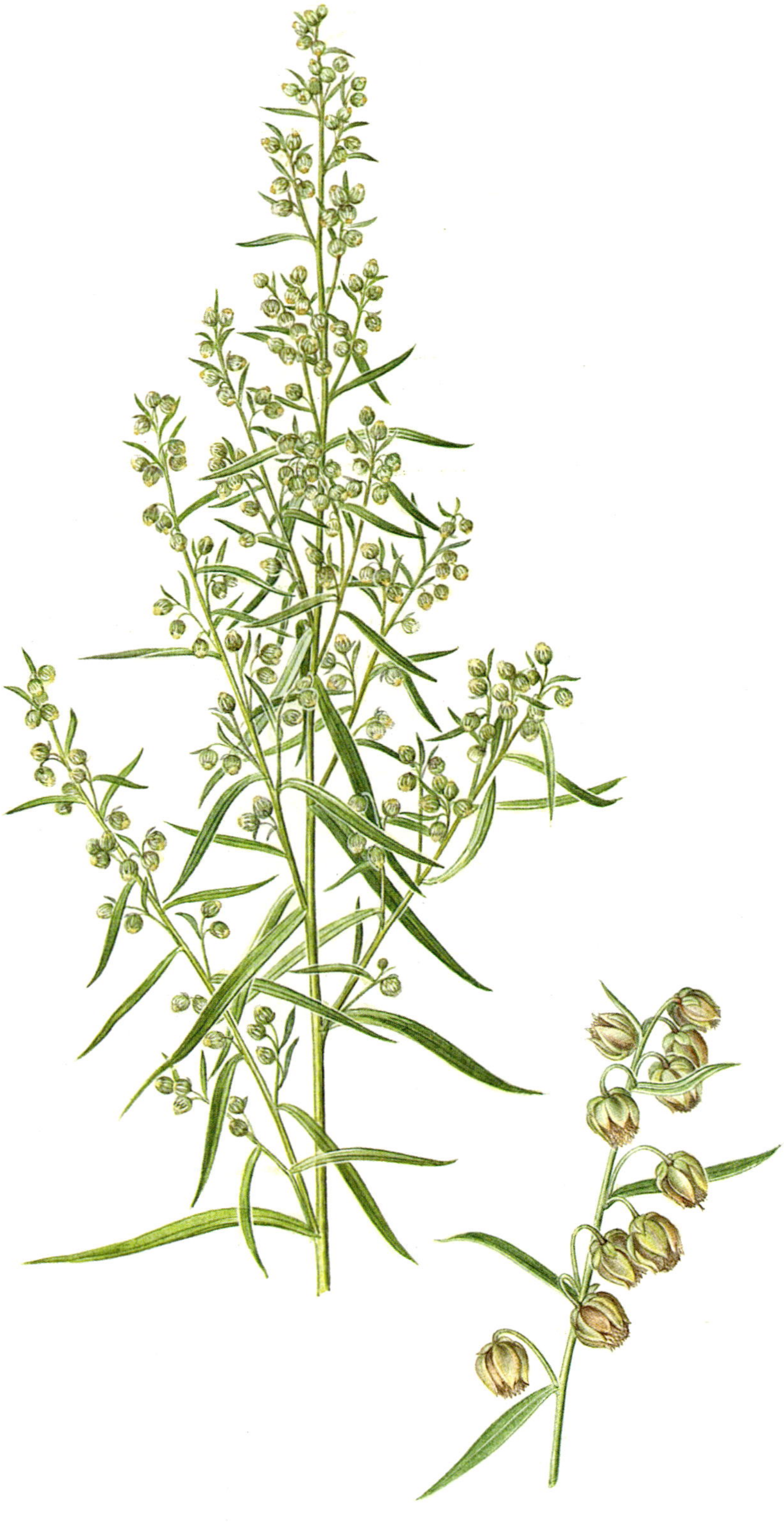

Eine ausdauernde Pflanze mit unterirdischen Wurzelstöcken, aus denen aufrechte Stengel hervorwachsen, die mit wechselständigen, linealischen Blättern besetzt sind. Die Stengel schließen mit Rispen aus gelben, kugelförmigen Korbblüten ab. Die Früchte sind Achänen, die unter mitteleuropäischen Bedingungen nur selten ausreifen. Diese Pflanze, die über ein großes Areal von Osteuropa über Sibirien, die Mongolei und China bis nach Nordamerika verbreitet ist, wird in mehreren Kulturformen als Gewürzgemüse gezüchtet. Im Mittelalter verwendete man die Droge gegen die Pest.

Für Heilzwecke wird der oberirdische Sproß, das Kraut (Herba dracunculi), gesammelt. Es wird bei sonnigem, warmem Wetter manuell gemäht. Die Spitzen der Stengel werden zu Garben zusammengebunden und gleich an einer schattigen und gut durchlüfteten Stelle bei Temperaturen bis zu 35 °C getrocknet. Der Hauptwirkstoff der Droge ist ein ätherisches Öl, weiterhin kommen Bitter- und Gerbstoffe in ihr vor. Die Droge wird als Tee oder in Pulverform zur Appetitförderung, zur Unterstützung der Magensaftbildung und der Verdauung, zur Anregung des Stoffwechsels im Körper und zur Stärkung des Organismus angewendet. Ähnliche Wirkung weist auch das ätherische Öl auf, das aus frischen Pflanzen destilliert wird. Gegen Sklerose und Gefäßschäden wird empfohlen, frische Blätter zu kauen und Gesundheitswein mit dieser Droge zu trinken.

Estragon ist auch ein bedeutender Rohstoff für die Konserven-, Lebensmittel- und Parfümindustrie und ein aromatisches Küchengewürz.

Blütezeit: Juli – September
Sammelzeit (Kraut): Juli – August

Korbblütler
Compositae (Asteraceae)

Beifuß

Artemisia vulgaris L.

Eine ausdauernde, buschig wachsende Pflanze mit einem kantigen, rotgefärbten Stengel, der mit wechselständigen, gliedrig geteilten Blättern besetzt ist. Die Blätter sind auf der Unterseite filzig grau. Aus den Blattachseln im oberen Teil des rispenartig verzweigten Stengels wachsen gelbliche Korbblüten hervor. Die Früchte sind Achänen. Echter Beifuß wächst als Unkraut in der gesamten gemäßigten Zone in Gärten, auf Schuttplätzen und Rasenflächen. Er gehörte zu den ältesten Heilpflanzen.

Für Heilzwecke sammelt man das blühende Kraut (Herba artemisiae vulgaris). Es wird genauso wie bei den anderen Beifußarten getrocknet. Die Droge enthält ätherisches Öl mit den Hauptbestandteilen Zineol und Thujon, weiterhin Gerb- und Bitterstoffe und wird wie die anderen Beifußarten als Amarum, Aromatikum, Stomachikum, Digestivum und Choleretikum verwendet. Die Wirkung ist jedoch etwas schwächer. Man bereitet aus heißem Wasser und einem kleinen Löffel der Droge einen Aufguß, läßt diesen 10 Minuten ziehen und trinkt dann 2 bis 3 mal täglich davon. In der Volksheilkunde verwendet man Beifuß bei Nervenschäden, bei Schlaflosigkeit und zur Heilung von Frauenleiden. Das ätherische Öl, das aus dem frischen Kraut extrahiert wird, unterstützt die Lösung von Schleim, desinfiziert den Verdauungsapparat und vertreibt Darmparasiten. Bei der Dosierung und der Festlegung der Anwendungsdauer muß darauf geachtet werden, daß die Droge giftiges Thujon enthält.

Als Gewürz kommt Beifuß bei der Zubereitung von Rind-, Hammel- und Geflügelfleisch und der Aromatisierung von Fett zur Geltung.

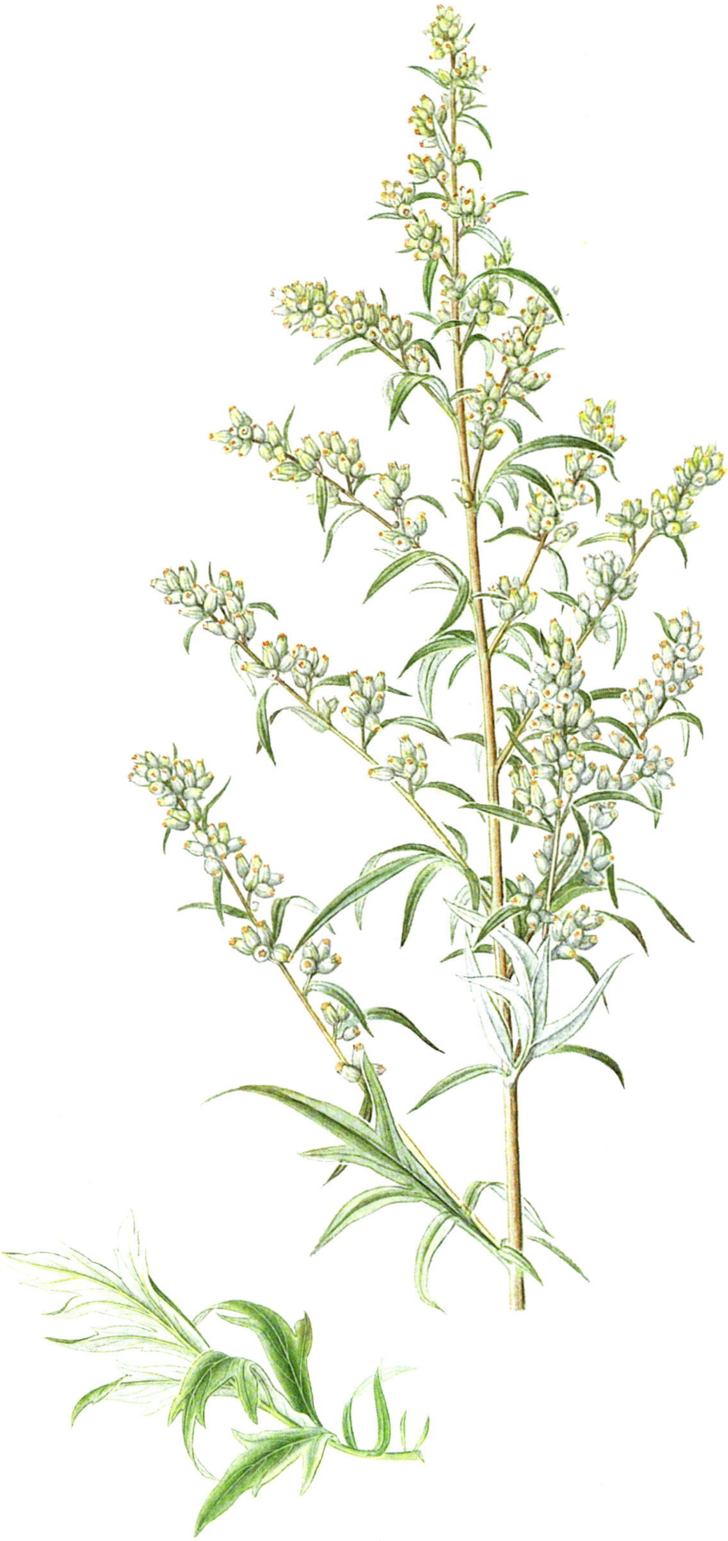

Blütezeit: Juli–September
Sammelzeit (Kraut): Juli–September

Aronstab

† *Arum maculatum* L.

Aronstabgewächse
Araceae

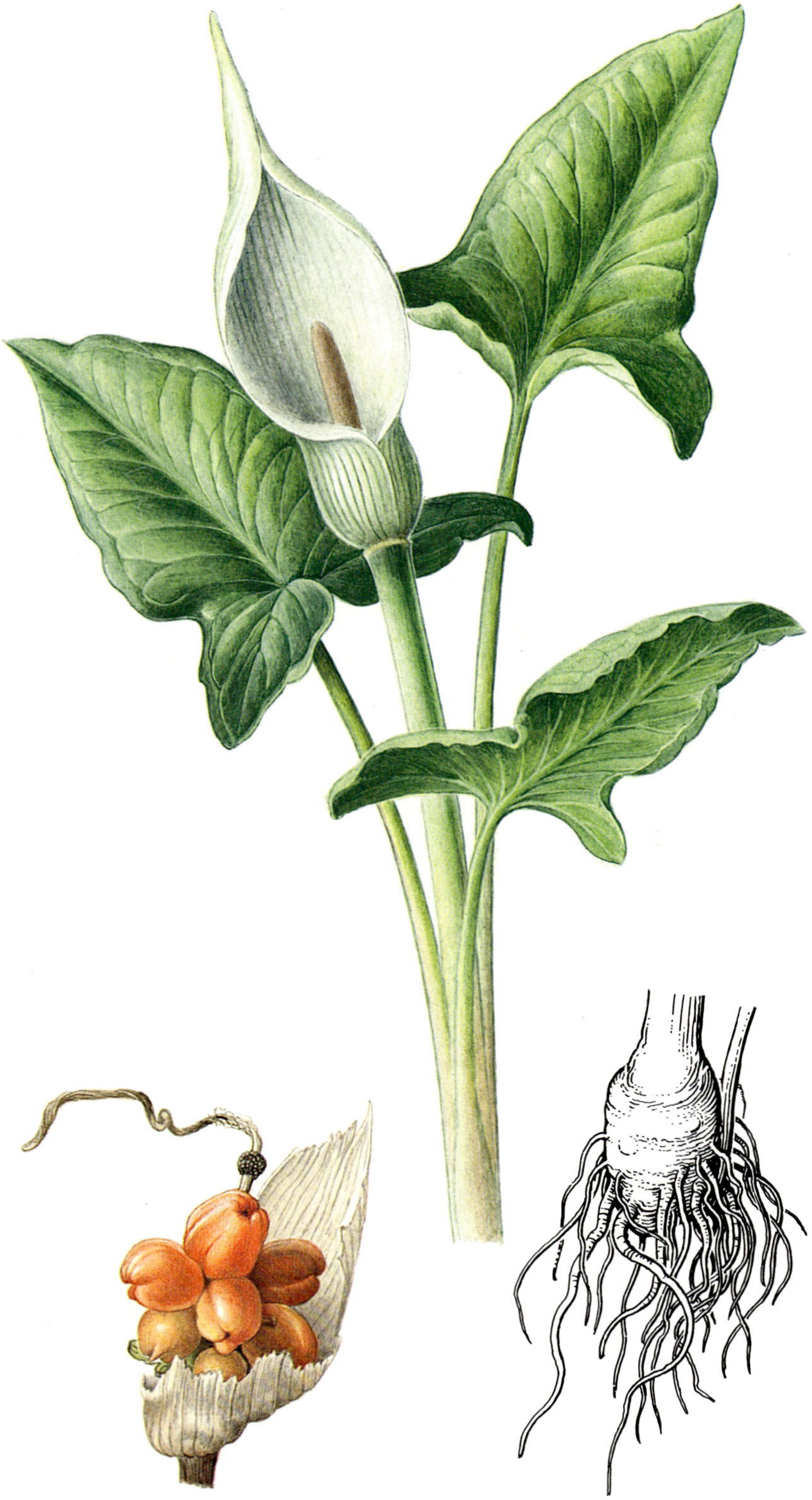

Ein ausdauerndes Kraut mit einem unterirdischen, knolligen Wurzelstock, aus dem gestielte, pfeilförmige, manchmal braungefleckte Blätter hervorwachsen. Zwischen diesen entspringt der Blütenstand, der mit einer tütenförmigen Blütenscheide abschließt. Diese bedeckt den eigentlichen Blütenstand, den Kolben. Dieser Kolben enthält im unteren Bereich die weiblichen Blüten, im oberen die männlichen; er riecht unangenehm und lockt damit die bestäubenden Insekten an. Die Früchte sind rote Beeren (Bild unten links). **Die ganze Pflanze ist giftig,** durch Wärmeeinwirkung verliert sich diese Eigenschaft jedoch. Der Aronstab ist in Süd- und Mitteleuropa verbreitet und wächst verstreut in feuchten Auwäldern, im Buschwerk von Niederungen bis in die Berge. In der Vergangenheit wurde der Aronstab als Kult- und Zauberpflanze angesehen und auch dem Brotmehl zugefügt.

Für Heilzwecke werden die Wurzelstöcke gesammelt (Rhizoma ari). Sie werden nach dem Ausgraben gründlich gewaschen, geschält, halbiert und dann auf Hürden getrocknet oder an Schnüren aufgehängt. Die Droge enthält das giftige Glykosid Aronin, Saponin, Stärke und Kalziumoxalat, das den brennenden Geschmack verursacht. Sie wird heute nur noch wenig verwendet (sie ist obsolet). In der mittelalterlichen Medizin spielte sie eher eine Rolle; die Droge wurde in Pulverform (zusammen mit Kalmus, Bibernelle, Zimt, Beifuß, Wacholderholz und Zucker) zur Linderung von Magenbeschwerden vor dem Essen (eine Messerspitze) verabreicht.

Blütezeit: April–Mai
Sammelzeit (Wurzelstöcke): März

Osterluzeigewächse
Aristolochiaceae

Haselwurz

† *Asarum europaeum* L.

Ein ausdauerndes, niedriges, kriechendes Kraut mit dunkelgrünen, glänzenden Blättern, die auch während des Winters an der Pflanze verbleiben. Es bildet einen unterirdischen, verzweigten Wurzelstock, aus dem ein behaarter Stengel hervorwächst, der die gestielten Blätter und kurzstielige, glockenförmige, braunviolette Blüten trägt. Die Frucht ist eine Kapsel. Die ganze Pflanze duftet nach Kampfer. Haselwurz wächst im Unterholz der europäischen Haine und Buschwerke und gehörte im alten Griechenland zu den berühmten Heilkräutern. Sie wurde zur Heilung von Nierenbeschwerden und zur Weinherstellung verwendet.

Für Heilzwecke sammelt man den Wurzelstock (Rhizoma asari), manchmal auch zusammen mit den Blättern. Das Sammeln erfolgt manuell und soll sehr schonend vorgenommen werden, da die Haselwurz in vielen Ländern zu den geschützten oder gefährdeten Pflanzen gehört. Das Material wird gereinigt und in einer dünnen Schicht bei Temperaturen bis zu 35 °C getrocknet. Der Wurzelstock enthält ätherisches Öl, Stärke, Harze und bakterizide Stoffe. Die Droge schmeckt bitter. Man nutzt ihre emetische (Brechreiz verursachen), abführende und harntreibende Wirkung. Sie wird bei Krankheiten der Nieren, Harnwege, Leber und bei Entzündungen der Atemwege eingesetzt. In der Volksheilkunde wird sie als Bestandteil von Entwöhnungskuren bei der Behandlung des Alkoholismus verwendet. **Die ganze Pflanze und auch die Droge ist giftig.** Bei stärkeren Dosen tritt in der Beckengegend Blutandrang auf, was besonders für schwangere Frauen gefährlich ist.

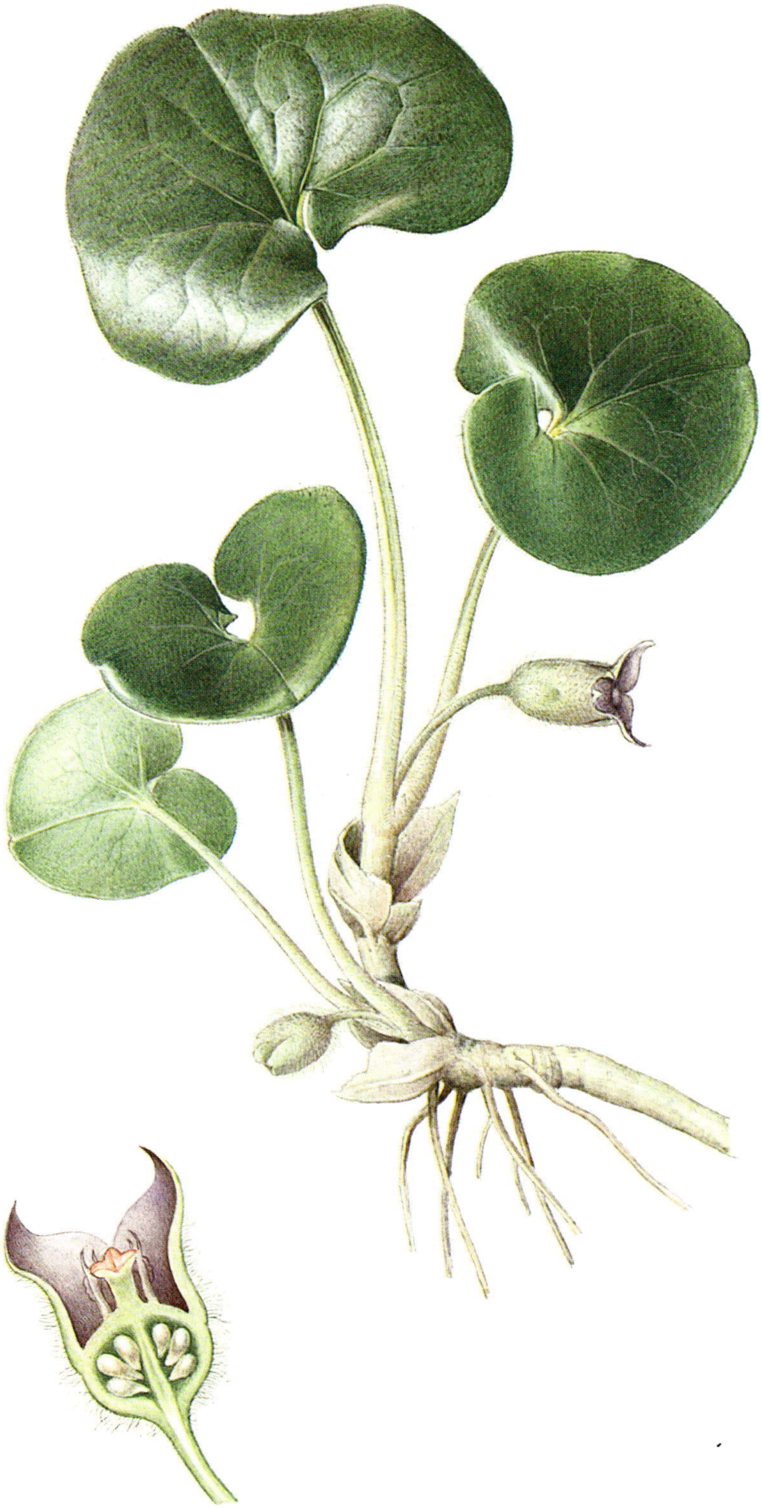

Blütezeit: April–Mai
Sammelzeit (Wurzelstöcke): August–September
(Wurzelstöcke mit Blättern): August

Große Sterndolde

Doldengewächse
Umbelliferae (Apiaceae)

† *Astrantia major* L.

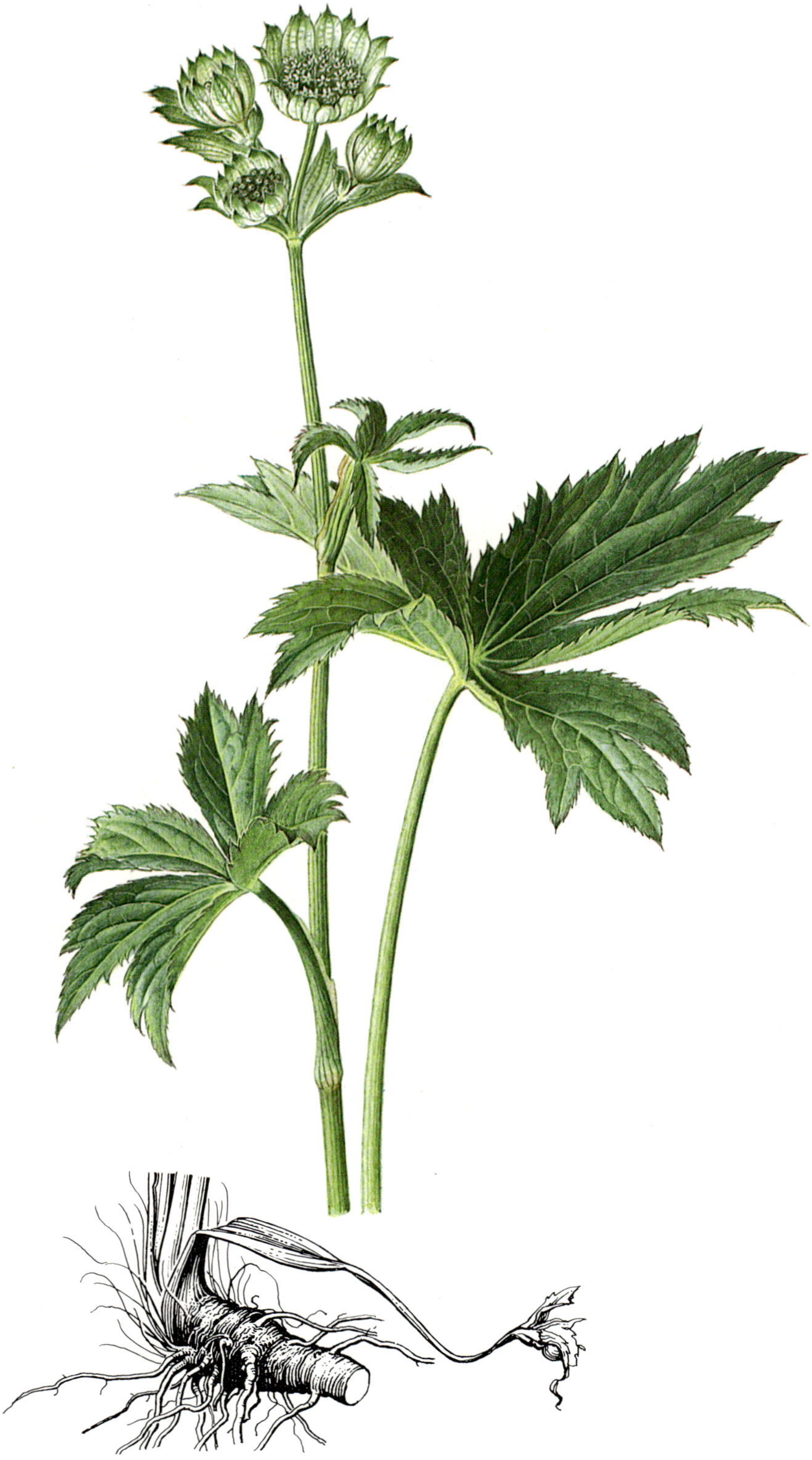

Ein ausdauerndes Kraut mit einem schwarzen, holzigen Wurzelstock und einem aufrechten, schwach verzweigten Stengel, der mit einfachen Dolden aus weißen Blüten abschließt. Die Dolden sind mit einer hautähnlichen weißen oder rötlichen Hülle bedeckt. Die Blätter der grundständigen Rosette sind lang gestielt, handförmig gegliedert und gezähnt. Die Frucht ist eine Achäne mit einem kammartigen Kiel. Die Große Sterndolde, die ihren Ursprung in Europa hat, wächst verstreut in lichten Wäldern, in Dickichten, an Wasserläufen und auf feuchten Wiesen. Für Heilzwecke sammelt man die Wurzelstöcke (Radix astrantiae) und das Krautwerk (Herba astrantiae). Die Wurzelstöcke werden gründlich gereinigt, von Grünteilen und Würzelchen befreit und im Schatten getrocknet. In einer Trockenanlage soll die Temperatur 40 °C nicht übersteigen. Das Krautwerk wird zur Zeit der vollen Blüte und bei sonnigem, warmem Wetter geerntet und dann unter den gleichen Bedingungen wie die Wurzelstöcke getrocknet. Die Droge duftet aromatisch. Der Hauptwirkstoff ist ein ätherisches Öl, das günstig auf die Abscheidung der Magensäfte wirkt und so den Appetit anregt. Die Droge wird in Pulverform oder als Aufguß eingenommen. Sie ist auch ein Bestandteil harnfördernder Teegemische. **Alle Teile der Pflanze sind schwach giftig.**
In der Veterinärmedizin wird die Große Sterndolde zur Anregung der Freßlust der Tiere verwendet.

Blütezeit: Juni – August
Sammelzeit (Wurzelstöcke): September – Oktober
(Krautwerk): Juni – Juli

Nachtschattengewächse
Solanaceae

Tollkirsche

† *Atropa bella donna* L.

Ein ausdauerndes Gewächs mit einem breit verzweigten Stengel, der aus einer mächtigen, rübenförmigen Wurzel hervorwächst. Der Stengel ist mit wechselständigen, weichen, ovalen Blättern besetzt. In den Blattachseln entspringen gestielte, glockenförmige Blüten mit einer rotbraunen Färbung, die nach dem Abblühen schwarze Beeren bilden. Die Tollkirsche wächst in Europa an Waldrändern, auf Schutthalden und Ödland. **Die ganze Pflanze ist stark giftig, und es kommt bei Kindern zu tödlichen Unfällen durch die Verwechslung mit der Heidelbeere.** In der griechischen Mythologie war Atropa eine Moira, die den Lebensfaden zerschnitt; das Wort „atropos“ heißt „unabwendbar“. Die Römerinnen träufelten sich den Saft der Tollkirschen in die Augen, damit sich die Pupillen erweiterten. Hiervon leitet sich der Artname der Pflanze ab: „bella-donna“ – schöne Frau.

Gesammelt werden die Blätter (Folium belladonnae) oder die Wurzeln (Radix belladonnae). Beides wird bei Temperaturen bis zu 30 °C getrocknet. Die Droge enthält bis zu 1 % tropane Alkaloide (Hyosciamin, Atropin), Tropensäure, Belladonin und Skopolamin. Die galenischen Präparate, die in der pharmazeutischen Industrie hergestellt werden (Extrakt, Tinktur) und die isolierten Alkaloide lösen Krämpfe der glatten Muskulatur, mildern Koliken der Harnwege und Galle und wirken außerdem lindernd bei asthmatischen Anfällen.

Sie werden auch gegen den Nachtschweiß Tuberkulosekranker angewendet. Die pupillenerweiternde Wirkung des Atropins wird von Augenärzten bei den Untersuchungen genutzt.

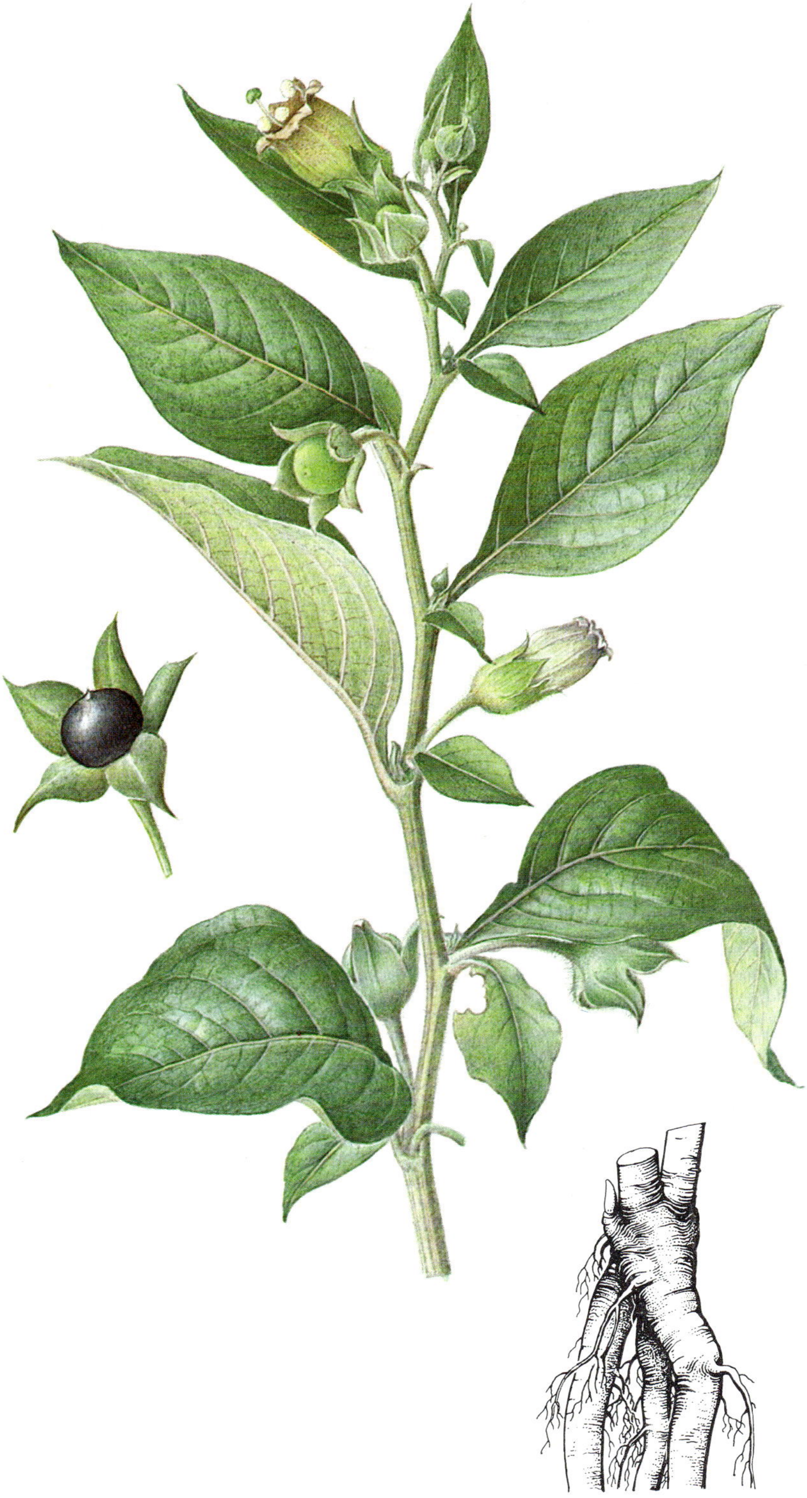

Blütezeit: Juni–August
Sammelzeit (Blätter): Juni–August
(Wurzeln): Oktober
März–April

Saathafer

Süßgräser
Gramineae (Poaceae)

Avena sativa L.

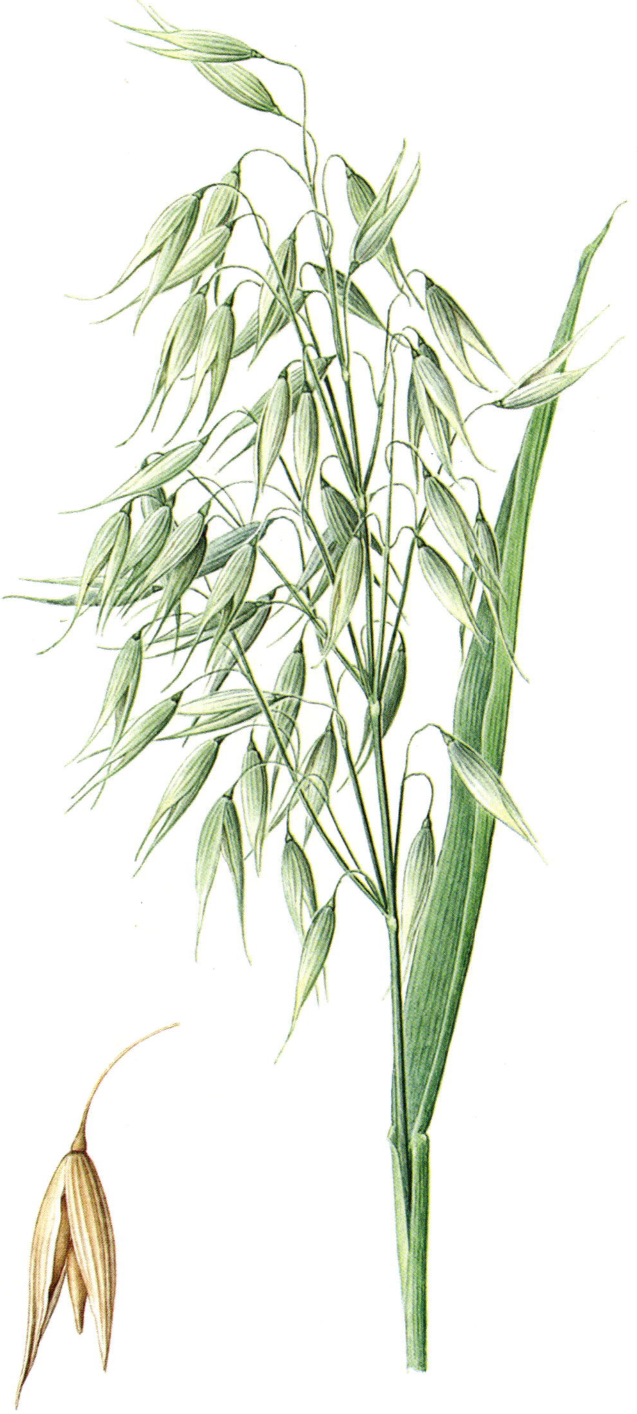

Eine einjährige Pflanze, die als wichtige Getreideart auf Feldern gesät wird. Aus den Wurzelbündeln wachsen knotige Halme hervor, die mit rispenartigen Blütenständen abschließen. Die Blätter, die den Halm umschließen, weisen eine linealische Spreite und Scheide auf und haben eine große Zunge. Die überhängenden Ähren werden von zwei Spelzen bedeckt. Die Frucht ist ein Korn. Saathafer stammt aus Osteuropa. Er wird, mit Ausnahme der Tropen, in der ganzen Welt, vor allem in den nördlicheren und höheren Lagen, gezüchtet.
Für Heilzwecke verwendet man hauptsächlich die Körner (Fructus avenae) und in geringerem Maße auch das Stroh. Die Körner werden aus den reifen, trockenen Ähren gedroschen, maschinell geschält und zu Haferflocken gequetscht. Sie enthalten wertvolles Eiweiß, Glukokinine, den Komplex der Vitamine B, Pantothensäure, Karotine, Enzyme, Stärke und Mineralstoffe, vor allem kieselsaure Salze. Aus Haferflocken bereitet man nahrhafte Suppen und Brei für Rekonvaleszenten nach schweren Krankheiten, Operationen und Durchfällen. Aus 2 bis 3 kleinen Löffeln Haferflocken je Tasse Wasser kann man Tee bereiten (3 mal täglich trinken), der den Appetit erhöht und Hals- und Brustschmerzen mildert. Außerdem wirkt er auch kräftigend bei geistiger Erschöpfung, Nervosität und Schlaflosigkeit, senkt die Tätigkeit der Schilddrüse, hilft bei der Heilung von Zuckerkrankheit und Sklerose und senkt den Blutdruck. Aus Haferheu werden Bäder gegen rheumatische Schmerzen, Ischias, Lähmungen und Leberkrankheiten bereitet. Der Absud heilt auch Ekzeme, Erfrierungen und Krätze.

Blütezeit: Juli
Erntezeit (Korn): August–September
(Stroh): August–September

Lippenblütler
Labiatae (Lamiaceae)

Schwarznessel

Ballota nigra L.

Ein ausdauerndes Unkraut mit hervortretend kantigen Stengeln, die mit gestielten Blättern gegenständig bewachsen sind. Die ganze Pflanze ist behaart und mit einem wenig angenehm riechenden ätherischen Öl durchsetzt. In den Blattachseln entspringen, zu unpaarigen Quirlen angeordnet, rosafarbene (manchmal auch weiße) Blüten. Die Pflanze trägt Hartfrüchte. Sie wächst in Gärten, auf Dorfplätzen, Schutthalden und Lagerplätzen und vor allem überall dort, wo im Boden genügend Stickstoff enthalten ist. In der Heilpraxis wurde sie schon in früher Vergangenheit zur Heilung von Augen-, und Ohren-, später auch zur Behandlung von Nervenleiden verwendet.
Gesammelt wird das Krautwerk (Herba ballotae). Das geschieht zur Zeit der vollen Blüte und bei sonnigem Wetter. Die oberen Stengelteile werden gepflückt und bei Temperaturen bis zu 35 °C getrocknet. Das trockene Kraut riecht sehr schlecht und muß deshalb gesondert und in geschlossenen Behältern aufbewahrt werden. Die Droge enthält Gerbstoffe, ätherisches Öl, organische Säuren und Pektin. Sie wird bei Nervenleiden, wie zum Beispiel bei Depressionen, Migräne, Neurasthenie, Angstzuständen und anderen psychischen und nervlichen Beschwerden verwendet; außerdem wirkt sie schweißtreibend. Zwei Teelöffel der Droge und zwei Tassen Wasser ergeben einen Aufguß, von dem täglich 2 bis 4 Tassen getrunken werden. In Pulverform verabreicht man täglich 1 bis 2 Teelöffel der Droge in 2 bis 4 Gaben. Äußerlich verwendet man die Droge zu Umschlägen gegen rheumatische Schmerzen.
Die Schwarznessel ist wie alle Lippenblütler eine ausgezeichnete Honigpflanze.

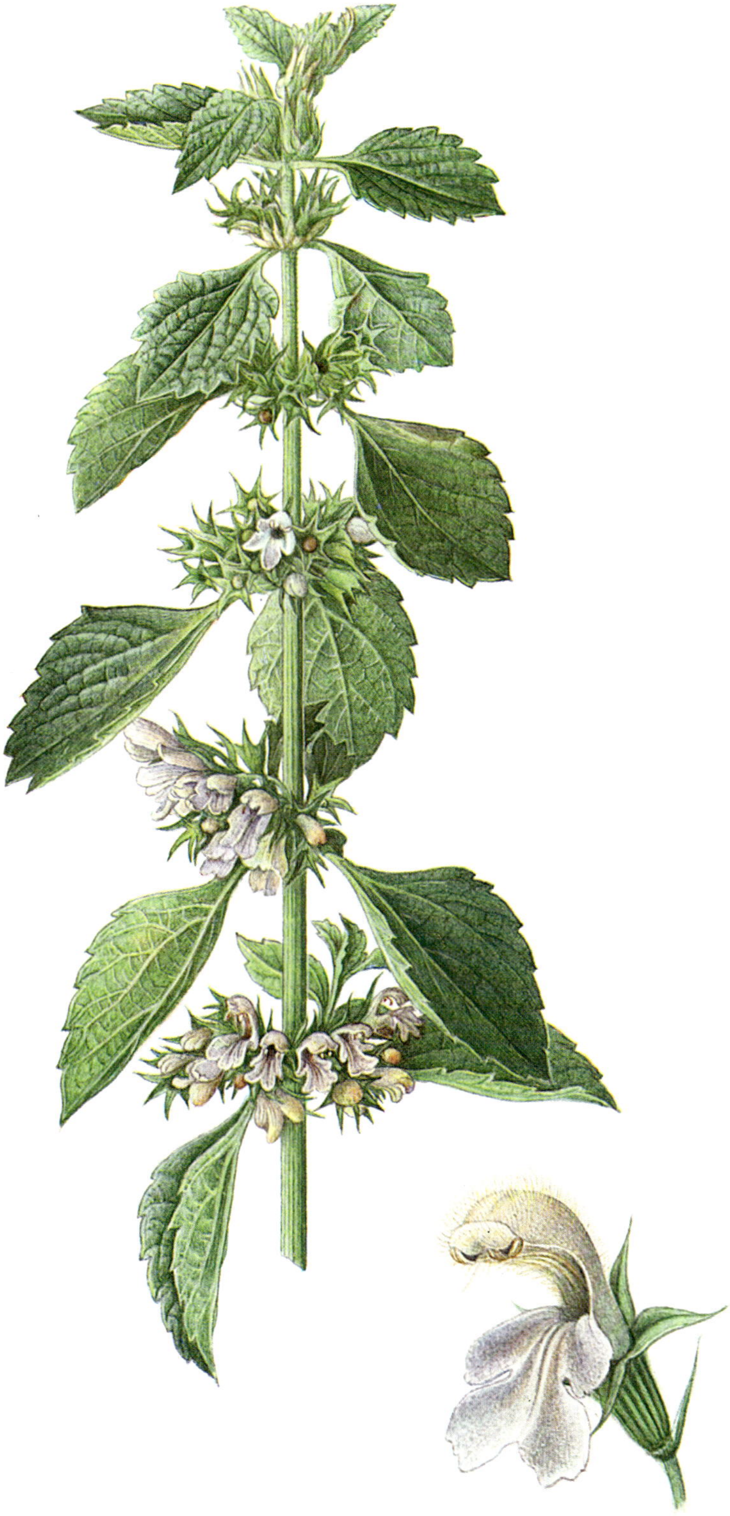

Blütezeit: Juni – September
Sammelzeit (Kraut): Juni – August

Gänseblümchen

Bellis perennis L.

Korbblütler
Compositae (Asteraceae)

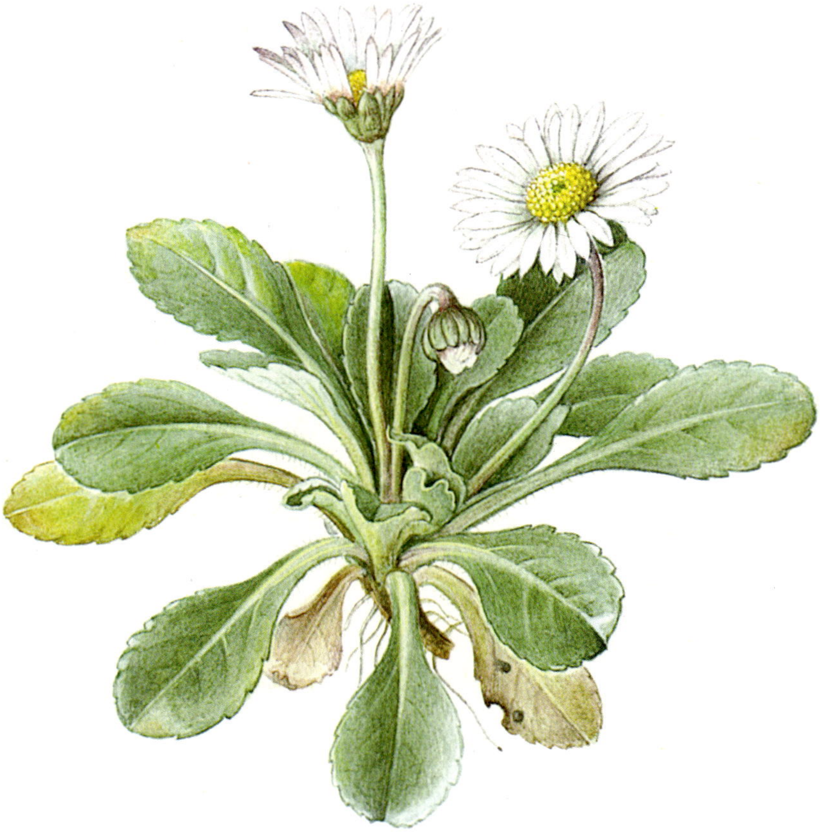

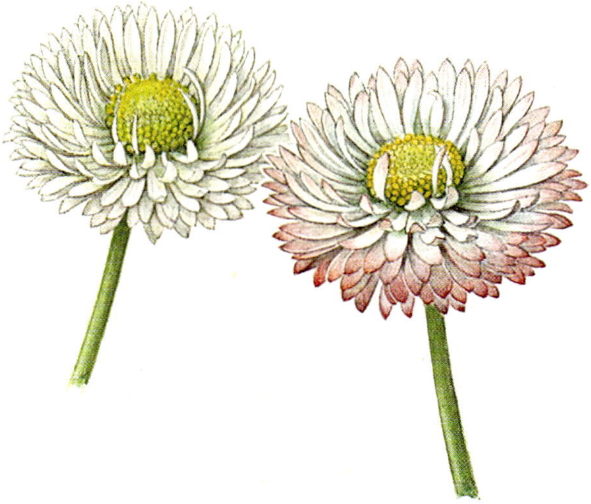

Ein ausdauerndes Kraut der Grasbestände, das hier die Unkrautkomponente bildet. Die grundständige Rosette aus keulenförmigen Blättern erträgt nämlich die Konkurrenz von Gräsern und anderen Pflanzen und bildet vom Frühjahr an mehrere Generationen von Korbblüten. Diese bestehen aus weißen bis schwach rosafarbenen Zungenblüten und einer Scheibe aus gelben Röhrenblüten. Die Frucht ist eine Achäne. Das Gänseblümchen wächst überall in der Natur. In der Vergangenheit wurde es zur Heilung von Wunden und Brustleiden verwendet. Gesammelt werden die Blütenkörbe (Flos bellidis). Sie werden bei trockenem Wetter mit einem kurzen Stiel gepflückt, auf Hürden ausgebreitet und im Schatten oder in der Sonne getrocknet. Die Droge enthält Saponine, ätherische Öle, Schleimsubstanzen, Gerb- und Farbstoffe. Unter Berücksichtigung der zusammenziehenden und entschleimenden Wirkung der Droge wird sie in der Volksheilkunde bei Katarrhen der Atemwege und zur Erleichterung des Abhustens verwendet. Sie hilft jedoch auch bei Magen- und Darmkatarrhen und lindert Durchfallbeschwerden. Man bereitet aus 2 Teelöffeln Droge und einer Tasse Wasser einen Aufguß, läßt ihn 20 Minuten ziehen und trinkt davon 2 bis 4 Tassen täglich. Die gleiche Wirkung hat auch der kalte Auszug. Die Blüten der Gänseblümchen verbessern das Aussehen von Teegemischen. Aus der Droge werden auch Umschläge und Bäder zur Unterdrückung entzündlicher Prozesse der Haut, für blutende Wunden, Blutergüsse, Geschwüre und Ausschläge bereitet. Dem gleichen Zweck dient auch der Absud aus den grünen Blättern.
Die unteren Abbildungen veranschaulichen Korbblüten der Zierformen.

Blütezeit: April–Oktober
Sammelzeit (Blütenkörbe): April–September

Sauerdorngewächse
Berberidaceae

Sauerdorn, Berberitze

† *Berberis vulgaris* L.

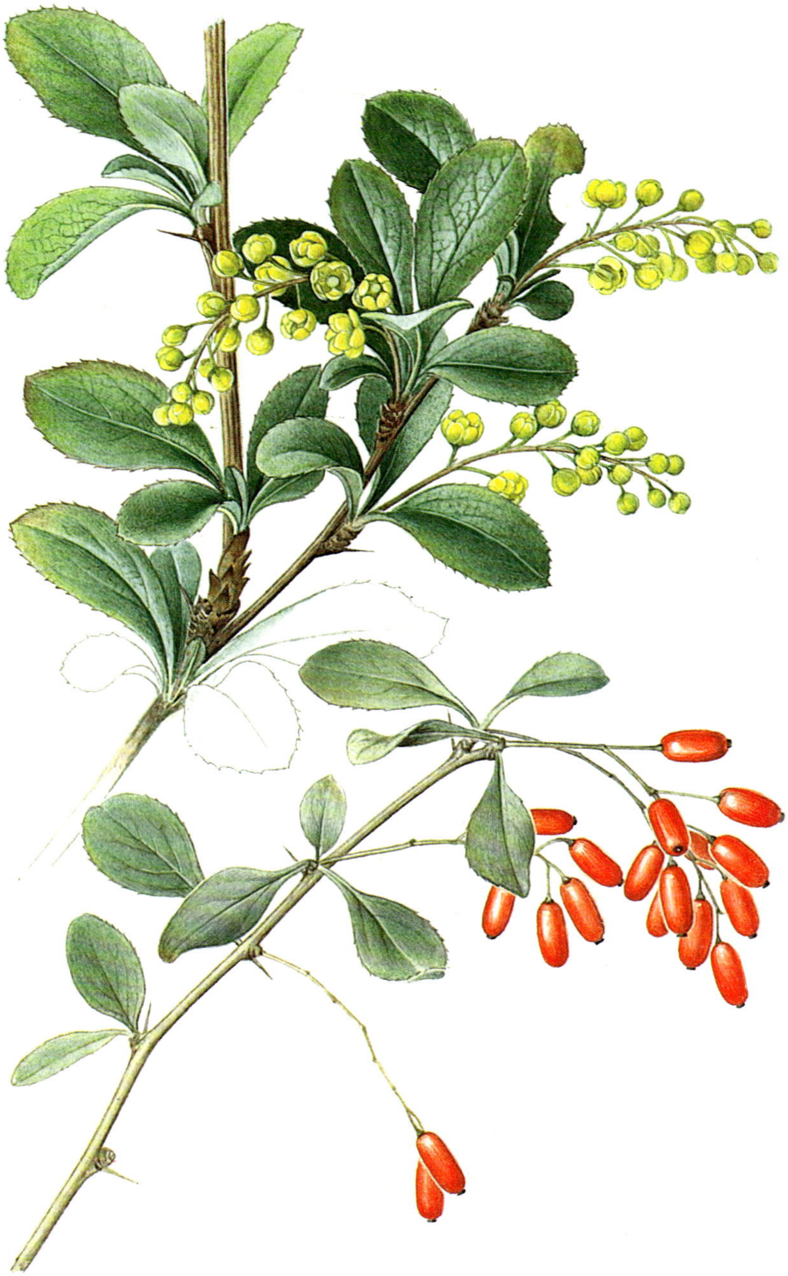

Ein Strauch mit eiförmigen, stachelig gesägten Blättern, die an verkürzten Ästchen in Bündeln aus den Achseln von Dornen wachsen. Die gelben Blüten bilden überhängende Trauben, die Früchte sind rote, ovale Beeren. **Die ganze Pflanze ist ausgenommen die Früchte, giftig.** Ihr Areal erstreckt sich über Europa bis zum Kaukasus. Sie wächst in Wäldern, auf sonnigen Hängen und Feldrainen. Die Heilwirkung der Berberitze war schon in der Vergangenheit bekannt. Sie wurde gegen Fieber und zur Behandlung von Magen-, Leber- und Herzleiden verwendet.
Gesammelt werden die Rinde und Früchte (Cortex-, Fructus berberidis). Die Rinde wird von den Zweigen und den Wurzeln geschält, nach dem Säubern getrocknet (auch in der Sonne) und dann in Trockenanlagen bei Temperaturen bis zu 50 °C nachgedörrt. Die Droge enthält Alkaloide, von denen das Berberin am bedeutendsten ist. Sie ist stark giftig und wird deshalb zu Heilzwecken nur selten und ausschließlich unter ärztlicher Kontrolle angewendet. Berberitzenrinde wird bei Nierenstörungen und zur Anregung der Magen- und Lebertätigkeit verordnet. Sie kommt auch bei der Behandlung des Gefäßsystems zum Einsatz. In geringen Dosen wirkt die Droge abführend und galle- und harntreibend. Stärkere Dosen verursachen Rauscherscheinungen, Erbrechen, Durchfälle und allmählich auch die Lähmung des Atemzentrums.
Die Früchte der Berberitze werden bei völliger Reife im Herbst gesammelt und frisch, konserviert oder getrocknet genossen. Sie schmecken sauer, enthalten aber eine erhebliche Menge Vitamin C und dienen zur Bereitung von Tee und Erfrischungsgetränken.

Blütezeit: Mai–Juni
Sammelzeit (Rinde): März–April, Oktober
(Früchte): Oktober

Hängebirke

Birkengewächse
Betulaceae

Betula pendula Roth. (Syn.: *Betula verrucosa* Ehrh.)

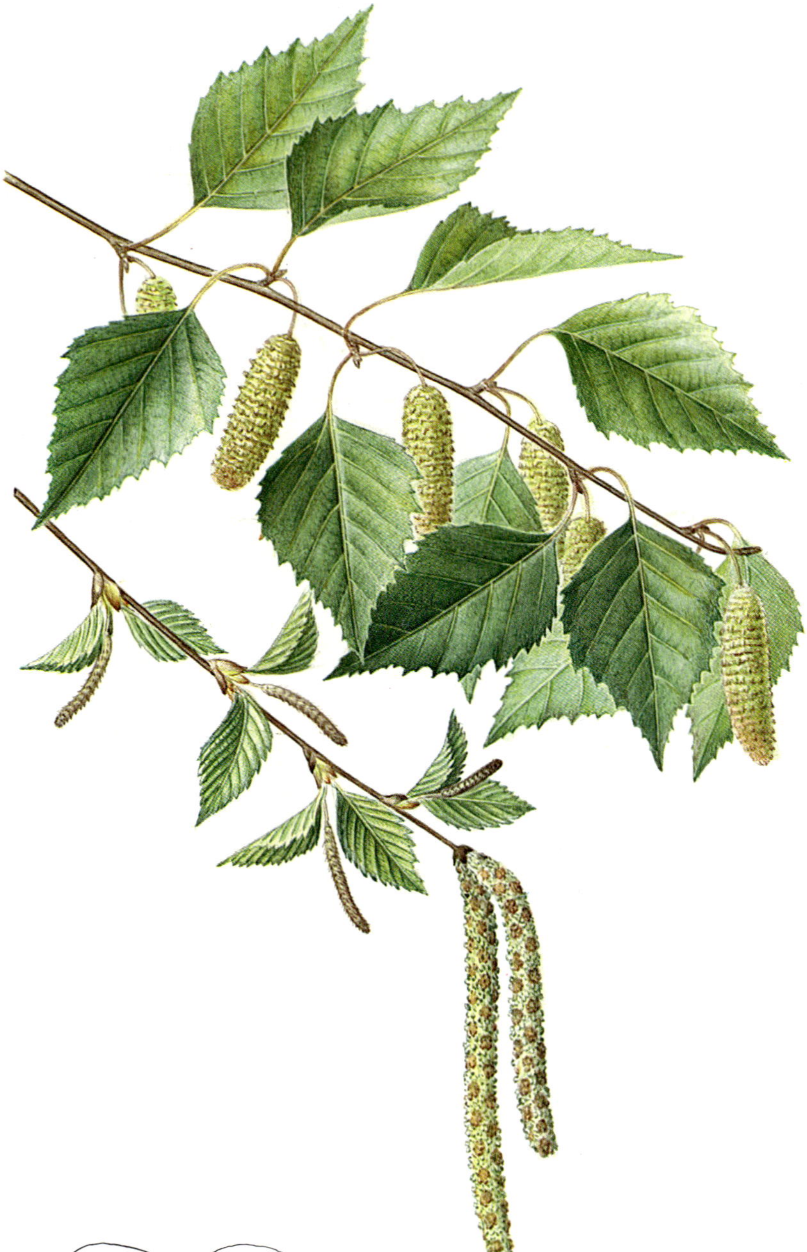

Ein hoher Baum mit braunen, überhängenden Ästen und weißer, am unteren Stamm aufgerissener Borke. Die langstieligen, wechselständig an den Zweigen wachsenden Blätter sind bei heranwachsenden Hängebirken klebrig. Die Birke ist eine einhäusige Pflanze; sie bildet Kätzchen mit Staubblüten und Kätzchen mit Narbenblüten. Die Frucht ist eine geflügelte Achäne (Bild links unten). Hängebirken sind in Europa und Asien allgemein verbreitet und Bestandteil von Wäldern, Hainen und Alleen. Die Blätter (Folium betulae) werden ungefähr zwei Monate nach dem Ausschlagen gepflückt und im Schatten oder in einer Anlage bei Temperaturen bis zu 40 °C getrocknet. Die Droge duftet aromatisch und schmeckt bitter. Sie enthält Saponine, Gerbstoffe, ätherische Öle, Harze und Phytonzide. Diese Stoffe wirken harntreibend und desinfizierend, ohne dabei die Niere zu reizen. Die Droge ist deshalb Grundbestandteil der urologischen Teegemische zur Heilung der Harnwege und Blase und zur Beseitigung von Nierensteinen. Sie hat auch vor allem in Mischungen mit Lindenblüten schweißtreibende Wirkung. Man bereitet aus 1 bis 2 Löffeln geschnittener Droge je Tasse Wasser einen Aufguß, fügt eine Messerspitze Speisesoda hinzu und trinkt davon zweimal täglich. Äußerlich angewendet dienen Birkenblätter als Zusatz von Erfrischungsbädern und zur Behandlung von Rheumatismus. Durch die trockene Destillation des Birkenholzes wird Birkenteer gewonnen, der sehr oft in der Dermatologie Verwendung findet.

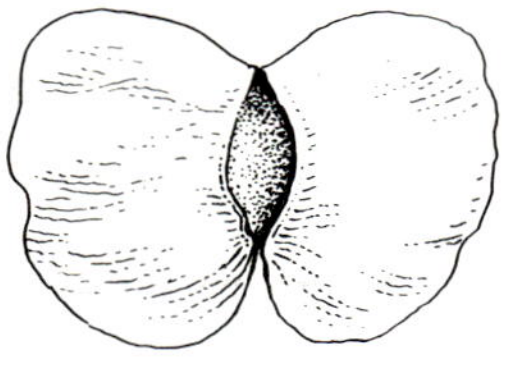

Blütezeit: April–Mai
Sammelzeit (Blätter): Mai–Juni

Rauhblattgewächse
Boraginaceae

Borretsch

Borago officinalis L.

Eine einjährige Pflanze mit verzweigtem Stengel, die mit wechselständigen, eiförmigen Blättern besetzt ist. Die übrigen Blätter bilden eine grundständige Rosette. An der Stengelspitze wachsen schüttere Wickel mit blauen Blüten. Aus ihnen entwickeln sich braune Hartfrüchte (links unten). Die ganze Pflanze ist rauh behaart. Borretsch stammt aus dem Mittelmeerraum, von wo aus er über Spanien in die übrigen europäischen Länder gelangte.

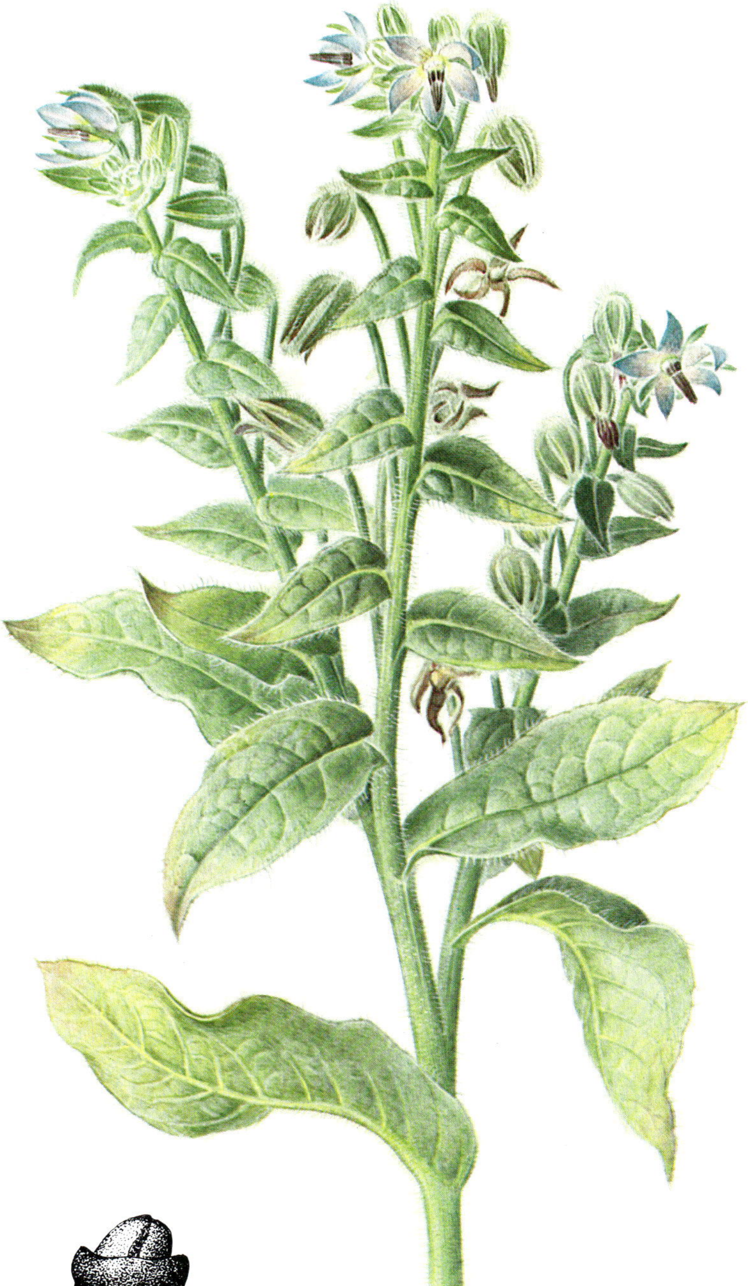

Für Heilzwecke werden das ganze Kraut (Herba boraginis) oder auch die Blätter und Blüten gesondert gesammelt. Das Sammeln erfolgt von Hand (am besten mit Handschuhen), indem die oberen Stengelteile abgeschnitten werden. Die entfernten Teile der Pflanze wachsen wieder nach. Das Kraut wird in dünnen Schichten zum Vorwelken in die Sonne gelegt, und man läßt es dann im Schatten völlig austrocknen, oder es wird in Dörranlagen bei Temperaturen bis zu 40 °C behandelt. Die Droge riecht und schmeckt nach Gurke. Sie enthält Gerbstoffe, Schleimstoffe, Saponin, Kieselsäure und Minerale. Sie wirkt entzündungshemmend und wird deshalb bei Entzündungen der Harnwege eingesetzt. Der Drogenaufguß (2–3 Eßlöffel je 2 Tassen Wasser) heilt Leiden der Atemwege, Husten, Heiserkeit und Bronchialkatarrhe. Er regt den Organismus an, regelt den Stoffwechsel im Körper und beruhigt das Nervensystem. Auch der frische Saft aus den Blättern wird zur Heilung von Nervenschäden verwendet. Äußerlich wird die Droge bei Ausschlägen und Entzündungen der Haut aufgetragen.
Junge Borretschblätter enthalten sehr viel Vitamin C und werden mit Zwiebeln und Dill als Frühlingssalat zubereitet.

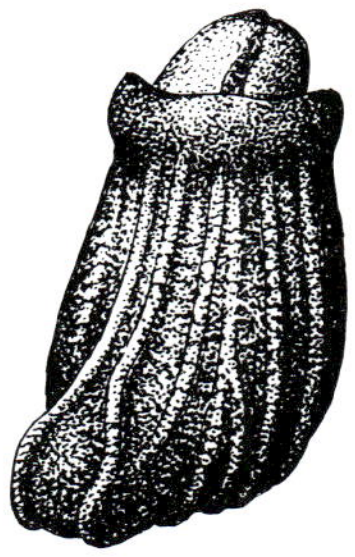

Blütezeit: Mai–September
Sammelzeit (Kraut): Mai–September

Schwarzer Senf

Kreuzblütler
Cruciferae (Brassicaceae)

Brassica nigra (L.) W. D. J. Koch

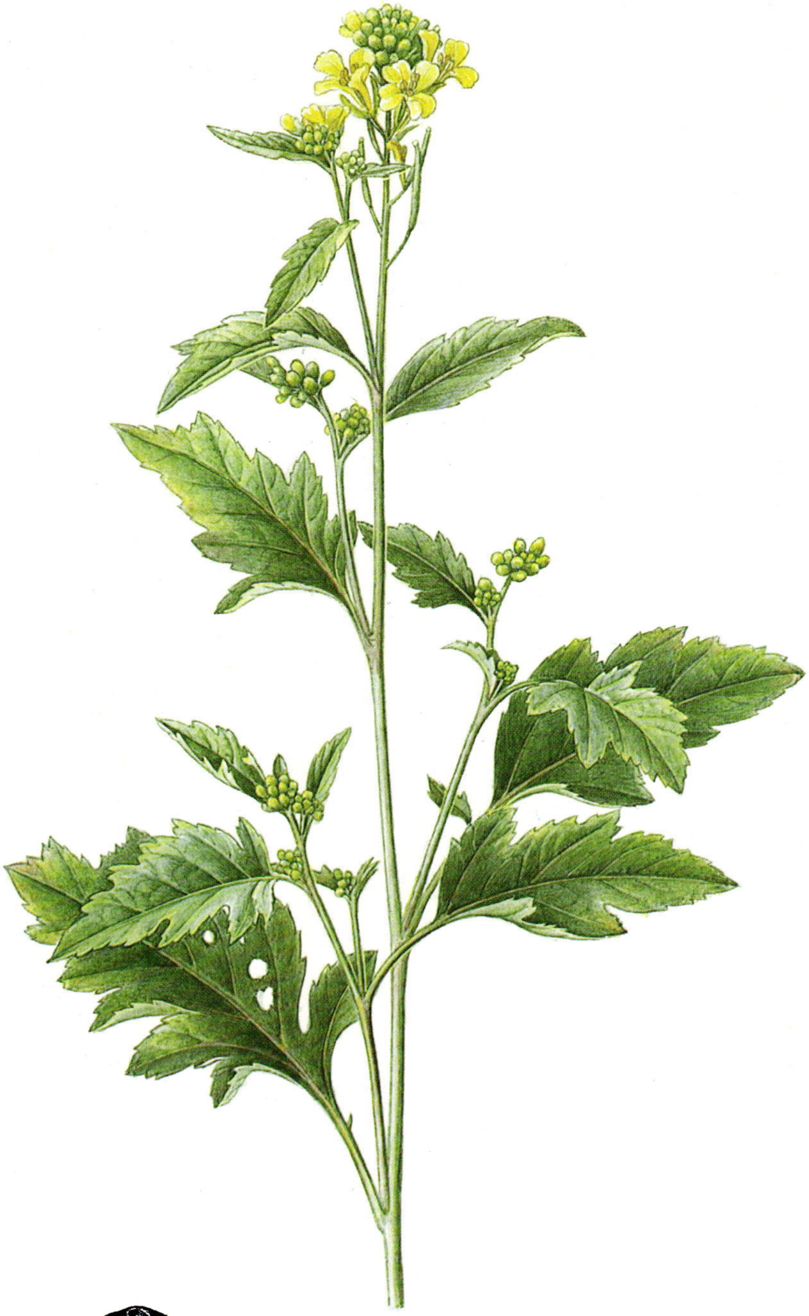

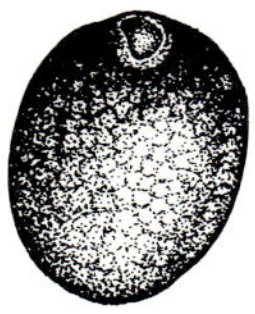

Ein einjähriges Kraut mit einem aufrechten, verzweigten Stengel, der mit wechselständigen, lanzettlichen Blättern bewachsen ist. Die unteren Blätter sind gestielt und fein gefiedert. Die gelben Blüten weisen eine ausgeprägte Aderung auf und bilden Trauben, die allmählich erblühen und sich verlängern. Die Frucht ist eine Schote mit schwarzen Samen (unten). Schwarzer Senf, der seinen Ursprung im Mittelmeergebiet hat, wird schon von jeher als Ölpflanze gezüchtet. Medizinische Bedeutung haben die Samen (Semen sinapis nigrae). Die Senfbestände werden geerntet, ehe sie ausreifen, die Schoten strohfarben werden und die Pflanzen zu trocknen beginnen. Das Mähen erfolgt im Morgentau, damit die Samen nicht ausfallen. Die Pflanzen werden auf dem Feld vorgetrocknet und dann gedroschen. Die Samen säubert man und läßt sie vollends trocknen. Sie enthalten bis zu 35 % Senföl, Schleimstoffe, Eiweiße und Thioglykoside (schwefelhaltige Stoffe), die sich enzymatisch spalten und Isothiozyanate bilden. Diese haben lokal reizende und die Durchblutung fördernde Wirkung. In der Heilbehandlung wird damit eine bessere Durchblutung der Haut sowie der inneren Organe (Lunge, Rippenfell, Nieren) erzielt. Umschläge mit Senfmehl werden an den Stellen aufgelegt, an denen rheumatische Schmerzen, Krämpfe und Muskelzerrungen auftreten. Das gleiche gilt für die bekannten Senf-Zugpflaster, die durch Verkneten von Senfmehl mit 45 °C warmem Wasser hergestellt werden. Heilbäder sollen 40 °C warm sein und maximal 15 Minuten dauern. Sie helfen ebenfalls gegen Rheumatismus. Alle zur Heilung verwendeten Senfpräparate reizen die Haut. Ihre Auflagedauer muß kontrolliert werden.

Blütezeit: Juni–Juli
Ernte (Samen): Juli

Weiße Zaunrübe

† *Bryonia alba* L.

Eine ausdauernde Pflanze mit einer rübenförmigen, verzweigten Wurzel und einem rauhen, rankenden Stengel, der bis zu 5 m lang werden kann. Der Stengel ist mit wechselständigen, handförmigen Blättern und Ranken versehen. In den Blattachseln entspringen schüttere Trauben mit kleinen gelbgrünen Blüten. Diese Pflanze ist einhäusig. Die Früchte sind schwarze Beeren. **Die ganze Pflanze ist giftig.** Sie stammt aus Südeuropa und wächst in der Natur sehr häufig auf Ruderalgelände. In der Vergangenheit wurde die Zaunrübe um ländliche Anwesen gepflanzt, in der Annahme, dadurch die Haustiere zu schützen.
Für Heilzwecke sammelt man die Wurzel (Radix bryoniae). Sie wird ausgegraben, gewaschen und in Scheibchen geschnitten und dann bei Temperaturen bis zu 45 °C getrocknet. Die Droge schmeckt scharf, bitter und riecht unangenehm. Sie enthält Glykoside, Gerbstoff, Phytosterine und harzige Stoffe, wirkt stark abführend, harntreibend und ruft Erbrechen hervor. In der Heilkunde wird sie bei Rheumatismus, Gicht und zur Beseitigung schädlicher Salze aus dem Körper angewendet. Die Droge wird nur unter ärztlicher Kontrolle eingenommen.
Die verwandte Rotbeerige Zaunrübe *(B. dioica)* ist zweihäusig; die männlichen und weiblichen Blüten befinden sich auf verschiedenen Pflanzen. Ihre reifen Beeren sind rot. Sie weist ähnliche Heilwirkung auf wie die Weiße Zaunrübe und wird ebenfalls gesammelt. **Auch diese Art ist giftig.** Schon die Berührung mit dem Saft der Pflanze kann auf der Haut Jucken und schmerzhafte Blasen hervorrufen. Die tödliche Dosis für Kinder beträgt 15 Beeren.

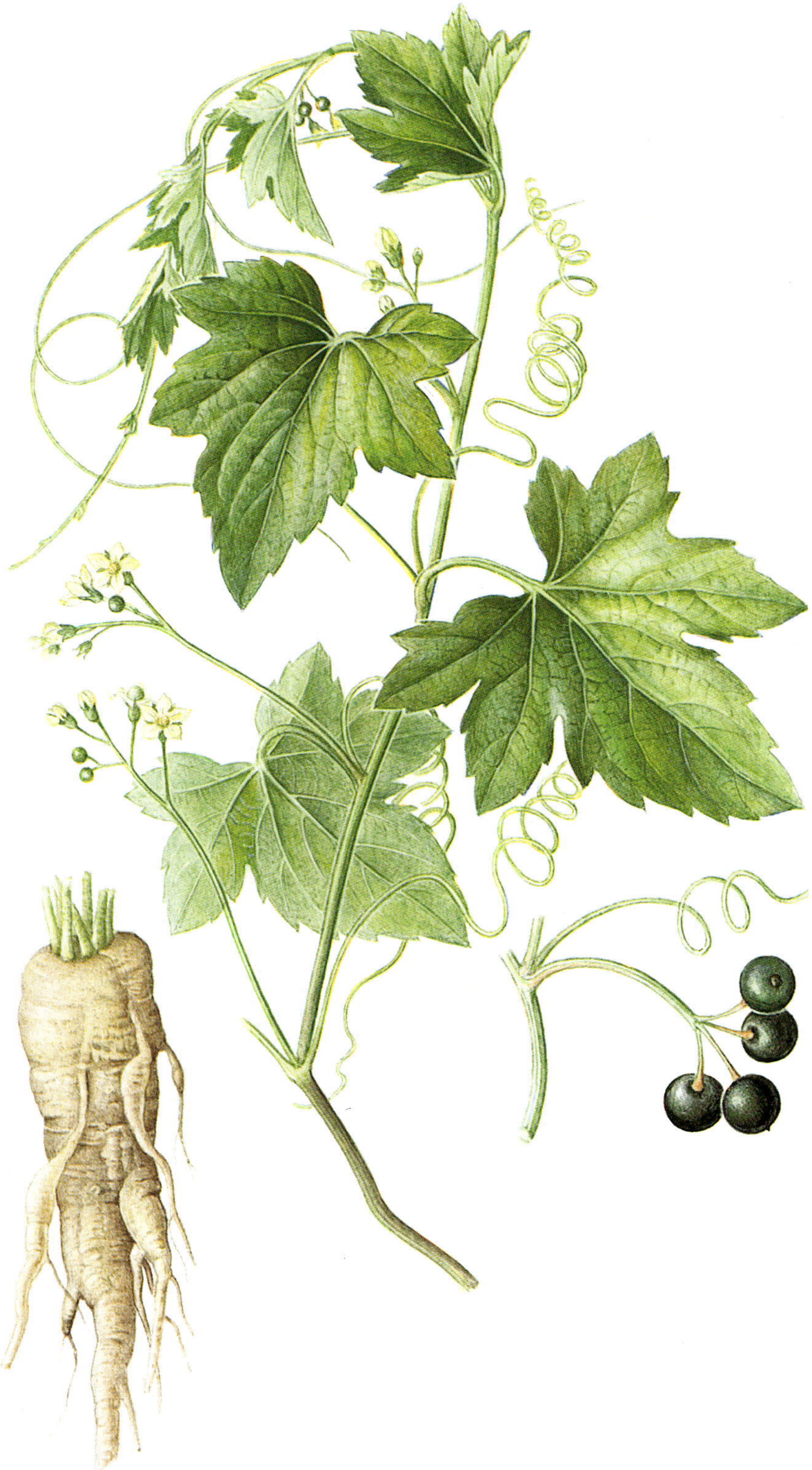

Blütezeit: Juni–August
Sammelzeit (Wurzeln): Oktober–November

Buchsbaum

Buchsbaumgewächse
Buxaceae

† *Buxus sempervirens* L.

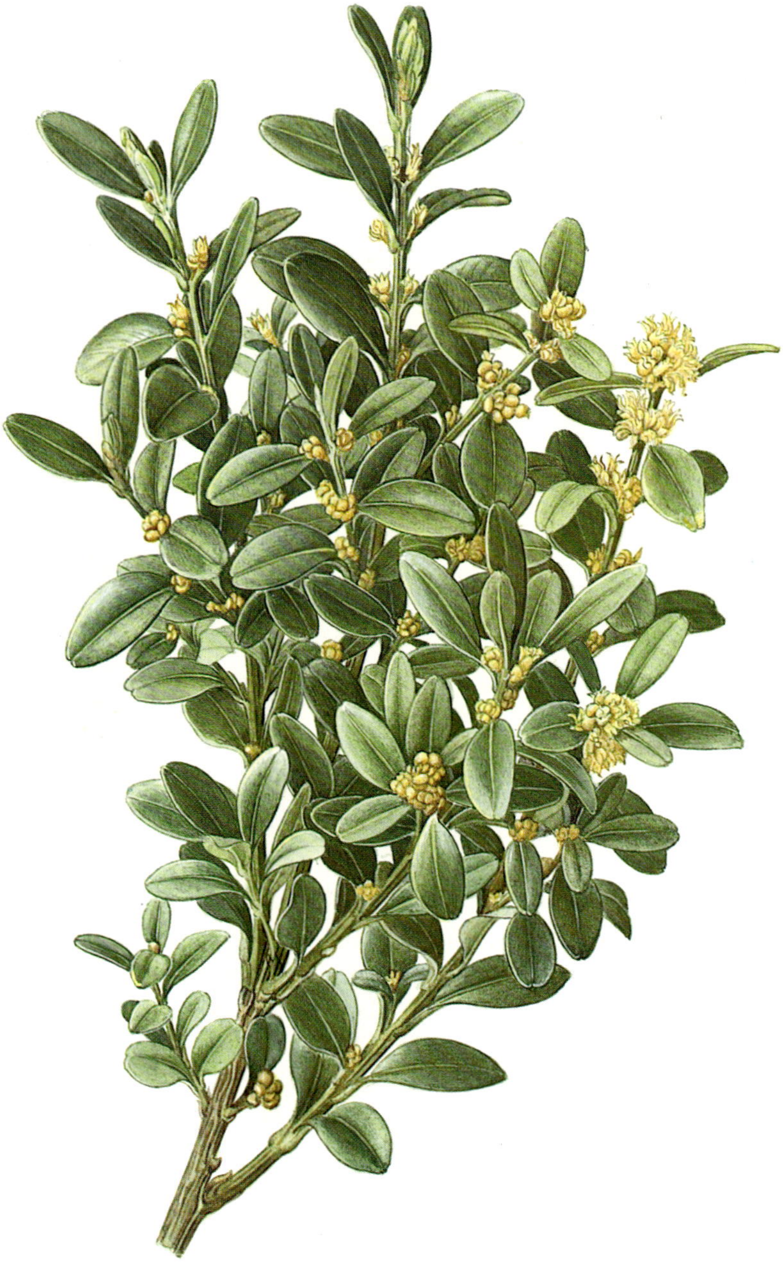

Ein immergrüner Strauch oder kleiner Baum, der in Gärten und Parks als Ziergehölz gepflanzt wird. Die grünen Zweige sind mit gegenständigen, eiförmigen Blättern bewachsen. Die Oberseite der Blätter ist glatt und lederig, der Spreitenrand ist glatt. Im zeitigen Frühjahr bilden sich in den Blattachseln Knäuel gelber Blüten. Die Stempelblüte befindet sich in der Mitte und wird von Staubblüten umgeben. Die Frucht ist eine Kapsel. Der Buchsbaum ist ursprünglich in Südeuropa beheimatet. Er hat sich dann durch künstliche Zucht auch in den übrigen Erdteilen verbreitet.

Für Heilzwecke pflückt man schonend die Blätter (Folium buxii). Sie lassen sich unter öfterem Umwenden im Schatten leicht trocknen. Die Droge ist grün und schmeckt bitter. Ihre Hauptbestandteile sind Alkaloide (Buxin), ätherische Öle und Gerbstoffe. Sie senkt, innerlich angewendet, bei Fieber und Entzündungen der Gallen- und Harnwege die Körpertemperatur. Man bereitet aus $\frac{1}{2}$ Teelöffel Droge je Tasse Wasser einen Aufguß oder nimmt das Mittel in Pulverform ein. Die Dosis beträgt 0,5 g täglich, wird aber vom Arzt bestimmt. In der Vergangenheit ersetzte die Droge bei Malariaerkrankungen das Chinin. Äußerlich verwendet man die Buchsbaumblätter für die Zubereitung von Umschlägen und Bädern gegen rheumatische Schmerzen, Gicht und Hautausschläge. **Die Droge ist giftig** und die festgelegten Dosen müssen eingehalten werden.

Das Buchsbaumholz ist sehr dicht, hart und widerstandsfähig. Es wird bei der Herstellung von Holzschnittplatten, im Schnitzhandwerk und bei der Erzeugung von Musikinstrumenten verwendet.

Blütezeit: März–April
Sammelzeit (Blätter): April–Juni

Korbblütler
Compositae (Asteraceae)

Garten-Ringelblume

Calendula officinalis L.

Ein einjähriges Kraut, das schon seit dem Mittelalter in Gärten als Zierblume gezüchtet wird, und das seine orangen Blüten überreichlich vom Sommer bis zum Herbst entfaltet. Die unteren Blätter sind lanzettlich, wechselständig und ansitzend. Die endständigen Blütenkörbe bestehen aus unfruchtbaren Röhren- und fruchtbaren Zungenblüten. Die Frucht ist eine gebogene, rauhe Achäne (rechts unten). Die Ringelblume stammt aus Südeuropa. Sie wird heute oft als Zier- und auch als Heilpflanze gezüchtet. Am begehrtesten sind die gefüllten Abarten, die ausgeprägt orange gefärbt sind und in der Droge sehr viele Wirkstoffe aufweisen. Gesammelt werden entweder die gesamten Blütenstände (Flos calendulae cum calice) oder nur die Zungenblüten (Flos calendulae sine calice). Das Sammeln erfolgt bei sonnigem Wetter manuell. Das Material wird auf Hürden im Schatten ausgebreitet und an gut gelüfteten Stellen bei Temperaturen bis zu 35 °C getrocknet. Die Droge enthält saures triterpenoides Kalendulasaponin, Glykoside und Kalenduloside, Bitterstoffe und ätherisches Öl. Sie wird innerlich zur Unterstützung der Lebertätigkeit, vor allem zur Anregung der Gallenabsonderung und weiterhin auch zur Linderung von Magen- und Darmkrämpfen angewendet. Sie hat außerdem choleretische und spasmolytische Wirkung. Äußerlich dient sie als Absud, Tinktur oder Salbe bei der Heilung von schwer heilenden Wunden, Druckbrand, Unterschenkelgeschwüren, eitrigen Entzündungen und Hautausschlägen. Die Kosmetik verwendet diese Droge als ausgezeichnetes Dermatoplastikum zur Verfeinerung des Teints, für Bäder und Umschläge.

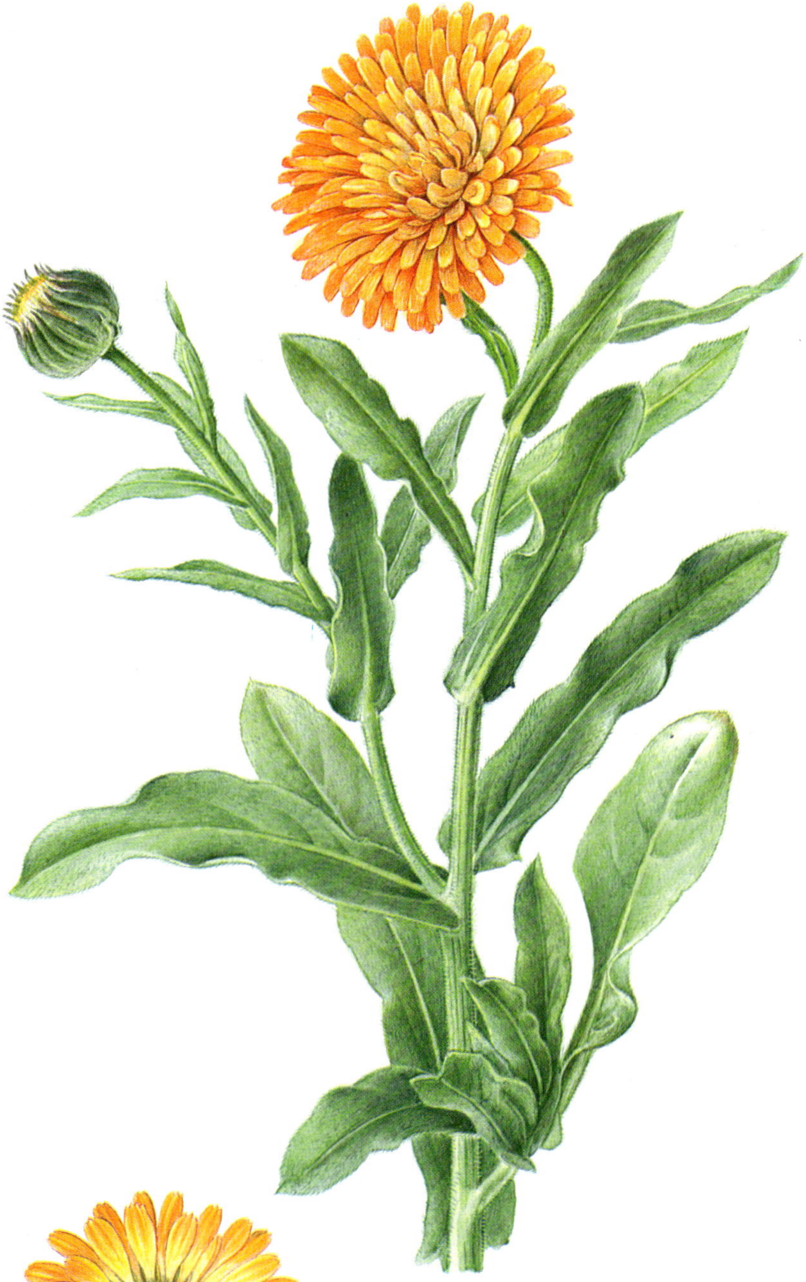

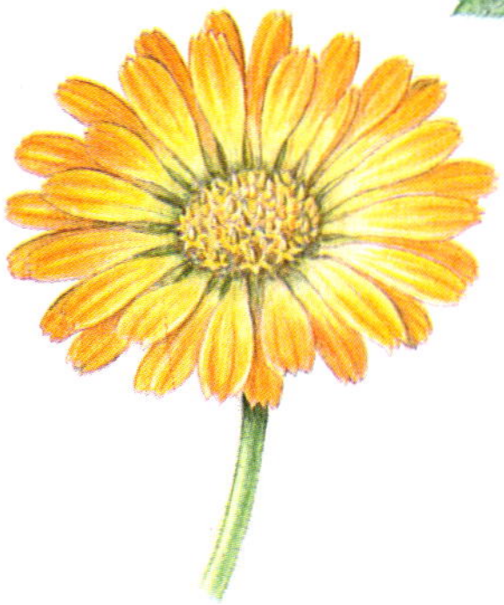

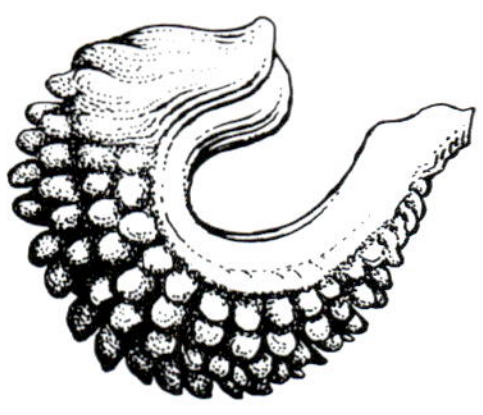

Blütezeit: Juni – September
Sammelzeit (Blüten): Juli – September

Heidekraut, Besenheide

Erikagewächse
Ericaceae

Calluna vulgaris (L.) Hill

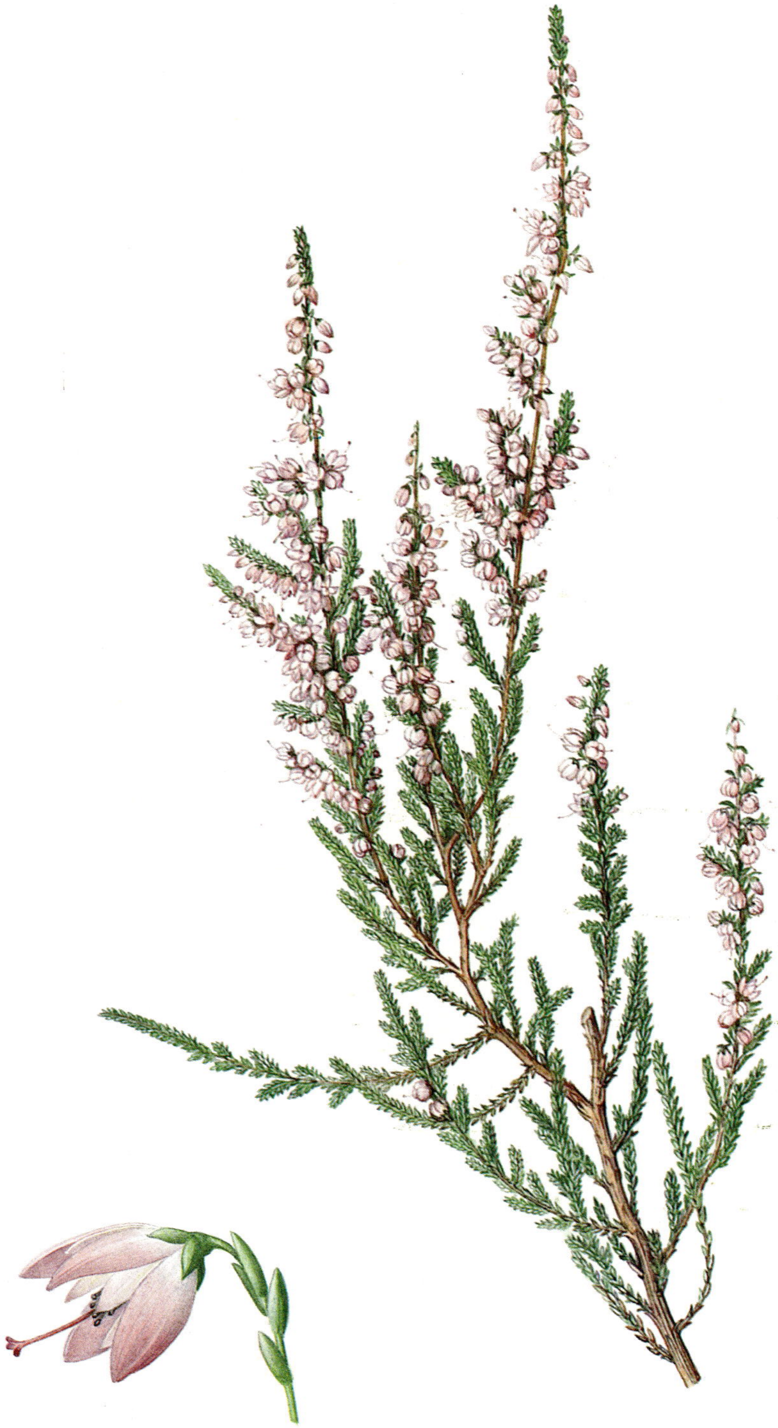

Ein immergrüner, kriechender Strauch mit wurzelschlagenden Ästen, die dicht mit nadelförmigen Blättern bewachsen sind. Die kleinen, rosafarbenen Blüten sind in reichen, endständigen Ähren zusammengefaßt. Die Früchte sind Kapseln. Das Heidekraut wächst häufig in der gemäßigten Zone und reicht weit nach Norden. Es siedelt auf sauren, unfruchtbaren Böden, auf felsigen und sandigen Unterlagen und auf Torf, wo es oft ganze Bestände, Heideauen, bildet.
Für Heilzwecke sammelt man die Blüten (Flos callunae) oder das ganze Kraut (Herba callunae). Die Blüten werden manuell abgestreift, das Kraut wird zu Beginn der Blütezeit gemäht. Das Material läßt sich auf Hürden ausgebreitet an einem schattigen, luftigen Standort oder in einer Darre bei Temperaturen bis zu 60 °C leicht trocknen. Die Droge muß trocken und dunkel gelagert werden. Sie enthält das Flavonglykosid Querzitrin, Myrizitrin, Gerbstoffe, Kieselsäure und andere Substanzen. Sie wirkt entzündungshemmend (vor allem auf die Harnwege), harntreibend und beruhigend. Heidekraut kommt oft in der Kombination mit anderen Drogen bei Beschwerden in den Harnorganen zum Einsatz. Es bewährt sich auch bei Nierenleiden und Vergrößerung der Vorsteherdrüse. Aus Heidekraut bereitet man mit einem kleinen Löffel Droge und zwei Tassen Wasser einen Tee und trinkt täglich zwei- bis dreimal eine halbe Tasse davon.
Für Heilzwecke werden auch einige Erikaarten, zum Beispiel die Schneeheide *(Erica herbacea),* verwendet. Die Arten beider Gattungen sind auch bedeutende Zier- und Honigpflanzen.

Blütezeit: August–Oktober
Sammelzeit (Blüten): August–September
(Kraut): August–September

Windengewächse
Convolvulaceae

Zaunwinde

Calystegia sepium (L.) R. Br. (Syn.: *Convolvulus sepium* L.)

Ein ausdauerndes Gewächs mit einem kriechenden, fleischigen Wurzelstock und einem sich windenden, bis zu 3 m langen, stumpfkantigen und im oberen Abschnitt verzweigten Stengel. Die Blätter sind dreiseitig eiförmig bis pfeilförmig. Ihre Oberseite ist dunkelgrün, die Unterseite heller. In den Blattachseln wachsen auf langen Stielen einzelne große, trichterförmige Blüten. Sie sind weiß, rosa, bis blau. Die Frucht ist eine kuglige Kapsel. Die Zaunwinde wächst oft in feuchten Dickichten und Ufergebüschen von den Niederungen bis in die Berge. Sie wird wegen ihrer großen und bunt gefärbten Blüten in den Gärten als Zierpflanze gezüchtet und gern zum Überwuchern von Zäunen gepflanzt.

Für Heilzwecke wird der oberirdische Sproß, das Kraut (Herba calystegiae), verwendet. In der Zeit der Vollblüte schneidet man die oberen Stengelteile ab und trocknet sie im Schatten an einer gut gelüfteten Stelle oder in Darranlagen bei Temperaturen bis zu 40 °C. Die Droge ist geruchlos und schmeckt zusammenziehend bitter. Sie enthält Gerbstoffe, das Glykosid Jalapin und Schleimstoffe. Die Wirkstoffe regen die Tätigkeit der glatten Muskulatur an, beschleunigen die Darmperistaltik und erhöhen die Gallenabsonderung. Der Tee, den man als Aufguß aus 1 bis 2 kleinen Löffeln geschnittener Droge je Tasse Wasser bereitet, wird als Abführ- und gallentreibendes Mittel getrunken. Er erhöht auch die Harnausscheidung und wirkt gegen Fieber. Die Zaunwinde wird als Droge nicht sehr häufig verwendet, denn sie wirkt ziemlich stark.

Sie ist eine ausgezeichnete Honigpflanze.

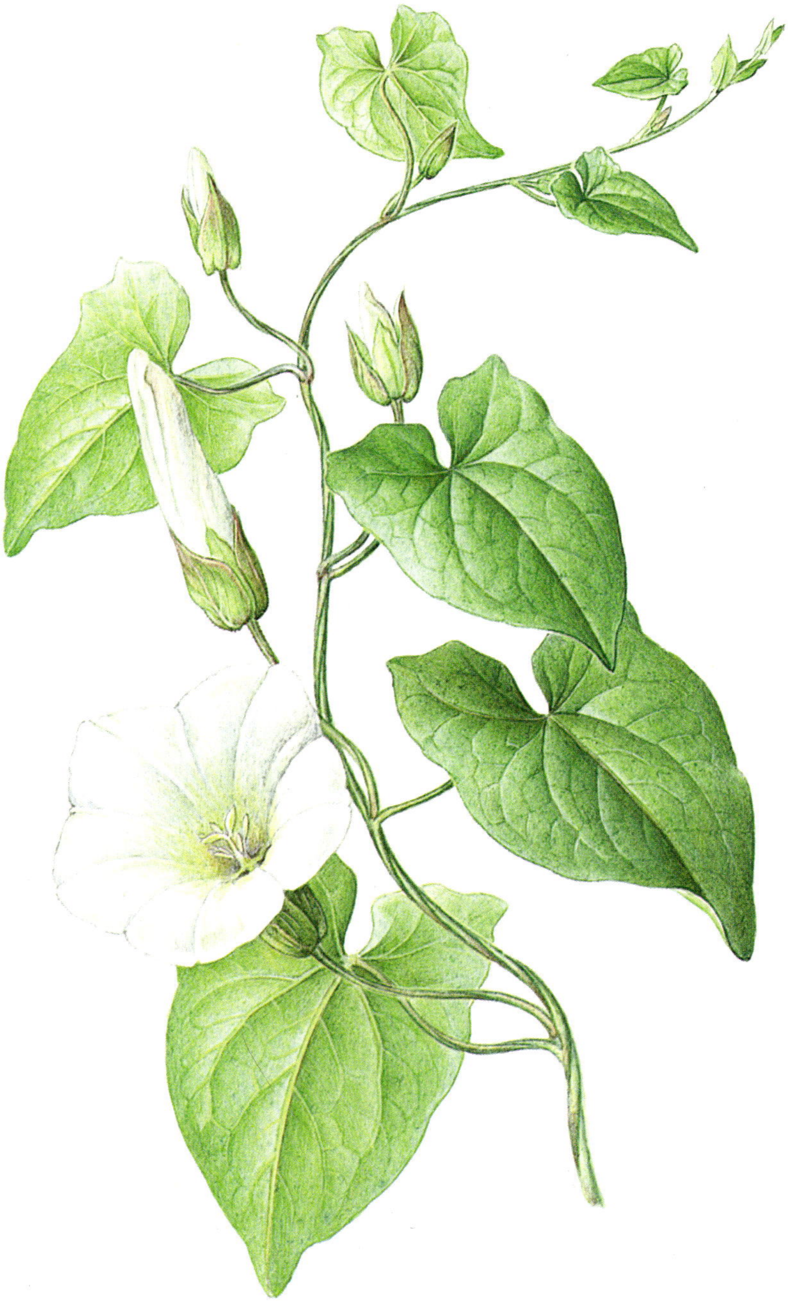

Blütezeit: Juni–September
Sammelzeit (Kraut): Juni–September

Kulturhanf

Maulbeergewächse
Moraceae (Cannabaceae)

Cannabis sativa L.

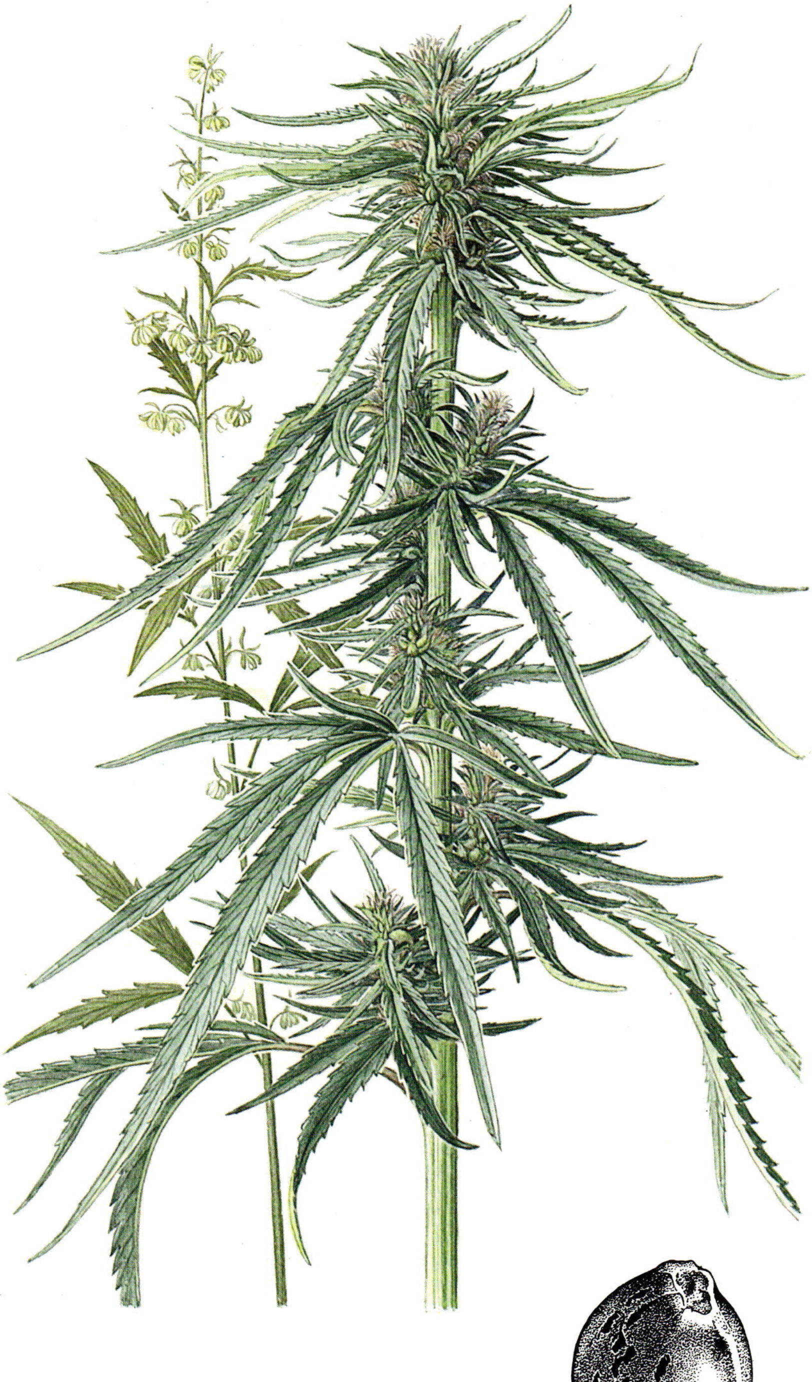

Ein einjähriges Kraut mit einem aufrechten, rauhen Stengel und handförmig geteilten Blättern. Hanf ist zweihäusig. Die Staubblüten bilden Rispen mit einem reichen Vorrat an Pollen. Die Stempelblüten wachsen in den Blattachseln. Die Bestäubung erfolgt durch den Wind. Die Frucht ist eine graugrüne, glänzende Achäne (siehe Abbildung unten). Hanf, er kommt aus Indien, wird in warmen Gebieten als Heil- und Ölpflanze und als Rohstoff für die Textilspinnerei und Gewinnung von Narkotika gezüchtet. Die meisten Heil- und Rauschstoffe, z. B. das sogenannte Haschisch, enthält der indische Hanf. Er wird im Orient, in Indien und Mexiko auf Plantagen gepflanzt. Haschisch ist eine harzige, übelriechende Substanz, die von den Drüsen der endständigen Blätter und von den weiblichen Blütenständen ausgeschieden wird. Daraus werden Heilmittel hergestellt, die auf das Nervensystem beruhigend wirken. Diese werden bei seelischen Depressionen, Nervosität, Migräne, asthmatischem Husten und in der Zahnmedizin zur örtlichen Betäubung verwendet. Haschisch ist jedoch auch ein starkes Narkotikum, das beim Rauchen oder Verzehr Rauschzustände hervoruft, die von Halluzinationen begleitet werden. Der oberirdische Sproß der Pflanze, also das Kraut, wird nachträglich geschnitten und getrocknet. Es dient ebenfalls zur Herstellung von Medikamenten, wird aber auch dem Tabak beigemischt und dann als Marihuana geraucht.

Alle Hanfarten bilden lange und feste Fasern, die seit alters her den Rohstoff für die Herstellung von Stricken, Seilen und Tuch liefern.

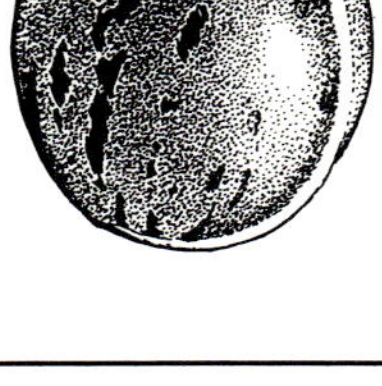

Blütezeit: Juni–August
Sammelzeit (Haschisch): Juli
(Kraut): August–September
(Früchte):
September–Oktober

Gemeines Hirtentäschel

Capsella bursa-pastoris (L.) Medic.

Ein einjähriges oder auch zweijähriges Kraut mit einer grundständigen Rosette schrotsägeförmiger Blätter und einem verzweigten Stengel, der mit einem Blütenstand kleiner weißer Blüten abschließt. Die Frucht ist eine herzförmige Schote (Bild unten). Diese Art ist in der ganzen Welt als Unkraut verbreitet und wurde früher zur Blutstillung bei Geburten und offenen Wunden angewendet. Man sammelt den blühenden oberirdischen Sproß, das Kraut (Herba bursae pastoris). Es wird einschließlich der grundständigen Blattrosette manuell geschnitten, gesäubert und in dünnen Schichten unter zeitweiligem Umwenden bei Temperaturen bis zu 40 °C getrocknet. Die Droge wird trocken und in geschlossenen Behältern aufbewahrt. Sie enthält Cholin, Azetylcholin, das Alkaloid Bursin, organische Säuren und Gerbstoffe. Die Droge hat stillende und zusammenziehende Wirkungen. Sie wird zum Stillen von Magen-, Gebärmutter- und Lungenblutungen und auch bei Magen- und Darmkatarrhen eingesetzt. Sie wirkt harntreibend und beeinflußt die glatte Gebärmuttermuskulatur, weshalb sie auch bei Nieren- und Harnbeschwerden Verwendung findet. Man bereitet aus 5 Teelöffeln Droge und zwei Tassen Wasser durch achtstündiges Auslaugen ein Mazerat (Auszug), das dann abgesiebt und jeden zweiten Tag getrunken wird. **In stärkeren Dosen ist die Droge giftig.** Äußerlich dient sie zur Waschung von Wunden, Hautausschlägen und Brandekzemen. Pflanzen mit weißem Belag (sie sind von dem Parasitpilz *Cystopus candidus* befallen) werden nicht gesammelt.

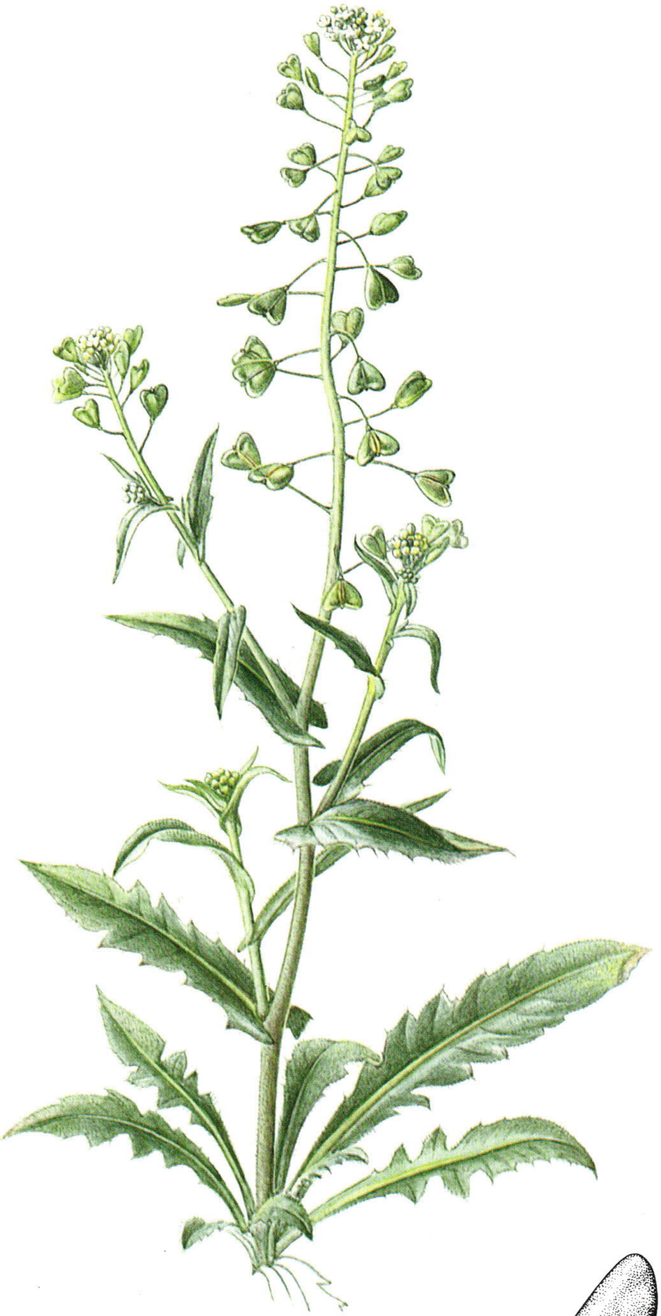

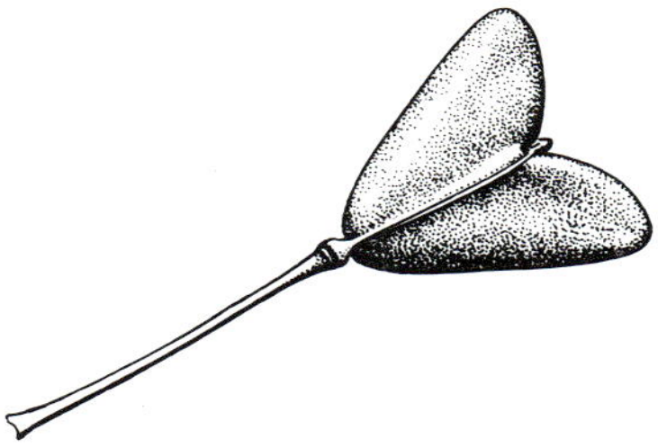

Blütezeit: April–November
Sammelzeit (Kraut): Mai–Juli

Paprika

Capsicum annuum L.

Nachtschattengewächse
Solanaceae

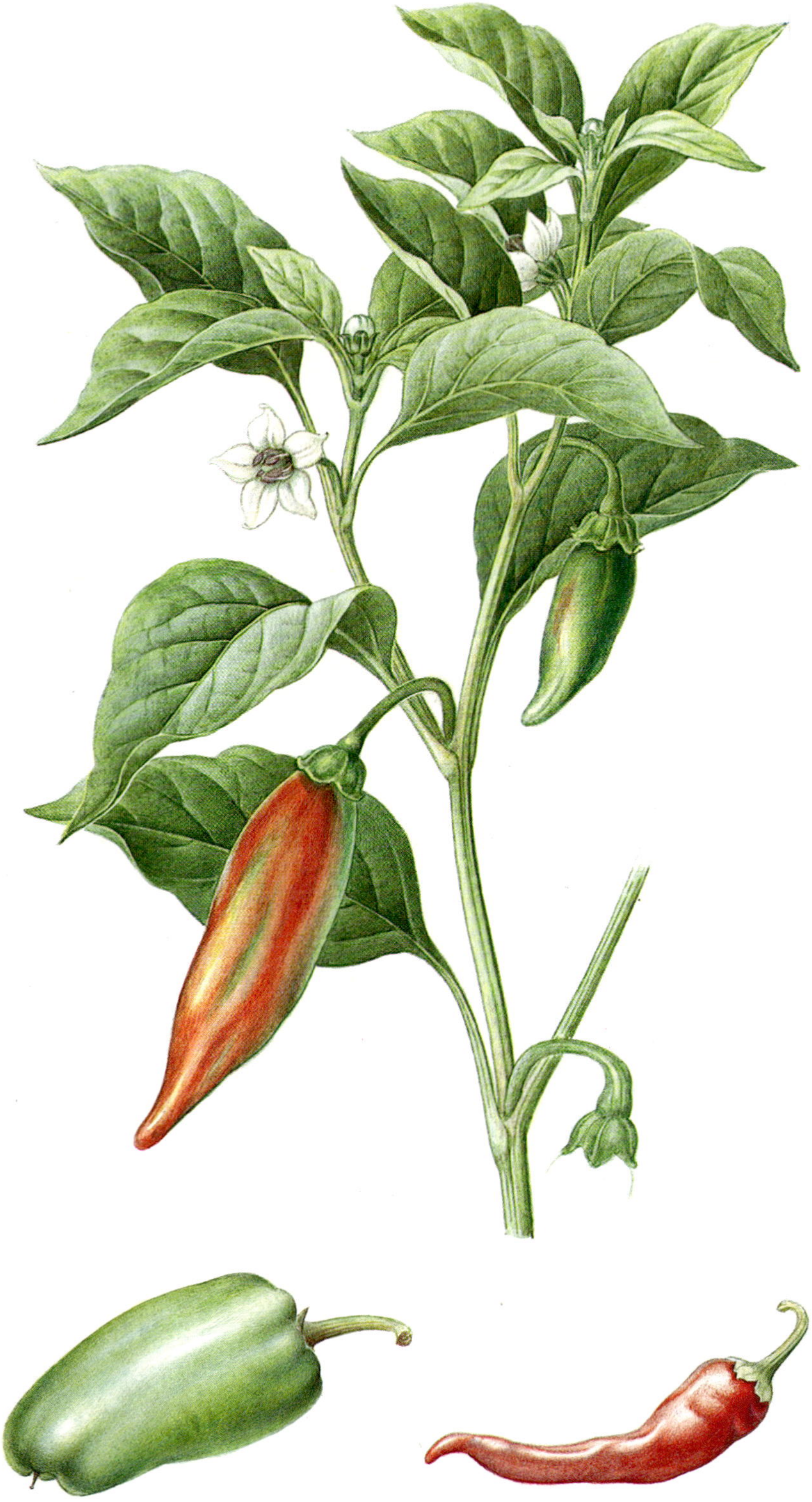

Eine einjährige Pflanze mit einem aufrechten, verzweigten Stengel und glänzenden, ovalen Blättern. Aus den Blattachseln wachsen an kurzen Stielen weiße Blüten hervor, die sich bald nach dem Abblühen in eine rote, gelbe oder grüne Beere verwandeln (entsprechend der Unterart). Paprika wuchs ursprünglich in der Tropen und Subtropen Amerikas und wurde im 15. Jahrhundert von den Spaniern nach Europa eingeführt.
Pharmazeutische Bedeutung haben die Unterarten mit langen, roten und scharf brennend schmeckenden Früchten. Die reifen Früchte (Fructus capsici) werden manuell gepflückt. Man läßt sie welken und legt sie dann zum Trocknen auf Hürden aus oder zieht sie auf Schnüre. Bei der weiteren Verarbeitung (dem Mahlen) muß man sehr vorsichtig verfahren, denn der Staub reizt die Schleimhäute und Haut sehr stark. Die Droge enthält Kapsaicin, öliges Kapsicin, rote Farbstoffe, die Vitamine C, B_1, B_2 und E, Fette und andere Stoffe. In der Heilpraxis werden Medikamente aus der Droge vor allem äußerlich angewendet. In Apotheken bereitet man Extrakte, Tinkturen, Salben und Pflaster, die die Durchblutung der Haut und Schleimhäute fördern. Sie heilen rheumatische Schmerzen, Ischias und Rippenfellentzündungen. Innerlich verstärkt Paprika die Peristaltik von Magen und Darm und unterstützt die Bildung von Magensäften.
Frische, süße Paprikafrüchte sind ein ausgezeichnetes Gemüse mit einem hohen Gehalt an Vitamin C. Süßer und scharfer pulverisierter Paprika wird in großer Menge als Küchengewürz verwendet.

Blütezeit: Juni – September
Sammelzeit (Früchte): Juli – September

Korbblütler
Compositae (Asteraceae)

Silberdistel

Carlina acaulis L.

Ein ausdauerndes Kraut mit verkürztem Stengel, das auf sonnigen Hängen, Rainen und Wiesen wächst. Der Stengel ist so stark verkürzt, daß sich der Blütenkorb direkt mitten in der Rosette der grundständigen, stark gegliederten und dornigen Blätter befindet. Die Früchte sind behaarte Achänen. Die Silberdistel wurde schon in der Antike zur Heilung von Hautausschlägen, zur Austreibung des Bandwurms und später auch gegen die Pest verwendet. In der Gegenwart ist sie durch das Sammeln in manchen Gebieten gefährdet und muß geschützt werden.
Gesammelt wird die Wurzel (Radix carlinae). Man gräbt sie manuell aus, säubert sie gründlich, entfernt alle Grünteile und trocknet sie in Darranlagen bei Temperaturen bis zu 35 °C. Die Droge muß in geschlossenen Behältern gelagert werden. Sie enthält bis zu 50 % Inulin, ätherisches Öl und Bitterstoffe. Sie wird als harn- und schweißtreibendes Mittel verwendet, das bei Fieber die Körpertemperatur senkt. Auch bei der Beseitigung von Verdauungsstörungen, zur Appetitanregung und als Abführmittel, das gegen Darmparasiten wirkt, kommt sie zur Anwendung. Man bereitet einen Aufguß (1–2 Teelöffel je Tasse Wasser), läßt ihn 20 Minuten ziehen und trinkt davon täglich drei Tassen. Der Tee wirkt auch gegen schädliche Mikroorganismen. Für Bäder werden die Silberdistelwurzeln in verdünntem Essig oder in Wein gekocht. Mit diesem Absud wäscht man dann Hautausschläge, Pilzerkrankungen, Flechten und Ekzeme.
In südlichen Ländern werden die fleischigen Blütenböden der Silberdistel als Gemüse konsumiert.

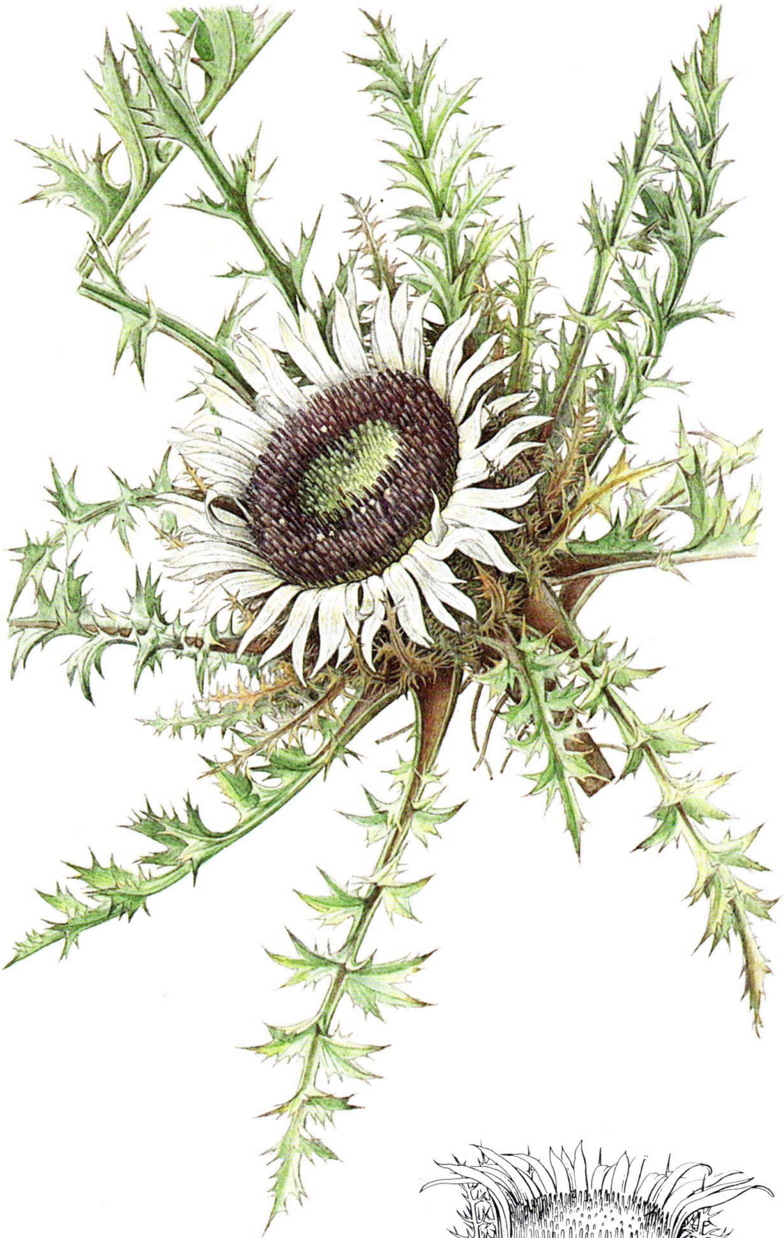

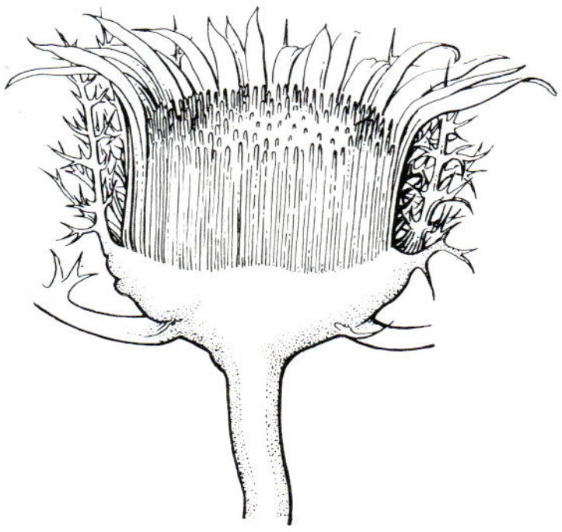

Blütezeit: Juni–September
Sammelzeit (Wurzeln): September–November
SCHUTZWÜRDIG

Wiesenkümmel

Carum carvi L.

Doldengewächse
Umbelliferae (Apiaceae)

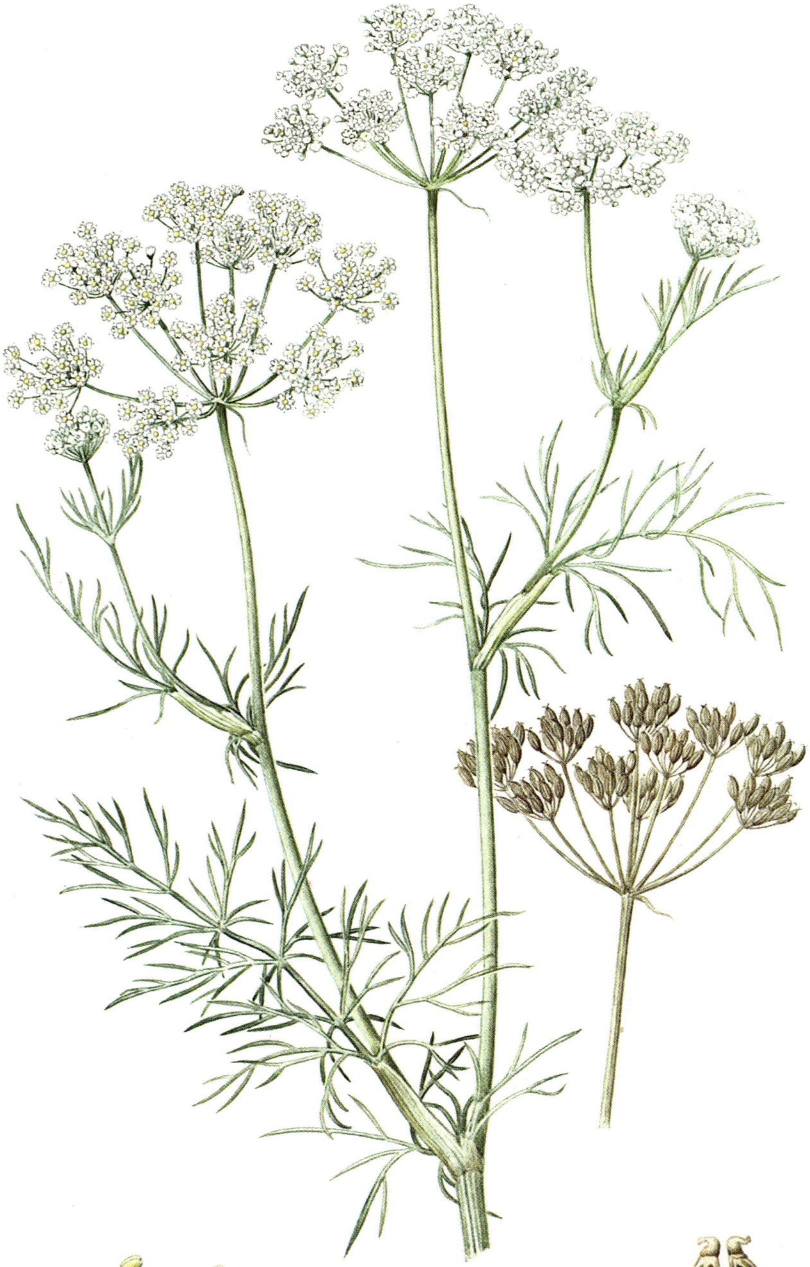

Eine zweijährige bis ausdauernde Pflanze mit einer tiefen Wurzel, einer grundständigen Rosette gegliederter Blätter und einem verzweigten Stengel, der mit zusammengesetzten Dolden weißer bis rosafarbener Blüten abschließt. Die Frucht ist eine Doppelachäne. Die ganze Pflanze duftet aromatisch. Kümmel wächst in Europa und Asien auf Wiesen, Weiden und Feldrainen von den Niederungen bis in die Berge. Er wird in Gärten und auf Feldern gezüchtet.

Für Heilzwecke sammelt man die Früchte (Fructus carvi). Bei kleinen Auspflanzungen werden die reifen Dolden oder die ganzen Pflanzen gesammelt, getrocknet, gedroschen und gesäubert. Großflächige Anpflanzungen werden maschinell eingebracht. Die Ernte findet zur Zeit de vollkommenen Reife statt. Die Früchte müssen gründlich trocknen und dann entsprechend gelagert werden. Sie enthalten ätherische Öle, Stärke, Zucker, Gerbstoffe und Öl. Kümmel regt die Tätigkeit der Verdauungsorgane an, unterdrückt Krämpfe der glatten Muskulatur und wirkt gegen Blähungen, krankheitserregende Mikroorganismen und Darmparasiten. Er wird als Pulver gemahlen verwendet oder als ganze Frucht zerkaut. Der Aufguß, der von zwei Teelöffeln zerstoßener Früchte und einer Tasse Wasser bereitet wird, soll 2 bis 3mal täglich getrunken werden. Kümmel unterstützt auch die Bildung der Muttermilch. Zu Heilzwecken kann Kümmelöl in Gaben von 1–3 Tropfen mit Zucker verabreicht werden. Höhere Dosen schädigen jedoch die Leber und Gallenfunktion.

Dieses Gewürz wird besonders in der Lebensmittelindustrie verwendet.

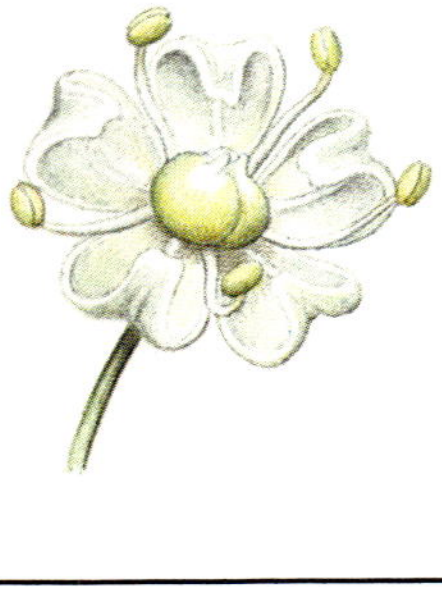

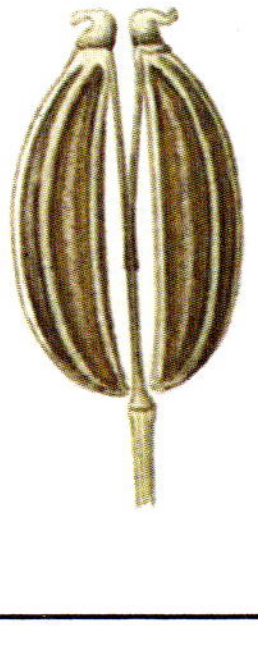

Blütezeit: Mai–Juni
Sammelzeit (Früchte): Juli–August
(im zweiten Jahr)

Korbblütler
Compositae (Asteraceae)

Kornblume

Centaurea cyanus L. (Syn.: *Cyanus segetum* Hill)

Eine einjährige Pflanze mit aufrechtem, verzweigtem Stengel, der wechselständig mit linealischen Blättern besetzt ist. An der Stengelspitze wachsen Körbe aus blauen Röhrenblüten. Die Früchte sind behaarte Achänen (links unten). Diese Pflanzenart, deren Ursprung im Mittelmeergebiet liegt, hat sich mit der Getreidezucht in alle Erdteile verbreitet. In den letzten Jahren geht dieses Unkraut aber durch die Anwendung von Herbiziden zurück.
Für Heilzwecke sammelt man die einzelnen Blüten (Flos cyani sine calice). Sie werden bei sonnigem Wetter manuell ausgezupft und dann in dünnen Schichten auf Hürden an gut durchlüfteten Orten oder in Dörranlagen bei Temperaturen bis zu 35 °C getrocknet. Die Droge wird trocken und dunkel gelagert. Sie enthält organische Farbstoffe, von denen das Centaurin am wichtigsten ist, das Glykosid Cichoriin, Saponine, Schleim- und Gerbstoffe. Man verwendet sie als harntreibende und den Stoffwechsel im Körper unterstützende Mittel. Die empfohlene Dosis beträgt 1 Teelöffel je Tasse Wasser, wobei täglich 3 Tassen Aufguß getrunken werden. Die Kornblume ist in Teegemischen enthalten, die bei Verdauungsstörungen und Magenbeschwerden verschrieben werden. Die größte Menge der Droge wird zur Färbung verschiedener Medikamente und Teegemische verwendet. Der isolierte blaue Farbstoff kommt in der kosmetischen Industrie zur Geltung. Äußerlich wird die Droge zur Zubereitung von Bädern, zum Auswaschen von Wunden und Geschwüren und als Zusatz zu Haarwasser verwendet. Kornblumen sind wichtige Honigpflanzen.

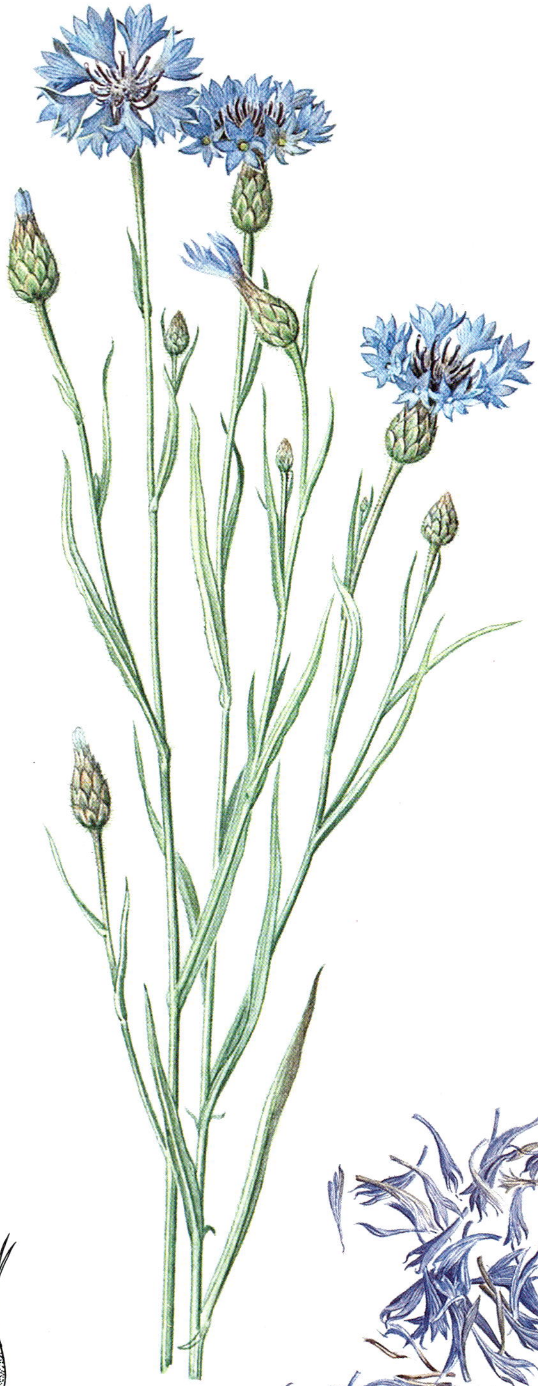

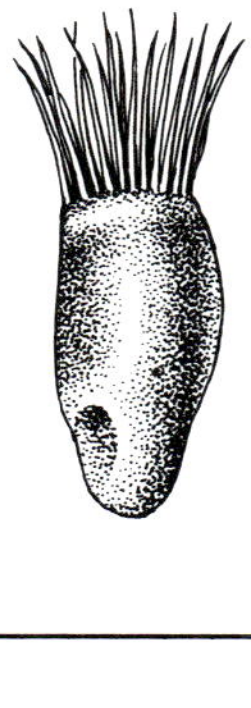

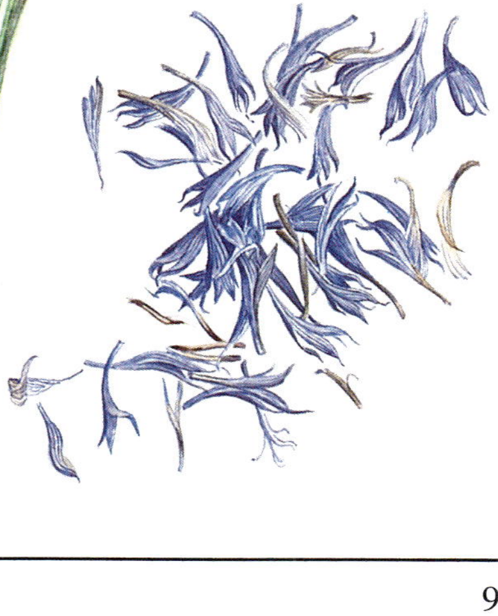

Blütezeit: Juni – August
Sammelzeit (Blüten): Juni – August

Echtes Tausendgüldenkraut

Enziangewächse
Gentianaceae

Centaurium erythraea Rafn. (Syn.: *Centaurium minus* Moench; *Centaurium umbellatum* Gilib.; *Erythraea centaurium* (L.) Pers.)

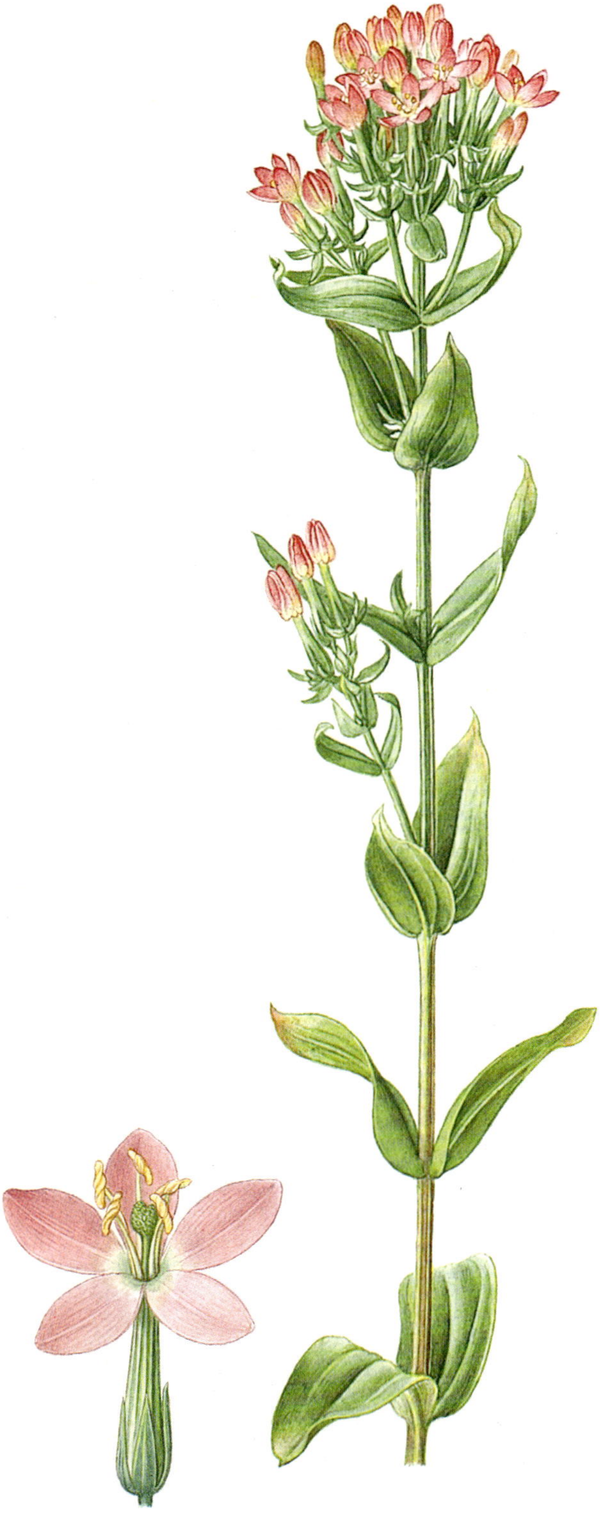

Ein zweijähriges, manchmal auch nur einjähriges Kraut, mit einem aufrechten, im oberen Teil verzweigten Stengel und einer grundständigen Rosette ovaler Blätter. Die Stengelblätter sind gegenständig und sitzen an. Die klar rosafarbenen Blüten bilden trugdoldige Blütenstände. Die Frucht ist eine Kapsel. Tausendgüldenkraut wächst auf sonnigen Hängen, Waldlichtungen und Wiesen.

Man sammelt zur Zeit der Vollblüte den oberirdischen Sproß, das Kraut (Herba centaurii). Es wird manuell ungefähr 5 cm über dem Boden geschnitten, wobei man aber ein Viertel der Pflanzen verschont, damit sie Samen bilden und sich vermehren können. Das Kraut wird in dünnen Schichten im Schatten oder in einer Darranlage ausgebreitet und unter zeitweiligem Umwenden bei Temperaturen bis zu 40 °C getrocknet. Die Droge wird in gut verschlossenen Behältern trocken und dunkel gelagert. Tausendgüldenkraut ist eine begehrte Heildroge.

Sie enthält glykoside Bitterstoffe, ätherisches Öl, Gerbstoffe und andere Substanzen. Die Bitterstoffe reizen die Nervenenden der Geschmacksknospen auf der Zunge und unterstützen dadurch reflexiv die Bildung von Magensäften. Die Droge ist wie der Gelbe Enzian ein beliebtes und wirksames Amarum und Stomachikum. Sie kommt in einer ganzen Reihe von Galenika in bitteren Tropfen und in Tees zur Geltung. In der Volksheilkunde wird aus 1 Teelöffel Droge und einen Viertelliter Wasser ein Aufguß oder Absud bereitet, den man abends und morgens auf nüchternen Magen trinkt. Ähnlich wird auch die Tinktur, ein Spiritusextrakt, verwendet. In jüngster Zeit verwendet man Tausendgüldenkraut immer mehr bei der Likör- und Weinerzeugung.

Blütezeit: Juni–Juli
Sammelzeit (Kraut): Juni–August

Isländisches Moos

Cetraria islandica (L.) Ach.

Eine Flechte mit verzweigten strauchartigen Thalli, die auf armen, sauren Unterlagen, meistens im Unterholz von Kiefernwäldern, auf Felsen, Bäumen und Mauern wächst. Die einzelnen Thalli sind braun bis olivgrün, fransig und weisen im oberen Teil oft rote Flecken auf. Die nördlichen Völker hielten diese Flechte von alters her für eine Heilpflanze und auch als ein Nahrungsmittel für Menschen und Tiere.
Gesammelt wird der Thallus (Lichen islandicus). Die beste Droge gewinnt man aus der Sommerernte, wenn die Flechten herangewachsen und grün, aber nicht bröcklig sind. Das gesammelte Material wird wie Heu an Ort und Stelle vor- und dann im Schatten bei Luftzug nachgetrocknet. Die Droge muß in verschlossenen Behältern aufbewahrt werden. Sie enthält Lichenin, Isolichenin, Cetrarsäure, Schleimstoffe, Bitterstoff und Jod. Ihre Schleimstoffe wirken günstig bei der Behandlung von Husten, Heiserkeit, Keuchhusten und Bronchialasthma. Die Bitterstoffe der Flechte steigern den Appetit und fördern die Magensaftsekretion. Die Flechtendroge wird zweimal gekocht; die Tagesdosis beträgt 1 Teelöffel. Der erste Absud ist bitter, der zweite schleimig. Die von Bitterstoffen befreite Droge ist ein ausgezeichnetes Diätikum und diente in den nördlichen Ländern auch zur Herstellung von Mehl und Spirituosen. Eine andere Flechtenart, die Pflaumen-Astflechte (*Evernia prunastri* – unten), die an Pflaumenbäumen wächst, hat ähnliche Heileigenschaften und wird ebenfalls gesammelt.

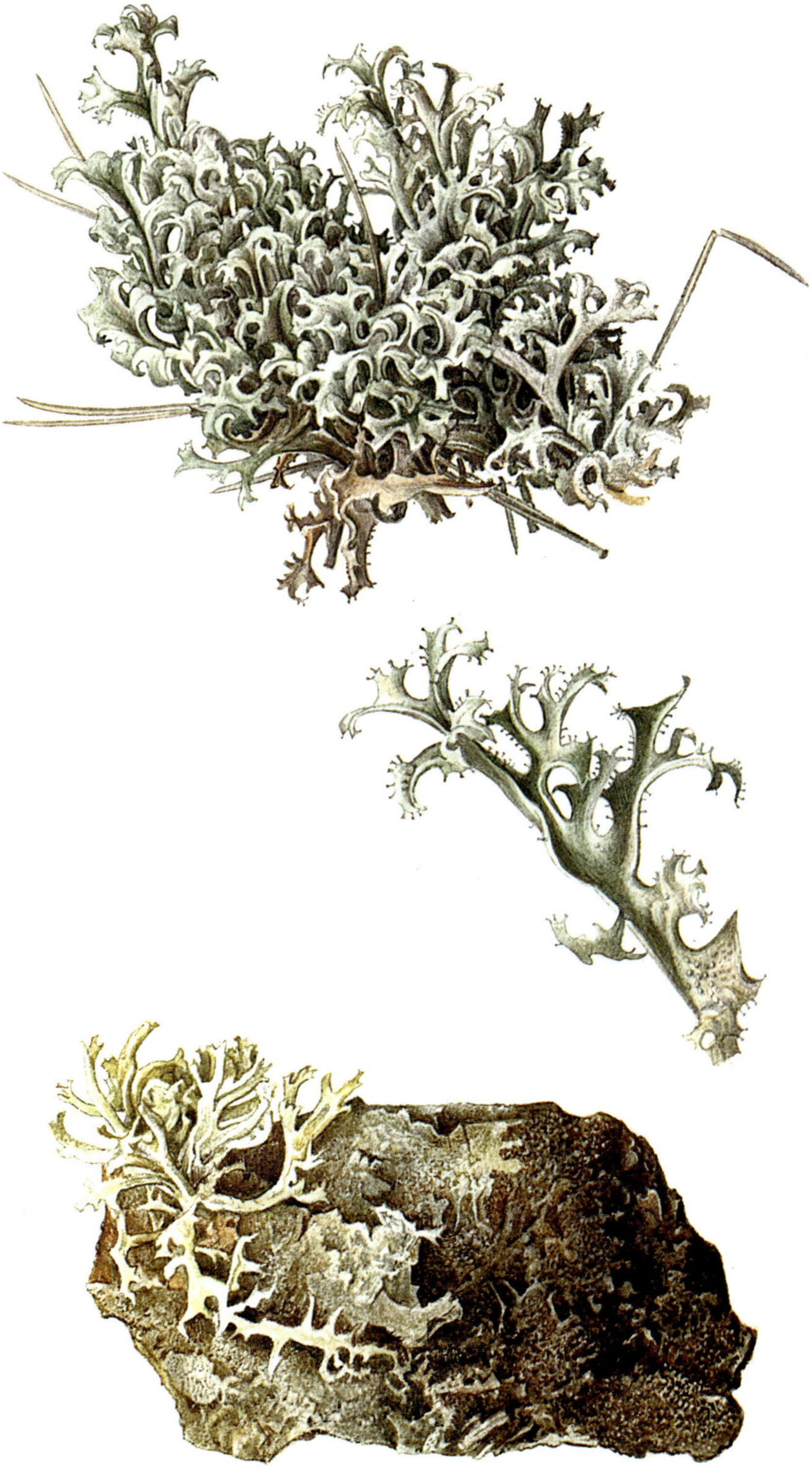

Blütezeit: –
Sammelzeit (Thalli): das ganze Jahr über (am besten) April–September

Römische Kamille

Korbblütle
Compositae (Asteraceae

Chamaemelum nobile (L.) All. (Syn.: *Anthemis nobilis* L.)

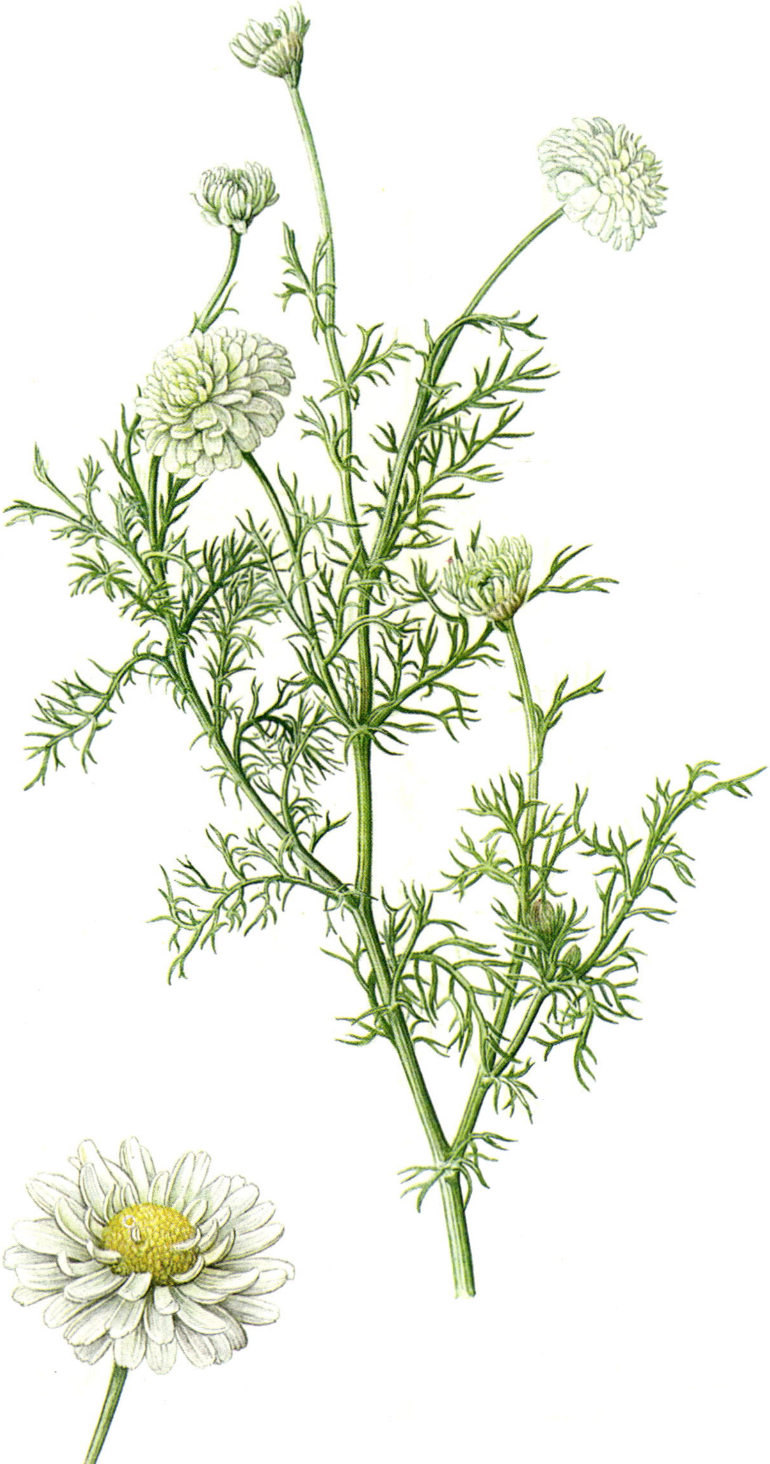

Ein ausdauerndes Kraut mit einem kriechenden, verzweigten Stengel, der mit wechselständigen, stark gegliederten Blättern bewachsen ist. Die Stengel schließen mit Korbblüten ab, die entweder am Rand aus Zungenblüten und in de Mitte aus Röhrenblüten oder bei den veredelten, „gefüllten" Unterarten nur aus Zungenblüten bestehen. Die „gefüllten" Sorten sind am begehrtesten.
Man sammelt die entfalteten Blütenkörbe (Flos chamomillae romanae) bei schönem warmem Wetter manuell oder mit einem einfachen Gerät und achtet darauf, daß an den Blütenkörben keine Stiele verbleiben und das Sammelgut nicht gedrückt wird. Getrocknet wird auf Hürden im Schatten oder in einer Anlage bei Temperaturen bis zu 35 °C. Die Droge wird in geschlossenen Behältern gelagert. Sie enthält ätherisches Öl mit Azulen und die Bitterstoffe Glykoside und Cholin. In der Heilpraxis kommt sie als entzündungshemmendes, desinfizierendes und schweißtreibendes Mittel zur Anwendung. Sie beruhigt das Nervensystem und unterdrückt krampfhafte Wehen, was vor allem bei der Heilung von Frauenkrankheiten zur Geltung kommt. Man bereitet einen Aufguß (1 Teelöffel Droge je Tasse Wasser), gießt diesen nach 15 Minuten ab und trinkt davon bis zu 3 Tassen täglich.
Für den äußerlichen Gebrauch muß der Aufguß ungefähr zehnmal stärker sein. Er wird erst nach 20 Minuten abgegossen und zur Behandlung des Teints und vor allem zum Waschen heller Haare verwendet, die dadurch natürlichen Glanz erhalten.

Blütezeit: Juli – August
Sammelzeit (Blütenkörbe): Juli – August

Korbblütler
Compositae (Asteraceae)

Echte Kamille

Chamomilla recutita (L.) Rausch. (Syn.: *Matricaria chamomilla* L.)

Ein einjähriges Kraut mit einem aufrechten, verzweigten Stengel, der locker mit gegliederten Blättern besetzt ist. An d Stengelspitze wachsen die einzelnen Blü tenkörbe mit einem gewölbten, hohlen Boden und mit gelben Röhren- und weißen Zungenblüten. Die Frucht ist eine Achäne. Die ganze Pflanze duftet angenehm. Sie wächst vor allem in Europa, Asien und Nordamerika und wird als wichtige Heilpflanze mit einem weiten Anwendungsbereich gezüchtet und veredelt. Neben den traditionellen, örtlichen Abarten der Kamille setzten sich immer stärker veredelte Abarten und solche mit einem höheren Wirkstoffgehalt durch. Für Heilzwecke werden die Blütenkörbe gesammelt (Flos chamomillae). Die Ernte erfolgt 3–4 mal jährlich bei schönem Wetter. Das Material wird in dünnen Schichten an gut belüfteten Stellen im Schatten oder in Dörranlagen bei Temperaturen bis 35 °C getrocknet. Die Droge enthält ätherische Öle, Bisabolol, Farnesen, Flavone, Glykoside und eine Reihe weiterer Wirkstoffe. Die Kamillendroge wirkt entzündungshemmend, desinfizierend, schweißtreibend und krampflösend. Sie gehört in der Therapeutik, vor allem bei Kinderkrankheiten, zu den beliebtesten Drogen.

Auch bei Grippeerkrankungen (schweißtreibende und beruhigende Wirkung), Magen- und Darmbeschwerden und gegen Durchfälle wird sie verwendet. Die desinfizierende Wirkung der Kamille kommt bei Entzündungen der Harnwege zur Geltung. Äußerlich wird die Kamille zur Zubereitung von Umschlägen und Bädern bei der Behandlung von schlecht heilenden Wunden, Hautausschlägen und Wundstellen (auch als Puder), ebenso zum Spülen von Mund und Augen eingesetzt.

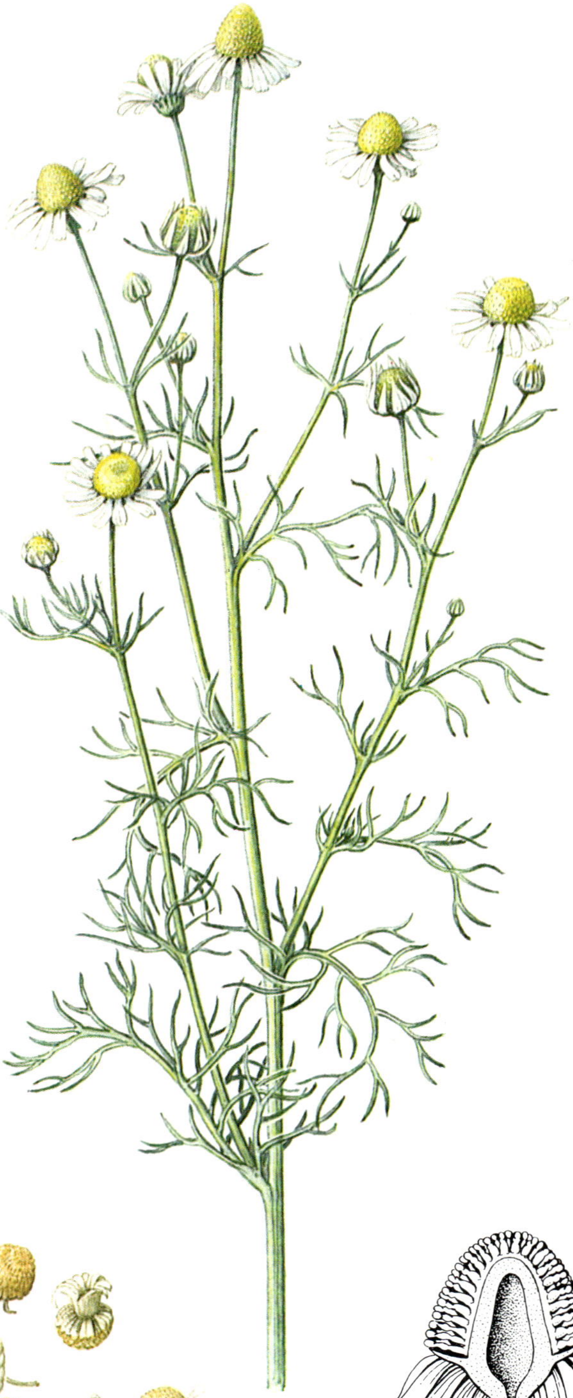

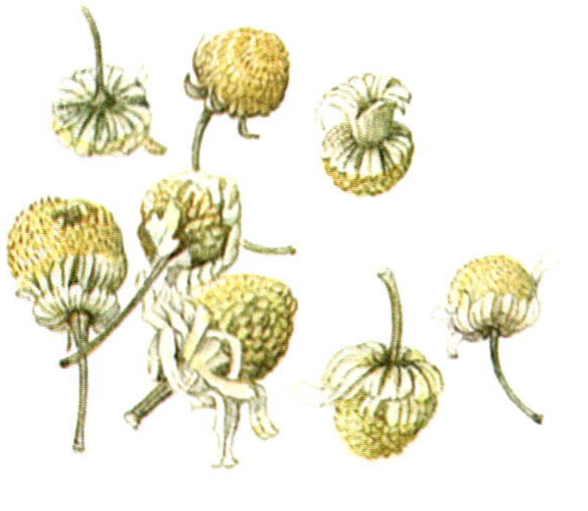

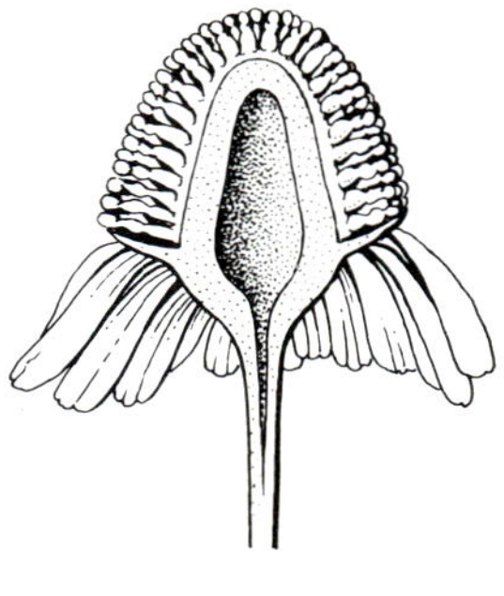

Blütezeit: Mai–Juni
Sammelzeit (Blütenkörbe): Mai–Juni

Strahllose Kamille

Korbblütler
Compositae (Asteraceae)

Chamomilla suaveolens (Pursh) Rydb. (Syn.: *Matricaria discoidea* DC.)

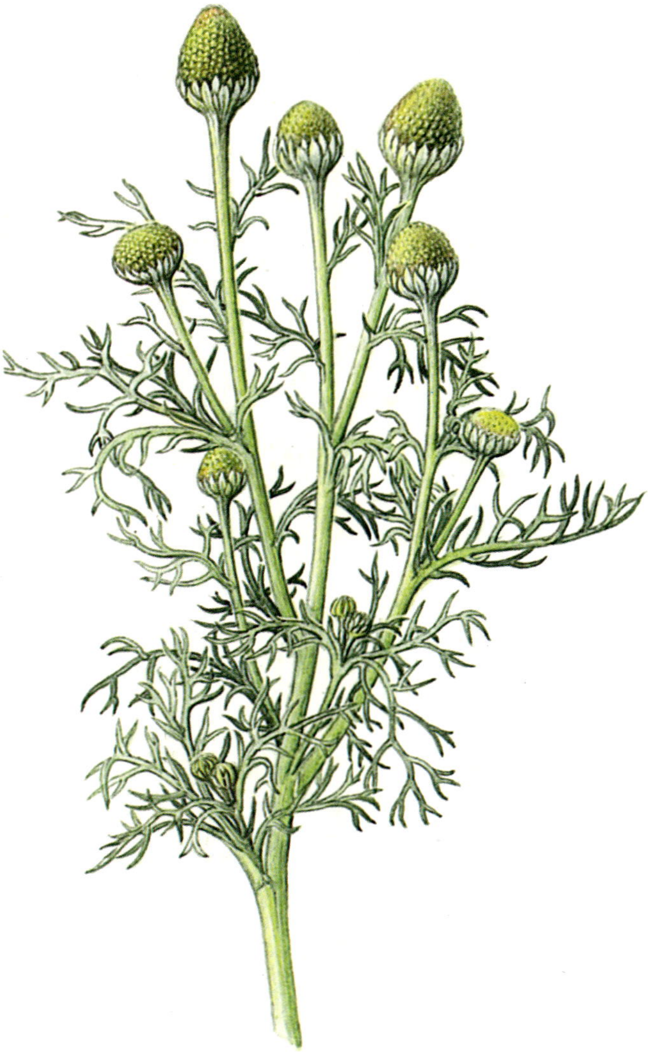

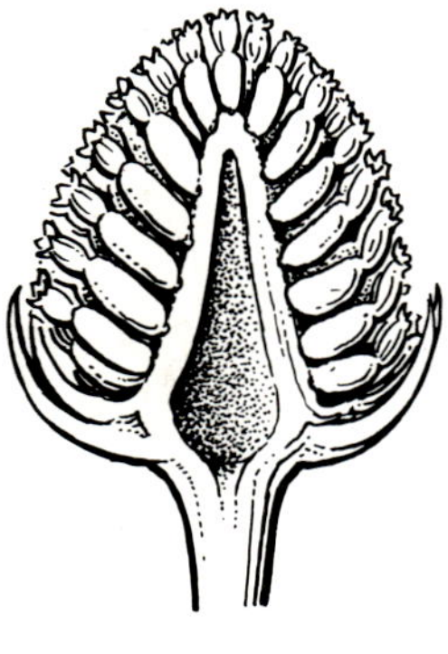

Ein einjähriges Kraut mit einem aufrechten, reich verzweigten und dicht beblätterten Stengel. Die aufgegliederten Blätter sitzen wechselständig am Stengel an. Die Blütenkörbe wachsen einzeln an den Spitzen des verzweigten Stengels; sie sind gelbgrün, ihr Blütenboden ist hohl, die Zungenblüten am Rand fehlen. Die Früchte sind Achänen. Die Pflanze duftet angenehm. Sie stammt aus Nordamerika und Ostasien und gelangte im vergangenen Jahrhundert über die Botanischen Gärten nach Europa, wo sie sich sehr schnell verbreitete. Man findet sie an Wegrändern, in Höfen und an Müllhalden. Diese Kamillenart ersetzt in den kälteren Gebieten die Echte Kamille, die dort nicht mehr wachsen kann, vollständig.

Gesammelt wird die Blüte (Flos matricariae discoideae). Die einzelnen Blütenkörbe werden zur Zeit ihrer vollen Entfaltung mit einem kurzen Stielstück gepflückt und dann, in dünnen Schichten ausgebreitet, im Schatten getrocknet. Sie werden dabei nicht gewendet. Die Droge duftet angenehm und muß in verschlossenen Behältern aufbewahrt werden. Sie enthält ätherische Öle (weniger als die Echte Kamille), Gerbstoffe, Glykoside und Bitterstoffe. Die Strahllose Kamille wird ähnlich verwendet wie die Echte Kamille, allerdings hat sie keine entzündungshemmende Wirkung. Der Tee hilft bei Grippe (er unterstützt die Schweißbildung) und Verdauungsstörungen (desinfizierend und blähungsmildernd) und vertreibt auch Darmparasiten. Für Mundspülungen, Bäder zur Heilung von Hautausschlägen und Ekzemen wird ein stärkerer Absud bereitet.

Blütezeit: April–Juni
Sammelzeit (Blütenkörbe): April–Juli

Mohngewächse
Papaveraceae

Schöllkraut

† *Chelidonium majus* L.

Ein ausdauerndes Kraut, das auf der ganzen Welt auf Schuttplätzen, Abfallhalden und in der Nähe menschlicher Siedlungen als Ruderalpflanze wächst. Aus der Pfahlwurzel wächst ein verzweigter Stengel mit wechselständigen, gegliederten Blättern und einer schütteren Dolde gelber Blüten hervor. Die Frucht ist eine längliche Kapsel (links unten), die Samen mit fleischigen Anhängseln (rechts unten) enthält. Die ganze Pflanze ist mit einer orangenen Milch durchsetzt. **Sie ist giftig, ihr Saft ätzt Haut und Augen.**
Bevor die Pflanzen voll aufblühen, wird der oberirdische Sproß, das Kraut (Herba chelidonii), gesammelt. Diese Arbeit führt man mit Handschuhen aus. Das gesammelte Kraut wird in dünnen Schichten auf Hürden oder in Darranlagen bei Temperaturen bis zu 35 °C getrocknet. Die Droge enthält bis zu 4 % Alkaloide (Chelidonin, Chelerythrin, Sanguisorbin, Berberin u. a.), die an die Chelidonsäure und andere Stoffe gebunden sind. Sie wird bei Gallen- und Darmschmerzen als krampflösendes und beruhigendes Mittel verwendet und wirkt auch auf den Blutkreislauf, indem sie die Kranzgefäße erweitert und den Blutdruck erhöht. Die Alkaloide weisen auch eine bakterizide Wirkung auf. In neuester Zeit untersucht man den Einfluß der Heilstoffe des Schöllkrauts auf bösartige Geschwülste (Chelidonin ist ein mitotisches Gift, das ähnlich wie Kolchizin die Zellteilung beeinflußt). In der Volksheilkunde werden aus Schöllkraut Salben gegen chronische Ekzeme hergestellt. Die Verwendung des frischen Safts zur Beseitigung von Warzen muß als gefährlich abgelehnt werden. Drogen und Heilmittel aus Schöllkraut dürfen nur unter ärztlicher Aufsicht verwendet werden.

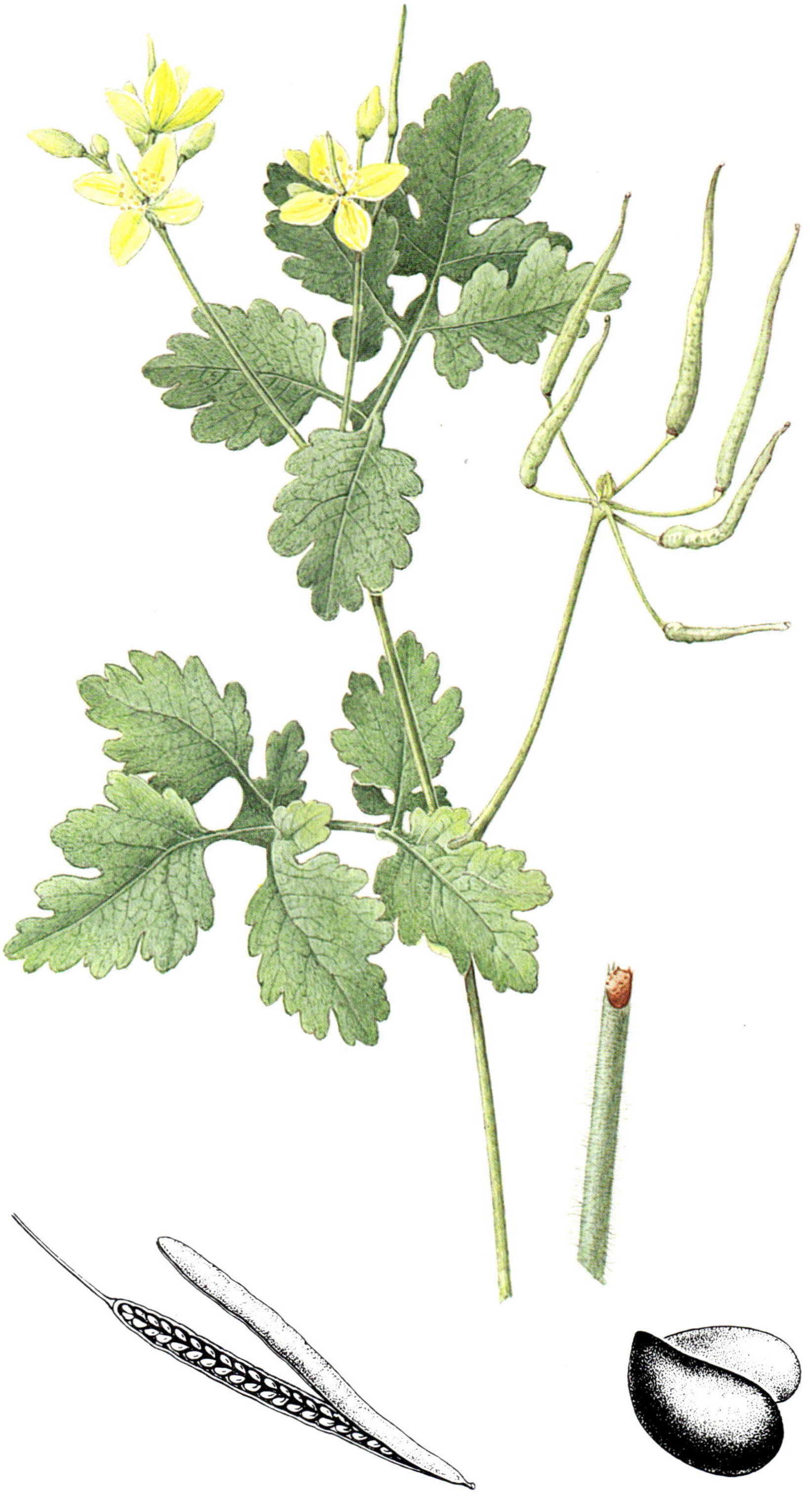

Blütezeit: Mai – August
Sammelzeit (Kraut): Mai – Juli

Wohlriechender Gänsefuß

Chenopodium ambrosioides L.

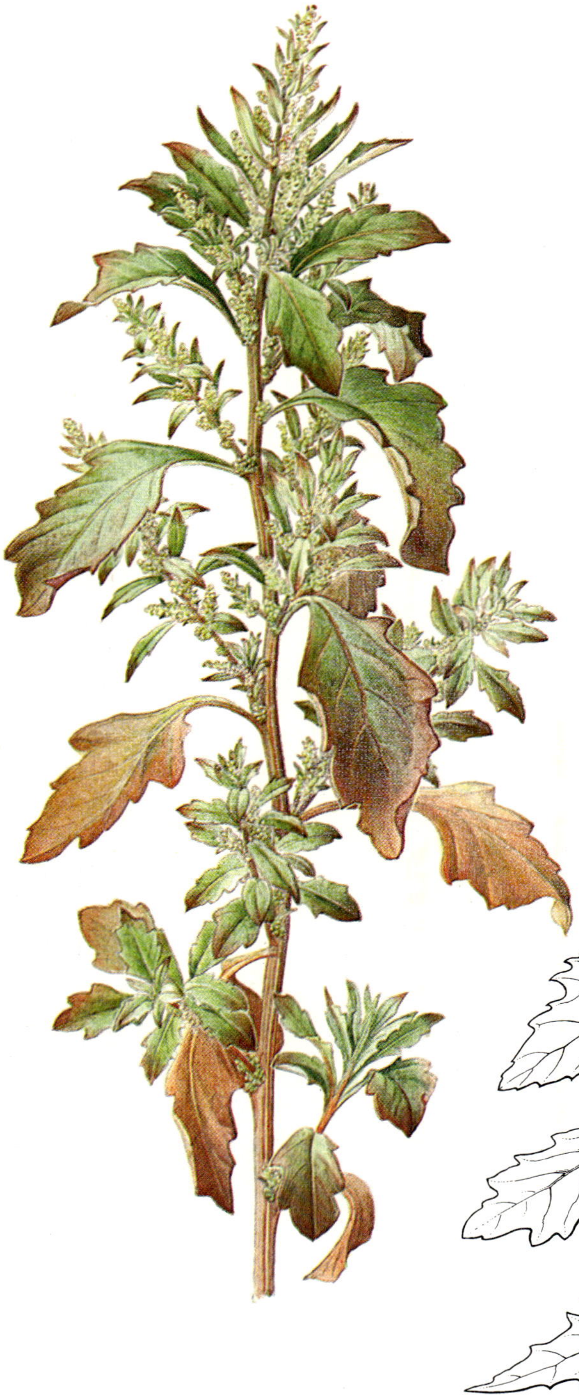

Ein einjähriges Kraut mit einem verzweigten, rötlichen Stengel, der mit wechselständigen, länglichen bis lanzettlichen Blättern besetzt ist. Die zahlreichen Blüten sind in Knäuelchen angeordnet. Sie bilden komplizierte Blütenstände und wachsen in den Blattachseln der Nebenstengeln. Die Früchte sind Achänen. Die ganze Pflanze duftet angenehm. Sie wurde im 17. Jh. aus den tropischen Gebieten Amerikas nach Europa eingeführt, wo sie sich akklimatisierte, einheimisch wurde und stellenweise auch verwilderte.

Zu Heilzwecken wird der oberirdische Sproß, das Kraut (Herba chenopodii), gesammelt. Man schneidet die blühenden Spitzen der Pflanzen ab und wiederholt diese Ernte bis zu dreimal jährlich. Das Material läßt sich nur schwer trocknen; es muß daher in dünnen Schichten ausgelegt und oft gewendet werden. Die Droge wird dunkel und in dichten Behältern aufbewahrt. Sie enthält ätherisches Öl, Saponine, Gerb- und Bitterstoffe. Man verwendet sie für Tee, der die Verdauungsprozesse unterstützt, den Stoffwechsel im Körper fördert und auch gegen Darmparasiten und zur Regelung der Menstruationszyklen dient. Er wirkt ferner gegen Asthma, Nervenstörungen und Lähmungen von Körperorganen. Meistens verwendet man jedoch das ätherische Öl, das durch Destillation aus den frischen Pflanzen gewonnen wird. Es wird vor allem gegen Darmparasiten verschrieben.

Droge und Öl sind in größeren Dosen giftig und können deshalb nur unter ärztlicher Aufsicht verwendet werden.

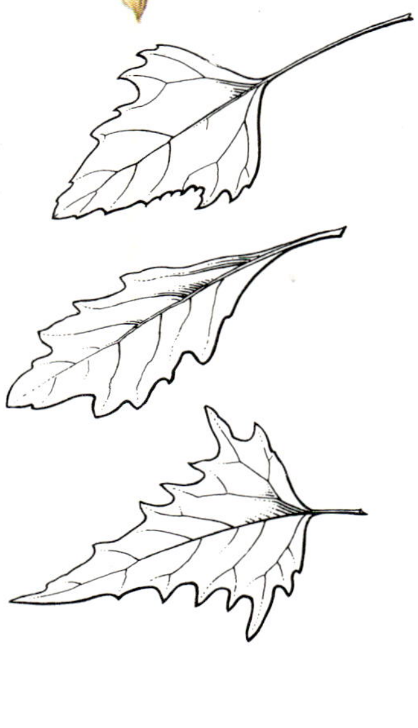

Die Federzeichnung vergleicht die Blätter von *Ch. album, Ch. ambrosioides* und *Atriplex nitens* (von oben nach unten).

Blütezeit: Juni – September
Sammelzeit (Kraut): Juni – September

Korbblütler
Compositae (Asteraceae)

Wucherblume

Chrysanthemum cinerariifolium (Trev.) Vis. (Syn.: *Pyrethrum cinerariifolium* Trev.)

Ein ausdauerndes Kraut mit aufrechtem Stengel, der mit wechselständigen, fiederteiligen Blättern besetzt ist. Die Blätter sind auf der Unterseite filzig behaart. An den Stengelspitzen wachsen Korbblüten, die aus weißen Zungen- und gelben Röhrenblüten zusammengesetzt sind. Die Früchte sind Achänen (unten). Die ganze Pflanze duftet intensiv. Sie ist ursprünglich in Dalmatien beheimatet, hat sich dann aber als Zierpflanze und wirksames Mittel gegen lästige Insekten über die ganze Welt verbreitet.
Man pflückt von zwei- bis achtjährigen Pflanzen die jungen, sich entfaltenden Blütenkörbe (Flos pyrethri). Das geschieht zweimal jährlich. Man läßt das Material vorwelken und trocknet es dann in Darranlagen bei Temperaturen bis zu 50 °C zu Ende. Die Droge enthält die Wirkstoffe Pyrethrine und Zinerine, ätherisches Öl, Glykoside und andere Stoffe. Pyrethrine und Zinerine sind Kontakt-Insektizide, die äußerlich gegen Schadinsekten, die Menschen und Tiere belästigen und auch gegen Pflanzenschädlinge eingesetzt werden. Die Droge hilft auch gegen Madenwürmer. Ihre Bedeutung beruht auch auf der Tatsache, daß sie bei Verwendung im großen die Umwelt nicht gefährdet, denn sie sammelt sich weder in der Natur noch im Körper der Lebewesen an und ist weder für Menschen noch für warmblütige Tiere giftig. Die Droge lähmt lediglich das Nervenzentrum der niederen Lebewesen, und bei Insekten bildet sich keine Gewohnheitsimmunität heraus. Der Erforschung der Pyrethrine und ähnlicher Stoffe wird in der ganzen Welt außerordentliche Aufmerksamkeit geschenkt.

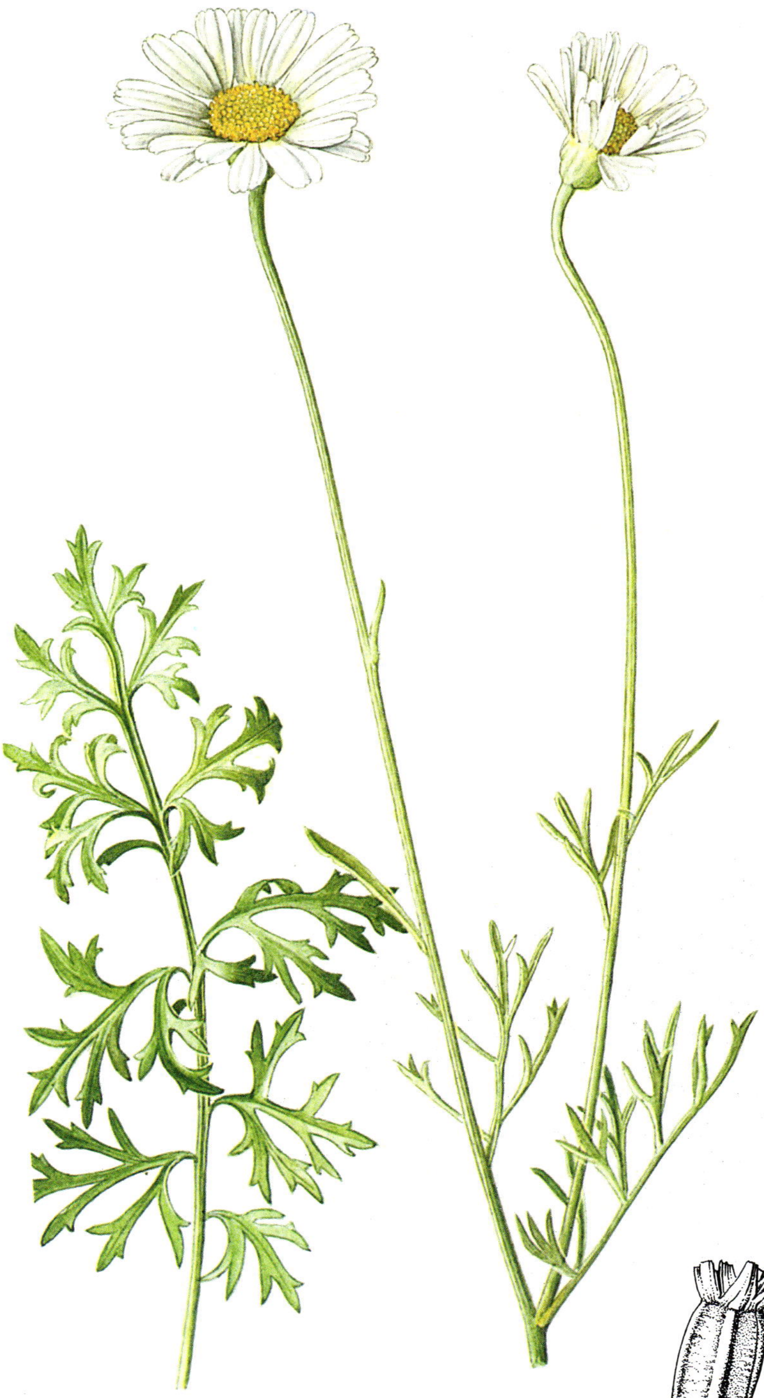

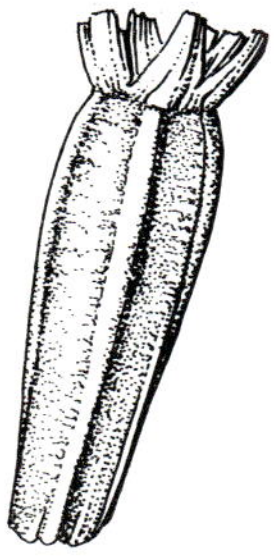

Blütezeit: Juni–Juli
Sammelzeit (Blütenkörbe): Mai–Juli

Mutterkraut

Korbblütler
Compositae (Asteraceae)

Chrysanthemum parthenium (L.) Bernh. (Syn.: *Pyrethrum parthenium* (L.) Smith)

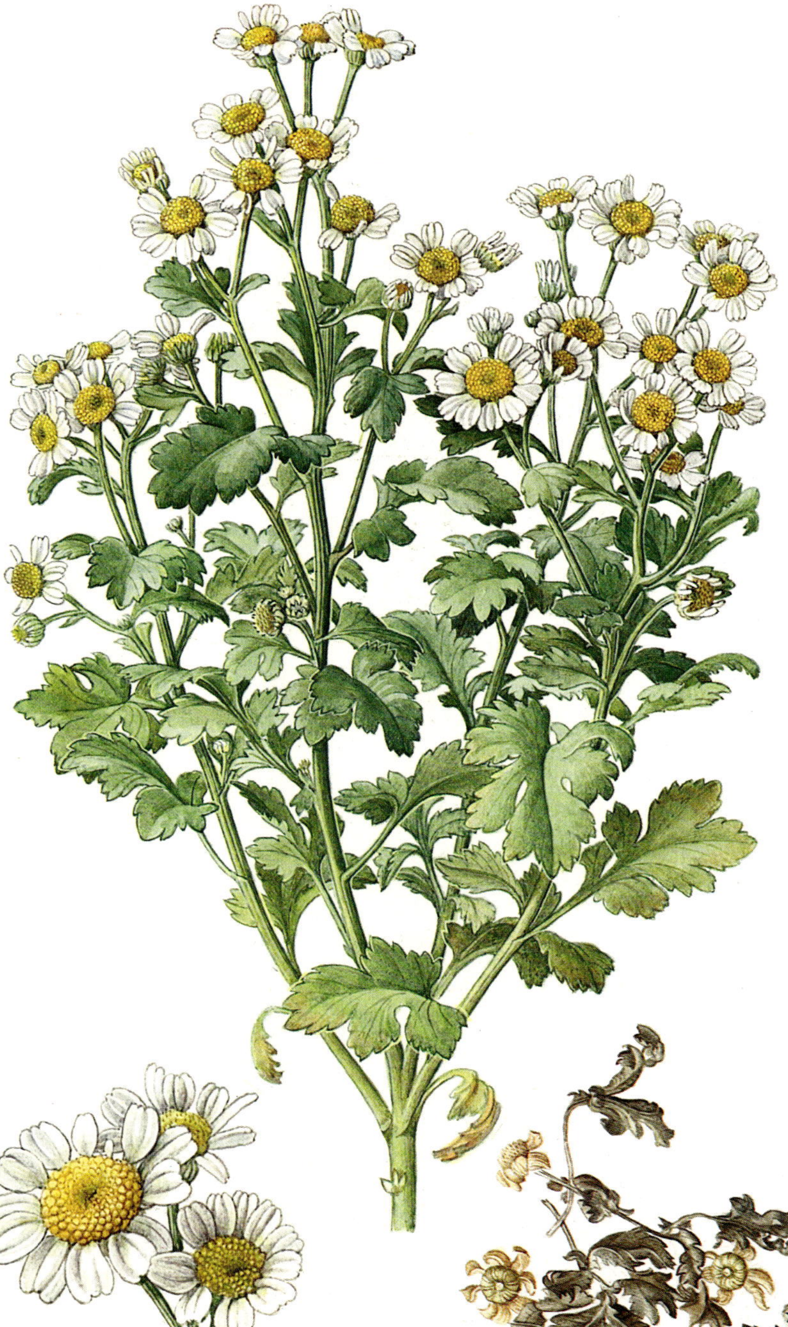

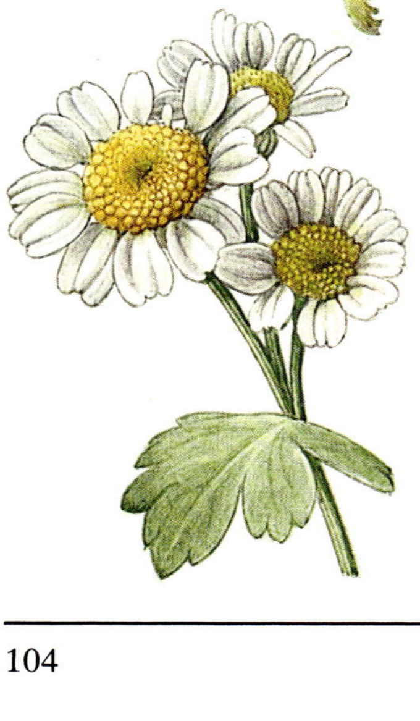

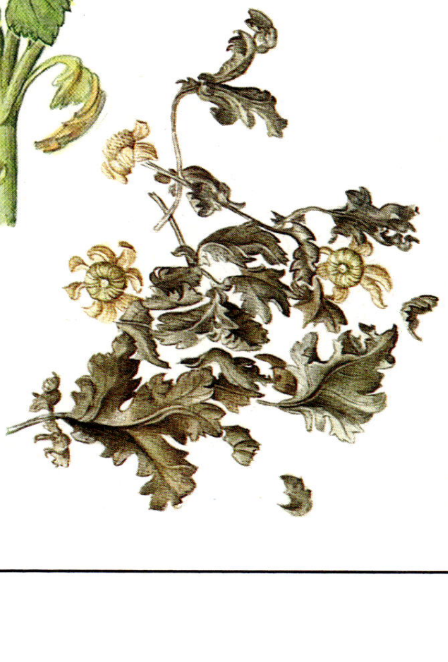

Ein ausdauerndes Kraut mit einem aufrechten Stengel, der mit wechselständigen, fiederteiligen Blättern bewachsen ist. Die Stengel schließen mit einem Korb aus weißen Zungen- und gelben Röhrenblüten ab. Die Früchte sind Achänen. Die ganze Pflanze duftet angenehm. Sie ist ursprünglich im Iran und Irak beheimatet und gelangte über das Mittelmeergebiet in die anderen Erdteile. Mutterkraut ist eine geläufige Heilpflanze; man findet sie häufig in Landgärten als Blume gepflanzt. Zu Heilzwecken sammelt man die Blütenkörbe (Flos matricariae seu parthenii), eventuell auch das Kraut (Herba matricariae seu parthenii). Die Blüten werden bei schönem Wetter manuell gepflückt, das Kraut wird zur Zeit der Vollblüte gemäht. Beides wird in dünnen Schichten im Schatten getrocknet und dabei vorsichtig gewendet oder in Anlagen bei Temperaturen bis zu 35 °C gedörrt. Die Droge duftet durchdringend und muß in verschlossenen Behältern aufbewahrt werden. Sie enthält ätherisches Öl mit Kampfer (sogen. Kamillenkampfer), Bitterstoffe, Gerbstoffe und Schleim. In der Volksheilkunde verwendet man einen Aufguß, der aus 2 Teelöffeln Droge je Tasse Wasser zubereitet wird und 15 Minuten ziehen muß. Man trinkt davon 3 Tassen täglich als Mittel zur Linderung von Verdauungsstörungen, zur Beruhigung und Desinfektion, gegen Krampfzustände und Darmparasiten und zur Heilung von Frauenleiden. Für Schwellungen, offene Wunden und Mundspülungen nach dem Zahnziehen stellt man einen ungefähr zweimal stärkeren Aufguß her und gießt diesen erst nach 25 Minuten ab.

Blütezeit: Juni–September
Sammelzeit (Blütenkörbe): Juni–August
(Kraut): Juni–August

Korbblütler
Compositae (Asteraceae)

Rainfarn

† *Chrysanthemum vulgare* (L.) Bernh. (Syn.: *Tanacetum vulgare* L.)

Eine ausdauernde Pflanze mit aufrechten, kantigen Stengeln und wechselständigen, gegliederten, dunkelgrünen Blättern. Die Stengel schließen mit Körben markant gelber Blüten ab, die zu Doldentrauben zusammengefaßt sind. Die Früchte sind Achänen. Die ganze Pflanze duftet, vor allem nach dem Trocknen, nach Kampfer. Sie wächst in Europa und Asien auf Wiesen, an Wegen und Waldrändern und wird auch in Gärten gezüchtet. Rainfarn gilt seit alters her als Mittel gegen äußere und innere Parasiten von Menschen und Tieren.

Für diese Zwecke werden die Blüten (Flos tanaceti – Detail unten) oder die Blätter (Folium tanaceti) gesammelt. Man pflückt die Blütenstände ohne Stielchen und trocknet sie an einer schattigen, gut gelüfteten Stelle. Die Blätter werden manuell abgeschnitten oder von den Pflanzen abgestreift, auf Hürden ausgebreitet und von anderem Sammelgut getrennt getrocknet. Der Hauptwirkstoff der Drogen ist 0,2–0,6 % ätherisches Öl mit giftigem Tujon. Weiterhin finden wir Bitterstoffe, Gerbstoffe und organische Säuren vor. Die Droge wird zur Vertreibung von Darmparasiten verwendet. Man bereitet aus einem Teelöffel Droge und zwei Tassen Wasser einen Aufguß und trinkt dreimal täglich davon, kann aber auch eine Messerspitze pulverisierte Droge einnehmen. Ähnlich wird auch das ätherische Öl, das durch die Destillation frischen Krauts gewonnen wird, verwendet. Die Dosierung muß jedoch sehr sorgfältig erfolgen, da zu hohe Gaben Blutandrang in der Beckengegend bewirken und Nieren und Nervensystem schädigen.

Der Duft der trockenen Rainfarndroge vertreibt Insekten, was vor allem in der Veterinärmedizin genutzt wird.

Blütezeit: Juli–September
Sammelzeit: (Blüten): August–September
(Laub): Juli–September

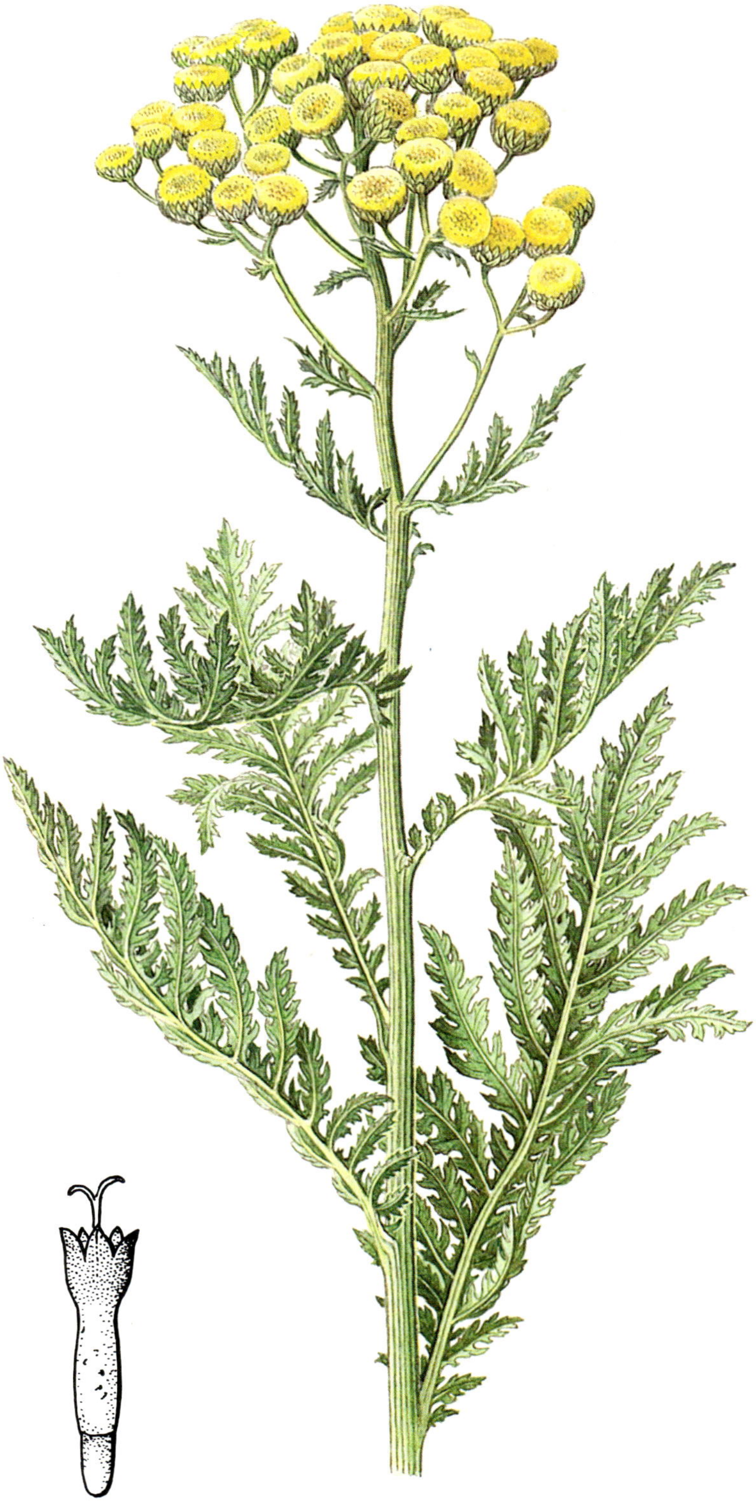

Wegwarte

Korbblütler
Compositae (Asteraceae)

Cichorium intybus L.

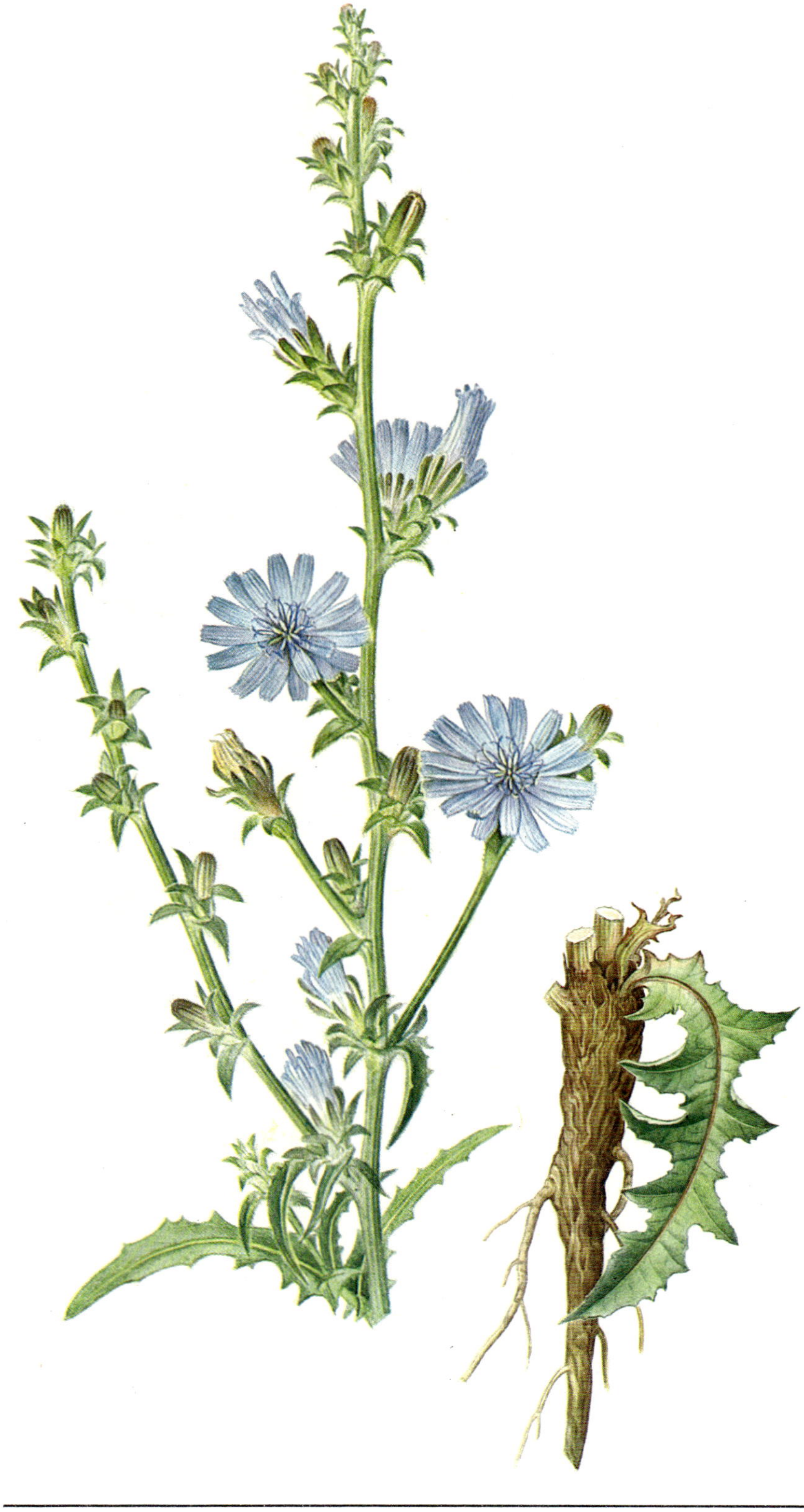

Ein ausdauerndes Kraut mit einer Pfahlwurzel und einem aufrechten, verzweigten, kantigen Stengel. Die Blätter der grundständigen Rosette sind länglich schrotsägeförmig, die Stengelblätter sind lanzettlich und sitzen an. In den Blattachseln wachsen Körbe blauer Zungenblüten. Die Früchte sind Achänen. Die ganze Pflanze ist mit Milchgefäßen durchsetzt. Sie wächst häufig in Europa, Afrika und Asien als Unkraut auf Rainen, in Gräben und auf Wiesen. Schon im alten Ägypten galt sie als bedeutende Heil- und Gemüsepflanze.

Für Heilzwecke sammelt man die Wurzeln (Radix cichorii) der wildwachsenden Pflanzen. Sie werden ausgegraben, gründlich gereinigt, gewaschen, in Scheiben geschnitten und bei Temperaturen bis zu 50 °C schnell getrocknet. Die Droge duftet würzig und schmeckt bitter. Sie enthält den Bitterstoff Inulin, Gerbstoffe und Zucker. Diese Stoffe fördern die Gallen- und Magensaftsekretion und wirken appetitanregend. Der Absud, der aus zwei Teelöffeln Droge je Tasse Wasser hergestellt und zweimal täglich getrunken wird, wirkt gleichzeitig harntreibend, leicht abführend und im ganzen erfrischend. Außerdem hilft er bei Lebererkrankungen, Gallen- und Nierensteinen und Entzündungen der Harnwege. Der Inulingehalt hat eine günstige Wirkung auf die Heilung der Zuckerkrankheit.

Die Kulturformen und Abarten der Wegwarte werden als Hackfrüchte zur Gewinnung von Koffein angebaut. Schößlinge der Wegwarte werden wie Gemüse verwendet. Endivie *(C. endivia)*, eine verwandte Art, ist ein zartes Salatgemüse mit einem hohen Gehalt an Vitamin C.

Blütezeit: Juli – September
Sammelzeit (Wurzeln): September – Oktober

oldengewächse
mbelliferae (Apiaceae)

Wasserschierling

† *Cicuta virosa* L.

ine ausdauernde Pflanze mit einem ho-
en, gerillten Stengel, der sich im unteren
bschnitt knollig verdickt und innen
urch Querwände unterteilt ist. Die unte-
en Blätter sind langstielig und gegliedert,
ie Stengelblätter sitzen mit Scheiden an.
ie kleinen, weißen Blüten bilden zusam-
engesetzte Dolden. Die Frucht ist eine
oppelachäne. **Die ganze Pflanze ist
tark giftig.** Sie wächst auf der ganzen
ördlichen Hemisphäre und kommt ver-
treut an Ufern von Bächen, Flüssen und
Veihern vor und überall, wo genügend
euchtigkeit vorhanden ist.
iesammelt werden die Wurzelstöcke
- links unten – (Rhizoma cicutae viro-
ae), die man bei vorher gekennzeichne-
en Pflanzen manuell ausgräbt. Die Wur-
elstöcke werden schnell gewaschen, von
rünteilen befreit, halbiert und bei natür-
cher Wärme oder in Darranlagen bei
emperaturen bis zu 45 °C getrocknet.
ie Droge enthält giftiges Cicutoxin und
therisches Öl. Die Wirkstoffe beeinflus-
en das Zentralnervensystem. Stark ver-
ünnt hilft die Droge gegen Krämpfe der
latten Muskulatur, bei Reizzuständen
nd Schwindelanfällen. Sie darf nur unter
trenger Aufsicht verwendet werden. Für
ie äußerliche Anwendung wird die
roge zu Salben verarbeitet, die gegen
lautpilze, Hautentzündungen und Aus-
chläge helfen.
er Wasserschierling kann mit der Selle-
eknolle verwechselt werden. Seine Wur-
elknolle hat die gleiche Form, schmeckt
üß und duftet nach Petersilie. Das Gift
vird auch in die naheliegenden Quellge-
vässer gespült. Vergiftungserscheinun-
en sind Kopfschmerzen, Erbrechen,
ngstzustände und Krämpfe. In diesem
all muß sofort der Arzt gerufen werden.

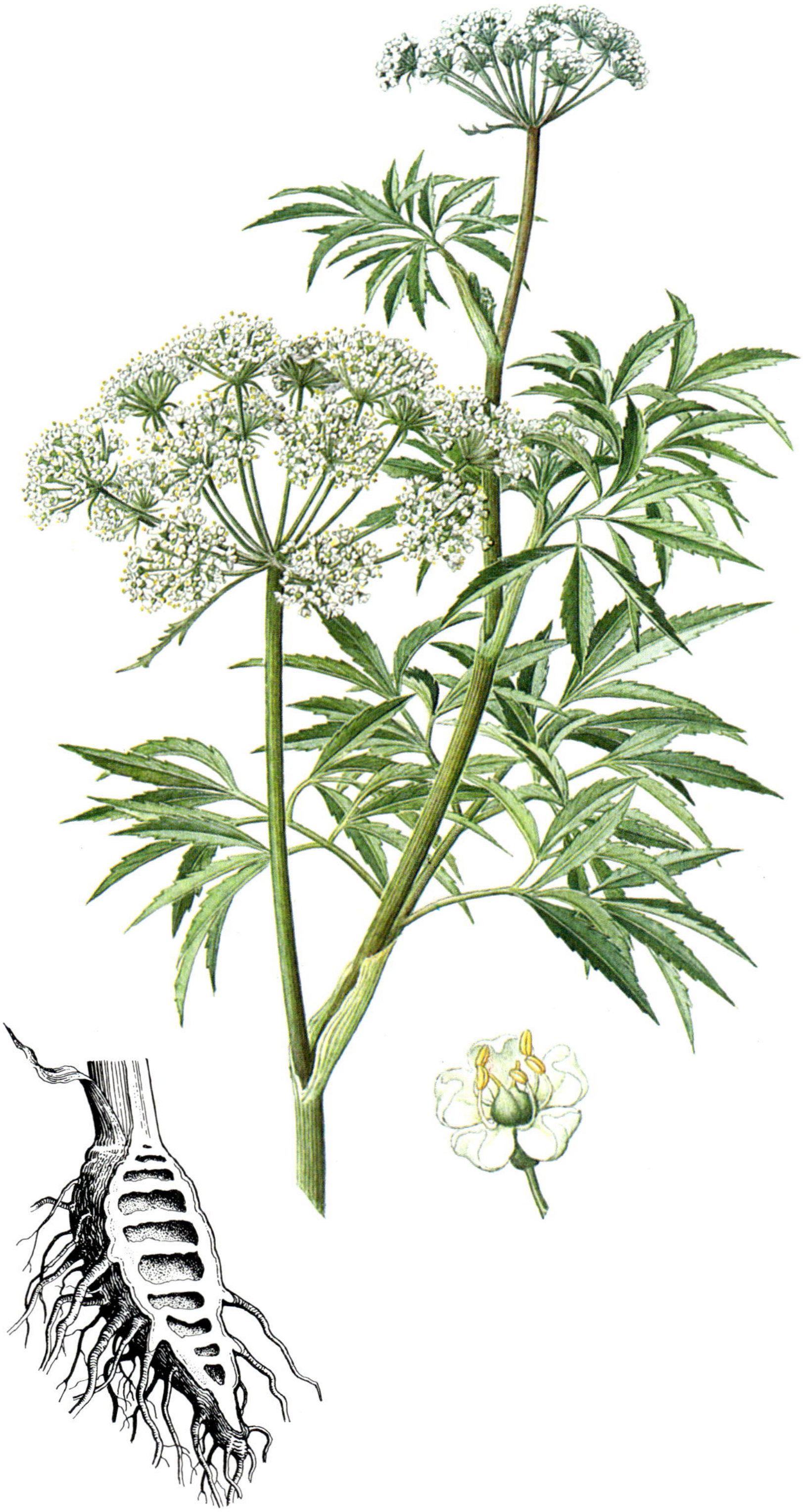

lützeit: Juli – September
ammelzeit (Wurzelstöcke):
ktober – November

Mutterkornpilz

Schlauchpilz
Clavicipitace

† *Claviceps purpurea* (Fr.) Tul.

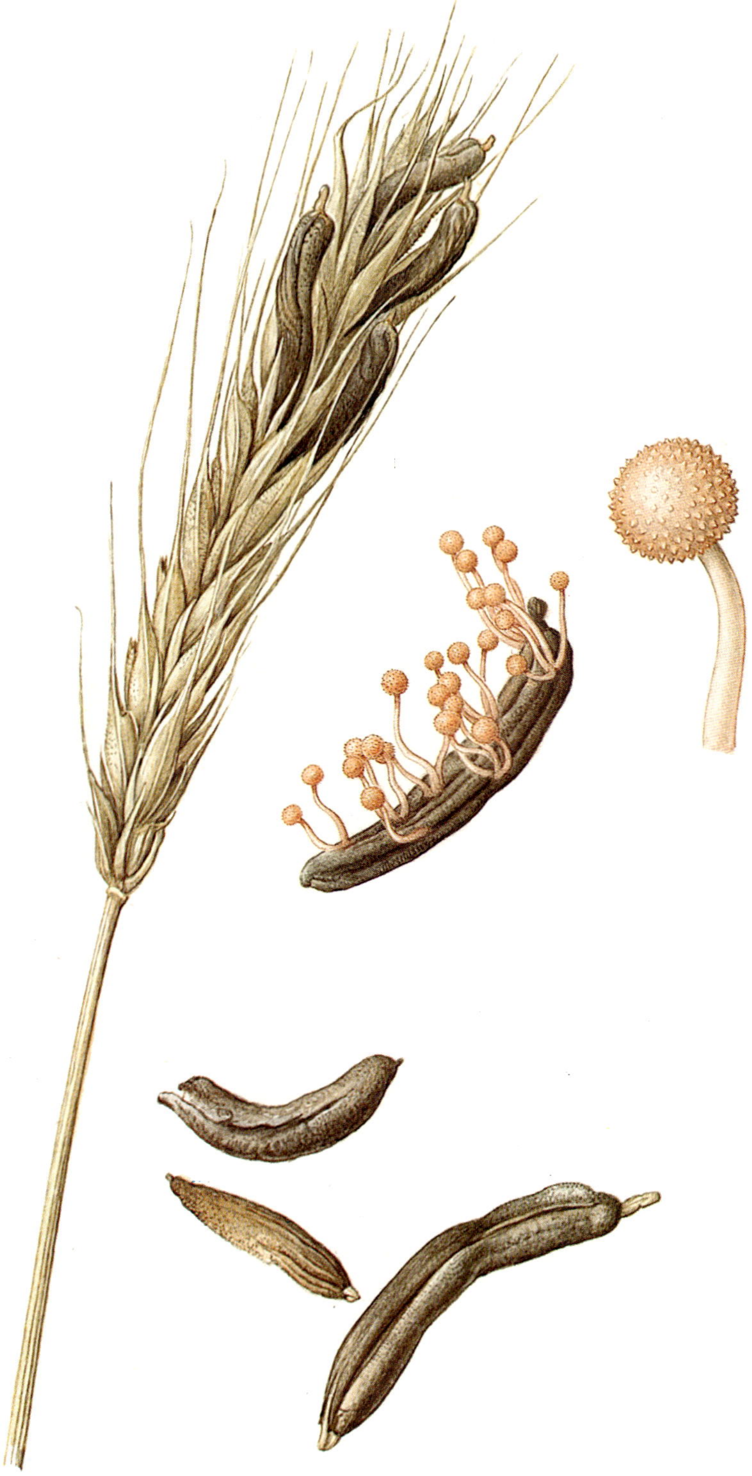

Ein parasitischer Schlauchpilz, der meistens in den Ähren des Roggens schmarotzt. Zur Blütezeit des Roggens durchwächst das Pilzgeflecht (Mycel) des Mutterkorns mit kurzen Fasern die Fruchtknoten. Diese Fasern stoßen an der Obe fläche kleine Sporen (Konidien) ab. Gleichzeitig sondert der Roggenfruchtknoten an de Oberfläche eine klare, süße Flüssigkeit ab, die von den Insekten aufgesaugt wird. Die Insekten übertragen s den Befall auf andere Fruchtknoten. Die Pilzfasern wachsen, verflechten sich unte einander und bilden so schließlich ein schwarzes, festes, aus der Ähre hervorste hendes Gebilde, ein Sklerotium. In der Erntezeit des Korns fallen die Sklerotien zu Boden. Im Frühling wachsen aus ihne gestielte Pilzchen hervor, die ihre Spore wieder auf den jungen Roggen streuen. Das Mutterkorn (Secale cornutum) ist ei unersetzbarer Rohstoff für die Herstellung einer Reihe wichtiger Medikamente **Es ist sehr giftig.** In der Vergangenheit wurde es bei der Sortierung des Getreide von den befallenen Pflanzen gesammelt. Heute wird der Rohstoff durch künstlich Züchtung des Mutterkorns auf Roggenkulturen und auch durch die Kultivierun des Mycels in Fermentationsgefäßen gewonnen. Das Mutterkorn enthält Indolderivate, Farbstoffe, Fette, Amine und Antrachinone. Diese Stoffe bewirken die Kontraktion der glatten Gebärmutte muskulatur, dämpfen die Funktion des Sympathikus, verursachen eine andauernde Verengung der peripheren Ge fäße und normalisieren den Blutdruck. Sie werden in der Gynäkologie, der Inneren und der Nervenmedizin verwendet.

Blütezeit: –
Sammelzeit (Sklerotien): Juni – Juli

Aufrechte Waldrebe

† *Clematis recta* L.

Eine ausdauernde Pflanze mit einem aufrechten Stengel, der im oberen Abschnitt behaart und mit gegenständigen, unpaarig gefiederten Blättern bewachsen ist. Die unteren Blätter sind nicht gegliedert. Aus den Blattachseln wachsen endständige, fächerartige Blütenstände aus weißen Blüten mit gelben Staubbeuteln hervor. Die Früchte sind langhaarige Achänen (Abbildung unten). Die europäische Art wächst vor allem in wärmeren Gebieten an Waldrändern, im Buschwerk und auf Felsen. Sie war in der Vergangenheit eine begehrte Droge zur Heilung von Geschlechtskrankheiten, Gicht, Rheumatismus und Knochenleiden.
Gesammelt wird der oberirdische Sproß, das Kraut (Herba clematidis). Das geschieht zur Zeit der Vollblüte. Das Material wird unter zeitweiligem Umwenden im Schatten an einer gut durchlüfteten Stelle getrocknet. Die Droge bewahrt man in gut verschlossenen Behältern auf. Sie enthält Glykoside, Saponine und weitere, bis jetzt noch nicht bekannte Stoffe. Gegenwärtig wird die Waldrebe in der pharmazeutischen Industrie nur noch wenig verwendet. Man stellt aus ihr Extrakte und Tropfen gegen rheumatische Schmerzen, Migräne, Kopfschmerzen und zur Heilung von Krampfadern her. In der Volksheilkunde verwendet man den Absud für Umschläge auf eiternde Wunden und Geschwürerkrankungen. **Die Pflanze ist giftig.** Der Giftgehalt mindert sich durch das Trocknen, aber beim Auflegen von frischen Blättern auf empfindliche Haut können schwer heilbare Ekzeme entstehen.

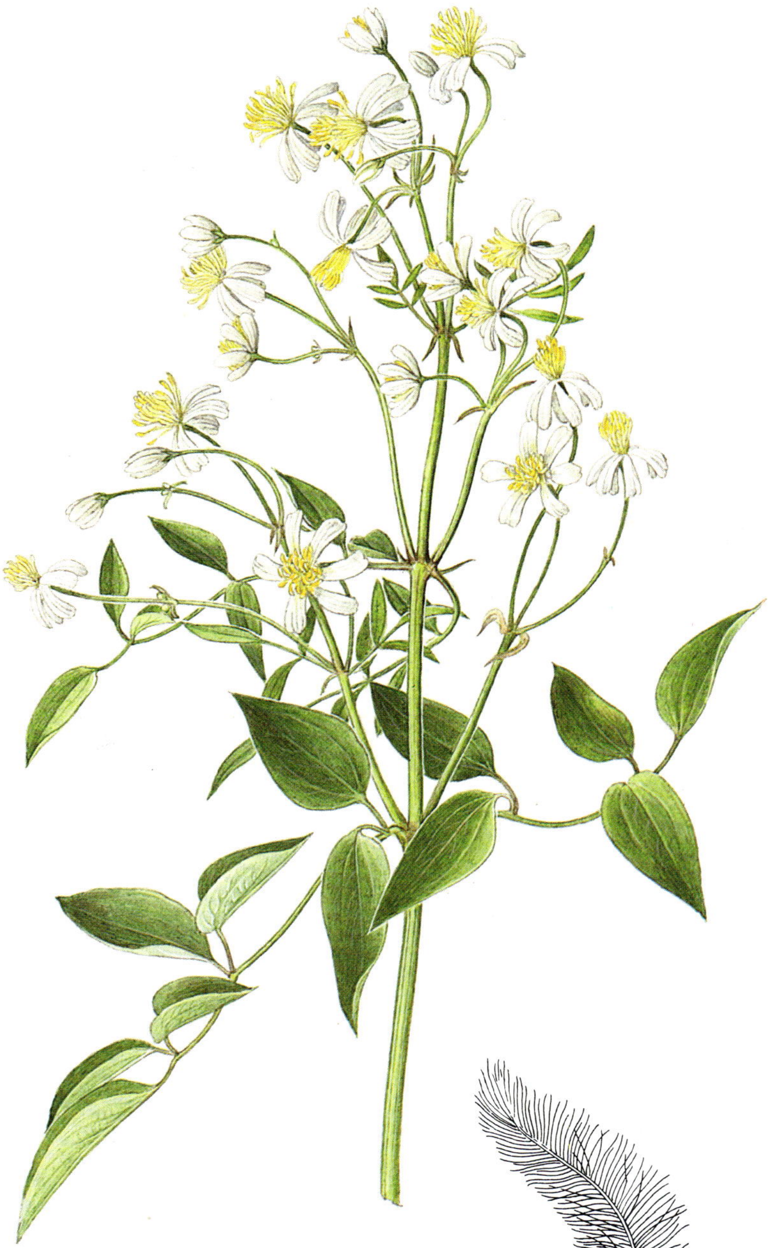

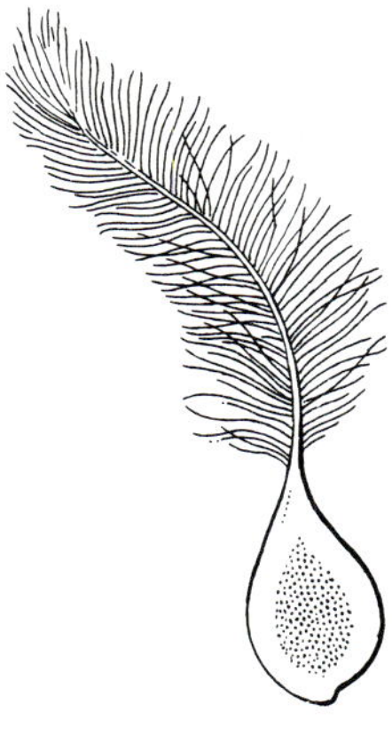

Blütezeit: Juni–Juli
Sammelzeit (Kraut): Juni–Juli

Benediktenkraut

Korbblütle
Compositae (Asteracea

Cnicus benedictus L.

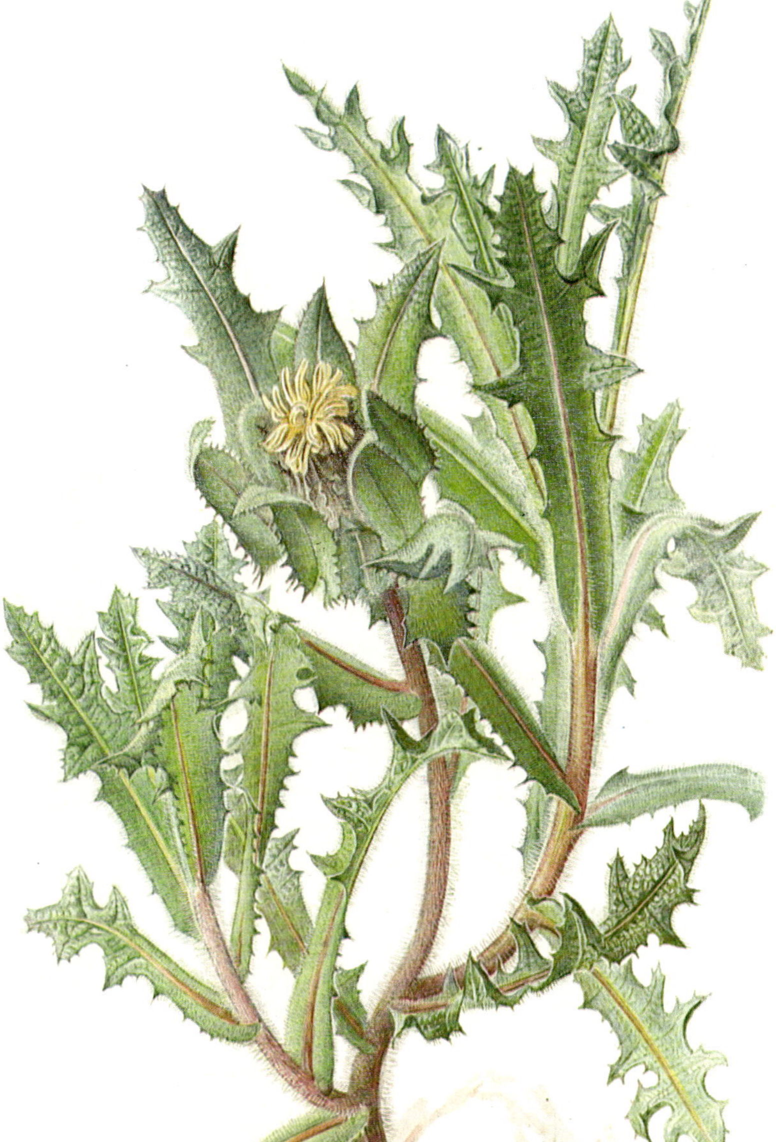

Ein einjähriges Kraut mit einem behaarten, aufgegliederten Stengel, der wechselständig mit gezähnt-lanzettlichen, stacheligen Blättern besetzt ist. Die Äste des Stengels schließen mit gelben Korbblüten ab. Die Frucht ist eine behaarte Achäne. Benediktenkraut, das seinen Ursprung im östlichen Mittelmeerraum und den benachbarten Gebieten Asiens hat, wird schon seit dem 16. Jahrhundert gegen Lungenkrankheiten und gegen di Pest eingesetzt. Heute deckt man den Bedarf an dieser Droge durch Züchtung in Feldkulturen.
Gesammelt wird das Kraut unmittelbar vor der Blüte (Herba cardui benedicti). Die Ernte kann bis zu 5 mal im Jahr wiederholt werden. Bei dieser Arbeit benutzt man Handschuhe. Es werden auch nur die Blätter gesammelt (Folium cardui benedicti), die die wertvollste Droge ergeben. Das Material wird im Schatten oder in Trockenanlagen bei Temperaturen bis zu 40 °C gedörrt. Die Droge schmeckt bitter und muß in geschlossenen Behältern aufbewahrt werden. Sie enthält den Bitterstoff Cnicin, ätherisches Öl, Gerb- und Schleimstoffe und in der Asche zahlreiche Minerale. D Droge wird in kleinen Gaben pur verabreicht, meistens aber in Teegemischen verwendet. Man beseitigt damit Störungen des Verdauungsapparats, steigert de Appetit und unterstützt die Bildung von Magen- und Gallensaft. Das Benediktenkraut mindert auch Blähungen und Durchfälle, es fördert die Lebertätigkeit und wirkt antibiotisch. Stärkere Dosen dieser Droge können aber zu Nierenreizungen und zu Übelkeit und Erbrechen führen. Schwangere Frauen sollten diese Heilmittel unbedingt meiden.

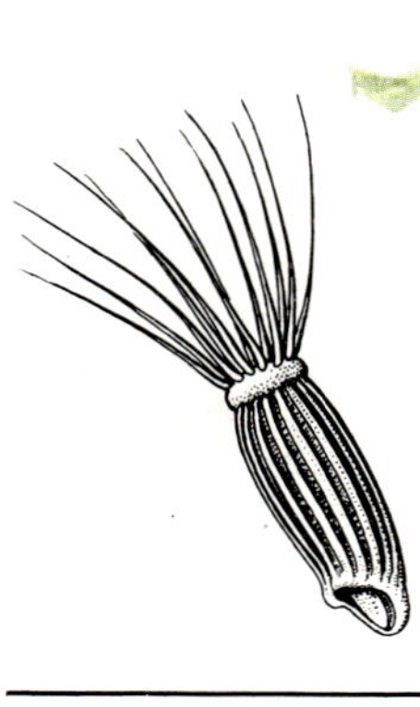

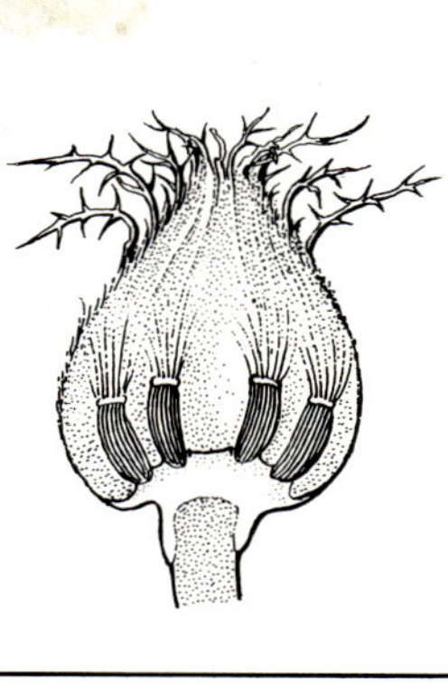

Blütezeit: Juni–Juli
Sammelzeit (Krautwerk): Juni–August

Liliengewächse
Liliaceae

Herbstzeitlose

† *Colchicum autumnale* L.

Eine ausdauernde Pflanze mit einer unterirdischen, schuppigen Knolle, aus der im Herbst lange, trompetenförmige Blüten wachsen. Nach der Bestäubung bilden sich im unterirdischen Fruchtknoten Samen aus, die dort bis zum Frühling verbleiben. Im Frühling wächst aus der Knolle eine Rosette lanzettlicher Blätter hervor, in ihrer Mitte befindet sich die Frucht, eine Kapsel (links unten). **Die ganze Pflanze ist stark giftig.** Sie wächst überall in Europa und kommt als unerwünschtes Unkraut häufig auf feuchten Wiesen und Weiden vor.
Für Heilzwecke sammelt man vor allem die Knollen (Tuber cochici) und Samen (Semen colchici) (rechts unten). Die Knollen werden gründlich gesäubert, in Scheiben geschnitten und schnell getrocknet (auch in der Sonne). Die Samen reifen im Sommer, man bricht die ganzen Kapseln ab, trocknet sie und schlägt dann die Samen heraus. Außer dem giftigen Alkaloid Kolchizin, das in der ganzen Pflanze vorkommt, enthalten die Samen recht viel Fett, Gerbstoffe und Zucker. Die Droge dient zur Isolation des Kolchizins, das vor allem bei akuten Gichtentzündungen und bei Muskel- und Gelenkrheumatismus verwendet wird.
Kolchizin wird als mitotisches Gift, das die Zellteilung verhindert, bei der Veredelung von Pflanzen angewendet. **Die Vergiftungen durch den Genuß von Samen oder Blüten der Herbstzeitlose können tödlich sein.** Sie zeigen sich durch Speicheln, Erbrechen, blutige Durchfälle, Krämpfe und Lähmungen im ganzen Körper. Gegengift ist Tannin. Die Herbstzeitlose ist vor allem bei der Verwendung von Trockenfutter auch für Tiere gefährlich. Die Alkaloide gehen sogar in die Milch über.

Blütezeit: August–Oktober
Sammelzeit (Knolle): August–September
(Samen): Juni–Juli

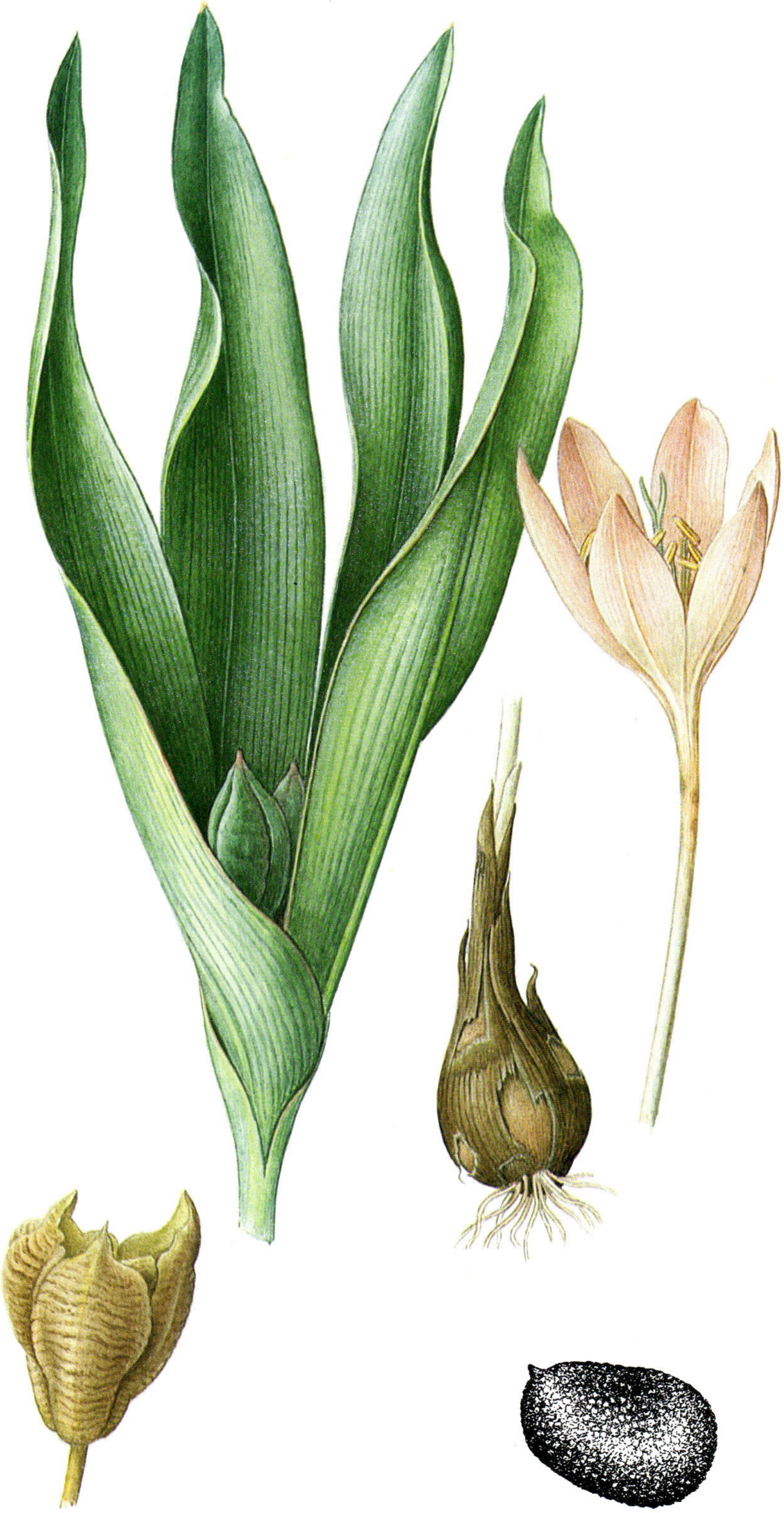

Gefleckter Schierling

Doldengewächse
Umbelliferae (Apiaceae)

† *Conium maculatum* L.

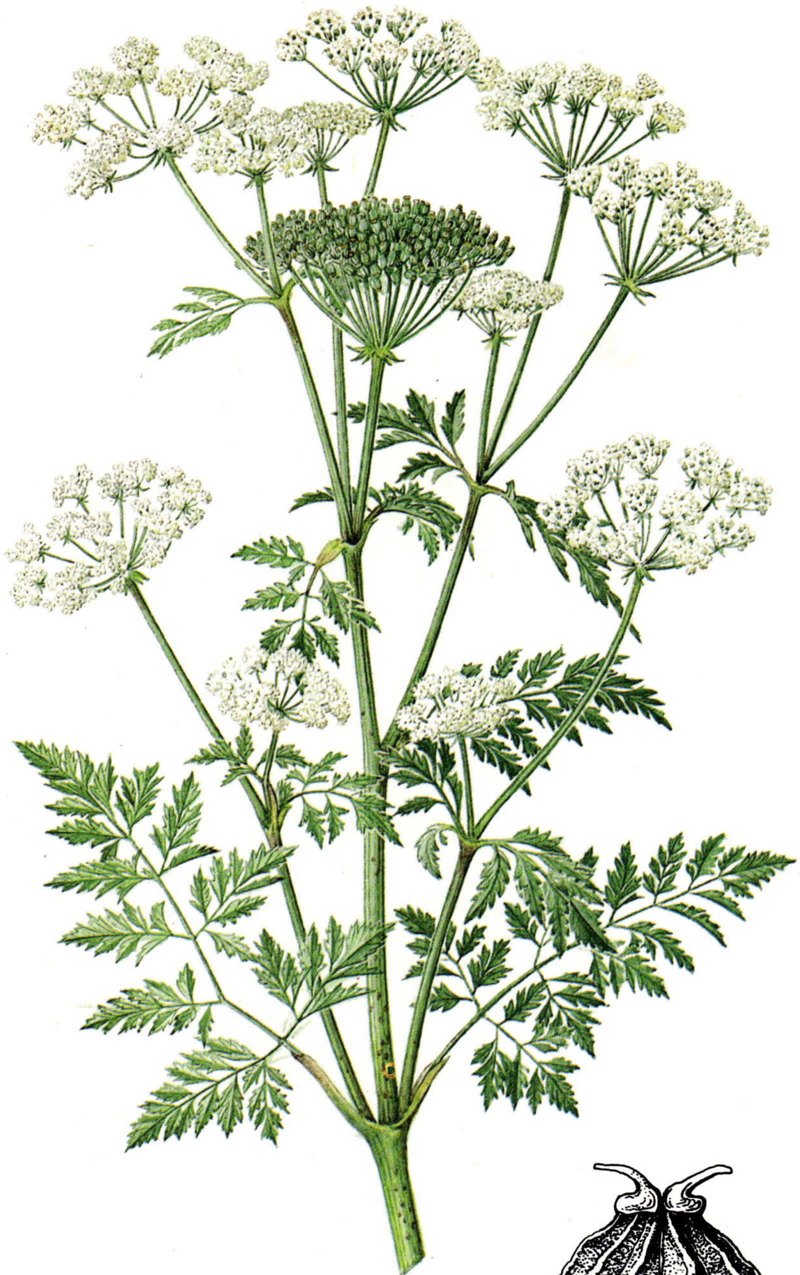

Ein zweijähriges Kraut mit einem hohen, gerieften und verzweigten Stengel, der im unteren Abschnitt violett getupft ist und wechselständige, zwei- bis dreimal gefiederte Blätter trägt. Die Blattstiele bilden eine häutige Scheide. Die Ästchen schließen mit zusammengesetzten Dolden aus kleinen, weißen Blüten ab. Die Früchte sind Doppelachänen. **Die ganze Pflanze ist stark giftig** und riecht, wenn sie verwelkt oder wenn ihre Blätter zerrieben werden, nach Mäusen. Der Gefleckte Schierling wächst in Buschwerk und Dikkichten und an Wüststellen. Seine Wirkung war schon in der Antike bekannt, wurde damals in Griechenland sogar bei Exekutionen verwendet (Sokrates 399 v. Chr.).

Für Heilzwecke sammelt man die Frucht (Fructus conii). Die Achänen werden vollkommen getrocknet und in luftdichten Behältern aufbewahrt. Das Sammeln und alle anderen Handhabungen dieser Früchte müssen vorsichtig und von den anderen Drogen getrennt ausgeführt werden. Hauptwirkstoffe sind giftige Alkaloide, vor allem Koniin, weiterhin ätherische Öle und organische Säuren. Die vom Arzt richtig dosierte Droge schaltet das Empfindungsvermögen der sensitiven Nerven aus (wirkt ähnlich wie Nikotin und Kurare) und dämpft somit die Schmerzen in allen Organen, die diese wahrnehmen können. Sie wirkt auch gegen asthmatische Anfälle. Stärkere Dosen der Droge verursachen im Gegensatz dazu Kopfschmerzen, **größere Gaben haben tödliche Vergiftungen** zur Folge. Äußerlich wird die Droge oder das isolierte Koniin für die Zubereitung von Salben und Zäpfchen für die Linderung von Schmerzen bei Prostataleiden, Geschwulstbildungen und Nervenkrankheiten verwendet.

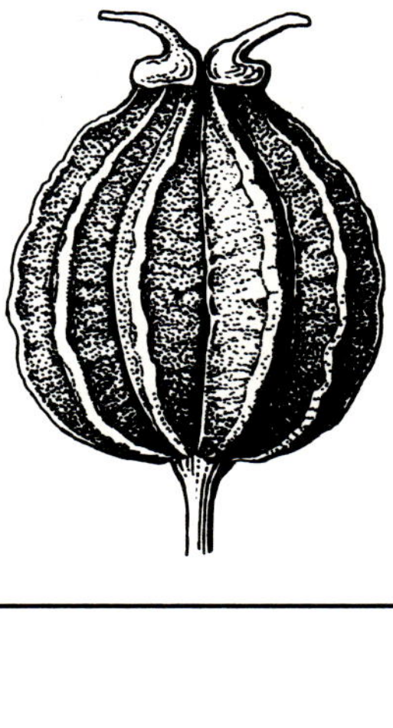

Blütezeit: Juni–September
Sammelzeit (Früchte): August–September

Maiglöckchen

† *Convallaria majalis* L.

Ein ausdauerndes Gewächs mit einem Gewirr von unterirdischen Wurzelstökken, aus denen im Frühling gestielte Blätter und später ein Schaft mit einer Traube weißer, glockiger Blüten hervorwachsen. Die Früchte sind rote Beeren. **Die ganze Pflanze ist giftig.** Maiglöckchen sind in Europa, Asien und Amerika verbreitet und wachsen im Unterholz schattiger Wälder und Haine.
Gesammelt wird entweder das ganze Krautwerk, öfter jedoch nur die Blätter (Herba-, Folium convallariae). Das Sammelgut wird in dünnen Schichten an trokkenen, gut gelüfteten Stellen oder in Trockenanlagen bei Temperaturen von 60 °C gedörrt. Die Droge ist dann hellgrün, geruchlos und schmeckt bitter. Sie enthält die giftigen Glykoside Konvallatoxin, Konvallatoxol, Konvallosid und andere, weiterhin Saponine, ätherische Öle und organische Säuren. Die gesamten Inhaltsstoffe werden in der pharmazeutischen Industrie verarbeitet, wo aus den Rohstoffen die einzelnen Komponenten (Glykoside) isoliert und dann in genau festgelegten Mengen den verschiedenen Medikamenten beigefügt werden. Diese Medikamente werden ausschließlich vom Arzt verordnet. Sie dienen vor allem zur Heilung von Herzleiden, kräftigen die Herzkontraktion und vertiefen die Atmung. Manche Stoffe der Droge wirken abführend und verursachen Erbrechen. Die duftenden Extrakte aus Maiglöckchenblüten kommen in der kosmetischen und Parfümindustrie zur Geltung.
Mit den roten Früchten vergiften sich manchmal Kinder. Die Giftstoffe rufen dabei Lähmungen des Atemzentrums hervor. In diesen Fällen muß man umgehend ärztliche Hilfe in Anspruch nehmen.

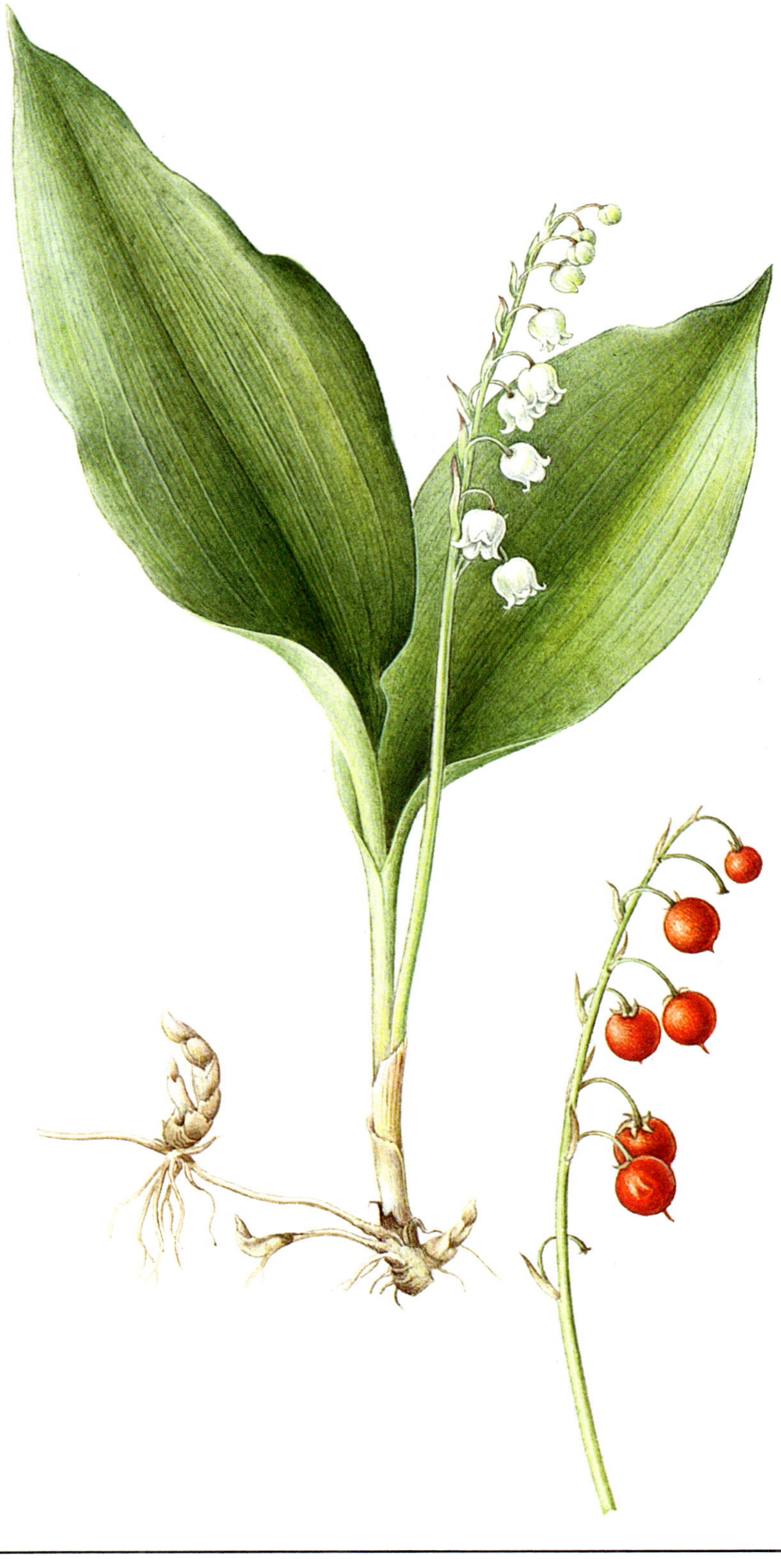

Blütezeit: Mai–Juni
Sammelzeit (Krautwerk): Mai–Juni
(Blätter): April–Juni

Kanadisches Berufkraut

Korbblütler
Compositae (Asteraceae)

Conyza canadensis (L.) Cronq. (Syn.: *Erigeron canadensis* L.)

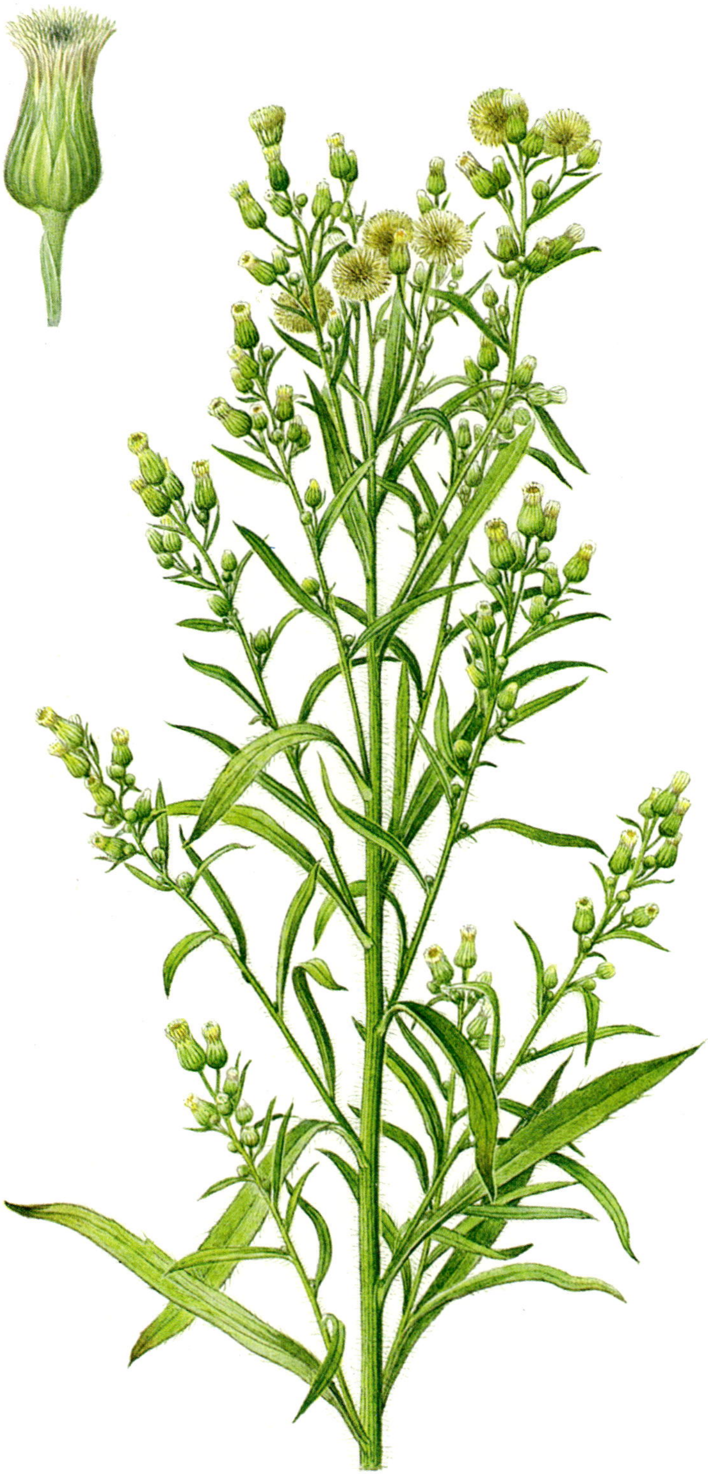

Ein ein- bis zweijähriges Kraut mit einem aufrechten, behaarten Stengel, der dicht mit lanzettlichen Blättern bewachsen ist. Der obere Abschnitt des Stengels ist besenartig verzweigt und schließt mit einer großen Zahl von gelblichweißen Korbblüten ab. Die Frucht ist eine behaarte Achäne. Das Berufkraut stammt aus Nordamerika und wurde im 17. Jahrhundert nach Europa eingeführt. Es gehörte in den Gärten und Dauerfeldkulturen zum lästigen Unkraut. In der Heilkunde ist es seit dem vergangenen Jahrhundert bekannt.

Man sammelt den oberirdischen, blühenden Sproß, das Kraut (Herba erigeronis). Dabei werden die Spitzen der Stengeln, die gerade zu blühen beginnen, manuell geschnitten, dann auf Hürden ausgebreitet und schnell im Schatten getrocknet. In Darranlagen darf die Temperatur 40 °C nicht überschreiten. Die Droge enthält ätherisches Öl, Gerbstoffe und Cholin. Die Berufkrautdroge wirkt zusammenziehend. Sie wird gegen starke Durchfälle und zur Herstellung von galenischen Präparaten, die in der Gynäkologie eingesetzt werden, verwendet. In der Volksheilkunde bereitet man aus 5 Teelöffeln Droge je Viertelliter Wasser einen Aufguß oder Absud und trinkt davon dreimal täglich eine Tasse. Die Droge reizt das Nierenepithel leicht und erhöht somit die Harnausscheidung, was den Stoffwechsel im Körper günstig beeinflußt. Das ätherische Öl, das man durch die Destillation der frischen Pflanze gewinnt, wirkt gegen Darmparasiten.

Blütezeit: Juni – Oktober
Sammelzeit (Kraut): Juni – September

Doldengewächse
Umbelliferae (Apiaceae)

Koriander

Coriandrum sativum L.

Ein einjähriges Kraut mit einem aufrechten, gerillten und verzweigten Stengel und wechselständigen, lanzettlichen, gegliederten Blättern. Die unteren einfach gefiederten Blätter vertrocknen bald. Die weißen oder rosafarbenen Blüten bilden zusammengesetzte Dolden. Die Früchte sind Doppelachänen, die im unreifen Zustand übel nach Wanzen riechen. Koriander stammt aus dem östlichen Mittelmeerraum und aus Indien. Er war schon im alten Ägypten bekannt, wo er als Heil- und Opferpflanze galt.

Für die Heilpraxis haben die Früchte (Fructus coriandri) Bedeutung. Zu Beginn der Reifezeit werden bei kleinen Beständen die einzelnen Dolden geschnitten, bei großen Beständen wird die ganze Kultur gehauen oder ausgerissen. Man läßt die Pflanzen vortrocknen, drischt dann die Früchte aus und trocknet sie. Das Material muß trocken und in gut verschlossenen Behältern aufbewahrt werden. Es enthält 1% ätherisches Öl, das zur Herstellung von Galenika mit karminativer Wirkung dient.

Dieses Öl wird auch mit Zucker in verschiedene Medikamente verrieben. Es hat die gleiche Wirkung wie Kümmel. Die Achänen enthalten auch Fett, Eiweiße, Gerbstoffe, Pektin, Zucker und Vitamin C. Sie werden in reiner Form oder in Teegemischen vor allem zur Appetitanregung, zur Stärkung der Verdauungsarbeit von Magen und Darm und zur Einschränkung von Blähungen verwendet. Die Droge wirkt gleichzeitig beruhigend auf das Nervensystem. Droge und ätherisches Öl dienen auch bei der Zubereitung von Salben, die man auf rheumatische Gelenke und Muskeln aufträgt.

Koriander ist auch ein wichtiges Gewürz.

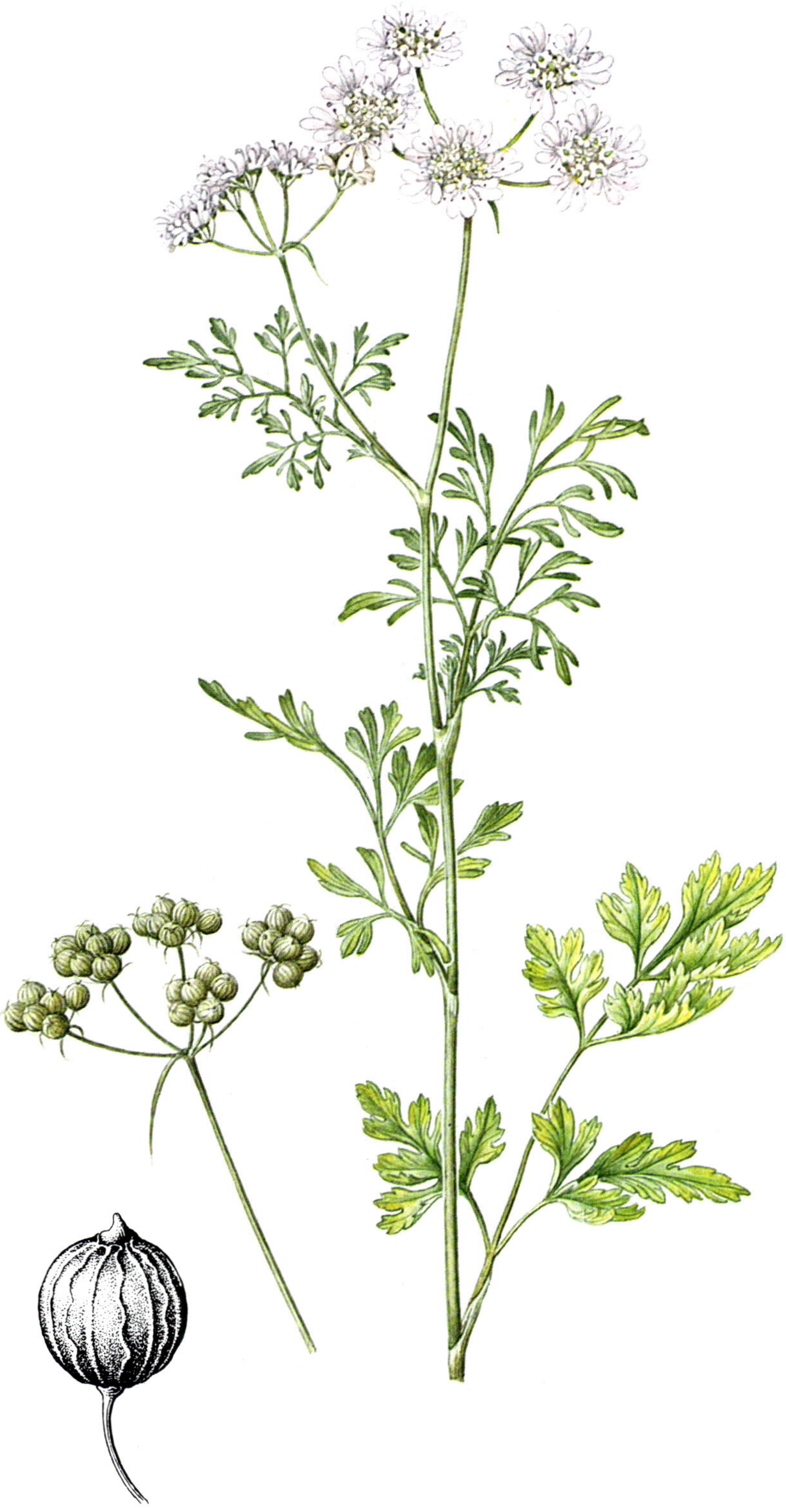

Blütezeit: Juni–Juli
Sammelzeit (Früchte): Juli–August

Bunte Kronwicke

Schmetterlingsblütler
Leguminosae (Fabaceae)

† *Coronilla varia* L.

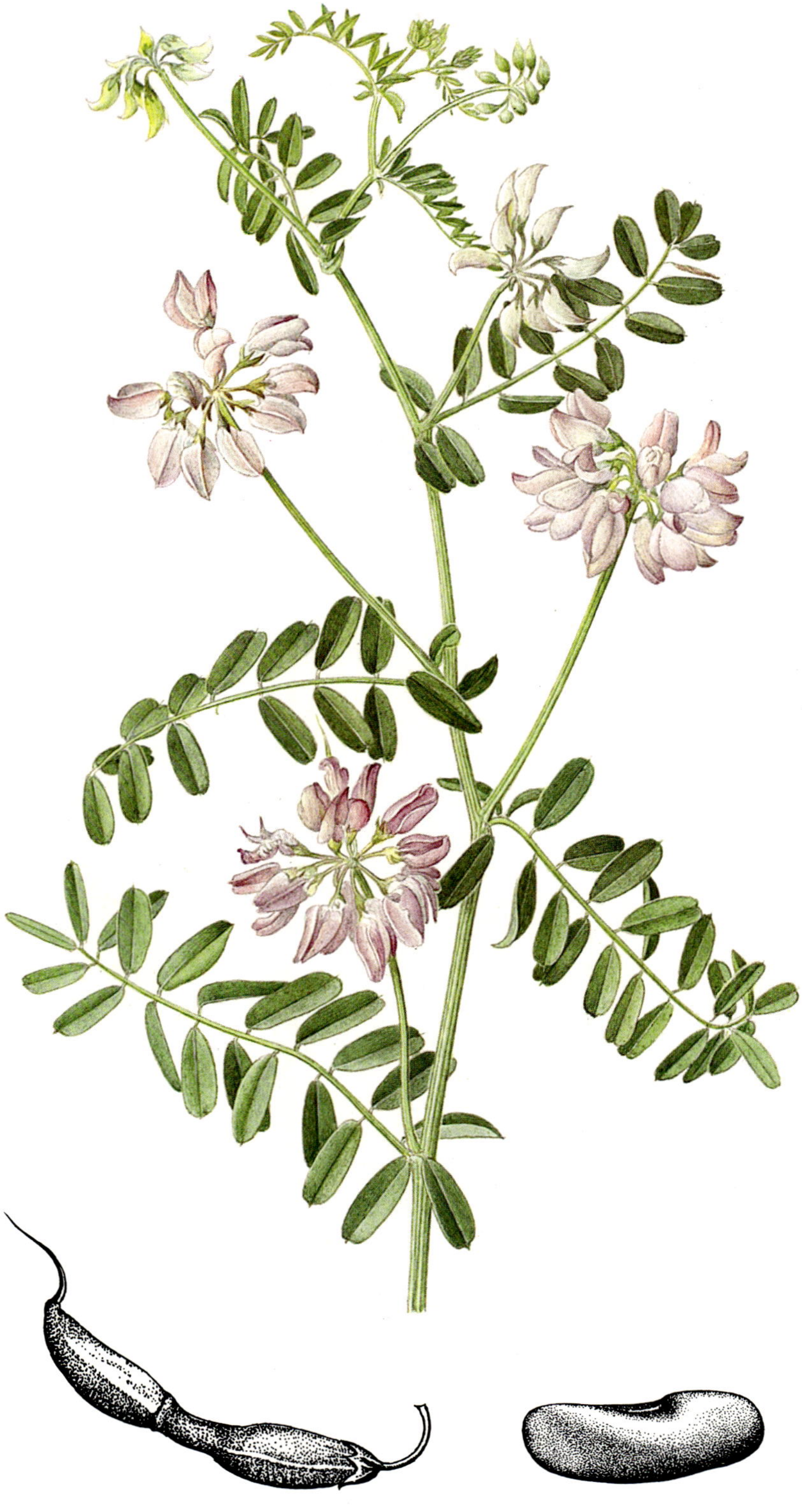

Ein ausdauerndes Kraut mit tiefer Wurzel und einem verzweigten Stengel, der wechselständig mit unpaarig gefiederten Blättern bewachsen ist. In der Blattachsel entspringt ein langer Blütenstiel, der mit einer Dolde weißlich-violetter Blüten abschließt. Die Dolde entfaltet sich allmählich und blüht fast den ganzen Sommer. Die Frucht ist eine Hülse (links unten) mit kleinen ovalen Samen (rechts unten). **Die Pflanze ist giftig.** Sie wächst an grasigen Stellen, an Wegen und auf Rainen und bevorzugt kalkige Unterlagen. Oft kommt sie auch auf Weiden vor, wird aber vom Vieh gemieden.

Für Heilzwecke wird das Kraut (Herba coronillae) in der Zeit der vollen Blüte und bei sonnigem Wetter gemäht. Man trocknet es in einer dünnen Schicht im Schatten an einer gut durchlüfteten Stelle. Die Droge muß ihre grüne Farbe und den bitteren Geschmack behalten. Sie enthält das giftige und im Wasser lösliche Glykosid Koronilin, Gerbstoffe, Bitterstoffe, organische Salze und Vitamin C. Die Droge beseitigt Herznervosität und regelt den Herzrhythmus, was besonders von älteren Menschen geschätzt wird. Tee aus dieser Pflanze mildert auch asthmatische Anfälle. Die Droge wirkt außerdem harntreibend. Sie wird heute jedoch nur wenig verwendet und sollte ohne ärztliche Aufsicht nicht verabreicht werden. Vergiftungen treten vor allem bei Kindern auf, die die Blüten gern für Blumensträuße pflücken. Vergiftungssymptome sind Blässe, Durchfall, Würgreiz und Krämpfe; die eventuelle Folge kann Tod durch Bewußtlosigkeit sein.

Blütezeit: Mai – August
Sammelzeit (Krautwerk): Mai – August

Hohler Lerchensporn

† *Corydalis cava* (L. emend. Mill.) Schweigg. et Koerte

Eine ausdauernde Pflanze mit einer großen, hohlen, unterirdischen Knolle, aus der ein aufrechter, zweiblättriger Stengel hervorwächst. Die Blätter sind dreizählig, doppelt gefiedert und aufgegliedert. Die violetten oder weißen Blüten gruppieren sich zu einer endständigen Traube und weisen einen länglichen, gebogenen Sporn auf. Die Frucht ist eine Kapsel. **Die ganze Pflanze ist stark giftig.** Der Hohle Lerchensporn ist eine europäische Pflanzenart und auch in den benachbarten Gebieten Asiens verbreitet. Er bildet den Unterwuchs lichter Wälder und Haine und fällt hier im zeitigen Frühjahr mit seinen schönen Blüten und aschgrauen Stengeln auf.

Für Heilzwecke wird die Knolle (Bulbus corydalis) gesammelt. Sie wird im Herbst oder im Frühling, sobald der Boden auftaut, manuell ausgegraben, gründlich gesäubert, von Wurzeln und Grünteilen befreit und zerschnitten. Das Material soll dann im Schatten an einer gut durchlüfteten Stelle trocknen, wobei es gewendet wird. In Dörranlagen darf die Temperatur 40 °C nicht übersteigen. Die Droge duftet betäubend und schmeckt bitter. Sie enthält Alkaloide, von denen Korydalin und Bulbokapnin, die halluzinogen wirken, am wichtigsten sind. Sie wirkt dämpfend auf das Zentralnervensystem, senkt den Blutdruck, hemmt die Bewegungen des Dünndarms und wird vom Arzt bei schweren Nervenschäden, Schwindelanfällen, Gliederzittern und seelischen Störungen verordnet. Stärkere Dosen verursachen Kopfschmerzen, die den bei Gehirnhautentzündung auftretenden Schmerzen ähneln.

Im Frühling wird der Hohle Lerchensporn sehr viel von Bienen besucht.

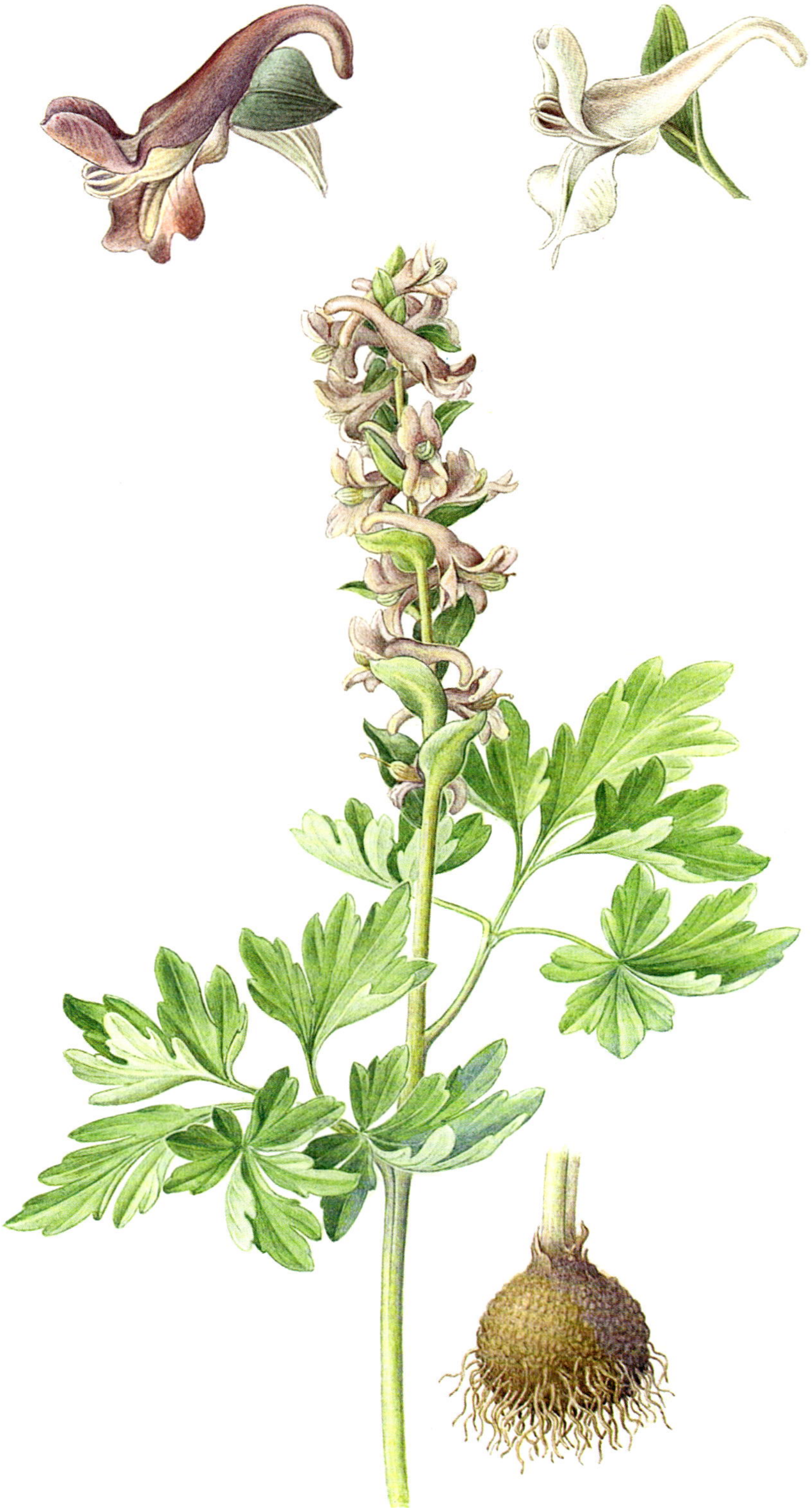

Blütezeit: März–Mai
Sammelzeit (Knollen):
Oktober–November
Februar–März

Haselnußstrauch

Corylus avellana L.

Birkengewächse
Betulaceae

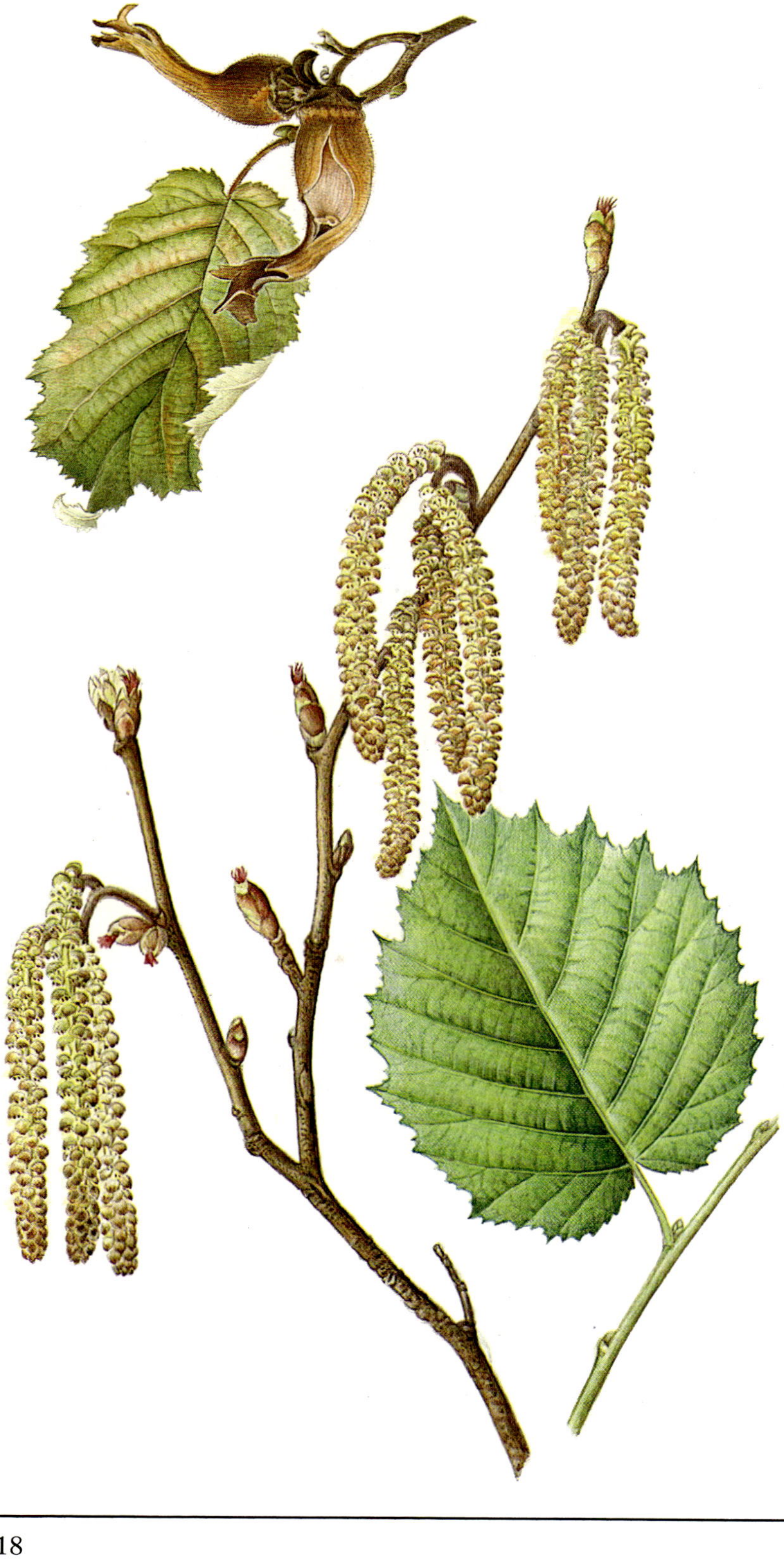

Ein hoher Strauch mit braunen, elastischen Ästen, die mit wechselständigen, ovalen und rauhen Blättern besetzt sind. Diese Pflanze ist einhäusig, die Staubblüten bilden Kätzchen, die Stempelblüten sind in Knospen verborgen, aus denen die roten Griffel hervorstehen. Der Haselstrauch erblüht im zeitigen Frühjahr, noch bevor die Blätter ausschlagen. Die Früchte sind Nüsse. In der Natur wächst diese Pflanze an den Rändern von Wäldern und Hainen der gemäßigten Zone, in Gärten wird sie in vielen Kulturarten gezüchtet.
Für Heilzwecke werden die Blätter, die Rinde und die Nußkerne gesammelt (Folium-, Cortex-, Nux coryli avellanae).
Die Blätter pflückt man bei trockenem Wetter manuell. Die Rinde wird im Frühling von den jungen Zweigen geschält.
Das Sammelgut trocknet man dann auf Hürden in Zugluft oder in Dörranlagen bei Temperaturen bis zu 40 °C. Es enthält ätherische Öle, Glykoside und Zucker. In der Rinde finden wir Gerbstoffe und organische Säuren.
Aus den Drogen bereitet man harntreibende Tees, heilt mit ihnen Krampfadern und Kreislaufstörungen. Äußerlich verwendet man sie zu Bädern gegen Hämorrhoiden und zu Waschungen eitriger Wunden. Die Kerne der Haselnuß enthalten bis zu 60 % Öl, Eiweiße, Zucker und Vitamine. Sie sind sehr nahrhaft und wirken wohltuend auf das Nervensystem.
Haselnußkerne sind bei der Herstellung von Süß- und Backwaren sehr beliebt. Das Öl wird bei der Produktion von Seifen, Kosmetika und Maschinenschmiermitteln verwendet.

Blütezeit: Februar – März
Sammelzeit (Blätter): Mai – August
(Rinde): März
(Nüsse): September – Oktober

Rosengewächse
Rosaceae

Zweigriffeliger Weißdorn

Crataegus laevigata (Poir.) DC. (Syn.: *Crataegus oxyacantha* L.)

Ein Baum oder Strauch mit grauen, dornigen Ästen, die wechselständig mit ledrigen, flachbuchtig gespaltenen Blättern bewachsen sind. Die weißen bis rosafarbenen Blüten bilden trugdoldige Blütenstände. Die roten Apfelfrüchte sind oval und tragen die Reste zurückgestülpter Kelchblätter und zwei bis drei vertrocknete Narben. Diese Art wächst zahlreich in Europa in einem ausgedehnten Areal an Waldrändern und an kargen, sonnigen Hängen. Der wissenschaftliche Name des Weißdorns stammt vom griechischen Wort „krataigos" = stark ab (das harte Holz wurde als Waffe verwendet).
Die wirksamste Droge erhalten wir von den weißen, in der Entfaltung begriffenen Blüten (Flos crataegi). Sie werden manuell mit einem kurzen Stiel gepflückt und dürfen keine anderen Grünteile enthalten. Gesammelt werden auch Blüten mit Blättern (Folium crataegi cum flore) oder nur die Blätter (Folium crataegi). Alle Drogen trocknet man im Schatten, ohne sie zu wenden, oder in Dörranlagen bei Temperaturen bis zu 35 °C. Die Blüten enthalten das Glykosid Quercitrin, Flavone, Spuren von ätherischen Ölen und andere Stoffe. Die Heilpraxis setzt Weißdorndrogen zur Normalisierung des Blutdrucks und gegen die Arterienverkalkung ein. Sie wirken dabei gleichzeitig beruhigend auf das Nervensystem. Bei ihrer Anwendung muß der Arzt zu Rate gezogen werden. Auch die Früchte, die die gleiche Wirkung wie die Früchte von *C. monogyna* aufweisen, werden für Heilzwecke gesammelt.

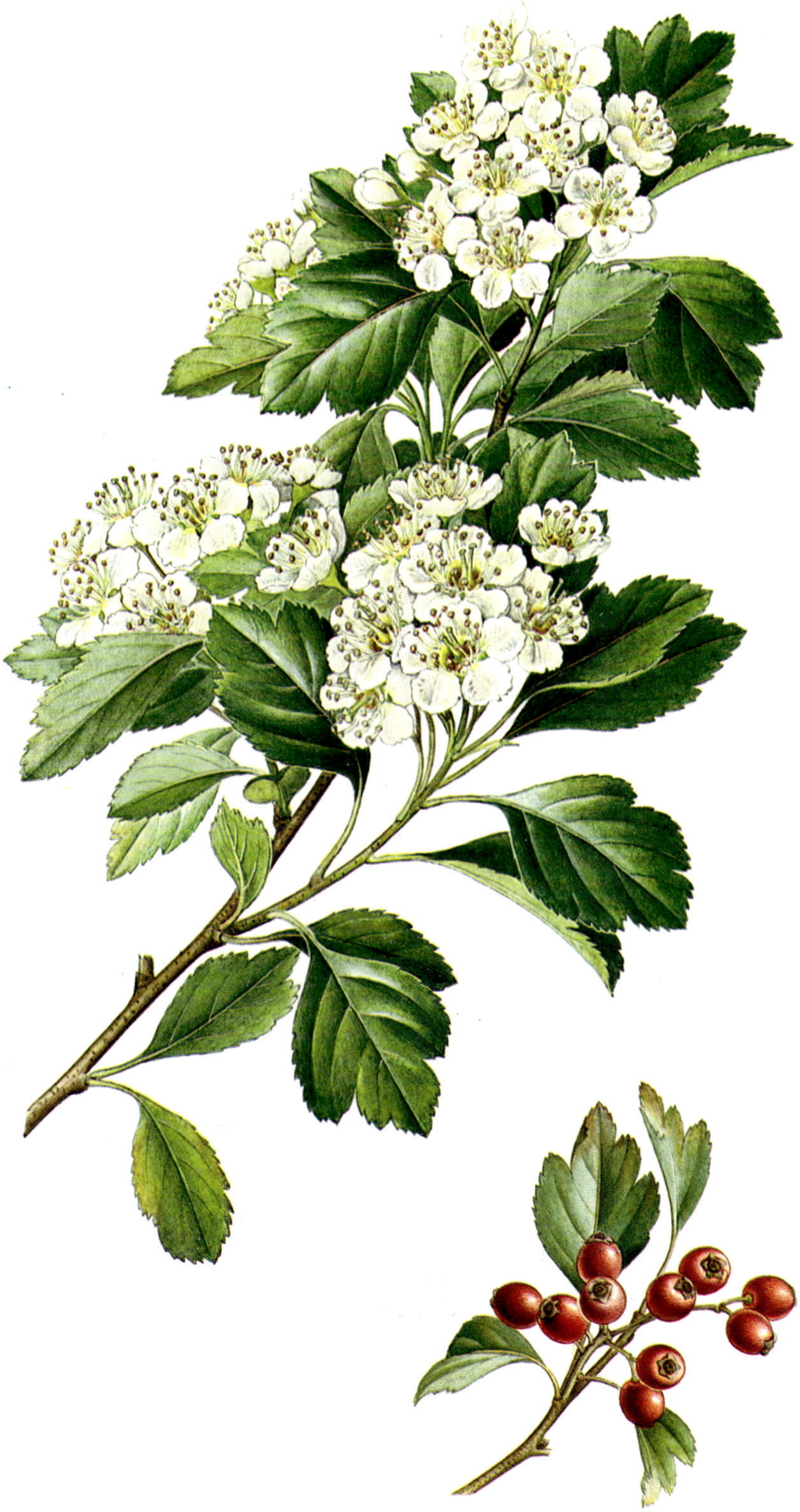

Blütezeit: Mai–Juni
Sammelzeit (Blüten): Mai–Juni
(Kraut): Mai–Juni
(Blätter): Mai–Juni
(Früchte):
September–November

Eingriffeliger Weißdorn

Rosengewächse
Rosaceae

Crataegus monogyna Jacq.

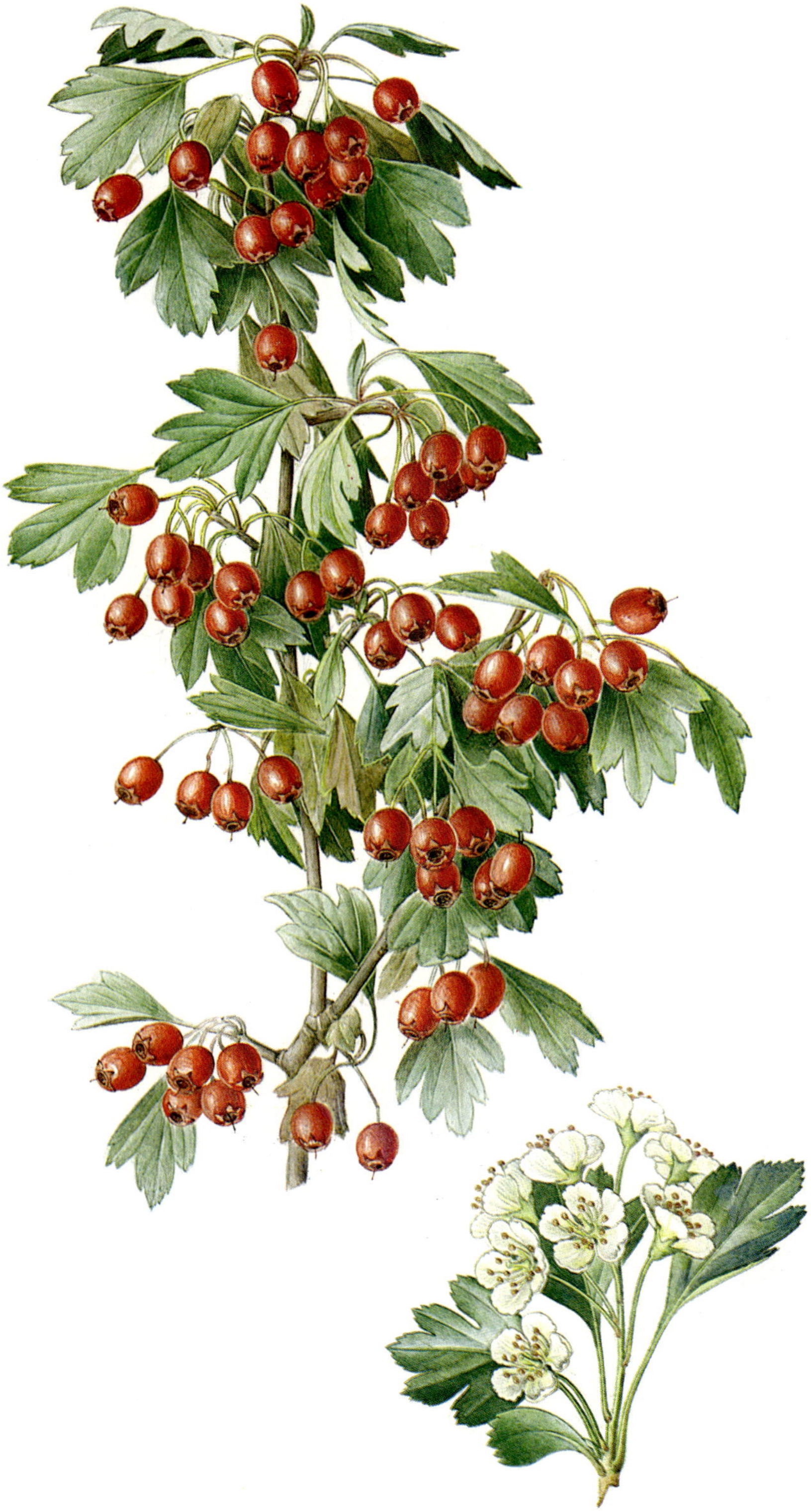

Ein Baum oder Strauch, dessen Äste bei der Jungpflanze filzig, später jedoch kahl sind und dunkelgrüne Blätter tragen. Die Blätter haben eine keilförmige Spreite, tiefe Einschnitte und an der Unterseite in den Kehlrinnen der Nerven weiße Haare. Die weißen Blüten bilden reiche Trugdolden. Die roten, ovalen Apfelfrüchte tragen Reste von angedrückten Kelchblättern und eine einzige schwarz verfärbte Narbe. Diese Pflanzenart ist ein über ganz Europa verbreitetes Gehölz und wächst an sonnigen Hängen.

Gesammelt werden die Blüten, Blätter und Früchte. Die Drogen sind gleichwertig denen der anderen wildwachsenden Weißdornarten, vor allem denen des Gemeinen Weißdorns *(C. laevigata)*. Die stiellosen Apfelfrüchte werden, wenn sie völlig ausgereift sind, manuell gepflückt, auf Hürden ausgebreitet, an einer trockenen Stelle vorgetrocknet und dann schließlich in Anlagen bei Temperaturen bis zu 70 °C gedörrt. Die Droge muß in dichten Behältern und trocken gelagert werden, denn sie verschimmelt leicht. Die Früchte enthalten organische Säuren, Gerbstoffe, ätherische Öle, Vitamin C, den Komplex der Vitamine B und Pektine. Die Droge wird als Tee, in Teegemischen oder in Form verschiedener Heilmittel zur Behandlung der Herztätigkeit, der Regelung des Blutdrucks und zur Heilung der Arteriosklerose verwendet. Sie dient auch zur Beseitigung von Herznervosität, Migräne, klimakterischen Beschwerden und Schlaflosigkeit. Weißdorndrogen dürfen nur unter ärztlicher Kontrolle angewendet werden.

Die Kulturarten des Weißdorns werden als Ziergehölze gepflanzt.

Blütezeit: Mai–Juni
Sammelzeit (Blüten): Mai–Juni
(Kraut): Mai–Juni
(Blätter): Mai–Juni
(Früchte): September–November

Schwertliliengewächse
Iridaceae

Safrankrokus

Crocus sativus L.

Eine ausdauernde Pflanze mit einer unterirdischen, schuppigen Knolle und linealischen Blättern, die mit einer helleren Rippe ausgesteift sind. Der kurze Schaft schließt mit einer hellvioletten, trichterförmigen, sechszipfligen Blüte ab. Der gelbe Griffel ist in drei Arme unterteilt, die jeweils mit einer orangen Narbe abschließen (siehe Detail). Die Narben stehen aus der Blütenhülle hervor. Safrankrokus vermehrt sich durch Tochterknollen, die von unten an die Mutterknolle anwachsen. Er wurde schon seit alters her in Vorderasien als aromatisches Gewürz, als Farbstoff und Heilpflanze gezüchtet.

Für Heilzwecke sammelt man die Narben (Stigma croci). Die Blüten werden manuell geschnitten, die Narben mit kurzen Griffelstücken entfernt und noch am gleichen Tag in Darranlagen oder auf einem heißen Ofen schnell getrocknet. Die Droge muß in einer halben Stunde dürr sein. Nur so duftet sie ausgeprägt würzig und behält ihre orangene Färbung. Sie enthält Krozin – einen glykosidartigen Karottenfarbstoff – den glykosiden Bitterstoff Pikrokrocin und andere Substanzen. In der Pharmazie wird Safrankrokus zur Herstellung von Tinkturen, Extrakten, Augenwässern und Kollyrien vewendet und vor allem als abortives Mittel in Pillen verarbeitet. Die Dosierung der Droge muß aber vorsichtig erfolgen, denn zu starke Gaben rufen Blutungen, Erbrechen, Durchfälle und Schwindelgefühl hervor.

Safran ist ein ausgezeichnetes, aber sehr teures Gewürz für Saucen, Suppen und Salate. Er wird wegen seines hohen Preises oft gefälscht.

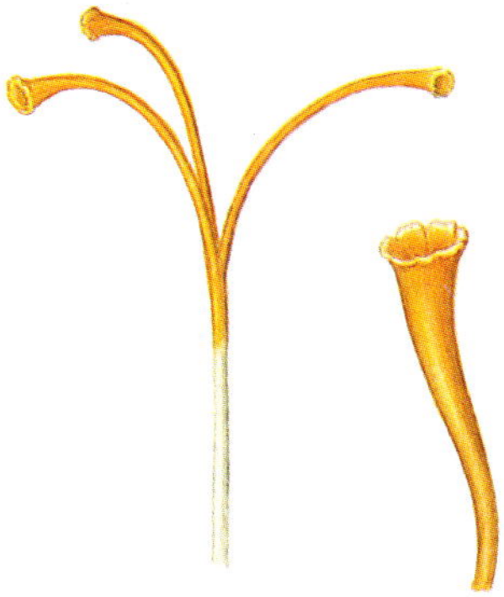

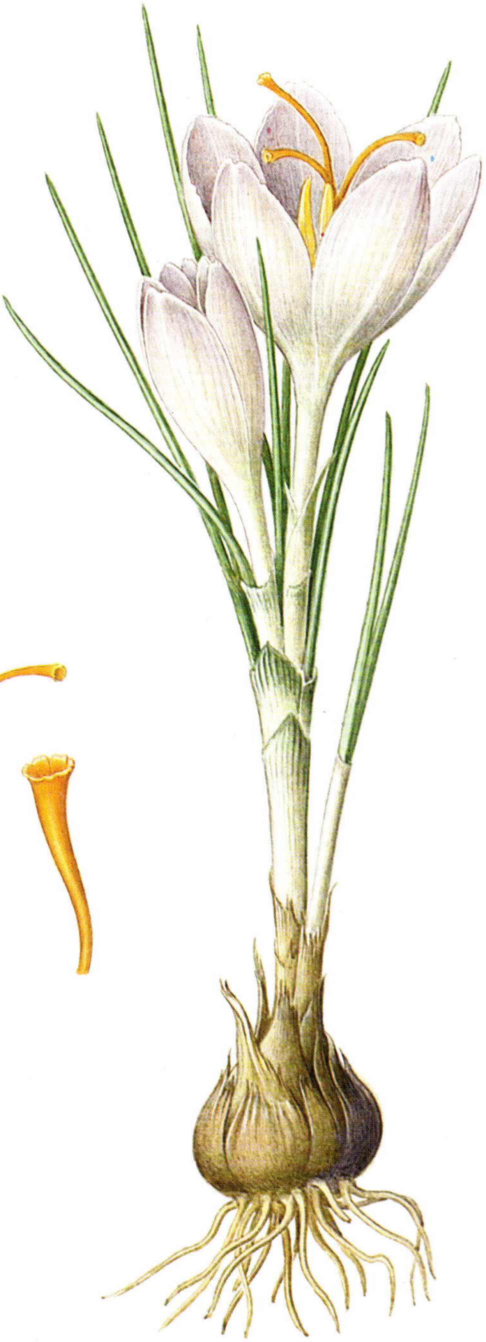

Blütezeit: September–November
Sammelzeit (Blüten):
September–November

Gartenkürbis

Kürbisgewächse
Cucurbitaceae

Cucurbita pepo L.

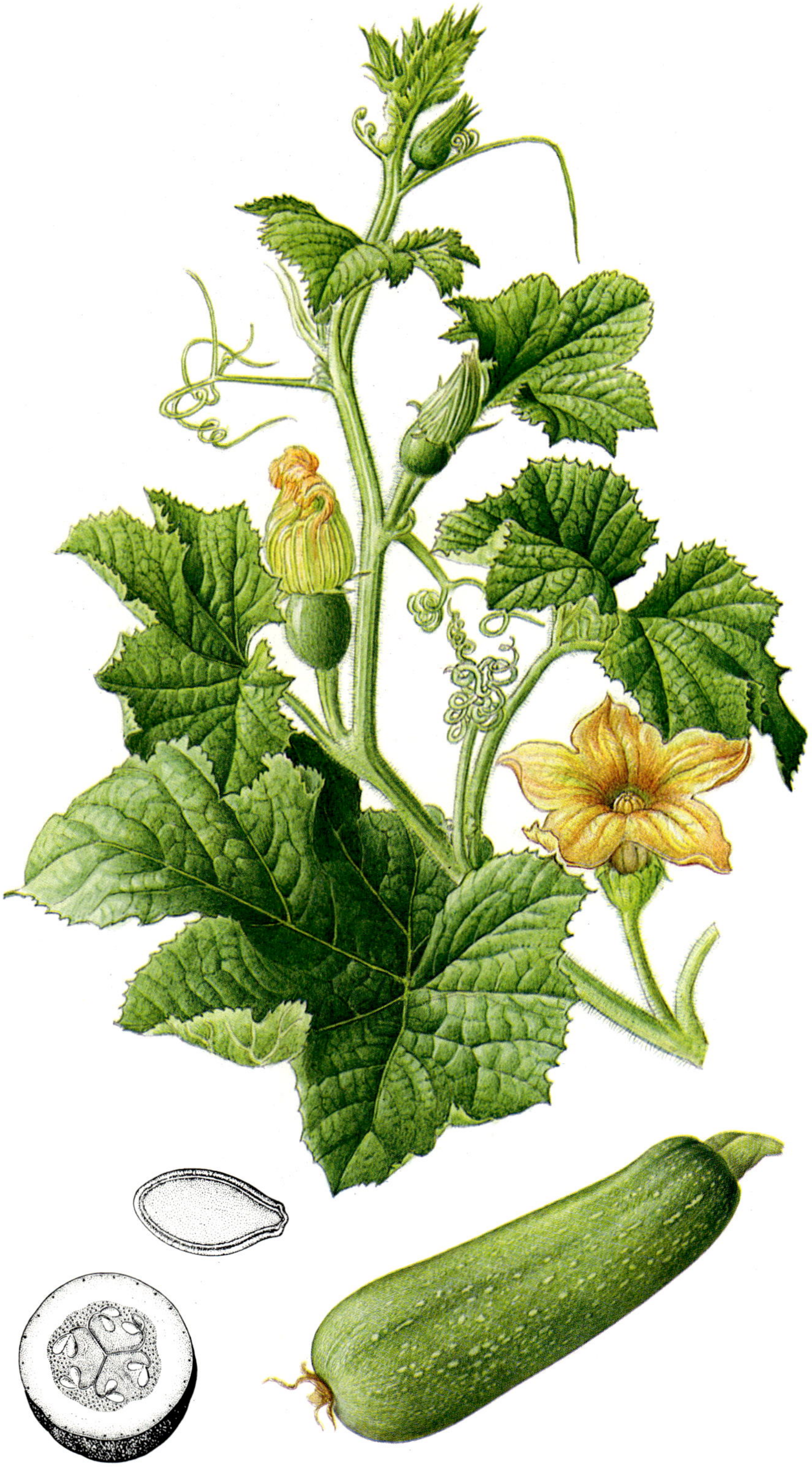

Eine einjährige Kulturpflanze mit einem kriechenden, bis zu 5 m langen Stengel, der mit wechselständigen, herzförmigen Blättern bewachsen ist. Die großen gelben Blüten haben längere Stiele und sind verschiedenen Geschlechts. Die männlichen Blüten sind in den Blattachseln gebündelt, die weiblichen wachsen einzeln. Die Frucht ist eine Beere. Die ursprüngliche Heimat des Kürbis liegt in Mittelamerika. Von da aus hat er sich über die ganze Erde verbreitet und wird in vielen Kulturformen als Gemüse-, Öl- und Futterpflanze gezüchtet.
Für Heilzwecke werden die Samen (Semen cucurbitae) den ausgereiften Früchten entnommen und schnell in der Sonne getrocknet. Sie enthalten bis zu 50 % Öle, Eiweiße, das Glykosid Cucurbitin, Harz und andere unbekannte Substanzen. Kürbiskerne sind ein empfohlenes und immer noch verwendetes Mittel gegen Darmparasiten. Sie werden aus der Samenhülle geschält und frisch verzehrt. Erwachsene essen davon 200 bis 250, Kinder 50 bis 200 Samenkerne. Sie rufen keine unerwünschten Nebenerscheinungen hervor. Für den gleichen Zweck wird manchmal der Absud der Samen mit Rizinusöl gemischt. Anthelminthische Wirkung haben auch die Gurkensamen.
Kürbisfrüchte enthalten außer Wasser auch Zucker, Eiweiße, Fette, Vitamine und genügend Mineralstoffe. Sie werden zu Kompotten und Marmeladen verarbeitet. Frischer Kürbissaft wirkt harntreibend und wird bei Nierenleiden empfohlen. Kürbis ist gleichzeitig außerdem eine bedeutende pollen- und honigliefernde Pflanze.

Blütezeit: Juni–September
Sammelzeit (Samen): August–Oktober

Rosengewächse
Rosaceae

Quitte

Cydonia oblonga Mill.

Ein Baum oder Strauch mit filzigen Zweigen, die mit wechselständigen, eiförmigen Blättern bewachsen sind. Die Unterseite der Blätter ist ebenfalls filzig. Die ziemlich großen, rosafarbenen Blüten wachsen einzeln auf kurzen Stielen und duften angenehm. Die Frucht ist eine gelbe, duftende und filzige Apfelfrucht. Quitten sind ursprünglich im Kaukasusgebiet beheimatet und haben sich allmählich über das Mittelmeergebiet bis nach Mitteleuropa verbreitet. Sie waren im Altertum Symbol für Glück, Fruchtbarkeit und Liebe und gehörten zu den beliebtesten Heilpflanzen.
Gesammelt werden die Früchte (Fructus cydoniae) und die in ihnen enthaltenen Samen (Semen cydoniae). Man pflückt die reifen Quitten, lagert sie eine Zeit lang, zerschneidet und trocknet sie schließlich bei Temperaturen bis zu 50 °C. Das Fruchtfleisch enthält Zucker, Pektin, Vitamin C, ätherische Öle, Gerbstoffe und organische Säuren. Man verwendet es in Tees gegen Halsschmerzen, Magenbeschwerden, Durchfälle und Bluterkrankheit. Die getrockneten Samen enthalten bis zu 22 % Schleimstoffe, Öl, das Glykosid Amygdalin und Gerbstoffe. Sie werden unzerstoßen als Auszug oder Absud, den man aus 1 Teelöffel Samen je Tasse Wasser bereitet, gegen Husten und Magen- und Darmkatarrhe verwendet. Aus den zerstoßenen Samen stellt man kühlende, schleimige Umschläge für Verletzungen, Gelenkentzündungen, verletzte Brustwarzen und aufgerissene Finger her. Der Schleim wird auch als Gurgelmittel verwendet.
Aus frischen Quitten wird Marmelade, Kompott, Gelee und Sirup bereitet.

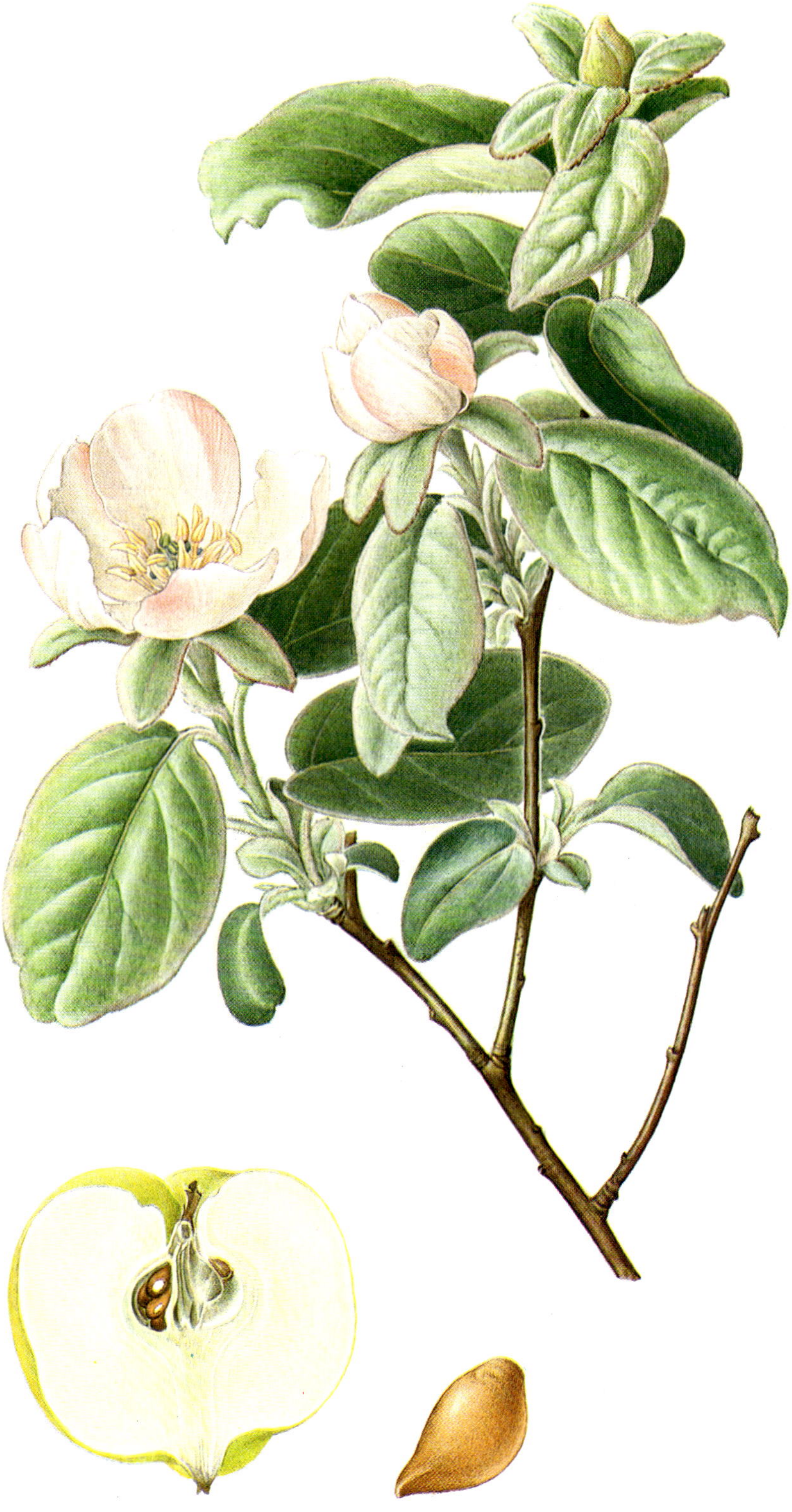

Blütezeit: Mai–Juni
Sammelzeit (Früchte): Oktober
(Samen): Oktober

Artischocke

Cynara cardunculus L.

Korbblütler
Compositae (Asteraceae)

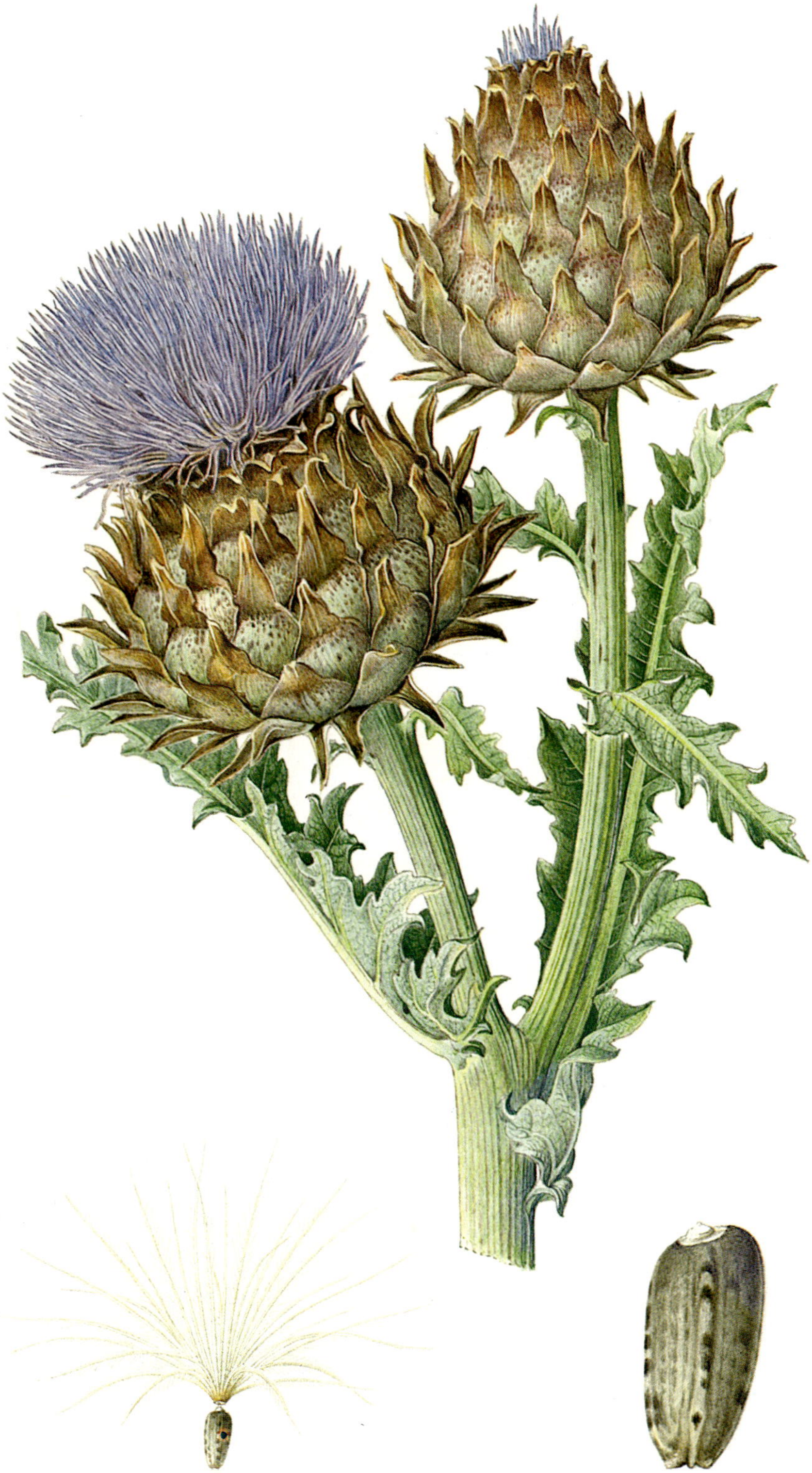

Eine ausdauernde Pflanze mit einem mächtigen, aufrechten Stengel, der dicht mit lanzettlich stachligen Blättern bewachsen ist. Die Blätter sind auf der Oberseite kahl, auf der Unterseite weiß filzig. An der Stengelspitze wachsen kugelige, stachlige Körbe blauvioletter Zungenblüten. Die Frucht ist eine behaarte Achäne (Detailbilder unten). Diese Pflanzenart, die ihren Ursprung im Mittelmeerraum hat, war schon den alten Ägyptern, Griechen und Römern bekannt. Heute wird die Artischocke vor allem in Südwesteuropa als Gemüse gezüchtet.
Für Heilzwecke sammelt man das Blattwerk (Folium cynarae), das in der Zeit der Vollblüte manuell gepflückt und auf Hürden im Schatten oder in Dörranlagen bei Temperatur bis zu 40 °C getrocknet wird. Die Droge enthält den Bitterstoff Cynarin, Schleimstoffe, Gerbstoffe, organische Säuren und Vitamin A. Die Wirkstoffe unterstützen die Bildung und Ausscheidung von Gallensaft und wirken auch bei Leiden der Gallenkanäle und der Leber. Die Droge wirkt auch günstig bei der Behandlung der Gelbsucht, da sie das Abklingen dieser Krankheit beschleunigt. Sie hat außerdem eine Senkung des Blutzuckerspiegels zur Folge, weshalb sie bei der Zusatzbehandlung der Zuckerkrankheit eingesetzt wird und ist wirksam gegen Arterienverkalkung. Man verwendet sie zur Herstellung von bitteren Getränken und Likören. Äußerlich heilt man mit dem frischen Saft der Blätter Hautausschläge und Ekzeme.
Die gebleichten Blattstiele der Artischokken dienen als Gemüse. Eine andere Art dieser Pflanze *(C. scolymus)* wird wegen ihrer fleischigen Blütenböden gezüchtet.

Blütezeit: August
Sammelzeit (Blätter): August

Schmetterlingsblütler
Leguminosae (Fabaceae)

Besenginster

† *Cytisus scoparius* (L.) Link. (Syn.: *Sarothamnus scoparius* (L.) Wimm. ex W. D. J. Koch)

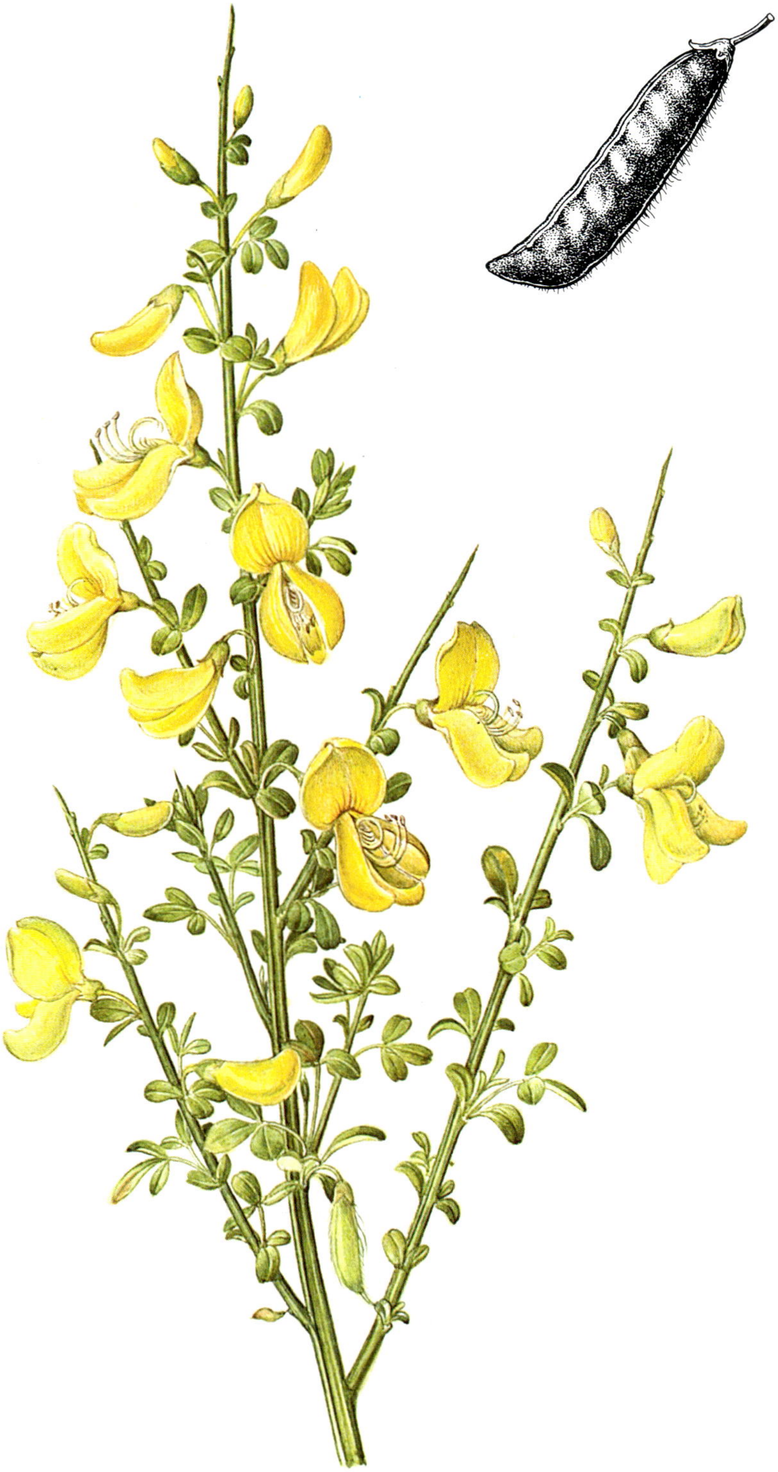

Ein Strauch mit grünen, kantigen Ästen, die wechselständig mit kleinen, dreizähligen Blättern bewachsen sind. In den Blattachseln der oberen Astabschnitte entspringen einzelne gelbe Blüten. Die Frucht ist eine rötliche Hülse (oben). **Die ganze Pflanze ist giftig.** Sie wächst an sonnigen Hängen und Waldrändern und bildet an vielen Stellen ganze Bestände, erfriert jedoch unter mitteleuropäischen Wetterbedingungen oft. Für Heilzwecke wird Besenginster seit dem vorigen Jahrhundert intensiv genützt.
Alle Teile der Pflanze sind pharmazeutisch wertvoll: die Blüten, das Blattwerk, die Samen und Wurzeln. Vorwiegend wird aber das Blattwerk (Herba sarothamni scoparii) gesammelt. Man schneidet manuell die jüngsten Teile der Äste ab, trocknet sie im Schatten und zerteilt sie dann zu kleineren Stücken. Von seinen Wirkstoffen ist am wichtigsten das Alkaloid Spartein, hinzu kommen Glykoside, Gerbstoffe, ätherische Öle und Bittersubstanzen. In der Volksheilkunde wird Besenginster wegen seines Giftgehalts fast nicht verwendet. Die Droge dient als Rohstoff zur Isolierung der einzelnen Wirkstoffe. Arzneimittel, die Spartein enthalten, werden bei Störungen der Herz- und Kreislauftätigkeit verordnet. Sie erweitern die Kranzgefäße und erhöhen den Blutdruck. Andere Stoffe des Besenginsters regen die Tätigkeit der glatten Muskulatur von Darm und Gebärmutter an, was zur Erleichterung des Geburtsvorganges genützt wird. Die Drogen wirken gleichzeitig stark harntreibend. Dosierung und Behandlung werden vom Arzt bestimmt.
Die gelben Blüten des Ginsters dienen als Rohmaterial zur Farbstoffgewinnung.

Blütezeit: Mai–Juni
Sammelzeit (Kraut): Februar
September–Oktober

Gemeiner Seidelbast

Seidelbastgewächse
Thymeleaceae

† *Daphne mezereum* L.

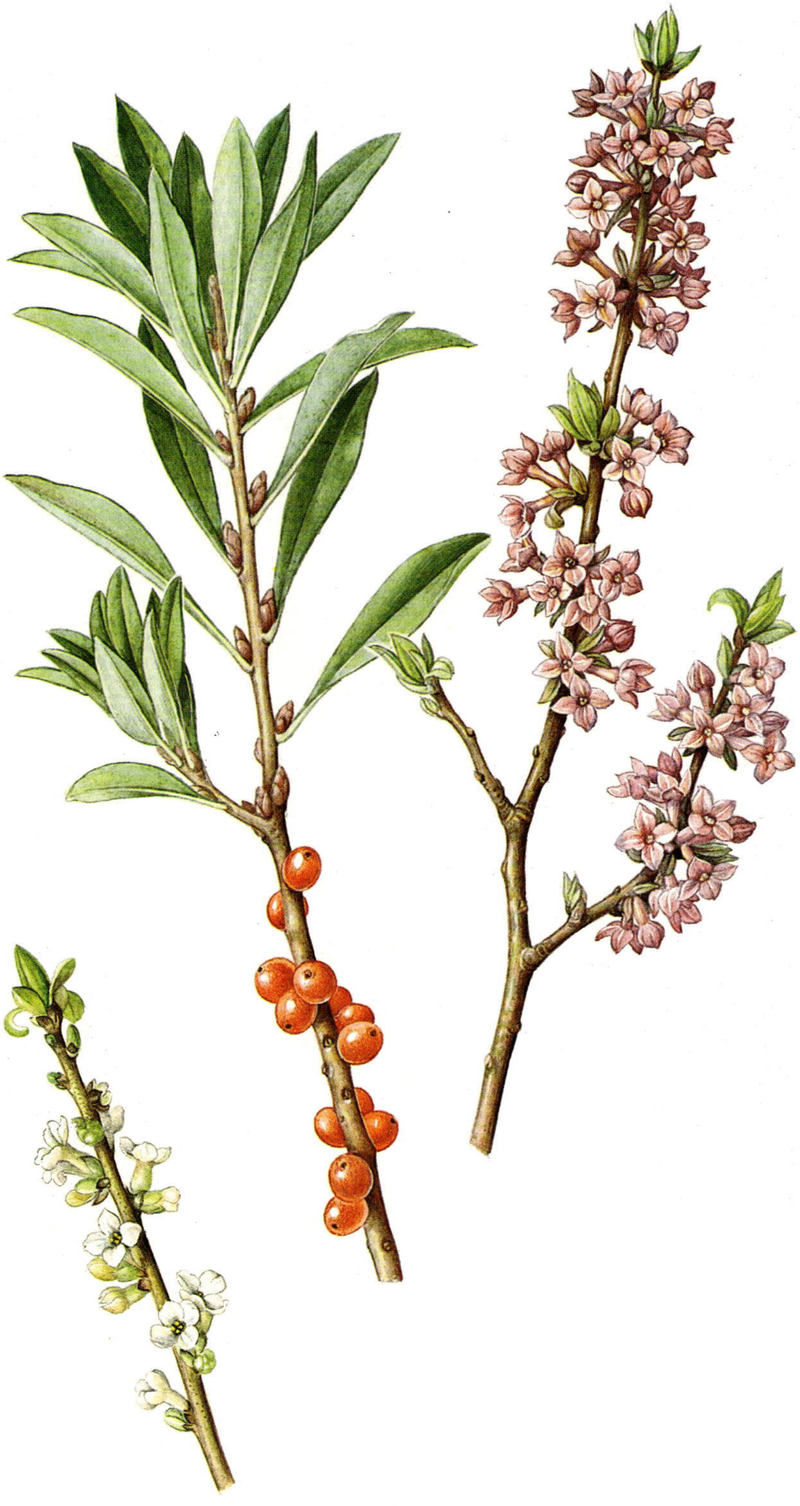

Ein niedriger Strauch mit grauen Zweigen, der in der Natur in lichten Wäldern von den Niederungen bis in die Berge wächst. Seine rosafarbenen oder weißen Blütentrauben entfalten sich im zeitigen Frühjahr. Die länglichen Blätter schlagen erst nach dem Abblühen aus. Der Strauch trägt Steinfrüchte. Er ist ursprünglich in einem ausgedehnten Areal in Europa und Asien beheimatet, wächst heute aber in vielen Ländern nur noch selten und ist gesetzlich geschützt. **Die ganze Pflanze ist stark giftig.** In der Heilpraxis wurde Seidelbast früher zur Linderung von Kopf- und Zahnschmerzen eingesetzt. Gesammelt wird die Rinde (Cortex mezerei). Man schält sie im zeitigen Frühjahr von stärkeren Zweigen, bündelt sie und hängt sie zum Trocknen auf. Das Sammeln muß an besonders dafür vorgesehenen Plätzen und so sparsam ausgeführt werden, daß man die Pflanzen nicht vernichtet. Die Droge enthält die giftigen Alkaloide Mezeriin und Daphnin. Diese Stoffe wirken reizend, aktivieren die Hautdurchblutung und schädigen bei längerer Anwendung das Gewebe. Daphnin hat außerdem auch eine halluzinogene Wirkung. Die Droge wird nur selten zu Heilzwecken eingesetzt z. B. zur Förderung der Durchblutung bei rheumatischen Beschwerden. Einreibungen und Salben mit dieser Droge dürfen nur unter ärztlicher Aufsicht verwendet werden. Vergiftungen mit den roten Seidelbastfrüchten treten vor allem bei Kindern recht oft auf. Sie zeigen sich durch Brennen in der Kehle, Erbrechen, Krämpfe und Blutungen. In diesem Fall muß sofort der Arzt aufgesucht werden.

Blütezeit: März–April
Sammelzeit (Rinden): Februar–März

Nachtschattengewächse
Solanaceae

Stechapfel

† *Datura stramonium* L.

Eine einjährige mächtige Staude mit verzweigtem Stengel, der wechselartig mit ovalen, gezähnten und riechenden Blättern besetzt ist. In den Zweigachseln oder an den Stengelenden wachsen große, weiße oder violette Röhrenblüten. Die Frucht ist eine Kapsel mit schwarzen Samen (Abbildung unten). **Die ganze Pflanze ist stark giftig.** Sie stammt wahrscheinlich aus Nordamerika und wächst in der Natur hauptsächlich auf Schuttplätzen. Um den Bedarf an der Droge zu decken, wird die Pflanze in Feldkulturen angebaut.

Gesammelt werden die Blätter (Folium stramonii) und Samen (Semen stramonii). Die Blätter werden am frühen Morgen bei Beginn der Blütezeit gepflückt und zum Trocknen anfangs nebeneinander ausgebreitet; später kann man sie aber zu stärkeren Schichten zusammenschieben. In Trockenanlagen soll die Temperatur 40 °C nicht übersteigen. Der Samen wird den getrockneten Kapseln entnommen.

Die Drogen enthalten tropane Alkaloide (0,4 %), und zwar Hyoscyamin, Atropin und Skopolamin. Sie wirken krampflösend, sekretionshemmend, erweitern die Bronchien und werden deshalb zur Heilung von Asthma (antiasthmatische Zigaretten und Tabletten) und schweren Bronchialkatarrhen eingesetzt. Die Drogen werden vorwiegend in der pharmazeutischen Industrie verarbeitet; die fertigen **Arzneien dürfen nur vom Arzt verordnet werden.** Es treten sehr oft Vergiftungen mit Stechapfelsamen bei Kindern auf. Die tödliche Dosis beträgt ungefähr 20 Samen.

Außerdem werden noch andere Arten gezüchtet: Die südamerikanische Art *D. metel* und die äthiopische *D. inermis,* die beide höheren Alkaloidgehalt aufweisen.

Blütezeit: Juni – Oktober
Sammelzeit: (Blätter): Juni – September
(Samen): September – Oktober

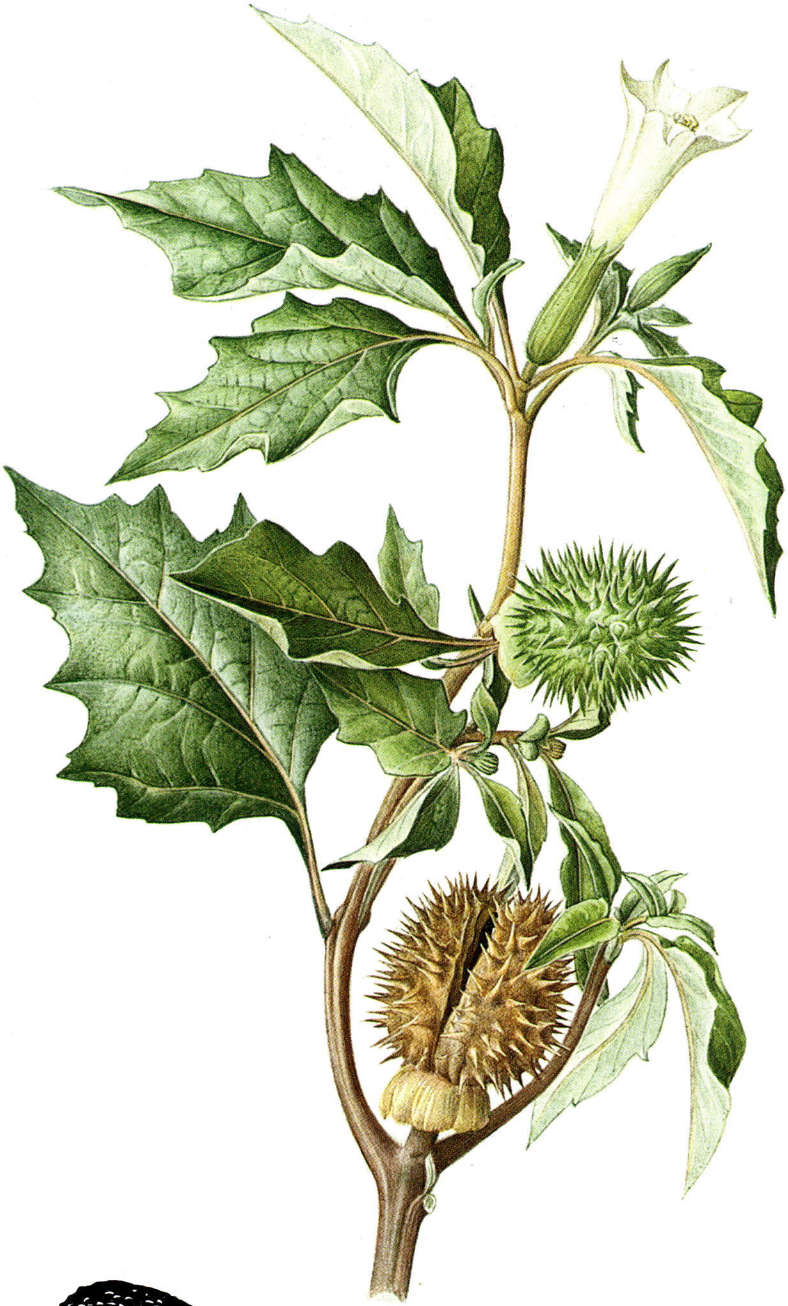

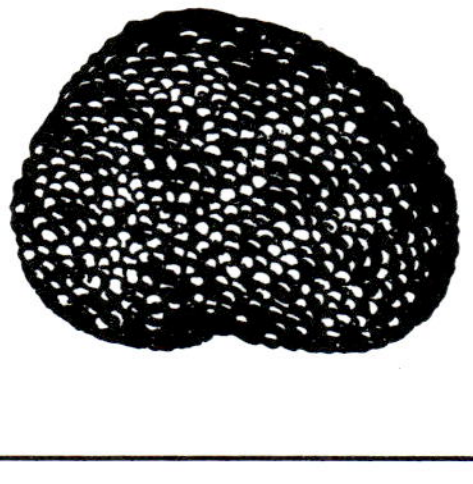

Möhre

Doldengewächs
Umbelliferae (Apiaceae

Daucus carota L.

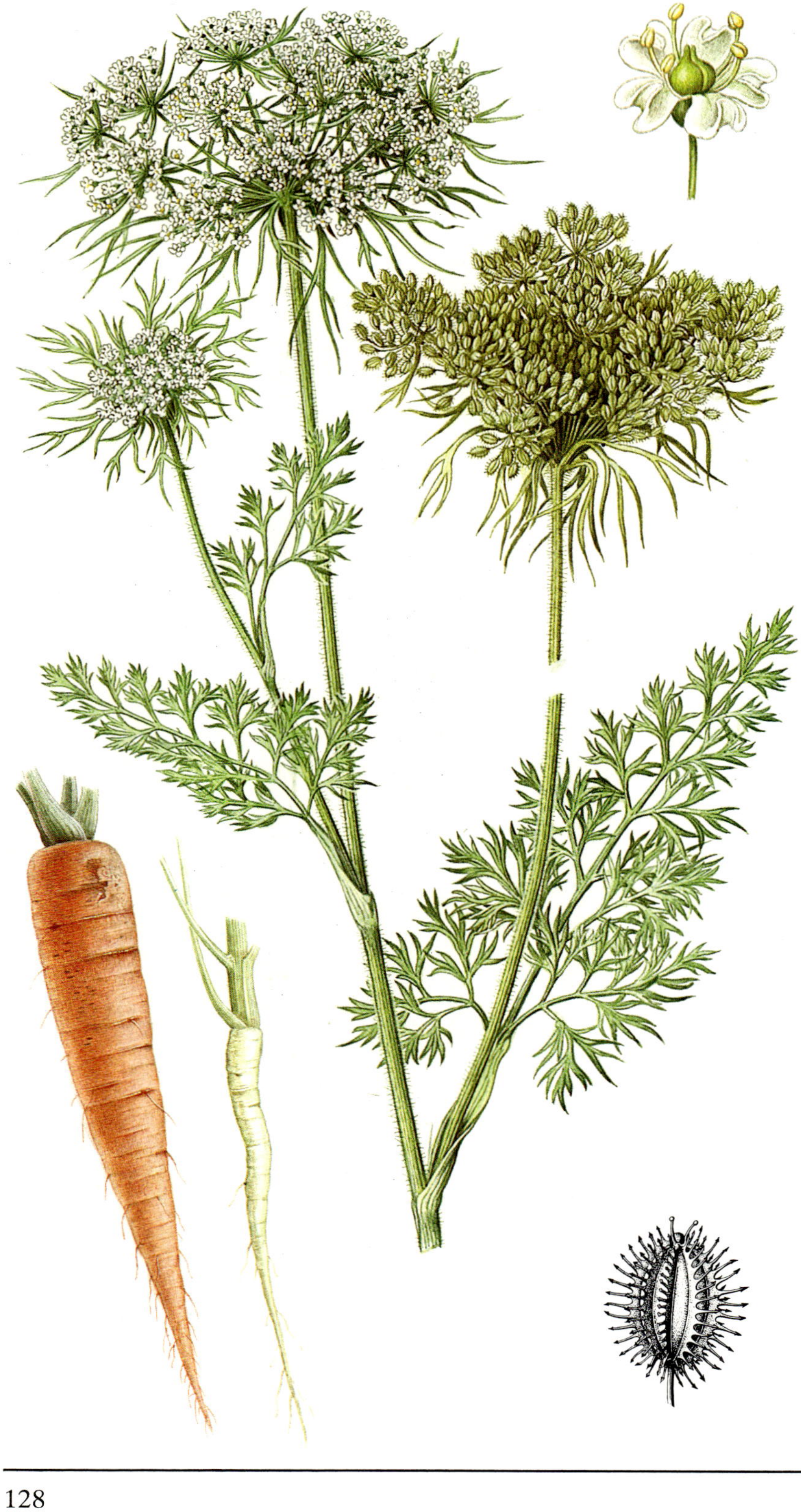

Ein zweijähriges Kulturkraut mit einer spindelförmigen, meist roten Wurzel, mehrfach gefiederten, stark gegliederten Blättern und einem angenehmen Geruch. Die Pflanze treibt im zweiten Jahr einen kantigen, verzweigten Stengel, der wechselständig mit gegliederten Blättern bewachsen ist und mit zusammengesetzten Dolden aus weißen Blüten abschließt. Di Früchte sind Doppelachänen (rechts unten). Möhren wachsen auch wild auf trockenen Hängen und Wiesen; diese Form hat eine weiße Wurzel (siehe unten). Die mittlere Blüte in der Dolde ist hier dunkel gefärbt. Die Kulturmöhre kommt in vielen Abarten vor: Sie weist lange, zylindrische oder rundliche Wurzeln auf. Alle Sorten werden in Garten- und Feldkulturen gezüchtet.

Für Heilzwecke verwendet man die reife Wurzel, die Möhre (Radix dauci sativi). Sie wird fein gerieben und als Saft, oder z Sirup eingedickt, konsumiert. Besonders wichtig ist der Gehalt an Vitaminen und Provitaminen: A, C und B-Komplex. In der Möhre finden wir auch Zucker, Pekti ne und Farbstoffe. Frische Möhren, vor allem ihre Karotine (Provitamin A), begünstigen die Sehschärfe und die Fähigkeit, in der Dämmerung besser zu sehen. Weiterhin wurde ihre Wirksamkeit gegen Darmparasiten nachgewiesen. Die Möhr beeinflußt auch die Harnausscheidung günstig. In der Kinderernährung übernimmt die Möhre die Funktion eines Diätetikums zur Heilung von Verdauungsstörungen. Möhrensaft ist ein bewährtes Mittel gegen Mandelentzündungen bei Kindern. Möhren werden gelegentlich auch Teegemischen zur Austreibung von Darmparasiten zugefügt.

Blütezeit: Juni–September
Sammelzeit (Möhrenernte):
Juni–Oktober
(Früchte): September–Oktobe

Hahnenfußgewächse
Ranunculaceae

Feldrittersporn

† *Delphinium consolida* L. (Syn.: *Consolida regalis* S. F. Gray)

Ein einjähriges Unkraut mit einem aufrechten, verzweigten Stengel, der mit wechselständig ansitzenden, handartig gegliederten Blättern bewachsen ist. Die blauen Blüten am Ende des Stengels tragen einen deutlichen Auswuchs, den Sporn, in dem sich der Nektar befindet. Die Früchte des Feldrittersporns sind Balgfrüchte. Diese Pflanzenart hat ihren Ursprung im Mittelmeerraum. Sie verbreitete sich mit der Getreidezucht über die ganze Erde, und ihre Droge, ebenso das frische Kraut, wurde von alters her zur Heilung von Wunden verwendet.

Für Heilzwecke sammelt man die Blüten (Flos consolidae) oder auch den ganzen oberirdischen Sproß, das Kraut (Herba consolidae). Die Blüten werden manuell, ohne die grünen Kelche, gepflückt. Das Kraut wird zur Zeit der Vollblüte geschnitten. Das Sammelgut darf nicht gedrückt werden. Zum Trocknen wird es in dünnen Schichten an schattigen Standorten oder in Anlagen bei Temperaturen bis zu 35 °C ausgelegt. Die Droge duftet honigartig und muß dunkel in verschlossenen Behältern gelagert werden. **Die ganze Pflanze ist, ausgenommen die Blüten, giftig.** Sie enthält Alkaloide, das Glykosid Delphinin und im Kraut Akonitinsäure. Die Pflanzenstoffe wirken harntreibend, gegen Darmparasiten und abführend. Tees mit Feldrittersporn und Spiritusextrakte aus der Droge darf nur der Arzt verschreiben und dosieren.

Einige großblütige Rittersppornarten sind sehr schöne Zierpflanzen und werden oft in Gärten gezüchtet. Sie sind meistens ebenfalls giftig und dürfen in der Heilkunde nicht verwendet werden.

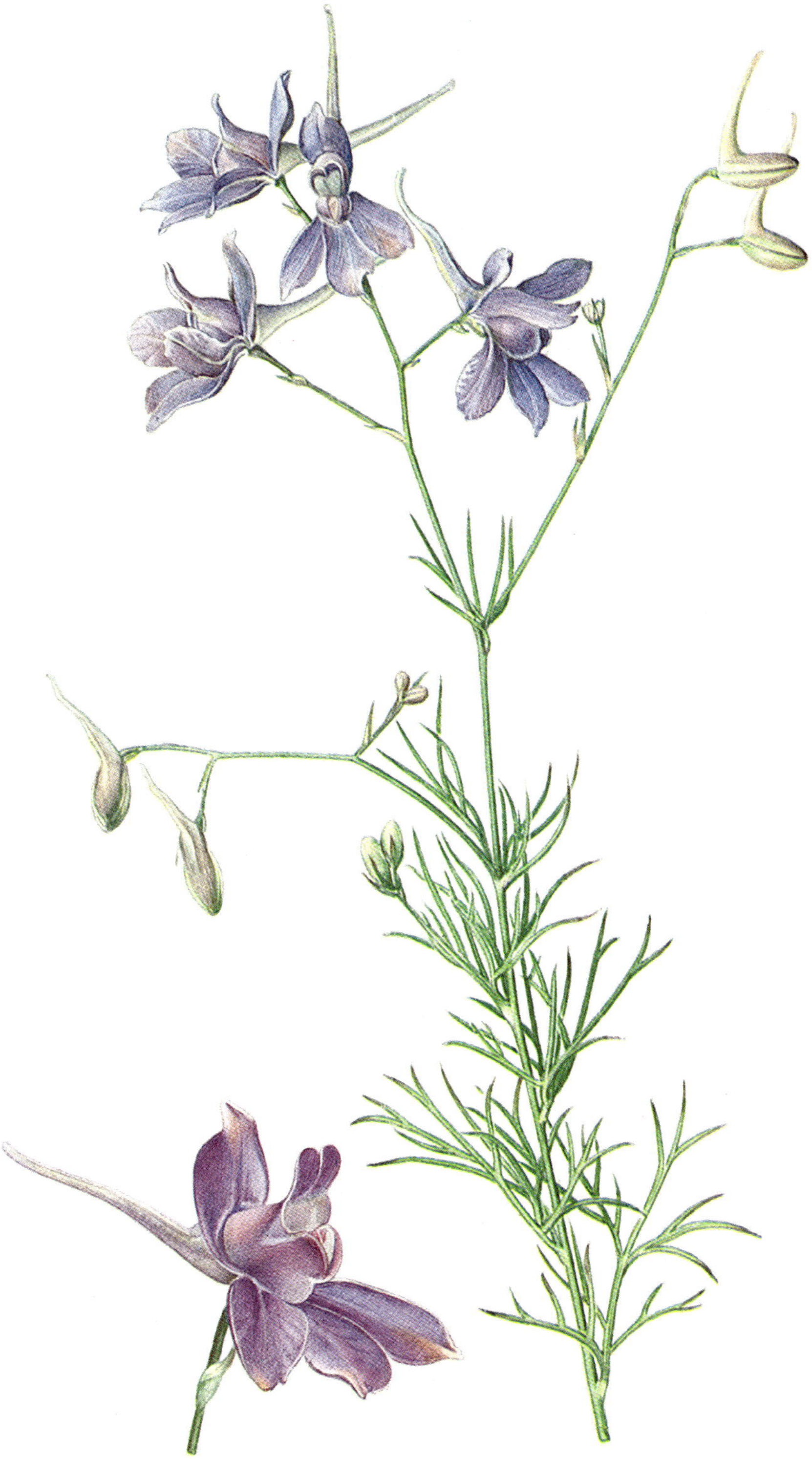

Blütezeit: Juni – August
Sammelzeit (Blüten): Juni – August
(Kraut): Juni – August

Diptam

Rautengewächs
Rutacea

Dictamnus albus L.

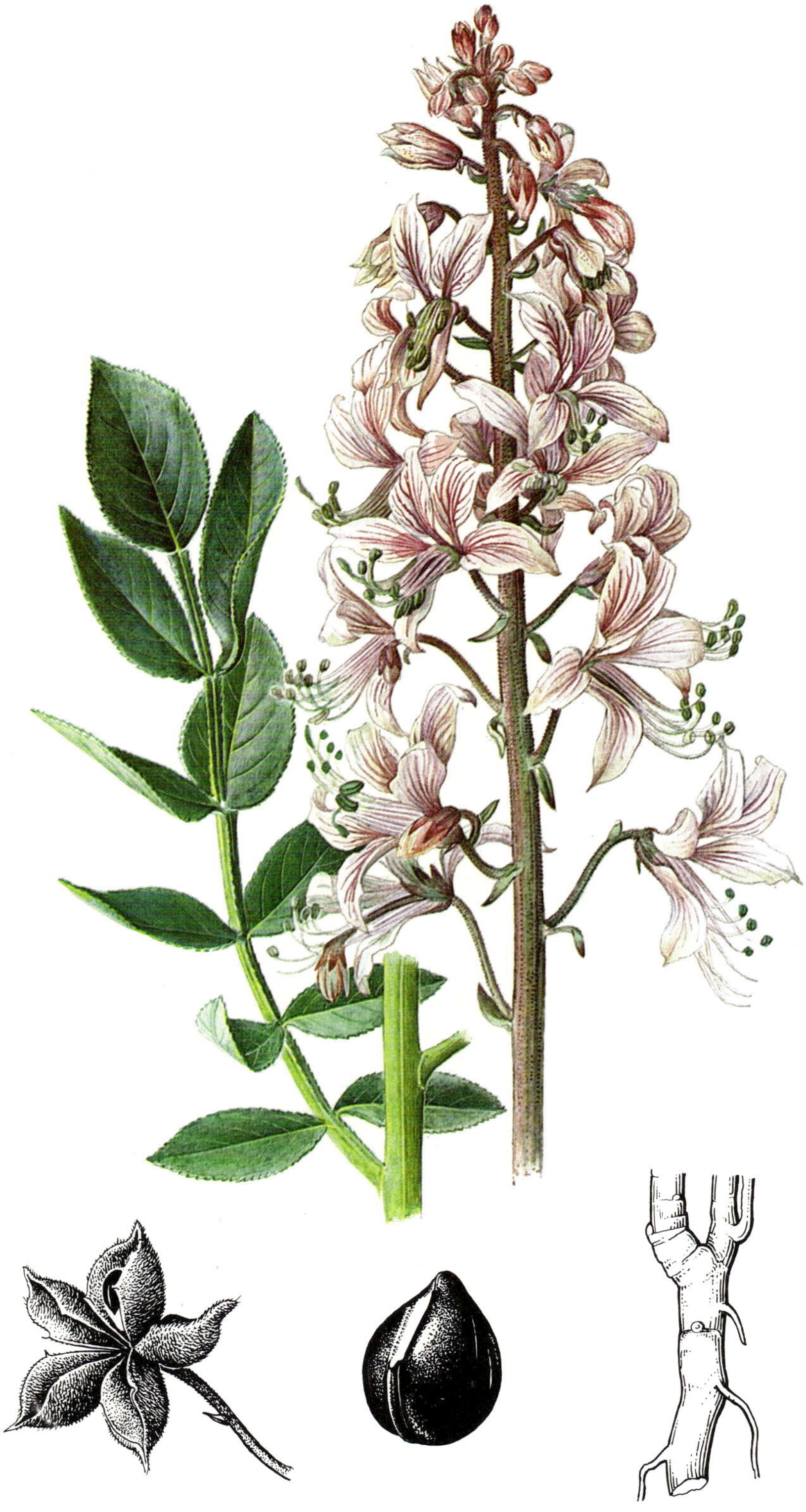

Ein ausdauerndes Kraut mit einem weißlichen, verzweigten Wurzelstock (rechts unten) und einem aufrechten Stengel, de mit einer Traube großer, rosafarbener Blüten abschließt. Die Blätter sind wechselständig, unpaarig gefiedert und dunkelgrün. Die Frucht ist eine sternförmige Kapsel (links unten), die, sobald sie reif ist, aufplatzt und ihre schwarzen Samen (unten – Mitte), ausschleudert. Die ganz Pflanze ist mit Drüsen übersät, die einen intensiven Orangengeruch ausströmen. Sie wächst in einem weiten Areal von Südeuropa bis hin nach Nordchina, und zwar an sonnigen, warmen Standorten au kalkfelsigen Unterlagen. Diptam ist in den meisten Ländern geschützt.
Für Heilzwecke wird der Wurzelstock (Radix dictamni albi) verwendet. Man säubert ihn gründlich, wäscht ihn, entfern alle Grünteile und läßt ihn schnell trocknen, am besten in einer Anlage bei Temperaturen bis zu 40 °C. Auch nach dem Trocknen duftet die Droge noch nach Orangen und schmeckt bitter. Sie enthäl ätherisches Öl, Bitterstoffe und das Alkaloid Diktamin. Die Wirkstoffe, vor allem die Alkaloide, verursachen Kontraktionen der glatten Gebärmuttermuskulatur, was klinisch genutzt wird. Die Droge hilft bei Beschwerden des Verdauungsapparats, gegen Blähungen, zur Regelung des Stuhlgangs und gegen Darmparasiten. Man bereitet aus einem Teelöffel geschnittener Droge und zwei Tassen Wasser einen heißen Aufguß und trinkt davo jeden zweiten Tag. Die Berührung mit de Pflanze kann bei empfindlichen Personen Kontaktallergien hervorrufen (Ausschläge, Unterlaufungen, juckende Ekzeme).

Blütezeit: Mai – Juni
Sammelzeit (Wurzelstock): Juni – August
SCHUTZWÜRDIG

Rachenblütler
Scrophulariaceae

Großblütiger Fingerhut

† *Digitalis grandiflora* Mill. (Syn.: *Digitalis ambigua* Murr.)

Eine ausdauernde Pflanze mit einer Pfahlwurzel und einer grundständigen Rosette lanzettlicher Blätter. Der aufrechte Stengel ist ebenfalls mit wechselständigen, ansitzenden, lanzettlichen Blättern bewachsen. In den Achseln der oberen Blätter bilden sich große, glockenförmige Blüten. Sie sind gelblichocker und innen braun getupft. Die Frucht ist eine Kapsel. Großblütiger Fingerhut wächst in Europa in Wäldern, auf Lichtungen und auch auf den steinigen Unterlagen der Vorgebirge und Gebirge. Er kann leicht in Gärten gezüchtet werden, von wo aus er oft verwildert.

Man erntet mehrmals jährlich die Blätter (Folium digitalis grandiflorae) manuell. Das geschieht immer bei sonnigem Wetter. Das Material wird separat und möglichst schnell im Schatten getrocknet. Die Droge soll trocken und dunkel, jedoch höchstens ein Jahr lang aufbewahrt werden. Sie dient als Rohstoff für die Herstellung von wichtigen Herzmedikamenten. **Diese Heilmittel sind alle rezeptpflichtig, denn sie sind, wie die Pflanze, stark giftig.** Die Mittel gleichen, wenn sie richtig dosiert sind, unregelmäßige Herztätigkeit aus. Sie werden in Form von Tabletten, Injektionen oder Zäpfchen verabreicht. Die Zucht des Großblütigen Fingerhuts in Feldkulturen ist noch nicht verbreitet, obwohl sie, da es sich um eine ausdauernde Art handelt, wirtschaftlicher wäre als bei dem Roten und Wolligen Fingerhut *(D. purpurea* und *D. lanata)*.

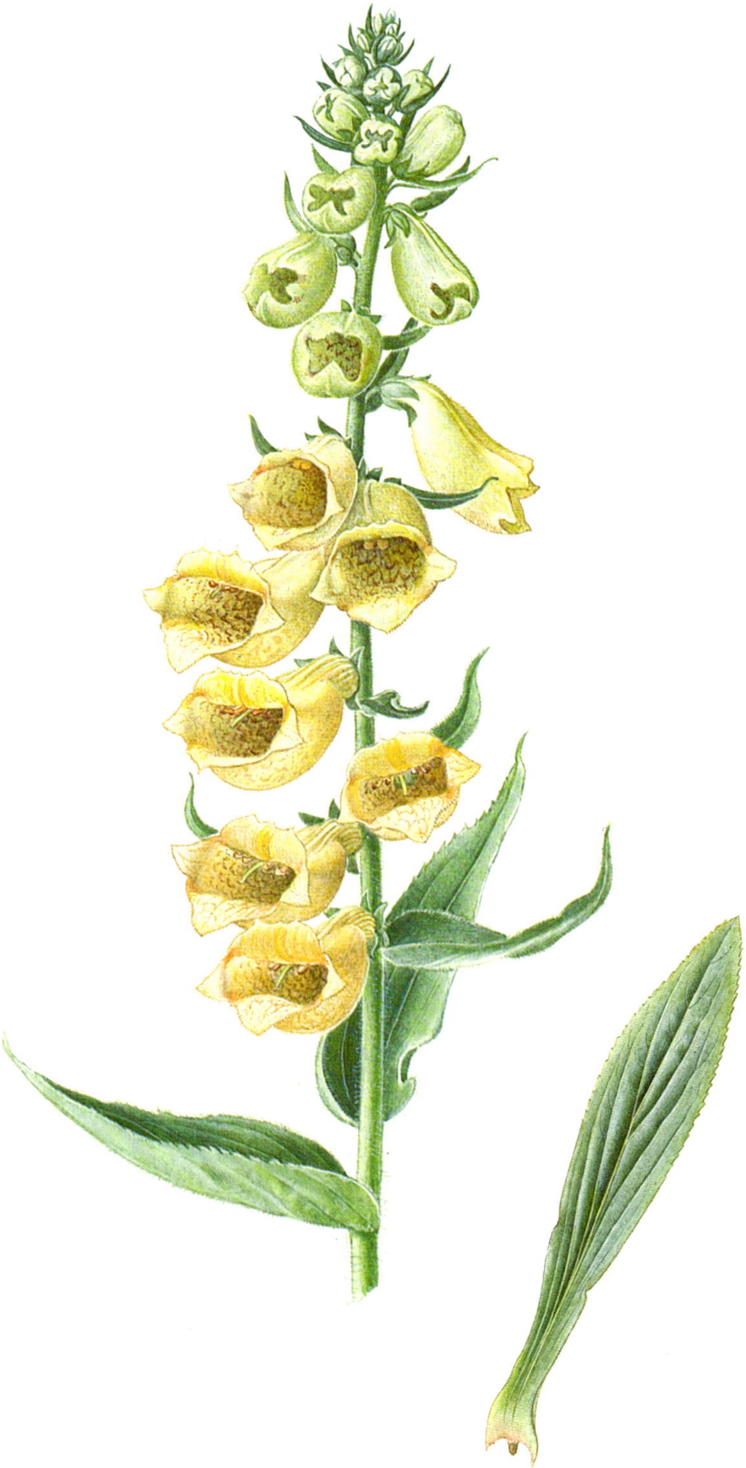

Blütezeit: Juni–Juli
Sammelzeit (Blätter): Juni–September

Wolliger Fingerhut

Rachenblütle
Scrophulariacea

† *Digitalis lanata* Ehrh.

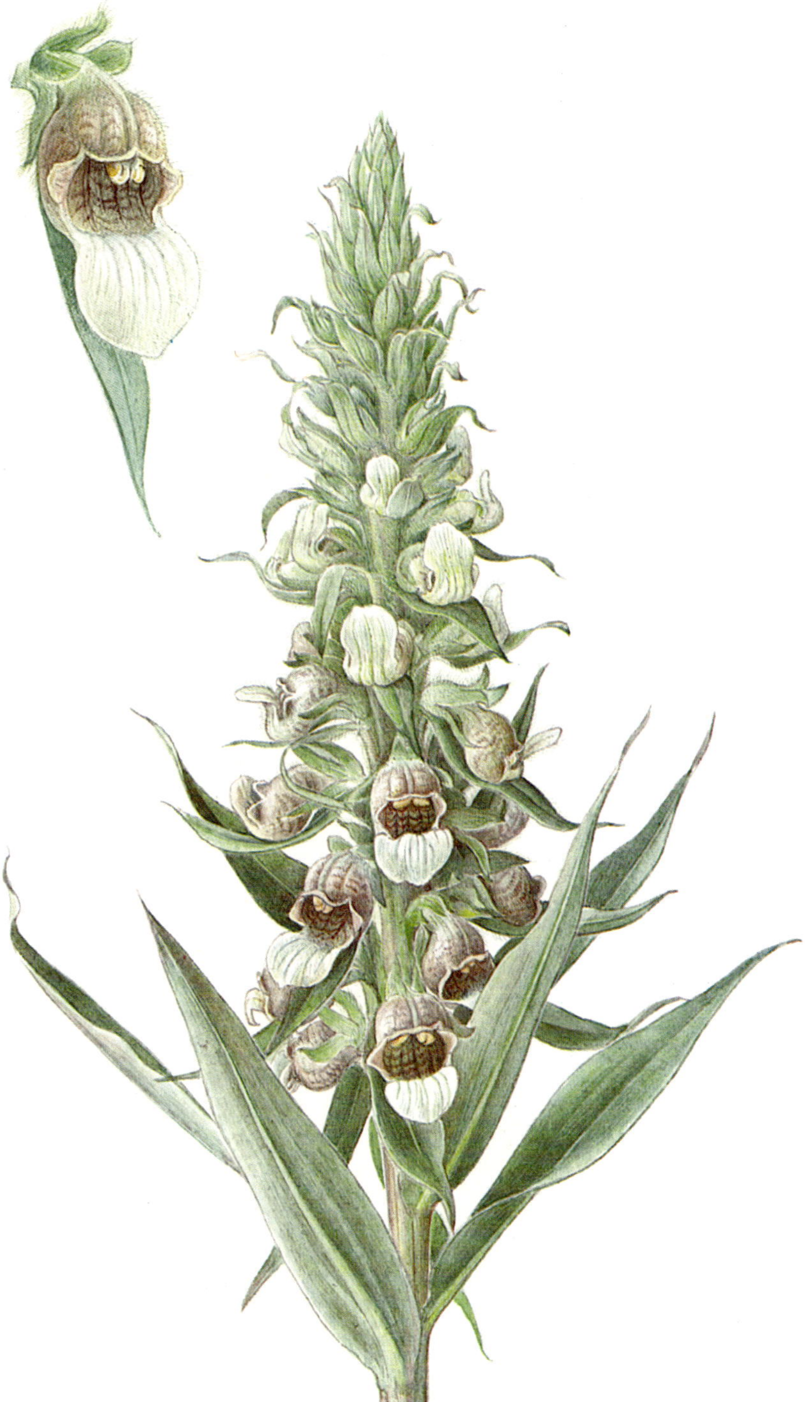

Eine zweijährige Pflanze, die im ersten Jahr eine grundständige Blattrosette, im zweiten Jahr einen hohen aufrechten Stengel ausbildet. Der Stengel ist mit ansitzenden, lanzettlichen Blättern versehen. Aus den Achseln der oberen Blätter wachsen braunweiße, glockenförmige Blüten hervor und bilden eine endständige Ähre. Die Frucht ist eine Kapsel. Dies Pflanzenart stammt aus dem Balkangebiet und wird als Heilpflanze in Garten- und Feldkulturen gezüchtet. Der Grund dafür, daß sie beim Anbau bevorzugt wird liegt an ihrer Widerstandsfähigkeit gegen Frost und Krankheiten und ihrem hohen Gehalt an Wirkstoffen. Die Aussaat erfolgt im Frühling (für die Gewinnung der Blätter) oder im Herbst (für die Gewinnung von Samen im nächsten Jahr). **Die Pflanze ist giftig.**

Die Blätter (Folium digitalis lanatae) werden einen Tag lang in einer dünnen Schich bei Zimmertemperatur vor- und dann bei höheren Temperaturen zu Ende getrocknet. Bei Erhöhung der Feuchtigkeit spalten sich die Wirkstoffe auf und die Droge verliert ihren Wert. Hauptwirkstoffe sind die Glykoside Lanatosid A, B und C. Lanatoside sind therapeutisch viermal wirksamer als die Purpureaglykoside des Roten Fingerhuts *(D. purpurea)*. Sie werden als wirksames Herzstärkungsmittel mit kurzer Anlaufzeit in akuten Fällen be Versagen der Herzkammern, bei Tachykardie und Unregelmäßigkeiten der Herztätigkeit (z. B. bei schweren herzasthmatischen Zuständen) eingesetzt. Die Droge wird ausschließlich in der pharmazeutischen Industrie verarbeitet.

Blütezeit: Juni–September
Sammelzeit (Blätter): September–Oktobe

Rachenblütler
Scrophulariaceae

Roter Fingerhut

† *Digitalis purpurea* L.

Eine zweijährige Pflanze mit einem hohen, aufrechten Stengel, der mit einer Traube auffallender, violetter Blüten abschließt. Im ersten Jahr bildet sie eine grundständige Blattrosette, im zweiten dann Stengel und Blütenstand aus. Die einzelnen Blüten sind groß, glockenförmig, violett (auch weiß) gefärbt und mit violetten Tupfen versehen. Die Früchte sind Kapseln. Der Rote Fingerhut wächst in Europa vor allem in Gebirgslagen auf Waldwiesen und Lichtungen. Auch in Gärten ist er als Zierpflanze beliebt. Für die Drogengewinnung wird er in Feldkulturen angebaut.
Gesammelt werden die Blätter (Folium digitalis purpureae). Man pflückt oder mäht sie bei trockenem, warmem Wetter im ersten oder zweiten Zuchtjahr. Die trockenen Blätter sollen möglichst wenig Feuchtigkeit enthalten (3 %), damit sich die Wirkstoffe nicht durch enzymatische Vorgänge zersetzen. Sie werden 24 Stunden bei Normaltemperatur getrocknet und dann bei höheren Temperaturen (bis zu 70 °C) zu Ende gedörrt. Die Droge enthält wichtige Kardioglykoside. Das gesamte Material wird in der pharmazeutischen Industrie zu wichtigen Medikamenten für die Behandlung von Herzleiden verarbeitet. **Die Medikamente darf nur der Arzt verschreiben.** Sie kommen bei Versagen der Herztätigkeit, zur Dämpfung des Pulsschlags, beim Ausgleich unregelmäßiger und nicht ausreichender Herztätigkeit und bei Herzhypertrophie zum Einsatz. Fingerhutdrogen und alle daraus hergestellten Mittel wirken auch harntreibend. Sie speichern sich im Organismus.

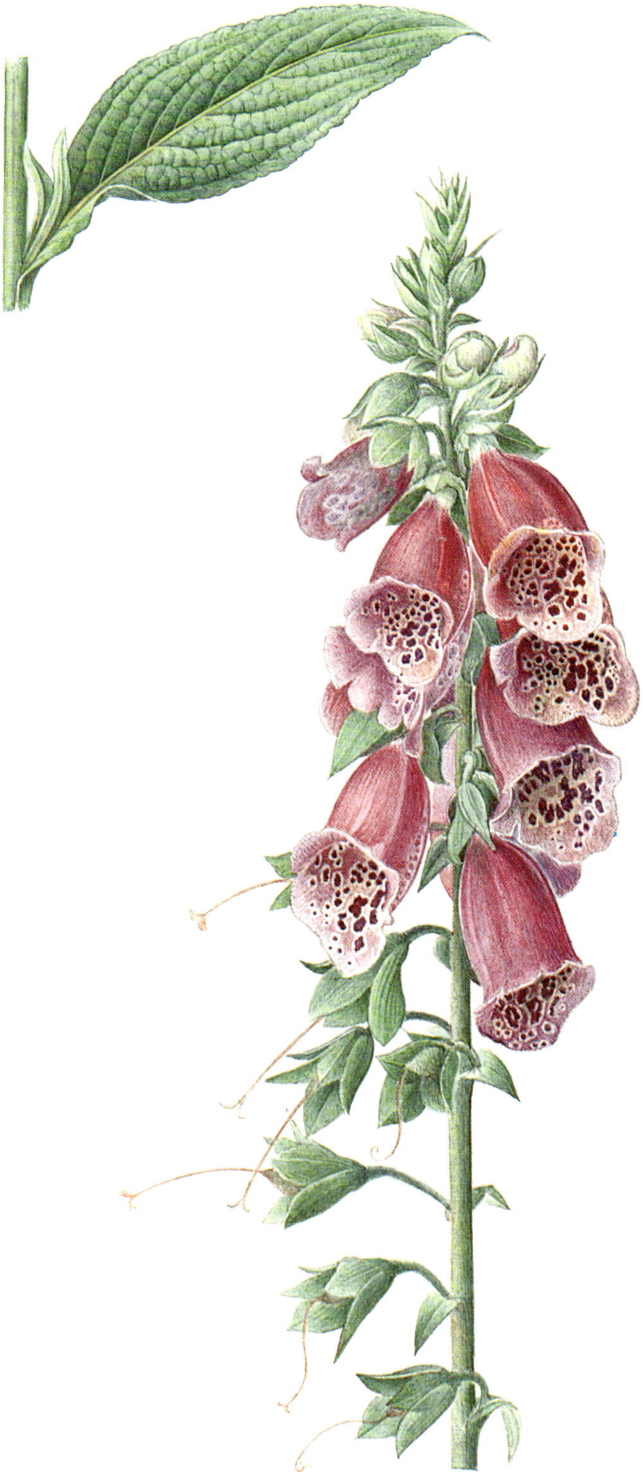

Blütezeit: Juni – August
Sammelzeit (Blätter): August
(zweites Jahr): Juni – August

Rundblättriger Sonnentau

Sonnentaugewächse
Droseraceae

Drosera rotundifolia L.

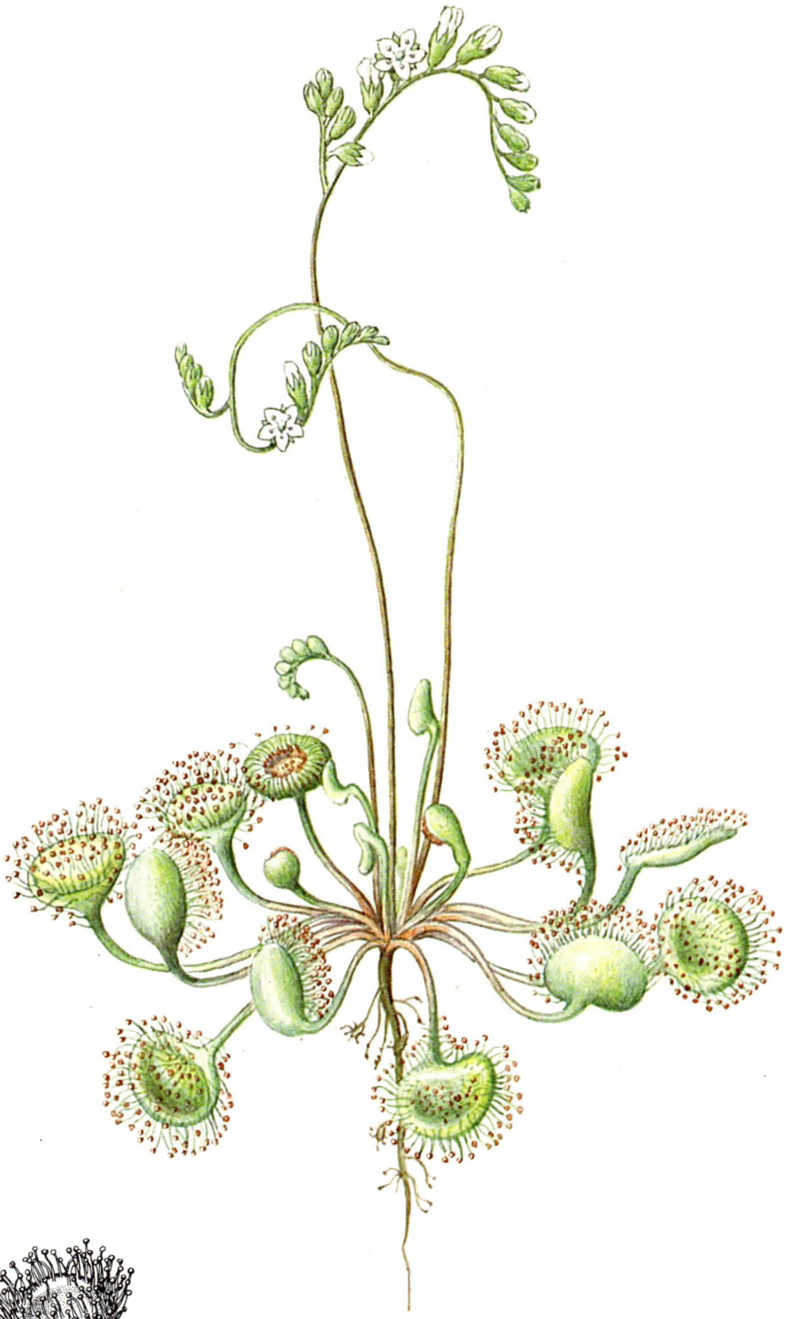

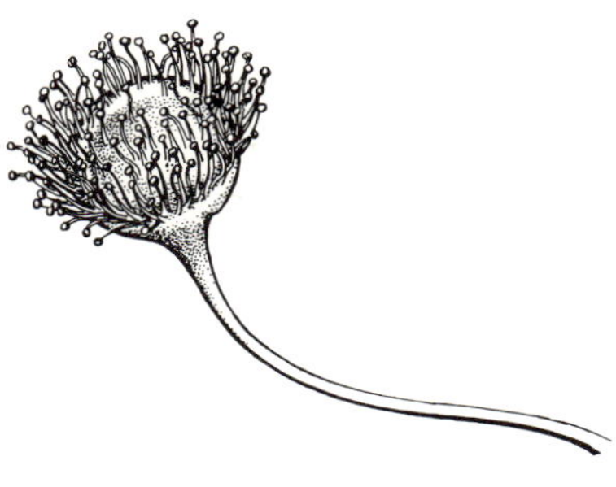

Ein ausdauerndes, fleischfressendes Kraut, das an sauren, morastigen Standorten und auf Torfböden wächst und sich zur Versorgung mit stickstoffhaltiger Nahrung Insekten fängt. Die langgestielten Blätter sind mit drüsigen Tentakeln versehen, die am Ende ein Tröpfchen Verdauungsflüssigkeit tragen. Auf einem blattlosen Schaft wächst ein Wickel kleiner, weißer Blüten.
Die Frucht ist eine Kapsel. Sonnentau kommt in der Natur recht selten vor und ist deshalb in vielen Ländern gesetzlich geschützt. Er kann aber in beschränktem Maße auch unter künstlichen Bedingungen gezüchtet werden. Der Gattungsname der Pflanze leitet sich von dem griechischen Wort „drosos" = Tau ab, was auf die Tropfen der Verdauungsflüssigkeit, die wie Tautropfen aussehen, zurückzuführen ist.
Für Heilzwecke sammelt man den oberirdischen Sproß, das Kraut (Herba droserae). Das geschieht manuell und sparsam zur Zeit der Vollblüte. Das Material wird in einer dünnen Schicht im Schatten und an gut gelüfteter Stelle getrocknet. Die wichtigsten Wirkstoffe sind Enzyme, Glykoside, Vitamin C und Farbstoffe. Die Droge beruhigt das Nervensystem und löst Krämpfe. Man bereitet aus 2 Teelöffeln Droge und 2 Tassen Wasser einen heißen Aufguß und trinkt ihn schluckweise. Aus der Droge werden auch Extrakte gegen starken Hustenreiz und eine Tinktur hergestellt; sie ist auch in antisklerotischen Teegemischen enthalten, die harntreibend wirken und den Blutzuckerspiegel senken. Die Verwendung dieser Droge ist nicht zu empfehlen bei Tuberkulose und Personen mit niedrigem Blutdruck.

Blütezeit: Juni – August
Sammelzeit (Kraut): Juni – August
SCHUTZWÜRDIG

Schildfarngewächse
Aspidiaceae

Wurmfarn

† *Dryopteris filix-mas* (L.) Schott.

Eine ausdauernde Pflanze mit einem schuppigen unterirdischen Wurzelstock, aus dem doppelgefiederte, gestielte Blätter hervorwachsen. Diese sind im Jugendzustand spiralig eingerollt und mit braunen Schuppen bedeckt. Ende des Sommers bilden sich auf der Unterseite der Blätter zwei Reihen von Sporenbehälterhäufchen, die mit einem Schleier bedeckt sind. In den Sporenbehältern befinden sich Sporen, durch die sich die Pflanze vermehrt. **Die ganze Pflanze ist giftig.** Sie wächst zahlreich in schattigen Wäldern, auf Felsen und auch an Bächen und wurde schon in der Antike gesammelt und geschätzt.

Gesammelt werden die Wurzelstöcke (Rhizoma filicis maris) mit den Basen der Blätter (der untere Teil der Stiele). Man säubert sie gründlich, befreit sie von Grünteilen und Wurzeln und läßt sie bei Temperaturen von 35 °C trocknen. Die frische Droge ist im Bruch grün, mit fortschreitendem Alter verfärbt sie sich braun. Sie enthält Aspidinophilizin, Floroglucin und Philmaron, außerdem genügend Stärke und Gerbstoffe. In der Heilpraxis (auch in der Veterinärmedizin) verwendet man den Ätherauszug der Droge gegen Darmparasiten, vor allem gegen Bandwürmer. **Die Droge und alle daraus hergestellten Präparate sind giftig** und dürfen nur unter ärztlicher Kontrolle eingenommen werden. Stärkere Dosen haben Dauerschäden des Sehnervs zur Folge. Wegen ihrer toxischen Wirkung wird diese Droge heute durch synthetische Medikamente ersetzt. Aus dem Absud bereitet man auch Umschläge für schwer heilende Wunden und gegen rheumatische Schmerzen.

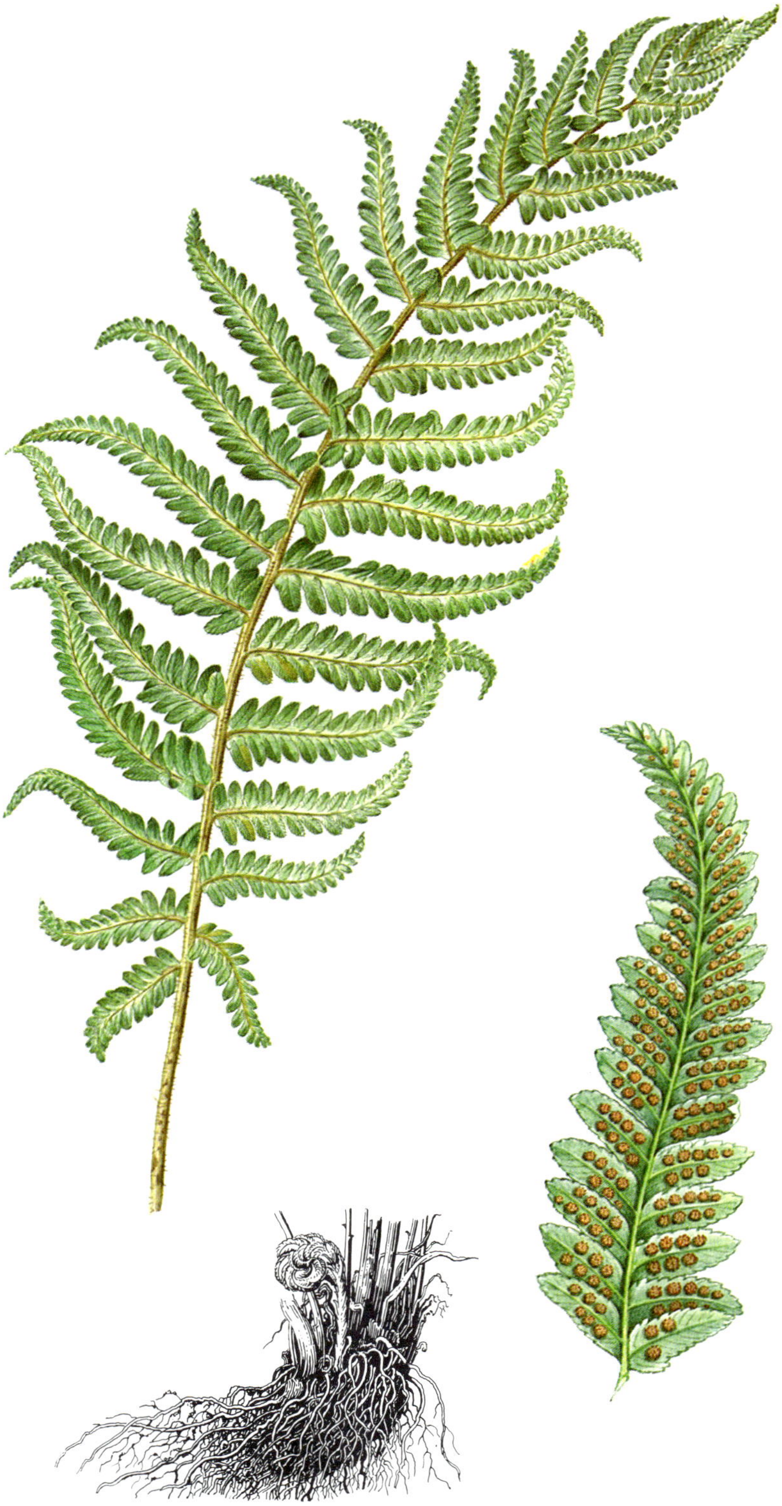

Blütezeit: –
Sammelzeit (Wurzelstock):
Juni – September

Waldweidenröschen

Nachtkerzengewächse
Onagraceae

Epilobium angustifolium L. (Syn.: *Chamaenerion angustifolium* (L.) Scop.)

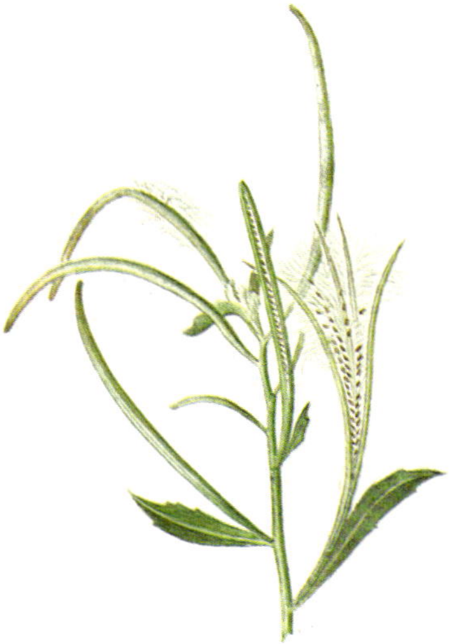

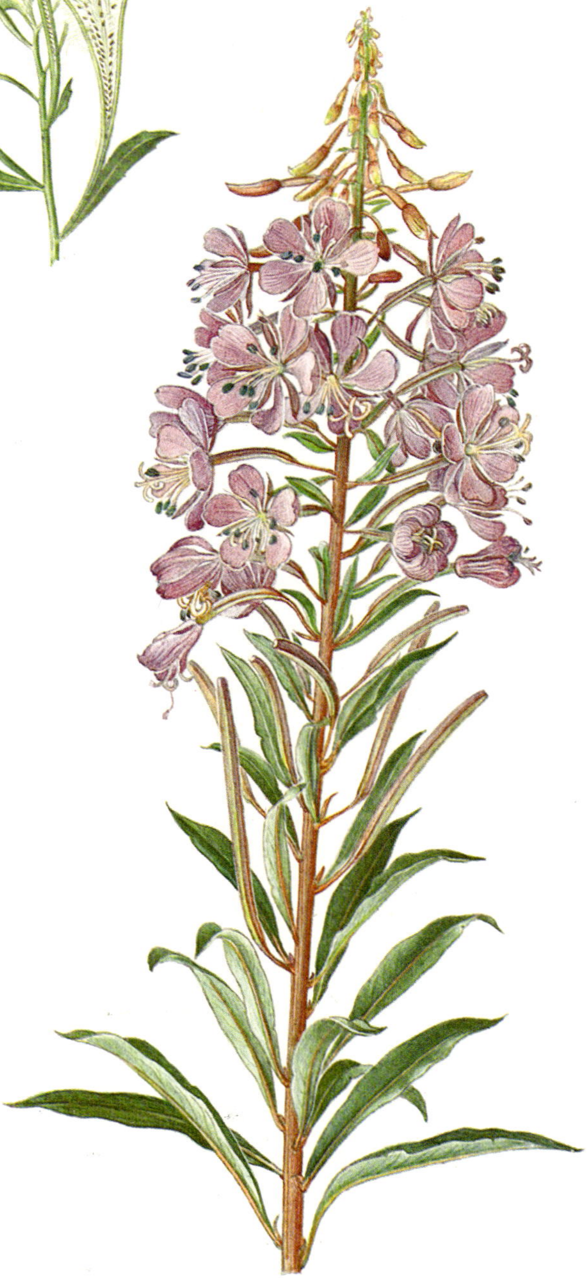

Ein ausdauerndes Gewächs mit einem unterirdischen, kriechenden Wurzelstock und einem hohen, aufrechten Stengel, der mit wechselständigen, lanzettlichen Blättern bewachsen ist. Der Stengel schließt mit einer langen Traube rotvioletter Blüten ab. Die Früchte sind Kapseln und enthalten behaarte Samen (Abbildung oben). Das Waldweidenröschen ist über die ganze Erde verbreitet (mit Ausnahme Afrikas) und wächst in Gruppen auf Lichtungen, Dämmen, Aufschüttungen und Schutthalden.

Für Heilzwecke werden die Blätter (Folium epilobii angustifolii) gesammelt. Man pflückt sie bei trockenem, warmem Wetter und läßt sie im Schatten an einer gut durchlüfteten Stelle trocknen. Bei künstlichem Dörren darf die Temperatur 40 °C nicht übersteigen. Die Droge enthält Gerbstoffe, Schleimstoffe, Zucker, Pektin und Vitamin C. Sie wirkt beruhigend auf das Nervensystem, und der Aufguß wird gegen Kopfschmerzen und Migräne verwendet. Nach dem Genuß dieses Getränks stellt sich ruhiger und erfrischender Schlaf ein. Bei östlichen Völkern ist dieses Mittel als „Iwanstee“ bekannt und ersetzt den echten Tee. Aufgrund ihres hohen Gehalts an Vitamin C wird die Droge auch gegen Skrofulose verwendet und zur Zubereitung von Tee gegen Frühjahrsmüdigkeit empfohlen.

Für Heilzwecke werden manchmal auch die Wurzelstöcke gesammelt, die weniger Gerbstoffe enthalten und schleimlos sind. Man kaut sie roh und bereitet daraus Kompott. Äußerlich wird der Absud der Droge als Umschlag oder pulverisiert als Puder auf Wunden verwendet. Das Waldweidenröschen ist eine ausgezeichnete Honigpflanze.

Blütezeit: Juni – August
Sammelzeit (Blätter): Juni – August

Schachtelhalmgewächse
Equisetaceae

Ackerschachtelhalm

Equisetum arvense L.

Ein ausdauerndes, nichtblühendes Kraut, das unterirdische, schwarze Wurzelstöcke bildet, aus denen zwei Stengel, ein Frühlings- und ein Sommerstengel, hervorwachsen. Die Frühlingssprossen sind gegliedert, ohne Chlorophyll und am Ende mit einer Ähre von Sporenbehältern versehen; die Sommertriebe sind grün und quirlförmig angeordnet. Der Schachtelhalm ist ein Unkraut, das auf leichten, sandigen Böden wächst und ein Indikator für Grundwasser ist.
Den ganzen Sommer über pflückt man die grünen Stengel, das Kraut (Herba equiseti), das man schnell im Schatten bei Temperaturen bis zu 40 °C trocknet. Die Droge enthält etwas Kieselsäure (der Gehalt nimmt mit dem Alter der Pflanze zu), Spuren der Alkaloide Nikotin und Equisetin, Flavonglykoside und Saponin. Schachtelhalm ist Hauptbestendteil diuretischer Tees, er wirkt harntreibend und wird auch gegen übermäßiges Schwitzen verwendet. Die Droge unterdrückt entzündliche Vorgänge im Körper (ein Absud von 1½ Eßlöffel Droge täglich wurde früher gegen Lungenleiden verordnet) und wirkt als Tuberkulostatikum. Sie kommt allein oder in Teegemischen gegen Arterienverkalkung und zur Stillung innerer oder äußerer Blutungen zur Geltung (z. B. bei Spülungen gegen Nasenbluten). Schachtelhalmdrogen werden auch Gurgelmitteln gegen Rachenentzündungen beigefügt. Man bereitet aus ihnen auch Umschläge und Bäder für schwer heilende Wunden, Hautausschläge und Geschwüre. Die verschiedenen anderen Schachtelhalmarten werden nicht gesammelt.
Die Federzeichnungen unten zeigen den Unterschied zwischen den Stengeln von *E. arvense, E. palustre* und *E. pratense* (von links nach rechts).

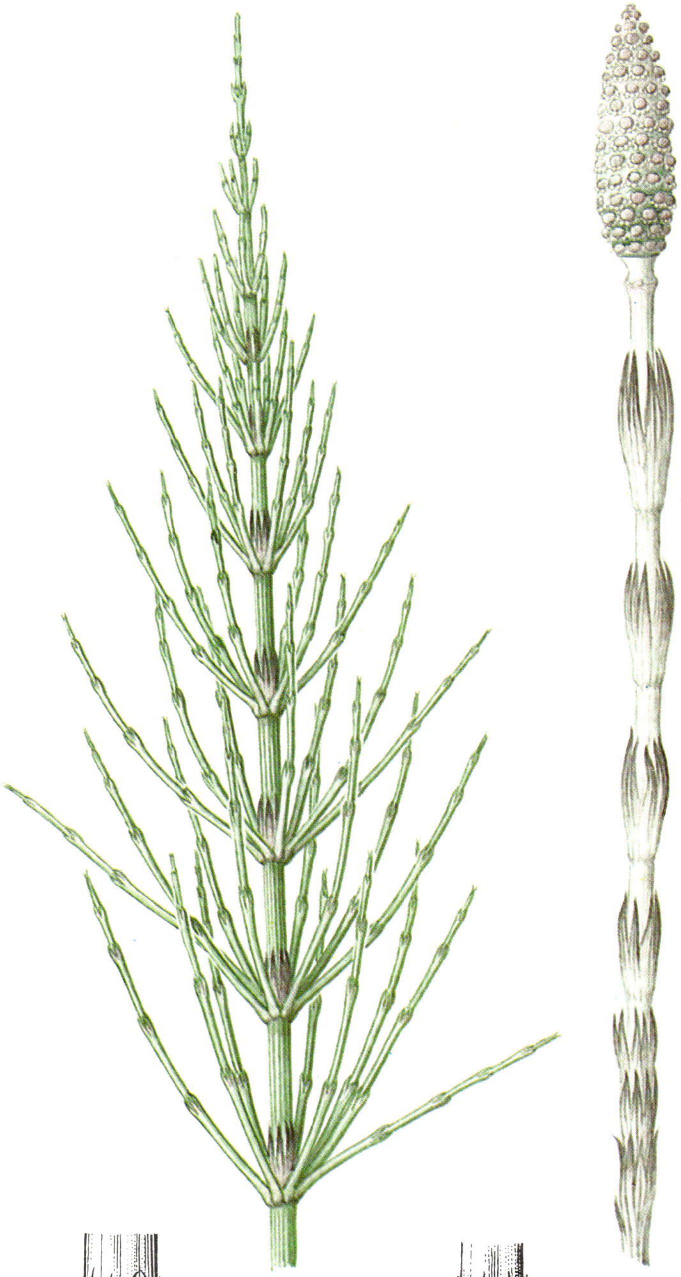

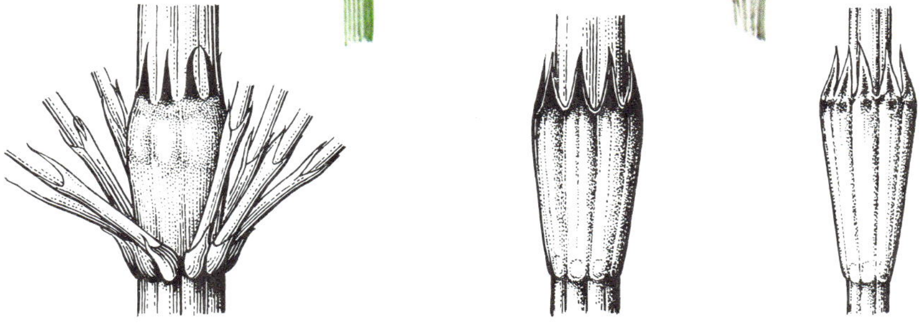

Blütezeit: –
Sammelzeit (Kraut): Mai – September

Augentrost

Euphrasia officinalis L.

Rachenblütler
Scrophulariaceae

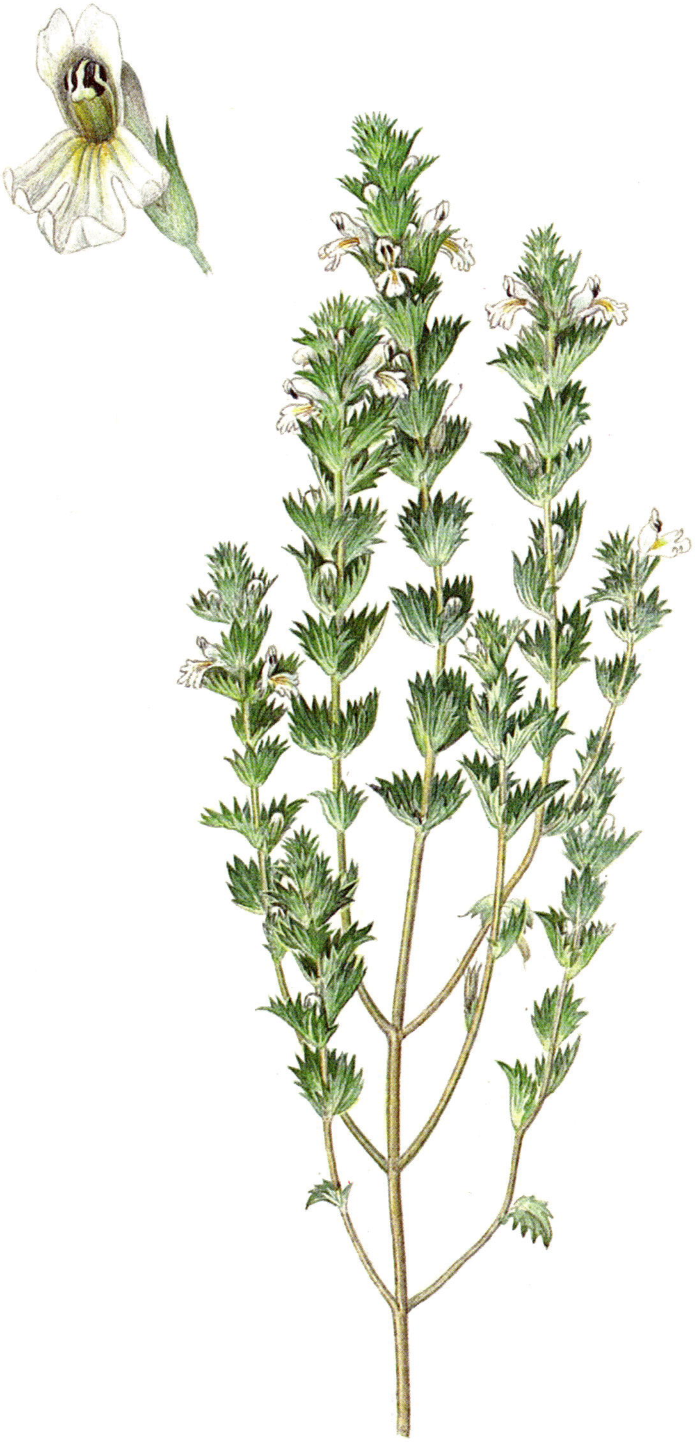

Ein einjähriges Kraut mit einem niedrigen, verzweigten Stengel und kleinen, gegenständigen, gezähnten Blättern. In den Blattachseln wachsen weiße, gelbliche oder violette Blüten mit zwei ausgeprägten Zungen. Die Frucht ist eine Kapsel. Augentrost wächst häufig auf feuchteren Wiesen, Weiden und in Wäldern. Seit alters her wurden mit ihm Augenkrankheiten behandelt. Auch der Gattungsname stammt von dem Wort „eufrasia“ = Freude, d. h. Freude an der Heilung. Für Heilzwecke sammelt man den oberirdischen Sproß, das Kraut (Herba euphrasiae). Man schneidet den blühenden und beblätterten oberen Teil der Pflanzen manuell ab, beseitigt Verunreinigungen und die verholzten Teile und trocknet das Material in dünnen Schichten auf Hürden. Die Droge enthält das Glykosid Aukubin, Gerbstoffe, ätherisches Öl, Bitter- und Farbstoffe. Sie wird vor allem für Augenspülungen und -umschläge verwendet und manchmal mit Borwasser kombiniert. Aus 1½ Eßlöffel Droge und einer Tasse Wasser bereitet man innerhalb von 25 Minuten einen Auszug. Die Spülungen helfen bei Augentränen, Bindehautentzündungen, Lichtempfindlichkeit und allgemeiner Ermüdung der Augen. Tee aus der Droge wird bei Appetitlosigkeit zur Unterstützung der Magensaftsekretion und zur Verdauungsregulierung getrunken. Die Volksheilkunde empfiehlt Augentrost auch bei Nervenleiden, zum Beispiel bei Kopfschmerzen, Hysterie, Schlaflosigkeit und Krämpfen. Äußerlich wird Augentrost auch bei schwer heilenden Wunden verwendet.
Augentrost ist außerdem eine gute Honigpflanze.

Blütezeit: Juli – September
Sammelzeit (Kraut): Juli – September

Knöterichgewächse
Polygonaceae

Tatarischer Buchweizen

Fagopyrum tataricum (L.) Gaertn.

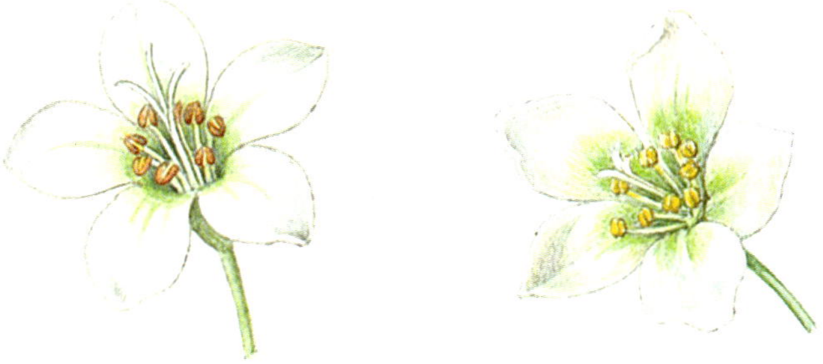

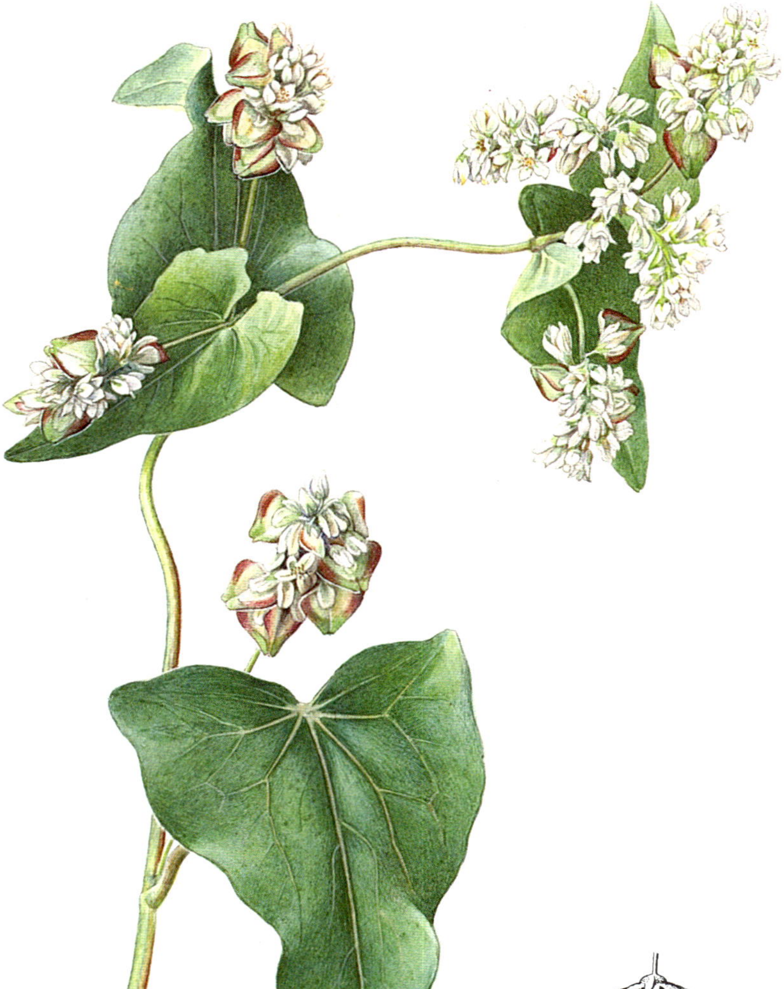

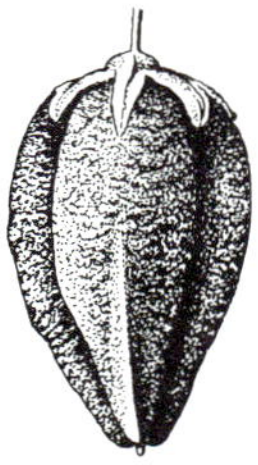

Eine einjährige Pflanze mit einem aufrechten, grünen Stengel, der mit wechselständigen, ansitzenden und pfeilförmigen Blättern bewachsen ist. In den Blattachseln an der Spitze des Stengels bilden sich traubenartige Blütenstände aus grünlichen Blüten. Die Früchte sind dreieckige Achänen (Detail unten). Diese Pflanzenart stammt aus Mittelasien. Sie wurde schon von den Nomadenvölkern gezüchtet, da ihre Vegetationszeit nur 90 Tage beträgt. Die Samen enthalten sehr viel Stärke und werden zu Mehl und Grieß gemahlen.
Für die pharmazeutische Verwendung des Buchweizens hatte die Entdeckung der Rutine, das sind Stoffe, die die Festigkeit und Porösität der Kapillargefäße beeinflussen, große Bedeutung. Grundstoff für die Herstellung von Rutin ist das Buchweizenkraut (Herba fagopyri tatarici). Kurz vor dem Erblühen wird der ganze Buchweizenbestand auf einmal gemäht, sofort in Darranlagen eingebracht und bei Temperaturen bis zu 50 °C schnell getrocknet. Die Droge enthält dann bis zu 1 % Rutin, das industriell zu Medikamenten gegen Kreislauferkrankungen verarbeitet wird. Heute wird Rutin aus den eingeführten Rohstoffen des Japanischen Schnurstrauchs *(Sophora japonica)* gewonnen, weshalb Buchweizen an Bedeutung verloren hat.
Der Tatarische Buchweizen ist eine ausgezeichnete Honigpflanze. Als Futtermittel darf er aber nur dann verwendet werden, wenn das Vieh nicht im Sonnenschein verweilt, sonst kommt es zu Fagopyrismus, einer Krankheit, die sich durch Hautausschläge, Kopf- und Halsschwellungen und Krämpfe ankündigt.
Die kleinen Farbbilder oben zeigen die Blüten von *F. esculentum* (links) und *F. tataricum.*

Blütezeit: Mai–Juni
Erntezeit (Kraut): Mai

Echtes Mädesüß

Rosengewächse
Rosaceae

Filipendula ulmaria (L.) Maxim. (Syn.: *Spiraea ulmaria* L.)

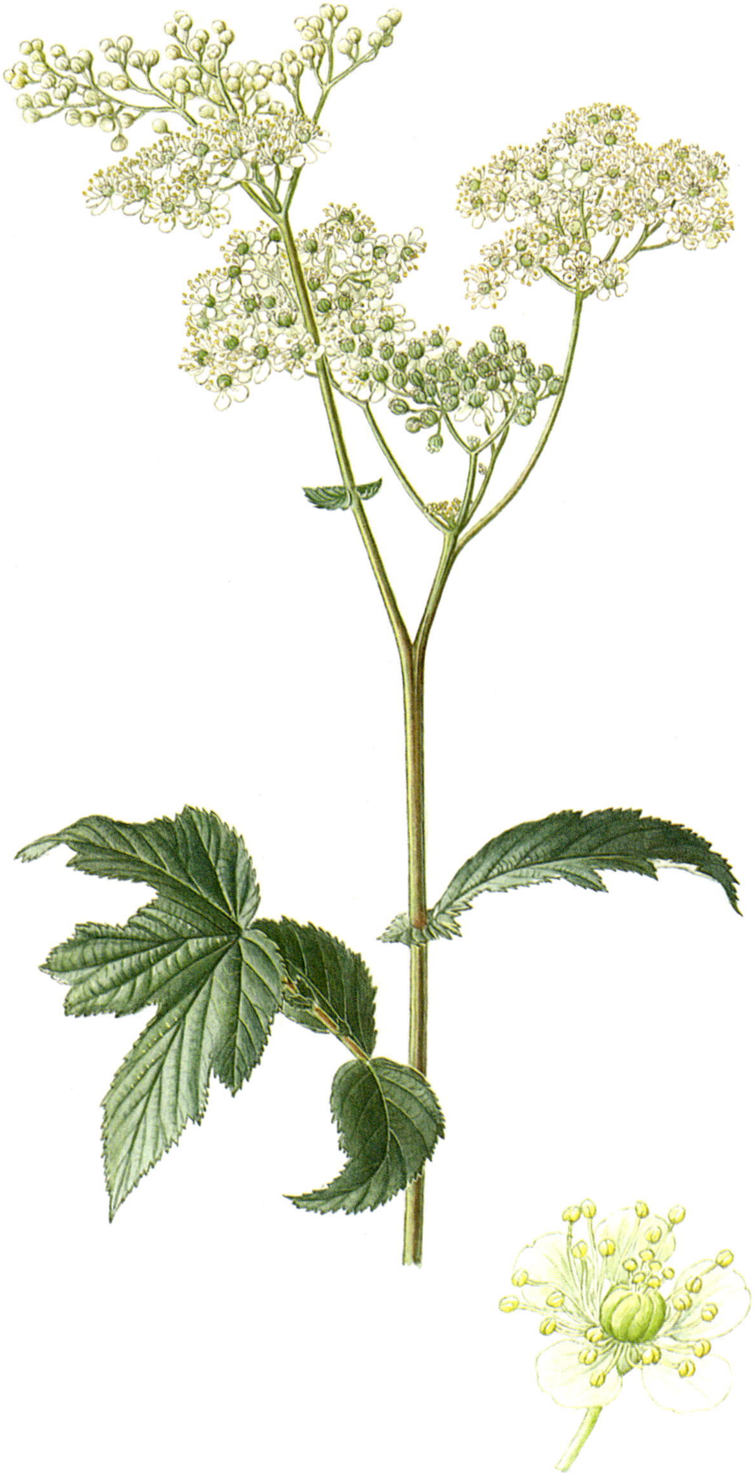

Eine ausdauernde Pflanze mit aufrechtem Stengel, der mit einer Doldentraube sahneweißer Blüten abschließt. Der Stengel ist mit wechselständigen, unpaarig gefiederten, grobzähnigen Blättern und handförmigen Nebenblättern bewachsen. Die Früchte sind einsamige Bälgchen. Die Pflanze kommt in der Natur recht oft vor; sie wächst an Wasserläufen, an Quellgebieten und anderen feuchten Standorten. Als Heilpflanze wird Mädesüß schon seit dem Altertum verwendet.
Vorwiegend werden die Blüten (Flos spirae) gesammelt. Man trocknet sie in dünnen, gleichmäßigen Schichten im Schatten oder in einer Anlage bei Temperaturen bis zu 35 °C. Gelegentlich werden auch die jungen Blätter und Wurzelstöcke (Folium-, Radix spirae) gesammelt. Alle Teile der Pflanze enthalten das Glykosid Gaulterin und Spirein, Spuren von Heliotropin, gelben Farbstoff, Vanillin und freie Salizylsäure, die durch die Aufspaltung des Gaulterins entsteht. Aus den getrockneten Blüten wird Tee zubereitet, der bei Grippeerkrankungen, zum Senken hoher Körpertemperaturen und bei rheumatischen Schmerzen Linderung bringt. Blätter und Blüten wirken außerdem stark harntreibend, weshalb sie bei Harnblasen- und Nierenschmerzen verwendet werden. Den Tee bereitet man entweder als Aufguß (1 Teelöffel Droge je Tasse Wasser; 2–3 Tassen täglich) oder als Auszug (1 Teelöffel Droge je Tasse Wasser, 10 Stunden auslaugen lassen). Absud, Auszug und Droge weisen den typischen Geruch des Methylesters der Salizylsäure auf.

Blütezeit: Juni–August
Sammelzeit (Blüten): Juni–August
(Blätter): Mai–Juni
(Wurzelstöcke): Oktober–November April

Doldengewächse
Umbelliferae (Apiaceae)

Fenchel

Foeniculum vulgare Mill.

Eine zweijährige bis dauerhafte Pflanze mit aufrechtem, fein gerieftem Stengel, der wechselständig mit scheidenartigen, fadenartig aufgegliederten Blättern bewachsen ist. An der Spitze des verzweigten Stengels bilden sich zusammengesetzte Dolden kleiner gelber Blüten aus. Die Früchte sind gerippte Doppelachänen. Die ganze Pflanze duftet aromatisch. Sie stammt aus dem östlichen Mittelmeerraum und Kaukasusgebiet und wird in Gärten und auf Feldern in vielen Kulturarten angebaut.
Für Heilzwecke werden die Früchte (Fructus foeniculi) gesammelt. Die qualitativ besten Drogen gewinnt man durch manuelles Schneiden der reifen Dolden. Die übrigen Dolden läßt man dann noch ausreifen und erntet die gesamte Kultur maschinell. Gesäuberter und getrockneter Fenchel soll gut verschlossen abgepackt und trocken gelagert werden. Er enthält bis zu 6% ätherische Öle (Oleum foeniculi), deren Hauptkomponenten Anethol und Fenchon sind, weiter Eiweiße, Zucker und Schleim. Die Droge löst Krämpfe der glatten Muskulatur, mildert kolikartige Schmerzen und erleichtert die Abführung angesammelter Gase. Teegemische mit Fenchel werden sowohl bei hartnäckigen Verstopfungen als auch bei Durchfällen, zur Förderung der Bildung von Muttermilch, bei Leiden des Harnapparates und als Hilfsheilung bei Zukkerkrankheit angewendet. Aus dem ätherischen Öl der Pflanze wird Fenchelwasser (Aqua foeniculi) hergestellt, das man zum Gurgeln und für Augenspülungen benutzt.
Darüber hinaus wird Fenchel bei der Herstellung von Likören, Feinbackwaren und Kosmetika verwendet. Er ist eine ausgezeichnete honigtragende Pflanze.

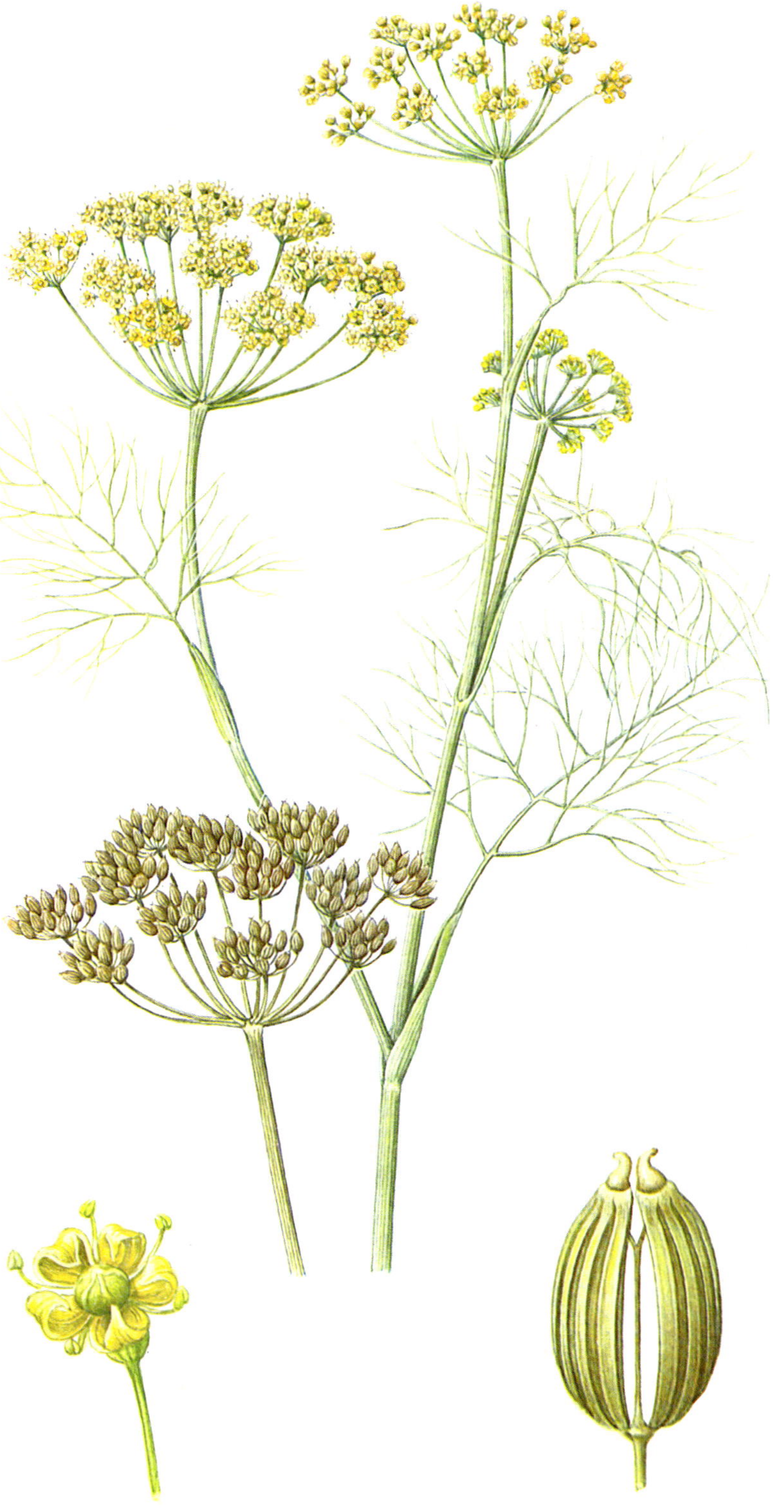

Blütezeit: Juli – September
Sammelzeit (Früchte): August – September

Walderdbeere

Rosengewächse
Rosaceae

Fragaria vesca L.

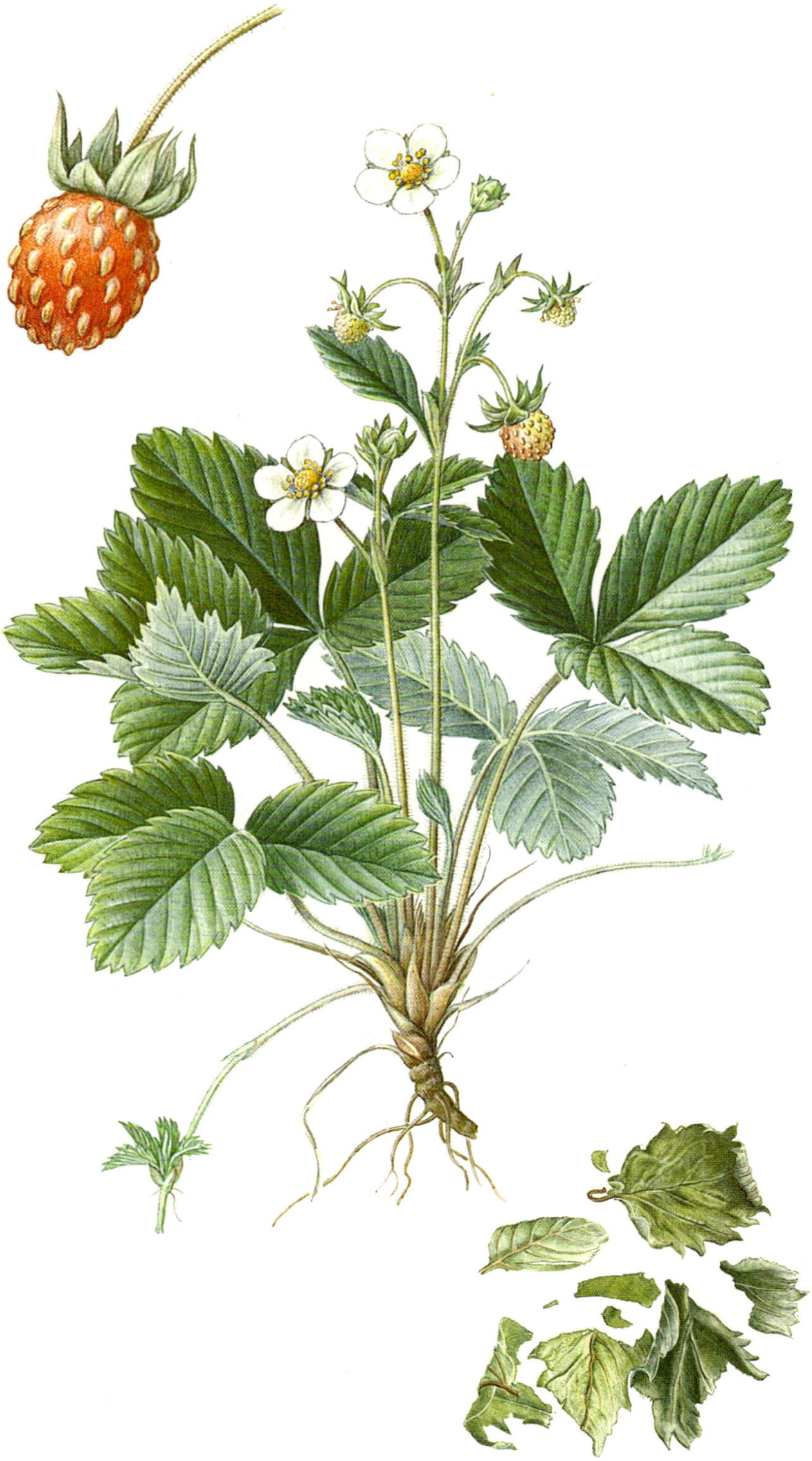

Eine ausdauernde Pflanze mit einem kurzen Wurzelstock, einer grundständigen Blattrosette und langen, wurzelnden Schößlingen. Die dreizähligen Blätter wachsen an langen Stielen und sind auf der Unterseite filzig. Die weißen Blüten bilden am Ende des Stengels eine schüttere Traube. Die Früchte sind Achänen; sie befinden sich auf einem fleischig verdickten Blütenboden, der die Erdbeere, ein schmackhaftes und sehr beliebtes Beerenobst, bildet. Diese Pflanze wächst im Unterholz von Wäldern und Hainen, in Gebüschen, auf Wiesen und Rainen.
Für Heilzwecke sammelt man junge, unbeschädigte Blätter (Folium fragariae), ältere Blätter werden bitter. Man pflückt sie manuell und trocknet das Sammelgut in Anlagen bei Temperaturen bis zu 40 °C. Die Droge duftet dann natürlich und schmeckt bitter. Sie enthält Gerbstoffe, ätherische Öle mit einer nach Zintrone riechenden Komponente, Vitamin C und eine Reihe anderer Stoffe. Tee aus Erdbeerblättern ist ein tägliches Kräftigungsgetränk für Menschen, die an Blutarmut und Nervosität leiden. Er heilt auch Magen- und Darmkatarrhe, die sich mit Durchfällen anzeigen, und wirkt günstig bei Erkrankungen der Harnwege, der Nieren und bei Nierensteinen. Fermentierte Erdbeerblätter ersetzen echten Tee und dienen ähnlich wie die Himbeerblätter als ausgezeichnete Geschmackskorrigenzien. Überbrühte Blätter legt man auf entzündete Wunden und den Absud benutzt man als Gurgelmittel gegen Mundgeruch.
Die Blätter der anderen in freier Natur wachsenden Erdbeerarten werden ebenfalls gesammelt, mit Ausnahme der Blätter der Gartenerdbeere, die keine Wirkstoffe enthalten.

Blütezeit: Mai–Juni
Sammelzeit: (Blätter): Mai–August
(Früchte): Juli

Esche

Fraxinus excelsior L.

Ein stattlicher Baum mit graugrünen, elastischen Ästen und schwarzen Knospen, aus denen im zeitigen Frühjahr kleine rotbraune Blüten in Bündeln hervorwachsen. Erst nach dem Abblühen bilden sich unpaarige gefiederte Blätter aus. Die einzelnen Fiederblättchen sind gesägt. Die Früchte sind beflügelte Achänen. Eschen wachsen an Waldrändern, in Hainen, Alleen und in der Nähe menschlicher Siedlungen. Die Heilwirkung der Eschenrinde war schon im Altertum bekannt. Man benutzte sie als Chininersatz gegen fiebrige Erkrankungen.
Gesammelt werden Rinde (Cortex fraxini) und Blätter (Folium fraxini). Die Rinde wird von den jungen Zweigen geschält. Das geschieht am besten an gefällten Bäumen. Sie enthält das Glykosid Fraxin sowie Gerb- und Bitterstoffe. Die Blätter werden einzeln manuell gepflückt und enthalten ebenfalls das Glykosid Fraxin, Mannit, organische Säuren, Gerbstoffe und Zucker. Das Material wird auf Hürden im Schatten und an gut durchlüfteten Standorten getrocknet. Beide Drogen wirken leicht abführend und werden zur Regelung des Stuhlgangs und gegen Darmparasiten verwendet. Sie kommen auch bei fiebrigen Erkrankungen zur Senkung der Körpertemperatur, bei Nierenleiden, bei der Austreibung von Blasensteinen und bei Rheuma- und Gichtschmerzen zum Tragen. Je Tasse Wasser nimmt man einen Teelöffel der Blattdroge, läßt den Tee aufkochen, 5 Minuten ziehen und trinkt ihn mehrmals täglich. Die Rindendroge wird genauso dosiert, soll aber etwas weniger lange kochen. Die Blattdroge fügt man auch Bädern zum Auswaschen von Wunden bei.

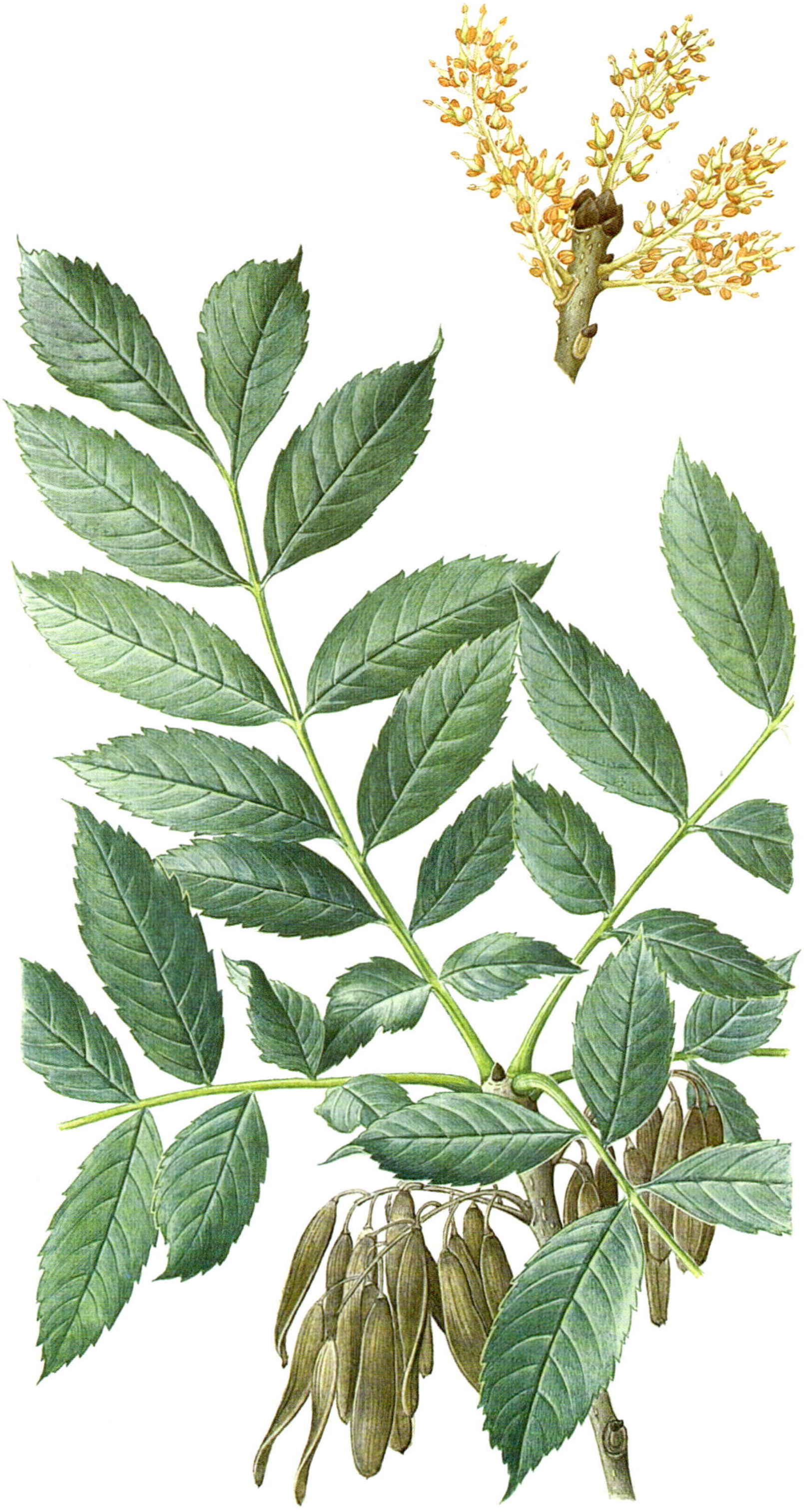

Blütezeit: April
Sammelzeit (Rinde): März
(Blätter): Juni – August

Echter Erdrauch

Mohngewächse
Papaveraceae

† *Fumaria officinalis* L.

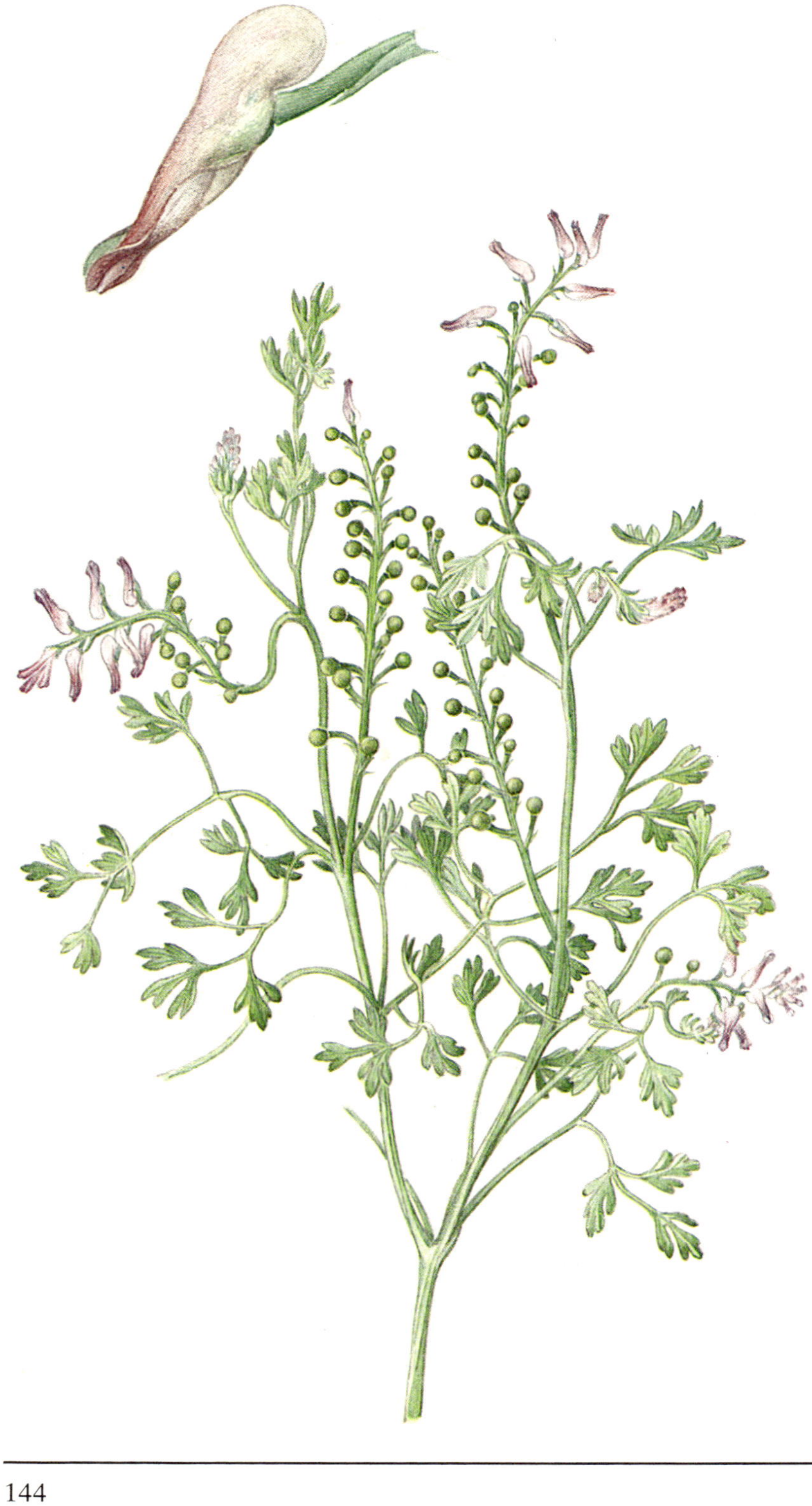

Ein einjähriges Kraut mit einem niedrigen, verzweigten, schwächlichen Stengel und gegliederten, graugrünen Blättern. Die kleinen violetten Röhrenblüten tragen einen Sporn und sind zu einer langen Traube zusammengefaßt. Die Frucht ist eine Achäne. Erdrauch ist ein häufig auftretendes Unkraut auf Feldern und in Obst- und Weingärten. Er wurde schon in der Antike für Heil- und kosmetische Zwecke verwendet. Der wissenschaftliche Name ist von dem lateinischen Wort „fumus" = Rauch abgeleitet, was einmal auf den rauchigen Geruch und die Reizung der Augen, zum anderen auf die rauchähnliche Färbung der Pflanze hinweist.

Gesammelt wird der oberirdische Sproß, das Kraut (Herba fumariae). Man schneidet die ganze Pflanze manuell unmittelbar über dem Boden ab, trocknet sie ohne überflüssiges Wenden in dünnen Schichten auf Hürden oder zu Garben gebündelt und hängend an einer gut gelüfteten Stelle. Die optimale Temperatur beim Trocknen beträgt 35 °C. Die Droge wird trocken und in gut verschlossenen Behältern gelagert. Sie enthält Alkaloide, vor allem Fumarin und Gerbstoffe. Ihre Wirkung auf die glatte Muskulatur beschleunigt die Darmperistaltik und erhöht so den Appetit. Sie wirkt gleichzeitig harntreibend. Äußerlich und innerlich angewendet reinigt Erdrauch den Teint, beseitigt hartnäckige Ausschläge und heilt in Verbindung mit Walnußblättern Hämorrhoiden.

Erdrauch ist eine giftige Pflanze. Stärkere Dosen haben Lähmungen der glatten Muskulatur und des Atemzentrums zur Folge. Die Drogen dürfen deshalb nur unter ärztlicher Aufsicht verwendet werden.

Blütezeit: Mai–Juli
Sammelzeit (Kraut): Mai–Juli

chmetterlingsblütler
.eguminosae (Fabaceae)

Geißraute

Galega officinalis L.

:in dauerhaftes Kraut mit aufrechtem, antigem Stengel, der wechselständig mit npaarig gefiederten Blättern bewachsen st. In den Blattachseln entspringen langestreckte Trauben aus weißen, rosafarenen oder violetten Blüten. Die Frucht st eine Hülse mit braunen Samen. Diese 'flanzenart, die ihren Ursprung in Südnd Osteuropa und in Westasien hat, vächst hier vereinzelt an feuchteren und värmeren Standorten.
'ür Heilzwecke wird der ganze oberirdiche Sproß (Herba galegae) in der Blüteeit gesammelt, und dann an schattigen, uftigen Stellen ausgebreitet oder gebünelt getrocknet. In Darren soll die Temeratur 50 °C nicht überschreiten. Bei ilteren Beständen kann die Ernte mehrnals jährlich wiederholt werden. Die)roge enthält stickstoffartige terpenoide ;toffe, Galegin und Flavonglykoside, weierhin Saponin und Gerbstoffe. Diese Virkstoffe senken den Blutzuckerspiegel ınd erhöhen die Tätigkeit der Milchdrüen. Die Droge wird bei der Zusatzbeıandlung von Zuckerkrankheit (in antiliabetischen Tees) und zur Unterstützung ler Milchdrüsentätigkeit stillender Müter verwendet. Für diesen Zweck bereitet nan aus einem Glas Wasser und 2 Teelöf'eln der Droge einen Aufguß, eventuell benutzt man 2 Teelöffel voll zerstoßener Samen und einen halben Liter Wasser.
Extrakte aus den Drogen werden bei der Herstellung von Salben verarbeitet, die dann, äußerlich angewendet, die Vernarbung von Hautdefekten nach plastischen Operationen beschleunigen.
Die Geißraute verstärkt auch die Tätigkeit der Milchdrüsen bei Tieren, was zur Erhöhung der Milchleistung bei Kühen genutzt wird.

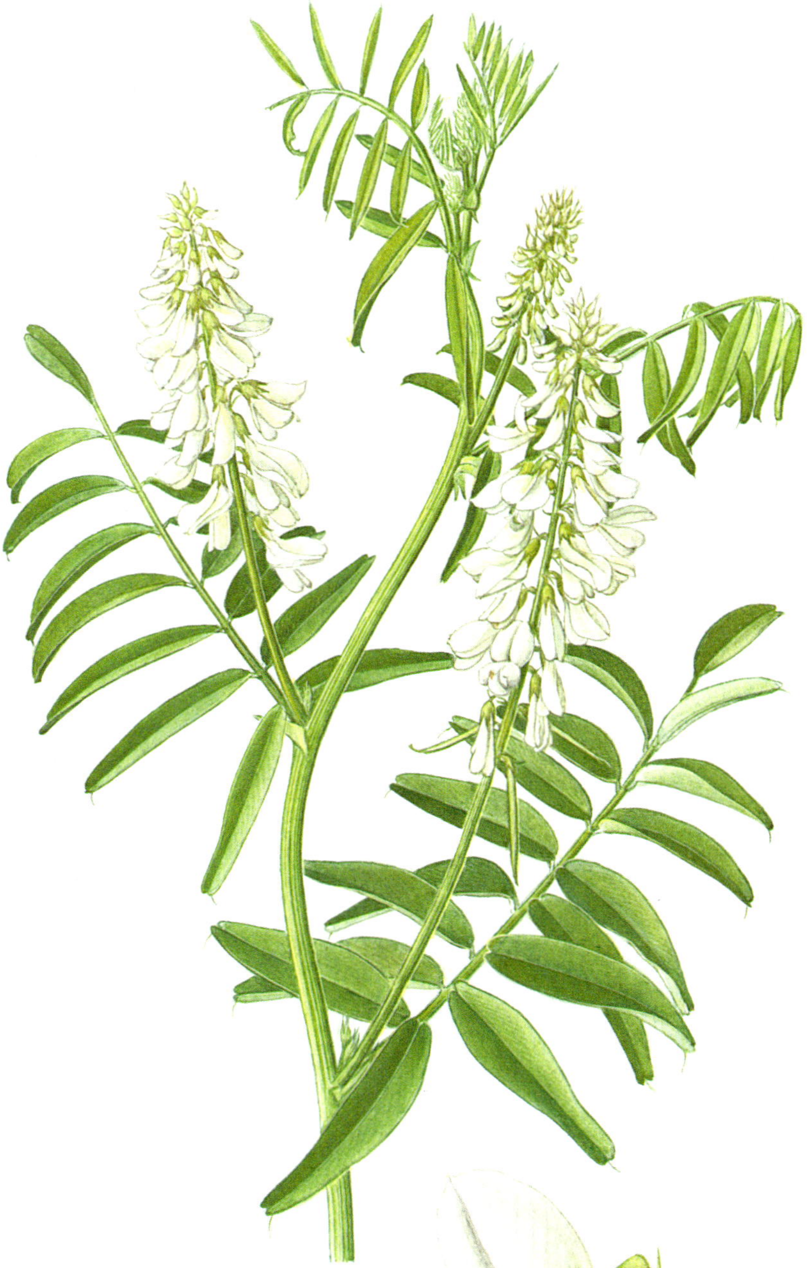

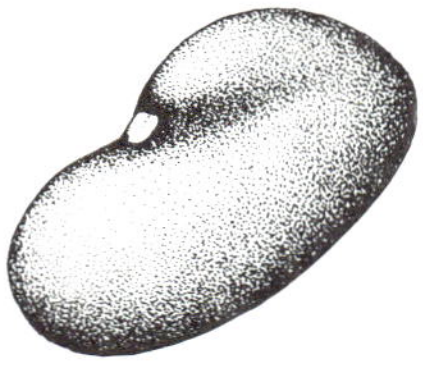

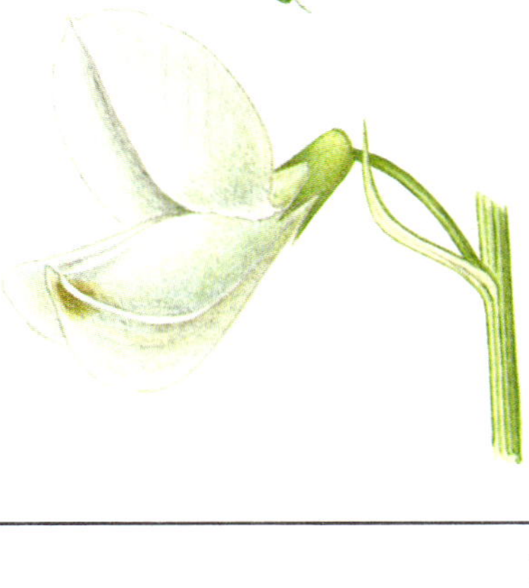

Blütezeit: Juni – August
Sammelzeit (Kraut): Juni – August

Hohlzahn

Lippenblütle
Labiatae (Lamiaceae

Galeopsis segetum Neck. (Syn.: *Galeopsis ochroleuca* Lam.; *Dalanum segetum* (Neck.) Dost.)

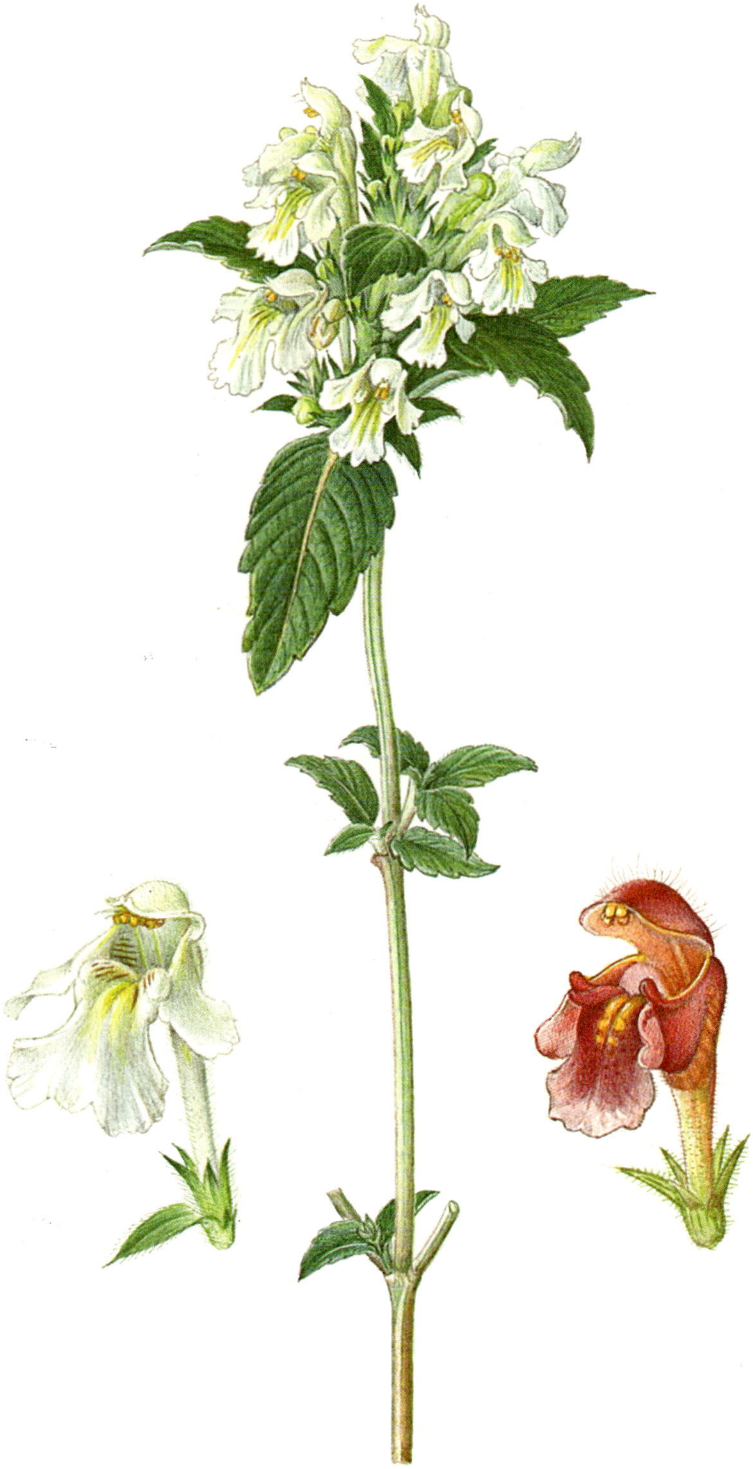

Ein einjähriges Kraut mit einem aufrechten, vierkantigen, verzweigten Stengel und gegenständigen, gesägten, ovalen Blättern. In den Blattachseln wachsen unpaarige Quirle gelber Zungenblüten. Die Früchte sind Hartfrüchte. Die ganze Pflanze ist fiedrig behaart. Sie ist ursprünglich in Westeuropa beheimatet, wo sie auf Brachland, Feldern und Schuttplätzen wild wächst. Zur Drogengewinnung wird sie in Garten- und Feldkulturen gezüchtet. Für Heilzwecke wurde der Hohlzahn schon in der Antike gezüchtet, im Mittelalter diente er zur Behandlung von Wunden, Schwellungen und Tuberkulose.

Gesammelt wird der oberirdische Sproß, das Kraut (Herba galeopsidis). Es wird zur Zeit der Vollblüte geschnitten und in einer dünnen Schicht im Schatten oder in einer Anlage bei Temperaturen bis zu 40 °C getrocknet. Die Droge enthält Gerbstoffe, Saponine, Glykosid, ätherisches Öl und Kieselsäure. Sie ist Bestandteil von Brusttees, die bei Entzündungen der oberen Atemwege, bei Husten, Keuchhusten und Bronchitiden getrunken werden. Diese Teepräparate werden auch zur Appetitanregung, zur Verbesserung der Verdauungsprozesse und zur Heilung von Blutarmut verabreicht. Die Tagesdosis beträgt 3 Teelöffel Droge auf 3 Tassen Wasser, sie wird als Aufguß zubereitet. Er stärkt in der Rekonvaleszenz den gesamten Organismus und wirkt außerdem harntreibend. Äußerlich verwendet man Hohlzahn zur Behandlung von schwer heilenden Wunden und geschwürigen Ausschlägen.

Die anderen Arten der Gattung (z. B. *G. tetrahit* mit roten Blüten) enthalten ähnliche Wirkstoffe und werden gelegentlich auch gesammelt. Alle Hohlzahnarten sind ausgezeichnete Honigpflanzen.

Blütezeit: Juli–August
Sammelzeit (Kraut): Juli–August

Waldmeister

Galium odoratum (L.) Scop. (Syn.: *Asperula odorata* L.)

Ein ausdauerndes Kraut, das in lichten Wäldern und Hainen ausgedehnte Bestände bildet. Aus dem Gewirr unterirdischer Wurzelstöcke und Wurzeln wachsen im zeitigen Frühjahr aufsteigende Stengel mit Quirlen lanzettlicher Blätter hervor. Die Ränder der Blätter sind rauh, die Stengel schließen mit Fächern kleiner, weißer und duftender Blüten ab. Die Frucht ist eine borstige Doppelachäne. Waldmeister ist in Europa, Asien und Amerika weit verbreitet, wurde schon im Mittelalter gesammelt, gezüchtet und Spiritusgetränken und Tabaken beigefügt. Für Heilzwecke wird das Kraut, der oberirdische Sproß (Herba asperulae), gesammelt. Man schneidet die ganze Pflanze vorsichtig ab und trocknet sie schnell im Schatten oder in Darren bei Temperaturen bis zu 40 °C; die Droge darf sich dabei nicht braun verfärben. Sie duftet dann nach Kumarin (wie Heu) und schmeckt bitter. Die Droge muß im Dunkeln und in geschlossenen Behältern aufbewahrt werden und enthält vor allem kumarine Glykoside und Gerb- und Bitterstoff. Sie hilft bei nervöser Gereiztheit, Arbeitsüberlastung und bei verschiedenen Krämpfen als Beruhigungsmittel, ebenso bei Herzklopfen, unregelmäßigem Pulsschlag und Schlaflosigkeit von Kindern und alten Leuten. Aus 2 Teelöffeln der Droge und zwei Tassen Wasser wird ein Aufguß bereitet und dieser dann während des ganzen Tages getrunken. Das Getränk kann auch kalt durch Auslaugen der gleichen Drogenmenge hergestellt werden. Stärkere Gaben von Waldmeister können jedoch Schwindelanfälle, Erbrechen und Kopfschmerzen verursachen. Äußerlich wird er in Form von Bädern und Umschlägen zur Heilung von eitrigen Wunden, Ausschlägen und Geschwüren verwendet.

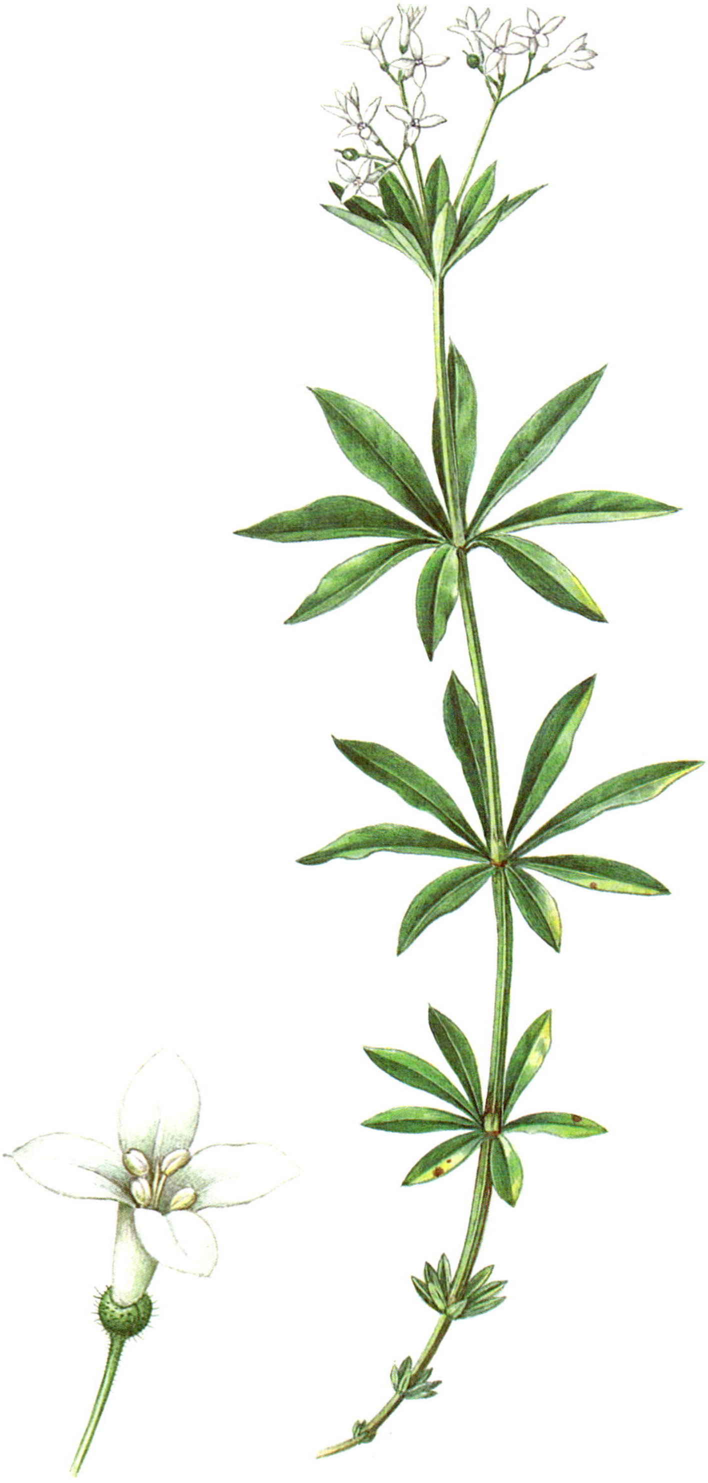

Blütezeit: Mai–Juni
Sammelzeit (Kraut): Mai–Juni

Echtes Labkraut

Rötegewächse
Rubiaceae

Galium verum L.

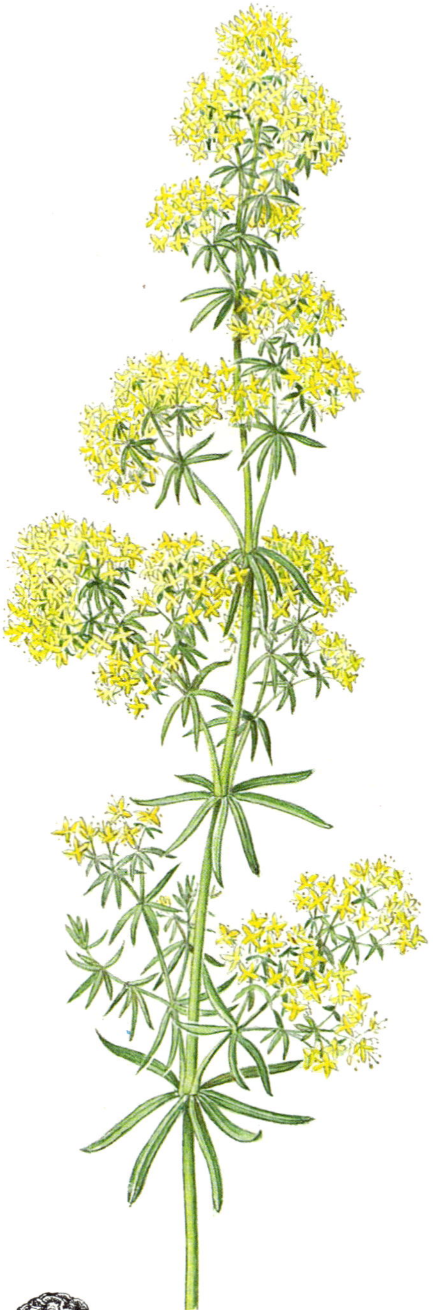

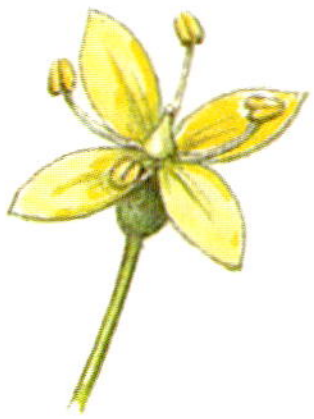

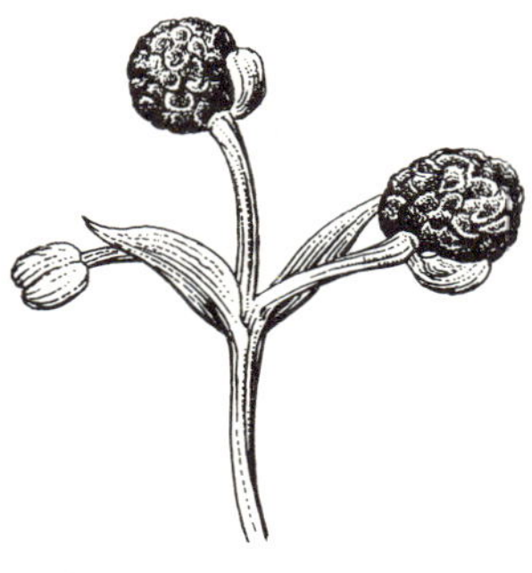

Ein ausdauerndes Kraut mit kriechendem Wurzelstock und aufrechten oder aufstrebenden Stengeln, die mit dichten Rispen kleiner gelber Blüten abschließen. Diese gelbe Färbung ist im Sommer auf Wiesen sehr auffallend. Die dunkelgrünen linealischen Blätter haben eine markante Mittelader, sie sind auf der Unterseite filzig und bilden zahlreiche Quirle. Die Frucht ist eine glatte Doppelachäne (Abbildung unten). Labkraut wächst auf trockenen Hängen, Rainen und Wiesen in ganz Europa und Asien.

Für Heilzwecke schneidet man in der Zeit der Vollblüte manuell den oberirdischen Sproß, das Kraut (Herba galii veri). Es wird an einem luftigen Standort und auch in der Sonne getrocknet. In künstlichen Anlagen soll die Temperatur 45 °C nicht übersteigen. Die Droge riecht unangenehm und schmeckt bitter. Sie enthält Stoffe glykosidischen Charakters, ätherisches Öl und Enzyme und wirkt harntreibend, desinfizierend und gegen Krämpfe. Man bereitet aus 1 bis 2 Eßlöffeln geschnittener Droge und 1 Liter Wasser einen Aufguß, den man in mäßigen Gaben tagsüber trinkt. Dieser Tee ist ein ausgezeichnetes Mittel bei der Heilung von Krankheiten der Harnwege; er mildert krampfartige Anfälle und regt die Harnausscheidung an. Äußerlich dient der Absud oder Aufguß zur Zubereitung von Bädern und Umschlägen bei schlecht heilenden Wunden, Ausschlägen und Geschwürerkrankungen.

In den Grünteilen der Pflanze ist das Koagulationsenzym Parachymozin enthalten, das die Eiweißgerinnung der Milch bewirkt. Das Labkraut wurde deshalb früher bei der häuslichen Käsebereitung verwendet. Es ist auch eine gute Honigpflanze.

Blütezeit: Juni–August
Sammelzeit (Kraut): Juni–August

Schmetterlingsblütler
Leguminosae (Fabaceae)

Färberginster

Genista tinctoria L.

Ein niedriger Halbstrauch mit kriechenden, verholzten Wurzelstöcken, aus denen krautige Zweige hervorwachsen, die mit wechselständigen, linealischen Blättern besetzt sind. Die Frucht ist eine Hülse. Färberginster wächst in Europa und Asien an Waldrändern und an Wegen, überwiegend an trockenen Standorten. Er wird in den Gärten als Zierpflanze gezüchtet. Blätter und Blüten enthalten einen gelben Farbstoff, der schon in der Vergangenheit zum Färben von Stoffen und Wolle diente. In der Heilkunde galt Färberginster als Abführmittel und wurde zur Beseitigung von Blasensteinen und bei Gichtschmerzen verwendet.
Gesammelt wird das Kraut (Herba genistae tinctoriae). Man trocknet die oberen, krautigen Teile der Pflanze auf Hürden im Schatten an einer gut durchlüfteten Stelle.
Die Droge enthält das Alkaloid Zytisin und die Farbstoffe Genistein und Luteolin. Sie hat eine stark harntreibende Wirkung und wird bei der Behandlung von Nieren- und Blasensteinen eingesetzt. Sie stärkt die Herztätigkeit, erhöht den Blutdruck, festigt die Gefäßwände, beschleunigt die Durchblutung der Nieren, beeinflußt den Stoffwechsel im Körper günstig und wirkt dabei als Abführmittel.
Man bereitet aus 1 Teelöffel geschnittener Droge je Tasse Wasser einen Aufguß und trinkt davon ein- bis zweimal täglich.
Nach dem Genuß dieses Tees vertieft sich die Atmung; es mildern sich rheumatische Schmerzen und Schmerzen in der Kreuz- und Beckengegend.
Die Verwendung als Färbemittel ist heute ohne Bedeutung.

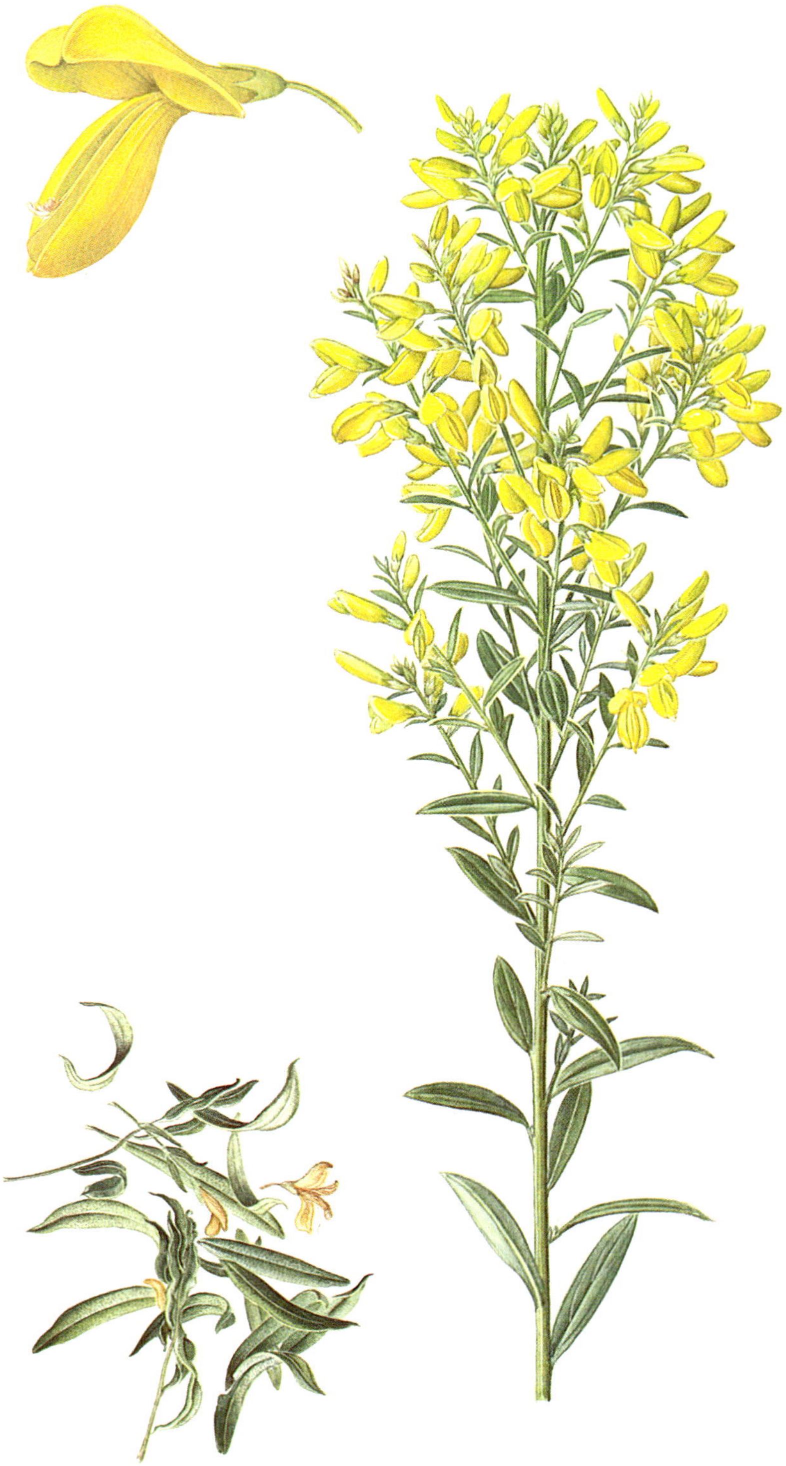

Blütezeit: Juni – August
Sammelzeit (Kraut): Juni – August

Gelber Enzian

Enziangewächse
Gentianaceae

Gentiana lutea L.

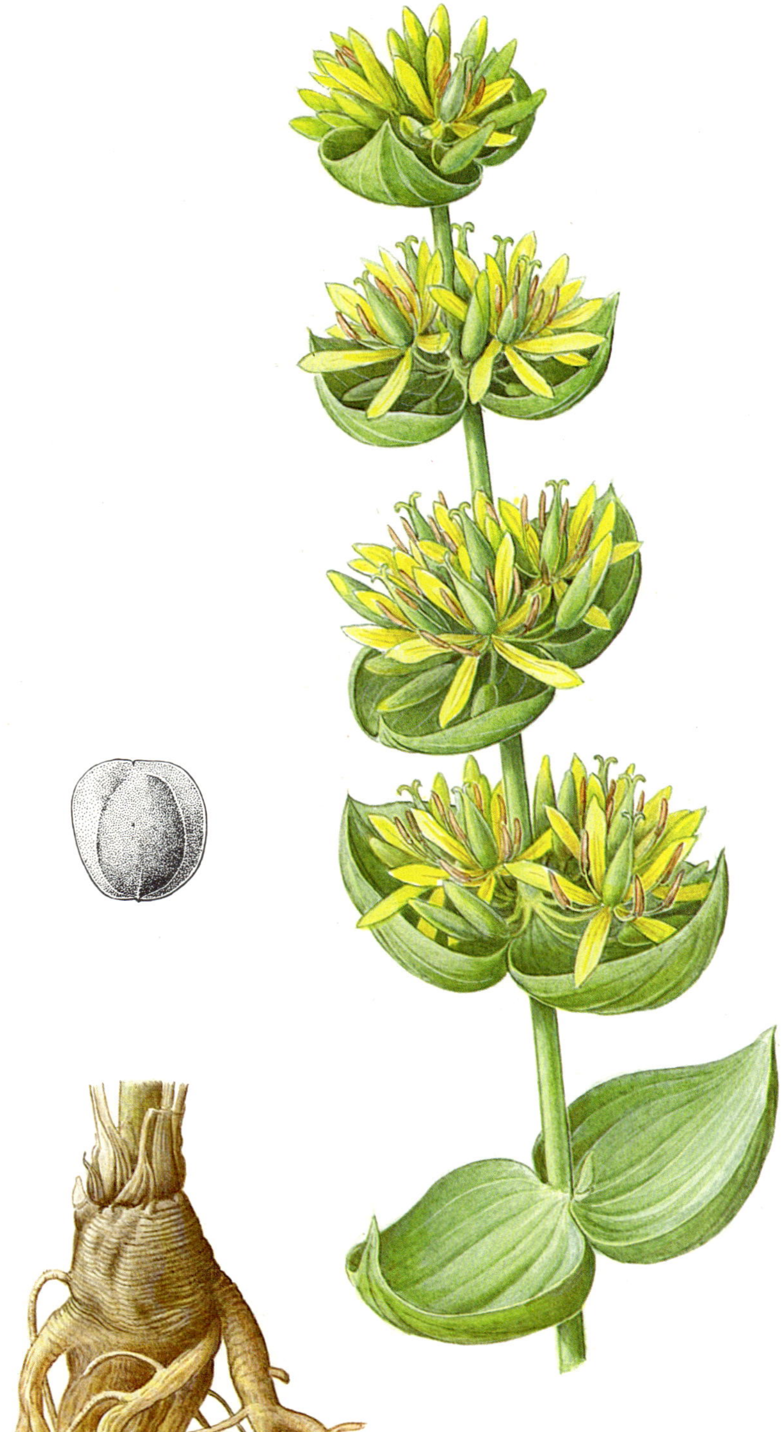

Eine ausdauernde Pflanze mit einer verdickten Wurzel und grundständigen Rosette elliptischer Blätter. Erst nach 4 bis 8 Jahren wächst aus dem Wurzelstock ein hoher, hohler Stengel hervor, der gegenständige, ansitzende Blätter trägt. In den oberen Etagen entspringen aus den Blattachseln die Büschel großer, gelber Blüten. Die Frucht ist eine Kapsel mit geflügelten Samen (siehe Detail). Gelber Enzian, dessen Ursprung in den Karpaten liegt, wächst sehr selten in den anderen Gebirgen Europas und Asiens. Er ist in vielen Ländern geschützt und der Drogenbedarf wird deshalb durch die Zucht von Enzian in künstlichen Kulturen gedeckt.
Gesammelt werden die Wurzeln (Radix gentianae) von bis zu 7 Jahre alten, blühenden Pflanzen. Sie werden schnell gereinigt und getrocknet, was am besten in Anlagen bei Temperaturen bis zu 60 °C geschieht. Dadurch fermentiert die Droge nicht und bleibt gelb. Sie enthält Bitterstoffe, Glykosid, Alkaloide, Xantone und Zucker. Die Droge hat ausgesprochen bitteren Geschmack und wird zur Anregung der Magensaftbildung verwendet. Gleichzeitig fördert sie auch die Tätigkeit von Leber und Galle und regt den gesamten Organismus an. Sie soll wenigstens $\frac{1}{2}$ Stunde vor dem Essen eingenommen werden. Die Droge wird oft in Form bitterer Magentropfen verordnet, manchmal auch als Pulver eingenommen; die Dosis beträgt hierbei 1 g, kann aber auch als Absud genossen werden. Stärkere Gaben der Enziandroge verursachen jedoch Kopfschmerzen.
Zur Herstellung bitterwürziger Lebensmittel und Liköre verwendet man fermentierte Enzianwurzeln.

Blütezeit: Juni–August
Sammelzeit (Wurzeln):
Oktober–November
März

Storchschnabelgewächse
Geraniaceae

Ruprechtskraut

Geranium robertianum L.

Ein einjähriges oder zweijähriges Kraut mit einem verzweigten haarigen Stengel, der mit wechselständigen, dreizählig gegliederten Blättern bewachsen ist. Die Basen der Blattstiele sind verdickt. Die rotvioletten Blüten wachsen gewöhnlich zu zweit auf langen Stielen und verwandeln sich nach dem Abblühen in Spaltfrüchte mit schnabelartigen Auswüchsen. Die ganze Pflanze ist dicht behaart, rötlich gefärbt und riecht, wenn die Blätter zerrieben werden, unangenehm. Sie ist über die ganze Erde verbreitet und wächst im Buschwerk, an Bächen und im Wald.
Für Heilzwecke sammelt man den oberirdischen Sproß, das Kraut (Herba geranii robertiani), zur Zeit der vollkommenen Blüte. Da der Pflanzensaft Blasen hervorrufen kann, schützt man sich dabei am besten mit Handschuhen. Das Kraut wird im Schatten an einem gut gelüfteten Standort oder in einer Anlage bei Temperaturen von 35 °C getrocknet. Die Droge enthält ätherische Öle, Gerbstoffe und den Bitterstoff Geraniin.
In der Heilpraxis nutzt man die zusammenziehende und harntreibende Wirkung der Droge. Sie wird zum Beispiel zur Beseitigung der Bluterkrankheit, zur Stillung von Nasen- und Lungenbluten und gegen schwere Durchfälle eingesetzt. Weiterhin wird sie zur Auflösung von Blasen- und Nierensteinen und als harntreibendes Mittel verwendet. Aus zwei Teelöffeln geschnittener Droge, die man 8 Stunden auslaugen läßt, bereitet man einen kalten Auszug und trinkt diesen tagsüber. Bei der Heilung von Hautkrankheiten, Ausschlägen, nässenden Ekzemen, Geschwürerkrankungen und Hautentzündungen bewähren sich Umschläge oder Salben aus Ruprechtskraut. Bei Angina benutzt man den Absud als Gurgelmittel.

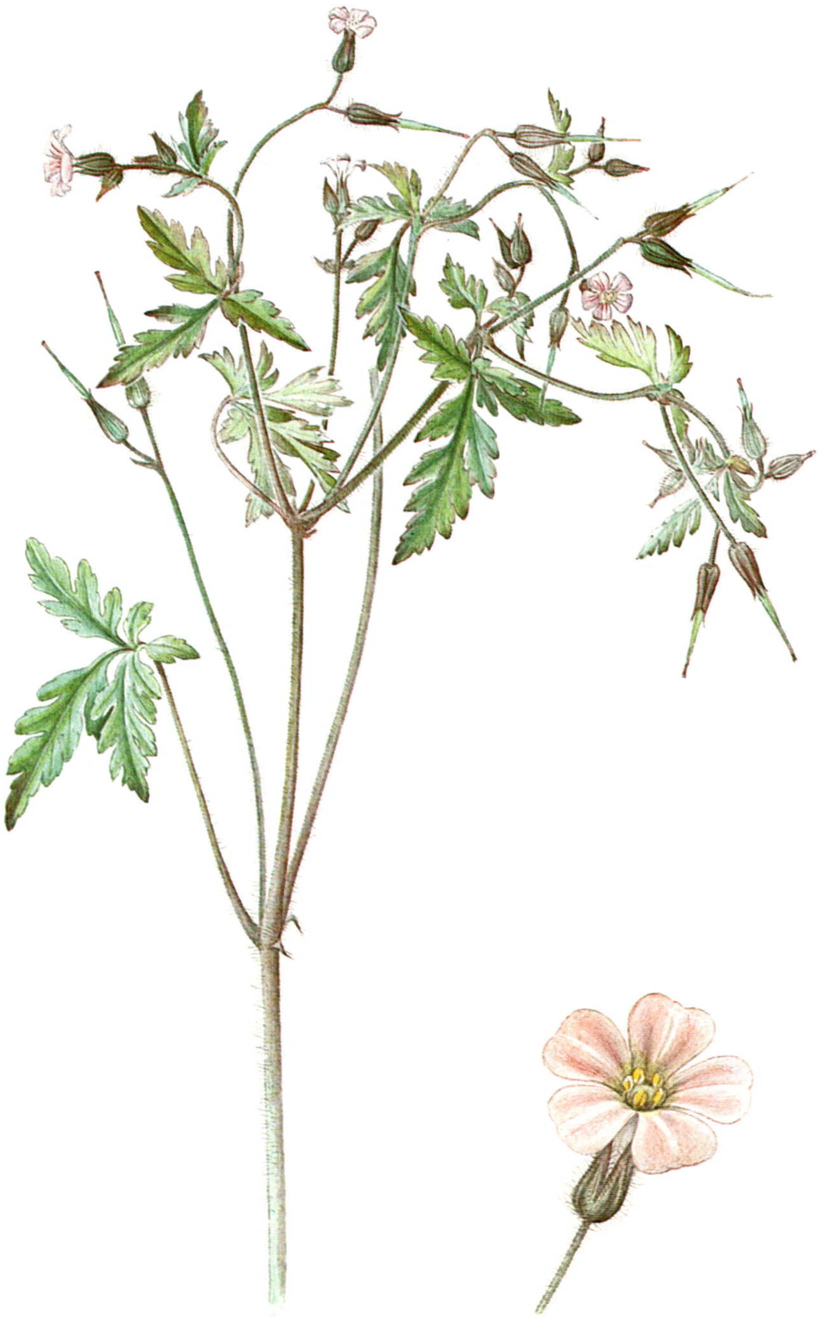

Blütezeit: Mai – September
Sammelzeit (Kraut): Mai – September

Echte Nelkenwurz

Geum urbanum L.

Rosengewächse
Rosaceae

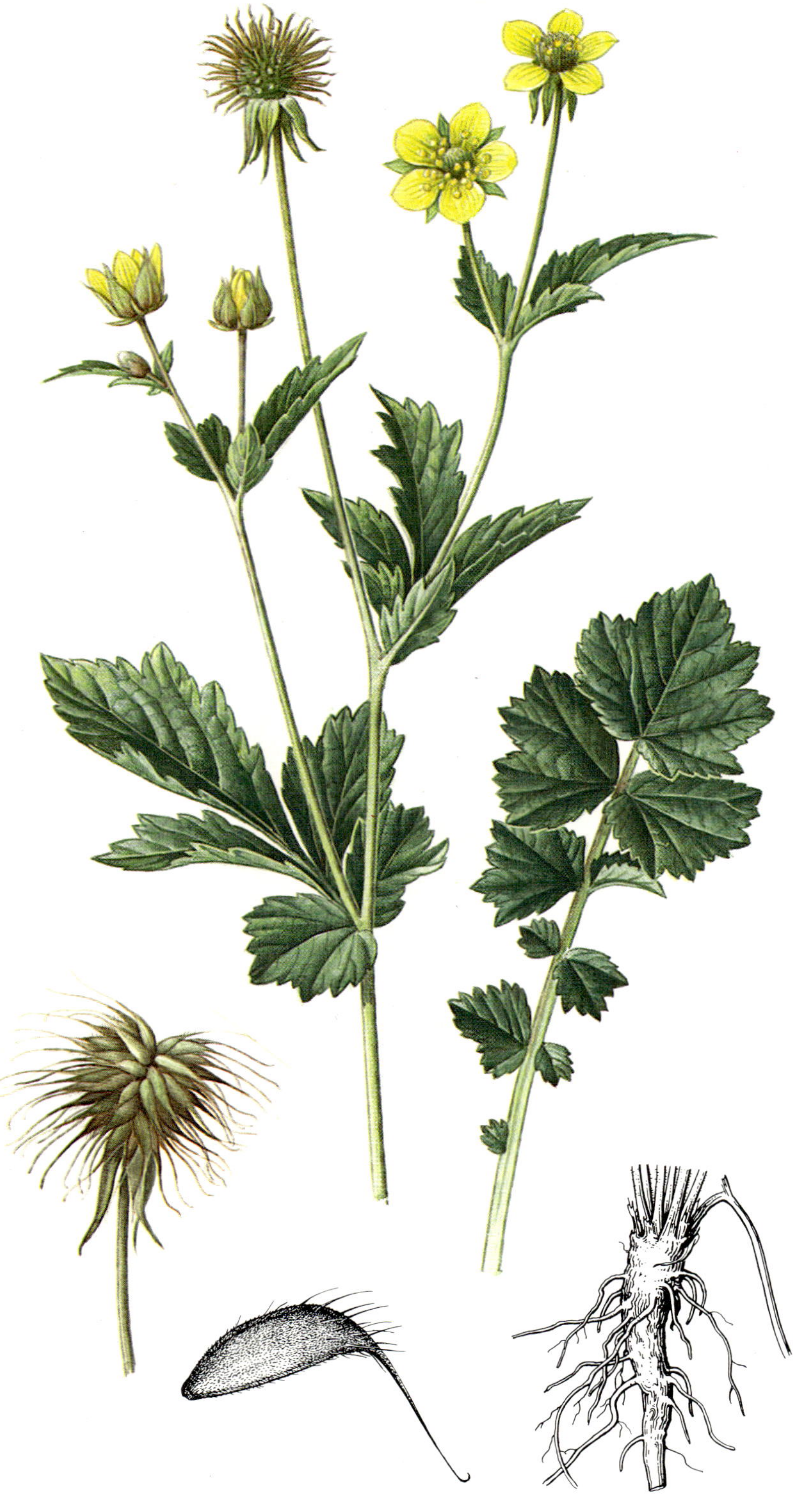

Ein ausdauerndes Kraut mit einem verdickten Wurzelstock, verzweigtem Stengel und wechselständigen, dreizähligen Blättern und Nebenblättern. Die grundständigen Blätter sind gestielt und unpaarig gefiedert. Der Stengel schließt mit einzelnen gelben Blüten ab. Die Früchte sind Achänen mit häckchenförmigen Aus wüchsen (Detailbilder). Die ganze Pflanze ist behaart. Sie wächst häufig im Buschwerk und an Mauern und Zäunen. Nelkenwurz wurde schon im Altertum gesammelt und bei Brustleiden verwendet.
Gesammelt wird der Wurzelstock (Rhizoma caryophyllatae seu gei urbani), den man gründlich wäscht, von allen Grünteilen befreit und bei Temperaturen bis zu 35 °C trocknet. Die Droge muß in verschlossenen Behältern trocken gelagert werden. Sie enthält Gerbstoffe, Bitterstoffe, ätherisches Öl sowie Farbstoff und wirkt zusammenziehend. Nellenwurz wird bei Magen- und Darmkatarrhen, zur Stillung heftiger Durchfälle, gegen Darmkoliken und zur Stillung innerer Blutungen verwendet. Man nimmt dabei mehrmals täglich 1 bis 2 g pulverisierte Droge ein oder trinkt einen Absud, der aus 2 Teelöffeln Droge je Tasse Wasser zubereitet wird. Nelkenwurzdroge ist auch Bestandteil von Gesundheitsweinen, die eine kräftigende Wirkung aufweisen. Äußerlich verwendet man Nelkenwurz als Zusatz bei Gurgelmitteln gegen Entzündungen der Mundhöhle, Zahnfleischbluten, Lockerung der Zähne und zur Beseitigung von Mundgeruch. Bei Hautkrankheiten und Hämorrhoiden wird die Droge in Form von Umschlägen und Bädern eingesetzt.

Blütezeit: Juni–August
Sammelzeit (Wurzelstöcke):
Oktober–November
März

Lippenblütler
Labiatae (Lamiaceae)

Gundermann, Gundelrebe

Glechoma hederacea L.

Eine ausdauernde Pflanze mit einem kriechenden, wurzeltreibenden Rhizom und kurzen Stengelsprossen, die mit gegenständigen bis nierenförmigen Blättern besetzt sind. In den Blattachseln wachsen schüttere unpaarige Quirle bläulicher Blüten. Die Früchte sind Hartfrüchte. Gundelreben wachsen als Unkraut in Grasbeständen, zwischen Zäunen, im Buschwerk und auf Schuttplätzen. Als Heilmittel wird diese Pflanze schon seit dem 12. Jahrhundert angewendet. Gesammelt wird der gesamte, blühende oberirdische Sproß, das Kraut (Herba glechomae). Die jungen Triebe, die unbeschädigt, sauber und nicht von Parasiten befallen sind, werden abgeschnitten und in dünnen Schichten im Schatten bei Maximaltemperaturen von 35 °C getrocknet. Hauptwirkstoffe sind Bitterstoffe und ätherische Öle. Die Pflanze enthält auch Gerbstoffe, Saponin und Kalisalze. Sie wird in der Gegenwart nur noch in der Volksheilkunde zur Heilung von Magen- und Darmkatarrhen, zur Stillung von Durchfällen und zur Behandlung von Leiden der Ausscheidungsorgane verwendet. Außerdem ist sie wirkungsvoll bei der Lösung von Schleimen, beim Abhusten, bei Lungenerkrankungen und bei asthmatischen Anfällen. Sie fördert den Appetit und den Stoffwechsel im Körper. Man bereitet einen Aufguß (2 Teelöffel Droge je Tasse Wasser) und trinkt davon zwei bis drei Tassen täglich. Ebenso wirkungsvoll wie die Droge ist das frische Kraut, das als Salat oder Kräutersuppe zubereitet oder ausgepreßt als Saft genossen wird. Aus Gundelreben bereitet man auch Gurgelmittel und Bäder; letztere dienen zum Auswaschen von Wunden und bei Hautkrankheiten.

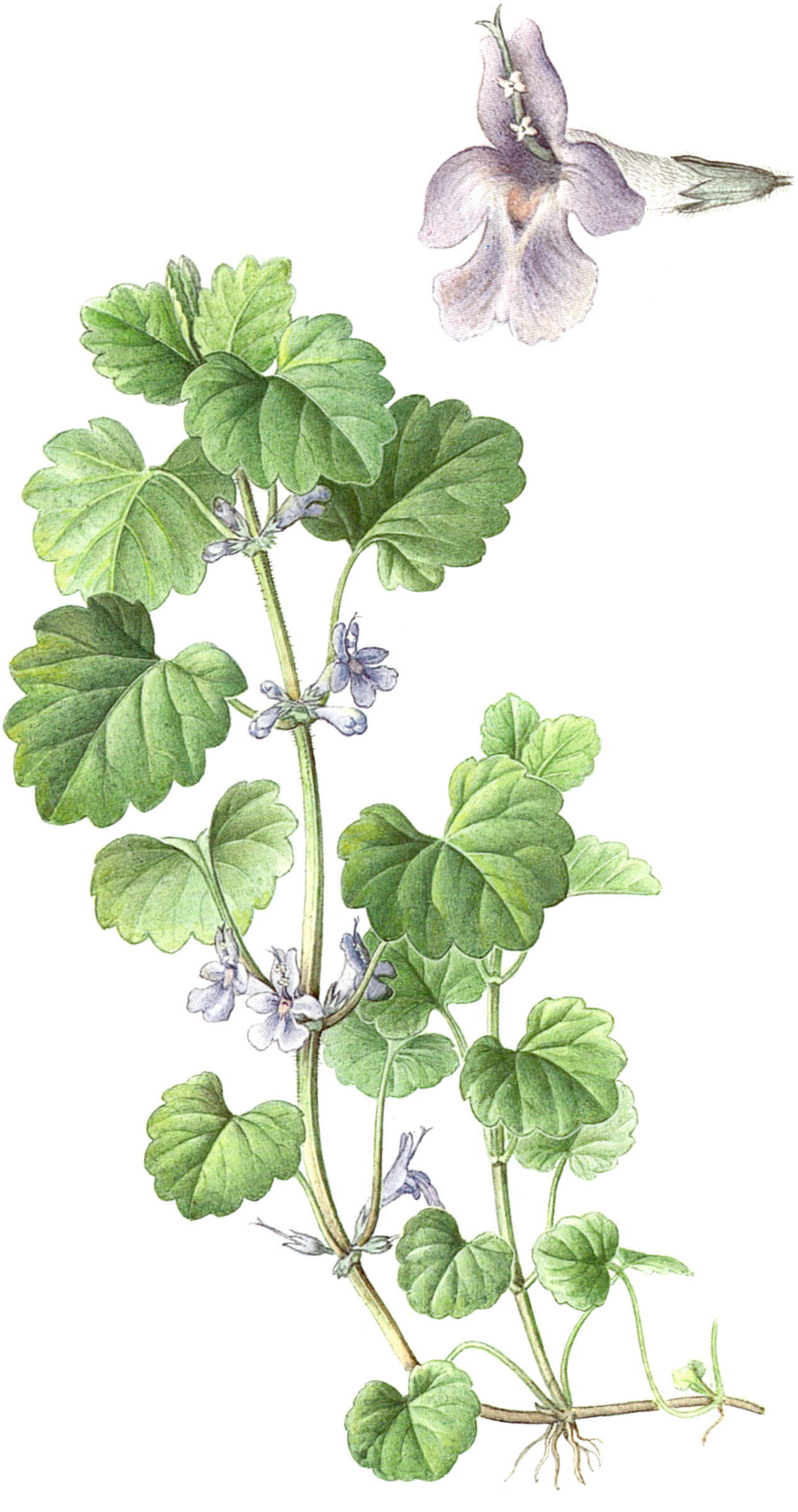

Blütezeit: Mai–Juli
Sammelzeit (Kraut): Mai–Juli

Sojabohne

Glycine max (L.) Merr.

Schmetterlingsblütler
Leguminosae (Fabaceae)

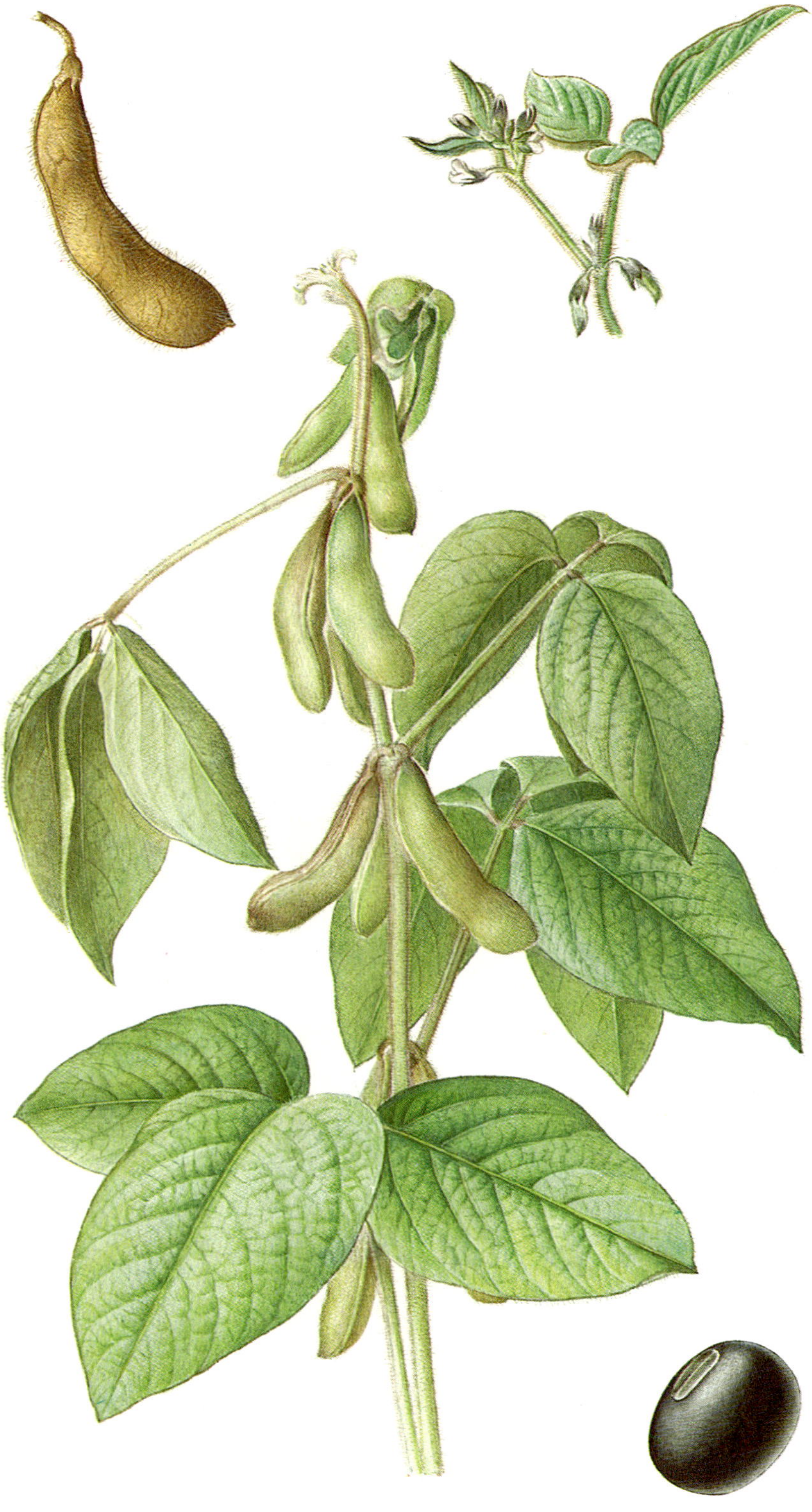

Eine einjährige Kulturpflanze mit einem aufrechten, behaarten Stengel, der mit dreizähligen Blättern besetzt ist. Die weißen bis violetten Blüten wachsen in Bündeln aus den Blattachseln hervor. Die Frucht ist eine Hülse mit verschieden gefärbten Samen (entsprechend der Unterarten). Diese Pflanzenart stammt aus Ostasien, von wo aus sie sich nach Amerika und Europa ausbreitete. Sojabohnen können nur in warmen Gebieten, wo auch Weinreben und Mais gedeihen, zuverlässig angebaut werden und ausreifen. Pharmazeutische Bedeutung hat der Samen (Semen sojae). Die Pflanze wird, wenn sie voll ausgereift ist, maschinell geerntet, wobei der Samen gleich von Stroh und Spelzen getrennt wird. Auch das Nachtrocknen der Samen geschieht maschinell. Sojabohnen enthalten wichtige Nährstoffe: Eiweiße, Fett, Kohlenhydrate, Lezithin, Vitamine und Mineralstoffe. Als Nahrungsmittel spielen sie eine wichtige Rolle vor allem für Kinder und Diabetiker. Schon längst konnte nachgewiesen werden, daß Sojamehl und Sojaöl den Cholesterinspiegel des Bluts senken, also präventiv antisklerotisch wirken, die Bildung von Blutgerinseln einschränken und somit die Möglichkeit der Entstehung von Infarkten senken.

Soja ist gleichzeitig auch eine wichtige Frucht in der Industrie. Sie dient zur Herstellung von Kasein, Kleb- und Kunststoffen. Aus Sojaöl werden Lacke, Seifen und kosmetische Präparate erzeugt. Sojamehl wird im Frühling den Bienen zugefüttert.

Blütezeit: Juli – August
Sammelzeit (Samen): August – September

Süßholz, Lakritze

Glycyrrhiza glabra L.

Eine ausdauernde Pflanze mit einem verholzten, kriechenden Wurzelstock und einem aufrechten, verzweigten Stengel, der mit wechselständigen, unpaarig gefiederten Blättern bewachsen ist. Die blauvioletten Blüten bilden Ähren, deren Stiele in den Blattachseln entspringen. Die Früchte sind Hülsen. Diese Pflanzenart, die ursprünglich in Südeuropa und im Orient beheimatet ist, wird in Feldkulturen gezüchtet; sie verwildert auch oft. Für die Zubereitung von Heil- und Nahrungsmitteln verwendet man die getrockneten Wurzeln und unterirdischen Schößlinge (Radix liquiritiae). Sie werden im dritten Jahr nach Anlage der Kulturen, in der Zeit, in der die Pflanze vergilbt und ihre Blätter verliert, ausgegraben, gewaschen, von Grünteilen gesäubert, geschält und bei Temperaturen bis zu 35 °C getrocknet. Die Droge ist schwefelgelb und schmeckt süß. Sie enthält flavone Glykoside, Saponine, ätherische Öle, Gerbstoffe und Enzyme. Sie wird entweder geschnitten (in Teegemischen) oder gemahlen (in Medikamenten) verwendet. Durch das Kochen der Droge in Wasser entsteht ein Auszug, der dann zu Stangen geformt wird und sehr süß schmeckt. Lakritze erleichtert das Husten, wirkt schwach abführend und krampflösend. Sie begünstigt auch die Heilung von Magen- und Zwölffingerdarmgeschwüren. Der getrocknete, gereinigte und eingedickte Saft wird in der pharmazeutischen Praxis oft als Geschmackskorrigens von Medikamenten und als Tablettenbindemittel benutzt. Zusammen mit Fenchel und Sennesblättern ist Pulver aus Lakritze ein beliebtes pflanzliches Abführmittel. Industriell wird Lakritze in der Tabakindustrie und bei der Herstellung von Löschmitteln benutzt.

Blütezeit: Juni–Juli
Sammelzeit (Wurzelstöcke): September–Oktober

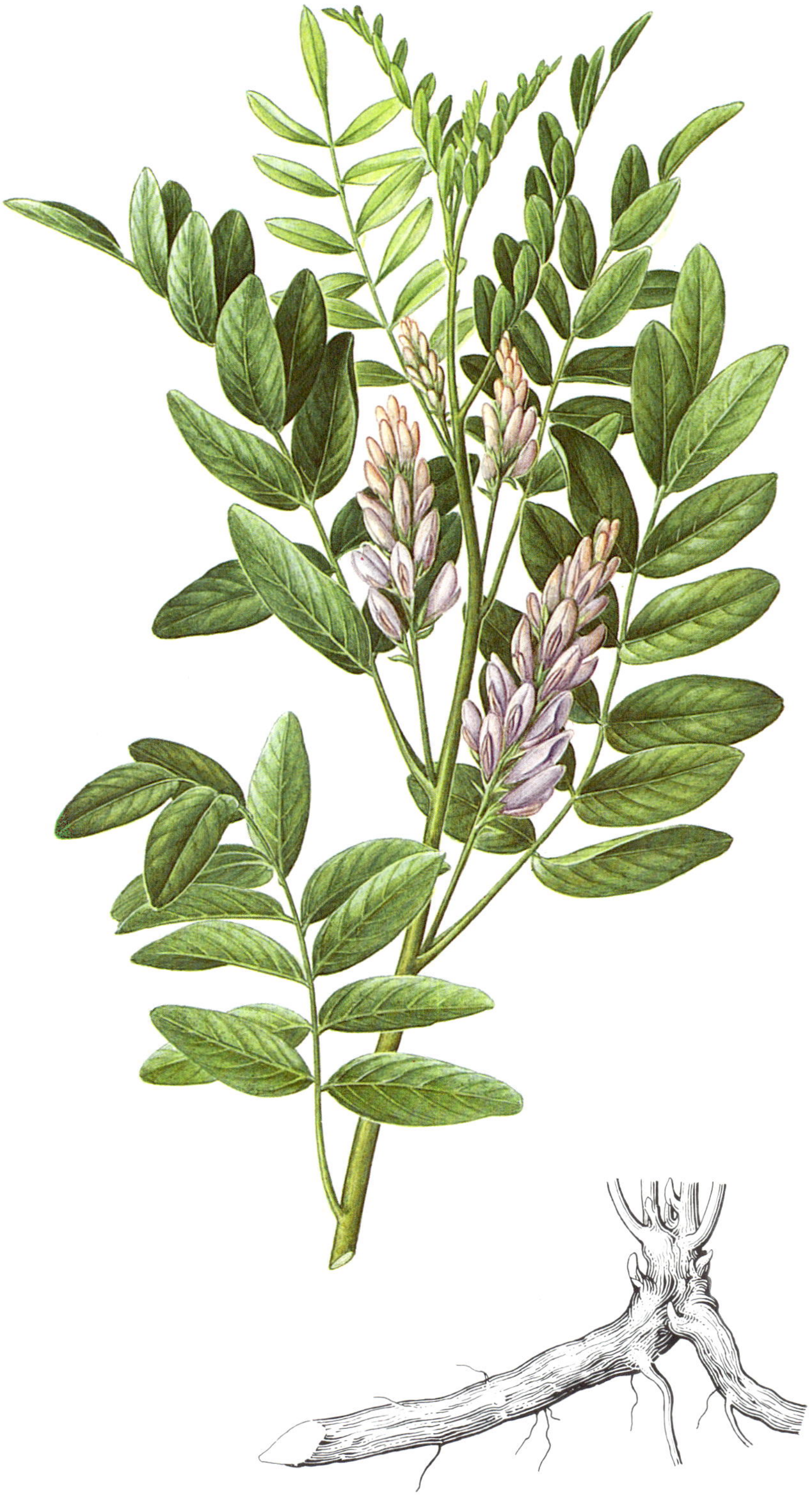

Gnadenkraut

Rachenblütler
Scrophulariaceae

† *Gratiola officinalis* L.

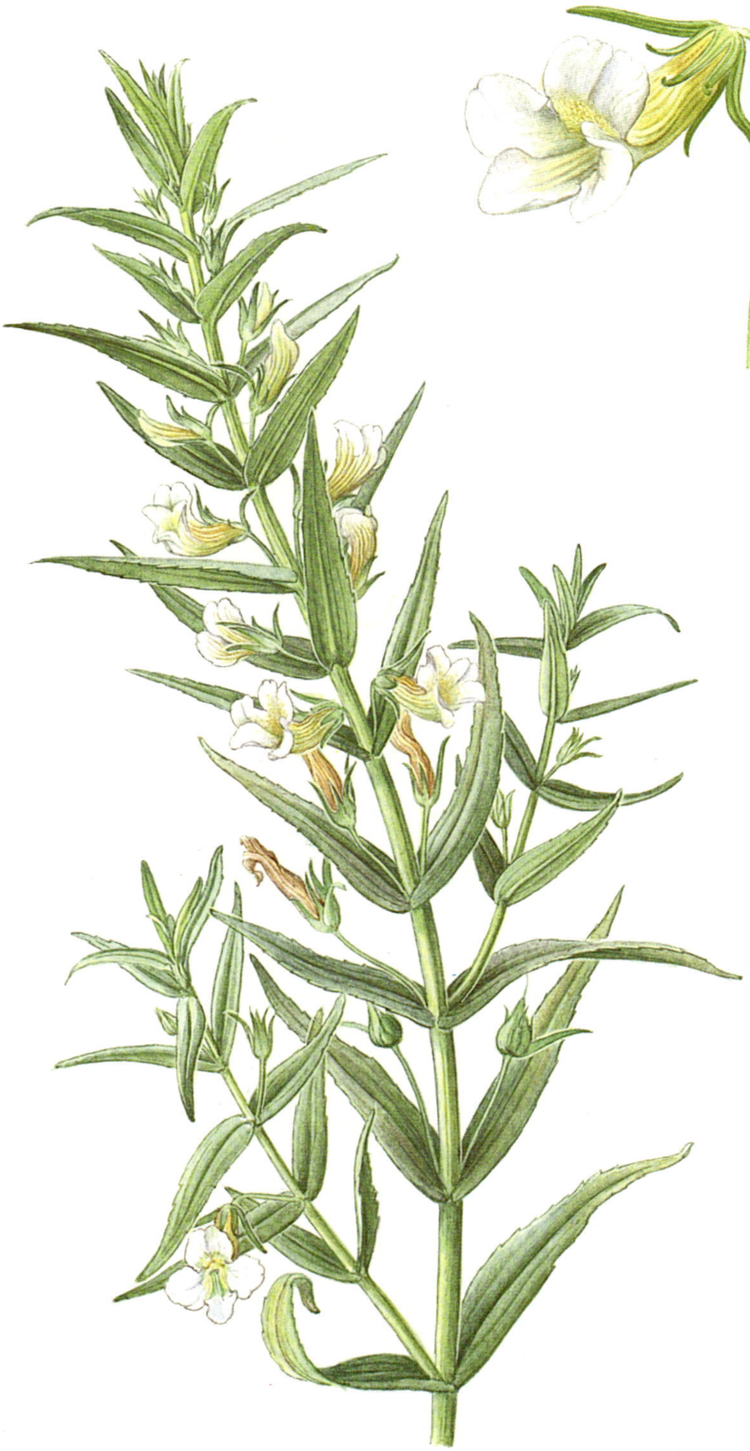

Ein ausdauerndes Kraut mit einem verflochtenen unterirdischen Wurzelstock und einem Büschel aufsteigender Stengel mit gegenständigen, ansitzenden, lanzettlichen Blättern. Aus den Blattachseln wachsen einzelne, kleine weißliche bis rosafarbene Blüten hervor. Die Frucht ist eine Kapsel. **Die ganze Pflanze ist giftig.** Sie wächst in Europa, Asien und Amerika an den Ufern von Flüssen, im Dickicht, auf feuchten Wiesen und Weiden. In der Heilpraxis wurde sie zur Behandlung der Leber und als Abführmittel verwendet. Der Gattungsname der Pflanze leitet sich ab vom Wort „gratia“ = Dank, Gnade, und soll sagen: Den Göttern sei Dank, daß sie eine so nützliche Pflanze geschaffen haben.
Für Heilzwecke sammelt man den oberirdischen Sproß, das Kraut (Herba gratiolae). Man mäht die obersten Teile der Stengel und trocknet sie in dünnen Schichten im Schatten oder auch in Darren bei Temperaturen bis zu 45 °C. Die Droge ist geruchlos, schmeckt aber bitter. Die Wirkstoffe sind das Glykosid Gratiolin (0,15 %) und das terpenhaltige ätherische Öl Gratiolon. In der Heilpraxis dient die Droge zur Kräftigung der Herztätigkeit und zur Senkung des Blutdrucks. Sie wirkt stark abführend, vertreibt Darmparasiten und unterstützt auch die Harnabscheidung. Diese Droge darf nur mit Wissen des Arztes eingenommen werden. Bei längerer Anwendung treten Sehstörungen auf.
Die Milch von Kühen, die Gnadenkraut gefressen haben, kann giftig sein. Früher heilte man mit Tinkturen des Gnadenkrauts, äußerlich verwendet, Unterschenkelgeschwüre und Hautausschläge. Frischer Gnadenkrautsaft ist gut für die Pflege des Gesichtsteints.

Blütezeit: Mai–Juli
Sammelzeit (Kraut): Mai–Juli

Efeu

† *Hedera helix* L.

Ein immergrünes rankendes Gewächs mit schwachen, langen Ästen, das mit wechselständigen, herzförmigen oder handartig gelappten Blättern bewachsen ist. Die Blätter der fruchttragenden (links unten) und sterilen (rechts unten) Triebe sind verschieden. An den Enden der fruchttragenden Triebe bilden sich Dolden aus grüngelben Blüten. Die Früchte sind blaue Beeren. **Die ganze Pflanze ist schwach giftig.** Sie wächst in Europa und Asien wild in Wäldern, auf Felsen und an Mauern, wird aber auch viel gezüchtet und als Ziergehölz, das in vielen Kulturformen vorkommt, gepflanzt.

Für Heilzwecke werden die Blätter (Folium hederaceae) manuell gesammelt und in dünnen Schichten (auch in der Sonne) an einer gut durchlüfteten Stelle getrocknet. Die Droge muß ihre ursprüngliche, harte Farbe und den bitteren Geschmack behalten. Sie enthält Gerbstoffe, Saponine, Glykosid Hederin, organische Säuren und Jod. Die Wirkstoffe beeinflussen die Herztätigkeit und Durchlässigkeit der Blutgefäße; kleinere Dosen erweitern die Gefäße (stärkere Gaben verengen diese) und verlangsamen den Herzschlag. Die Droge darf deshalb nur unter ärztlicher Kontrolle angewendet werden. Der Absud hilft auch bei Entzündungen der Atemwege, gegen Husten und als Hilfsmittel bei Lungenerkrankungen. Die Efeudroge unterstützt ferner die Tätigkeit von Leber und Galle. Frische Blätter werden zerstoßen oder gekocht auf schlecht heilende Wunden aufgelegt. Auch zur Beseitigung verhornter Hautschichten an den Füßen verwendet man zerstoßene Blätter. Sie können jedoch bei manchen Menschen Hautentzündungen hervorrufen.

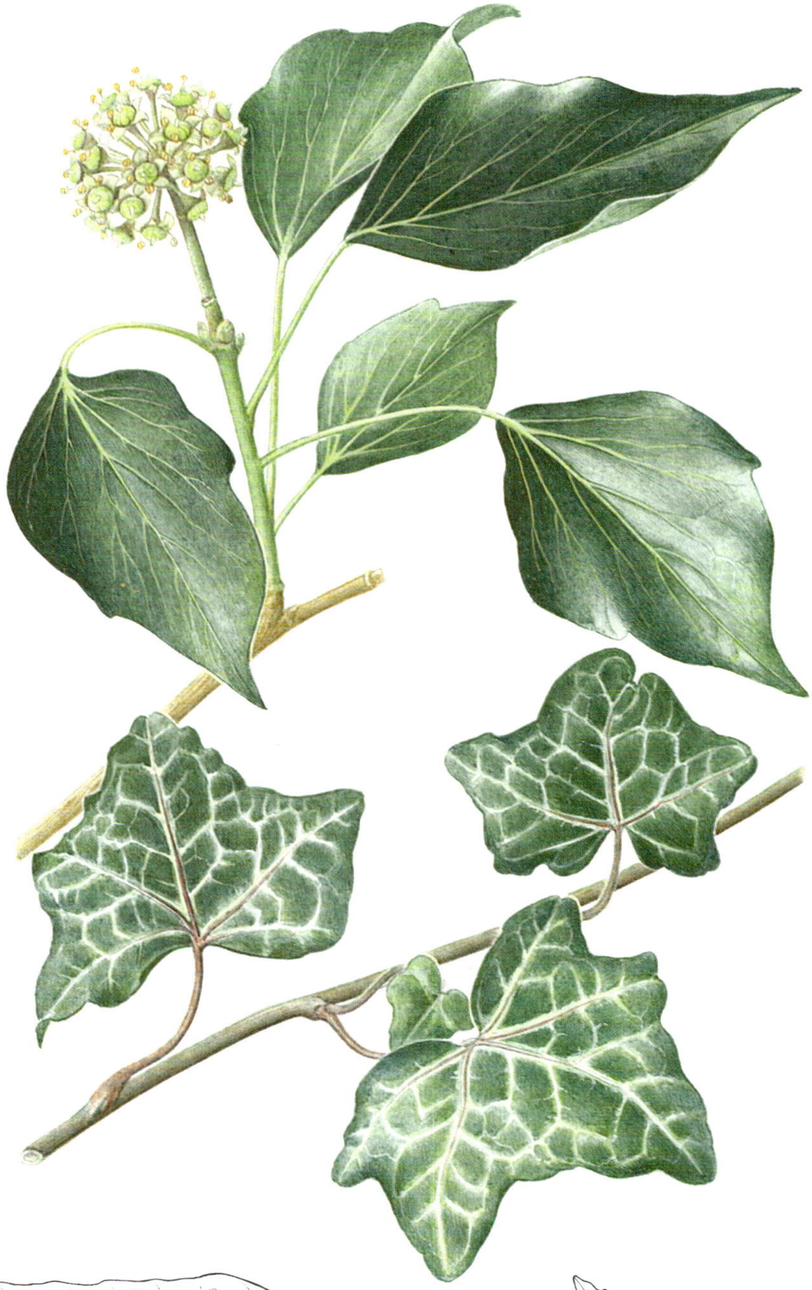

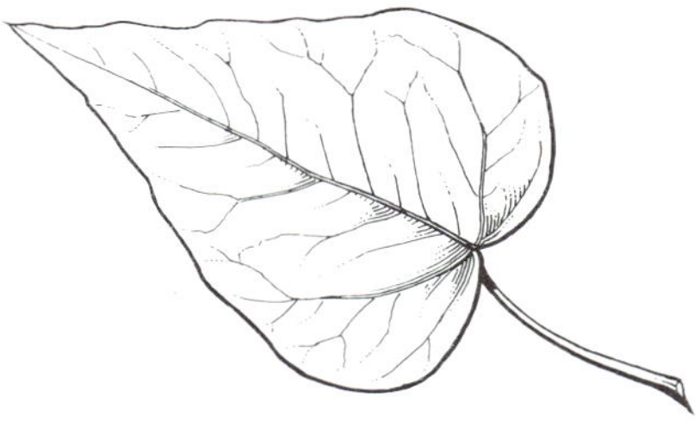

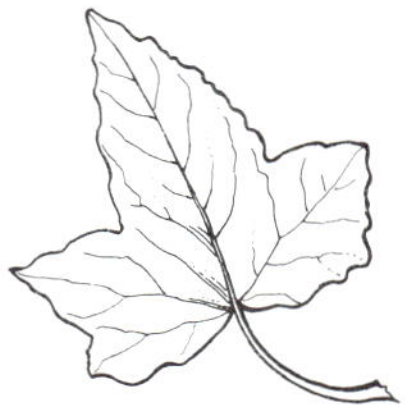

Blütezeit: September – Oktober
Sammelzeit (Blätter): März – April
August

Sonnenblume

Korbblütler
Compositae (Asteraceae)

Helianthus annuus L.

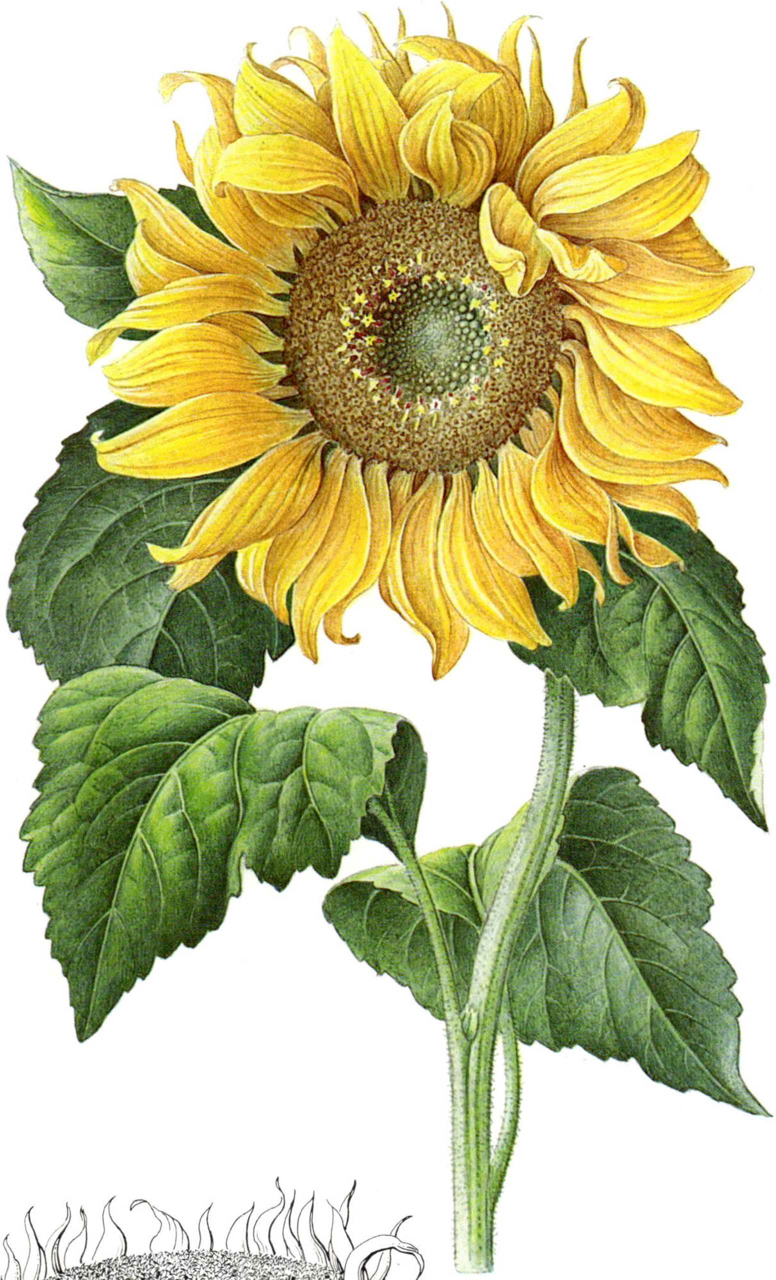

Eine einjährige hohe Pflanze mit einem aufrechten, manchmal auch verzweigten Stengel, die als Öl-, Futter- und Zierpflanze in allen Teilen der Erde gezüchtet wird; ursprünglich stammt sie aus Nordamerika. Der Stengel ist im unteren Abschnitt mit großen herzförmigen Blättern bewachsen, später bildet sich an seiner Spitze ein Blütenkorb mit gelben Zungenblüten (sie sind unfruchtbar) und einer Scheibe aus braunen Röhrenblüten aus. Die Frucht ist eine Achäne.

Für die Pharmazie ist der Samen (Semen helianthi) von Bedeutung. Er liefert Öl, das Glyzeride der ungesättigten Linol- und Ölsäure und die gesättigte Palmitin- und Arachinsäure enthält. Pharmazeutisch verwendetes Öl wird durch Pressen der zerstoßenen Achänen auf kaltem Wege gewonnen. Sonnenblumenöl trocknet nicht aus. Es kommt in Nährmitteln als wichtiges Antisklerotikum mit günstigem Einfluß auf das Wachstum und die Entwicklung des kindlichen Organismus zur Geltung. In der pharmazeutischen Praxis wird das Öl zur Zubereitung von Salben und Pflastern verwendet. Man stellt daraus Diachylsalbe und -pflaster, Einreibungen mit Ammoniak und Spirituseinreibungen mit Seife gegen rheumatische Beschwerden her.

In einigen Ländern werden auch die Korbblüten (Flos helianthi) gesammelt. Die als Pulver oder Aufguß eingenommene Droge heilt Entzündungen der oberen Atemwege, wirkt harntreibend und hilft bei Blähungen und Durchfällen. Sonnenblumen sind auch ausgezeichnete Honigpflanzen.

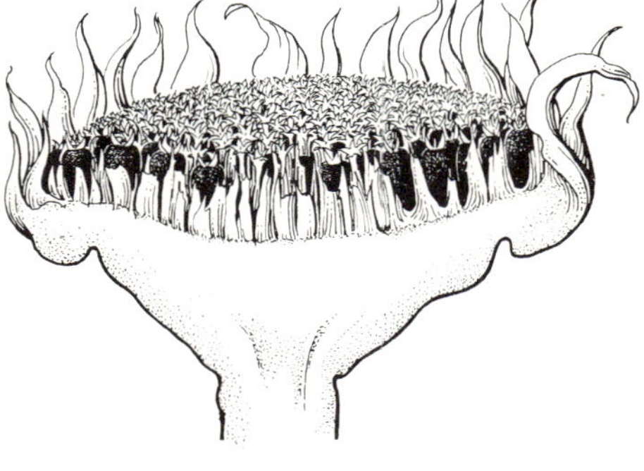

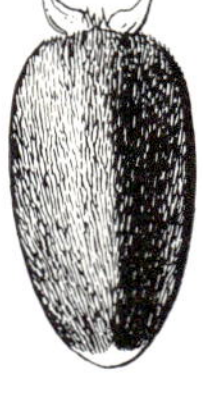

Blütezeit: Juni – September
Sammelzeit (Samen): August – Oktober
(Blütenkörbe): Juni – August

Christrose

† *Helleborus niger* L.

Eine ausdauernde Pflanze mit einem verdickten, schwarzen Wurzelstock und einem mächtigen Wurzelbüschel. Aus dem Wurzelstock wachsen gestielte, immergrüne Blätter und kurze Stengel hervor, die in der Regel mit einer weißen Blüte abschließen. Die Pflanze blüht im Winter und im zeitigen Frühjahr. Als Frucht hat sie einen kleinen Balg mit schwarzen Samen. **Die ganze Pflanze ist stark giftig.** Sie hat ihren Ursprung in Südeuropa und ist auch nördlich der Alpen heimisch geworden. In der Natur kann man sie relativ selten auf kalkigen Unterlagen antreffen. Meistens wird sie in den Gärten als Zierpflanze gezüchtet.
Für Heilzwecke sammelt man den Wurzelstock und die benachbarten Wurzelabschnitte (Radix hellebori nigri). Beides wird gründlich gereinigt, von Grünteilen befreit und im Schatten oder künstlich bei Temperaturen bis zu 45 °C getrocknet.
Die Droge schmeckt brennend bitter. Sie enthält giftige Glykoside, die intensiv die Herztätigkeit beeinflussen. Wegen der starken Giftigkeit und dem schwankenden Gehalt an Wirkstoffen wird die Droge nicht direkt verwendet, sondern zu Medikamenten verarbeitet, bei denen die Wirkstoffmengen genau festgelegt sind.
Diese Medikamente dürfen nur vom Arzt eingesetzt werden. Die Christrosenglykoside wirken auf das Zentralnervensystem.
Mit den entsprechenden Heilmitteln behandelt man einige Nervenleiden. Diese Medikamente wirken ebenfalls stark harntreibend und abführend.
Die Droge wird in der Veterinärmedizin zur Heilung von Verdauungsstörungen bei Tieren und äußerlich zur Vertilgung von Parasitinsekten angewendet.
Die oberen Farbbilder zeigen die Blüten der *H. purpurascens* und *H. viridis.*

Blütezeit: Januar–Februar
Sammelzeit (Wurzelstock und Wurzeln): März

SCHUTZWÜRDIG

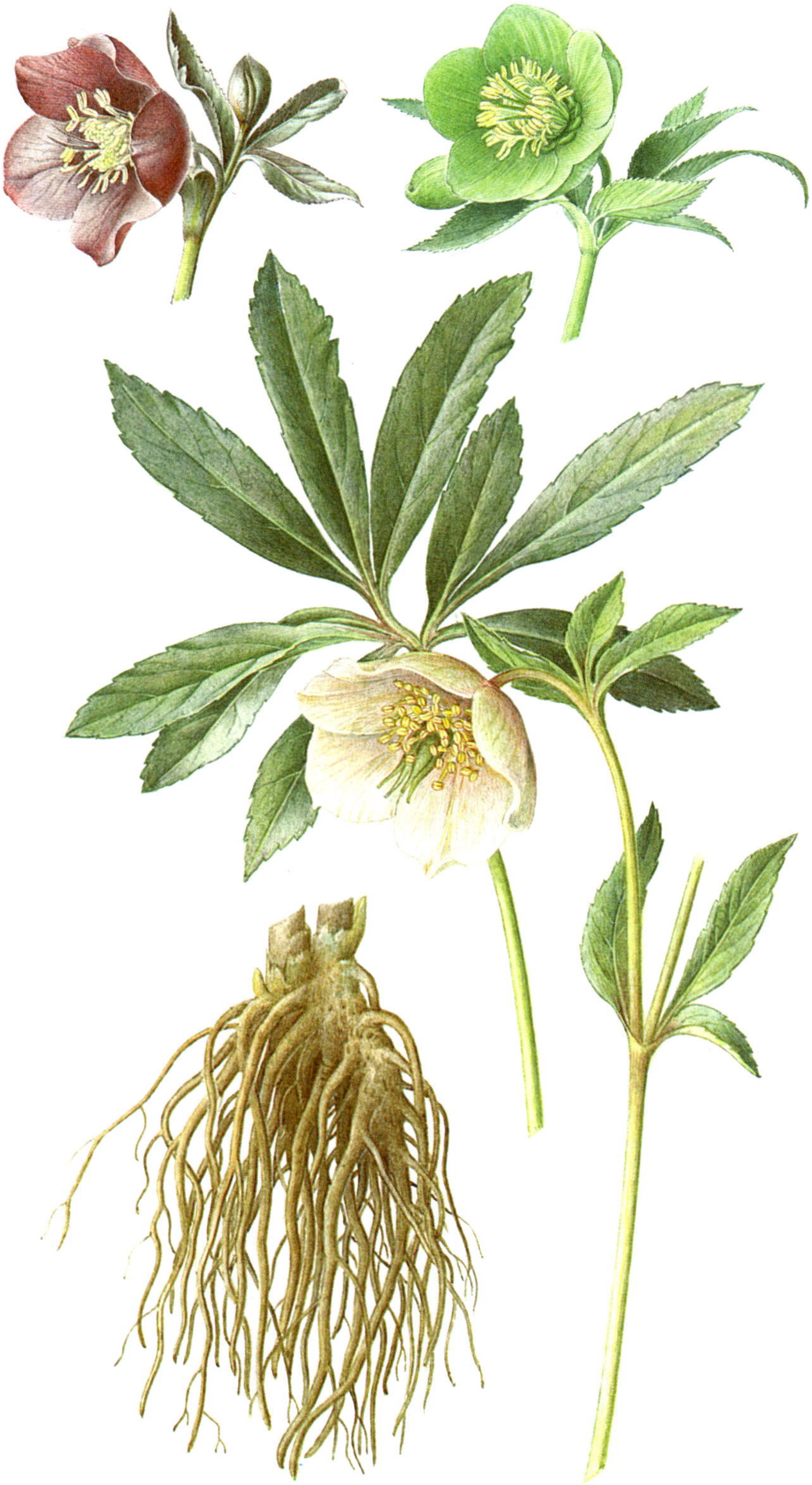

Leberblümchen

Hahnenfußgewächse
Ranunculaceae

Hepatica nobilis Schreb.

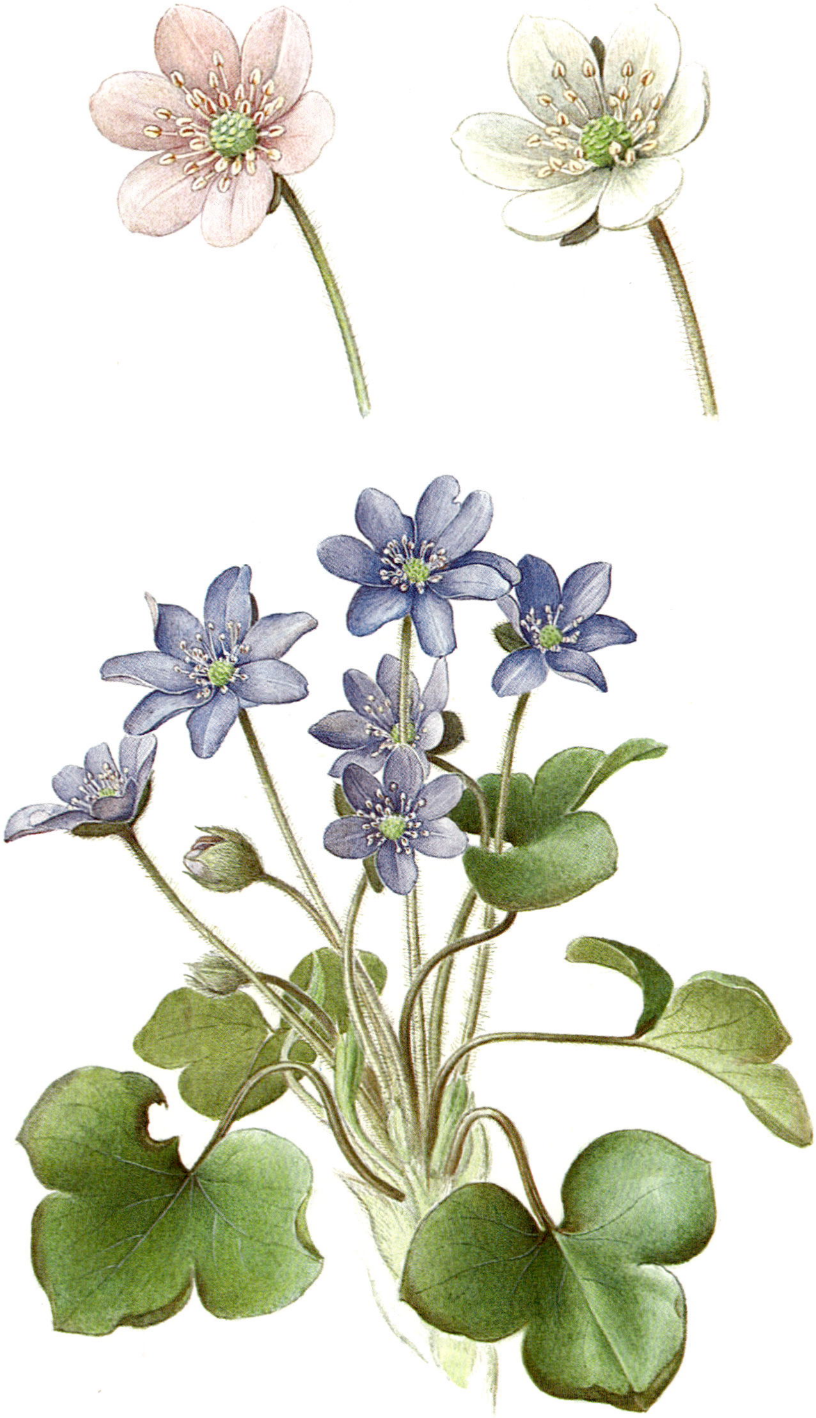

Eine ausdauernde Pflanze mit einem kurzen, schuppigen Wurzelstock, aus dem zuerst blaue (selten auch rosa oder weiße) Blüten und später nach dem Abblühen auch dreilappige glatte Blätter hervorwachsen. Die Blätter sind leberähnlich geformt und haben der gesamten Gattung den Namen verliehen („hepar“ = Leber). Die Früchte sind Achänen. Leberblümchen wachsen zahlreich in Wäldern, Hainen und Buschbeständen der gemäßigten Zone, von den Niederungen bis in die Berge. Sie bevorzugen feuchtere Standorte. In manchen Ländern ist diese Pflanzenart gefährdet und deshalb gesetzlich geschützt.

Für Heilzwecke sammelt man die Blätter (Folium hepaticae). Sie werden sparsam abgeschnitten, so daß die Pflanzen nicht zugrunde gehen, und an gut gelüfteter Stelle im Schatten getrocknet. Die Droge enthält Saponine, Gerbstoffe und das Glykosid Hepatrilobin. Sie beeinflußt die Funktion des Ausscheidungsapparates, löst Gallensteine auf und wirkt stark harntreibend. In der Volksheilkunde wird sie bei Gallen- und Leberkoliken eingesetzt. Man bereitet aus 1 Teelöffel geschnittener Droge je Tasse Wasser einen Absud und trinkt ihn zwei- bis dreimal täglich. Die gleiche Wirkung hat ein Auszug; man bereitet ihn aus 4 Teelöffeln Droge, die 8 Stunden lang in $\frac{1}{2}$ Liter Wasser ausgelaugt werden. Dieser Auszug wird jeden zweiten Tag eingenommen. Leberblümchendroge darf nur nach Konsultation des Arztes eingenommen werden. Der Absud trockener Blätter wird bei Entzündungen der Mundschleimhäute und bei Zahnfleischblutungen auch als Gurgelmittel verwendet. Leberblümchen sind beliebte Steingartenpflanzen.

Blütezeit: März–April
Sammelzeit (Blätter): April–Juni

Nelkengewächse
Caryophyllaceae

Kahles Bruchkraut

Herniaria glabra L.

Ein einjähriges, manchmal auch ausdauerndes Kraut mit einem verzweigten, dicht beblätterten, kriechenden Stengel, das zusammenhängende, teppichartige Bestände bildet. Die kleinen ovalen Blätter sitzen am Stengel an. In den Blattachseln bilden sich Trauben aus kleinen weißen Blüten. Die Frucht ist eine Kapsel mit dunkelbraunen Samen (rechts unten). Diese Pflanzenart, die in Europa und Asien vorkommt, wächst auf armen, sandigen Unterlagen an Wegen und Bächen. In der Vergangenheit wurde dieses Kraut zur Heilung der Harnwege und zur Behandlung von Brüchen verwendet. Darauf weist auch der Gattungsname hin: hernia = Bruch.
Gesammelt wird der oberirdische Sproß, das Kraut (Herba herniariae). Man säubert die einzelnen Stengel sorgfältig und trocknet sie in dünnen Schichten an einem schattigen, gut durchlüfteten Standort bei Temperaturen bis zu 35 °C. Die Droge wird trocken und dunkel gelagert. Kahles Bruchkraut enthält triterpenoides Saponin, das sich in Quillajasäure und einfachen Zucker aufspaltet. Im Kraut des verwandten Behaarten Bruchkrauts *(H. hirsuta)* wurden Saponine gefunden, die sich zu Galaktonsäure, Glukose und anderen Zuckern aufspalten. Beide Drogen enthalten das Glykosid Rutin, weiterhin Kumarin und Herniarin. Sie wirken stark harntreibend, aseptisch, mäßig krampflösend und sind sehr wirksame Mittel gegen entzündliche Erkrankungen der Harnwege. Auch bei Nieren- und Gallenentzündungen sowie gegen die Bildung von Nierensteinen und Blasensand werden sie verwendet.

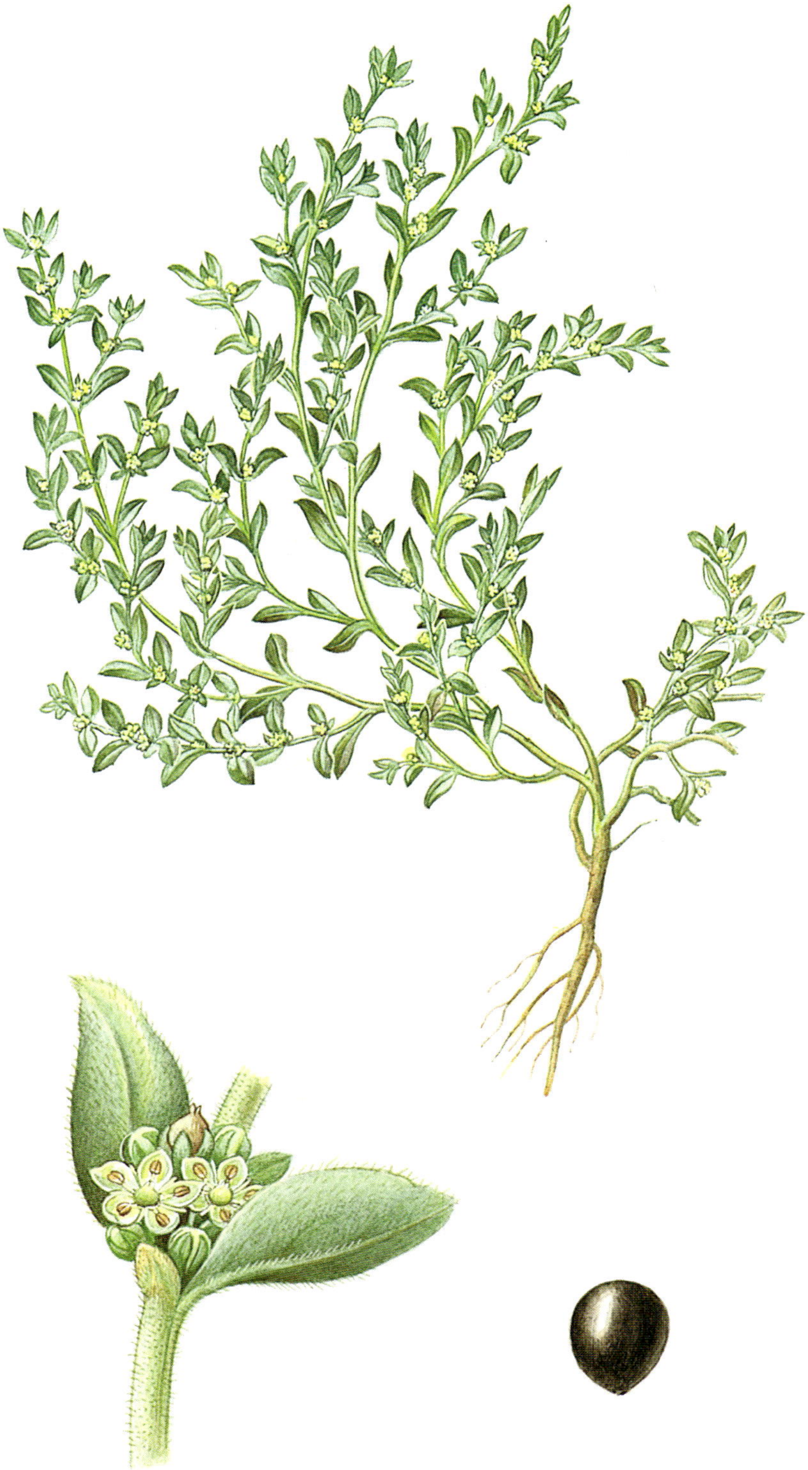

Blütezeit: Mai–August
Sammelzeit (Kraut): Juni–August

Sanddorn

Hippophaë rhamnoides L.

Ölweidengewächse
Eleagnaceae

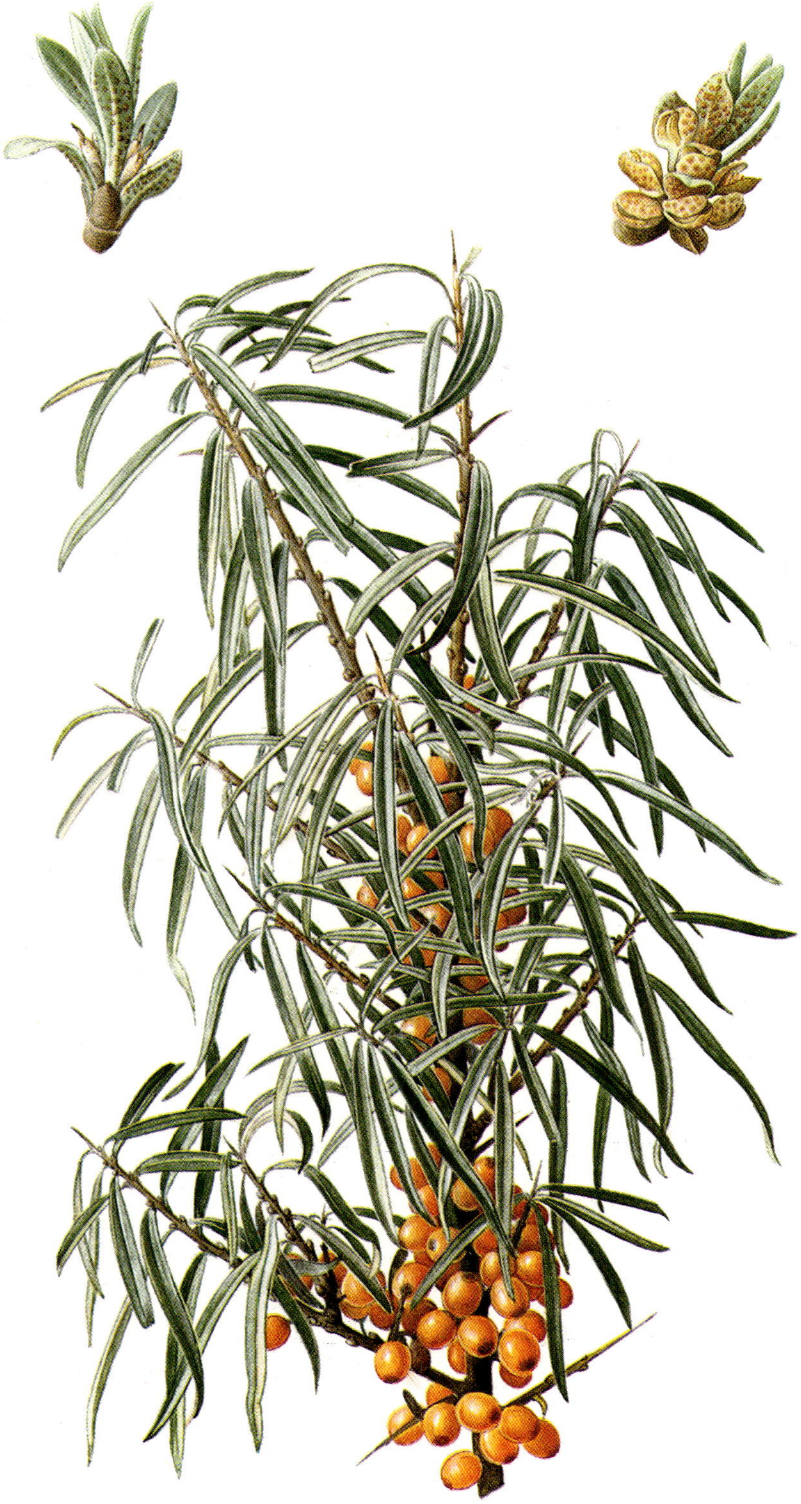

Ein Strauch oder kleiner Baum mit grauen, dornigen Ästen, die mit wechselständigen, lanzettlichen Blättern bewachsen sind. Die Pflanze ist zweihäusig. Die Staubblüten bilden in den Blattachseln Büschel (links oben), die Stempelblüten kurze Trauben (rechts oben). Die Früchte sind ovale, orangefarbene Beeren. Sanddorn wächst in Europa und Asien an trockenen und sonnigen Hängen. Er wird in Gärten und Parks als Ziergehölz angepflanzt. Im antiken Griechenland fütterte man die Pferde mit Sanddorn, damit sie ein glänzendes Fell erhielten. Hiervon leitet sich auch der wissenschaftliche Pflanzenname ab: „hippos" =Pferd, „phaos" = glänzen.

Gesammelt werden die Früchte (Fructus hippophae). Manuell sollte das Pflücken mit Handschuhen besorgt werden, große Mengen erntet man mit Maschinen. Die Früchte werden in frischem Zustand verarbeitet. Ihr Saft wird, ohne Berührung mit Metallen, zu Sirup, Gelee und Marmelade eingedickt. Sanddornbeeren und auch die Erzeugnisse daraus schmecken herb sauer. Sie enthalten organische Säuren, Gerbstoffe, das Glykosid Querzetin und ausreichend Vitamine A, C, E, F und P und dienen als ausgezeichnete Vitaminlieferanten in Mangelzeiten. Präventiv werden sie einmal als Schutz vor möglichen Infektionen, vor allem in der Vorfrühlingszeit, verwendet, zum anderen in der Rekonvaleszenz. Die empfohlene Tagesdosis beträgt ungefähr 5 g bis 10 g eines der Sanddornprodukte. Die Wirkstoffe kräftigen auch das Sehvermögen, wirken gegen Sklerose und verlangsamen den Alterungsprozeß.

Blütezeit: April–Mai
Sammelzeit (Früchte): September–Oktober

laulbeergewächse
loraceae (Cannabaceae)

Hopfen

Humulus lupulus L.

ine ausdauernde Pflanze mit einer tiefen Vurzel, einem verzweigten Wurzelstock nd einem langen, sich windenden Sten-el, der kantig, rechtsdrehend und mit egenständigen handförmig lappigen 3lättern bewachsen ist. Hopfen ist zwei-äusig. Die Staubblüten (Bild unten) bil-len in den Blattachseln überhängende Rispen, die Stempelblüten sind zu eiför-nigen Zapfen zusammengeschlossen. Die ganze Pflanze ist rauh behaart. Hopfen vächst in der Natur an Waldrändern und n Ufergebüschen. Die weiblichen Pflan-:en werden in Dauerkulturen (Hopfenfel-lern) gezüchtet. Diese Kulturen bestehen ›is zu dreißig Jahren, ihre Zapfen dürfen ıicht bestäubt werden.
Für Heilzwecke werden die Köpfchen oder Zapfen (Strobili lupuli) gesammelt. Sie werden manuell oder maschinell geerntet und in Darranlagen bei Tempe-raturen bis zu 50 °C getrocknet. Durch las Sieben der trockenen Zapfen gewinnt man die Hopfendrüsen, das Lupulin. Lu-pulin soll in gut verschlossenen, braunen Behältern aufbewahrt und nach einem Jahr gegen die frische Droge ausgewech-selt werden. Die Droge riecht würzig und schmeckt bitter. Sie enthält Harz mit Bitterstoffen und ätherisches Öl. Die Wirkstoffe beruhigen das Nervensystem. Tee aus Hopfenzapfen hilft bei Gereizt-heit, bei Schlafstörungen und er wird auch als Anaphrodisiakum verwen-det. Die Bitterstoffe regen den Appetit an, unterstützen die Magensaftbildung und regeln die Verdauungsprozesse. Hopfen hat außerdem eine ausgespro-chen harntreibende und desinfizierende Wirkung. Meistens bereitet man aus 1 Teelöffel Droge und einem Glas Wasser einen Aufguß und trinkt diesen vor dem Schlafengehen.

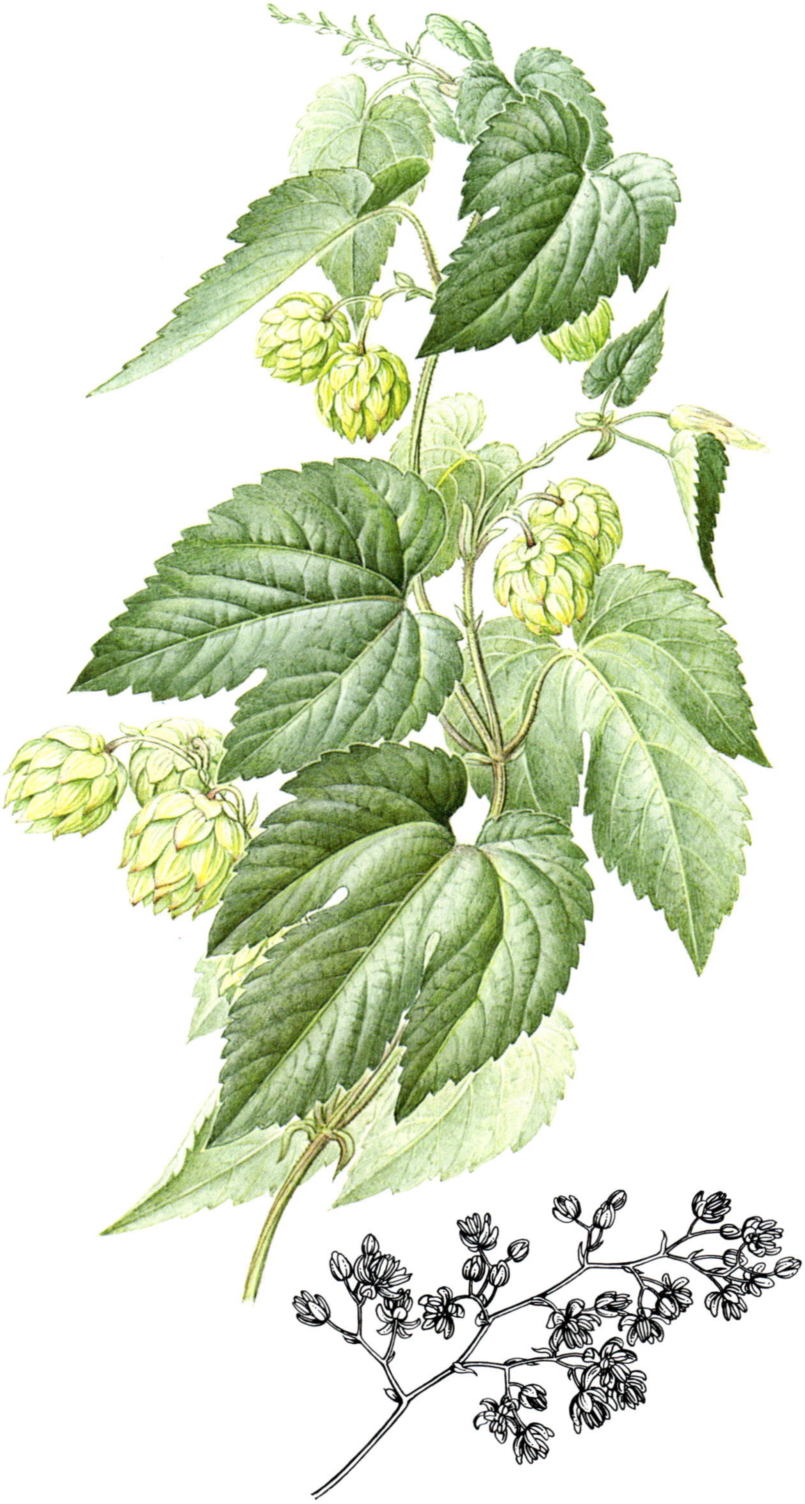

Blütezeit: Juli–September
Erntezeit (Zapfen): August–September

Bilsenkraut

Nachtschattengewächs
Solanacea

† *Hyoscyamus niger* L.

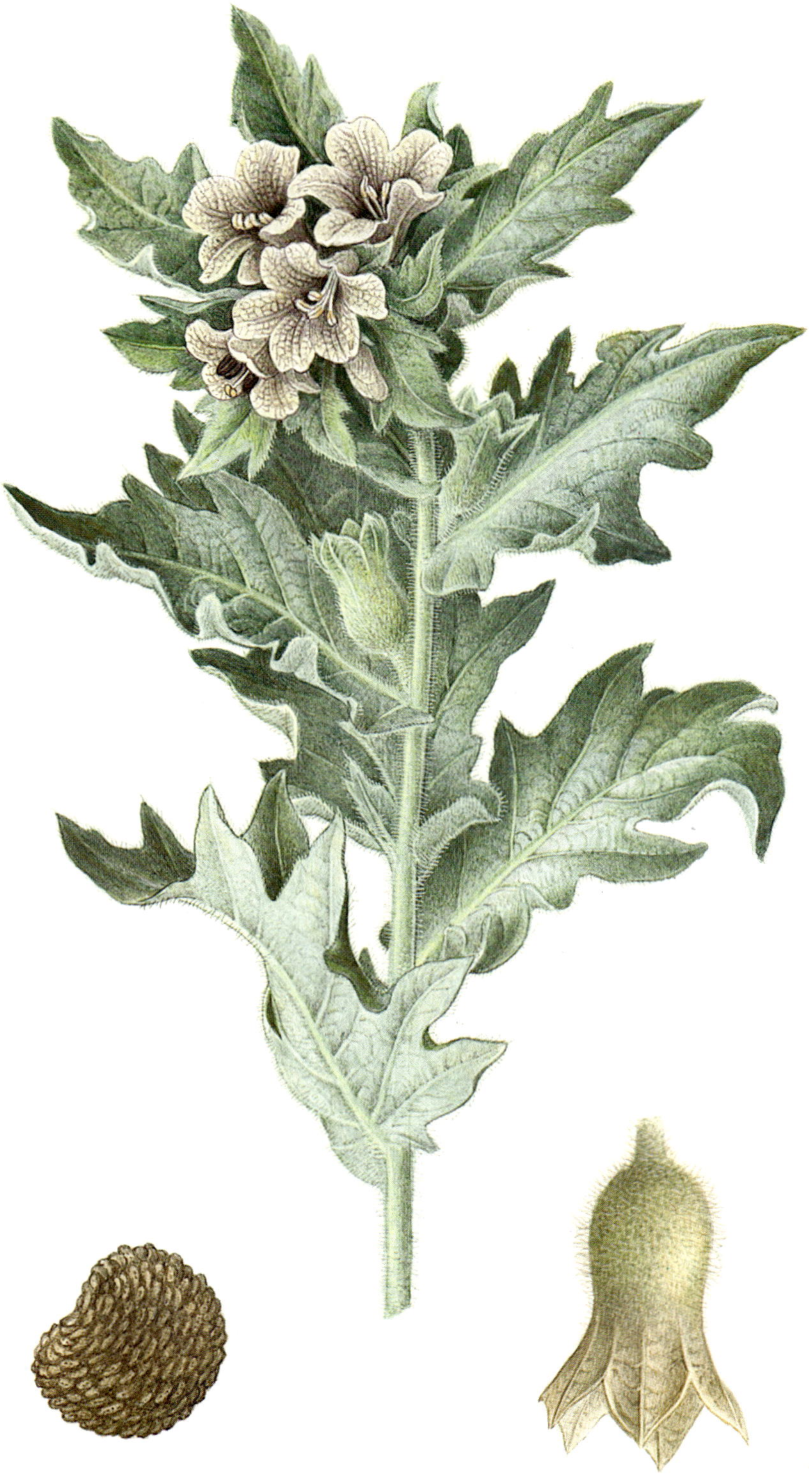

Ein- oder zweijähriges Kraut mit aufrech tem Stengel, der wechselständige, gezähnte, klebrige Blätter aufweist. Aus de Blattachseln wachsen graugelbe, violett geaderte Blüten hervor. Die Frucht ist eine Kapsel mit vielen braunen Samen (links unten). **Die ganze Pflanze ist stark giftig** und flaumig behaart. Sie stammt wahrscheinlich aus dem Mittelmeergebiet, ist aber über ganz Europa und Asien verbreitet und wächst auf Schuttplätzen und als Unkraut in Mohnkulturen. Im Mittelalter wurde Bilsenkraut als magische Pflanze mit berauschender und einschläfernder Wirkung verwendet.
Für den Bedarf der pharmazeutischen Industrie werden die Blätter (Folium hyoscyami), fallweise auch das ganze Kraut, und die Samen gesammelt. Die Blätter werden in der Blütezeit nacheinander, so wie sie heranwachsen, manuell gepflückt und in einer dünnen Schicht im Schatten oder in einer Trockenanlage bei Temperaturen bis zu 50 °C getrocknet. Die Droge hat einen betäubenden Geruch und muß in verschlossenen Behältern aufbewahrt werden. Sie enthält die giftigen Alkaloide Hyoscyamin, Atropin und Skopolamin, die (wie bei der Tollkirsche) auf das Zentralnervensystem wirken. Wegen dieser starken Giftigkeit wird die Pflanze in der Volksheilkunde nicht verwendet. In der pharmazeutischen Industrie verarbeitet man sie zu Arzneien gegen asthmatische Anfälle, Nervenstörungen, Krämpfe und Alterszittern. Die einzelnen Isolate, eventuell auch Bilsenöl sind Bestandteile von Einreibungsmitteln und Salben gegen rheumatische Schmerzen. Die Arzneien werden vom Arzt verordnet.

Blütezeit: Juni – September
Sammelzeit (Blätter): Juni – August
(Samen): September
SCHUTZWÜRDIG

ohanniskraut- oder Hartheugewächse
uttiferae (Hypericaceae)

Tüpfelhartheu

Hypericum perforatum L.

in Kraut, das an trockenen Hängen, auf Viesen und Weiden wächst und dessen eiche, gelbe Blütenstände mitten im ommer erblühen. Es bildet Büschel aufechter, verzweigter Stengel mit gegenändig ansitzenden Blättern, die im Geenlicht rote Tupfen zeigen. Die Frucht ist ine Kapsel. Tüpfelhartheu ist in Europa, sien und Afrika allgemein verbreitet. esammelt wird der oberirdische Sproß, as Kraut (Herba hyperici). Das geschieht ei sonnigem Wetter, wenn die Pflanze in oller Blüte steht. Das Kraut wird zu arben gebunden und im Schatten bei ugluft oder in einer Anlage bei Tempeaturen bis zu 35 °C getrocknet. Die roge enthält Gerbstoffe, das Flavonoid Iyperizin, Glykoside und andere Subanzen. Tüpfelhartheu ist ein mildes, seatives Mittel und ein bewährtes Cholagoum (galletreibend). Wegen seiner konainflammationären Wirkung eignet es ch auch zur Heilung chronischer Entündungen von Magen, Leber, Galle und ieren und zur Behandlung gynäkologiher Erkrankungen. Tee wird aus 1 Teeöffel Droge je $\frac{1}{4}$ Liter Wasser als Absud der Aufguß zubereitet und tagsüber etrunken. Hartheuöl gewinnt man durch ie Mazeration des blühenden Krauts in)liven- oder Sonnenblumenöl. Man läßt ie Flasche 14 Tage im Sonnenschein tehen und schüttelt sie von Zeit zu Zeit urch. Dieses Öl heilt Brandwunden, onnenverbrannte Haut und Hämorhoiden.

)ie übermäßige Anwendung der Droge ann bei empfindlichen Personen Hautalergien hervorrufen, die sich durch die inwirkung von Sonnenlicht verschlimnern (Photosensibilität). Die Federzeichungen unten zeigen die Stengel von *I. perforatum* (links) und *H. tetrapterum.*

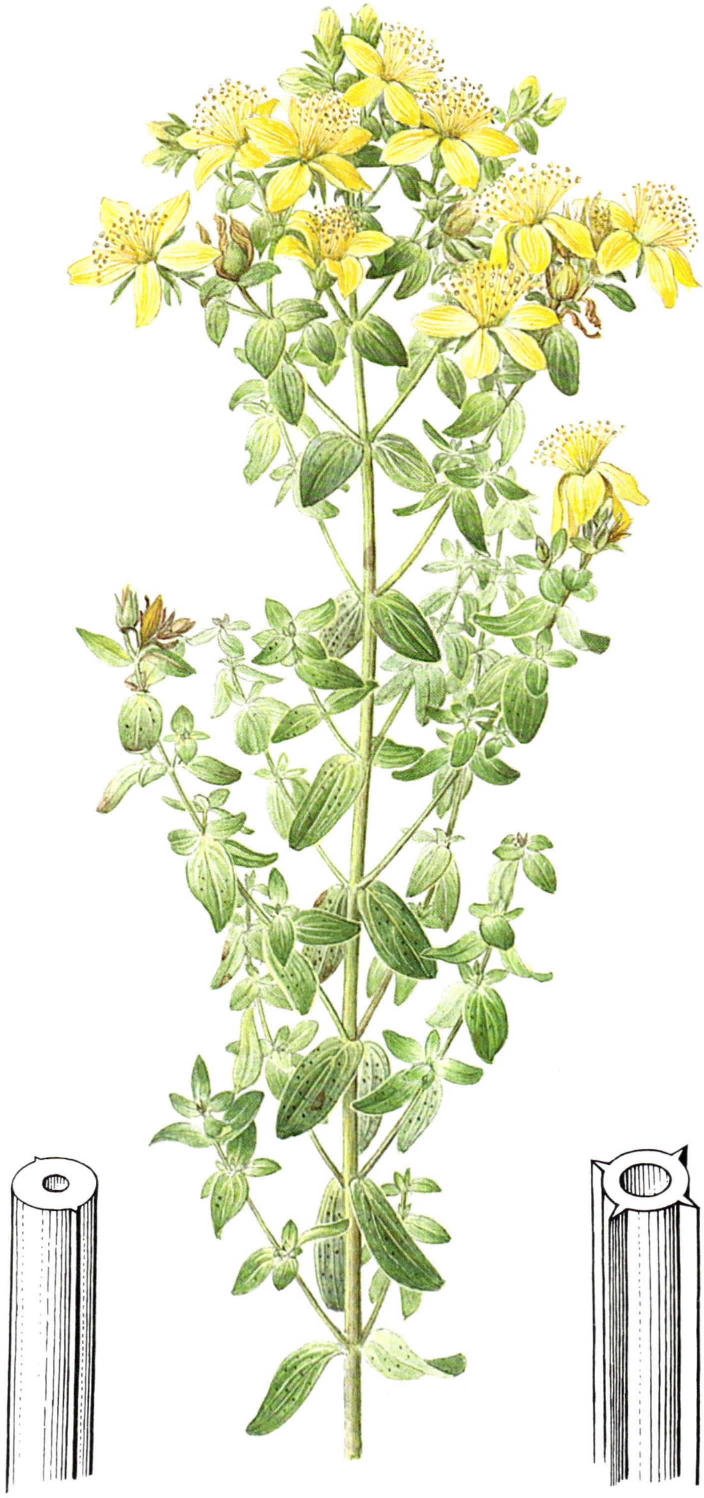

lütezeit: Juli–August
ammelzeit (Kraut): Juli–August

Ysop

Hyssopus officinalis L.

Lippenblütle
Labiatae (Lamiacea

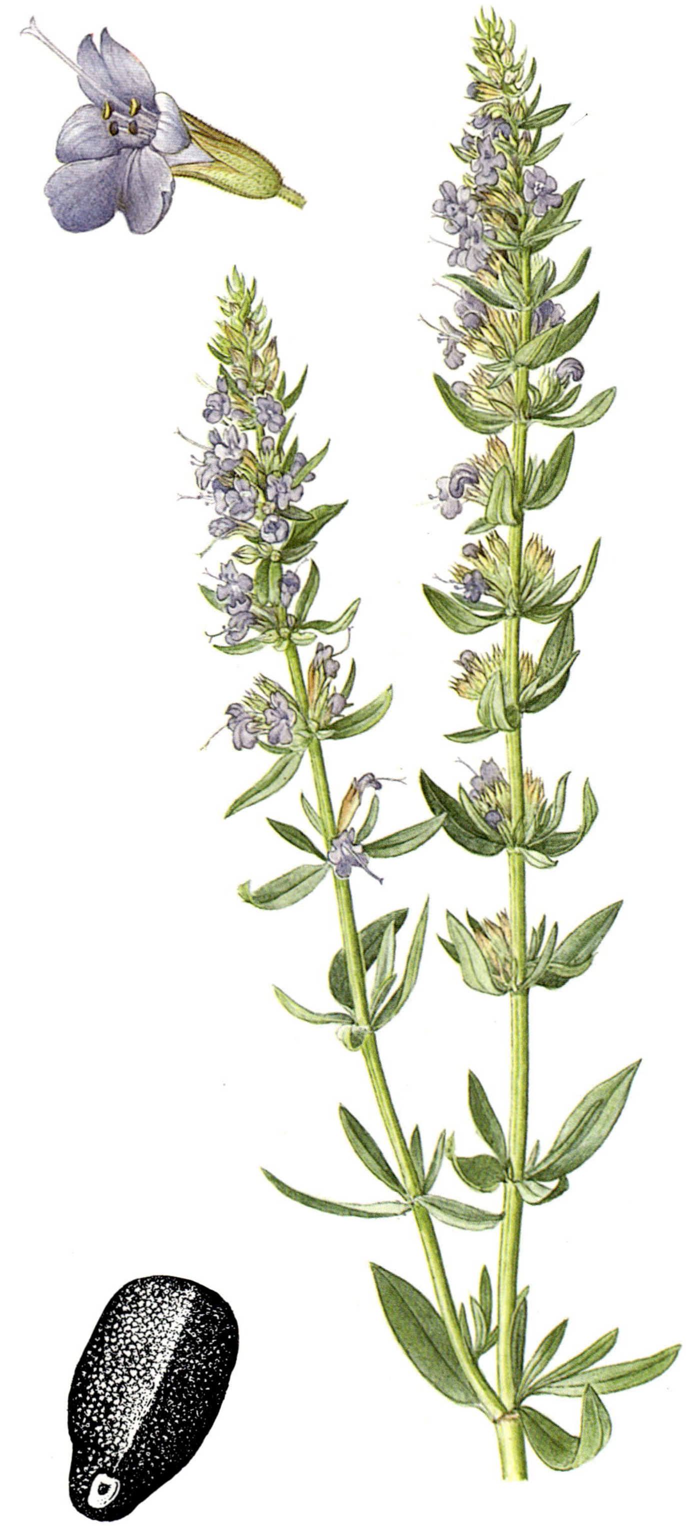

Ein Halbstrauch mit verholzten unteren Teilen und krautigen, bis 50 cm langen Stengeln. Die Blätter sind gegenständig und lanzettlich, der Stengel ist kantig. In den Achseln der oberen Blätter wachsen unpaarige Quirle blauer Blüten. Die Früch te sind Hartfrüchte (unten). Ysop ist ursprünglich im Mittelmeergebiet beheima tet, wurde früher in Gärten gezüchtet un zur Heilung von Magen- und Brustkrank heiten verwendet worden. Heute wird di Droge durch plantagenmäßigen Anbau der Pflanze auf Feldkulturen gewonnen. Gesammelt wird das Kraut (Herba hyssc pi). Man schneidet zu Beginn der Blütezeit (Anfang Mai) die oberen, jungen Pflanzenteile. Der Strauch schlägt schnel wieder aus, und die Ernte kann zwei- bis dreimal jährlich wiederholt werden. Das Sammelgut läßt man an einem trockenen schattigen Standort oder in einer Anlage bei Temperaturen bis zu 35 °C dörren. Die Droge wird trocken und in geschlossenen Behältern gelagert. Sie enthält ätherisches Öl, das Flavonglykosid Hesperidin, Gerbstoffe sowie andere Substanzen und heilt vor allem Leiden des Atemapparats, z. B. Krankheiten der oberen Atemwege, Husten, Keuchhusten, Asthma und Entzündungen der Bronchien. Aus 2 Teelöffeln Droge und $\frac{1}{4}$ Liter Wasser bereitet man einen Aufguß und nimmt davon stündlich einen Löffel voll ein. Der Aufguß wird auch be Entzündungen der Harnwege, Nieren un Galle getrunken. Ähnlich wie der Salbei wirkt er gegen Schweißbildung. Ysop sollte bei Zuständen nervöser Reizbarke nicht angewendet werden. Höhere Dosen, vor allem von Ysopöl, rufen Krämpf hervor.

Blütezeit: Juni–September
Sammelzeit (Kraut): Juni–September

Korbblütler
Compositae (Asteraceae)

Echter Alant

Inula helenium L.

Ein ausdauerndes Kraut mit einer mächtigen, verzweigten Wurzel, aus der ein oder mehrere verzweigte Stengel hervorwachsen und an deren Spitze sich gelbe Korbblüten bilden. Die grundständigen Blätter sind oval und gestielt, die Stengelblätter sind lanzettlich und sitzen an. Die Früchte sind behaarte Achänen. Der Alant stammt aus Asien und wird als Zier- und Heilpflanze auf der ganzen Erde gezüchtet. Gegenwärtig wird der gesamte Drogenbedarf durch den Anbau in Feldkulturen gesichert.
Für Heilzwecke sammelt man die Wurzel (Radix helenii). Sie wird nach zwei- bis dreijähriger Zucht der Pflanze im Herbst ausgegraben, von Erde und Grünteilen gesäubert, halbiert und bei Temperaturen bis zu 35 °C getrocknet. Die Droge duftet aromatisch und schmeckt bitter. Sie enthält bis zu 50% Inulin, ätherische Öle und Bitterstoffe. Der Bitterstoff Helenin wirkt gegen Darmparasiten und wurde früher in der Kindermedizin oft gegen Maden- und Spulwürmer verwendet. Der Aufguß aus 1–2 Teelöffeln Droge auf $\frac{1}{2}$ Liter Wasser wurde als Mittel zum Abhusten, als Cholagogum (galletreibend) und gegen Darmparasiten getrunken. Aus der Wurzel gewinnt man Inulin, das bei der Behandlung der Zuckerkrankheit eine große Rolle spielt. Das aus frischen Wurzeln hergestellte ätherische Öl wird zur Vertilgung von Insekten und Darmparasiten eingesetzt. Äußerlich verwendet man die Droge zur Zubereitung von Gurgelmitteln und Bädern für schwer heilende Wunden, Hautausschläge und Flechten. Der Echte Alant ist auch eine ausgezeichnete Honigpflanze.

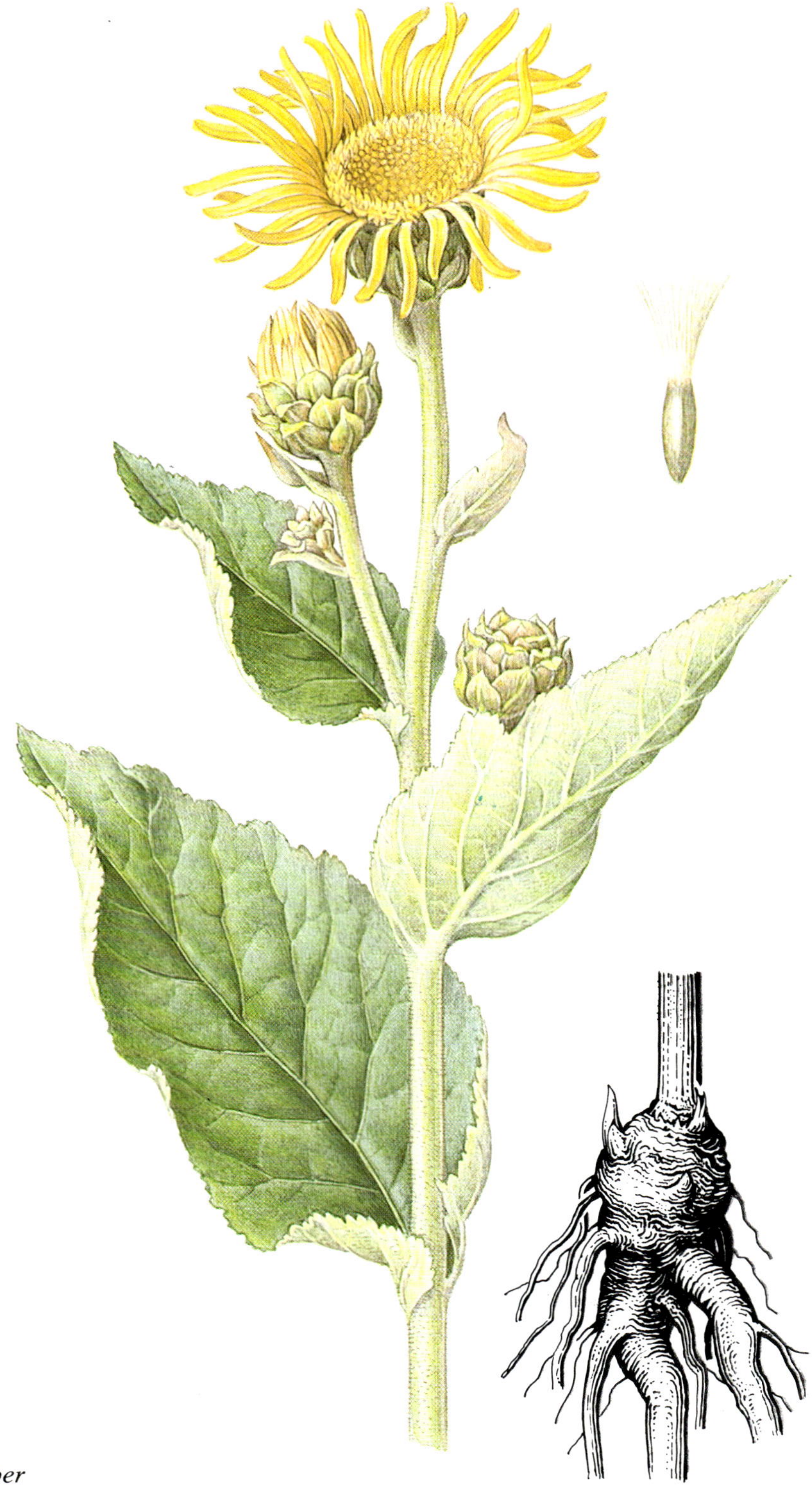

Blütezeit: Juli–August
Sammelzeit (Wurzeln): September–November

Deutsche Schwertlilie

Schwertliliengewächse
Iridaceae

Iris germanica L.

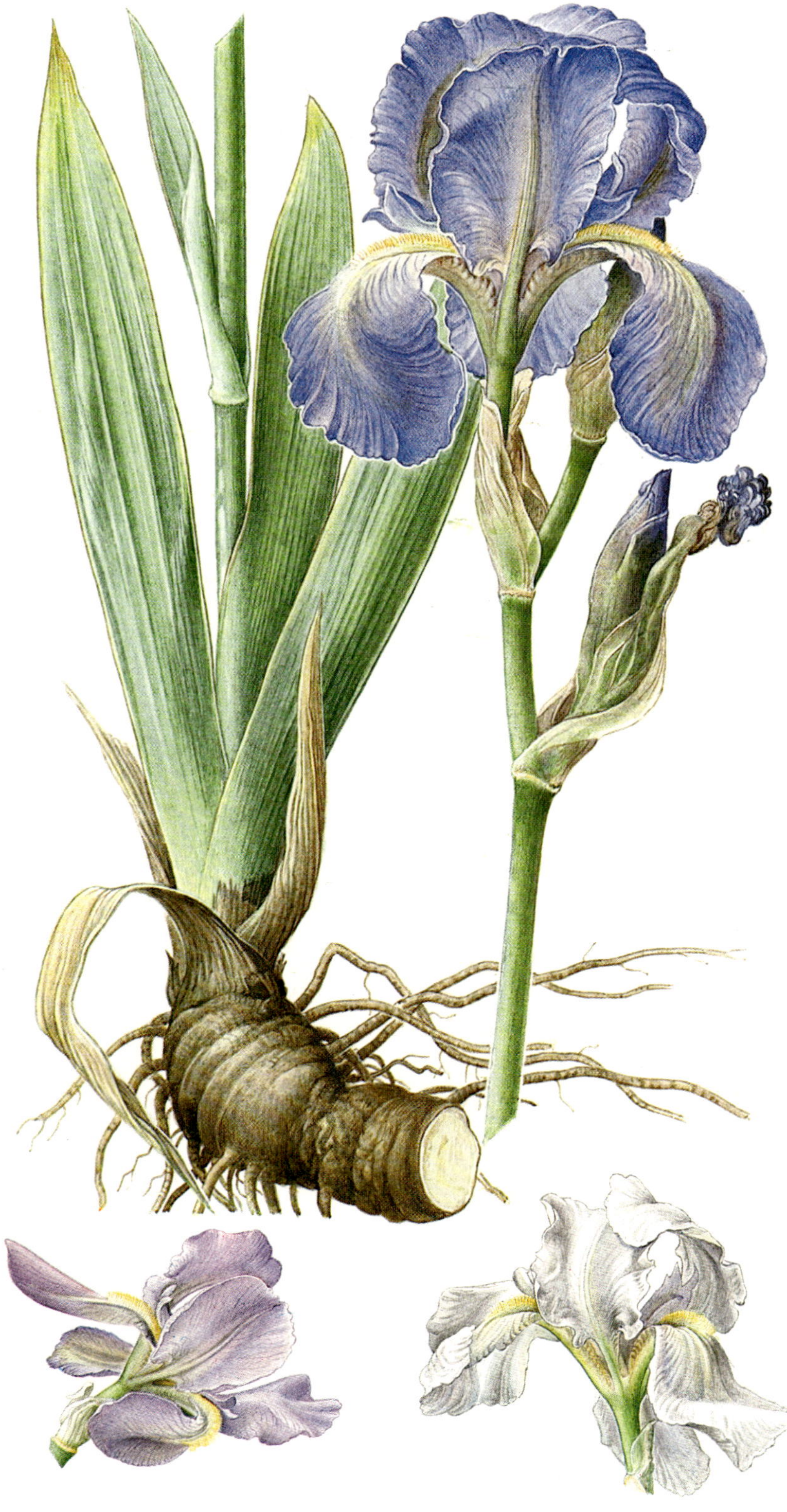

Ein ausdauerndes Kraut mit einem verdickten unterirdischen Wurzelstock, aus dem schwertförmige Blätter und ein hoher, sich verzweigender Stengel hervorwachsen. An der Spitze des Stengels befinden sich große violette (oder auch weiße) Blüten. Die Früchte sind Kapseln. Diese Schwertlilie stammt aus dem Mittelmeergebiet. Sie wird in Gärten und Parks als Zierpflanze gezüchtet und schon von alters her als Heilmittel zur Unterstützung der Ausscheidung von Galle und Harn und als Brechmittel verwendet. Gesammelt werden die Wurzelstöcke (Rhizoma iridis) von drei- bis vierjährigen Pflanzen. Sie werden gewaschen, von Grünteilen befreit, geschält und dann, in dünnen Schichten auf Hürden oder auf Schnüren aufgezogen, bei Temperaturen bis zu 35 °C getrocknet. Während des Trocknens nimmt die Droge Veilchengeruch an, was auf das Keton Iron („Veilchenwurzel") zurückgeht, sie ist brüchig und gelblich gefärbt und enthält weiterhin ätherisches Öl, Stärke, Schleim- und Gerbstoffe. Die Droge wird bei Gallenleiden und zur Heilung von Entzündungen der oberen Atemwege verwendet. Man bereitet aus $\frac{1}{2}$ Teelöffel Droge je Tasse Wasser einen Aufguß, wobei die Tagesdosis 1 Teelöffel beträgt. Meistens kommt die Droge zur Verbesserung von Aussehen und Geruch bei der Herstellung von Heilmitteln zur Anwendung.
Durch Destillation gewinnt man aus den Wurzelstöcken ätherisches Öl, das in der Kosmetik und Nährmittelindustrie Verwendung findet. Den gleichen Wert für die Heilpraxis haben die Blasse Schwertlilie (*I. pallida* rechts unten) und die Florentinische Schwertlilie (*I. florentina* links unten). Alle drei Arten sind als Heilpflanzen offiziel anerkannt (im Arzneibuch enthalten).

Blütezeit: Juni
Sammelzeit (Wurzelstöcke): Oktober März

Walnußgewächse
uglandaceae

Walnußbaum

Juglans regia L.

Ein Baum, dessen Äste eine braune Rinde haben, die sich in graue Borke verwandelt. Die Blätter sind unpaarig gefiedert und aromatisch. Die Staubblüten sind zu Kätzchen zusammengefaßt, die Narbenblüten bilden endständige Knospen. Der Nußbaum blüht im Frühling, noch bevor die Blätter ausschlagen. Er trägt eine Steinfrucht, die Nuß. Der Walnußbaum stammt aus Südosteuropa und Westasien. Er wird in Gärten und Alleen als Obst- und Zierbaum gepflanzt.

Für Heilzwecke werden die Fruchthüllen (Pericarpium juglandis nucis) der reifen Nüsse gesammelt. Sie werden in dünnen Schichten in der Sonne oder künstlich getrocknet und dabei oft gewendet, bis sie dunkelbraun sind. Man pflückt auch einzelne junge Blätter (Folium juglandis), die dann auf Hürden ausgebreitet schnell getrocknet werden. Die Droge enthält den Gerbstoff Juglanin, Gallengerbstoffe, ätherische Öle und das Glykosid Hydrojuglon. Sie wird in der modernen Therapie bei Magen- und Darmbeschwerden verwendet (Dosierung: 3 Teelöffel Droge auf 2 Tassen Wasser täglich). Die Droge beruhigt auch die Nerven und löst Krämpfe. Sie wird auch gegen Blutungen eingesetzt. Äußerlich wird die Nußdroge in der Dermatologie zur Behandlung von Erfrierungen und als Gurgelmittel verwendet.

Die Nußkerne enthalten viel Fett und sind in der Lebensmittelzubereitung und im Feinbäckereigewerbe sehr gefragt. Das Holz des Nußbaums wird gern in der Möbelproduktion verarbeitet.

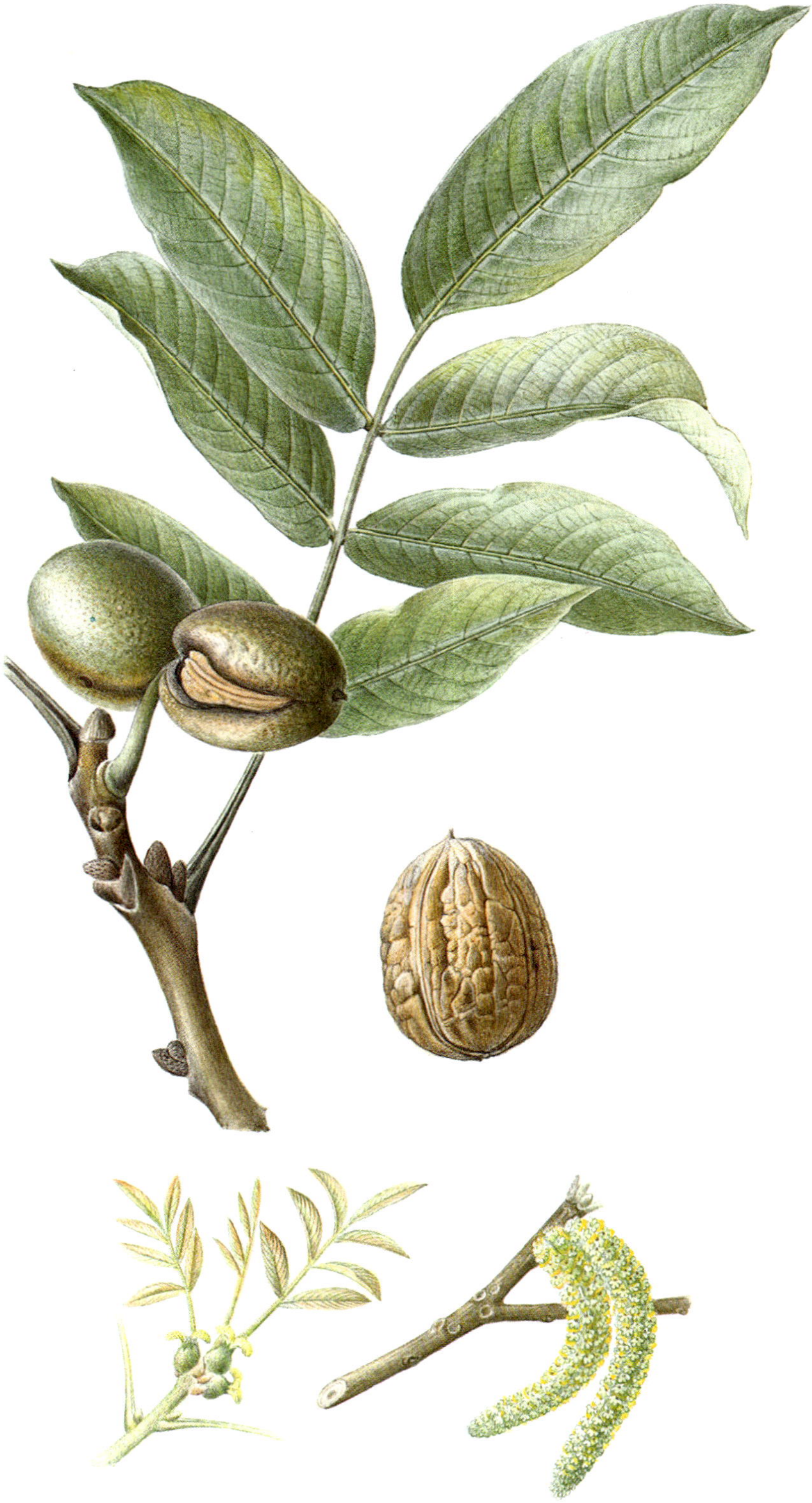

Blütezeit: Mai
Sammelzeit (Fruchthüllen):
August–September
(Blätter): Juni–Juli

Gemeiner Wacholder

Juniperus communis L.

Zypressengewächse
Cupressaceae

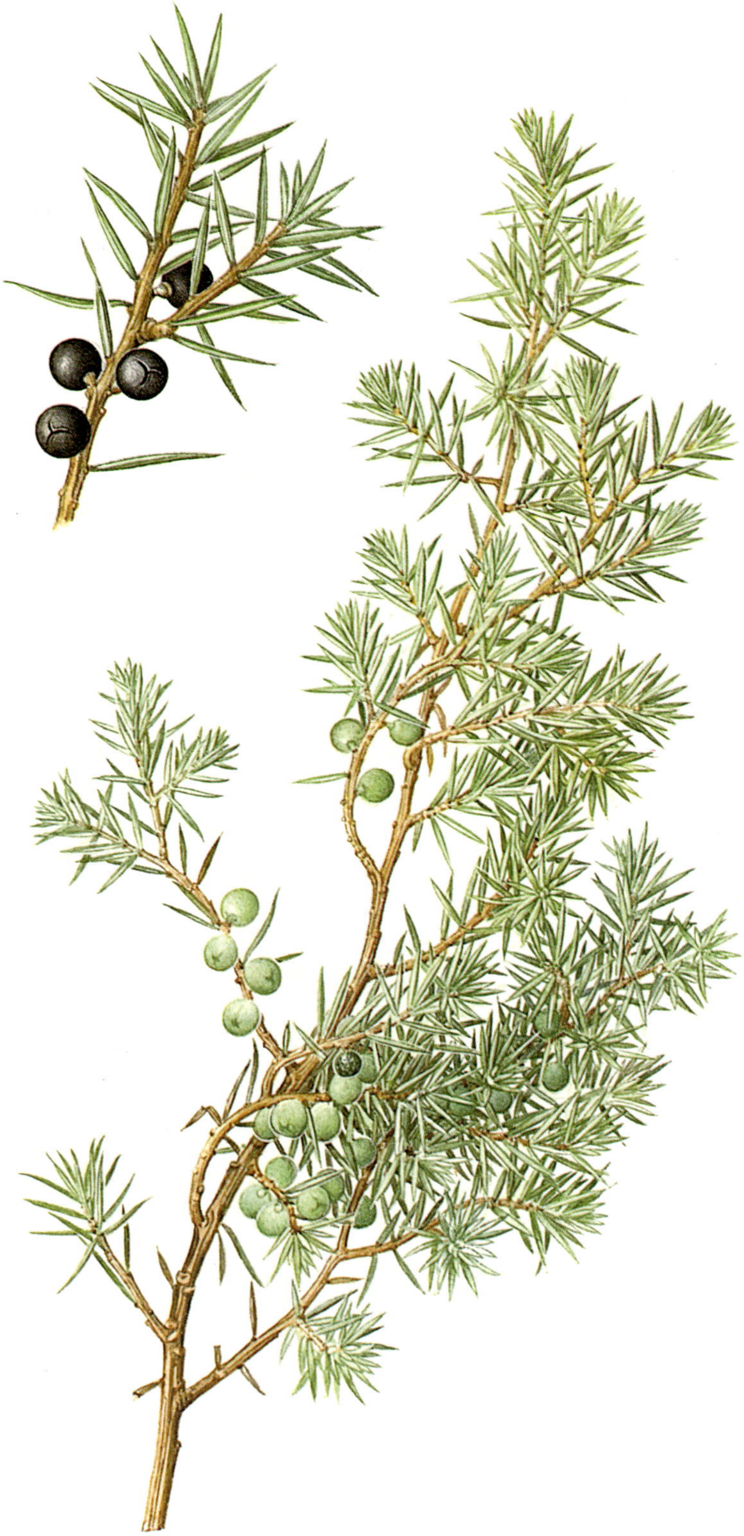

Ein immergrüner Nadelbaum oder Strauch mit elastischen braunen Ästen. Diese sind dicht mit Nadeln, die dreizählige Büschel bilden, bewachsen. Die Pflanze ist zweihäusig. Ihre Staubblüten sind zu kurzen Kätzchen zusammengefaßt, die Stempelblüten bilden grünliche Knospen. Die Früchte sind zäpfchenartige Beeren, die im zweiten Jahr heranreifen. Wacholder wächst an Waldrändern und auf den Weiden der gemäßigten Zone, er bevorzugt kalkige Unterlagen. In manchen Ländern ist der Wacholder geschützt.

Für Heilzwecke werden die Früchte (Fructus juniperi) und das Holz (Lignum juniperi) gesammelt. Die Früchte werden in Leintücher geschüttelt oder mit Handschuhen gepflückt. Sie werden lange im Schatten vor- und künstlich bei Temperaturen bis zu 35 °C nachgetrocknet. Der Wacholder enthält Harz, ätherisches Öl mit Pinen und Borneol, Inosit, Flavonglykosid und den Bitterstoff Juniperin. Die Droge wirkt stark harntreibend. Man bereitet aus 1 Teelöffel zerstoßener Früchte je Tasse einen Aufguß, der gleichzeitig auch desinfizierend wirkt. Wacholder wird auch urologischen, antirheumatischen und stoffwechselfördernden Teegemischen beigefügt. Den gleichen Zwecken dient auch das Holz. Seine Wirkung ist jedoch schwächer. Die Droge darf nicht von Menschen mit Nierenleiden und von schwangeren Frauen verwendet werden. Langzeitige Verwendung schädigt die Nieren. Bädern beigefügt hat der Wacholder antirheumatische und erfrischende Wirkung.

Mit Wacholderbeeren würzt man Liköre und Fleisch. In Gärten und Parks wird der Strauch als Ziergehölz gepflanzt.

Blütezeit: April–Mai
Sammelzeit (Früchte): September–November
(Holz): Februar–März

Schmetterlingsblütler
Leguminosae (Fabaceae)

Gemeiner Goldregen

† *Laburnum anagyroides* Medic.

Ein Strauch oder kleiner Baum mit graugrünen Zweigen und dreizähligen, langstieligen Blättern, die auf der Unterseite filzig behaart sind. Die gelben Blüten bilden lange, überhängende Trauben. Die Frucht besteht aus einer Hülse mit braunen Samen. **Die ganze Pflanze ist giftig,** ihr Ursprung liegt in Südeuropa; sie wächst in der Natur auf sonnigen Hängen und Felsen und bevorzugt kalkige Unterlagen. Der Goldregen wird in Gärten und Parks als Ziergehölz gepflanzt. Wegen des Giftgehalts der ganzen Pflanze, vor allem der Samen, wird empfohlen, den Goldregen nicht in der Nähe von Schulen und Kinderspielplätzen zu pflanzen.
Für Heilzwecke werden die Samen gesammelt (Semen laburni). Wenn die Hülsen voll ausreifen – sie sind dann bräunlich und samtig filzig – werden sie gepflückt, auf Hürden getrocknet und schließlich geöffnet. Die Samen sind schlüpfrig und schmecken bitter. Sie enthalten das Alkaloid Zytisin, Eiweiße, Gerbstoffe, Glykoside und Cholin. Die Droge wird selten, sehr vorsichtig und ausschließlich unter ärztlicher Aufsicht verwendet. Sie beruhigt das Nervensystem und hilft so bei Überreizbarkeit, Migräne, Kopfschmerzen und Melancholie. Sie wirkt auch günstig bei Leberleiden und wird bei Arsenikvergiftungen als Gegengift eingesetzt. In der Heilpraxis werden meistens die Galenika mit dem isolierten Alkaloid Zytisin verwendet, wie zum Beispiel zur Erhöhung des Blutdrucks. In der Volksheilkunde werden auch die Blätter gesammelt und daraus Tees mit nervenberuhigender Wirkung zubereitet.

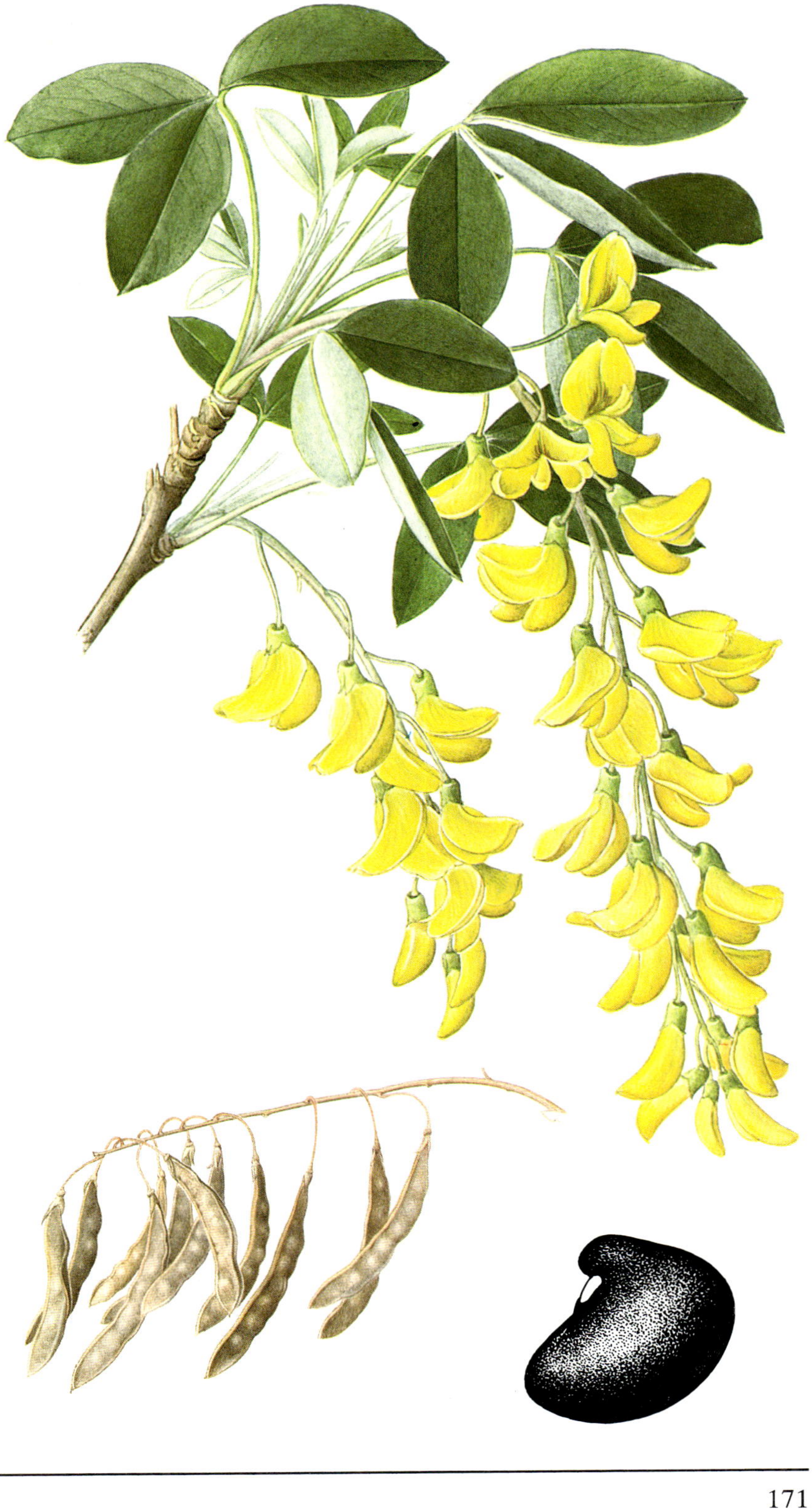

Blütezeit: Mai – Juni
Sammelzeit (Samen): September – Oktober

Giftlattich

† *Lactuca virosa* L.

Korbblütler
Compositae (Asteraceae)

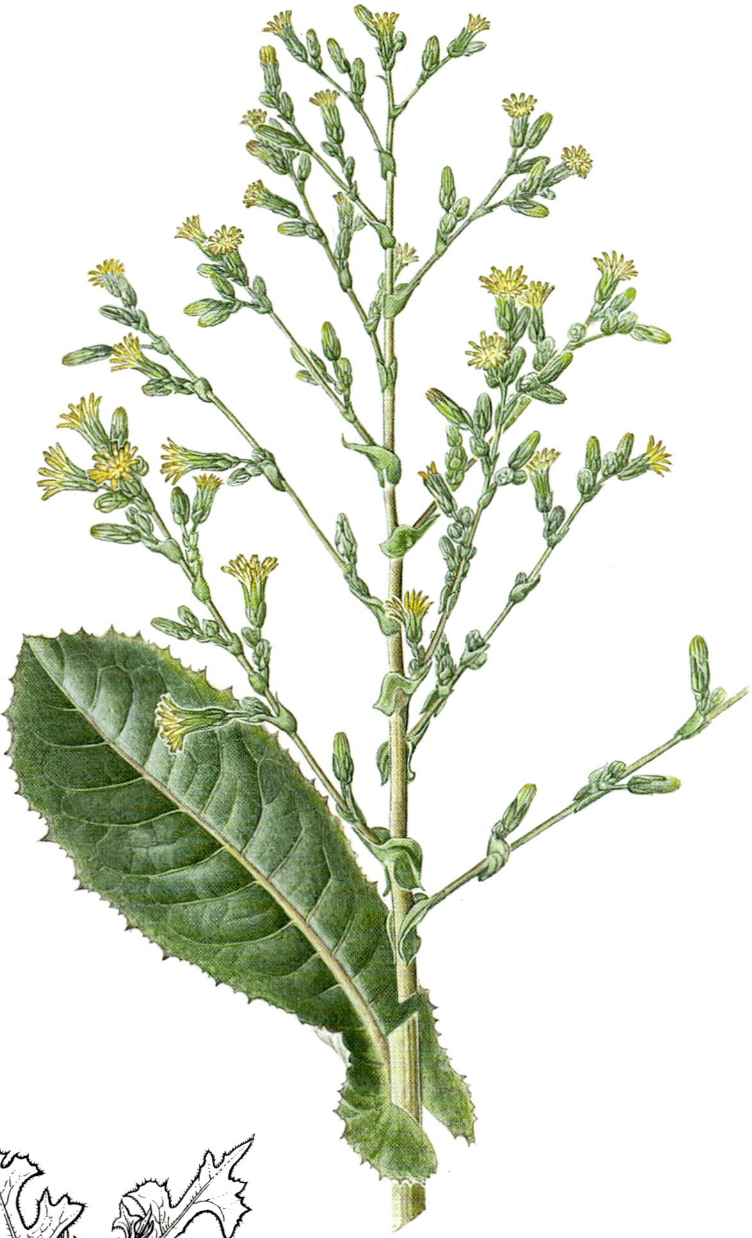

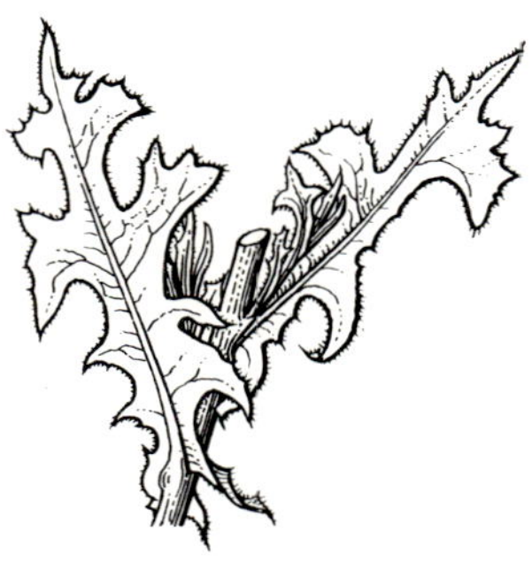

Ein einjähriges, manchmal zweijähriges Kraut mit einem aufrechten Stengel, der sich zur Spitze hin verzweigt und mit ansitzenden Blättern bewachsen ist. Die Blätter der grundständigen Rosette sind gestielt und oval gezähnt. Der Stengel bildet mit den gelben Blütenkörben eine verzweigte Rispe. Die Frucht ist eine behaarte Achäne. Die ganze Pflanze ist mit Milchgefäßen durchsetzt, die **giftige, weiße Milch** enthalten. Die Milch gerinnt an der Luft, klebt und verändert die Farbe. Giftlattich hat seinen Ursprung in Südeuropa, wurde vom Mittelalter an als Heilpflanze mit narkotisierender Wirkung in den Gärten gezüchtet.
Für Heilzwecke werden die oberirdischen Sprosse, das Kraut, gesammelt (Herba lactucae virosae) und im Schatten getrocknet. Die Droge riecht widerlich und schmeckt bitter. Meistens wird nur der eingetrocknete Pflanzensaft, die Lattichmilch (Lactucarium), gesammelt. Hierbei werden die Spitzen der Pflanzen abgeschnitten und der eingetrocknete Ausfluß in einem Becher aufgenommen. Nach dem Sammeln werden die Pflanzen erneut beschnitten. Die Ernte kann sich so während einer Saison mehrmals wiederholen. Das trockene Material wird dann in der pharmazeutischen Industrie weiterverarbeitet. Es enthält Bitterstoffe, Alkaloide, Kautschuk, Eiweiße und organische Säuren. Die Bitterstoffe wirken auf das Nervensystem beruhigend. Die mit dem Giftlattich hergestellten Medikamente werden gegen die Hustenanfälle bei Keuchhusten eingesetzt. Wegen des Giftgehalts der Droge und der entsprechenden Heilmittel ist ihre Anwendung von ärztlicher Vorschrift abhängig.
Die Detailzeichnung veranschaulicht die Stellung der Blätter von *L. serriola.*

Blütezeit: Juli–August
Sammelzeit (Kraut): Juli–August
(Saft): Juli–August

Lippenblütler
Labiatae (Lamiaceae)

Weiße Taubnessel

Lamium album L.

Ein ausdauerndes Kraut mit einem hervortretend kantigen Stengel, der gegenständig mit herzförmigen Blättern bewachsen ist. In den Blattachseln des oberen Stengelteils wachsen ungeradzahlige Quirle weißer Blüten, aus denen sich Hartfrüchte bilden. Die ganze Pflanze ist mit feinen Borsten versehen. Sie ist in ganz Europa verbreitet, wächst als Unkraut in Gärten, im Buschwerk und auf unbestellten Feldern.
Zu Heilzwecken wird die Blüte (Flos lamii albi) gesammelt. Sie wird bei schönem, trockenem Wetter manuell abgepflückt und in dünnen Schichten schnell im Schatten oder in der Trockenanlage bei Temperaturen bis zu 40 °C getrocknet. Die Droge riecht honigartig und schmeckt bitter. Sie wird in verschlossenen Behältern und im Dunkeln aufbewahrt, enthält Schleim- und Gerbstoffe, Saponin, Glykoside und Mineralstoffe und wirkt als leicht zusammenziehendes Mittel mit entzündungshemmender und harnfördernder Wirkung. Sie erleichtert das Husten, kommt bei der Behandlung von Frauenleiden zur Anwendung und unterstützt den Stoffwechsel im Körper. Den Aufguß bereitet man aus 2 bis 3 Teelöffeln der Droge und einer Tasse Wasser. Dieser Tee hilft auch bei Katarrhen der oberen Atemwege und bei Schlaflosigkeit. Stärkere Aufgüsse werden äußerlich als Bäder und für Umschläge bei Ausschlägen, Ekzemen, zur Heilung von Verbrennungen, Hämorrhoiden und Krampfadern verwendet. Sie werden auch zum Gurgeln benutzt.
Aus frischen Taubnesselblüten bereitet man Tee (mit Honig gesüßt) für Frühjahrskuren. Junge Taubnesselblätter können wie Spinat zubereitet gegessen werden.

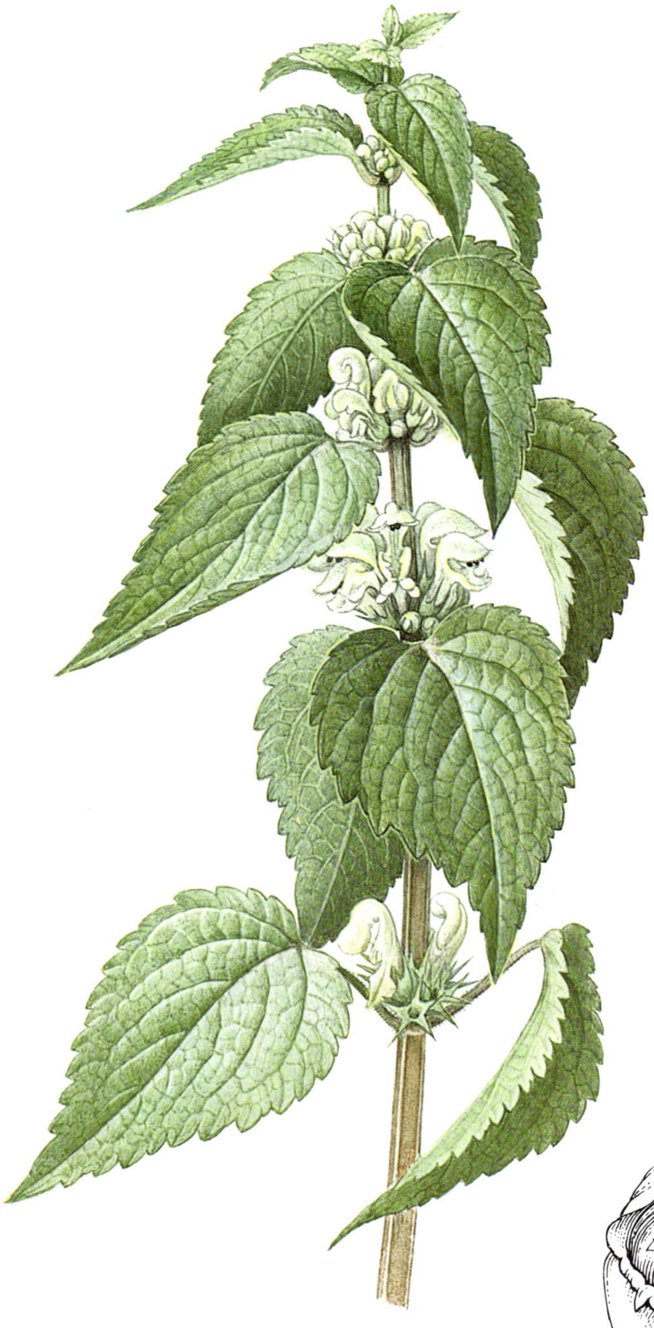

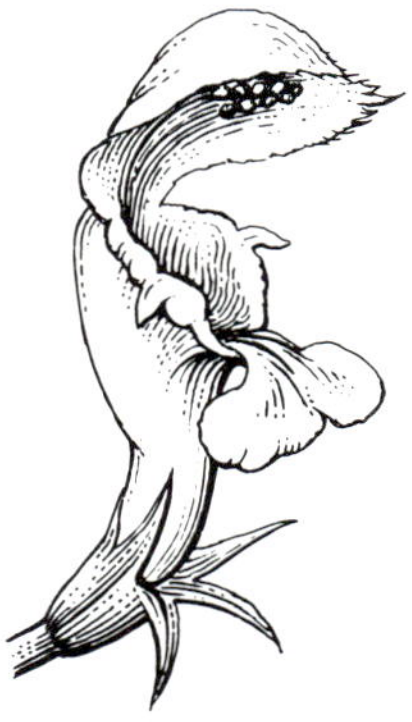

Blütezeit: April–September
Sammelzeit (Blüten): Mai–September

Lavendel

Lippenblütler
Labiatae (Lamiaceae)

Lavandula angustifolia Mill. (Syn.: *Lavandula spica* L.)

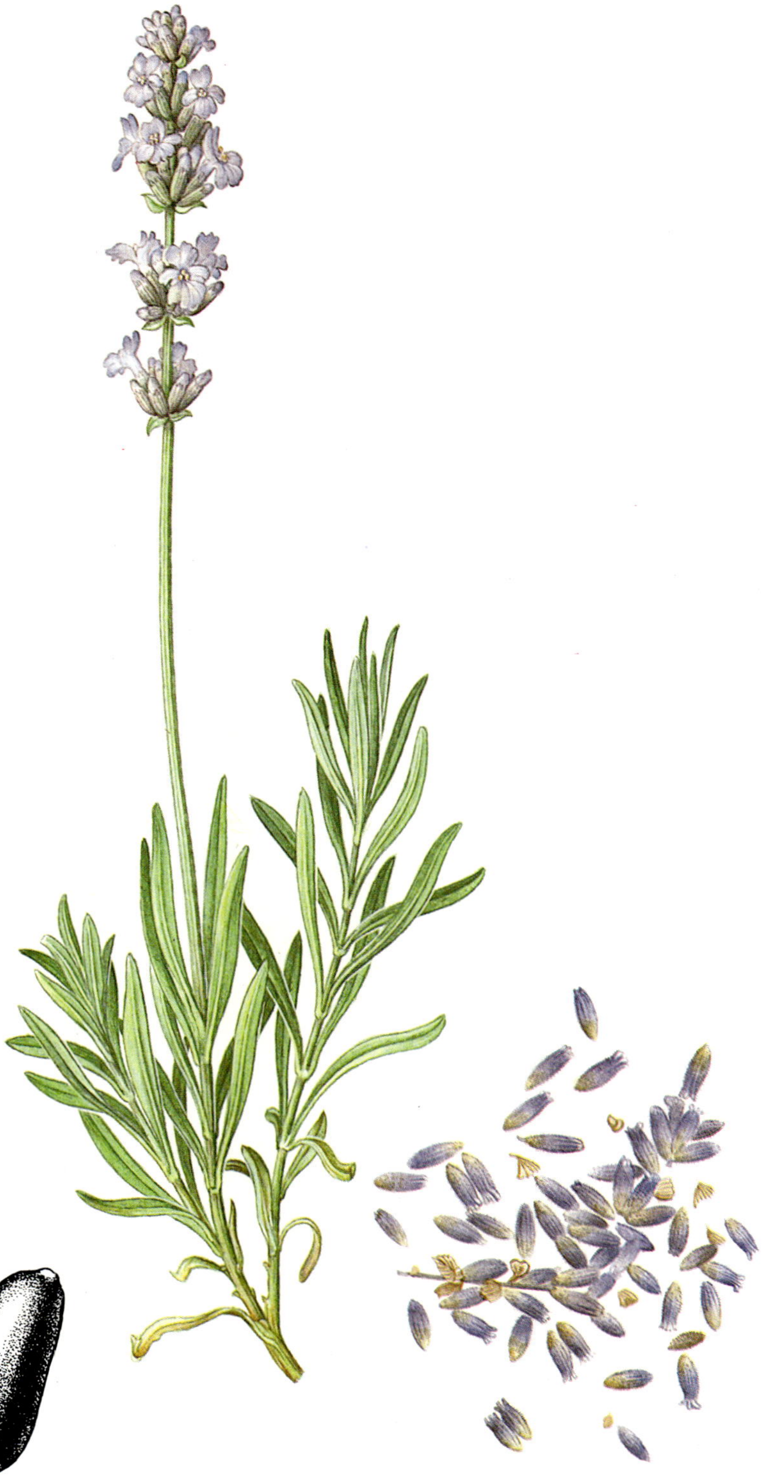

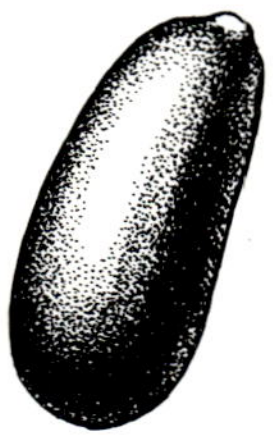

Ein Halbstrauch mit stark verzweigtem Stengel, dessen Krauttriebe dicht mit linealischen Blättern besetzt sind. Die Stengel schließen mit unpaarigen Ähren bläulicher Blüten ab. Die Früchte sind Hartfrüchte (links unten). Die ganze Pflanze duftet angenehm. Sie hat ihren Ursprung im westlichen Mittelmeergebiet und wird in Landgärten gepflanzt oder in Plantagen gezüchtet.
Für Heilzwecke erntet man das Kraut (Herba lavandulae) mit den Blüten (Flos lavandulae), die nach dem Trocknen abgetrennt und gesondert verwendet werden. Das Kraut wird bei trockenem und warmem Wetter gehauen und dann auf Hürden oder gebündelt im Schatten und an gut durchlüfteten Stellen bei Temperaturen bis zu 35 °C getrocknet. Die Droge duftet angenehm und schmeckt bitter. Sie enthält bis zu 3% duftendes ätherisches Öl (Oleum lavandulae) mit Linalylazetat, Geraniol, Borneol und 12% Gerbstoffe. Sie wird innerlich als mildes Sedativum, meistens jedoch äußerlich zu Bädern und Umschlägen verwendet und wirkt schwach hautreizend. Das ätherische Öl ist Bestandteil antirheumatischer Heilmittel. Den größten Bedarf an Lavendelöl hat die kosmetische Industrie. Lavendel ist ein guter Duft- Verbesserer und der Hauptbestandteil von Kölnisch Wasser (Aqua coloniensis, Eau de Cologne). Trockene Lavendelblätter werden zur Parfümierung von Wäsche und gleichzeitig gegen Motten verwendet. Lavendel ist auch eine ausgezeichnete Honigpflanze.

Blütezeit: Juli–August
Sammelzeit (Kraut): Juli–August
(Blüten): Juli–August

Lippenblütler
Labiatae (Lamiaceae)

Herzgespann

Leonurus cardiaca L. (Syn.: *Leonurus villosus* Desf. ex Spreng.)

Ein ausdauerndes Kraut mit einem großen, kantigen Stengel, der mit gegenständigen, ovalen und gezähnten Blättern bewachsen ist. In den Blattachseln der oberen Stengelabschnitte entspringen Büschel rosafarbener Blüten. Die Früchte sind Hartfrüchte. Diese Pflanze stammt ursprünglich aus Sibirien, sie wächst zahlreich auf Schuttplätzen, in Gräben und auf Brachland. Für pharmazeutische Zwecke wird sie seit einigen Jahren in Feld- und Gartenkulturen gezüchtet. Gesammelt wird der oberirdische Sproß, das Kraut, einschließlich der grundständigen Blätter (Herba leonuri cardiacae). Das geschieht von Hand, wenn die Pflanze voll erblüht ist. Das Material wird auf Hürden an einer schattigen, trockenen Stelle gedörrt. Bei der künstlichen Trocknung darf die Temperatur 35 °C nicht übersteigen. Die Ernte wird mehrmals jährlich wiederholt. Die Droge enthält vor allem den Bitterstoff Leonurin, Gerbstoffe, ätherisches Öl und Alkaloide. Der Aufguß, der aus 1 Teelöffel je Tasse Wasser (2 Tassen täglich) zubereitet wird, hilft gegen nervöse Leiden wie Migräne, Hysterie, Epilepsie und Angstgefühle. Auch kommt die Droge bei Herznervosität, Störungen des Herzrhythmus und bei hohem Blutdruck zur Anwendung. Sie wirkt zusammenziehend gegen Durchfälle und verursacht die Kontraktion der glatten Gebärmuttermuskulatur. Die Droge hat die gleiche Wirkung wie Baldrian *(Valeriana)*.

Ähnlich wie die anderen Arten aus der Familie der Lippenblütler gehört auch diese Art zu den ausgezeichneten Honigträgern.

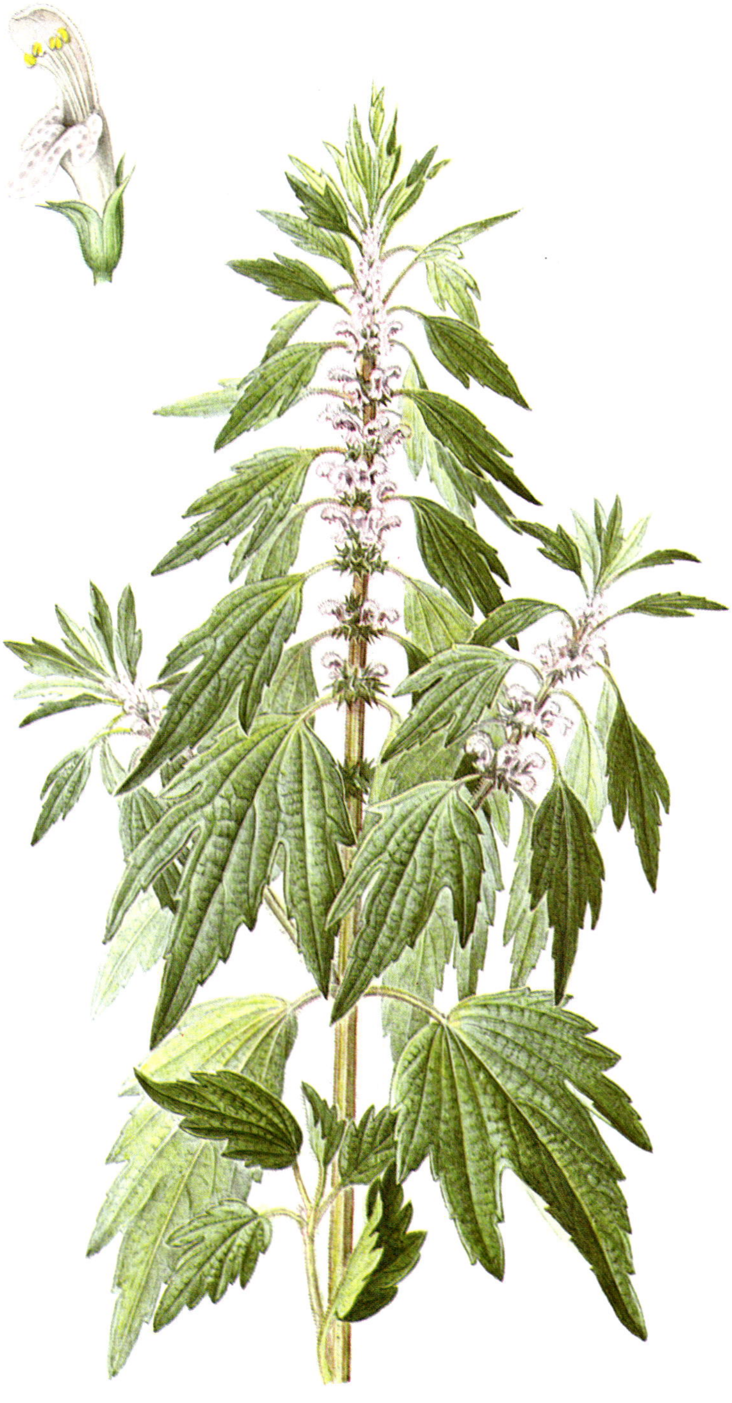

Blütezeit: Juni – Oktober
Sammelzeit (Kraut): Juni – September
SCHUTZWÜRDIG

Liebstöckel

Doldengewächs
Umbelliferae (Apiaceae)

Levisticum officinale W. D. J. Koch

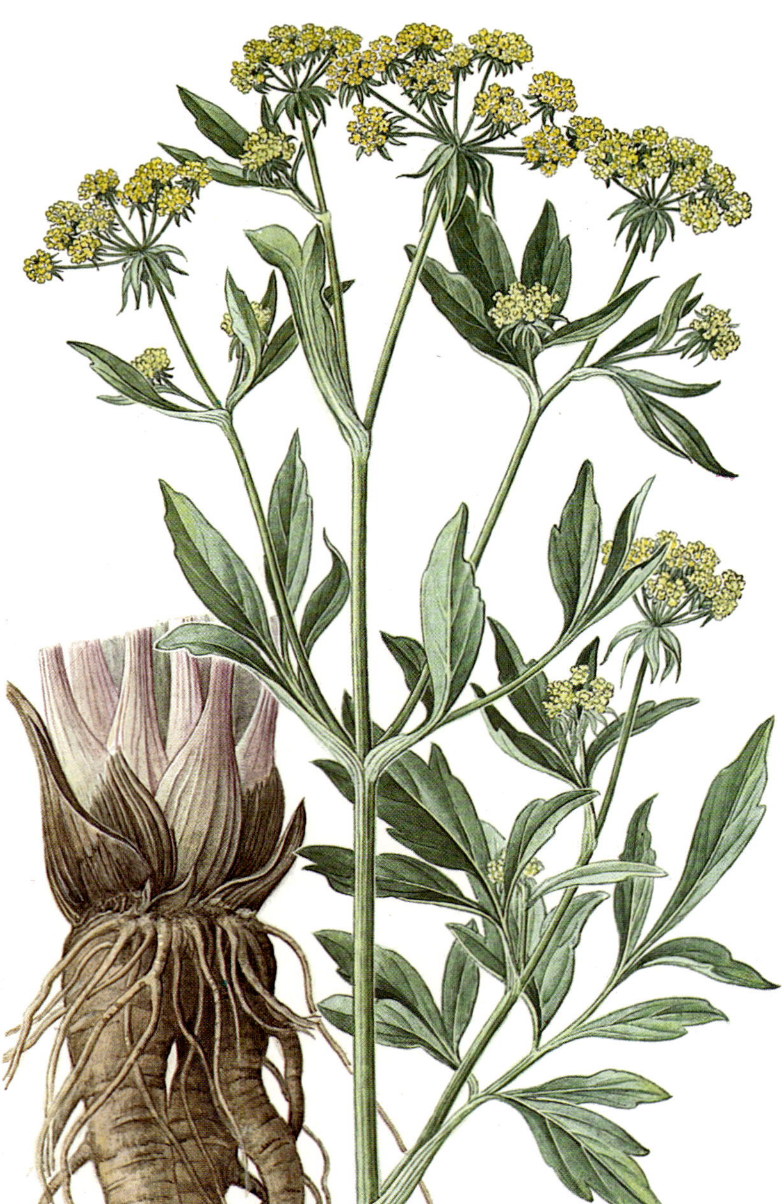

Ein ausdauerndes Kraut mit aromatisch duftender Wurzel, einem mächtigen, kantigen und verzweigten Stengel und gefiederten, grundständigen Blättern. Die Stengelblätter haben einen häutigen Stiel und sind weniger gegliedert. Die kleinen gelben Blüten bilden eine zusammengesetzte Dolde. Die Früchte sind Doppelachänen (siehe Detailbilder). Die ganze Pflanze duftet aromatisch. Sie stammt aus dem östlichen Mittelmeergebiet und wird in Gärten und auf Feldern gezüchtet. Gesammelt werden vor allem die Wurzeln (Radix levistici) von zweijährigen Pflanzen und manchmal auch der ganze oberirdische Sproß, das Kraut (Herba levistici). Die Pflanze darf nicht aufblühen. Wurzeln und Kraut werden schnell bei Temperaturen bis zu 35 °C getrocknet. Die Drogen duften würzig und müssen in geschlossenen Behältern aufbewahrt werden. Sie enthalten ätherische Öle, Furokumarin, Zucker, Ester organischer Säuren und eine Reihe anderer Stoffe. Sie wirken appetitanregend und unterstützen die Bildung von Magensäften und die Ausscheidung von Galle. Sie werden auch gegen Blähungen, bei Erkrankungen der Harnwege und der Blase, bei nervösen Erschöpfungszuständen, Nervenlabilität, Rheumatismus und Schweißbildung verwendet. Hierzu bereiten wir einen Aufguß von 1 bis 1,5 Teelöffeln der Droge je Tasse Wasser, den wir tagsüber trinken. Die Dämpfe des heißen Aufgusses können inhaliert werden.

Liebstöckelkraut ist ein ausgezeichnetes Gewürz und dient auch der Herstellung des Liebstöckelöls, das in der Nahrungsmittelindustrie Verwendung findet. Durch übermäßigen Genuß der Droge können bei allergischen Menschen Unwohlsein und Schwindelgefühle auftreten.

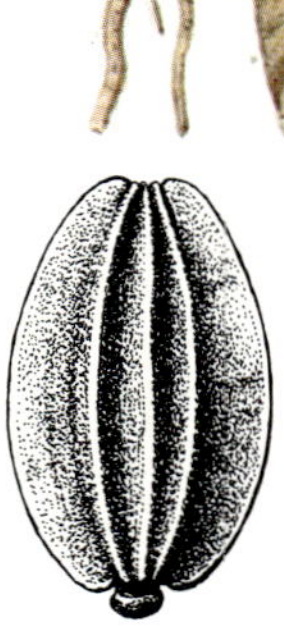

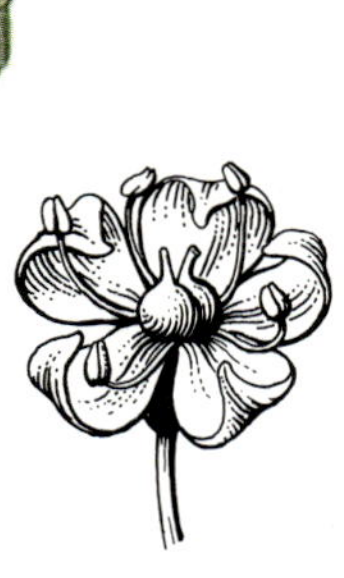

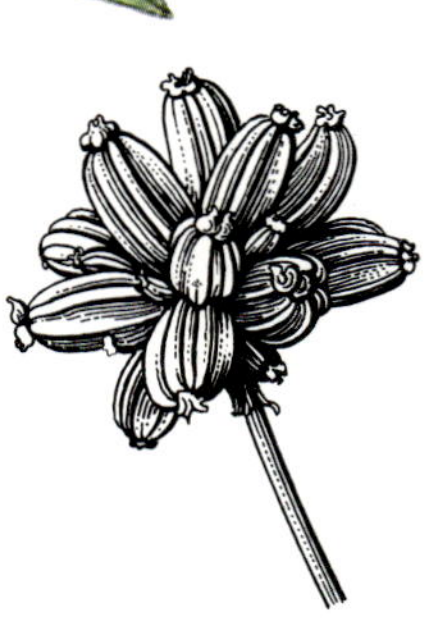

Blütezeit: Juli – August
Sammelzeit (Wurzeln): Oktober
(Kraut): Juli – August

Rachenblütler
Scrophulariaceae

Leinkraut, Frauenflachs

Linaria vulgaris Mill.

Ein ausdauerndes Kraut mit einem aufrechten Stengel, der mit wechselständigen, lanzettlichen Blättern bewachsen ist und mit einer Ähre gelber Blüten, die einen markanten Sporn aufweisen, abschließt. Die Frucht ist eine Kapsel. Das Leinkraut wächst an sonnigen und trockenen Standorten als Garten- und Feldunkraut. Seine Heileigenschaften waren schon im 15. Jahrhundert bekannt; damals diente es zur Behandlung von Leber, Bauchspeicheldrüse und Tuberkulose. Gesammelt wird das Kraut (Herba lineariae). Das geschieht bei beständigem Wetter und wenn die Pflanze voll erblüht ist. Das Material wird auf Hürden oder zu Garben gebunden an einem schattigen, luftigen Standort oder in Trocknungsanlagen bei Temperaturen bis zu 50 °C getrocknet. Die Droge enthält Flavonglykosid Linarin und Pektolinarin, Pektine, Phytosterin, Antirrhinsäure, Gerbsäure und Vitamin C. Das Leinkraut hat in der Heilpraxis einen weiten Anwendungsbereich. Seine schweiß- und harntreibende sowie abführende Wirkung ist nachgewiesen. Es wird als harntreibendes und mildes Abführmittel verwendet und wirkt bei Entzündungen der Nieren und Krankheiten der Leber und Bauchspeicheldrüse entzündungshemmend. Man bereitet aus 1 bis 2 Teelöffeln Droge und 2 bis 4 Tassen kochendem Wasser einen Aufguß, der 18 Minuten ziehen muß und tagsüber getrunken wird. Äußerlich verwendet man die Droge zu Waschungen eitriger Wunden, für Umschläge auf Hautausschläge, Unterschenkelgeschwüre und Hämorrhoiden.

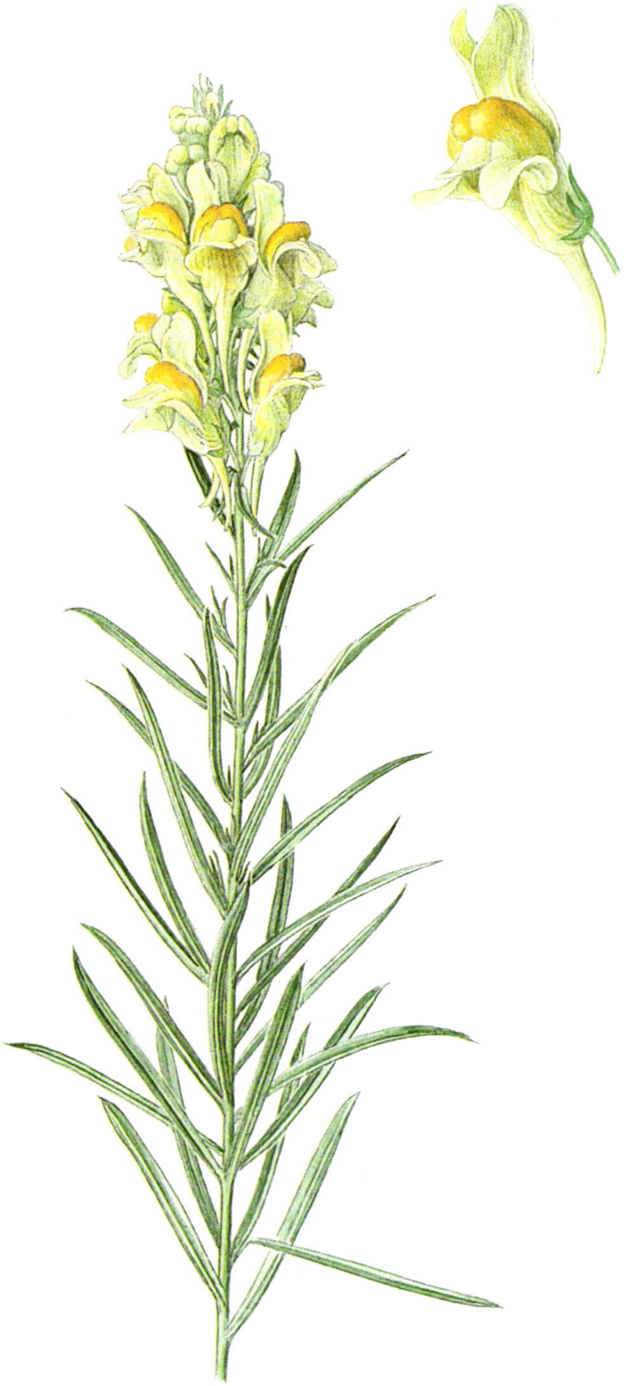

Blütezeit: Juni–September
Sammelzeit (Kraut): Juni–August

Lein, Flachs

Leingewächse
Linaceae

Linum usitatissimum L.

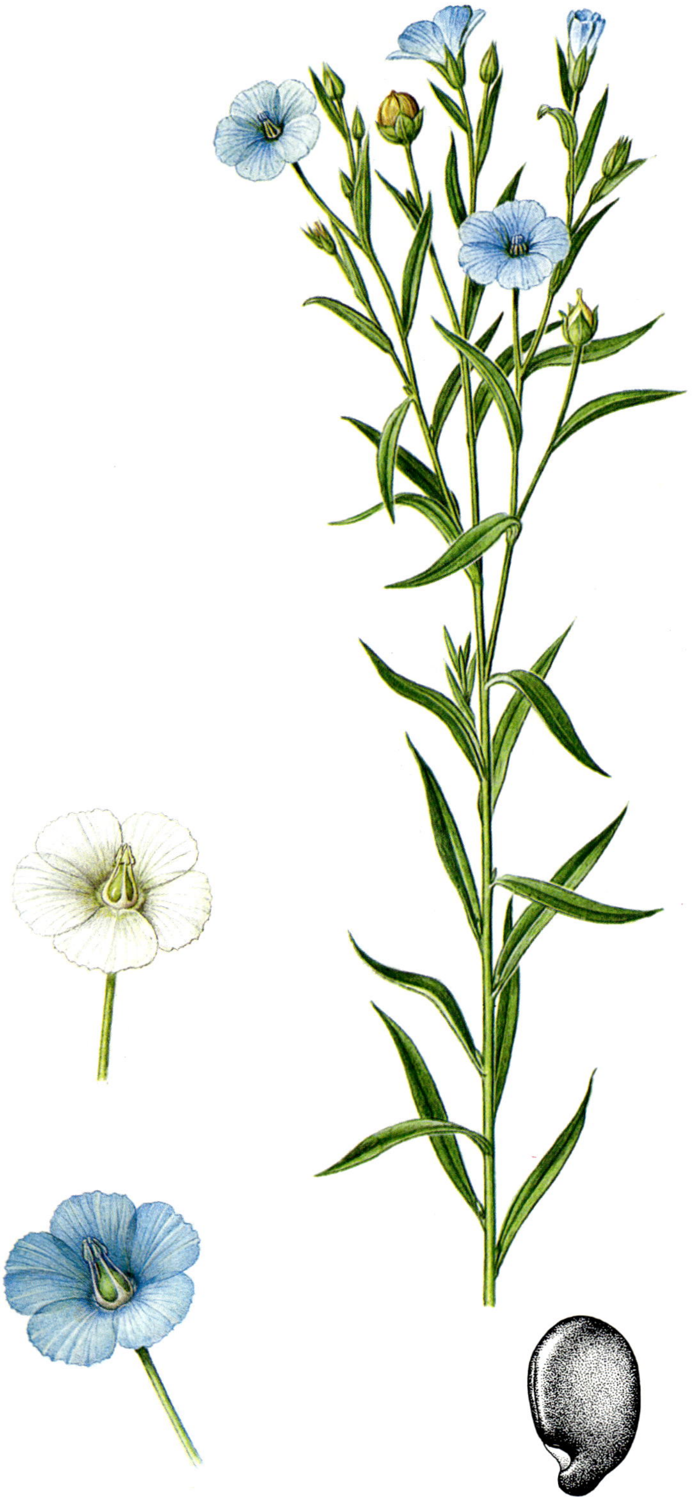

Ein einjähriges Kraut mit einem schlanken, hohen Stengel, der im oberen Abschnitt meistens verzweigt ist und an dem wechselständig linealische Blätter wachsen. An der Stengelspitze befinden sich blaue oder weiße Blüten. Die Frucht ist eine Kapsel mit braunen, glänzenden Samen (rechts unten). Der Lein ist eine alte Kulturpflanze, die in allen Teilen der Erde wegen der Fasern und des Öls gezüchtet wird.

Für die Pharmazie sind die Samen (Semen lini) von Bedeutung. Ihre Ernte erfolgt vollkommen mechanisiert. Die Samen werden gründlich gesäubert und getrocknet (höchste Temperatur beim Trocknen 40 °C); sie könnten sonst leicht verschimmeln. Leinsamen enthalten Öl, Schleimstoffe, Eiweiße, Glykoside, Enzyme und Wasser. Die ganzen oder zerstoßenen Leinsamen sind ein zuverlässiges Mittel gegen Verstopfungen. Ihre Schleimschichten quellen nach dem Einnehmen auf, sie vergrößern so ihren Umfang und führen eine schnelle Darmentleerung herbei. Das Leinöl wirkt dabei als Schmier- und Abführmittel. Es enthält die Glyzeride der Linolsäure, der Linolensäure, der Stearinsäure und der Ölsäure. In der Pharmazie wird Leinöl zu verschiedenen Salben verarbeitet, und zum Beispiel mit Kalkwasser gegen Verbrennungen oder mit Kaliseife und Spiritus gegen rheumatische Schmerzen benutzt. Die zerstoßenen Leinsamen werden mit Wasser zu Brei vermischt und äußerlich als warme Umschläge auf entzündete Wunden, Hautausschläge und Geschwüre gelegt. In der Veterinärmedizin heilt man mit Leinsamen die Verdauungsstörungen von Jungtieren. Leinöl dient zur Herstellung von Firnis, Lacken und Druckerschwärze; in reiner Form wird es als Lebensmittel verwendet.

Blütezeit: Juni – August
Ernte (Samen): August – September

Rauhblattgewächse
Boraginaceae

Echter Steinsame

Lithospermum officinale L.

Ein ausdauerndes Kraut mit kurzem Wurzelstock ohne Ausläufer und aufrechtem Stengel. Die lanzettlichen Blätter sitzen wechselständig an. Aus den Blattachseln im oberen Abschnitt des Stengels wachsen Wickel kleiner weißer Blüten hervor. Die Früchte sind weiße, glänzende Hartfrüchte (unten). Sie sind sehr hart und die gesamte Gattung ist nach ihnen benannt: „Lithospermum“ = Steinsame. Die ganze Pflanze ist rauh behaart. Sie ist in Europa und Asien verbreitet und wächst auf sonnigen Buschhängen und in lichten Wäldern, vor allem in wärmeren Gebieten und auf kalkigen Unterlagen. Sie wird manchmal in Gärten als Honig- und Heilpflanze gezüchtet.
Gesammelt werden die Früchte (Fructus Lithospermi). Das geschieht von Hand, wenn sie ausgereift sind und auf dem grünen Untergrund der Blätter weiß leuchten und weithin glänzen. Sie werden in Tücher geschüttelt (sie fallen leicht aus) oder mit dem ganzen oberen Teil der Pflanze geschnitten und nach dem Trocknen aus dem Kraut gepflückt. Die Droge enthält bis zu 50 % Mineralstoffe, wobei Kieselsäure und Kalksalze überwiegen. Sie unterstützt die Ausscheidung von Harn und wird als Aufguß, der aus der zerstoßenen Droge bereitet wird, gegen Krankheiten der Harnwege und gegen Blasensteine angewendet. Für die gleichen Zwecke können auch die Früchte des Ackersteinsamens *(L. arvense),* der häufig als Feldunkraut wächst, genutzt werden.
Die trockenen Blätter der Pflanze dienen als Ersatz für echten Tee. Der rote Farbstoff des Wurzelstocks wird zum Färben von Butter und Likören verwendet.

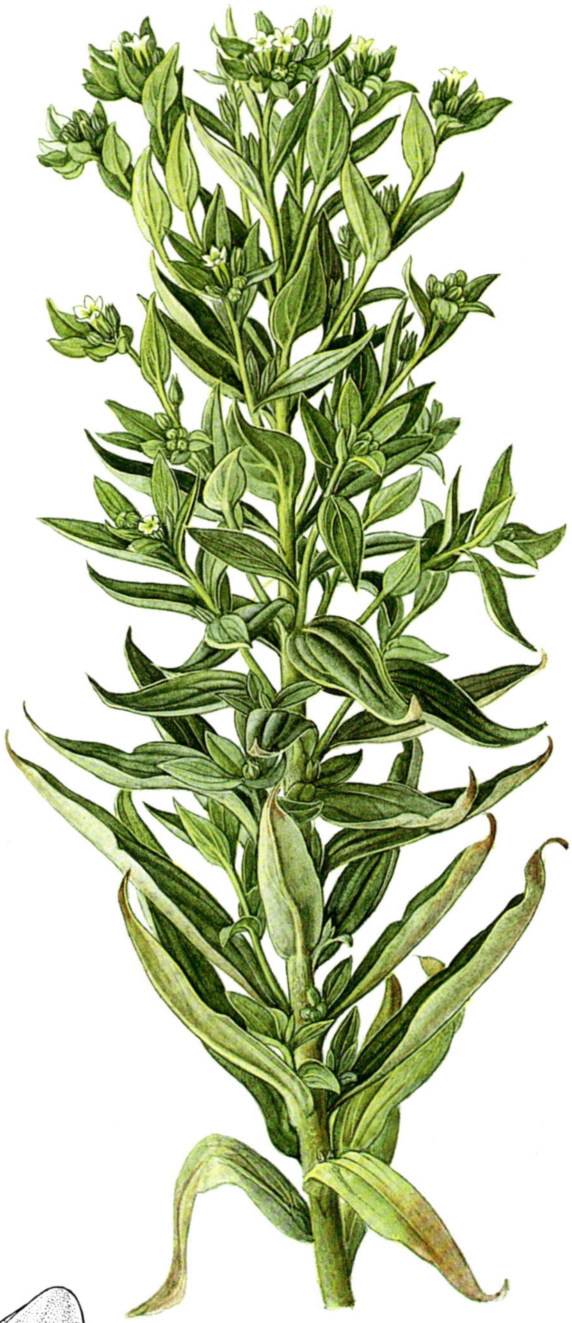

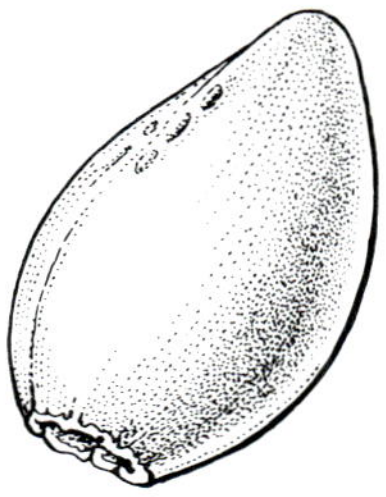

Blütezeit: Mai – August
Sammelzeit (Früchte): Juli – August

Kolbenbärlapp

† *Lycopodium clavatum* L.

Bärlappgewächs[e]
Lycopodiacea[e]

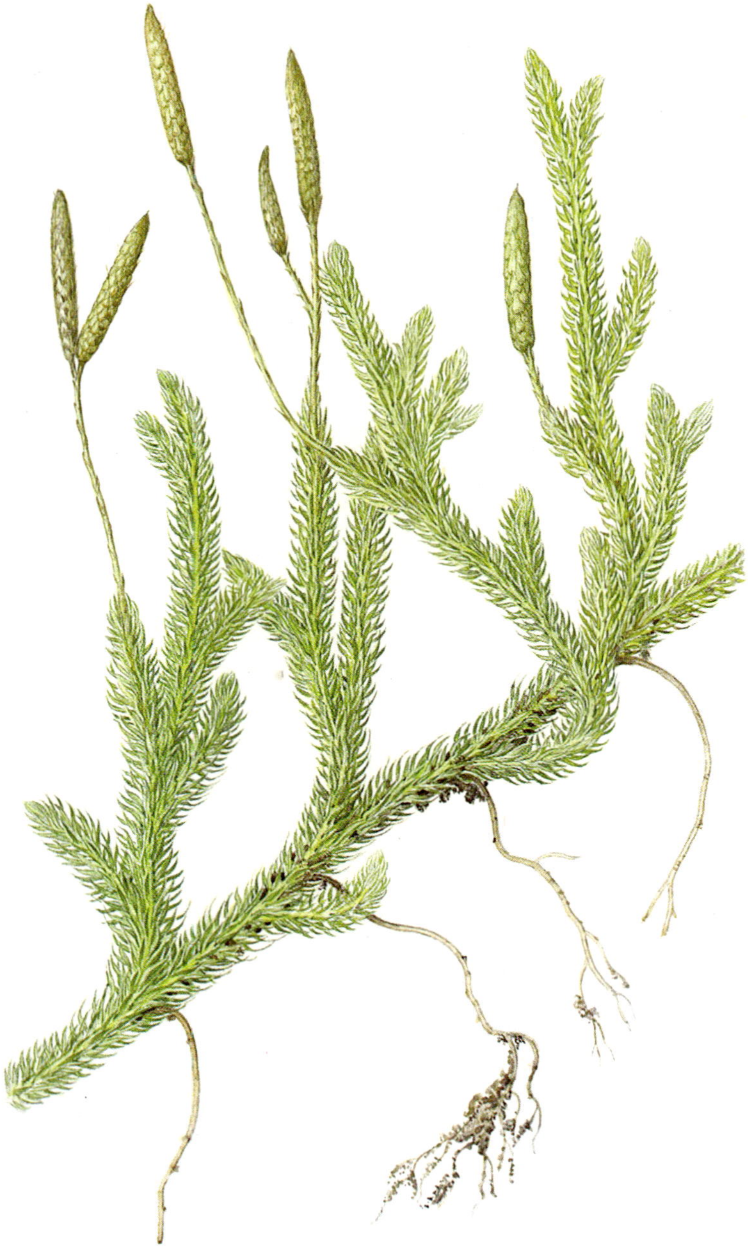

Ein ausdauerndes, nichtblühendes und kriechendes Kraut mit einem verzweigte[n] Stengel, der dicht mit linealischen Blättern bewachsen ist. Die halb aufrechten Stengel schließen mit den gabelförmig gespaltenen Ähren der Sporenbehälter ab. Der Kolbenbärlapp ist in Europa seit dem Paläozoikum verbreitet. Er wächst auf sauren und feuchten Unterlagen und in Waldhumus, auf Heideland und Torf. Durch die Verschlechterung des Milieus und wegen der Rekultivierungen verschwindet die Pflanze in der Natur immer mehr und muß in manchen Ländern gesetzlich geschützt werden.
Gesammelt werden nur die Sporenbehälterähren mit den darin enthaltenen Sporen (Sporae lycopodii). Man schüttelt die reifen Sporen in einen Stoffsack oder schneidet die ganzen Ähren in diesen Beutel, aus denen dann nach dem Ausreifen die Sporen gedroschen werden. Man achtet darauf, daß beim Sammeln die anderen Teile der Pflanze nicht beschädigt werden. Die Sporen enthalten bis zu 50 % Fett, organische Säuren, Zucker und Alkaloide. Sie werden zum Pudern von Wunden, Hautausschlägen, bei Wundsein der Kinder und zur Behandlung von rissiger Haut verwendet. Das Pulver dient auch als Umhüllungsmateria[l] bei der Herstellung von Pillen. Innerlich wird die Droge in Form von Pulver in Gaben von 1 bis 2 g dreimal täglich bei Erkrankungen der Harnwege und Leber eingenommen. Sie hilft auch bei Magen-, Darm- und Nierenbeschwerden sowie bei Nervenleiden. **Das Kraut des Kolbenbärlaps ist giftig.** Die Sporen werden in Gemischen mit Farbstoffen zur Abnahme von Fingerabdrücken verwendet.

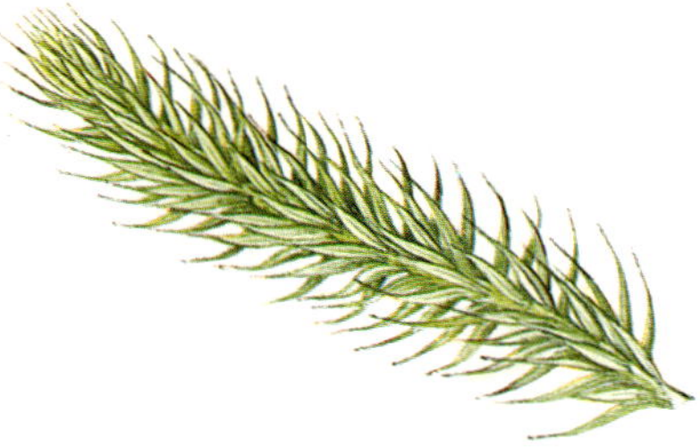

Blütezeit: –
Sammelzeit (Sporen): Juli – August
SCHUTZWÜRDIG

Lippenblütler
Labiatae (Lamiaceae)

Uferwolfstrapp

Lycopus europaeus L.

Ein ausdauerndes Kraut mit einem aufrechten, kantigen Stengel, der mit gegenständigen, elliptischen, tief gezähnten Blättern besetzt ist. In den Blattachseln wachsen unpaarige Quirle kleiner, violettlicher Blüten. Die Früchte sind Hartfrüchte. Die Pflanze ist in Europa und Asien verbreitet und wächst vor allem an ausgesprochen feuchten Standorten, deren Unterlage Stickstoff enthält, zum Beispiel in Abfallkanälen, Gräben, Moasten und in der Nähe von Siedlungen. Im Mittelalter benützte man den Wolfstrapp gegen die Malaria.

Für Heilzwecke wird das Kraut (Herba Lycopi europaei) gesammelt. Es wird zur Zeit der Vollblüte von Hand geschnitten, in dünnen Schichten auf Hürden ausgebreitet und an einer gut durchlüfteten Stelle oder in Trocknungsanlagen bei Temperaturen bis zu 35 °C getrocknet. Die Droge enthält ätherisches Öl, Gerb- und Bitterstoffe und organische Säuren. Sie wurde zur Heilung bei gestörter Schilddrüsenfunktion, bei der sogenannten Basedowschen Krankheit, eingesetzt. Die Droge wird in Form von Tee (1 bis 2 Teelöffel Droge je Tasse Wasser, zwei- bis dreimal täglich) oder nach ärztlicher Vorschrift in fertigen medizinischen Präparaten eingenommen. Sie wird auch gegen nervöse Störungen, bei Angstgefühl, Herzklopfen und Krämpfen, verwendet und dient bei der Behandlung von Herzkrankheiten als Herzstärkungsmittel. Die Wirkung der Droge zeigt sich jedoch erst nach längerer Anwendungszeit. Ähnliche Heileigenschaften hat auch der Virginische Wolfstrapp *(L. virginicus),* der in Amerika beheimatet ist.

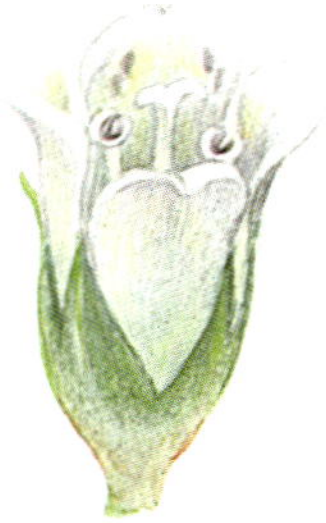

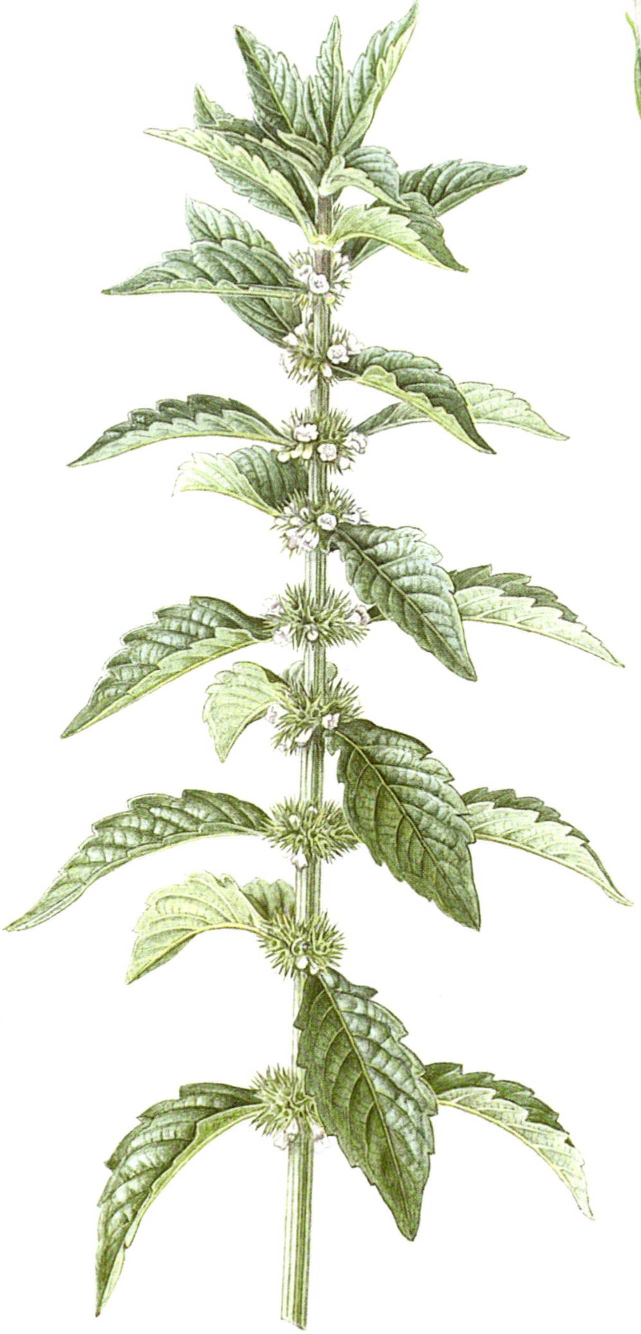

Blütezeit: Juni–September
Sammelzeit (Kraut): Juli–September

Pfennigkraut

Lysimachia nummularia L.

Primelgewächs
Primulacea

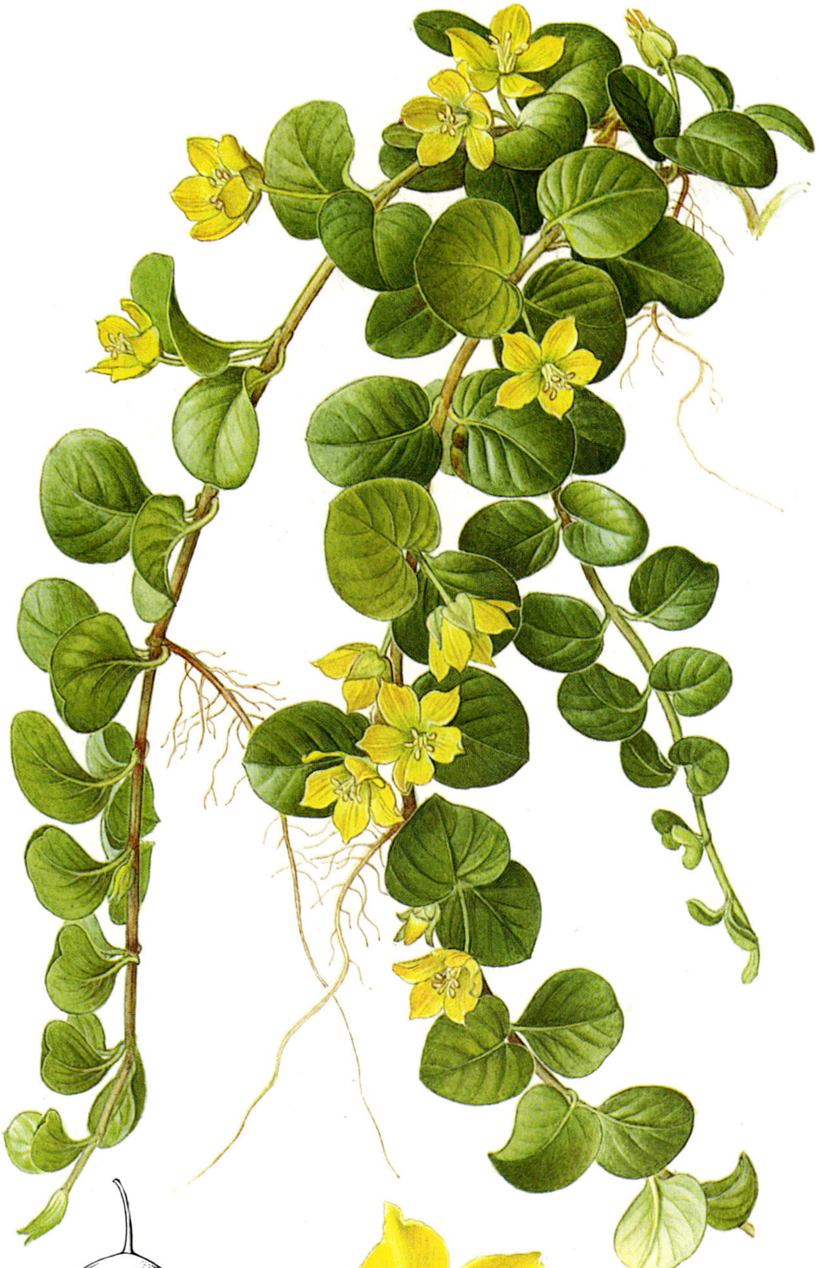

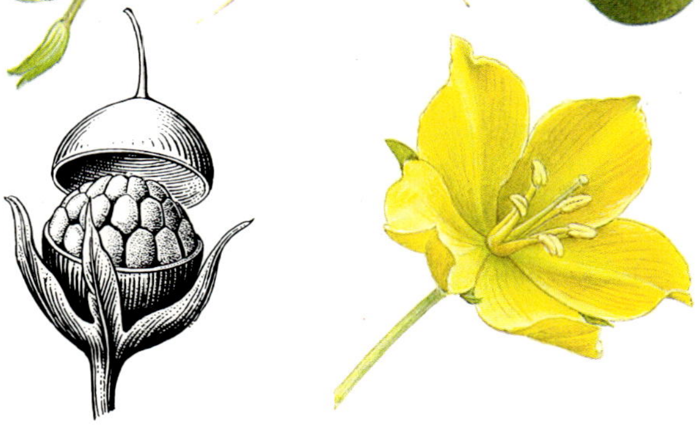

Ein ausdauerndes Kraut mit einem kriechenden, kantigen Stengel und gegenständigen, eiförmigen Blättern. In den Blattachseln wachsen auf kurzen Stielen große gelbe Blüten. Die Frucht ist eine Kapsel (links unten), die sich jedoch nur selten entwickelt. Die Pflanze vermehrt sich durch das Einwurzeln des Stengels. Das Pfennigkraut wächst häufig auf Wiesen, Weiden, an Zäunen und in Gärten; e bevorzugt feuchtere Stellen.
Für Heilzwecke wird das Kraut (Herba lysimachiae) gesammelt. Man schneidet die Stengel zur Zeit der vollen Blüte und trocknet das Material im Schatten oder in einer Darranlage bei Temperaturen bis z 45 °C. Wenn die Droge gut getrocknet ist ist sie hellgrün und schmeckt bitter, sie wirkt zusammenziehend. Pfennigkraut enthält Saponine, Gerbstoffe, Kieselsäur und bakterizide Stoffe und wird als zusammenziehendes und beruhigendes Mittel bei Magen- und Darmkatarrhen und starken Durchfällen eingesetzt. Auch die desinfizierende Wirkung der Droge kommt zur Geltung. Man bereitet aus 1 Teelöffel geschnittener Droge je Tasse Wasser einen Aufguß und trinkt davon dreimal täglich. Aus frischen, gestoßener Blättern werden Umschläge auf schlecht heilende Wunden, Geschwürerkrankungen und Hautausschläge gemacht. Dieser Brei lindert auch die Schmerzen bei Muskelrheumatismus und Gelenkentzündungen. Der Absud oder der Saft des frischen Krauts wirkt vorteilhaft auf die Haut, erweicht sie und macht sie geschmeidig.
Die verwandte Art, der Punktierte Gilbweiderich *(L. punctata),* ist als Zierpflanze verbreitet.

Blütezeit: Mai–Juni
Sammelzeit (Kraut): Mai–Juni

Malvengewächse
Malvaceae

Wilde Malve, Roßpappel

Malva sylvestris L.

Ein zweijähriges bis ausdauerndes Kraut mit einer spindelförmigen Wurzel und einem aufsteigenden Stengel, der dicht behaart ist. Die handförmig-lappigen Blätter sind wechselständig. Die rosafarbenen Blüten zeigen in den Kronblättern eine deutliche violette Aderung. Sie wachsen in den Blattachseln. Die scheibenförmigen Spaltfrüchte (rechts unten) zerfallen in einzelne Teile. Die Malve ist in Europa, Asien und Afrika verbreitet. Sie wächst recht zahlreich auf Wiesen, Weiden, an Waldrändern und auf Lichtungen.

Für Heilzwecke werden die Blätter (Folium malvae) und Blüten (Flos malvae) gesammelt. Die Blätter pflückt man zur Zeit der Vollblüte bei beständigem und sonnigem Wetter. Sie dürfen nicht überaltert und mit Malvenrost befallen sein. Die Blüten werden ebenfalls bei schönem Wetter gesammelt. Wir pflücken sie mit dem Kelch, jedoch ohne Stiel. Das Material wird im Schatten oder in einer Darranlage bei Temperaturen bis zu 35 °C getrocknet. Die richtig getrocknete Malvenblüte ist blau. Bei den Wirkstoffen überwiegen Schleimstoffe, Gerbstoffe, organische Farbstoffe, Säuren und Vitamin C. Die Droge wird genauso wie der Echte Eibisch *(Althaea officinalis)* zur Heilung von Katarrhen der oberen Luftwege, von Magen- und Darmbeschwerden und als mildes Abführmittel verwendet. Die Malvendroge unterstützt die Heilung von inneren Verletzungen, Schleimhautschäden und Magengeschwüren. Sie wird auch als Gegengift gegen ätzende Lösungen und Säuren verwendet. Äußerlich wird die Droge für Bäder und Umschläge bei Hautausschlägen und Geschwürerkrankungen verwendet.

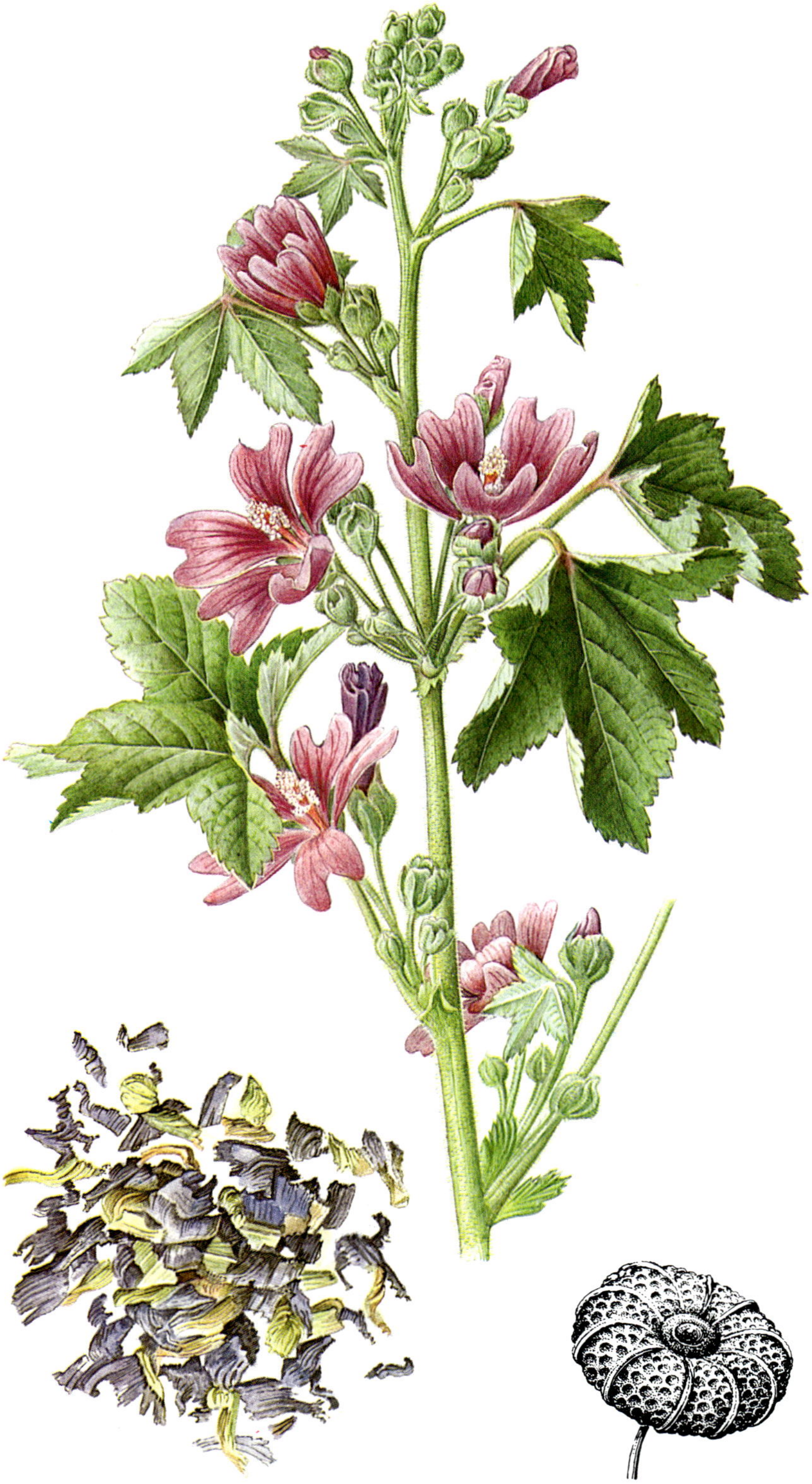

Blütezeit: Mai–September
Sammelzeit (Blätter): Juni–September
(Blüten): Mai–August

Mauritanische Malve

Malvengewächse
Malvaceae

Malva sylvestris L. ssp. *mauritanica* (SCOP.) ASCHERS et GRAEBN (Syn.: *Malva mauritiana* L.)

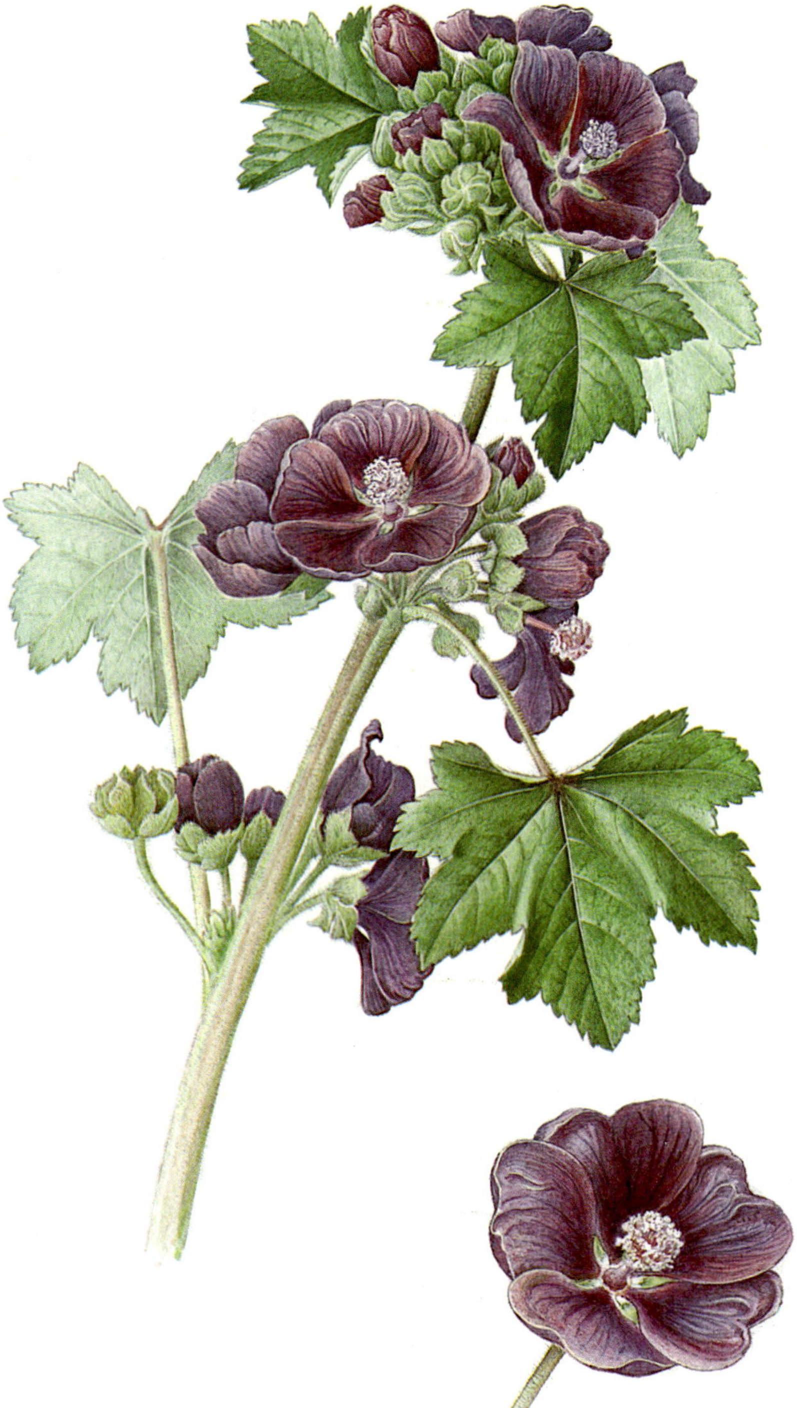

Ein zweijähriges bis ausdauerndes Kraut, das ursprünglich im Mittelmeergebiet beheimatet ist und oft als Zier- und Honigpflanze gezüchtet wird. Der aufrechte Stengel ist mit wechselständigen, langstieligen, handförmigen Blättern bewachsen. In den Blattachseln entspringen auf langen Stielen große, rotviolette Blüten. Die Bestäubung erfolgt durch Insekten. Die Frucht ist eine Scheibe, die auseinanderfällt. Für den pharmazeutischen Bedarf wird die Malve in großflächigen Kulturen angebaut.

Gesammelt werden die Blätter (Folium malvae) und Blüten (Flos malvae). Man pflückt die Blätter von Hand mit möglichst kurzem Stiel und verwendet nur gesundes, nicht vom Malvenrost befallenes Material. Die Blüten werden bei schönem und sonnigem Wetter ebenfalls manuell, ohne Stiele und mit dem Kelch gesammelt. Das Material wird in dünnen Schichten auf Hürden im Schatten oder in Darranlagen bei Temperaturen bis zu 35 °C getrocknet. Die ganze Pflanze enthält Schleim, Gerbstoffe, ätherisches Öl, Farbstoffe und andere Substanzen. Beide Drogen, vor allem jedoch die Malvenblüten, bilden den Hauptbestandteil der Teegemische gegen Katarrhe der oberen Luftwege, sie lösen ähnlich wie der Echte Eibisch Schleim und erleichtern das Abhusten; auch wirken sie günstig bei der Heilung von Magenkrankheiten und -beschwerden. Äußerlich werden die Drogen für erweichende Umschläge, für Bäder zur Waschung von eiternden Wunden, als Gurgelmittel und als Mundwasser verwendet.

Die gleiche Wirkung haben auch die Moschusmalve *(M. moschata)* und die Wegmalve *(M. neglecta)*.

Blütezeit: Juni – September
Sammelzeit (Blätter): Juni – September
(Blüten): Juni – August

Gemeiner Andorn

Marrubium vulgare L.

Ein ausdauerndes Kraut, das in Büscheln wächst, kantige Stengel und gegenständige, filzige Blätter hat. Im oberen Stengelabschnitt wachsen unpaarige Quirle kleiner, weißer Blüten. Die Pflanze duftet nach Äpfeln. Die Früchte sind Hartfrüchte (Abbildung unten). Der Andorn, der ursprünglich in Südeuropa beheimatet ist, wächst in der Natur an verwilderten Standorten als Unkraut und bevorzugt warme und sonnige Standorte. In der Vergangenheit wurde die Pflanze zur Heilung von Tuberkulose und Malaria gesammelt und angewendet. Heute wird der Drogenbedarf durch den Anbau der Pflanze in Garten- und Feldkulturen gedeckt.
Für Heilzwecke wird der oberirdische Stengel, das Kraut (Herba marrubii albi), gesammelt. Es wird in der Zeit der Vollblüte mit der Hand geschnitten. Diese Ernte wird jährlich mehrmals wiederholt. Das Material wird in dünnen Schichten, im Schatten und an gut durchlüftetem Standort oder in Darranlagen bei Temperaturen bis zu 40 °C getrocknet. Die Droge reizt die Schleimhäute und schmeckt bitter. Sie enthält Bitterstoffe und Saponin. Man bereitet aus 2 Teelöffeln Droge je Tasse Wasser einen Aufguß, den man bei Erkrankungen der oberen Atemwege, bei Husten, Schnupfen, Asthma und Bronchialkatarrhen einmal täglich trinkt. Er löst Schleim und beruhigt die Nerven, fördert den Appetit, die Bildung von Magensäften und unterstützt den gesamten Verdauungsprozeß. Die Droge unterstützt auch die Tätigkeit der Leber und die Bildung von Galle und bewährt sich bei unregelmäßigem Herzschlag und Menstruationsbeschwerden. Äußerlich wird sie bei schmerzhaften und entzündeten Wunden angewendet.

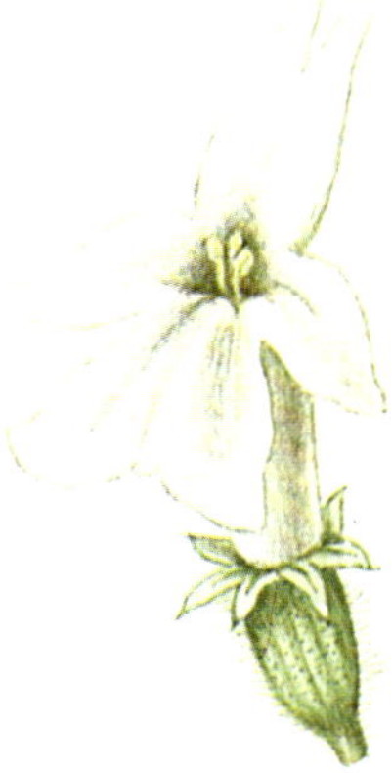

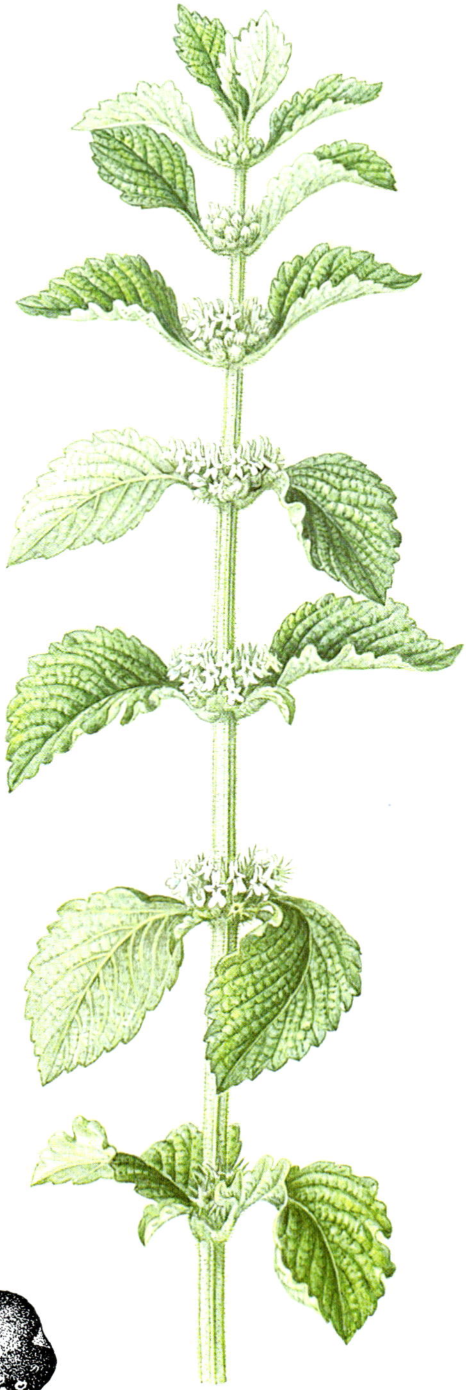

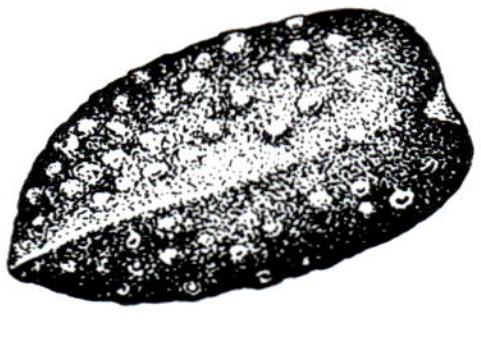

Blütezeit: Juni–September
Sammelzeit (Kraut): Juni–August

Gelber Steinklee

Schmetterlingsblütler
Leguminosae (Fabaceae)

Melilotus officinalis (L.) Lam.

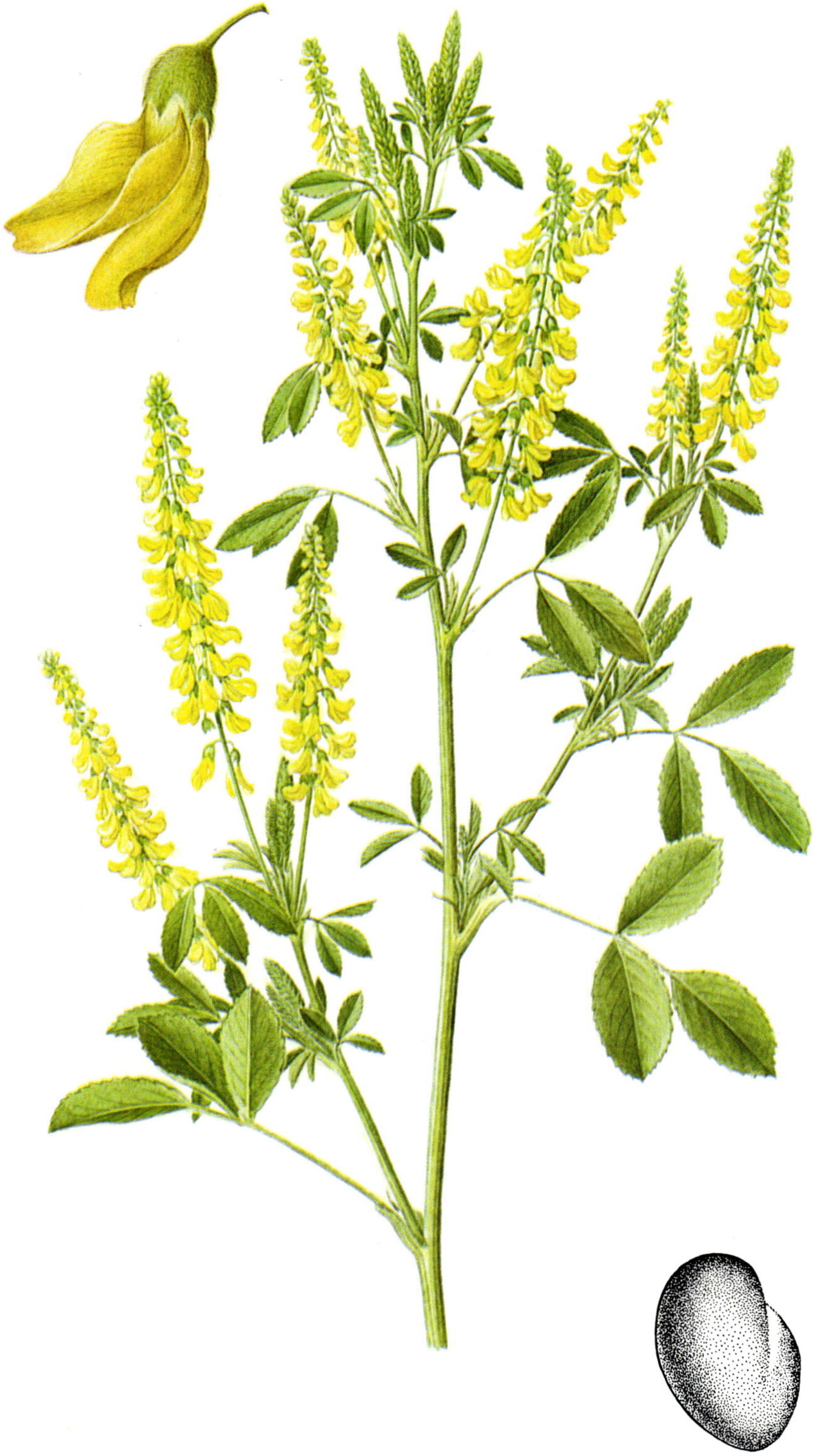

Ein zweijähriges Kraut mit einem hohen, kantigen Stiel, der mit wechselständigen, dreizähligen Blättern besetzt ist. In den Blattachseln des oberen Stengelabschnitts wachsen Trauben mit gelben Blüten. Die Frucht ist eine Hülse. Der Steinklee wächst häufig auf Brachland, an trockenen Hängen, Schuttplätzen und Rainen. Er wird manchmal als Pferdefutter gesät.

Für Heilzwecke wird der oberirdische Sproß, das Kraut (Herba meliloti) gesammelt. Die oberen Teile der blühenden Stengel werden mit der Hand geschnitten, auf Hürden ausgelegt und im Schatten gründlich durchgetrocknet. Manchmal pflückt man die Blüten vom getrockneten Kraut (Flos meliloti). Die Droge riecht stark nach Kumarin und schmeckt bitter. Sie enthält bis 0,9 % Kumarin, Melilotin, Gerbstoffe und flavone Farbstoffe. Die Droge setzt die Durchlässigkeit der Kapillaren und die Blutsedimentation herab, was bei der Behandlung von Thrombose und Krampfadern genutzt wird. Die Dosierung muß jedoch vorsichtig festgelegt werden, denn es besteht die Gefahr von Blutungen, Kopfschmerzen, Schwindelanfällen und Erbrechen. Die Droge wird auch Räuchertabletten gegen Bronchialasthma zugefügt. Sie wird jedoch meistens als Bestandteil von erweichenden Pflastern und Salben auf geschwollenen und entzündeten Wunden, Gelenken und Drüsen angewendet (wirkt entzündungshemmend). Das Kraut kommt in Bädern gegen Geschwürerkrankungen und Hämorrhoiden zur Geltung und dient bei der Herstellung von Medikamenten als Geruchsverbesserer. Die gleiche Funktion erfüllt es auch als Tabakzusatz. Alle Steinkleearten werden als **schwach giftig** angesehen.

Blütezeit: Mai – Oktober
Sammelzeit (Kraut): Juni – August
(Blüten): Juni – August

Lippenblütler
Labiatae (Lamiaceae)

Melisse

Melissa officinalis L.

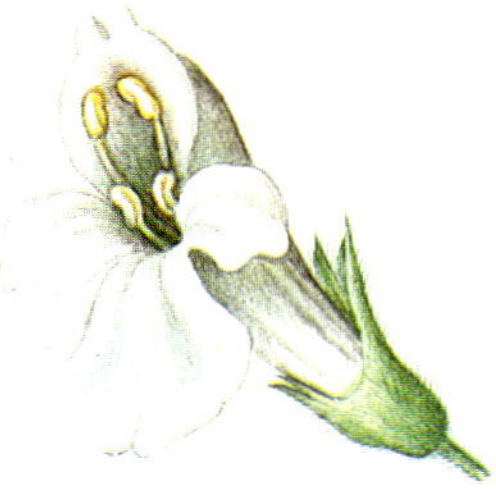

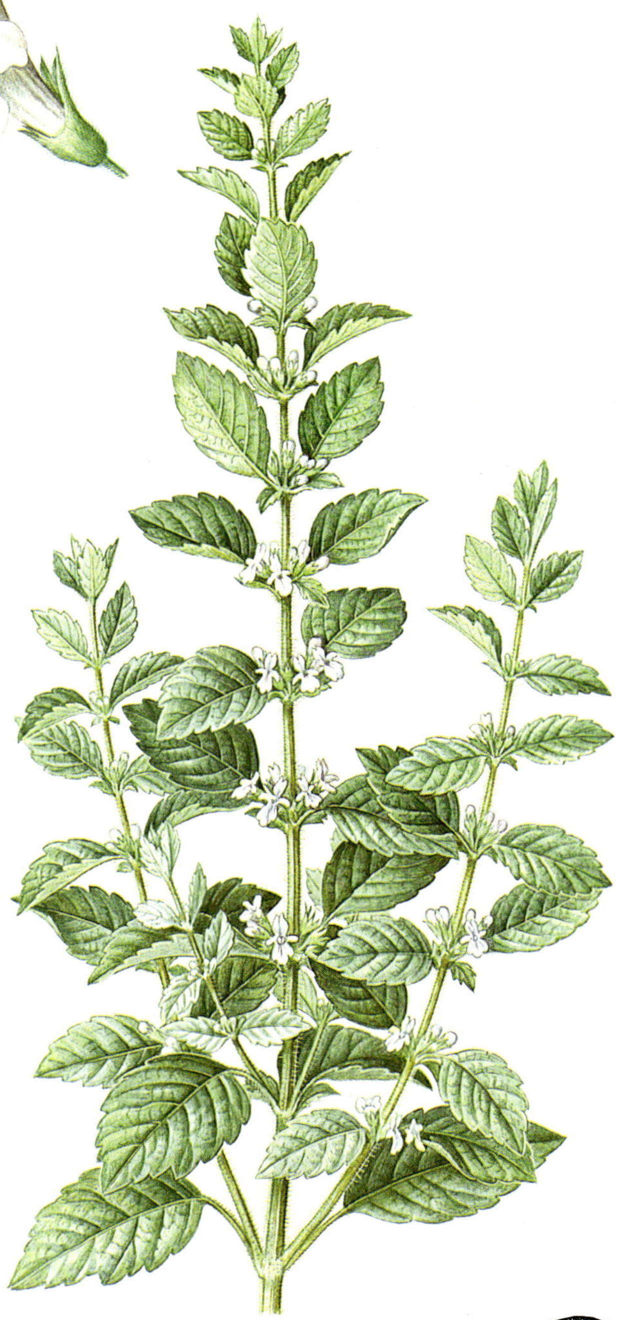

Ein ausdauerndes Kraut mit einem vierkantigen, aufrechten Stengel, der mit gegenständigen, eiförmigen Blättern besetzt ist. Aus den Blattachseln wachsen Blüten hervor, die ihre Farbe entsprechend dem Alter von schwach gelb über weiß bis zu schwach blau ändern. Die Früchte sind Steinfrüchte (Abbildung unten). Die ganze Pflanze ist mit feinen Haaren bewachsen und duftet durchdringend nach Zitrone. Die Heimat der Melisse ist ein ausgedehntes Areal im östlichen Mittelmeergebiet. Heute wird sie in Gärten (als Zier-, Honig- und Heilpflanze) und Feldkulturen (zur Drogengewinnung) gezüchtet.
Gesammelt wird das Laub (Folium melissae). Das geschieht bei trockenem Wetter und wird bis dreimal jährlich wiederholt. Das Material trocknet man sehr schnell im Schatten (Gefahr von Braunwerden), am besten in Darranlagen bei Temperaturen bis zu 40 °C. Die Droge enthält ätherisches Öl, Gerbstoffe und Hydroxyterpensäure. Das ätherische Öl riecht angenehm nach Zitrone. Es kommt bei der Regelung und Heilung von Verdauungsbeschwerden, gegen Magen- und Darmkatarrhe und zur Förderung der Gallenabscheidung zur Geltung. Bei dem Öl konnten auch beruhigende Wirkungen festgestellt werden. Die Melisse wirkt ähnlich wie die Kamille krampflösend und ist ein geeignetes und beliebtes Mittel gegen Blähungen. Man bereitet aus einem Teelöffel Droge je Tasse Wasser einen Aufguß und trinkt davon 2 bis 3 Tassen täglich.
Es kommt auch bei der Erzeugung von Likören, Limonaden und Seifen zur Anwendung.

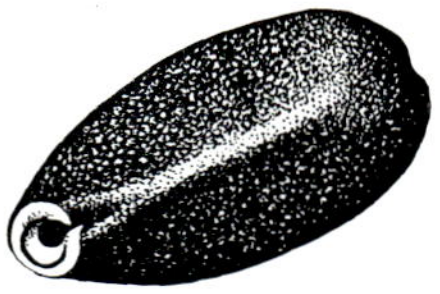

Blütezeit: Juli – August
Sammelzeit (Blätter): Juni – August

Krauseminze

Lippenblütler
Labiatae (Lamiaceae)

Mentha aquatica L. var. *crispa* (L.) Benth. (Syn.: *Mentha crispa* L.)

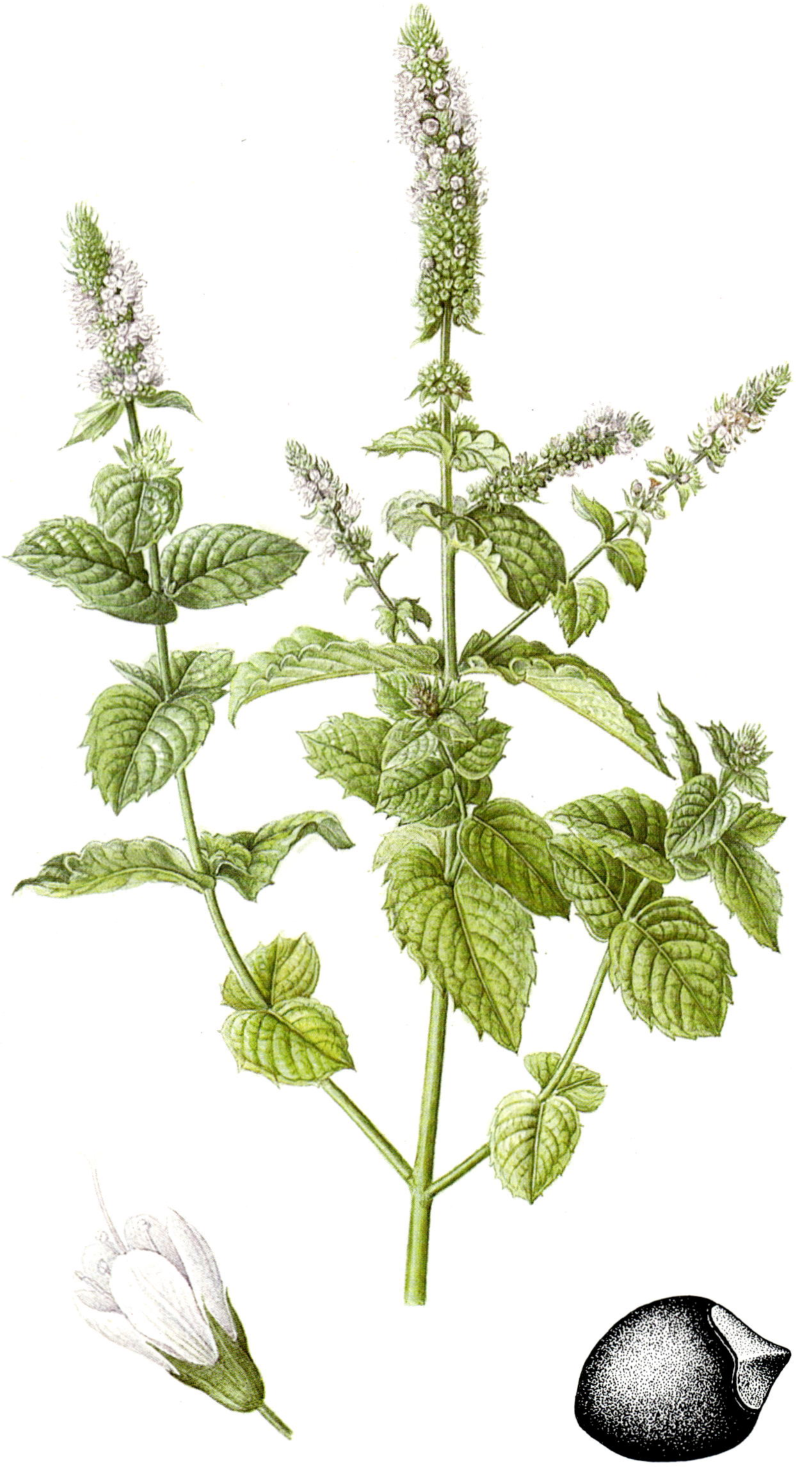

Ein ausdauerndes Kraut mit verzweigtem unterirdischem Wurzelstock und einem aufrechten Stengel, der mit gegenständig ansitzenden, gekräuselten Blättern bewachsen ist. Im oberen Abschnitt ist der Stengel verzweigt und schließt mit Ähren von bläulichen Blüten ab. Die Früchte sind Hartfrüchte (rechts unten). Die ganze Pflanze duftet aromatisch wie Kümmel. Es handelt sich um ein Kulturprodukt, das durch vielfache Kreuzungen verschiedener Minzearten in Gärten und auf Feldern entstanden ist.

Für Heilzwecke sammelt man zur Zeit der vollen Blüte den ganzen oberirdischen Stengel, das Kraut (Herba menthae crispae), oder auch nur die einzelnen Blätter (Folium menthae crispae). Das Material wird in dünnen Schichten im Schatten oder in Darranlagen bei Temperaturen bis zu 35 °C getrocknet. Die Droge enthält ätherisches Öl (Oleum menthae crispae) mit der Hauptkomponente Karvon sowie Gerb- und Bitterstoffe. Man bereitet aus ihr Tee (1 Eßlöffel geschnittene Droge auf $\frac{1}{2}$ Liter Wasser, dreimal täglich trinken), der gegen Appetitlosigkeit, Magenbeschwerden, Blähungen, Durchfälle, krampfhafte Schmerzen u. ä. hilft. Die Droge fördert auch die Gallensaftabsonderung und wird deshalb bei Gallenleiden eingesetzt. Aus der frischen Minze destilliert man das ätherische Öl, das ähnliche Heilwirkung hat wie die getrockneten Blätter. Die Krauseminze besitzt nicht ganz dieselbe Heilkraft wie die Pfefferminze, wird aber bei großflächigem Anbau bevorzugt, denn sie ist widerstandsfähiger gegen Frost, erkrankt auch nicht an Minzenrost und garantiert sichere Erträge. Die Droge enthält aber kein Menthol.

Blütezeit: Juli–September
Sammelzeit: (Kraut): Juli–September
(Blätter): Juli–September

Lippenblütler
Labiatae (Lamiaceae)

Pfefferminze

Mentha × piperita L.

Ein ausdauerndes Kraut mit einem Geflecht unterirdischer Wurzelstöcke, aus denen zahlreiche Stengel wachsen, die mit gegenständigen, lanzettlichen Blättern besetzt sind. Die violetten Blüten sind in endständigen Ähren angeordnet. Die Früchte sind Hartfrüchte. Sie bilden sich jedoch nur selten aus; die Pflanze verbreitet sich durch unterirdische Schößlinge. Bei dieser Art handelt es sich um eine Kulturform, die durch die Kreuzung der Wasserminze und der Grünen Minze entstanden ist. Gegenwärtig wird die Pfefferminze auf der ganzen Welt in Feldkulturen gezüchtet.
Für Heilzwecke werden bei sonnigem, warmem Wetter die Blätter (Folium menthae piperitae) gesammelt. Das Material trocknet man in der Zugluft und auch künstlich bei Temperaturen bis zu 25 °C. Pflanzen, die vom Rost befallen sind, dürfen nicht verwendet werden. Von den Wirkstoffen ist das ätherische Öl von besonderer Bedeutung. Seine wichtigste Komponente ist das Menthol (bis 50 %). Die Droge unterstützt die Bildung von Magensäften, unterdrückt Blähungen und Durchfälle, lindert Krämpfe im Verdauungssystem und fördert die Gallenabsonderung. In der Therapie wird auch die schwach antiseptische, also keimtötende Wirkung der Droge zu Inhalationen gegen Schnupfen und Entzündungen des Rachens und der Bronchien ausgenützt.
Wegen ihres Mentholgehalts wird die Pfefferminze aromatischen Wassern, Mentholtropfen und Spiritus zugesetzt, die zu Massagen, gegen Kopfschmerzen und bei der Herstellung von Zahnpasten verwendet werden.

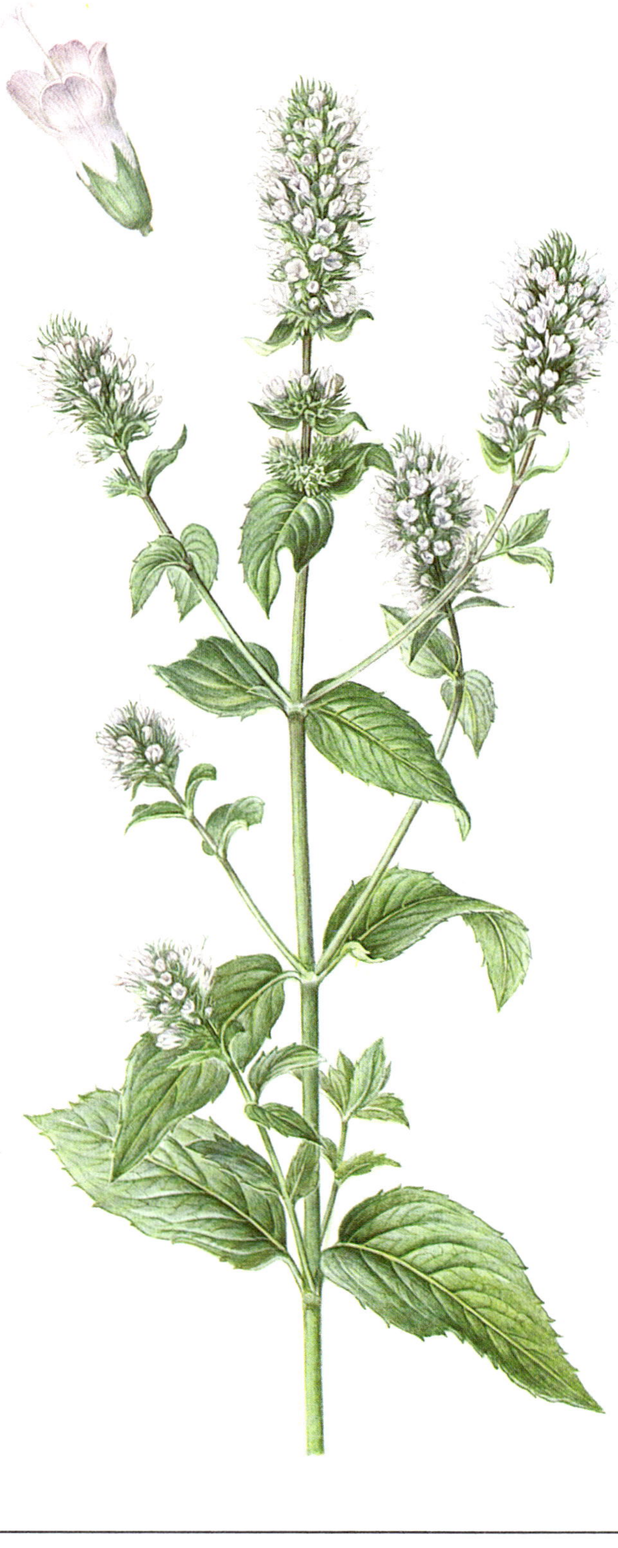

Blütezeit: Juli – September
Sammelzeit (Blätter): Juli – September
(Kraut): Juli – September

Fieberklee, Bitterklee

Bitterkleegewächse
Menyanthaceae

Menyanthes trifoliata L.

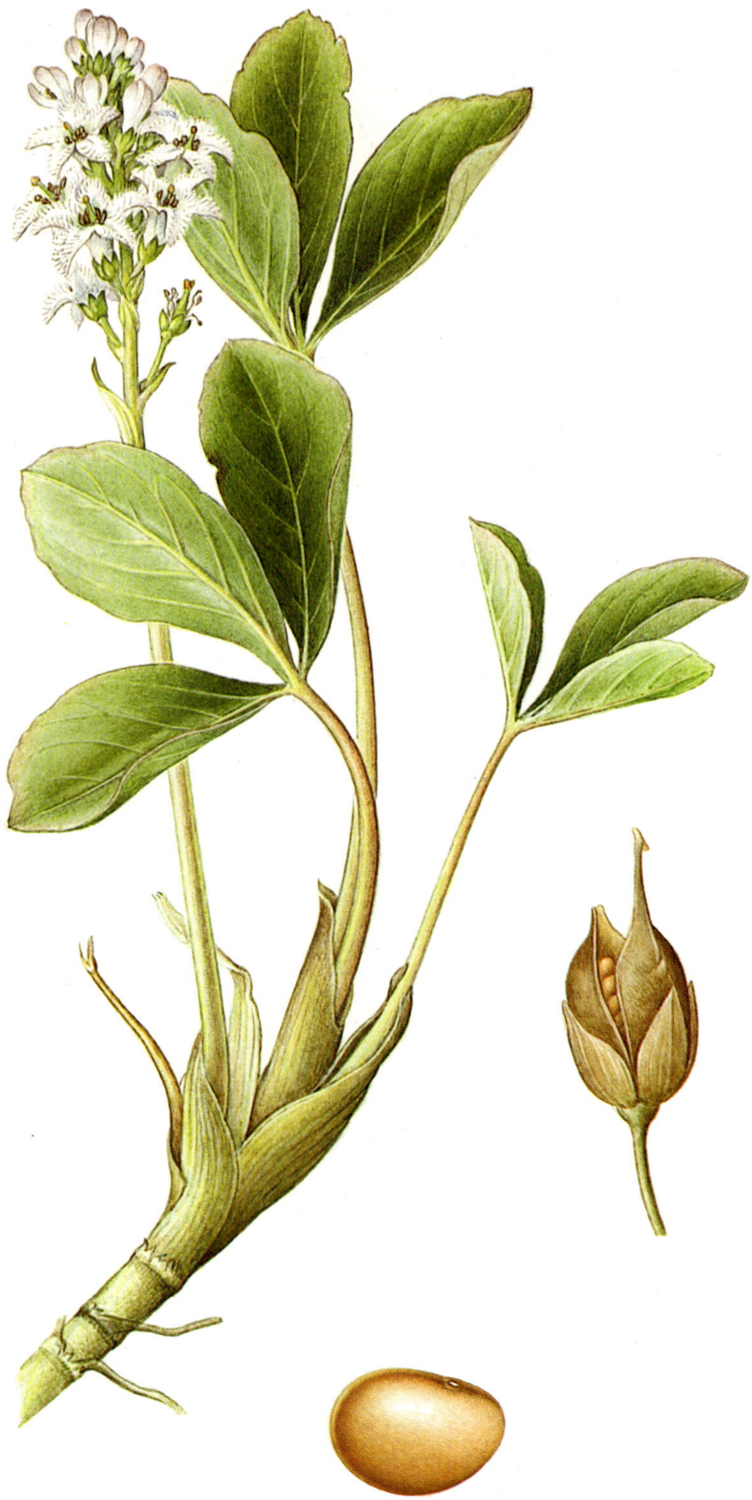

Eine ausdauernde Sumpfpflanze, die in der Nähe von fließendem und stehendem Wasser und meistens auf sauren Unterlagen wächst. Sie bildet einen kriechenden Wurzelstock, aus dem langstielige, dreizählige Blätter und ein blattloser Schaft mit einer Traube weißer oder rosafarbener Blüten an der Spitze hervorwachsen. Die Frucht ist eine Kapsel. Diese Art ist in Europa, Asien und Nordamerika verbreitet und in vielen Ländern so selten, daß sie ganz oder nur in ihrem unteren Teil gesetzlich geschützt ist. Das Sammeln geschieht auch nur an speziell dafür bestimmten Stellen.
Gesammelt werden die Blätter (Folium trifolii fibrini). Sie werden geschnitten und nicht gerissen, da sonst der Wurzelstock zerbrechen könnte, außerdem muß ein Teil der Blätter an der Pflanze belassen werden, damit diese nicht abstirbt.
Das Material trocknen wir an einer luftigen, schattigen Stelle oder in einer Anlage bei Temperaturen bis zu 50 °C. Die Droge darf nicht gequetscht und muß vor Licht und Feuchtigkeit geschützt werden. Sie enthält den glykosidischen Bitterstoff Loganin (Menyanthin), Gerbstoff und andere Substanzen (von den Mineralien Mangan, Eisen, Jod). Die Wirkstoffe beeinflussen die Absonderung von Säften. Die Droge fördert den Appetit, regelt die Verdauungsprozesse und regt die Gallentätigkeit an. Sie wird in vielen Galenika und Apothekerpräparaten, in bitteren Magentropfen (Tinctura amara) und Tees (Species amaricantes) verwendet und kommt oft bei der Likörherstellung zum Einsatz.

Blütezeit: Mai–Juni
Sammelzeit (Blätter): Mai–Juli
SCHUTZWÜRDIG

Kreuzblütler
Cruciferae (Brassicaceae)

Brunnenkresse

Nasturtium officinale R. Br.

Ein ausdauerndes Kraut mit einem kantigen, aufsteigenden und wurzelschlagenden Stengel, der mit wechselständigen, unpaarig gefiederten Blättern besetzt ist. An der Spitze des verzweigten Stengels wachsen dichtgeschlossene Trauben weißer Blüten, die sich in der Fruchtzeit verlängern. Die Frucht ist eine sichelförmig gebogene Schote. Die Brunnenkresse stammt aus West- und Mitteleuropa und ist heute über die ganze Erde verbreitet. Sie ist jedoch selten und wächst an Bächen, Quellen und anderen feuchten Stellen von den Niederungen bis in die Berge.
Für Heilzwecke sammelt man unmittelbar vor dem Erblühen den oberirdischen Sproß, das Kraut (Herba nasturtii) und trocknet dieses, von anderen Drogen getrennt im Schatten, denn es riecht beim Trocknen sehr scharf. Die Droge enthält das Glykosid Nasturtiin. Man bereitet aus 1 bis 2 Teelöffeln geschnittener Droge je Tasse Wasser einen Aufguß und trinkt davon täglich 3 Tassen. Dieser Tee regt den Appetit an und heilt Verdauungs- und Gallenstörungen. Dem gleichen Zweck dient der frische Pflanzensaft, der dreimal täglich fünffach mit Wasser verdünnt eingenommen wird. Das frische Kraut ist ein Speicher der Vitamine A, C und E. Die Brunnenkresse sollte getrocknet oder frisch nur in Maßen genossen werden, denn größere Mengen können Schleimhautentzündungen der Harnblase und Därme verursachen. Äußerlich verwendet man den Saft aus dem frischen Kraut zur Heilung von Hautkrankheiten, Ekzemen und Ausschlägen.

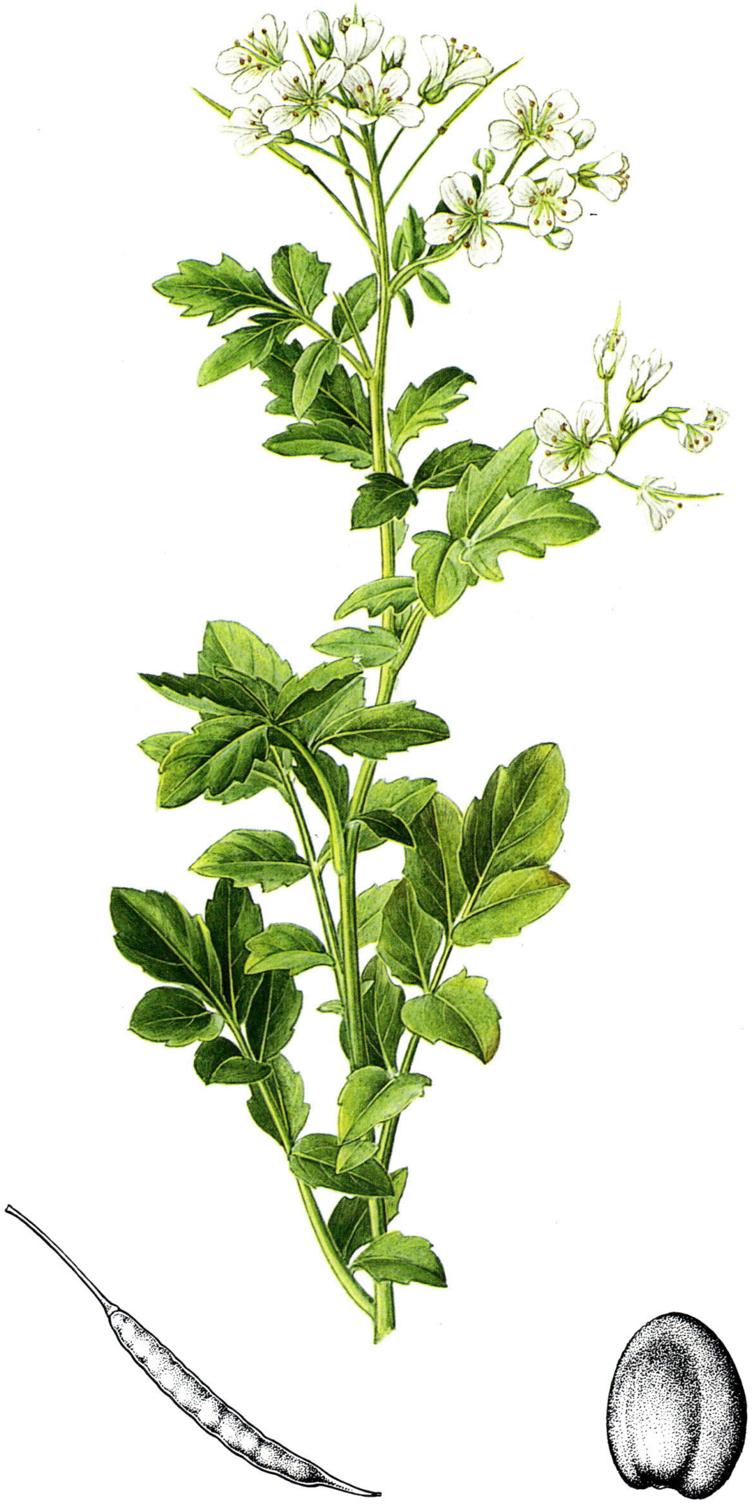

Blütezeit: Mai–Juli
Sammelzeit (Kraut): Mai–Juni

Echte Katzenminze

Lippenblütler
Labiatae (Lamiaceae)

Nepeta cataria L.

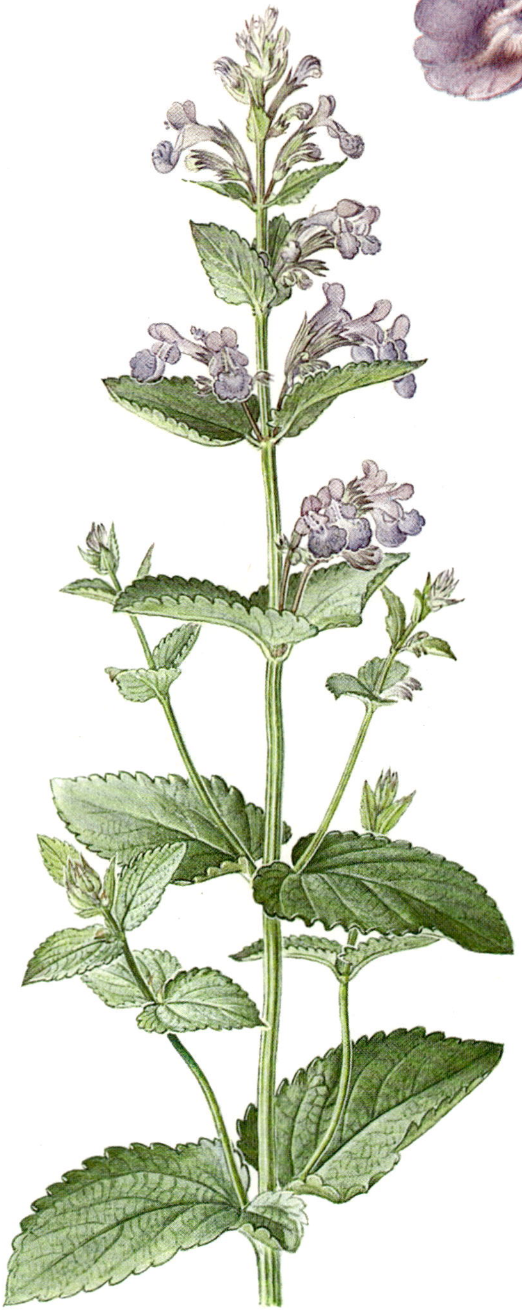

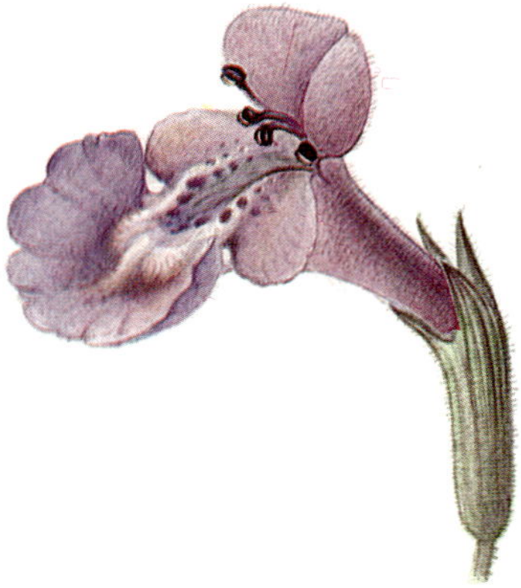

Ein ausdauerndes Kraut mit einem hohen, behaarten Stengel, der sich schon unten verzweigt und mit gegenständigen, ovalen Blättern bewachsen ist. Die weißlichen Blüten sind in den Blattachseln an den oberen Abschnitten der Stengel zusammengefaßt. Die Früchte sind Hartfrüchte (Abbildung unten). Die ganze Pflanze duftet durchdringend und erregt mit ihrem Geruch Katzen (der Artname weist darauf hin). Der Gattungsname ist von der etruskischen Stadt Nepete abgeleitet, wo das Kraut in großen Mengen gepflanzt wurde. Die Katzenminze wurde auch in Landgärten gezüchtet, da man glaubte, ihr Geruch vertreibe Schlangen. Für Heilzwecke sammelt man das Kraut (Herba catariae). Es wird bei trockenem, sonnigem Wetter manuell geschnitten, die verholzten Pflanzenteile werden ausgesondert und das Material dann im Schatten, an einer gut gelüfteten Stelle oder in der Darranlage bei Temperaturen bis zu 35 °C getrocknet. Die Droge schmeckt scharf balsamisch und riecht stark würzig, sie erinnert an Melisse. Aufbewahren sollte man sie in verschlossenen Behältern. Die Pflanze enthält ätherisches Öl, Bitter- und Gerbstoffe. Die Katzenminze wird in Teegemischen bei der Heilung von nervösen Störungen und Migräne verwendet, denn sie wirkt beruhigend. Auch zur Förderung der Verdauung kommt sie zum Einsatz. Man bereitet aus 10 Eßlöffeln Droge je Liter Wasser einen Aufguß, läßt diesen 20 Minuten ziehen und trinkt davon täglich 2 bis 3 Tassen. Der Tee wirkt auch harn- und gallentreibend und tut bei der Heilung von Frauenleiden gute Dienste.

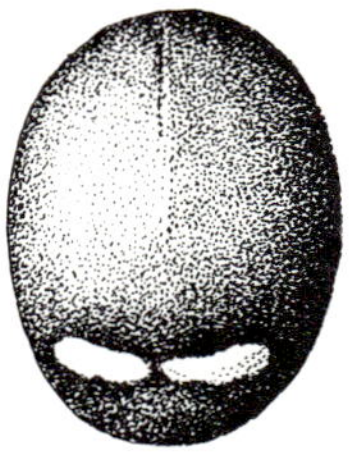

Blütezeit: Juni–August
Sammelzeit (Kraut): Juni–August
SCHUTZWÜRDIG

Echter Schwarzkümmel

Nigella sativa L.

Ein einjähriges Kraut mit einem aufrechten, verzweigten Stengel, der mit einzelnen, bläulichweißen Blüten abschließt. Die gefiederten und aufgegliederten Blätter umwachsen den Stengel wechselständig. Die Frucht ist eine Kapsel (links unten) mit schwarzen, duftenden Samen (rechts unten). Diese Pflanzenart, deren Ursprung in Südeuropa und in Westasien liegt, wird seit Menschengedenken vor allem in den wärmeren Gebieten in Feldkulturen gezüchtet, von wo aus sie oft verwildert. Die Schwarzkümmelsamen wurden zur Aromatisierung von Wein verwendet.
Die Samen (Semen nigellae) werden, indem man die einzelnen Kapseln abschneidet, von Hand oder in der optimalen Reifezeit des Bestands maschinell gesammelt. Sie werden dann gereinigt und nachgetrocknet. Sie riechen nach Kampfer und schmecken bitter, später würzig. Der Schwarzkümmel enthält vor allem Saponin, ätherisches Öl, Bitterstoff und Gerbstoff. Die Droge hat günstigen Einfluß auf die Ausscheidung von Gallensaft und Harn und unterstützt die Bildung von Muttermilch. Sie löst die Kontraktionen der glatten Muskulatur und wirkt gegen Blähungen und Darmparasiten. Den Aufguß, der aus 1 Teelöffel der Droge je Tasse Wasser zubereitet wird, trinkt man zweimal täglich. Er hilft auch gegen Bronchialkatarrhe.
Schon seit dem Altertum wird der Schwarzkümmelsamen als Gewürz bei der Brotbereitung verwendet, er dient auch als Pfefferersatz, und das Kümmelöl findet im Konditoreigewerbe Verwendung. Die Samen sind jedoch schwach giftig. Der verwandte Gartenkümmel, die Jungfer im Grünen *(N. damascena)* wird in den Gärten als Zierpflanze gezüchtet.

Blütezeit: Juni–Juli
Sammelzeit (Samen): Juli–September

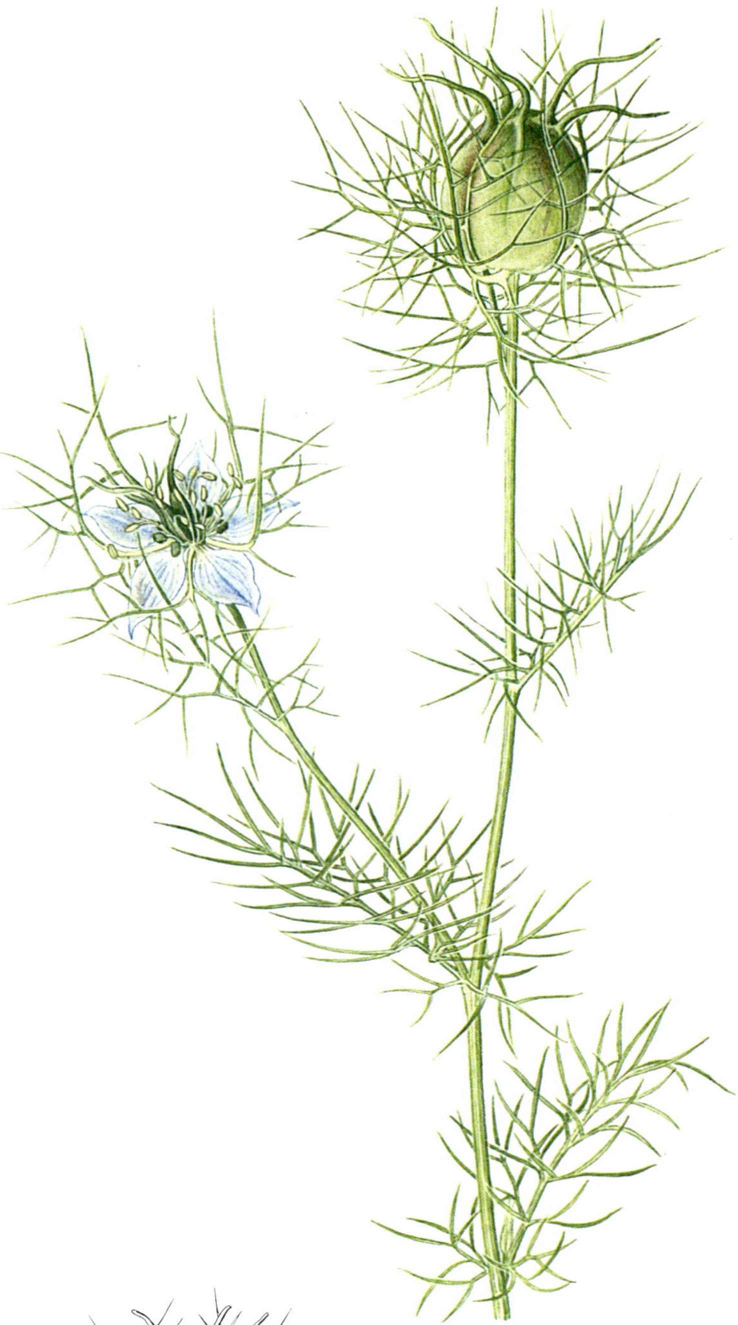

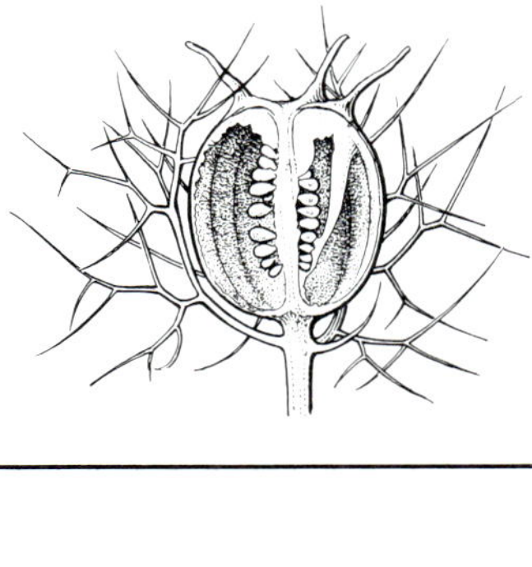

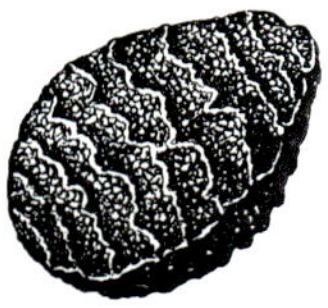

Gelbe Teichrose

Seerosengewächs
Nymphaeacea

Nuphar lutea (L.) Sm.

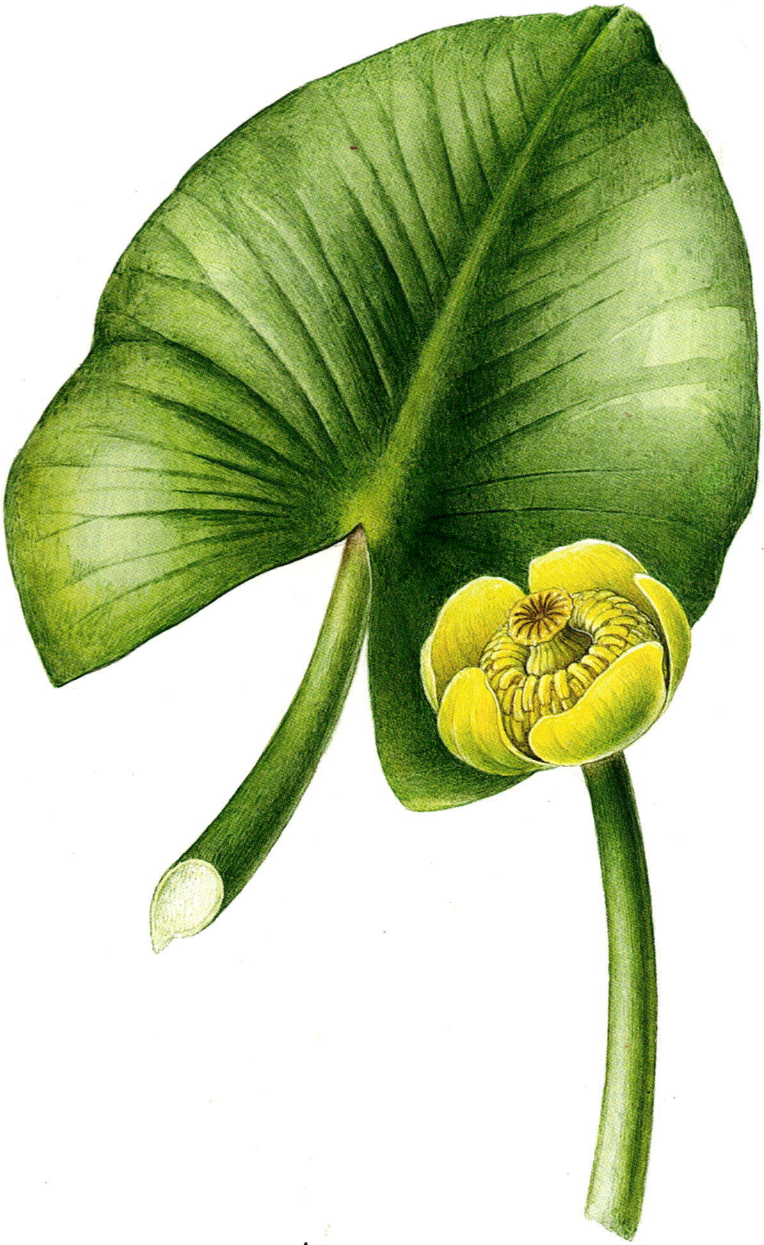

Eine ausdauernde Wasserpflanze mit einem starken kriechenden Wurzelstock (links unten), aus dem langstielige Blätte hervorwachsen, die frei auf der Wasserfläche schwimmen. Die langgezogenen, herzförmigen Blätter sind glatt, ledrig und längsnervig. Die großen, gelben Blüten, die nach Äpfeln riechen, wachsen au langen Schäften über dem Wasserspiegel Die Bestäubung geschieht durch Insekten. Die Früchte sind flaschenförmige flei schige Kapseln (rechts unten). Die Teichrose ist in Europa und Asien verbreitet, wächst in flachen, stehenden und auch fließenden Gewässern, in Tümpeln und toten Flußarmen und ist in vielen Länder gesetzlich geschützt.

Für Heilzwecke sammelt man den Wurzelstock (Radix nuphari lutei). Das geschieht nur an besonders dafür bestimmten Stellen oder bei künstlichen Pflanzun gen. Der Wurzelstock wird sparsam abgeschnitten, gereinigt, halbiert und in einer Schicht auf Hürden ausgebreitet und unter zeitweiligem Wenden getrocknet. In Darranlagen darf die Temperatur 40 °C nicht übersteigen. Die Droge enthält Alkaloide (Nupharin, Nupharidin, Nymphein), Glykoside, Gerbstoffe und andere wenig bekannte Stoffe, die gegenwärtig Gegenstand pharmakologischer Forschungen sind. In kleinen Dosen wirken diese Substanzen auf den Organismu anregend und die Droge ist deshalb in speziell hergestellten Medikamenten enthalten, ihre **Verordnung ist ausschließlich dem Arzt vorbehalten.** Sie beeinflußt das Zentralnervensystem und ruft in größere Dosen Lähmungen hervor. In der Volksheilkunde wird diese Droge nicht verwendet.

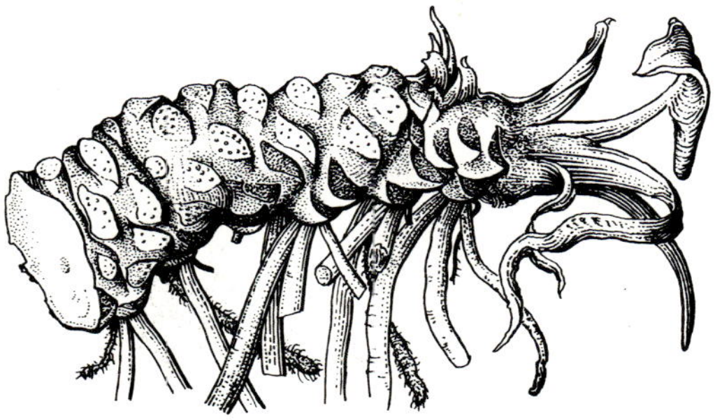

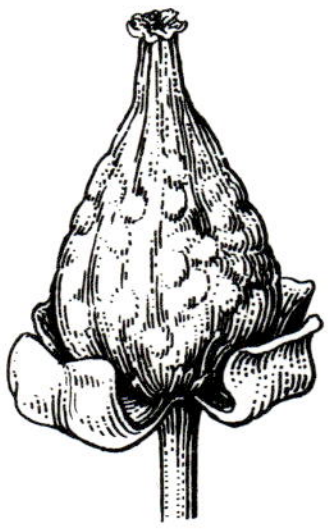

Blütezeit: Mai – August
Sammelzeit (Wurzelstöcke): März Oktober

Weiße Seerose

Nymphaea alba L.

Eine ausdauernde Wasserpflanze mit einem weißen, kriechenden Wurzelstock aus dem langstielige, ledrige Blätter herauswachsen, die dann auf der Wasseroberfläche schwimmen. Die Blattspreite ist rundlich, ganzrandig und weist stumpfe Lappen auf. Die weißen Blüten wachsen an langen Stielen und entfalten sich erst über dem Wasserspiegel. Die Frucht ist eine fleischige Kapsel mit vielen Samen. Die Weiße Seerose wächst in Europa und bis nach Sibirien in stehenden oder nur langsam fließenden Gewässern. Sie ist geschützt und wird wegen ihrer schönen und großen Blüten gern in Gärten, in Tümpeln und Bassins gezüchtet. Sie wurde zu zahlreichen farbigen Unterarten und manchmal auch in verkümmerten Formen *(N. pygmaea),* die winterhart sind, veredelt.
Für Heilzwecke sammelt man nur die Wurzelstöcke (Radix nymphaeae albae). Das geschieht nur an bestimmten Standorten oder bei künstlichen Kulturen. Das Material wird gründlich gereinigt, von Wurzeln und Grünteilen befreit, geschält und dann frisch oder getrocknet konsumiert. Die Droge schmeckt zusammenziehend und riecht oft nach Wasser. Sie enthält wenig erforschte Alkaloide (zum Beispiel Nupharin und Nupharidin) und das Glykosid Nymphein. Nupharidin wird als ein Mittel, das gegen Geschwülste wirkt, erforscht. Die Wirkstoffe hemmen den Geschlechtstrieb und dämpfen sexuelle Überreiztheit. Die Droge ist Bestandteil einiger erzeugter Anaphrodisiaka. Der Absud wirkt gegen Durchfälle und stillt Blutungen.

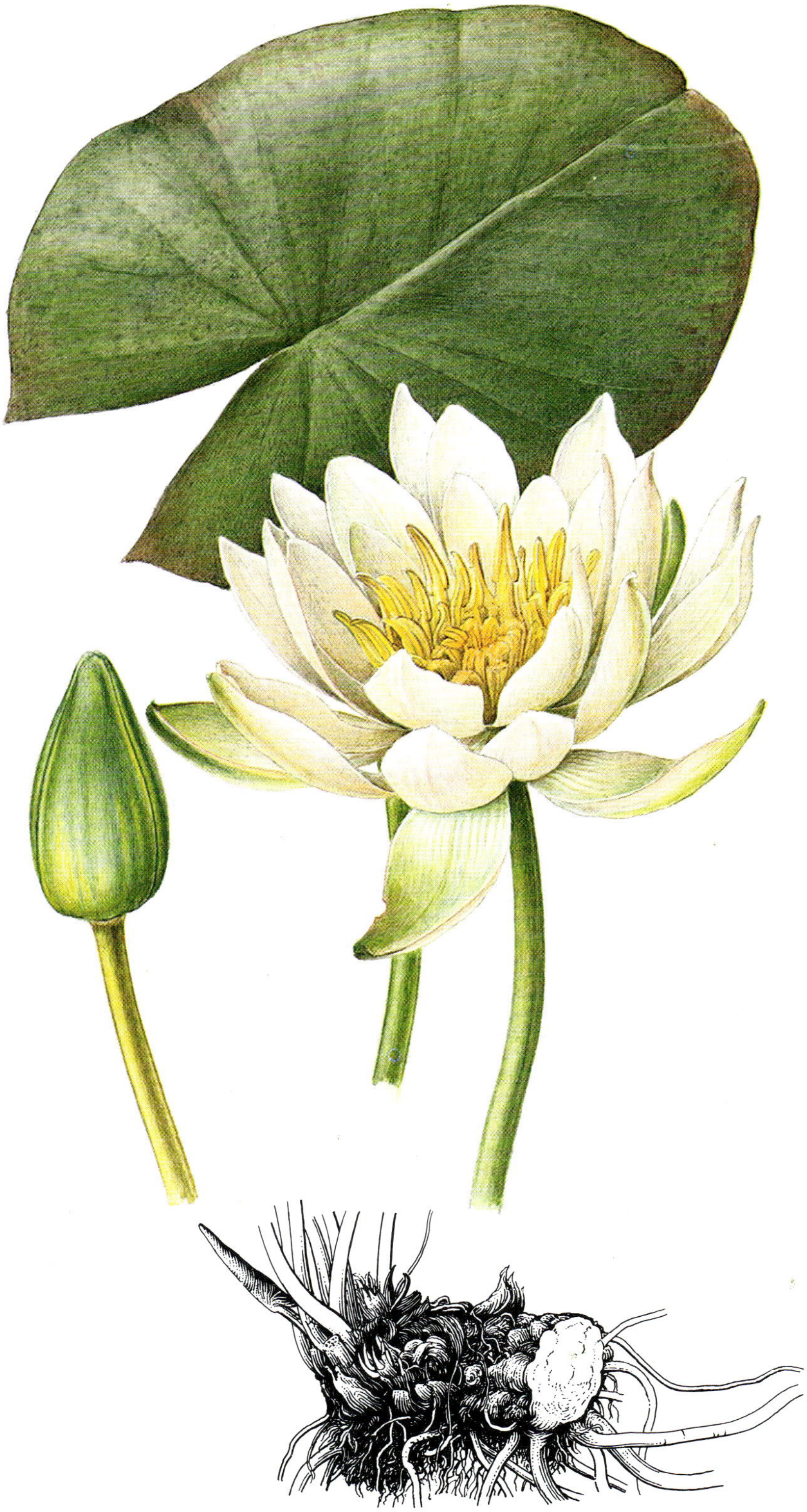

Blütezeit: Juni – August
Sammelzeit (Wurzelstöcke): März Oktober

Basilienkraut

Lippenblütle
Labiatae (Lamiaceae

Ocimum basilicum L.

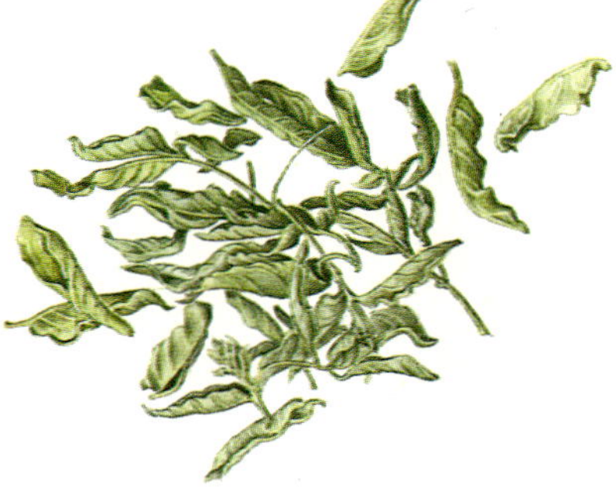

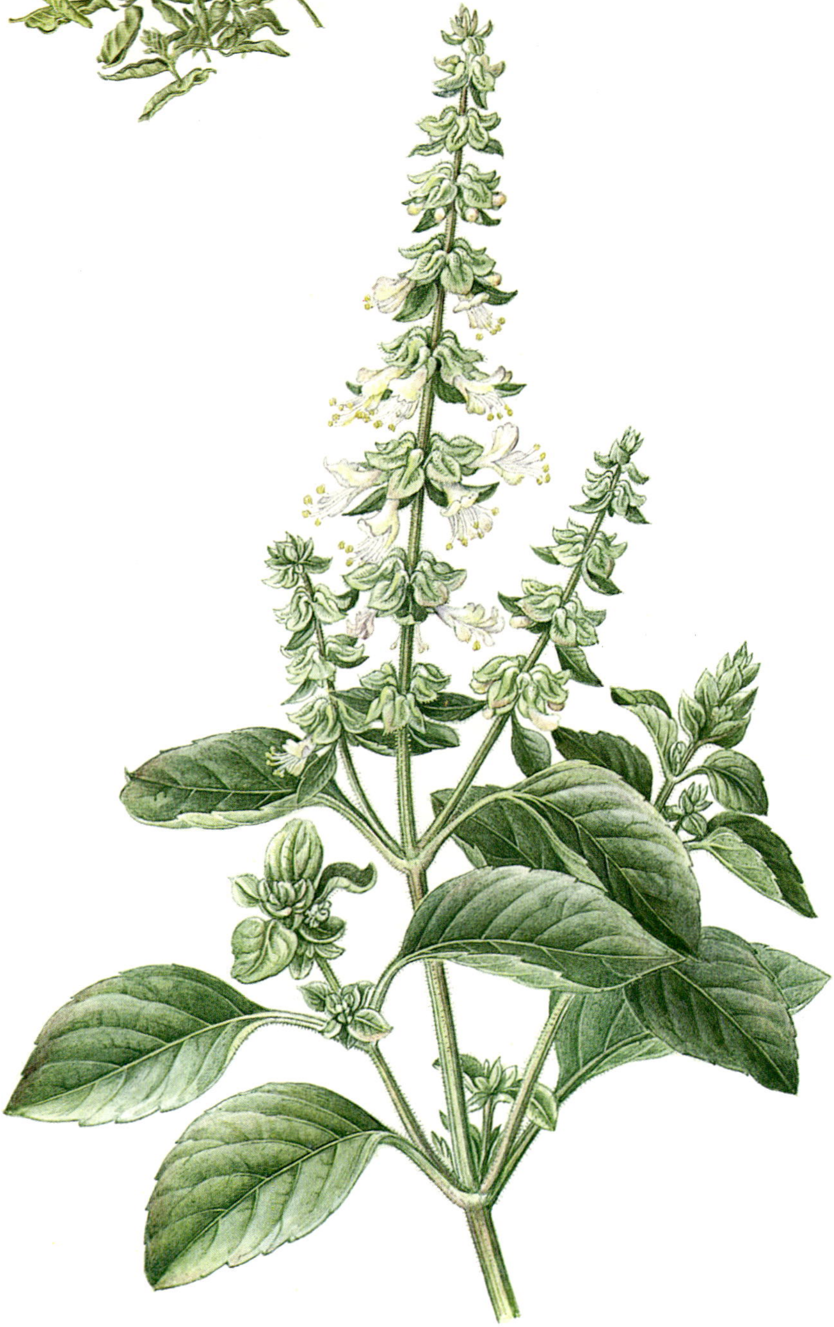

Ein einjähriges Kraut mit einem kantigen verzweigten Stengel, der mit gegenständi gen, eiförmigen, gestielten Blättern besetzt ist. Aus den Achseln der Blätter des oberen Stengelabschnitts wachsen unpaa rige Quirle weißer gelblicher oder rosafarbener Blüten. Die Früchte sind Hartfrüchte. Die ganze Pflanze ist behaart und duftet auffallend. Sie stammt aus Südasien und wird von alters her in Landgärten als Gewürz-, Zier-, Heil- und Honigpflan ze gezüchtet. Heute wird sie in Feldkultu ren angebaut.

Für Heilzwecke sammelt man das Kraut (Herba basilici). Man schneidet zur Zeit der Vollblüte die oberen Stengelteile und wiederholt diese Ernte mehrmals jährlich Das Material wird im Schatten oder in einer Anlage bei Temperaturen bis zu 40 °C getrocknet. Die Droge riecht dann aromatisch und schmeckt salzig. Sie enthält ätherisches Öl, Gerbstoffe, Glykoside und Saponin. Die Wirkstoffe lindern chronische Magenkatarrhe und Schmerzen in der Magengegend und helfen gegen Blähungen und Verstopfungen. Der Aufguß, der aus 2 Teelöffeln Droge je Tasse Wasser hergestellt wird, hilft auch bei Beschwerden in den oberen Atemwegen, gegen Husten und Keuchhusten und bei Entzündungen der Harnwege. Äußerlich wird Basilikum, vor allem das ätherische Öl, zur Bereitung von Erfrischungsbädern, weiterhin für Umschläge auf schwer heilende Wunden und als Gurgelmittel verwendet.

Das Basilikumöl findet auch in der Parfümindustrie und bei der Erzeugung von Weihrauch Verwendung. In der Lebensmittelindustrie wird Basilikum den Fischkonserven zugesetzt.

Blütezeit: Juni–September
Sammelzeit (Kraut): Juni–September

Schmetterlingsblütler
Leguminosae (Fabaceae)

Dornige Hauhechel

Ononis spinosa L.

Ein Halbstrauch mit verholzter Wurzel, der sich im unteren Abschnitt zu aufsteigenden Ästen verzweigt. Die Äste gliedern sich weiter auf und sind dicht mit Blättern und Dornen bewachsen. Die unteren Blätter sind dreizählig, die oberen einfach und drüsig. Die rosafarbenen Blüten bilden längliche, schüttere Trauben. Die Frucht ist eine Hülse (links unten). Die ganze Pflanze ist flaumig behaart. Sie ist in Europa, Asien und Nordamerika verbreitet und wächst in der Natur auf trockenen Hängen, auf Rainen und an Wegen und das vor allem auf kalkigen Unterlagen. Der Bedarf an dieser Droge wird hauptsächlich durch die Zucht der Hauhechel in Feldkulturen gedeckt.

Für Heilzwecke werden die Wurzeln (Radix ononidis) gesammelt. Man gräbt sie mit speziell geformten Geräten aus, denn sie sind verzweigt, verkrümmt und ihre Gewinnung ist nicht einfach. Sie werden dann gründlich gesäubert, von kleinen Wurzeln befreit, längs aufgeschnitten und an gut gelüfteten Stellen getrocknet. In Trockenanlagen darf die Temperatur 50 °C nicht übersteigen. Die Droge ist dann brüchig. Sie enthält ätherische Öle, Gerbstoffe, Fett und das Glykosid Ononin und gilt als wichtiges harntreibendes Mittel. Die Wirkstoffe desinfizieren auch die Harnwege und unterstützen die Ausscheidung von Gallensaft, sie beeinflussen den Stoffwechsel des Körpers günstig, senken den Blutdruck und lindern rheumatische Schmerzen. Vor Anwendung der Droge muß der Arzt befragt werden. Sie sollte nicht oft, in größeren Dosen und in reiner Form eingenommen werden und ist deshalb meistens in Teegemischen enthalten.

Blütezeit: Juni–September
Sammelzeit (Wurzeln): August–November
März–April

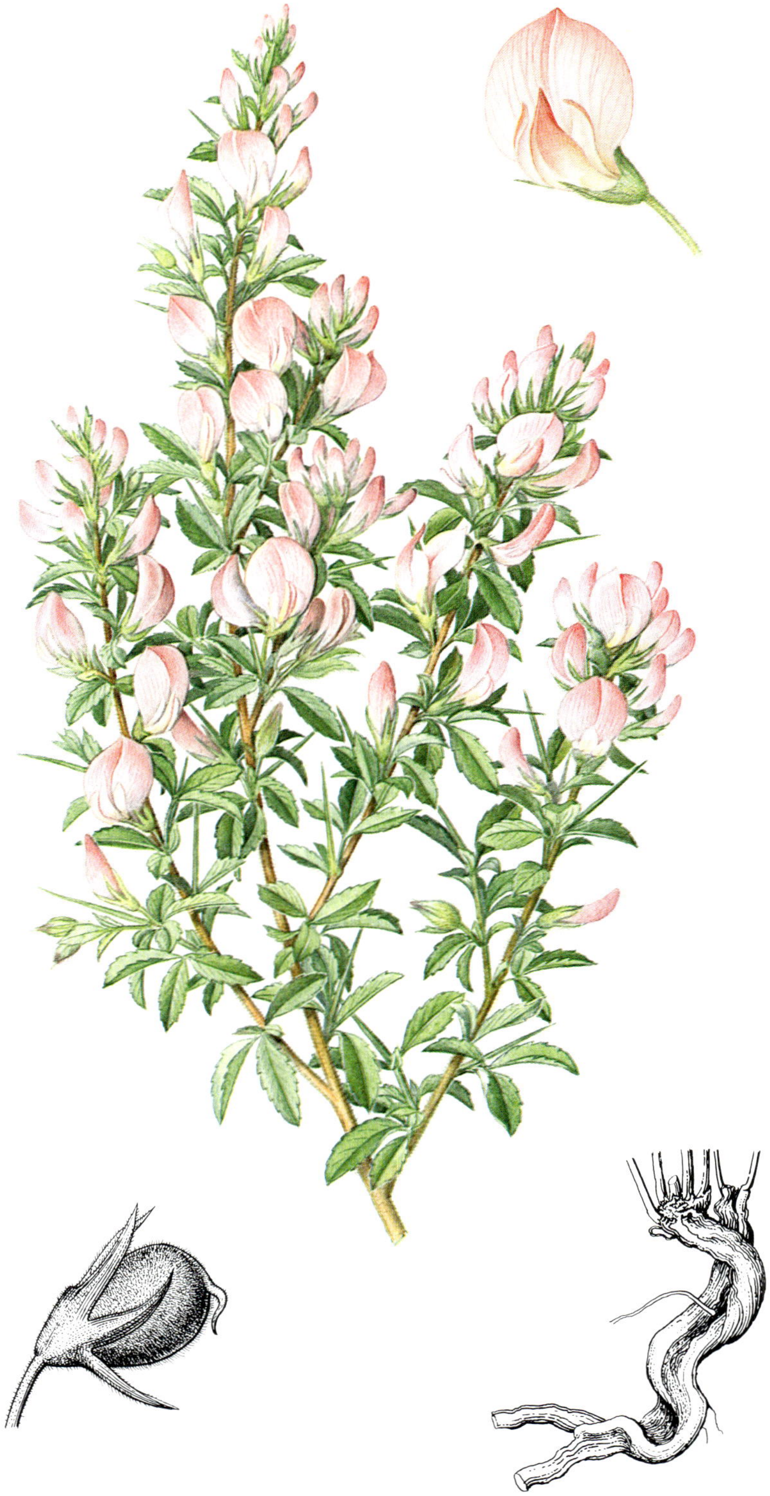

Kleines Knabenkraut

Orchis morio L.

Orchideengewächse
Orchidaceae

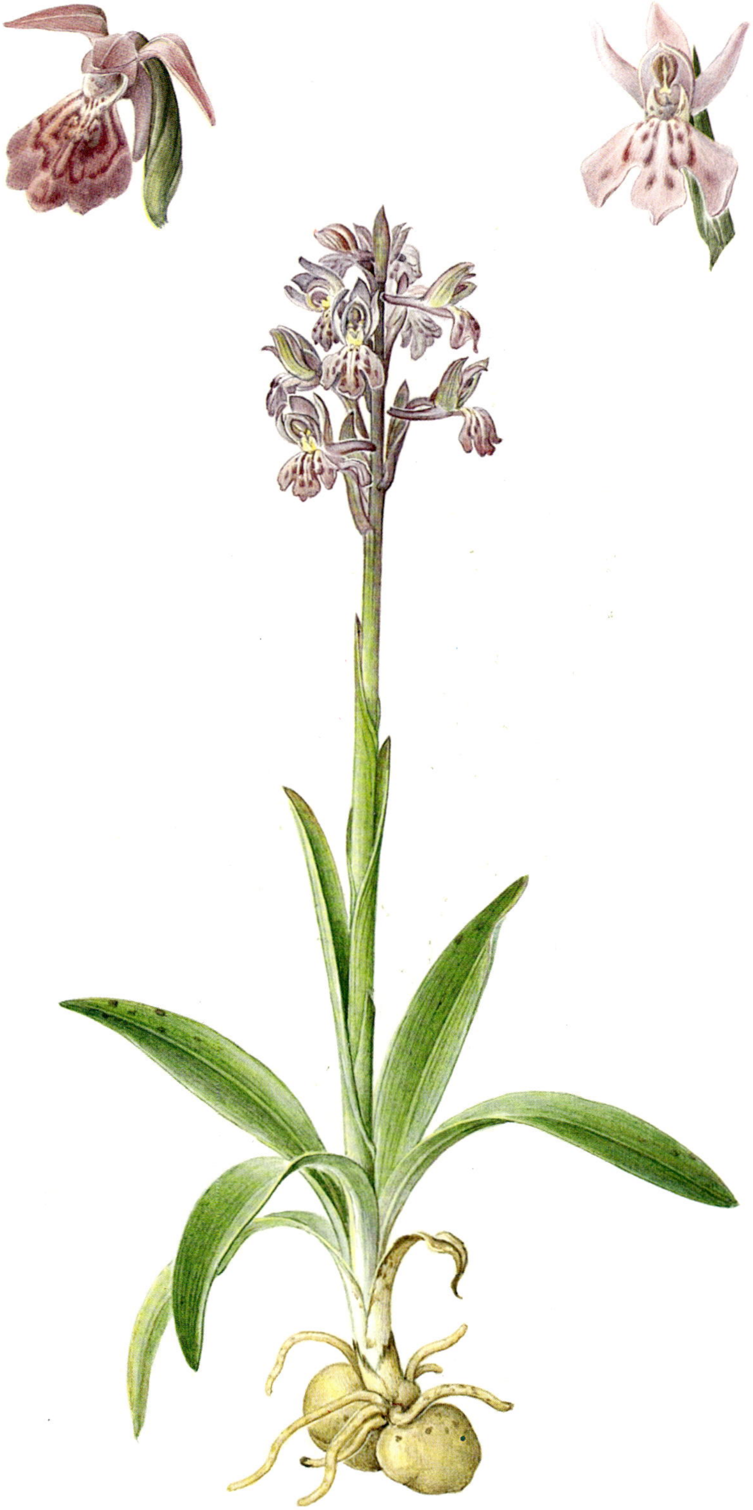

Ein ausdauerndes Kraut mit kugligen Wurzelknollen und einem aufrechten Stengel, der mit einer Ähre violettroter Blüten abschließt. Die unteren Blätter sind lanzettlich; die oberen Blätter sind schuppig und umwachsen den Stengel scheidenartig. Die Frucht ist eine Kapsel mit vielen kleinen Samen. Diese Art ist in Europa und Asien beheimatet und wächst vereinzelt auf trockeneren Wiesen und Hängen und in lichten Wäldern. Früher verwendete man die Droge als Aphrodisiakum. Durch uneingeschränktes Sammeln und unvernünftige Eingriffe in das Milieu werden die Knabenkrautarten immer seltener; sie sind deshalb in vielen Ländern gesetzlich geschützt.
Gesammelt werden die Tochterknollen der Wurzel. Sie werden Salep genannt (Tuber salep). Das ist auch die gemeinsame Bezeichnung für die Knollen aller Knabenkrautarten. Die Knollen werden gründlich gesäubert und schnell auf Hürden oder an Schnüren befestigt getrocknet. Die Droge enthält ungefähr 50 % Schleim, 30 % Stärke, Eiweiße und Zukker. Sie wird vor allem in älteren Rezepturen bei Darm- und Magenstörungen verwendet. Aus den Salepknollen bereitet man Schleim (Muzilago salep). Man mischt hierfür das Drogenpulver mit kaltem Wasser (1 : 10), fügt allmählich heißes Wasser hinzu (bis das Verhältnis 1 : 100 erreicht ist) und schüttelt das Ganze hin und wieder bis zum Auskühlen durch. Muzilago salep wird manchmal noch bei Darmkatarrhen verwendet und zwar zum Einnehmen oder als Einlauf. Heutzutage wird das Knabenkraut als Heilmittel allmählich durch andere Medikamente ersetzt. Links oben die Blüte von *Dactylorrhiza majalis.*

Blütezeit: Mai–Juni
Sammelzeit (Tochterknollen): Mai–Juni
BESONDERS SCHUTZWÜRDIG

Lippenblütler
Labiatae (Lamiaceae)

Majoran

Origanum majorana L. (Syn.: *Majorana hortensis* Moench.)

Ein einjähriges, manchmal auch zweijähriges Kraut mit aufrechtem, verzweigtem Stengel, der gegenständig mit ovalen Blättern bewachsen ist. Die kleinen, weißen Blüten bilden dichte Trauben, die gestielt sind und in den Blattachseln entspringen. Die Früchte sind Hartfrüchte und reifen nur in warmen Gebieten voll aus. Die ganze Pflanze duftet angenehm. Sie ist ursprünglich im Mittelmeerraum beheimatet, wurde schon von den alten Ägyptern, Griechen und Römern gezüchtet und verbreitete sich schließlich mit den Kreuzzügen über das übrige Europa.
Für Heilzwecke wird das Kraut (Herba majorani) bei sonnigem Wetter und zur Zeit der vollen Blüte gesammelt. Man beschneidet nur die oberen Abschnitte der Stengel. Die unteren Teile schlagen bald wieder aus, und die Ernte kann so bis zu 3 mal jährlich wiederholt werden. Das Material wird in Bündeln an gut durchlüfteten Stellen getrocknet, die Temperatur darf dabei 40 °C nicht überschreiten. Die Droge enthält ätherisches Öl, Gerbstoffe, Bitterstoffe, Karotine und Vitamin C. Sie fördert die Bildung von Magensäften, regt den Appetit an, beseitigt Blähungen und wirkt auch beruhigend auf das Nervensystem, deshalb wird sie bei neuro-vegetativen Leiden und spastischen Krämpfen angewendet. Den Tee bereitet man aus einem Teelöffel der Droge je Tasse Wasser und trinkt davon 2 Tassen täglich. Die Majorandroge wird auch in Salben verarbeitet und Bädern beigefügt, die bei der Behandlung von Rheumatismus eine Rolle spielen.
Majoran ist auch ein unentbehrliches Gewürz bei der Zubereitung von Suppen, Saucen und diversen Fleischgerichten.

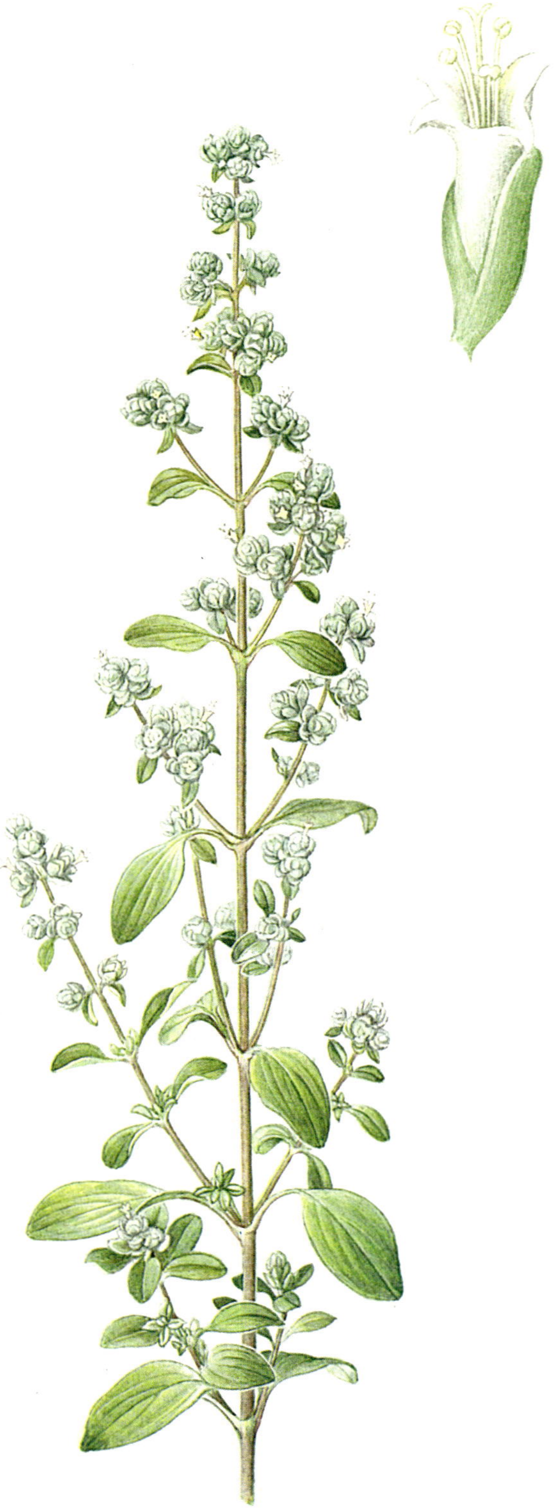

Blütezeit: Juli–August
Sammelzeit (Kraut): Juni–September

Dost

Origanum vulgare L.

Lippenblütler
Labiatae (Lamiaceae)

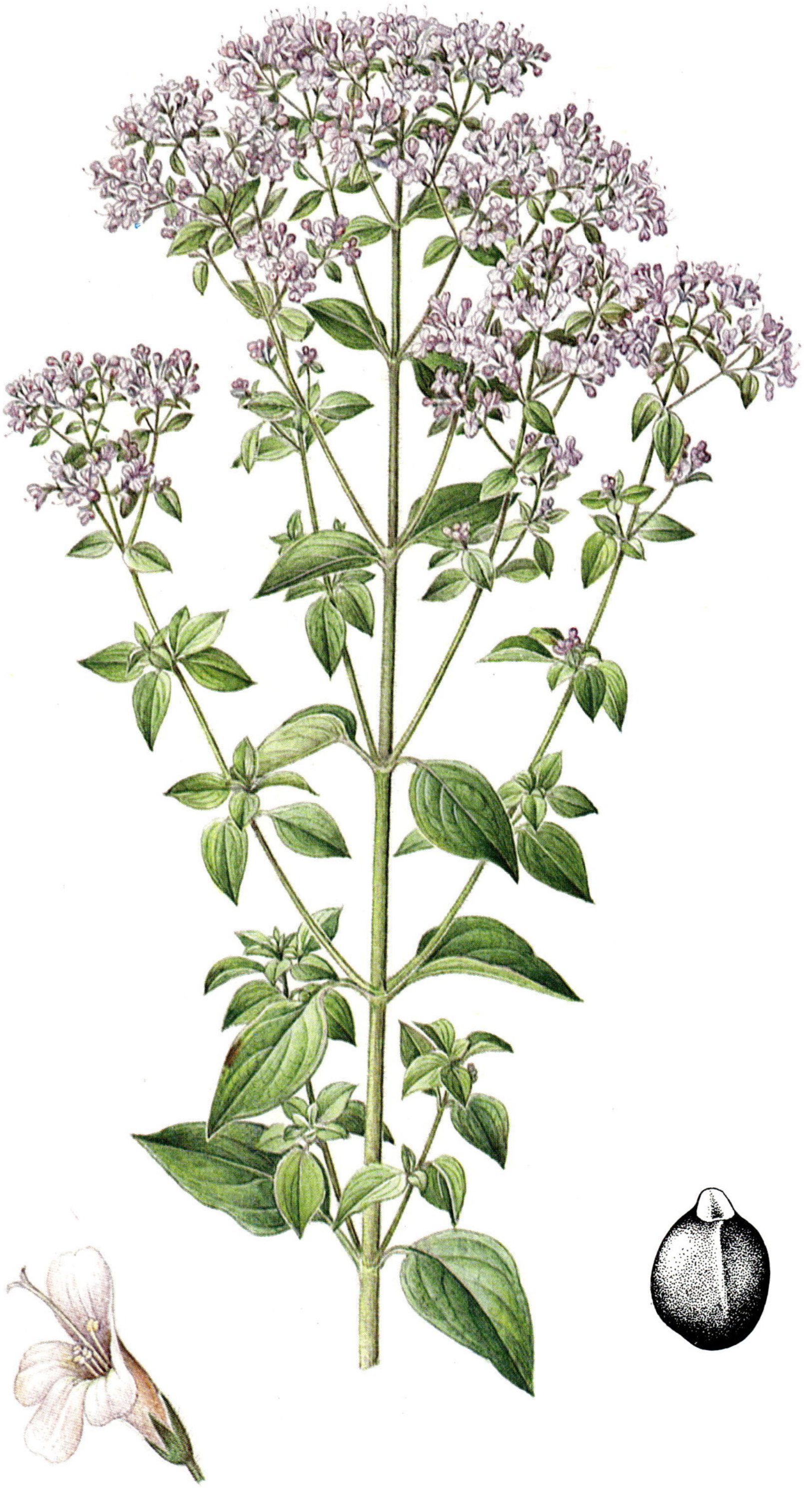

Ein ausdauerndes Kraut mit aufrechtem, rötlichem Stengel, der gegenständig mit feinen, eiförmigen Blättern bewachsen ist. Der Stengel verästelt sich im oberen Abschnitt und jeder Zweig schließt mit einer fächerartigen Rispe violettlicher Blüten ab, die Hartfrüchte (rechts unten) bilden. Die ganze Pflanze riecht angenehm. Die hier behandelte Art wächst in ganz Europa und auch in Asien überwiegend auf sonnigen trockenen Hängen und Lichtungen. In der Vergangenheit wurde der Dost als fast universales Heilmittel angesehen.
Für Heilzwecke wird das ganze Krautwerk (Herba origani) gesammelt. Die Ernte findet zu Beginn der Blütezeit in den Mittagsstunden statt. Die Pflanze schlägt wieder aus und wird erneut gesammelt. Das Material trocknet man in dünnen Schichten im Schatten oder in Büscheln hängend an gut durchlüfteten Stellen. Das Trockengut duftet aromatisch und schmeckt bitter. Es wird in verschlossenen Behältern trocken gelagert. Die Droge enthält ätherische Öle, Bitterstoffe und Gerbstoffe. Sie ist in Tees gegen Husten enthalten, denn sie wirkt desinfizierend, löst Schleim und unterdrückt Krampfanfälle. Sie wird auch gegen Appetitlosigkeit, Magen- und Gallenbeschwerden und Durchfälle verwendet.
Der Tee (1 Teelöffel der Droge auf eine Tasse Wasser) wirkt gegen Nervenschwäche, gegen Erschöpfungszustände des Organismus und wird auch bei Sexualstörungen genommen. Äußerlich wird Dost zur Zubereitung von Gurgelmitteln, Bädern und zur Inhalation verwendet.
Dost ist auch ein ausgezeichnetes Gewürz (häufig verwendet zum Beispiel in Italien) zur Zubereitung von Hackfleisch und Wild. Er ist ebenfalls eine hervorragende Honigpflanze.

Blütezeit: Juli–August
Sammelzeit (Krautwerk): Juli–August

Sauerkleegewächse
Oxalidaceae

Waldsauerklee

Oxalis acetosella L.

Ein ausdauerndes Kraut mit einem kriechenden, dünnen Wurzelstock und einem verkümmerten Stengel, aus dem langstielige Blätter hervorwachsen. Die Blätter sind dreizählig, die Einzelblättchen herzrund. Sie klappen sich nachts und bei schlechtem Wetter um den Mittelnerv nach unten. Die einzelnen weißen Blüten sind violett geädert und wachsen auf langen Stielen. Sie werden durch Insekten bestäubt. Andere, kurzstielige Blüten öffnen sich nicht, es sind Selbstbestäuber. Die Früchte sind Kapseln (links unten), die zur Reifezeit platzen und ihre Samen (rechts unten) in die Umgebung schleudern. Diese Pflanze ist über die ganze gemäßigte Zone der nördlichen Halbkugel verbreitet und wächst auch in Nordafrika. Sie bildet in schattigen, feuchten Wäldern, im Buschwerk und in Hainen große Bestände.
Für Heilzwecke wurde früher das Kraut (Herba oxalidis acetosellae) im Frühling oder im Herbst, wenn die Pflanze das zweite Mal blüht, gesammelt. Das Material wurde schnell im Schatten an einer luftigen Stelle getrocknet und dabei oft gewendet. Die Droge und auch die grüne Pflanze enthalten Kleesäure, die in kleinen Mengen harntreibend wirkt. In der Volksheilkunde kam besonders die frische Pflanze oder der aus ihr gewonnene Saft zur Geltung, denn sie stellen ein Reservoir an Vitamin C dar, was vor allem im Frühling von Bedeutung ist. Früher benutzte man Sauerklee zur Heilung von Skorbut. Auf Schwellungen legte man Umschläge aus zerstoßenen Blättern auf und bei Zahnfleischentzündungen kaute man die frischen Pflanzen. Heute wird Sauerklee als Heilmittel nicht mehr verwendet.

Blütezeit: April
September – Oktober
Sammelzeit (Kraut): April
September – Oktober

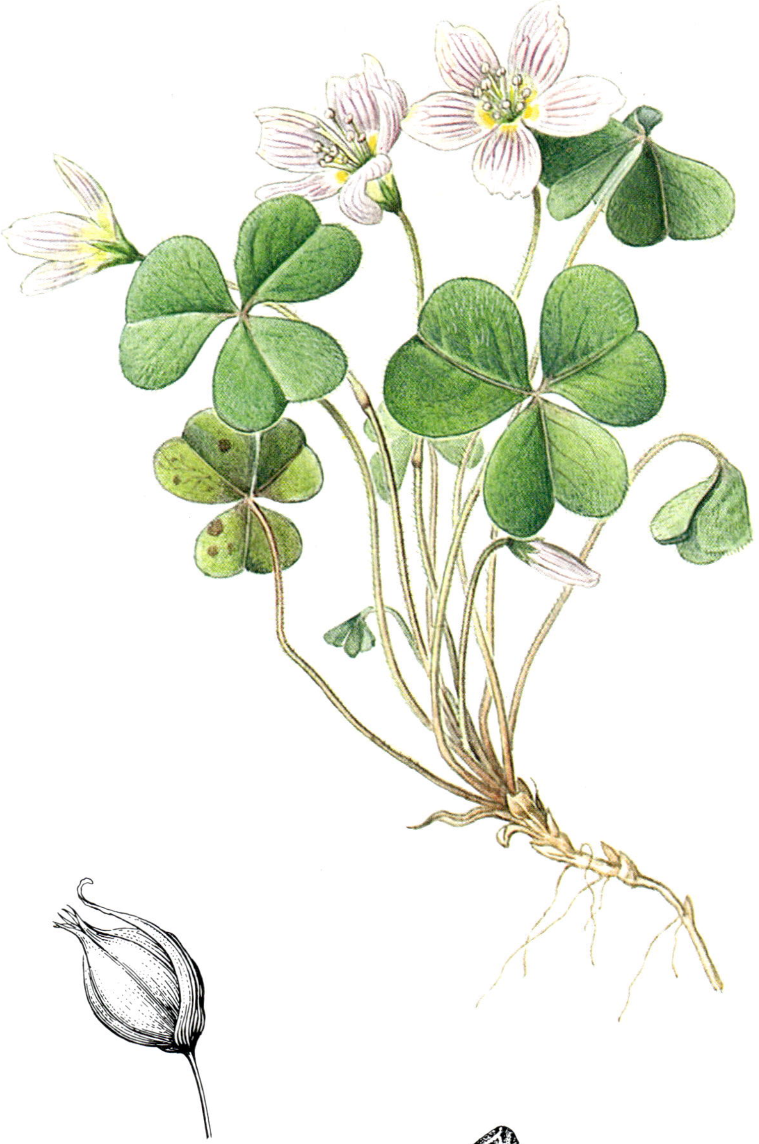

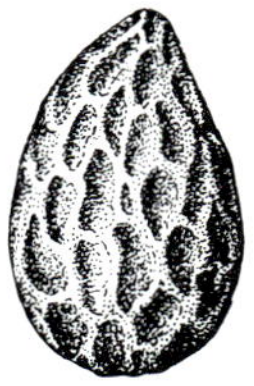

Pfingstrose

Pfingstrosengewächse
Paeoniaceae

† *Paeonia officinalis* L.

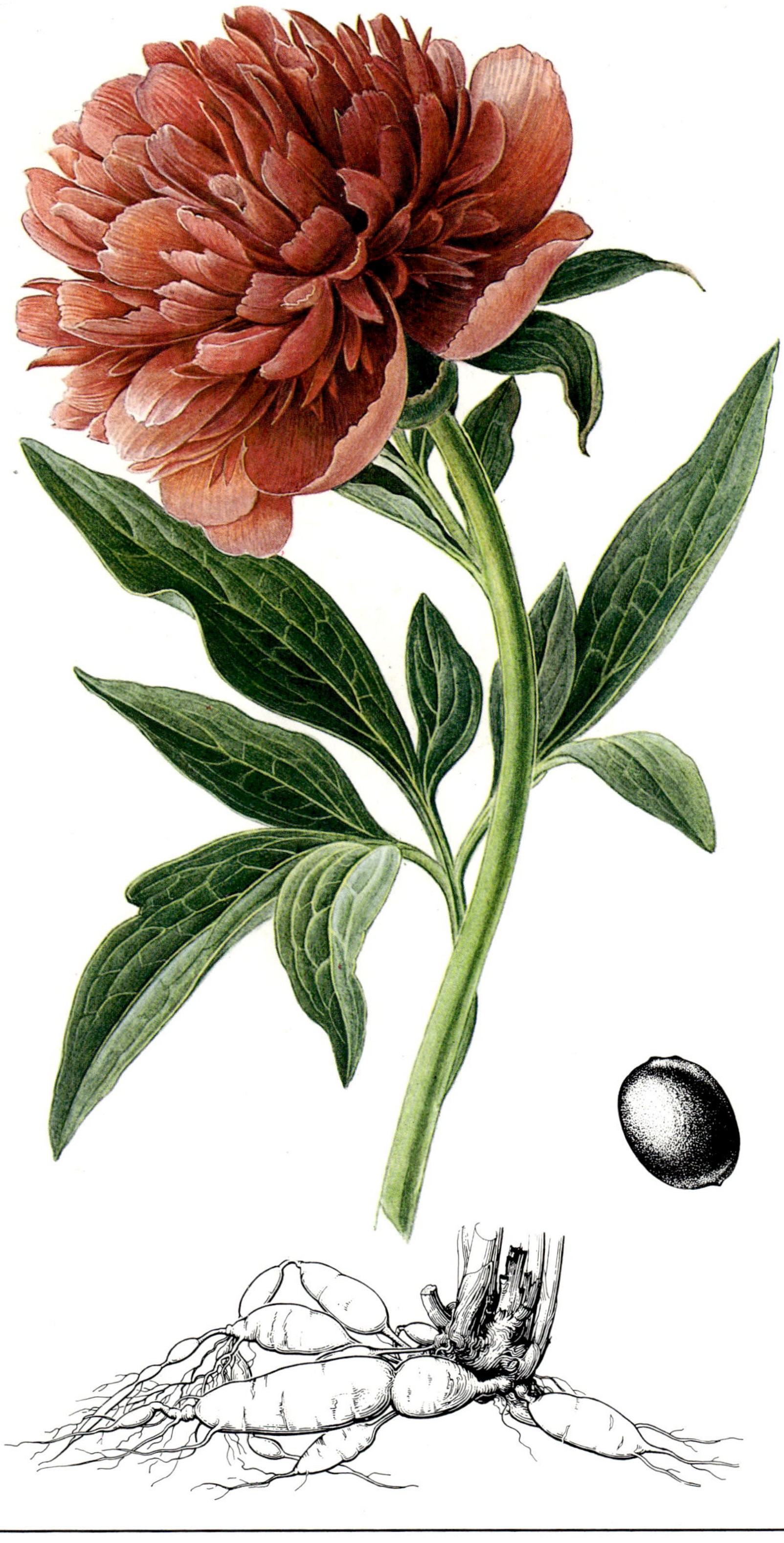

Ein ausdauerndes Zierkraut mit unterirdischen Wurzelknollen und einem verzweigten, kahlen Stengel, der mit gegliederten Blättern bewachsen ist. An den Stengelspitzen bilden sich große weinrote oder weiße Blüten. Die Frucht ist eine Kapsel mit schwarzen, glänzenden Samen (rechts). Diese Art, die ursprünglich aus Südosteuropa stammt, wird in den Gärten in vielen Abarten als Zierpflanze gezüchtet. Am beliebtesten sind die gefüllten, dunkelrot gefärbten Formen.
Für Heilzwecke sammelt man die Blüten (Flos paeoniae) und manchmal auch die Wurzeln und Samen (Radix-, Semen paeoniae). Die Blütendroge gewinnt man durch das manuelle Pflücken der Blütenblättchen gefüllter und ausschließlich roter Formen. Das Material wird in dünnen Schichten im Schatten so getrocknet, daß es weder Farbe noch Duft verliert. Die Wurzeln werden im Frühling ausgegraben und zerschnitten gedörrt. Die Samen reifen im Herbst aus und werden dann geerntet. Die Drogen der Pfingstrose enthalten (in verschiedenem Verhältnis) Glykoside, das Alkaloid Peregninin, Gerbstoffe, Zucker, Schleim und in den Blüten den Farbstoff Paeonidin. Sie wurden innerlich gegen Krämpfe der glatten Muskulatur, zur Beruhigung asthmatischer und epileptischer Anfälle, zur Linderung von Gichtschmerzen und auch als Abortivum verwendet. Die reine Droge wird heute praktisch nicht mehr eingesetzt und kommt nur in Gemischen vor, die **unter ärztlicher Aufsicht verwendet** werden. Die getrockneten Kronblätter der Pfingstrosen dienen der Verbesserung von Aussehen und Geruch verschiedener Teegemische und Sirupe.

Blütezeit: Mai–Juni
Sammelzeit (Blüten): Mai–Juni
(Wurzeln): März–April
(Samen): September–Oktobe

Deckblättriger Mohn

Papaver bracteatum Lindl.

Ein ausdauerndes Kraut mit einer kugligen, verzweigten Wurzel, das im ersten Jahr eine grundständige Blattrosette bildet und in den folgenden Jahren aufrechte Stengel entwickelt, die mit großen, roten Blüten abschließen. Unmittelbar unter den Blüten bilden sich am Stengel Stützblätter aus, wodurch sich diese Mohnart vom ähnlichen orientalischen Mohn *(P. orientale)* morphologisch unterscheidet. Die Frucht ist eine Kapsel mit braunen Samen. Die ganze Pflanze ist mit weißen Haaren bewachsen. Sie stammt aus Südostasien und gelangte im 18. Jahrhundert in die botanischen Gärten, von wo aus sie sich bald als Zierpflanze über ganz Europa verbreitete. Die Federzeichnung unten vergleicht die Samen von *P. bracteatum, P. rhoeas* und *P. somniferum.*
Den Rohstoff für die pharmazeutische Industrie liefern die Wurzeln (Radix papaveris bracteati). Sie werden im Herbst von zwei- bis dreijährigen Kulturen ausgegraben, gründlich gereinigt, vorsichtig gewaschen, von Grünteilen befreit und bei Temperaturen bis 40 °C getrocknet. **Die Droge enthält giftige Alkaloide** (Thebain, Alpinigenin, Oripavin und weitere). Aus dem isolierten Thebain stellt man zuerst Kodein, dann Morphin und andere wichtige Stoffe her, die bei der Zubereitung von Medikamenten verwendet werden. Thebain besitzt jedoch nicht die für den menschlichen Organismus zur Gewohnheit werdende Rauschwirkung. Es kann nicht direkt konsumiert werden, und die Gefahr einer Narkomanie besteht nicht. Auf dieser Tatsache beruht auch die gesellschaftliche und wirtschaftliche Bedeutung, die der kulturmäßige Anbau des Deckblättrigen Mohns hat. Die Untersuchungen, die sich auf diese Problematik beziehen, sind aber noch nicht abgeschlossen.

Blütezeit: Mai – Juli
Erntezeit (Wurzeln): September – Oktober

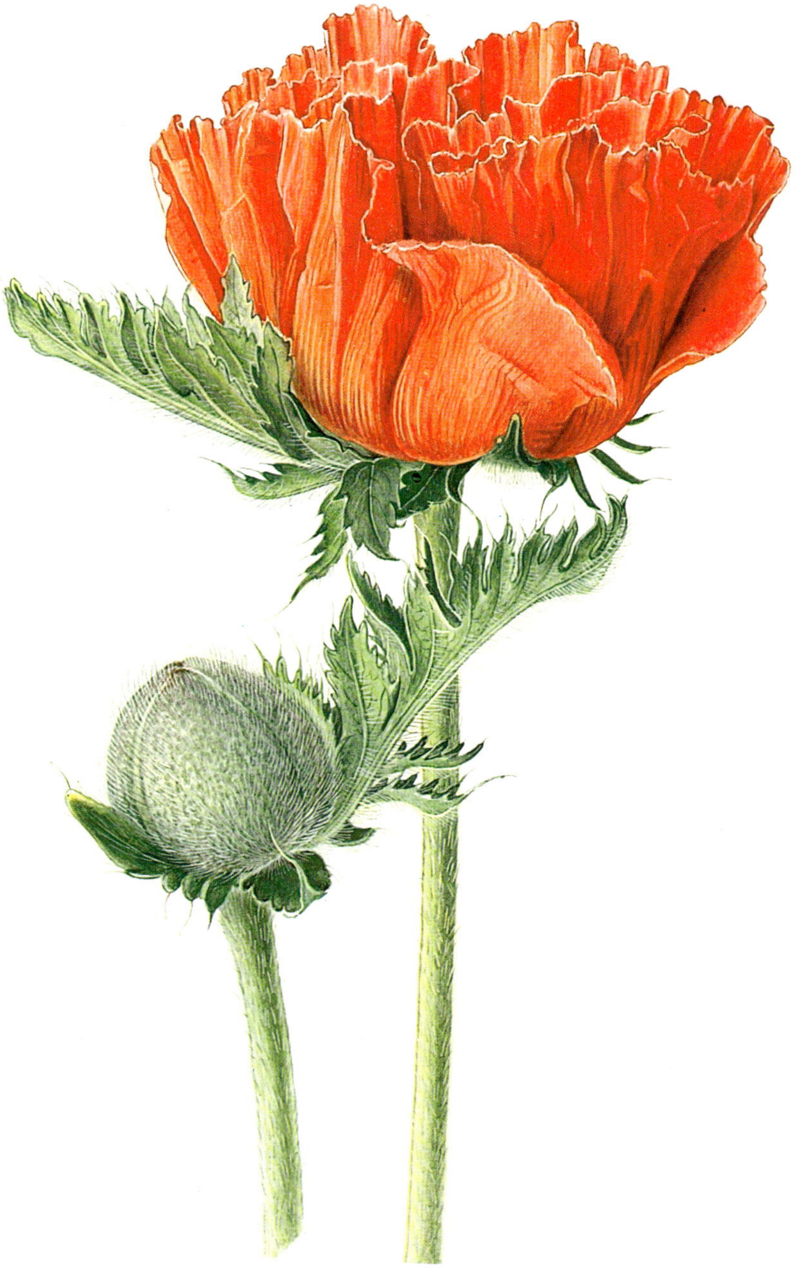

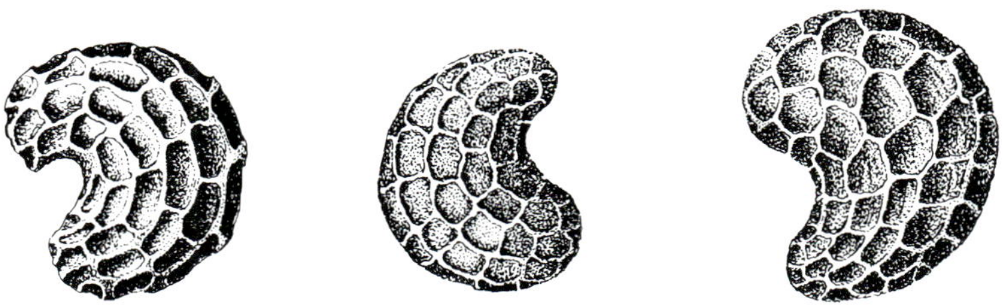

Klatschmohn

Mohngewächse
Papaveraceae

Papaver rhoeas L.

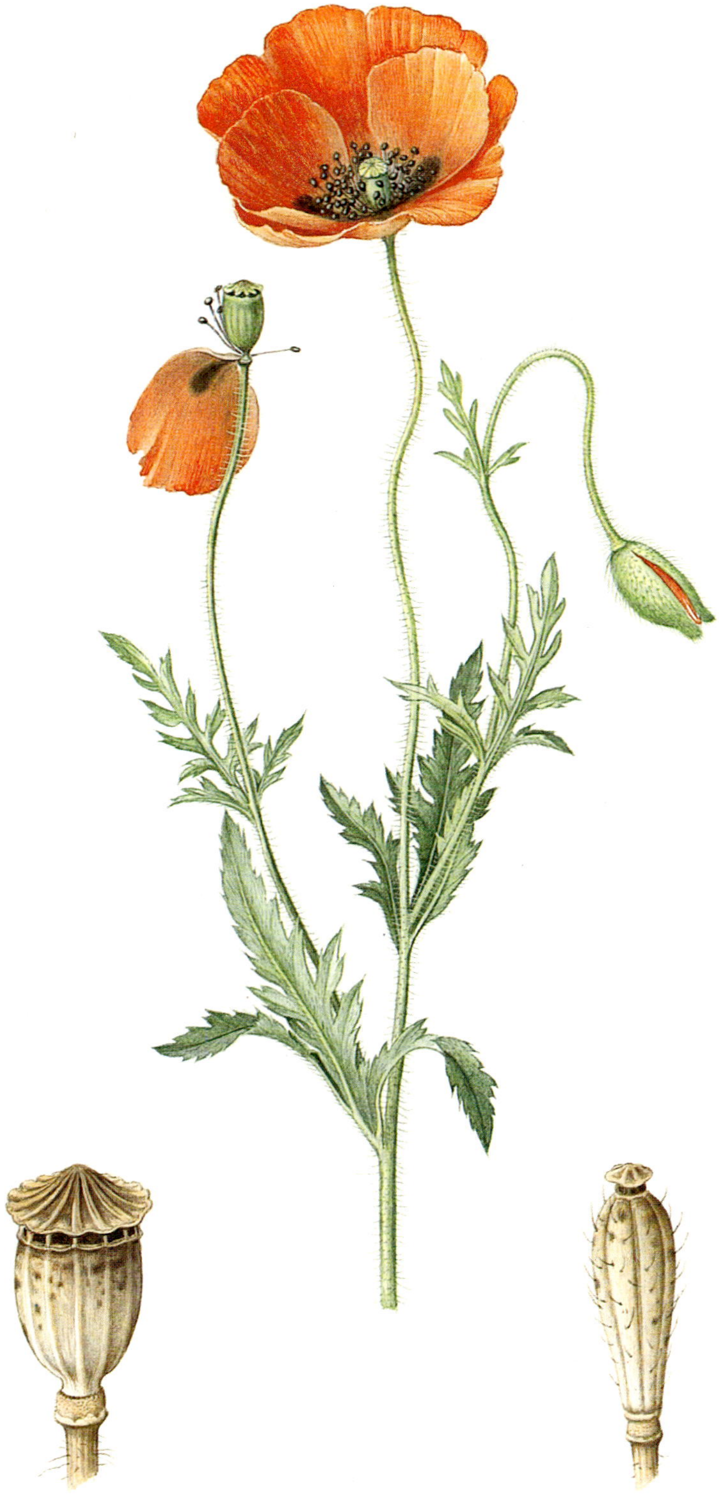

Ein einjähriges Kraut mit einem aufrechten, verzweigten Stengel, der mit wechselständigen, gefiederten Blättern bewachsen ist. Aus den Blattachseln entspringen lange Blütenstiele, die zuerst eine hängende Knospe und dann eine große rote Blume tragen. Die Kronblättchen zeigen an der Basis einen dunklen Fleck. Die Frucht ist eine Kapsel, die Mohnkapsel. Die ganze Pflanze ist behaart und mit Milchgefäßen durchsetzt. Sie wächst auf Böschungen, Schuttplätzen und als Unkraut in Feldern und Gärten. Die Mohnblüten wurden schon in der Vergangenheit zur Heilung von Lungenleiden und als Schlafmittel für Kinder verwendet.
Gesammelt werden die roten Kronblätter (Flos papaveris rhoeas). Das geschieht unmittelbar vor der Entfaltung, in der Mittagszeit bei trockenem Wetter und wird von Hand ausgeführt. Das Material trocknet man in dünnen Schichten im Schatten und lockert es dabei hin und wieder auf. In Darranlagen dürfen die Temperaturen 35 °C nicht überschreiten. Die Droge wird in geschlossenen Behältern und dunkel gelagert. Sie enthält Spuren der Alkaloide Rhoeadin, Rhoeagenin und Rhoearubin und roten anthozyanen Farbstoff. Der Klatschmohn wird in der Volksheilkunde als Sedativum (zur Beruhigung, als Schlafmittel) und gegen Reizhusten und Heiserkeit verwendet. Man trinkt einen Aufguß, der aus 2 Teelöffeln der Droge je Tasse Wasser bereitet wird. Nicht die reine Droge, jedoch **die ganze Pflanze ist schwach giftig.** Die übrigen, wildwachsenden Mohnarten *(P. argemone* – Detail rechts unten, *P. dubium* und *P. hybridum)* haben in den Blüten keine Wirkstoffe und werden nicht gesammelt.

Blütezeit: Mai – September
Sammelzeit (Blüten): Mai – August

Mohngewächse
Papaveraceae

Schlafmohn

† *Papaver somniferum* L.

Ein einjähriges Kraut, das in Garten- und Feldkulturen als Öl-, Nahrungs- und bedeutende Heilpflanze gezüchtet wird. Aus der Pfahlwurzel wächst ein hoher, verzweigter Stengel mit ovalen, ansitzenden Blättern. An seiner Spitze entfalten sich große weiße bis rote Blüten. Die Frucht ist eine Mohnkapsel. Die Pflanze ist mit Milchgefäßen und einem weißen Saft, dem Latex, durchsetzt. Mit Ausnahme der reifen Samen **ist die ganze Pflanze giftig.** Die pharmazeutische Industrie verarbeitet den eingetrockneten Saft angeschnittener, unreifer Kapseln von opiumhaltigen Mohnsorten, das Opium (Opium crudum), die unreifen getrockneten Kapseln und die reifen, ausgeschüttelten Kapseln mit einem kurzen Stielrest, und die Mohnfrüchte. Vor allem aus den Mohnfrüchten werden die einzelnen Alkaloide isoliert. Im Opium konnten davon ungefähr 25 festgestellt werden. Am wichtigsten ist dabei das Morphin, das bis zu 20 % des Opiums ausmachen kann. Es wirkt dämpfend auf das Zentralnervensystem, stillt Schmerzen, mildert den Hustenreiz und die Darmperistaltik. Kodein (3 %) ist in seiner Wirkung schwächer und wird gegen Husten eingesetzt. Papaverin dämpft die Krämpfe der glatten Muskulatur und wird bei Durchfällen, Gallenkoliken u.ä. verwendet. Alle Alkaloide des Opiums gehören zu den Narkotika (Gewohnheitsgifte), und ihre länger anhaltende Verwendung führt zu chronischen Vergiftungen, zum körperlichen Verfall und zum Tode. Opium, Opiumtinkturen und alle Präparate aus Opiumalkaloiden unterliegen den Vorschriften und der Aufsicht der internationalen Opiumkonvention.

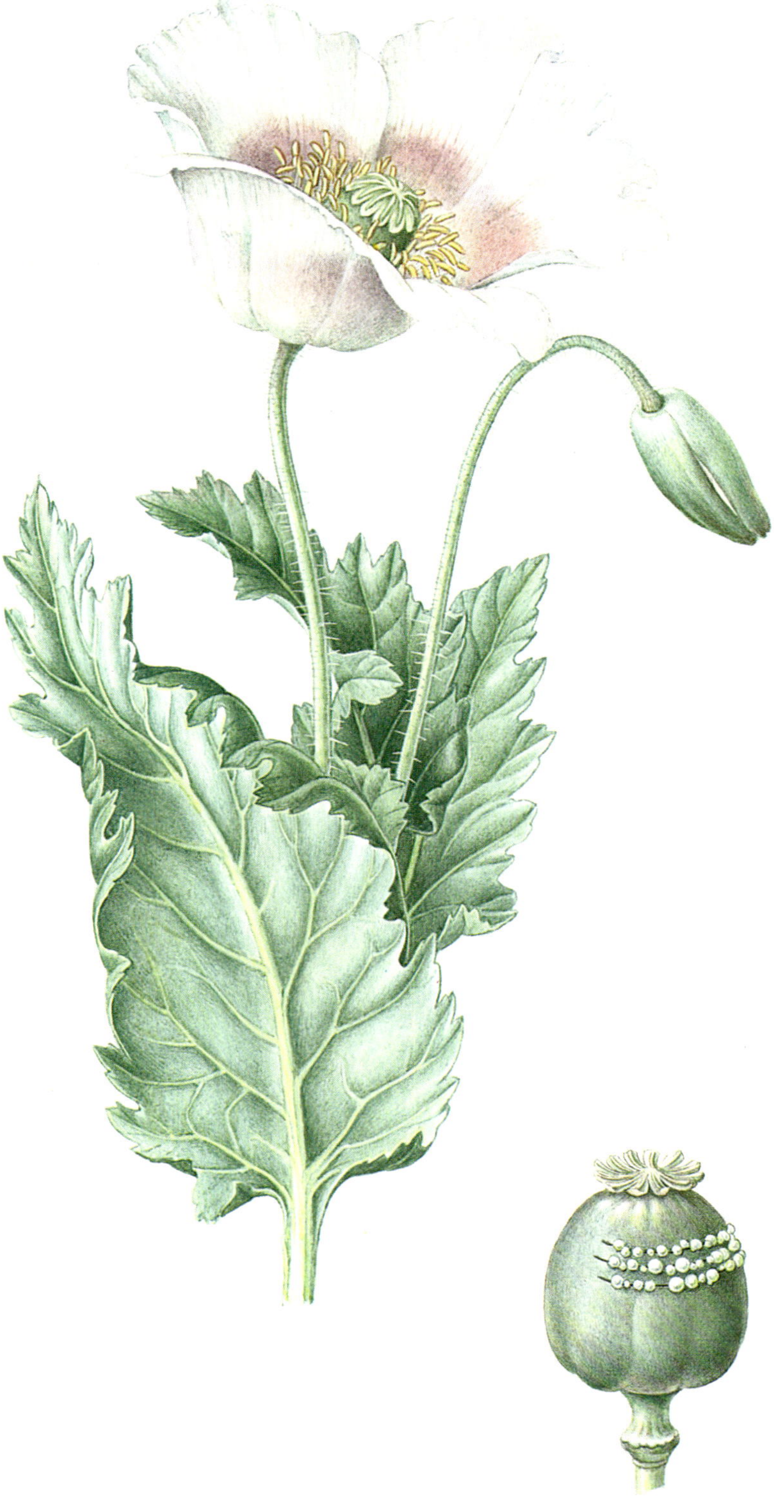

Blütezeit: Juni – August
Sammelzeit (unreife Mohnkapseln):
Juli – August
(reife Mohnkapseln):
August – September

Rote Pestwurz

Korbblütler
Compositae (Asteraceae)

Petasites hybridus (L.) Ph. Gärtn., B. Mey et Scherb.

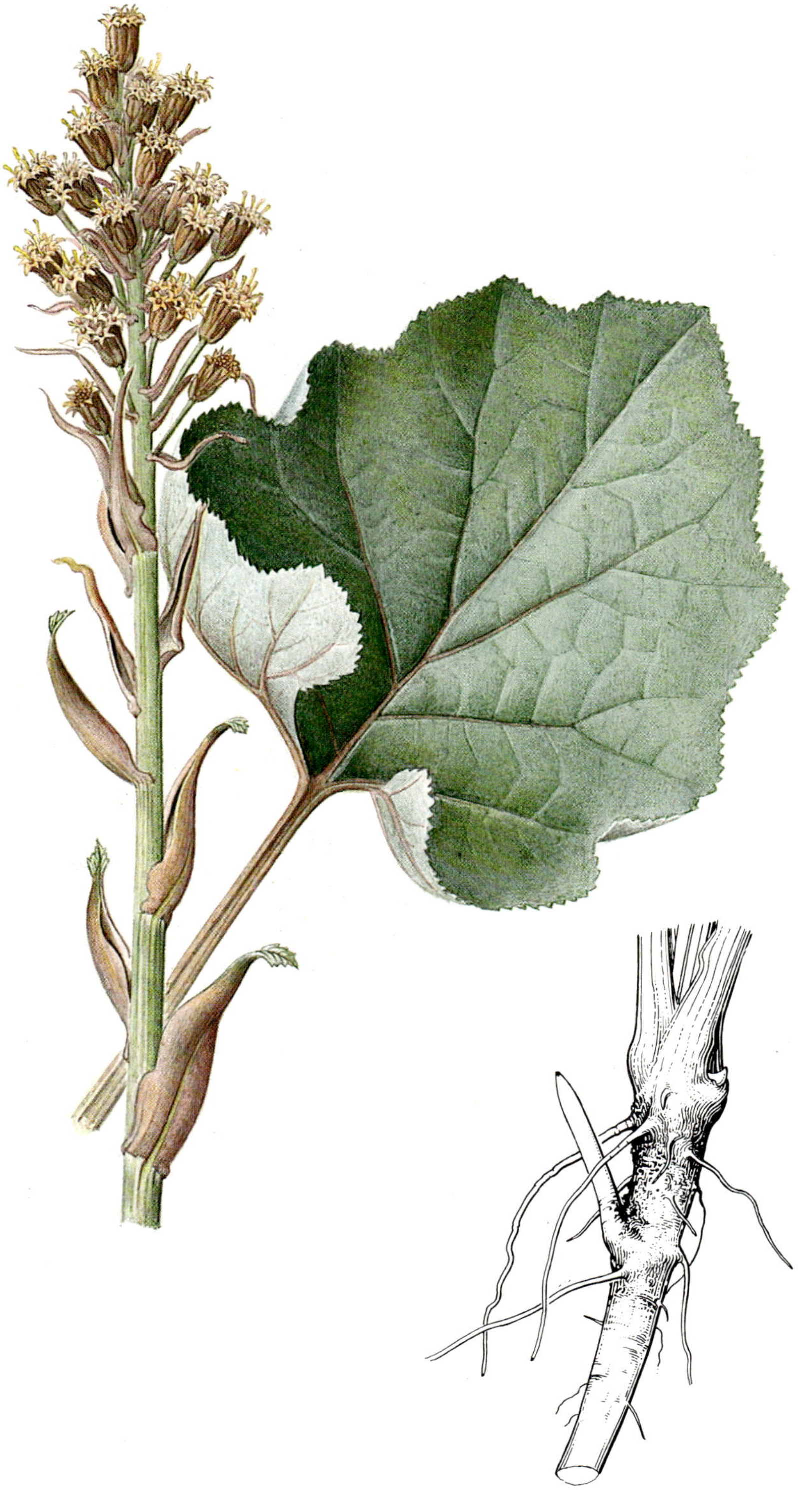

Ein ausdauerndes Kraut, das über ganz Europa verbreitet ist und an feuchten, mehr oder weniger unkultivierten Standorten wächst. Oft säumt es die Bachufer. Im zeitigen Frühjahr sprießen aus den unterirdischen Wurzelstöcken ährenartige Blütenstände hervor, die von violettlichen Korbblüten gebildet werden. Später wachsen dann die lang gestielten, mächtigen, herzförmigen Blätter, die ihre Umgebung völlig überdecken. Die Früchte sind behaarte Achänen. In der Vergangenheit hat man die Pestwurz zur Heilung und Vertreibung der Pest verwendet.
Für Heilzwecke werden meistens die Wurzelstöcke (Rhizoma petasitidis) gesammelt. Man gräbt sie vorsichtig dort aus, wo die Pflanze sehr zahlreich wächst, wäscht sie gründlich und legt sie in dünnen Schichten im Schatten zum Trocknen aus. In Darranlagen darf die Temperatur 40 °C nicht übersteigen. Die Droge riecht unangenehm und schmeckt bitter. Sie enthält ätherische Öle, Bitter-, Schleim- und Gerbstoffe, Inulin und anderes. Die Pestwurz dient bei der Heilung von Krankheiten der oberen Atemwege, vor allem von Husten, Heiserkeit und asthmatischen Anfällen, denn sie wirkt krampflösend. Man sammelt auch die Blätter (Folium petasitidis), die nach dem Trocknen ähnlich wie die Droge aus den Wurzelstöcken verwendet werden. Der Aufguß wird aus einem Teelöffel der Droge je Tasse Wasser bereitet und dreimal täglich getrunken. Er wirkt schweiß- und harntreibend und hilft auch gegen Darmparasiten. Die frischen Blätter legt man auf Schwellungen, Ausschläge, geschwollene Adern und Drüsen und Stellen mit rheumatischen Schmerzen auf.

Blütezeit: März–April
Sammelzeit (Wurzelstöcke): Februar–März
(Blätter): April–Mai

Doldengewächse
Umbelliferae (Apiaceae)

Petersilie

Petroselinum crispum (Mill.) Nym. ex A. Hill (Syn.: *Petroselinum hortense* Hoffm.)

Ein zweijähriges Kraut mit einer weißen Pfahlwurzel, das im ersten Jahr eine grundständige Rosette aus zusammengesetzten, bis dreifach geteilten Blättern bildet. Im zweiten Jahr wächst aus der Wurzel ein verzweigter Stengel hervor, der mit wechselständigen Blättern besetzt ist und mit zusammengesetzten Dolden gelblichgrüner Blüten abschließt. Sie stammt ursprünglich aus dem Mittelmeergebiet und wird jetzt als bedeutende Gemüsepflanze gezüchtet.
Für Heilzwecke verwendet man die Früchte und Wurzeln (Fructus-, Radix petroselini). Die Wurzeln werden gründlich gereinigt, längs aufgeschnitten und bei Temperaturen bis zu 40 °C getrocknet. Die Dolden werden geerntet, wenn ungefähr die Hälfte der Samen reif ist. Sie werden im ganzen abgeschnitten, in Tücher verpackt und dann gedroschen. Von den Wirkstoffen sind das ätherische Öl, das Glykosid Apiin und andere Substanzen besonders wichtig. Die Wurzel enthält ungefähr 5 % ätherisches Öl. Dieses Öl reizt die Nieren, wodurch die Harnausscheidung verstärkt wird. Die Droge kommt deshalb vor allem in diuretischen und urologischen Tees zur Geltung. Kleine Gaben regen den Appetit an und unterstützen die Verdauung. Man bereitet aus 4 Teelöffeln Droge je Tasse Wasser einen Aufguß, den man dann dreimal täglich trinkt. Größere Dosen bewirken eine verstärkte Durchblutung der Schleimhäute des Verdauungsapparats und lösen Gebärmutterkontraktionen aus. Bei schwangeren Frauen ist also Vorsicht geboten. **Große Mengen der Petersiliendroge sind giftig.**

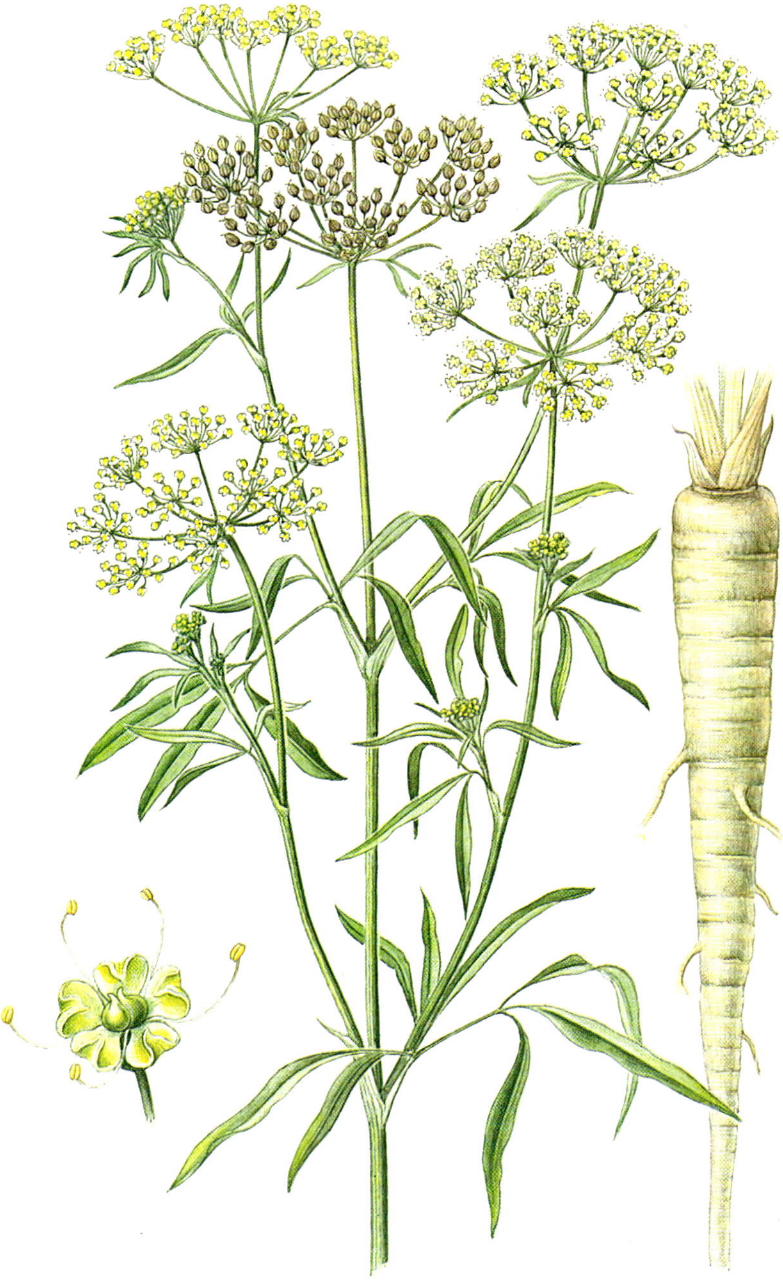

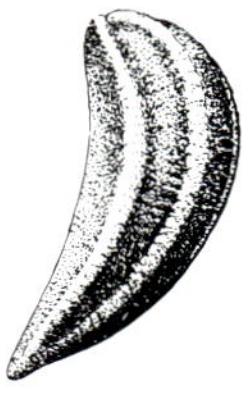

Blütezeit: Juni–Juli
Sammelzeit (Wurzeln):
Oktober–November
März
(Kraut): Juni–November
(Früchte): August–September

Meisterwurz

Doldengewächse
Umbelliferae (Apiaceae)

Peucedanum ostruthium (L.) W. D. J. Koch (Syn.: *Imperatoria ostruthium* L.)

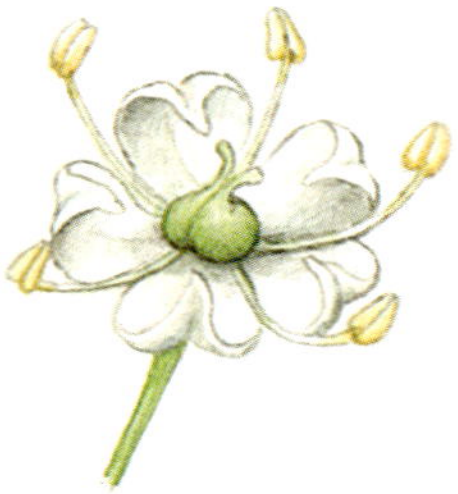

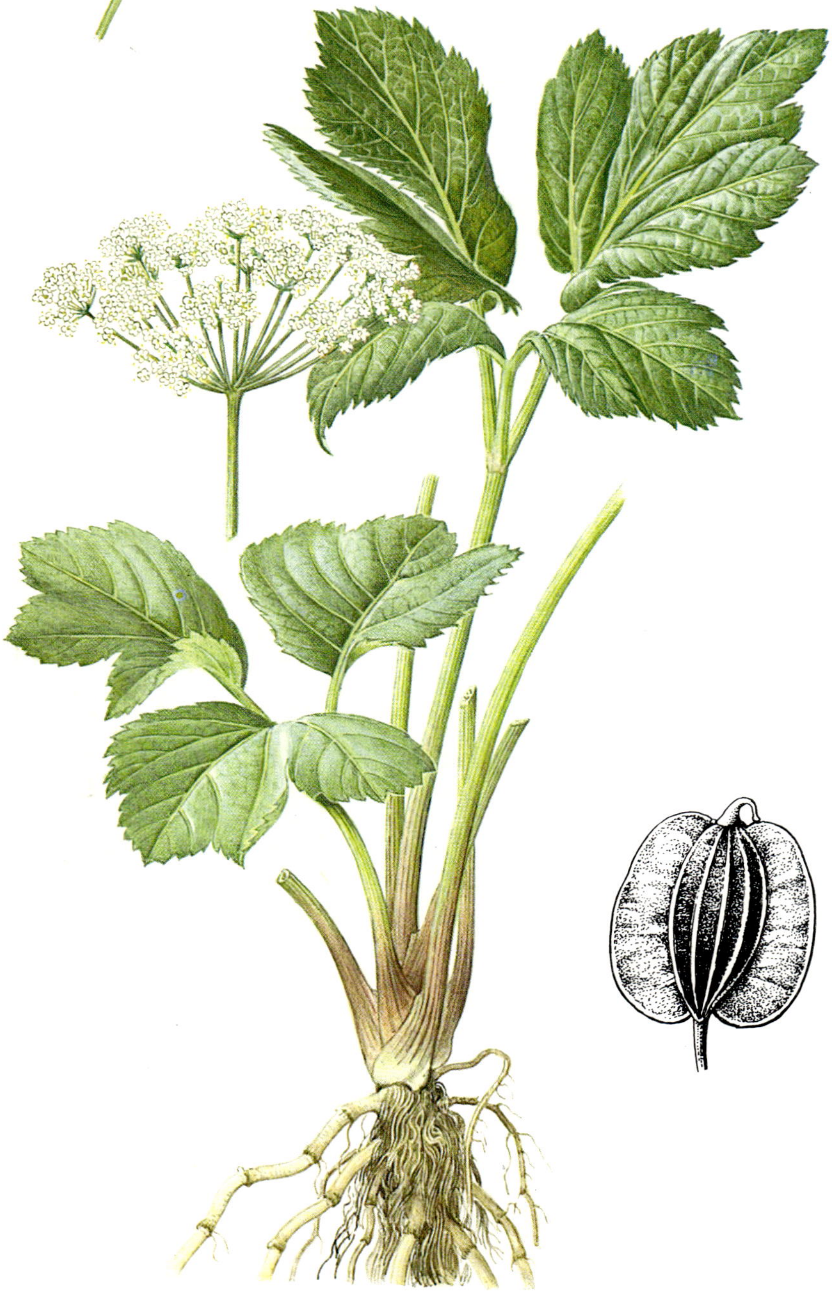

Ein ausdauerndes Kraut mit einem verdickten, unterirdischen Wurzelstock und einem hohen, gerieften Stengel, der mit zusammengesetzten Dolden weißlicher Blüten abschließt. Die Pflanze bildet eine Rosette grundständiger, dreizähliger Blätter und Stengelblätter, die mit einer häutigen Scheide ansitzen. Die Früchte sind breite, haspelförmige Doppelachänen (unten). Die Meisterwurz wächst in der Natur in Vorgebirgs- und Gebirgslagen, gewöhnlich an Bächen, auf feuchten Wiesen und in Quellgebieten. In der Vergangenheit wurde sie oft an Berghütten gepflanzt, von wo aus sie verwilderte.
Gesammelt werden die verdickten Wurzelstöcke (Rhizoma imperatoriae). Sie werden im Herbst oder im Frühling, noch bevor die Pflanze ausschlägt, ausgegraben, gründlich gereinigt, von Wurzeln und Grünteilen befreit, zerschnitten und in einer Darranlage bei Temperaturen bis zu 35 °C getrocknet. Die Droge duftet durchdringend, schmeckt brennend und reizt zu Tränen. Sie muß trocken und in geschlossenen Behältern aufbewahrt werden. Sie enthält erhebliche Mengen ätherischen Öls mit Limonen, Phelandren und Pinen, außerdem noch Bitter- und Gerbstoffe. Die Droge wirkt vor allem harntreibend und wird auch bei Verdauungsstörungen, Magenschwäche, Blähungen und Darmkatarrhen verwendet. Sie wird in Pulverform verordnet und zwei- bis dreimal täglich in einer Dosis von 0,5 bis 2 g eingenommen oder tagsüber als Auszug, den man durch 8stündiges Auslaugen eines Teelöffels der Droge auf kaltem Wege bereitet, getrunken. **Größere Gaben wirken giftig.**

Blütezeit: Juni–Juli
Sammelzeit (Wurzelstöcke):
September–November
März–April

Schmetterlingsblütler
Leguminosae (Fabaceae)

Gartenbohne

Phaseolus vulgaris L.

Ein einjähriges Kulturkraut, das entweder Stengel mit abgeschlossenem Wachstum, sogenannte Strauchformen, oder Stengel mit nicht abgeschlossenem Wachstum, sogenannte Rankenformen, bildet. Im zweiten Fall wird der Stengel bis zu 3 m lang; er ist rechtsdrehend und wechselständig mit dreizähligen Blättern bewachsen. In den Blattachseln entspringen schüttere Trauben, die von verschieden schattierten Blüten gebildet werden. Die Frucht ist eine Hülse. Ihren Ursprung hat diese Pflanzenart im tropischen Amerika. Heute wird sie in der ganzen Welt in vielen Kulturformen und Abarten als Hülsenfrucht, Gemüse und Zierpflanze gezüchtet.
Für Heilzwecke werden die Fruchtklappen (Fructus phaseoli sine semine) gesammelt. Man gewinnt sie nach dem Öffnen der reifen Hülsen und der Absonderung der Samen, was auf speziellen Maschinen geschieht. Die Fruchtklappen sollen strohgelb, ohne bräunliche Flecken und entsprechend trocken sein. Sie enthalten Aminosäuren, Vitamin C, Mineralstoffe und Stärke. Die Droge wirkt harntreibend und senkt den Blutzuckerspiegel. Sie wird Teegemischen beigefügt, die bei Nierenleiden, Herz- und Rheumabeschwerden und bei der Nebenbehandlung der Zuckerkrankheit verwendet werden. Ähnliche Heilwirkung haben auch die Samen, die zu Pulver gemahlen zur Anwendung kommen. Aus Bohnenmehl bereitet man auch heiße Umschläge auf nicht heilende Wunden und juckende Ekzeme.
Heilwirkung haben auch die Drogen der Feuerbohne *(P. coccineus)* und Mondbohne *(P. lunatus)*, die als Zierpflanzen gezüchtet werden.

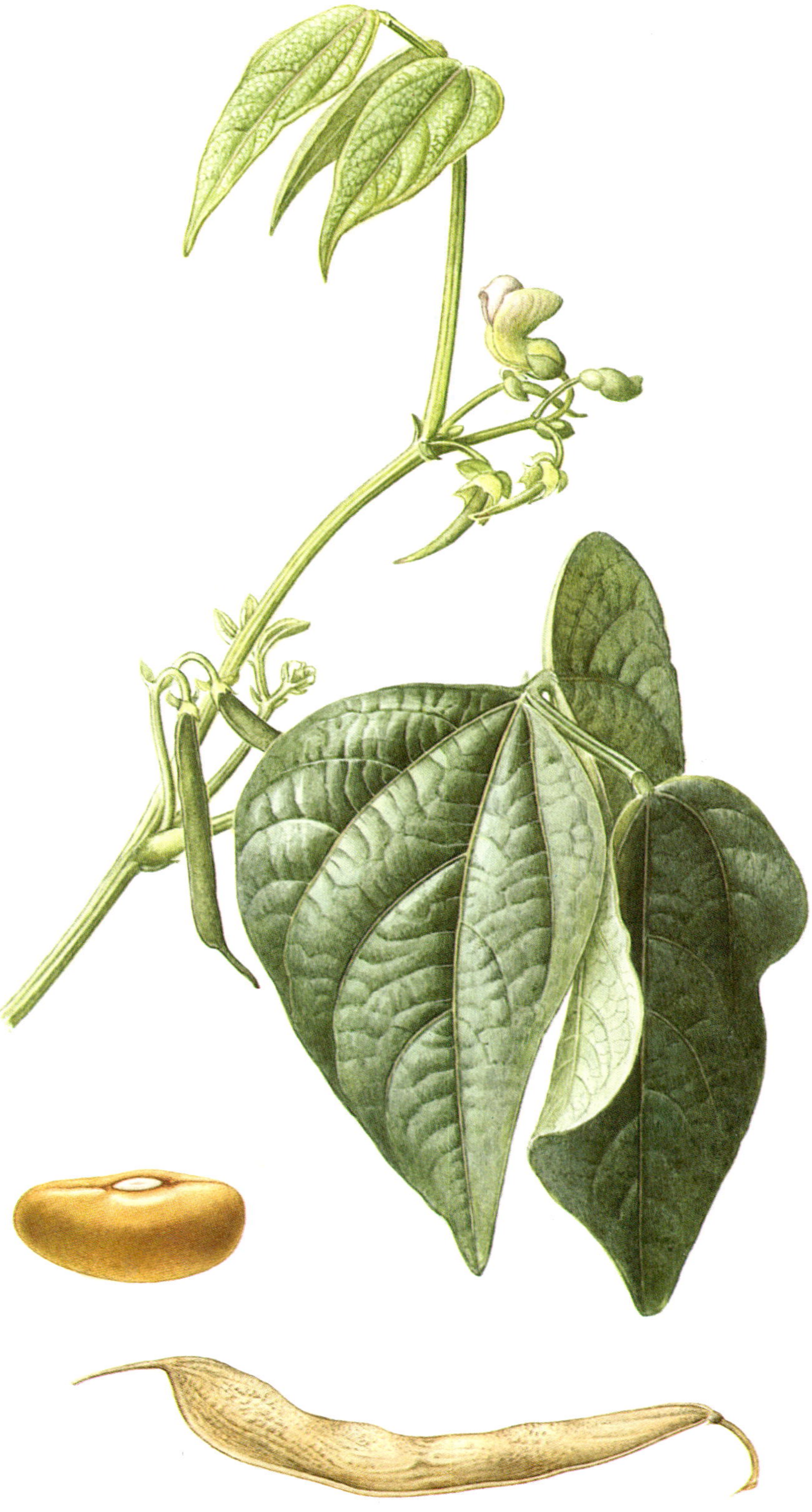

Blütezeit: Juni–August
Sammelzeit (Fruchtklappen):
August–September

Blasenkirsche

Nachtschattengewächse
Solanaceae

Physalis alkekengi L.

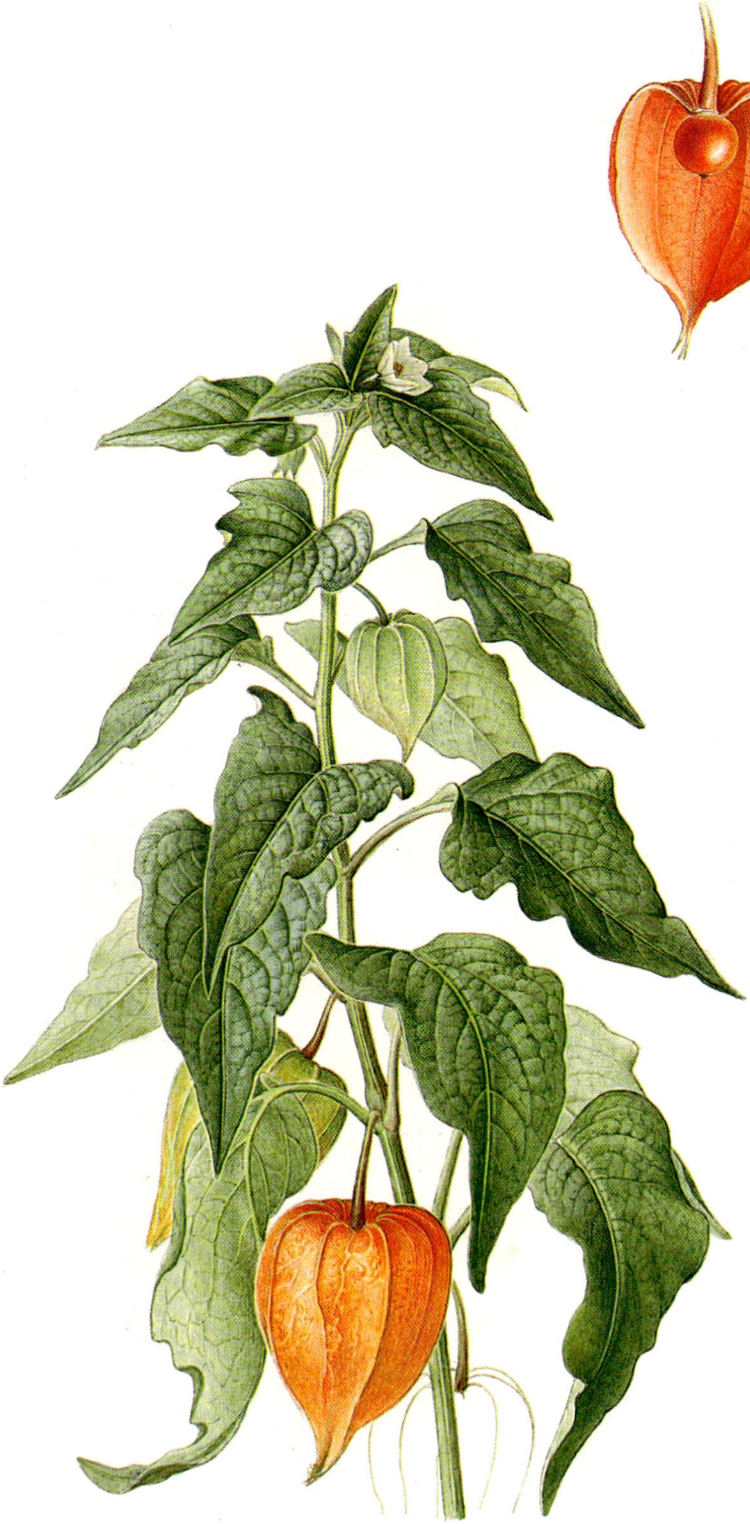

Ein ausdauerndes Kraut mit einem kriechenden, unterirdischen Wurzelstock mit aufrechten, kantigen Stengeln und paarig angenäherten, langstieligen Blättern. Aus den Blattachseln der oberen Stengelabschnitte wachsen gestielte weiße Blüten hervor. Der netzartig geaderte Kelch erweitert sich nach dem Abblühen balgartig, umschließt die runde Frucht und verfärbt sich orange. Die Frucht ist eine rote oder orange Beere. Diese Pflanzenart wird gern in Landgärten gezüchtet, von wo aus sie oft verwildert.
Für Heilzwecke werden die reifen Früchte (Fructus alkekengi) gesammelt. Man schält die roten Beeren aus der balgartigen Hülle, lagert sie auf Hürden und trocknet sie im Schatten oder in Darranlagen bei Temperaturen bis zu 40 °C. Die Droge ist dann geruchlos und schmeckt bitter. Sie enthält den Bitterstoff Physalin, Alkaloide, organische Farbstoffe und reichlich Vitamin C. Die Wirkstoffe beschleunigen das Ausscheiden der Harnsäure aus dem Körper und die Droge wird deshalb bei Nierenleiden und Erkrankungen der Harnwege sowie bei Gicht und Rheumatismus verwendet. Man bereitet aus 10–30 Teelöffeln der trockenen Droge und $\frac{1}{2}$ Liter Wasser einen Aufguß und trinkt davon täglich zwei Gläschen. Wegen des hohen Gehalts an Vitamin C in den Früchten wird dieser Tee auch in der Rekonvaleszenz und der Frühjahrszeit empfohlen. Dem gleichen Zweck dienen auch die frischen, als Salat zubereiteten Früchte (die bitteren Kelchteile müssen entfernt werden).
Die Blasenkirsche ist auch eine beliebte Zierpflanze, die vor allem im Winter zur Geltung kommt, da auch nach dem Vertrocknen der Pflanze die orangen Bälge ihre Form und Farbe beibehalten.

Blütezeit: Mai–August
Sammelzeit (Früchte): September–November

Doldengewächse
Umbelliferae (Apiaceae)

Anis

Pimpinella anisum L.

Ein einjähriges Kraut, das seinen Ursprung im Mittelmeerraum hat. Es bildet einen aufrechten, verzweigten Stengel mit Blättern, die von unten her herzförmig, dreizählig bis fiederteilig sind. Die kleinen weißen Blüten sind in einer zusammengesetzten Dolde angeordnet. Die Frucht ist eine Doppelachäne. Die ganze Pflanze enthält aromatische ätherische Öle. Der Anis gehört zu den ältesten Heilpflanzen der Welt. Er wurde früher als Gegengift und Verjüngungsmittel angewendet.

Zu Heilzwecken nutzt man die Früchte (Fructus anisi vulgaris). Anis wird in ganzen Kulturen angebaut und dann maschinell gemäht. Er muß danach auf dem Feld völlig ausreifen und dörren und wird anschließend gedroschen und getrocknet. Die Früchte werden in verschlossenen Behältern trocken gelagert. Sie enthalten ätherisches Öl mit den Hauptbestandteilen Anethol, Öl, Eiweiße, Zucker und organische Säuren. Das ätherishe Öl ist in Kindertees gegen Blähungen enthalten und dient bei Kindern mit Zucker vermischt als Hustenmittel. Es wirkt aber auch gegen Krämpfe und unterstützt die Tätigkeit der Drüsen mit innerer Sekretion, einschließlich der Milchdrüsen. Anisöl wird außerdem zur Verbesserung des Geschmacks und Geruchs verschiedener Arzneien verwendet. Es hat nachweisbar bakterientötende Wirkungen. Spiritusextrakte gehören als schleimlösende Mittel zu den Rezepturen der Heilmittel gegen Husten.

Der meiste Anis wird in der Konservenindustrie verbraucht sowie bei der Herstellung von Likören und Feinbackwaren.

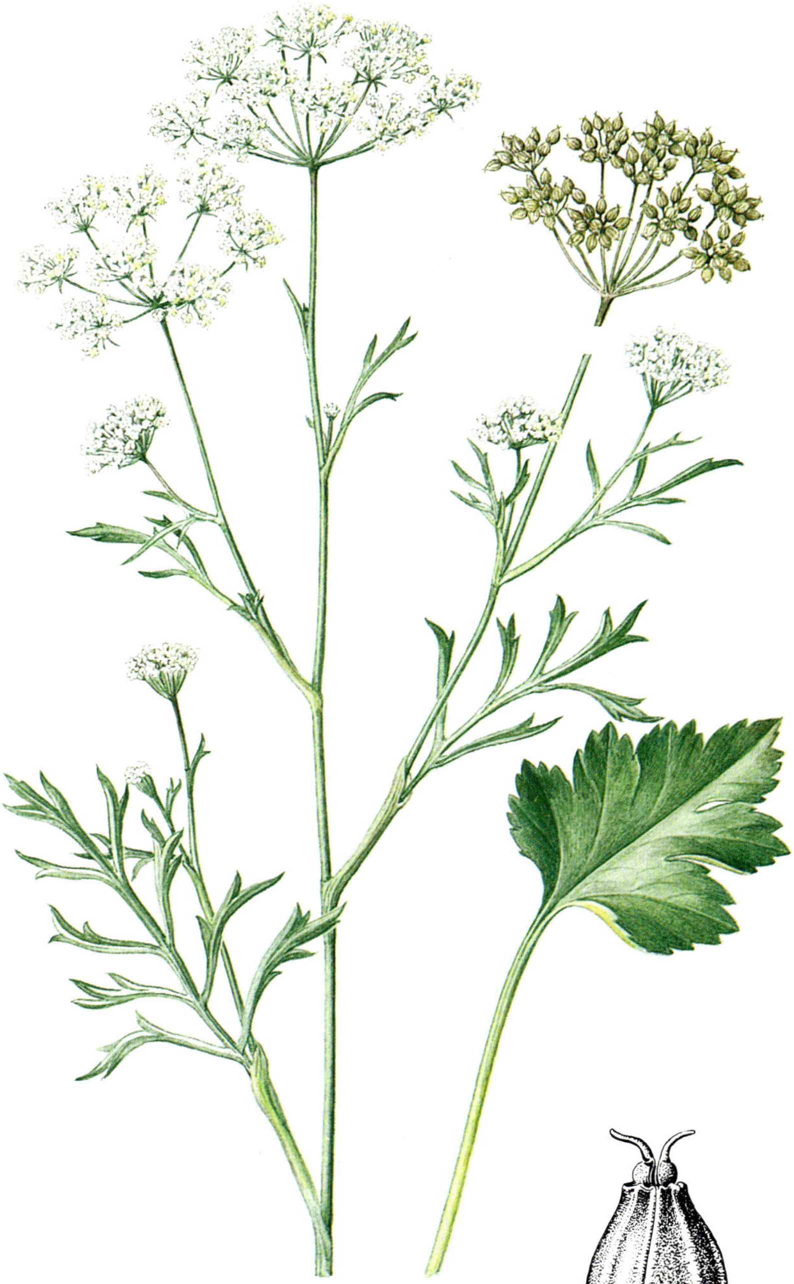

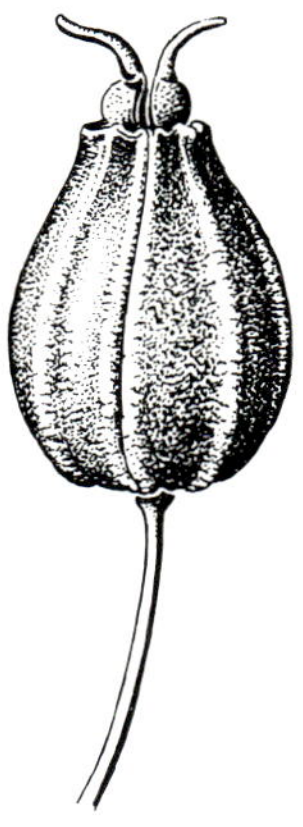

Blütezeit: Juli–August
Ernte (Früchte): August–September

Kleine Bibernelle, Pimpernelle

Doldengewächse
Umbelliferae (Apiaceae)

Pimpinella saxifraga L.

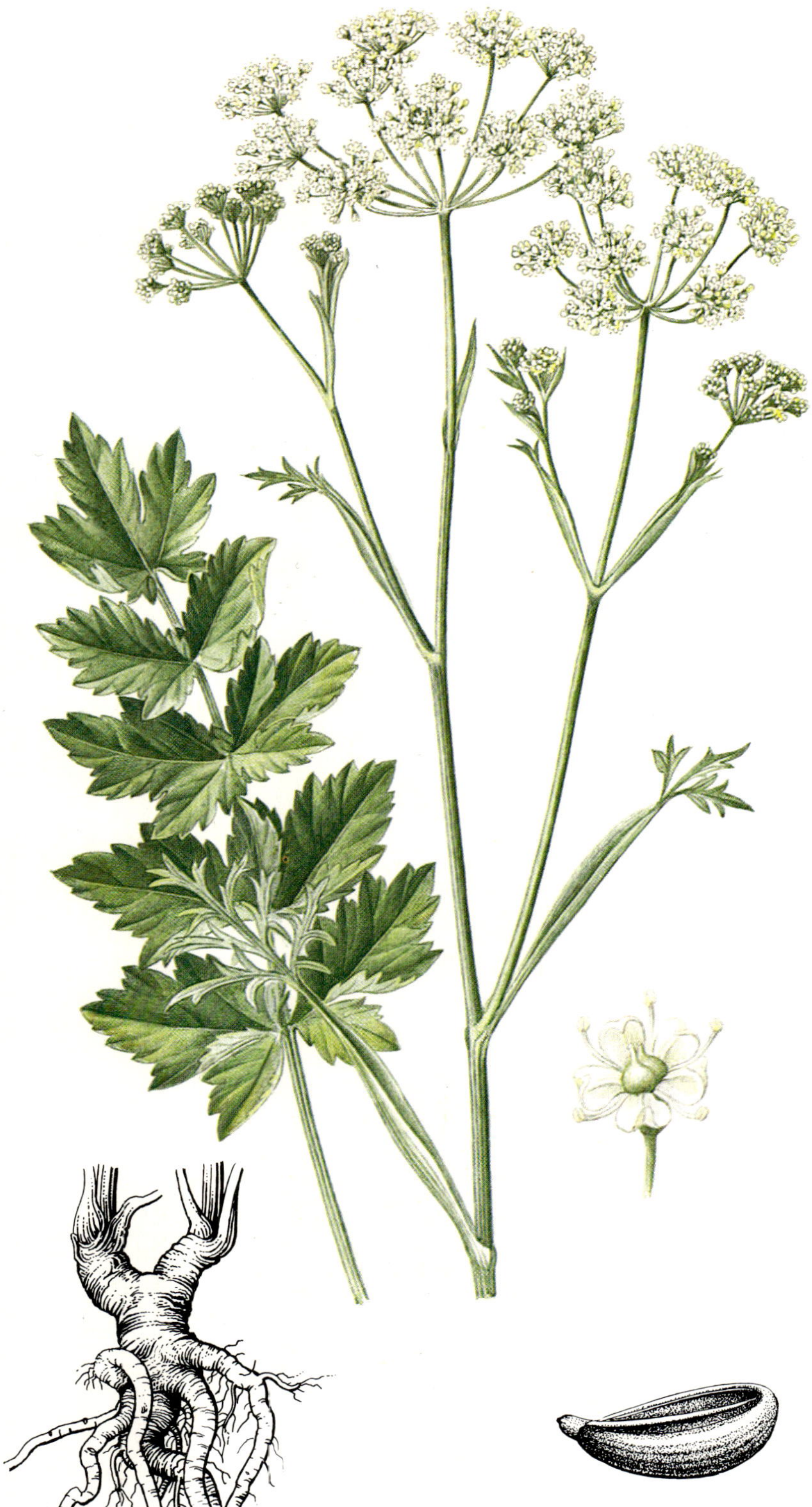

Ein ausdauerndes Kraut mit spindelförmiger Wurzel und aufrechtem, verzweigtem und oft bewimpertem Stengel. Die unteren Blätter sind unpaarig gefiedert, die einzelnen Fiederblättchen gezähnt. Die Stengelblätter sind stärker gegliedert und sitzen mit einer häutigen Scheide an. Die kleinen weißen Blüten bilden zusammengesetzte Dolden. Die Frucht ist eine Doppelachäne (rechts unten). Diese Pflanze wächst in einem ausgedehnten Areal in Europa, Asien und Nordamerika als Bestandteil der ausdauernden Wiesenbestände von den Niederungen bis in Gebirgslagen.

Für Heilzwecke sammelt man die Wurzeln (Radix pimpinellae). Man kennzeichnet sie und gräbt sie im Frühling oder Herbst aus. Das Material wird kurz gewaschen, längs aufgeschnitten und im Schatten, im Luftzug oder in der Darranlage bei Temperaturen bis zu 40 °C getrocknet. Die Droge riecht stark aromatisch und wird leicht feucht. Sie muß deshalb in geschlossenen Behältern und trocken gelagert werden. Sie enthält ätherisches Öl, Furokumarine und Gerbstoffe und wird als schleimlösendes Mittel zur Behandlung von asthmatischen Zuständen und Katarrhen der oberen Atemwege angewendet. Die Pimpernellendroge hilft auch gegen Magenbeschwerden, Blähungen und Durchfälle. Man bereitet aus einem Teelöffel der Droge je Tasse Wasser einen Aufguß und trinkt diesen zweimal täglich. Überdosierungen haben Nierenschäden zur Folge. Äußerlich findet die Pimpernelle bei der Zubereitung von Bädern (bei schlecht heilenden Wunden) und Gurgelmitteln Verwendung.

Die verwandte Art, die Große Pimpernelle *(P. major)* hat ähnliche Heilwirkung und wird ebenfalls gesammelt.

Blütezeit: Juni–September
Sammelzeit (Wurzeln): März–April
Oktober–November

Wasserschlauchgewächse
Lentibulariaceae

Fettkraut

Pinguicula vulgaris L.

Eine ausdauernde, fleischfressende Pflanze, die eine Rosette grundständiger Blätter mit klebriger Oberfläche bildet. Diese Klebrigkeit wird durch ein Sekret aus warzenartigen Drüsen hervorgerufen, das dem Fang von Insekten dient und deren Körper zerlegt. Die Pflanze verschafft sich so den für sie unentbehrlichen Stickstoff. Aus der Mitte der Blattrosette wachsen Schäfte hervor, die mit blauvioletten, gespornten Röhrenblüten abschließen. Diese Pflanzenart ist auf der nördlichen Halbkugel anzutreffen, sie wächst auf feuchten Wiesen, deren Unterlage meistens aus Torf besteht, ist aber recht selten. Durch das uneingeschränkte Sammeln und die Veränderung der natürlichen Bedingungen geht die Art immer stärker zurück. An vielen Stellen ist das Fettkraut deshalb geschützt.
Für Heilzwecke sammelt man in der Blütezeit das Kraut (Herba pinguiculae vulgaris). Die grünen Teile werden abgeschnitten und im Schatten an einer luftigen Stelle oder besser noch in einer Anlage bei Temperaturen bis zu 40 °C getrocknet. Die Droge enthält vor allem proteolytische Enzyme, organische Säuren und andere Substanzen. Sie wirkt gegen Krämpfe, erhöht die Sekretion der Schleimhäute der oberen Atemwege und wird deshalb bei hartnäckigem Husten, Keuchhusten, bei asthmatischen Anfällen und Entzündungen der Bronchien eingesetzt. Man bereitet aus zwei Teelöffeln Droge je Tasse Wasser einen Aufguß und trinkt tagsüber davon. Dieser Tee wirkt besonders bei Kindern. Die frischen Blätter werden bei schlecht heilenden Wunden verwendet.

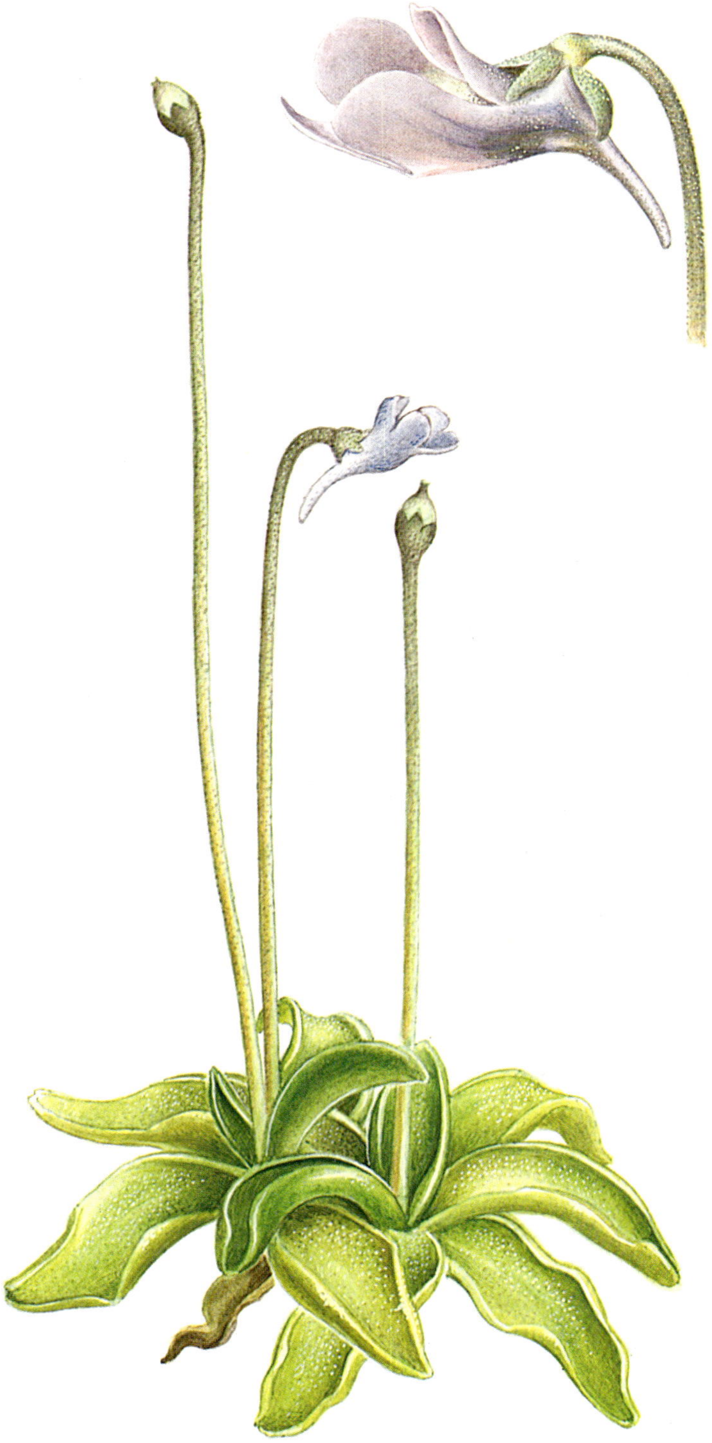

Blütezeit: Juni–Juli
Sammelzeit (Kraut): Juni–Juli
BESONDERS SCHUTZWÜRDIG

Waldkiefer, Föhre

Kieferngewächse
Pinaceae

Pinus sylvestris L.

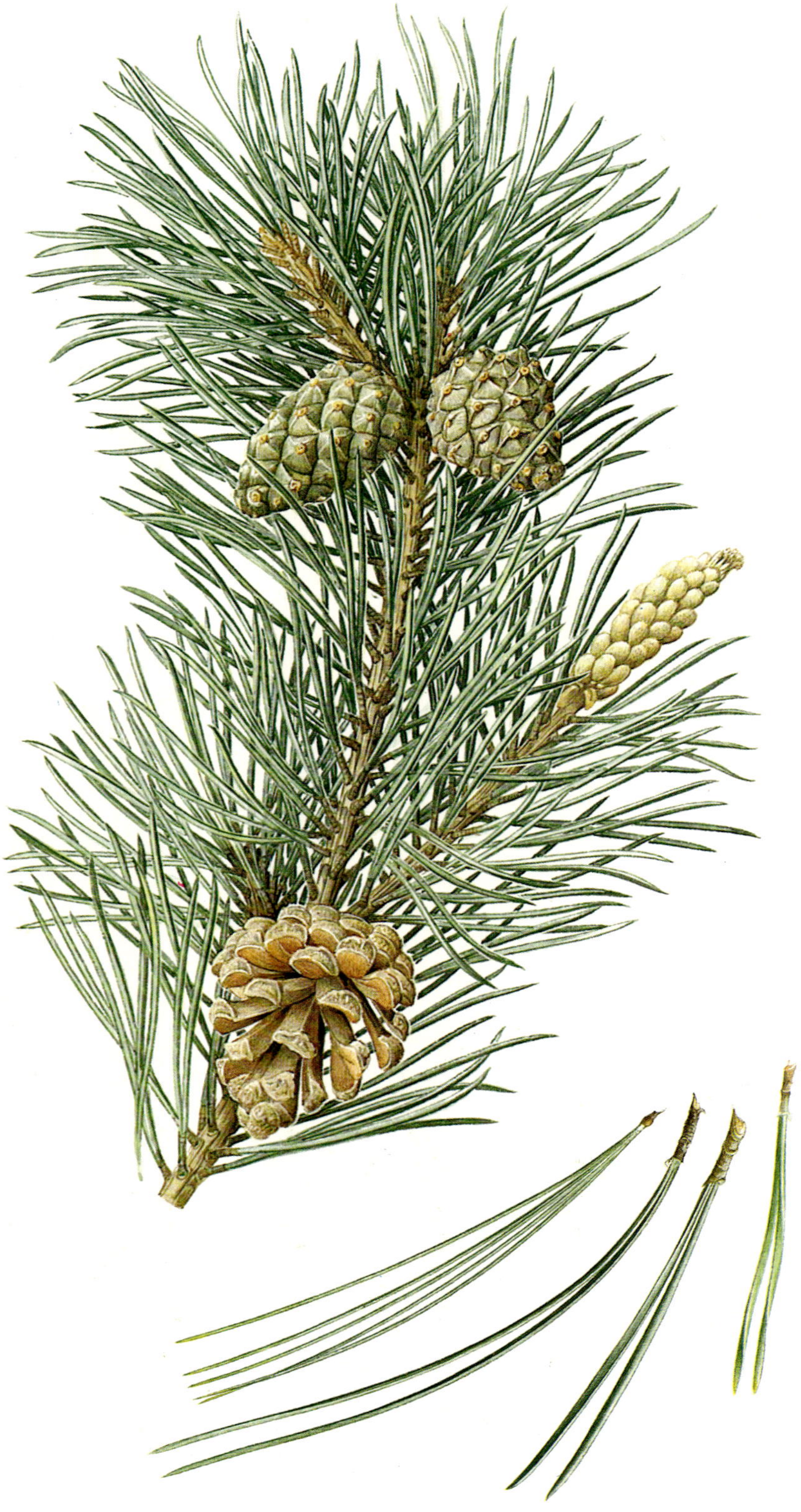

Ein hoher Nadelbaum, der vor allem auf leichten, sandigen Unterlagen in Niederungen wächst. Die Rinde der Stämme und Äste ist anfangs rostfarben, später graubraun und tief gefurcht. Die Nadeln sind lang, dunkelgrün und glänzend. Sie wachsen paarig in Büscheln. Die Kiefer ist einhäusig: Die Staubblüten bilden an den Enden der Zweige Kätzchen, die Stempelblüten rötliche Zapfen. Aus den reifen Zapfen fallen dann geflügelte Samen aus. Der ganze Baum ist mit Harz durchsetzt, das an bestimmten Standorten in großflächigen Beständen gewonnen wird. Sammelgegenstand sind die Knospen (Turio pini silvestris). Sie werden im Frühling, wenn sie von braunen Schuppen bedeckt sind, gepflückt. Das Sammeln ist jedoch durch gesetzliche Vorschriften begrenzt, es wird nur an gefällten Bäumen vorgenommen. Das Material wird in dünnen Schichten, an gut gelüfteten schattigen Stellen getrocknet. Die Droge riecht stark nach Harz und muß in geschlossenen Behältern aufbewahrt werden. Sie enthält ätherisches Öl, Fettsäuren, Harz und sehr viel Vitamin C. Innerlich wird die Droge kaum verwendet, denn ihre Wirkstoffe reizen und schädigen die Nieren. Äußerlich findet sie in Inhalationsgemischen und bei Bereitung von Bädern und Umschlägen zur Heilung von Rheumatismus, Hautausschlägen und Geschwüren Verwendung. Kiefernharz wird Salben und Pflastern zugesetzt, die zur Heilung von Gelenkrheuma, Muskelzerrungen und Erfrierungen verwendet werden. Der Kiefernpollen wird bei wundgeriebener Haut als Puder verwendet und ist Bestandteil von Verjüngungskuren. Die Unteren Detailbilder zeigen die Nadeln von *P. strobus, P. nigra, P. sylvestris* und *P. mugo* (von links nach rechts).

Blütezeit: Mai
Sammelzeit (Knospen): März–April

Wegerichgewächse
Plantaginaceae

Spitzwegerich

Plantago lanceolata L.

Ein ausdauerndes Kraut mit einer bodenständigen Rosette lanzettlicher Blätter und langen, gerillten Blütenschäften. Die Blüten sind in einer zylinderförmigen Ähre angeordnet. Die Frucht ist eine zweisamige Kapsel. Diese Art ist in Europa und Asien verbreitet und wächst häufig an den Rändern von Feldern, Wiesen, Weiden und Wegen und auf Feldrainen. Der Drogenbedarf wird durch die Züchtung von Spitzwegerich in Feld- und Gartenkulturen gedeckt.
Gesammelt werden die Blätter (Folium plantaginis). Man trocknet sie in dünnen Schichten im Schatten oder in Trockenanlagen bei Temperaturen bis zu 40 °C; sie dürfen nicht braun werden. Von den Wirkstoffen ist das Glykosid Aukubin wichtig, weiter sind es Katalpin, Schleimstoffe, Karotinoid, Enzyme und Kieselsäure. Spitzwegerich ist ein bewährtes Mittel bei der Heilung von Krankheiten der oberen Atemwege, er wirkt schleimlösend und schützt die Schleimhäute. Gegen Husten, Keuchhusten, Heiserkeit, Bronchialkatarrh u.ä. eignet sich ein Aufguß von 1 Teelöffel der Droge und 1 Tasse Wasser je Gabe. Kindern hilft gegen Husten eingedickter Saft aus Wegerichblättern, der mit Zucker oder Honig gesüßt wird. Die ganzen Samen der Pflanze kann man als wirksames und dabei unschädliches Abführmittel einnehmen. Auf Blutergüsse, Prellungen, entzündliche Wunden, Verbrennungen und Bienen- oder Wespenstiche werden Umschläge mit frischen, gestoßenen Blättern aufgelegt. Der Saft des Spitzwegerichs wird bei Mandelentzündungen auch zum Gurgeln und außerdem zu Augenspülungen verwendet. Die Federzeichnungen heben die Unterschiede zwischen *P. lanceolata, P. media* und *P. major* (von links nach rechts) hervor.

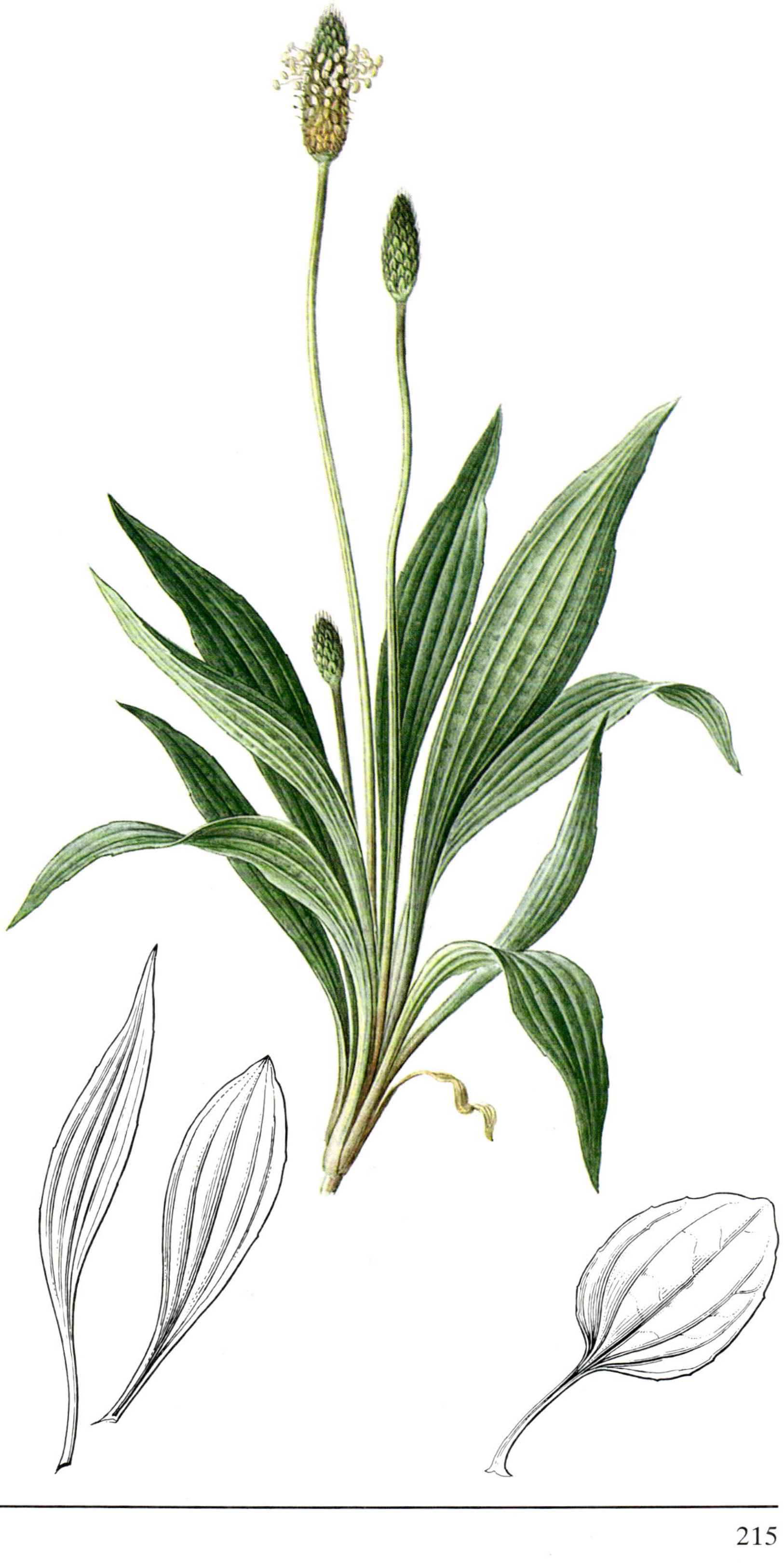

Blütezeit: Mai–September
Sammelzeit (Blätter): Juni–September

Kreuzblume

Kreuzblumengewächse
Polygalaceae

Polygala amara L.

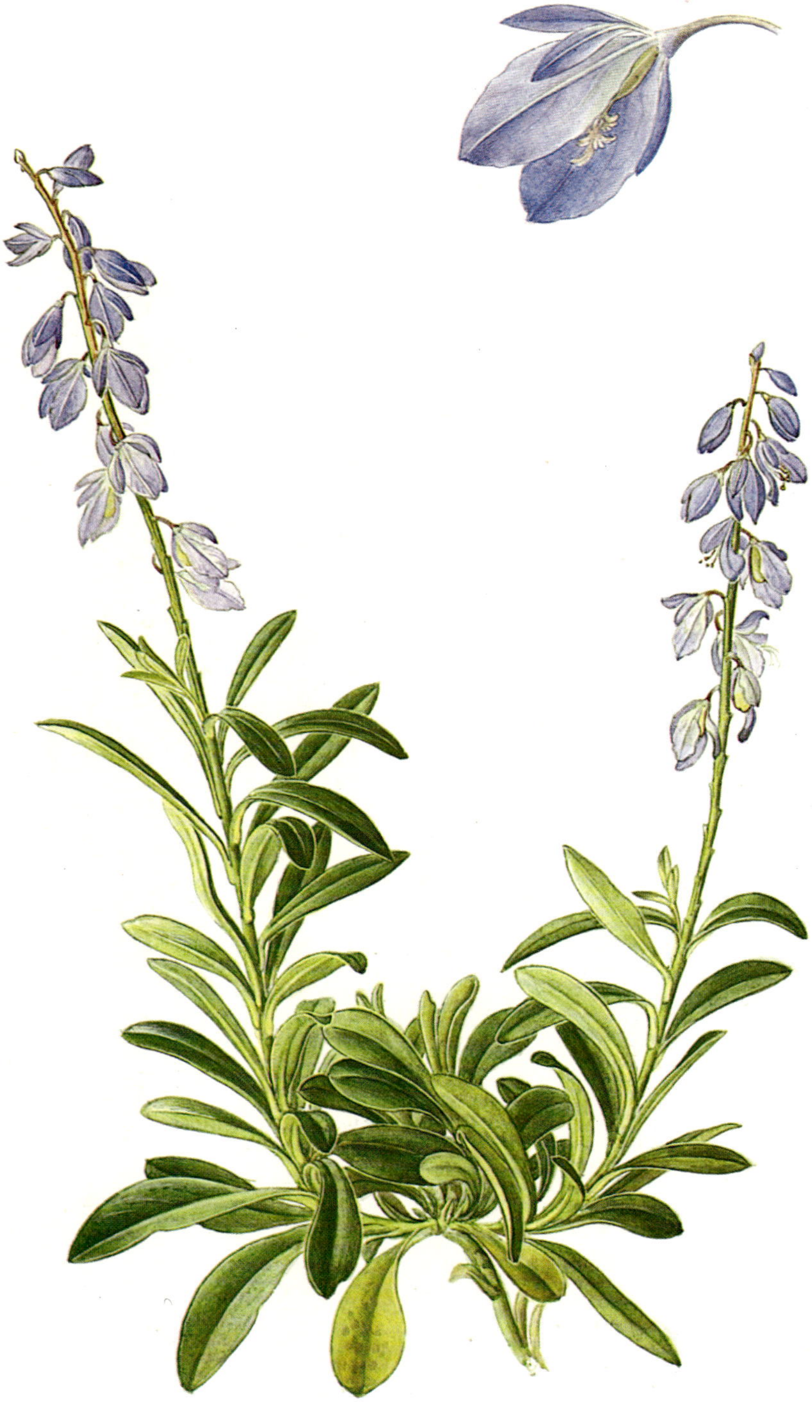

Ein ausdauerndes Kraut mit einem verzweigten Wurzelstock und einem niedrigen, aufrechten Stengel, der schütter mit lanzettlichen Blättern bewachsen ist. Die übrigen Blätter bilden eine grundständige Rosette. Der Stengel schließt mit einer Traube blauer Blüten ab. Die Frucht ist eine Kapsel. Diese mitteleuropäische Pflanze wächst auf trockenen, durchwärmten Hängen und manchmal auch an feuchteren Standorten, wenn in der Unterlage genügend Kalk vorhanden ist; sie ist verhältnismäßig selten. Der Gattungsname ist von den griechischen Wörtern „polys" = viel und „gala" = Milch, abgeleitet, denn man glaubte, daß die Kühe nach dem Fressen der Kreuzblume mehr Milch geben würden.

Für Heilzwecke sammelt man das Kraut (Herba polygalae amarae), gelegentlich wird es mitsamt der Wurzel verwertet. Wir schneiden die blühenden Pflanzen und trocknen sie im Schatten an einer gut durchlüfteten Stelle. Die Droge schmeckt markant bitter und muß trocken und in geschlossenen Behältern aufbewahrt werden. Sie enthält den Bitterstoff Polygamarin, das Glykosid Gaulterin, Gerbstoffe, ätherisches Öl und sehr wirksames Saponin. Sie wird bei Verdauungsstörungen angewendet. Hierfür bereitet man aus 7 Eßlöffeln geschnittener Droge je $\frac{1}{4}$ Liter Wasser einen Aufguß oder nimmt die Droge in Pulverform dreimal täglich und mit Zucker gemischt ein. Die Dosis beträgt eine Messerspitze. Die Droge erleichtert auch das Abhusten, was bei Katarrhen der oberen Atemwege genutzt wird.

Die Volksheilkunde empfiehlt die Kreuzblume als Mittel, das die Sekretion von Muttermilch verstärkt.

Blütezeit: Mai–August
Sammelzeit (Kraut): Mai–Juli

Weißwurz, Salomonsiegel

† *Polygonatum odoratum* (Mill.) Druce

Ein ausdauerndes Kraut mit einem verdickten weißen Wurzelstock, aus dem kantige Stengel entspringen, die mit wechselständigen, eiförmigen Blättern bewachsen sind. In den Blattachseln befinden sich einzelne, nickende, weiße Blüten. Die Früchte sind dunkelblaue Beeren. **Die ganze Pflanze ist giftig.** Sie wächst häufig in lichten Wäldern und Hainen auf trockeneren, kalkigen Böden. In der Antike wurde sie als wertvolles Kosmetikum und später als Heilpflanze zur Behandlung von Wunden geschätzt. Man sammelt die Wurzelstöcke (Radix polygonati), reinigt sie gründlich und trocknet sie in Zugluft. Von den Wirkstoffen ist das Glukokinin, das den Blutzuckerspiegel senkt, besonders wichtig. Die Droge enthält weiterhin Stärke, Saponine, Schleimstoffe, Bitterstoffe, Zucker und organischen Farbstoff. Sie wurde in der Volksheilkunde als harntreibendes Mittel und zur Zusatzbehandlung der Zuckerkrankheit eingesetzt. In größerem Umfang wird sie jedoch äußerlich als Absud von 12 Eßlöffeln Droge und ½ Liter Wasser in Bädern oder für Umschläge zur Heilung von Rheumatismus, Prellungen, entzündlichen Stellen sowie als erweichendes Mittel verwendet. Auf Prellungen werden auch breiige Umschläge aus frischen Wurzelstöcken aufgelegt. **Die schwarzen Beeren der Pflanze sind giftig** und können mit Heidelbeeren verwechselt werden. Ihr Genuß ruft Erbrechen hervor.

Die verwandten Arten, die Vielblütige Weißwurz (*P. multiflorum* – unten rechts) und die Quirlweißwurz (*P. verticillatum* – unten links) liefern eine Droge gleicher Qualität und werden ebenfalls gesammelt.

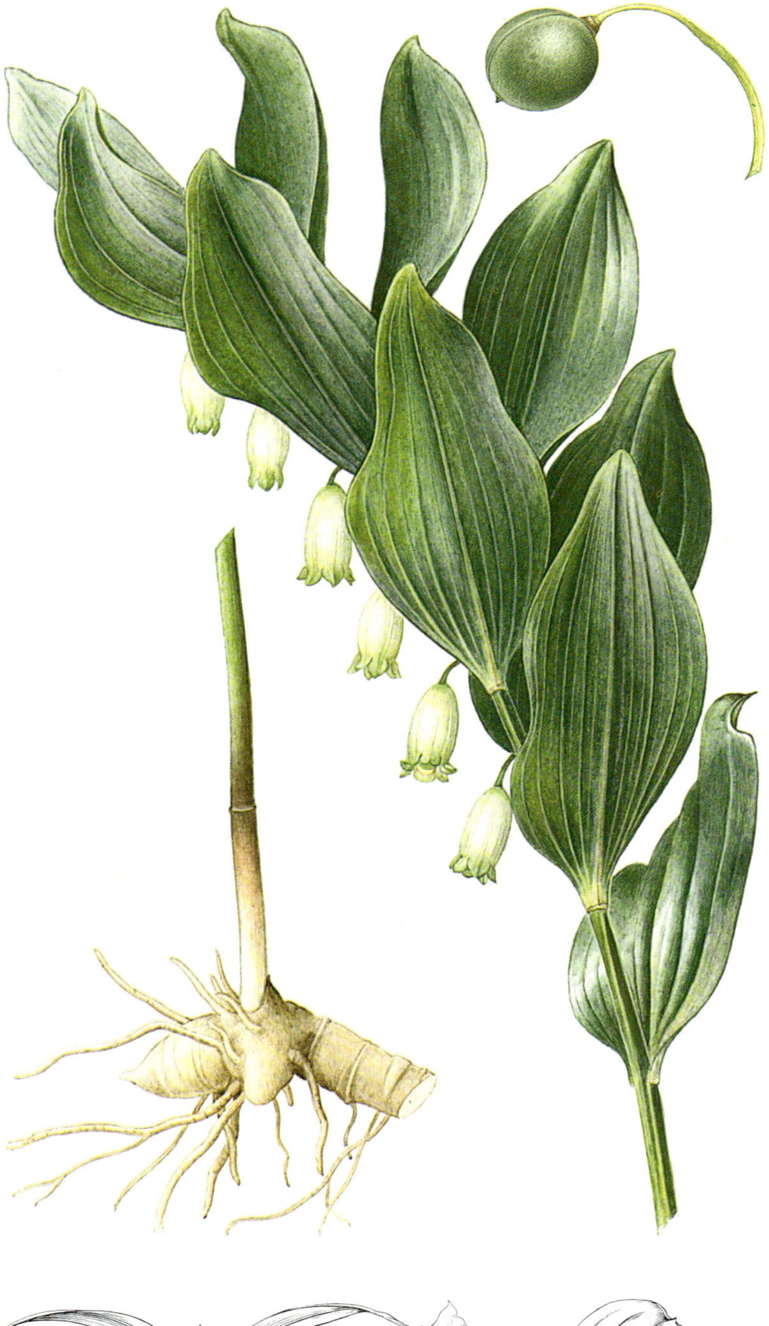

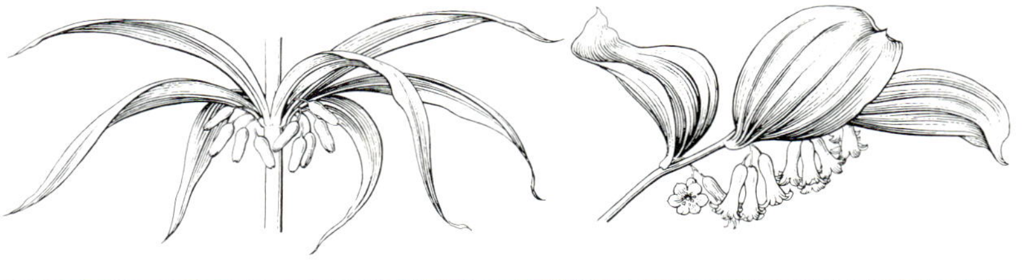

Blütezeit: Mai–Juni
Sammelzeit (Wurzelstöcke): Oktober

Vogelknöterich

Knöterichgewächse
Polygonaceae

Polygonum aviculare L.

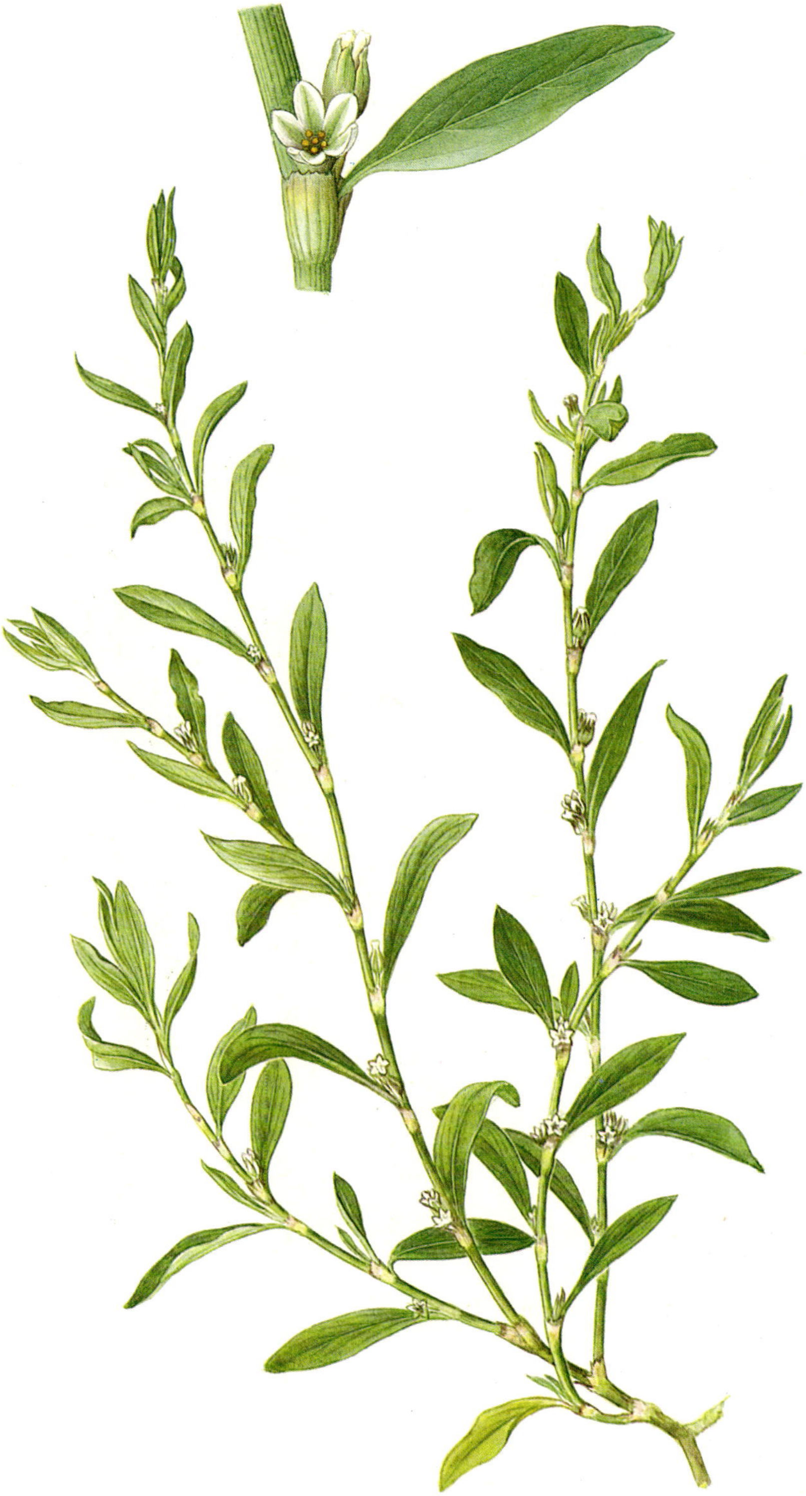

Ein einjähriges, kriechendes Kraut, das an Wegen, festgetretenen Stellen und als Feldunkraut häufig vorkommt. Es bildet einen verzweigten Stengel aus, der mit wechselständigen, linealischen Blättern besetzt ist. In den Blattachseln wachsen Büscheln kleiner, weißer oder rosafarbener Blüten. Die Frucht ist eine Achäne. Der Vogelknöterich wurde schon seit alters her verwendet und zum Beispiel gegen Cholera und Tuberkulose eingesetzt.
Man sammelt den oberirdischen Sproß, das Kraut (Herba polygoni avicularis). Das geschieht am besten im Herbst, wenn die Pflanze am meisten Kieselsäure enthält. Die Arbeit wird von Hand ausgeführt, und das Material darf nicht mit Staub und Erde verschmutzt und muß von Wurzeln befreit sein. Das Kraut wird dann auf Hürden im Schatten an einer gut belüfteten Stelle oder in Darranlagen bei Temperaturen bis zu 45 °C getrocknet. Die Droge enthält Gerbstoffe, Kieselsäure, flavones Glykosid Avikularin und vielleicht auch Saponine und andere Stoffe. Der Vogelknöterich hat ebenso wie die anderen Knötericharten stillende und zusammenziehende Wirkung. Er wird gegen äußere und innere Blutungen, gegen Magen- und Darmkatarrhe und starke Durchfälle verwendet. Man bereitet aus der Droge oder aus dem frischen Kraut einen heißen Aufguß und trinkt den ganzen Tag über davon. Die Dosierung beträgt 2 bis 3 Teelöffel Droge je zwei Tassen Wasser. Die Droge beeinflußt auch den Körperstoffwechsel günstig. Sie ist Bestandteil von Teegemischen, die zum Beispiel die Tätigkeit der Ausscheidungsorgane unterstützen und gegen die Ausbildung von Harn- und Nierensteinen wirken.

Blütezeit: Juni–September
Sammelzeit (Kraut): Juni–September

Wiesenknöterich

Polygonum bistorta L. (Syn.: *Bistorta major* S. F. Gray)

Ein ausdauerndes Kraut mit einem verdickten, gekrümmten Wurzelstock und einer grundständigen Rosette lanzettlicher Blätter. Der gerade Stengel schließt mit einer Ähre aus rosafarbenen Blüten ab. Die Frucht ist eine dreikantige Achäne. Diese Art wächst in ganz Europa auf feuchten Wiesen und Weiden und in Gräben, sowohl in den Niederungen wie im Gebirge. In der Vergangenheit wurde sie vor allem in den nordischen Ländern zur Heilung von Ruhr und Pest verwendet. In alten Rezepten war der Wiesenknöterich Bestandteil kombinierter Medikamente gegen Schlangenbiß. Gesammelt werden die Wurzelstöcke (Rhizoma bistortae) älterer Pflanzen. Sie werden am besten im Herbst nach dem Verblühen der Pflanze oder auch im Frühling ausgegraben. Die Wurzelstöcke werden gesäubert und von Grünteilen und Würzelchen befreit, die stärkeren Teile zerschnitten. Das Material wird in der Sonne oder einer Darranlage bei Temperaturen bis zu 60 °C getrocknet. Die Droge muß vor Feuchtigkeit und Schädlingen geschützt werden. Sie enthält galenische Gerbstoffe, Stärke, Katechin und Kieselsäure und wirkt stark zusammenziehend. Deshalb verwendet man sie zur Behandlung innerer und äußerer Blutungen, bei Magen- und Darmkatarrhen, starken Durchfällen und auch bei Ruhr. Günstigen Einfluß hat auch der hohe Stärkegehalt der Wurzelstöcke, der starke Schleimbildung hervorruft. Die Droge ist Grundbestandteil der Gurgelmittel, die gegen Entzündungen der Mundhöhle und Mandeln und nach dem Zahnziehen verwendet werden. Sie wird auch auf entzündete Schleimhäute und geschwollene Stellen aufgelegt.

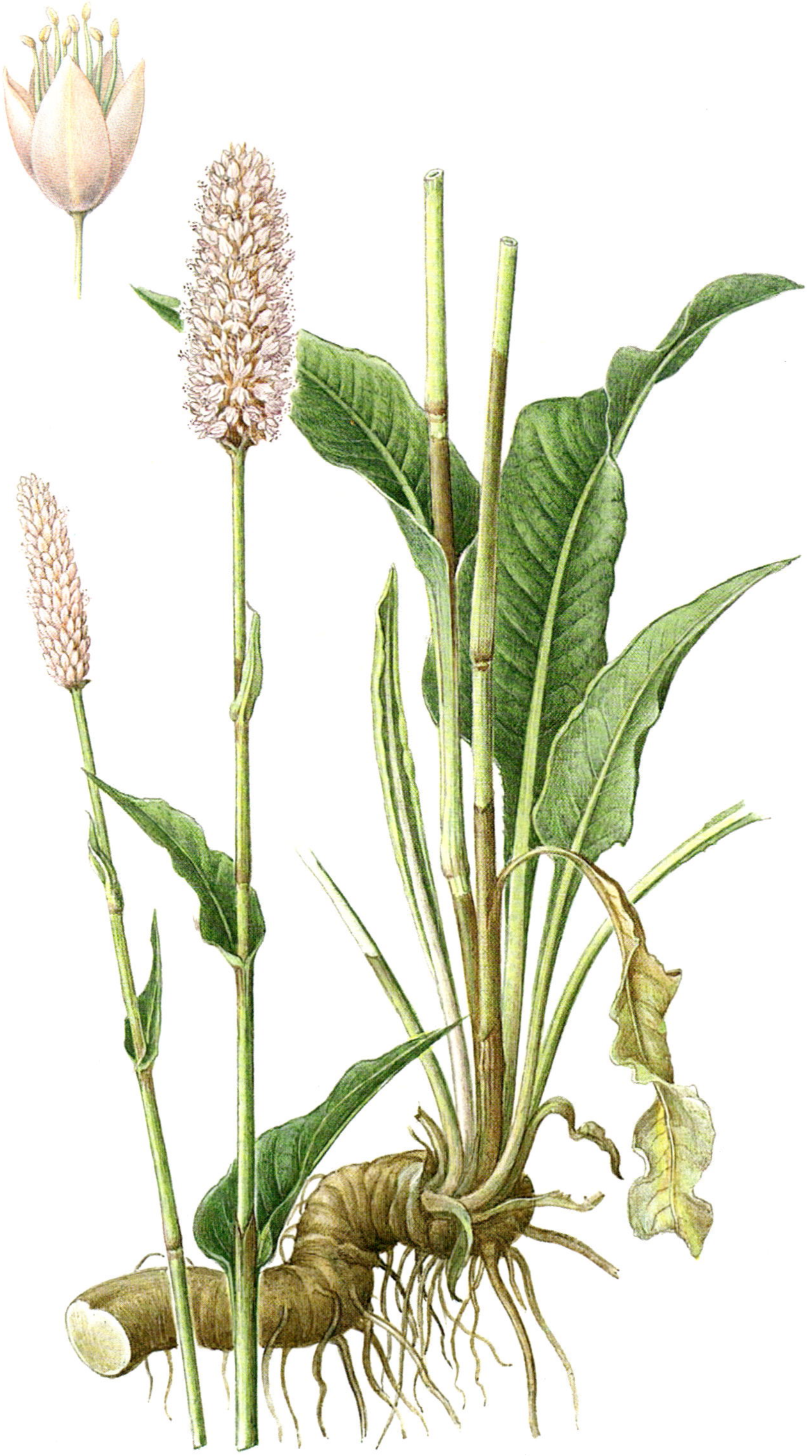

Blütezeit: Juni–September
Sammelzeit (Wurzelstöcke):
September–November
März

Wasserpfeffer

Knöterichgewächse
Polygonaceae

Polygonum hydropiper L. (Syn.: *Persicaria hydropiper* (L.) Spach)

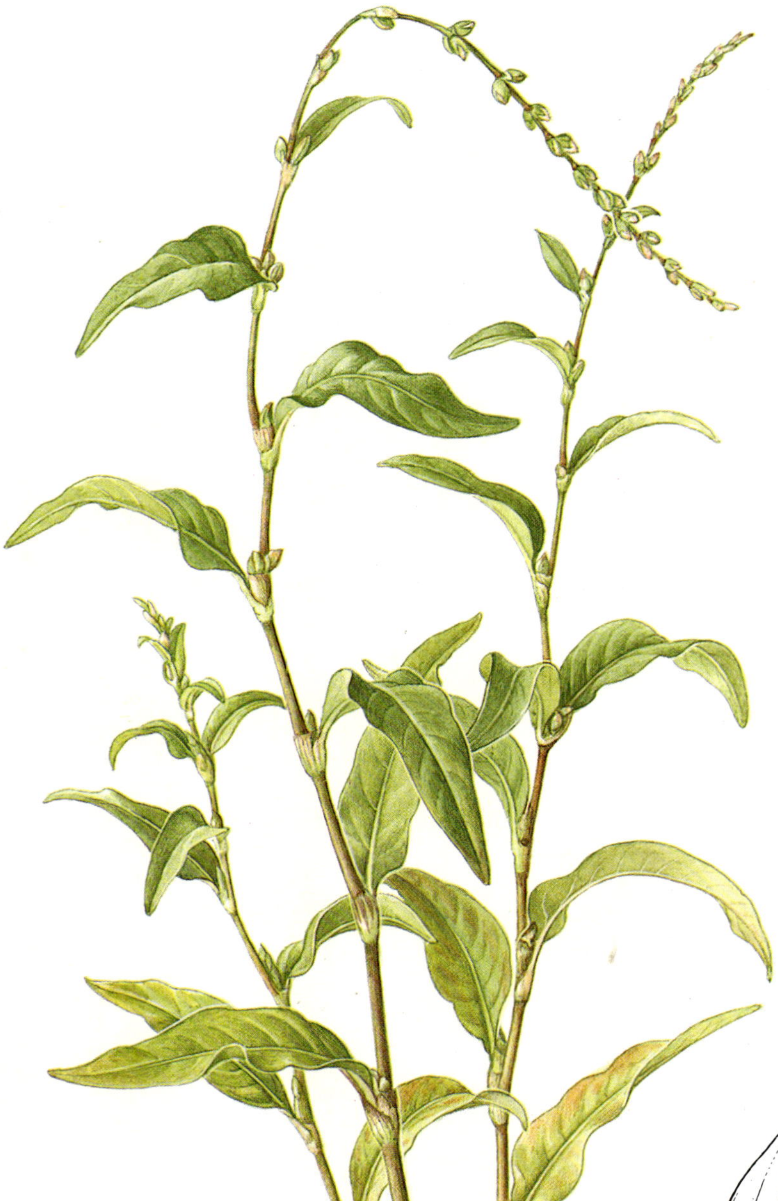

Ein einjähriges Kraut, das häufig an morastigen Standorten wächst, wo ausreichend Stickstoff im Boden enthalten ist. Es gedeiht deshalb an Kanalmündungen, Abwassergräben, auf Dorfplätzen sowie auf durchnäßten und überdüngten Feldern. Die Pflanze bildet einen halbaufrechten, verzweigten Stengel, der mit lanzettlichen Blättern bewachsen ist. Die kleinen Blüten stehen in schütteren, endständigen Ähren. Die Früchte sind Achänen. Diese Art war schon in der Antike bekannt und diente als Pfefferersatz. Das frische Kraut wurde zur Heilung von Skorbut verwendet.

Für Heilzwecke schneidet man das blühende Kraut (Herba polygoni hydropiperis). Es wird vor dem Trocknen gründlich gewaschen, von den Wurzeln befreit und dann im Schatten oder in einer Anlage bei Temperaturen bis zu 40 °C getrocknet. Von seinen Wirkstoffen sind die Gerbstoffe am wichtigsten; weiterhin enthält es Bitterstoffe, ätherische Öle, Glykosid, Ameisen-, Essig- und Polygonsäure und Vitamin C. Die Droge dient in der Human- und Veterinärmedizin als Mittel zum Stillen von Blutungen. Sie wird zu Waschungen blutiger Wunden, bei Gebärmutter- und Menstruationsblutungen und hämorrhoidalen Blutungen, aber auch bei starken Durchfällen verwendet. Man bereitet aus 2 Teelöffeln Droge je 2 Tassen einen Tee, läßt diesen aufkochen und trinkt ihn in drei Gaben pro Tag. Von der pulverisierten Droge wird dreimal täglich eine Messerspitze eingenommen. Der Wasserpfeffer beeinflußt auch die Harnausscheidung und wirkt gegen rheumatische Schmerzen. Ähnlich wie die Droge kann auch das frische Kraut verwendet werden.

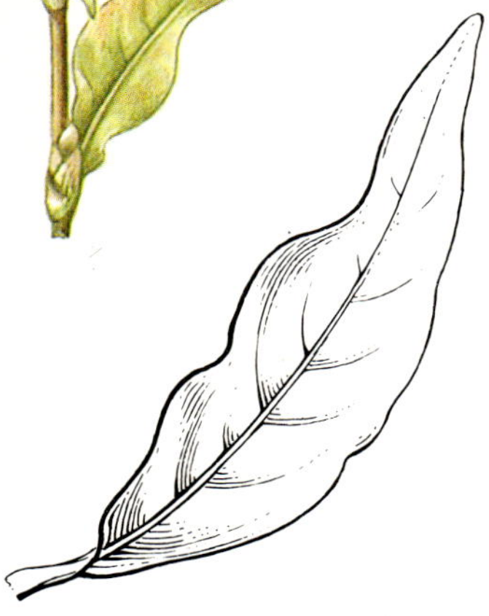

Blütezeit: Juni–September
Sammelzeit (Kraut): Juni–September

Ampferknöterich

Polygonum lapathifolium L. (Syn.: *Persicaria lapathifolia* (L.) S. F. Gray)

Ein einjähriges Kraut mit aufsteigenden bis liegenden Stengeln. Die wechselständigen, breit eiförmigen bis lanzettlichen Blätter sitzen in auffallend dicken Knoten an den Stengeln. Sie weisen auf der Oberseite einen halbmondförmigen, braunen Fleck und weißliche Punkte auf, sind kahl und nur manchmal an der Unterseite mit spinnwebartigen Fasern versehen. Die kleinen rötlichen oder weißen Blüten sind in verlängerten unpaarigen Ähren angeordnet. Die Früchte sind Achänen. Dieser Knöterich wächst vor allem an Bachufern, in Gräben, auf dem Grund entleerter Teiche und auch als Unkraut zwischen Hackfrüchten. Man kennt auch einige Unterarten und Kreuzungen.

Für Heilzwecke sammelt man das Kraut (Herba polygoni lapathifolii). Bei trockenem Wetter werden die oberen Stengelteile geschnitten. Das Material wird auf Hürden ausgelegt und im Schatten oder in einer Darranlage bei Temperaturen bis zu 40 °C getrocknet. Die Droge wird trocken und in verschlossenen Behältern aufbewahrt. Sie enthält Gerbstoffe, ätherisches Öl, organische Säuren und viel Vitamin C. In der Volksheilkunde wird sie als bewährtes Mittel gegen Nierenkoliken und Schmerzanfälle, die von Nierensteinen verursacht werden, verwendet. Sie wirkt gleichzeitig auch harntreibend und wird wegen des Gerbstoffgehalts gegen Durchfälle und zum Stillen von Blutungen eingesetzt. Mit ihrem Gehalt an Vitamin C gehört sie zu den nützlichen Kräftigungsmitteln der Vorfrühlingszeit.

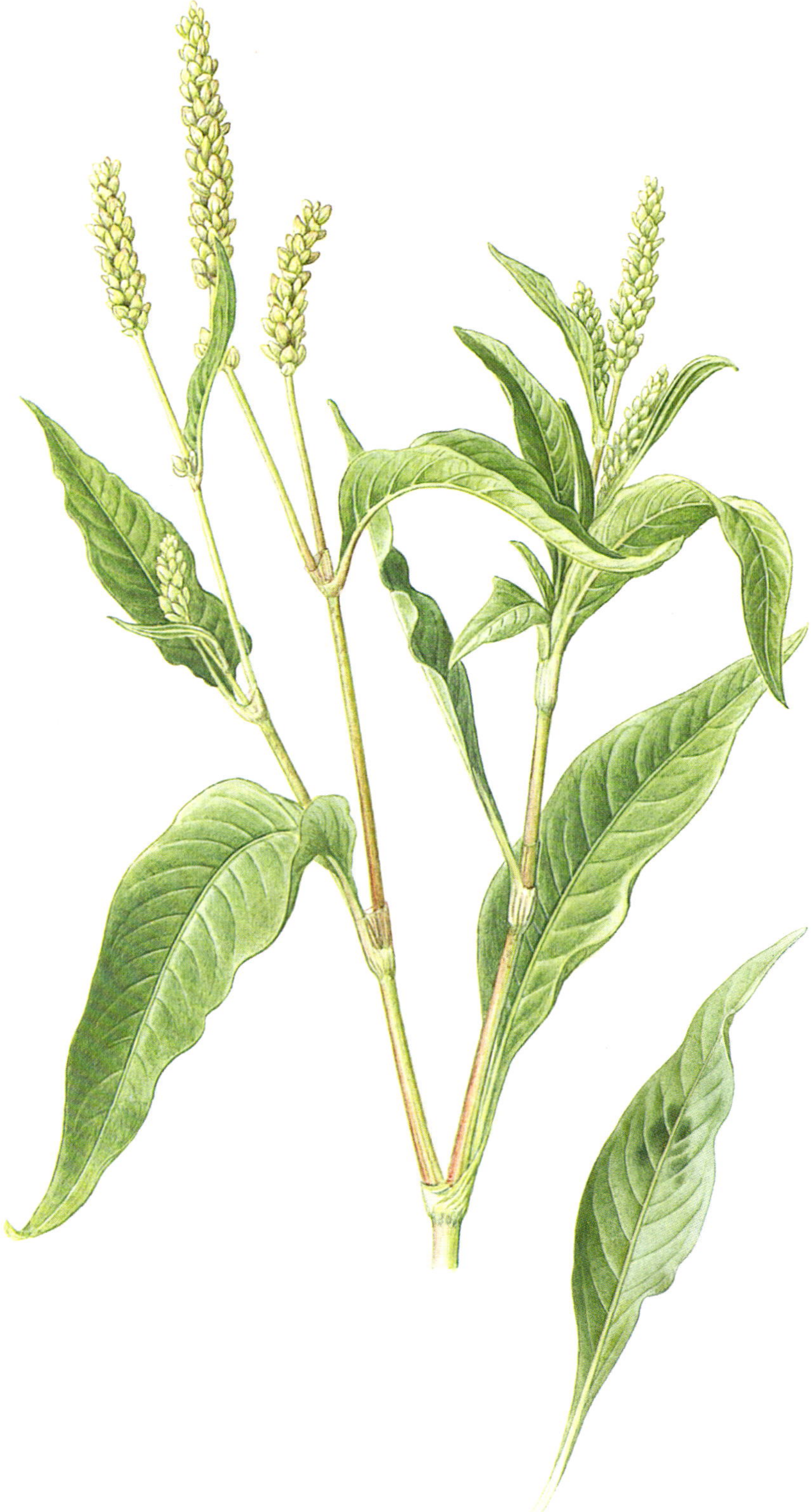

Blütezeit: Juni–September
Sammelzeit (Kraut): Juni–September

Tüpfelfarn, Engelsüß

Polypodium vulgare L.

Tüpfelfarngewächse
Polypodiaceae

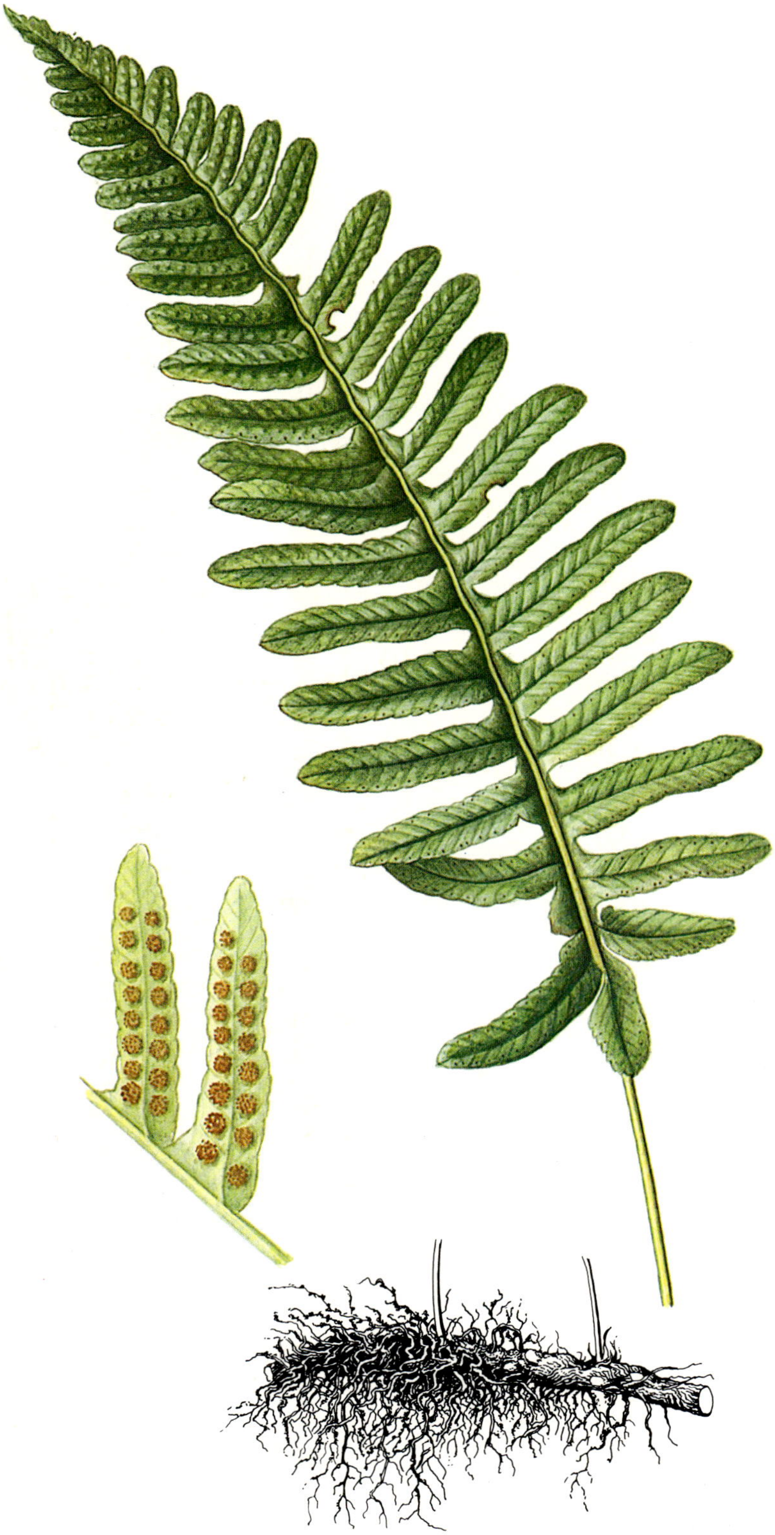

Ein ausdauerndes Farnkraut mit einem braunen, verzweigten Wurzelstock, aus dem jedes Jahr neue Blätter hervorwachsen, die dann neben den schon überwinterten gedeihen. Die Blätter sind langstielig, fiederig gegliedert und tragen auf der Unterseite Häufchen unbedeckter Sporenbehälter. Der Tüpfelfarn wächst häufig in schattigen Wäldern und an Felswänden. Er wurde schon im Altertum als Droge entdeckt und als abführendes und harntreibendes Mittel verwendet. Sammelgegenstand sind die Wurzelstöcke (Rhizoma polypodii). Sie werden gewöhnlich im Herbst, manchmal auch im Frühling ausgegraben, gesäubert, von den oberirdischen Grünteilen befreit und in der Sonne getrocknet. Die trockenen Wurzeln sind brüchig, die Bruchstellen grünlich und süßlich schmeckend. Sie werden trocken gelagert und nur ein Jahr aufbewahrt. Die Droge enthält Fett, ätherisches Öl, einen bisher wenig erforschten Bitterstoff, Saponin und Schleim. In der Heilkunde wird sie zur Herstellung von Tees mit schleimlösender Wirkung, die das Abhusten bei Entzündungen der Atemwege erleichtern, verwendet. Die Droge gehört in der Volksheilkunde zu den Mitteln, die die Gallenabsonderung fördern und auch zur Heilung von Entzündungen der Bronchien (Bronchitis) und der Harnblase verwendet werden. Sie erleichtert die Darmentleerung und beseitigt Darmparasiten. Die Droge wird manchmal als Pulver in Tagesdosen von 2 bis 4 g eingenommen.

Blütezeit: –
Sammelzeit (Wurzelstock):
September – Oktober
März-April

Weidengewächse
Salicaceae

Schwarzpappel

Populus nigra L.

Ein stattlicher Baum mit anfangs braunen und später graugrünen Ästen und schwarzgrauer Borke. Die gestielten Blätter sind herzförmig und an der Basis keilförmig. In den Achseln tragen sie klebrige Knospen. Die Pappel ist eine zweihäusige Pflanze. Die Staub- und Stempelblüten bilden Kätzchen, die sich im zeitigen Frühjahr, noch bevor die Blätter ausschlagen, entfalten. Die Früchte sind behaarte Kapseln. Diese Pappelart wird an feuchteren Standorten gepflanzt.

In der Heilpraxis werden die Knospen (Gemmae populi) verwendet, man sammelt sie im Frühling, wenn sie sich noch nicht entfaltet haben und noch mit den klebrigen Schuppen bedeckt sind. Am günstigsten ist das Sammeln an gefällten oder umgestürzten Bäumen. Die Knospen müssen schnell getrocknet und dann in verschlossenen Behältern aufbewahrt werden. Die Droge enthält ätherische Öle, Gerbstoffe, die Glykoside Salizin und Populin, Harz und andere Substanzen. Sie wirkt stark harntreibend und desinfizierend und kommt gleichzeitig bei Katarrhen der oberen Atemwege zur Geltung. Sie senkt den Harnsäurespiegel des Bluts und dämpft rheumatische Gelenkschmerzen. Man bereitet aus 1 bis 2 Teelöffeln gestoßener Droge und $\frac{1}{4}$ Liter Wasser einen Aufguß und trinkt diesen in zwei Portionen. Salben, die aus getrockneten oder frischen Knospen oder aus der getrockneten oder frischen Rinde junger Zweige hergestellt werden, verwendet man gegen Hautausschläge, Hämorrhoiden sowie Rheuma- und Gichtschmerzen.

Für Heilzwecke verwendet man auch die Silberpappel *(P. alba)*, die Balsampappel *(P. balsamifera)* und die Zitterpappel *(P. tremula)*.

Blütezeit: April
Sammelzeit (Knospen): März–April
(Rinde): März–April

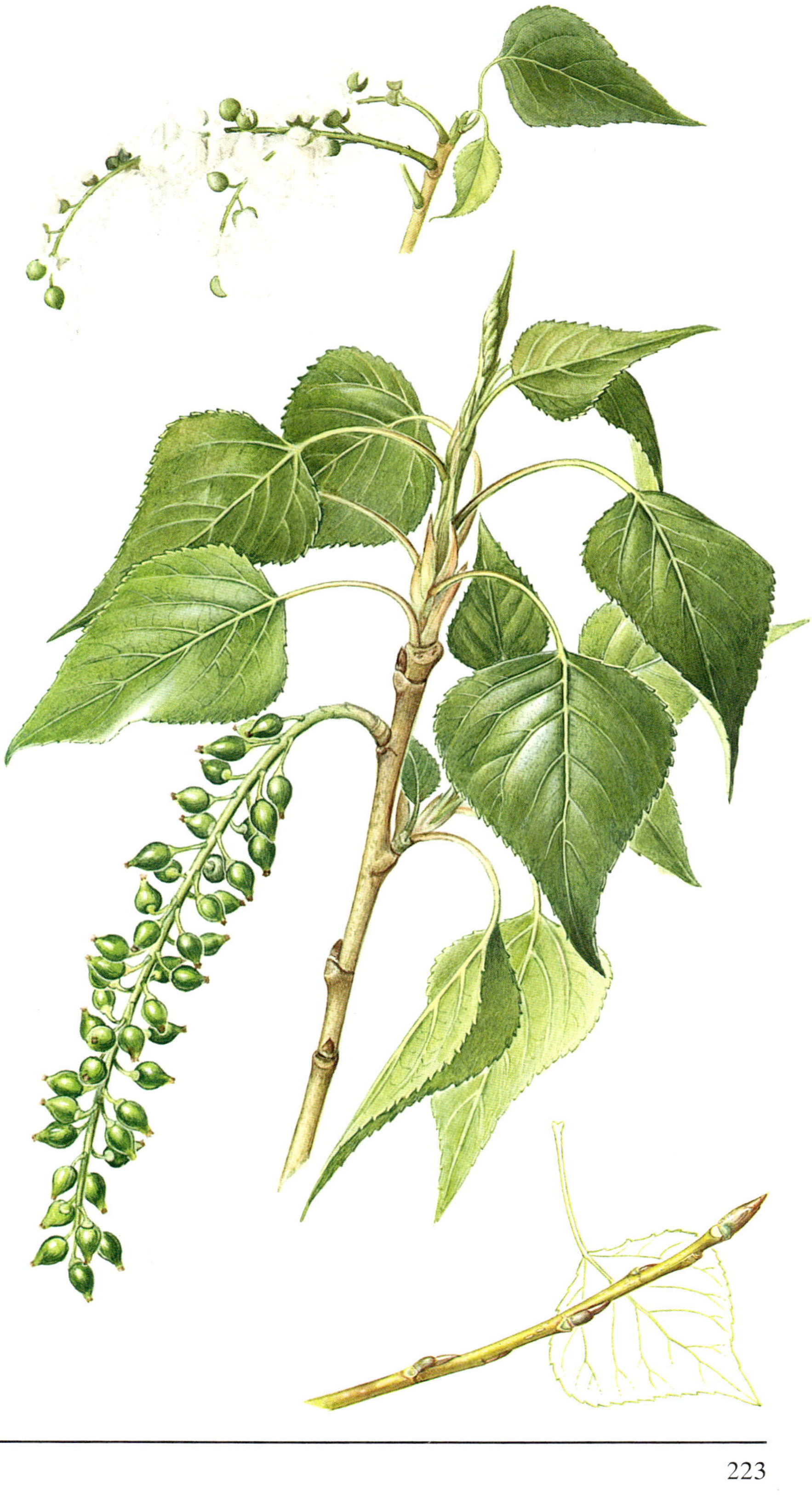

Zitterpappel

Populus tremula L.

Weidengewächse
Salicaceae

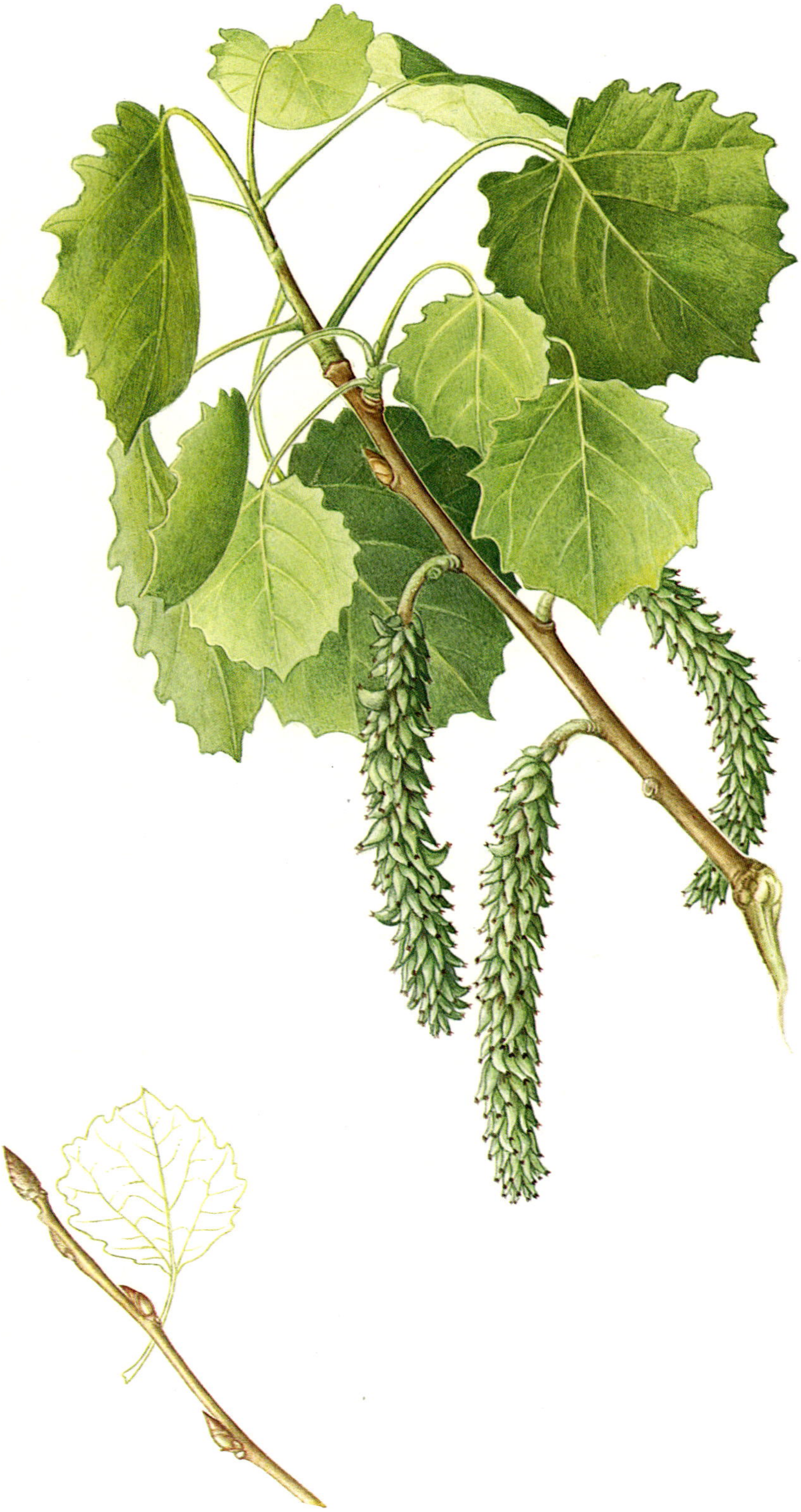

Ein Baum mit gelbgrauer, glatter Rinde, die sich später in schwarzverfärbende Borke verändert. Die jungen Zweige sind mit wechselständigen, herzförmigen Blättern bewachsen, deren Stiele abgeflacht sind, so daß sie schon beim geringsten Luftzug zittern. Die Staubblüten bilden kätzchenförmige Blütenstände, die Narbenblüten befinden sich in kegelförmigen Knospen. Sie entfalten sich, bevor die Blätter ausschlagen. Die Früchte sind Kapseln. Diese Pappelart kommt allgemein in Europa, Asien und Afrika vor und wird oft in Alleen und Waldbeständen gepflanzt.
Für Heilzwecke werden die Knospen (Gemmae populi) und manchmal auch die junge Rinde oder die Blätter (Cortex, Folium populi) verwendet. Die Knospen sammelt man im zeitigen Frühling, noch bevor sie sich entfalten. Sie werden auf Hürden ausgebreitet und im Schatten oder in Darranlagen bei Temperaturen bis zu 40 °C getrocknet. Die Droge muß in geschlossenen Behältern aufbewahrt werden. Sie duftet durchdringend, schmeckt bitter und enthält Glykoside, ätherisches Öl und Bitterstoffe; sie wirkt markant harntreibend und desinfizierend. Man verwendet sie bei Entzündungen der Harnwege und der Blase, bei Vergrößerung der Vorsteherdrüse und zur Heilung von Gicht- und Rheumaleiden. Aus der Droge bereitet man einen Aufguß von 1 bis 2 Teelöffeln zerschnittenen und zerstoßenen Materials je Tasse Wasser, den man zweimal täglich trinkt. Äußerlich verwendet man den Absud der Droge für Bäder und Umschläge bei Hämorrhoiden und zur Heilung von Verbrennungswunden.

Blütezeit: März–April
Sammelzeit (Knospen): Februar–März
(Rinde): März–April
(Blätter): Mai–Juni

Rosengewächse
Rosaceae

Gänsefingerkraut

Potentilla anserina L.

Ein ausdauerndes Kraut mit einem kurzen Wurzelstock und niederliegenden, wurzelschlagenden Stengeln. Die Blätter sind unpaarig gefiedert und auf der Unterseite weißfilzig. Die hellgelben Blüten wachsen an langen Stielen. Die Früchte sind Achänen. Das Gänsefingerkraut ist häufig in der Nähe menschlicher Behausungen, auf Dorfplätzen und an feuchten Stellen mit reichlich Stickstoff im Boden zu finden.

Für Heilzwecke sammelt man den oberirdischen Sproß, das Kraut (Herba anserinae). Man schneidet zur Zeit der Vollblüte die gesamten Grünteile ab. Das gesammelte Kraut darf aber nicht verstaubt und von Krankheiten befallen sein. Das Material wird im Schatten, im Luftzug und unter öfterem Umwenden bei Temperaturen bis zu 40 °C getrocknet. Die Droge enthält Gerbstoffe, Bitterstoffe, Schleim, Farbstoffe und Mineralien. Sie wirkt zusammenziehend und wird deshalb innerlich bei Magen- und Darmkatarrhen, bei starken Durchfällen, bei Koliken und inneren Blutungen eingesetzt. Man bereitet aus 2 Teelöffeln geschnittener Droge, die man mit einer Tasse Wasser überbrüht, einen Aufguß, den man zwei- bis dreimal täglich trinkt. Dieser Tee wirkt auch gegen die Übersäuerung der Magensäfte. Die Droge hat bei Entzündungen der Atem- und Harnwege desinfizierende Wirkung und wird in der Gynäkologie bei Blutungen verwendet. Sie wird auch Gurgelmitteln gegen Zahn- und Zahnfleischschmerzen und Bädern gegen Wunden und Schwellungen beigefügt. Die Droge wirkt auch gegen Hautausschläge und Ekzeme. Manchmal sammelt man auch die Wurzelstöcke, die den gleichen Zwecken dienen wie das Kraut.

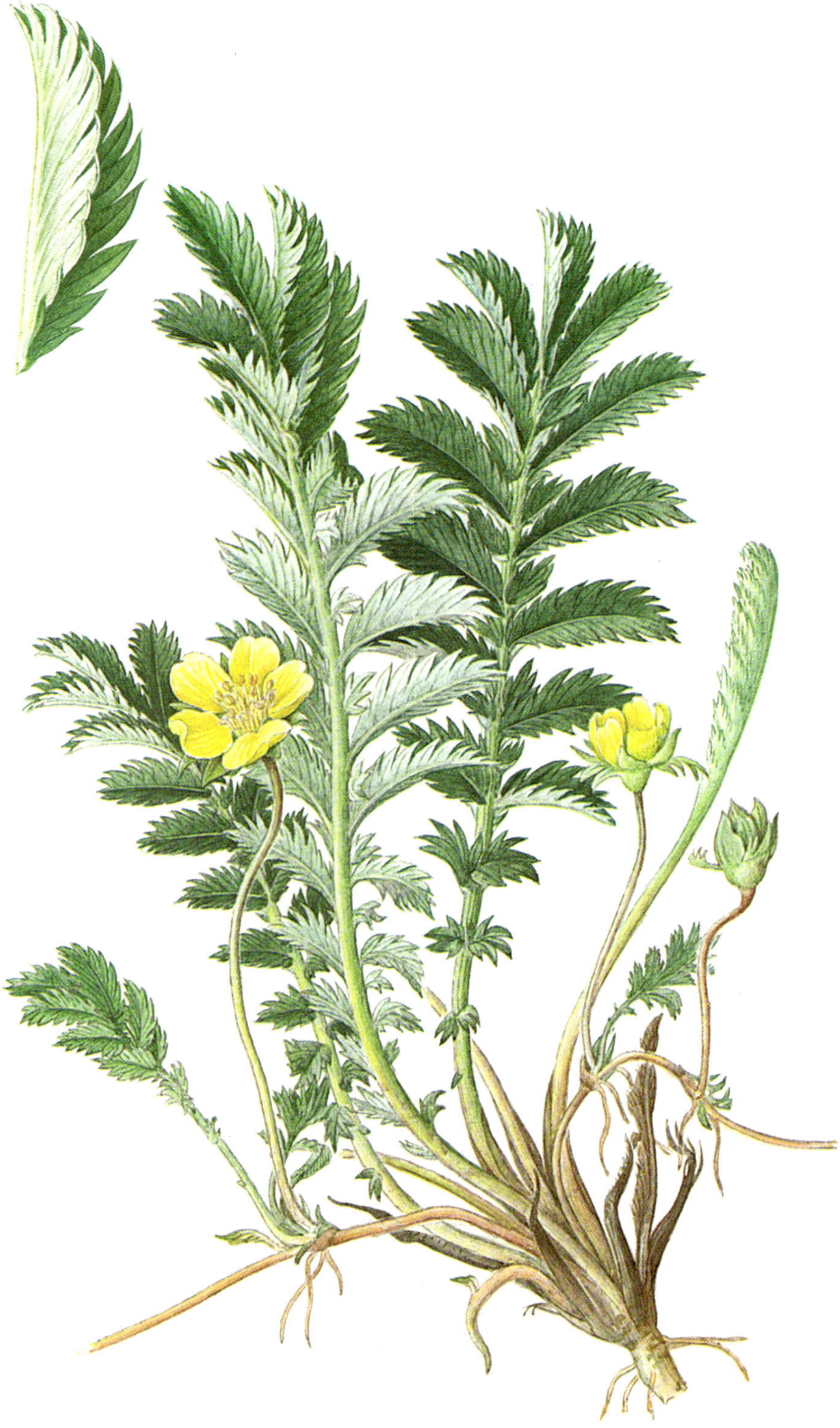

Blütezeit: Mai–Juli
Sammelzeit (Kraut): Mai–Juli
(Wurzelstöcke): Oktober
März

Aufrechtes Fingerkraut

Rosengewächse
Rosaceae

Potentilla erecta (L.) RÄUSCH (Syn.: *Potentilla tormentilla* Stokes)

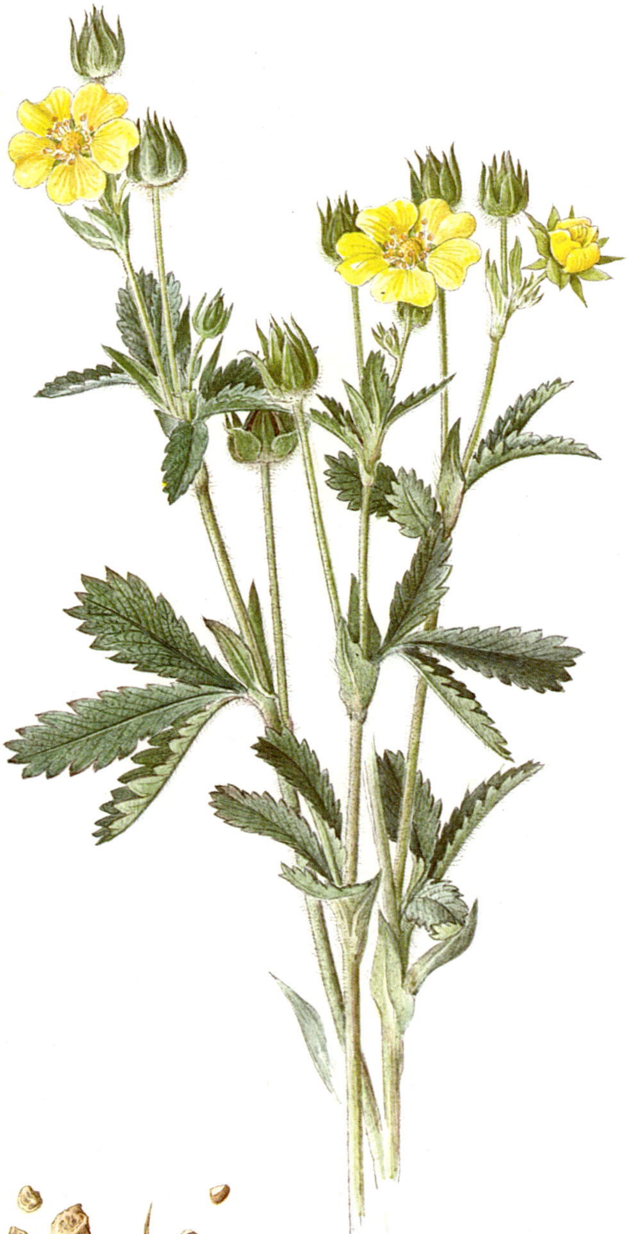

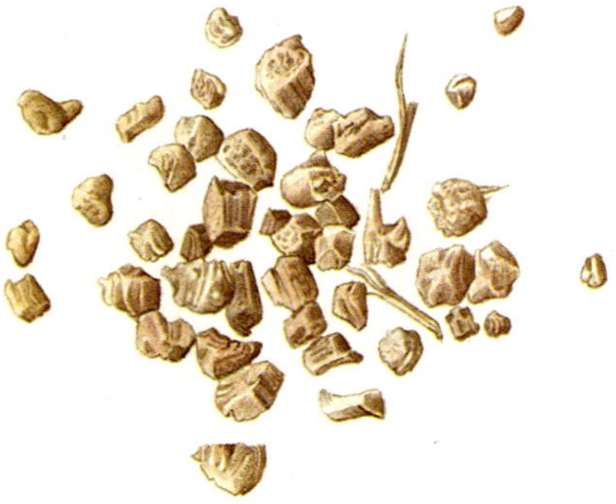

Ein ausdauerndes Kraut mit einem kräftigen unterirdischen Wurzelstock und einem aufrechten, verzweigten Stengel. Die grundständigen Blätter sind gestielt, handförmig und drei- bis fünfzählig. Die Stengelblätter sitzen an. Die gelben Blüten wachsen auf langen Achselstielen. Die Früchte sind Achänen. Die frischen Wurzeln duften angenehm nach Rosen. Diese Pflanzenart ist über ein weites Areal in Europa und Asien bis hoch in den Norden verbreitet. Sie wächst auf Wiesen und Weiden, in Wäldern und in Gräben.
Für Heilzwecke werden die Wurzeln (Radix tormentillae) gesammelt. Man benutzt dazu eine Krallenhacke. Nach dem Säubern werden die stärkeren Wurzeln zerschnitten und auf Hürden im Luftzug oder in Darranlagen bei Temperaturen bis zu 40 °C getrocknet. Die Droge enthält bis zu 15 % kondensierte Katechin-Gerbstoffe, den triterpenoiden Alkohol Tormentol, das Glykosid Chinoin und andere Substanzen. Sie wird als wirksames Mittel gegen Durchfälle, Ruhr und innere Magen- und Darmblutungen verwendet, wirkt gleichzeitig auch desinfizierend gegen krankheitserregende Mikroorganismen und kommt in Teegemischen bei der Zusatzbehandlung der Zukkerkrankheit zur Geltung. Ein zu starker Absud kann aber Erbrechen hervorrufen. Äußerlich verwendet man die Droge in Form von Umschlägen und Salben bei nässenden Hautausschlägen und Verbrennungen. Absud und Tinktur werden als Gurgelmittel gegen Entzündungen von Mandeln und Mundschleimhäuten benutzt. In der Veterinärmedizin wird die Blutwurz zur Heilung von Durchfällen, gegen Blutungen und zur Wundbehandlung eingesetzt.

Blütezeit: Mai – September
Sammelzeit (Wurzelstöcke):
September – Oktober
März

Primelgewächse
Primulaceae

Wiesen-Schlüsselblume, Primel

Primula veris L. (Syn.: *Primula officinalis* (L.) Hill)

Ein ausdauerndes Kraut mit einer grundständigen Blattrosette, einem kurzen Wurzelstock und dichten, unterirdischen Wurzelbündeln. Im zeitigen Frühling erscheint ein blattloser Schaft mit einer Dolde gelber Blüten. Die Schlüsselblume wächst in Europa und Asien auf Wiesen, Weiden und in Wäldern. Sie wird jedoch auch als wilde Art und in vielen Kulturformen in den Gärten gezüchtet. In manchen Ländern ist die Schlüsselblume gesetzlich geschützt.

Für Heilzwecke verwendet man die Blüten (Flos primulae). Man trocknet sie langsam in dünnen Schichten an einem schattigen Ort oder in Darranlagen bei Temperaturen bis zu 40 °C. Manchmal werden auch, das geschieht vor allem bei Feld- und Gartenkulturen, die Wurzelstöcke und Wurzeln (Radix primulae) gesammelt. Die Blütendroge enthält Flavonfarbstoffe und vielleicht auch Saponine.

Die Wurzeldroge weist eine große Menge Primulasaponin, Glukuronsäure und andere Substanzen auf. Beide Drogen haben eine ausgeprägte schleimlösende und schwach harntreibende Wirkung. Sie werden bei Entzündungen der oberen Atemwege als Zusatzmedikament verwendet. Die pharmazeutische Industrie stellt aus der Schlüsselblume Extrakte, Tees und Tropfen her. Die empfohlene Tagesdosis beträgt 3 Eßlöffel Droge. Man bereitet daraus mit zwei Tassen Wasser einen Aufguß.

Die verwandte, sehr ähnliche Hohe Schlüsselblume *(P. elatior)* hat größere, schwefelgelbe Blüten (rechts oben) mit einem kleineren Kelch. Sie enthält ähnliche Wirkstoffe und wird ebenfalls gesammelt.

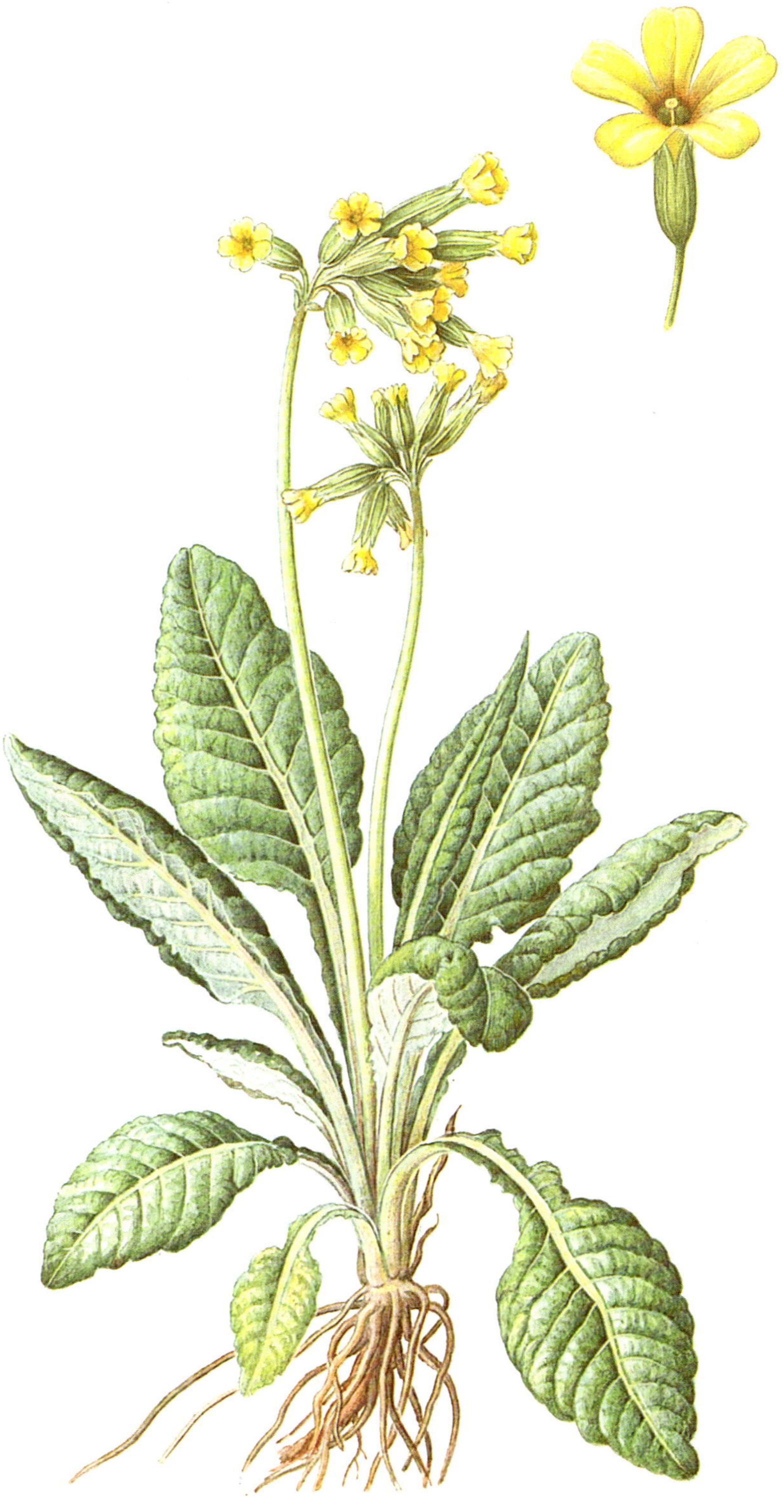

Blütezeit: April–Mai
Sammelzeit (Blüten): April–Mai
(Wurzelstöcke und Wurzeln): Oktober März

Kleine Braunelle

Lippenblütler
Labiatae (Lamiaceae)

Prunella vulgaris L.

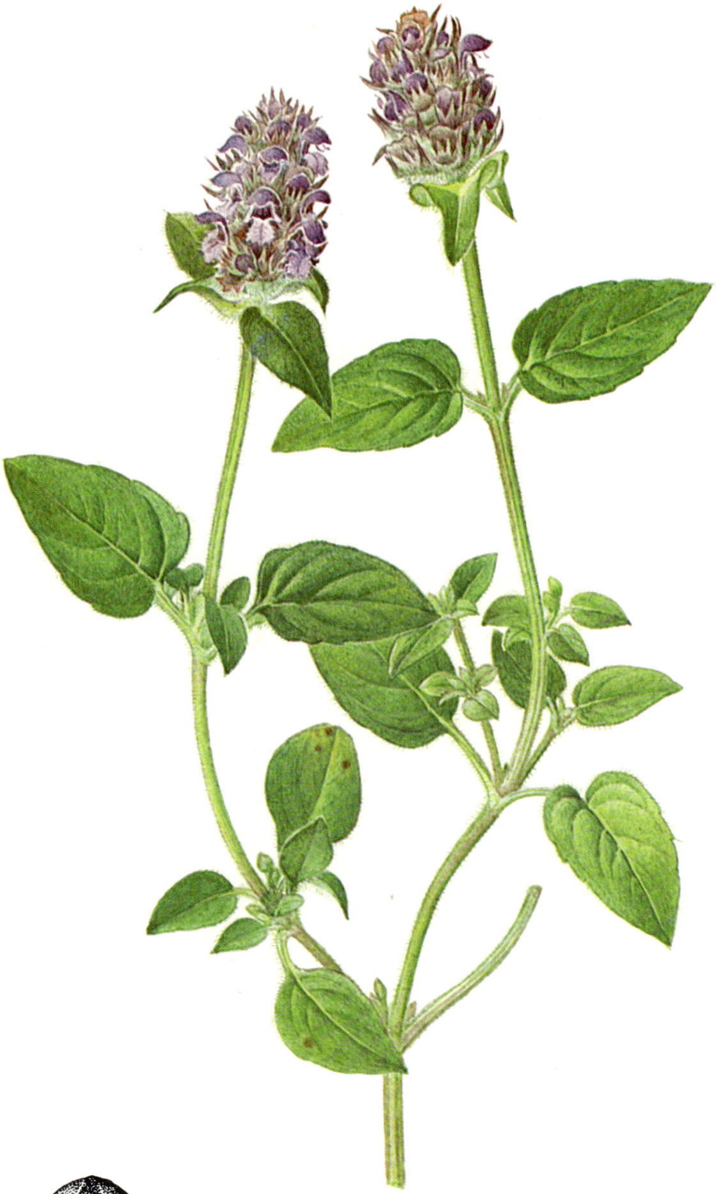

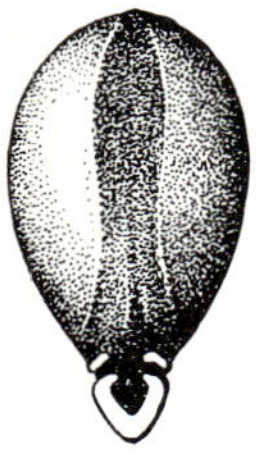

Ein ausdauerndes Kraut mit einem kriechenden unterirdischen Wurzelstock, aus dem zahlreiche sterile und fruchtbare Stengel hervorwachsen. Die Stengel sind aufsteigend, kantig und rötlich angehaucht. An ihnen befinden sich gegenständige, gestielte Blätter. Die Stengel schließen mit kugligen, blauvioletten, unpaarig gespaltenen Blüten ab. Die Früchte sind braune Hartfrüchte (Abbildung unten). Die Braunelle wächst in Grasbeständen, auf Waldlichtungen, an Rainen und in Gräben. In der Vergangenheit wurde sie zur Heilung von Halsleiden und Erkrankungen der Mundschleimhäute verwendet.

Gesammelt wird der oberirdische Sproß, das Kraut (Herba prunellae). Das geschieht bei schönem Wetter und zur Blütezeit der Pflanze. Das Material wird in dünnen Schichten im Schatten oder in Darren bei Temperaturen bis 35 °C getrocknet. Die Droge wird in verschlossenen Behältern und trocken gelagert. Sie enthält Gerbstoffe, Bitterstoffe, ätherische Öle, Saponine und das Glykosid Aukubin. Wegen des Gehalts an Gerbstoffen wird die Droge bei Magen- und Darmkatarrhen, zur Behebung von Durchfällen und Blutungen, vor allem bei Frauenleiden, angewendet. Der Aufguß wird aus einem Teelöffel der Droge je Tasse Wasser bereitet und ein- bis zweimal täglich eingenommen. Er hat sich auch bei der Heilung von Magen- und Zwölffingerdarmgeschwüren und gegen Erkrankungen der Atemwege und Harnorgane bewährt. Die größte Bedeutung hat die Kleine Braunelle bei der Beseitigung von Hals- und Mundentzündungen. Für diesen Zweck bereitet man aus einem 6–10 prozentigen Absud der Droge (d. h. 1 Eßlöffel Droge je Tasse), den man durch etwa 9 Minuten langes Kochen bekommt, ein Mundwasser oder Gurgelmittel.

Blütezeit: Juni–September
Sammelzeit (Kraut): Juni–September

Rosengewächse
Rosaceae

Sauerkirsche

Prunus cerasus L. (Syn.: *Cerasus vulgaris* Mill.)

Ein Baum oder Strauch mit braunroten Ästen, die oft überhängen. Die Blätter sind wechselständig, glänzend und fein gesägt. Die weißen fünfzähligen Blüten wachsen in Büscheln an Kurzzweigen. Die Früchte sind dunkelrote Steinfrüchte. Die Sauerkirsche stammt ursprünglich aus Asien. Sie wird jetzt in der ganzen Welt in vielen Kulturformen als Obstbaum gezüchtet.

Für Heilzwecke werden die Stiele (Stipes cerasorum) gesammelt, die von den reifen Früchten gelöst und bei Zimmertemperatur getrocknet werden. Hauptwirkstoffe sind Gerbstoffe. Die Droge wird in Teegemischen gegen Entzündungen der Bronchien und gegen Durchfälle verwendet. Sie unterstützt auch die Ausscheidung von Harn und ist Bestandteil von Abmagerungstees. Ähnlich werden auch die Sauerkirschblätter verwendet; sie wirken darüber hinaus auch gegen Blähungen und werden beim Einlegen von Gurken mitverwendet. Die Früchte werden frisch oder konserviert verzehrt. Der frische Sauerkirschsaft enthält viel Eisen und Kalzium und bewährt sich bei Verdauungsstörungen, Leberfunktionsstörungen und gegen Blutarmut. Aus den reifen Sauerkirschen wird Sirup hergestellt, der bei der Geschmackskorrektur von Medikamenten und zu deren besserer Aufnahme durch den Körper nützlich ist. Das harte und farbige Holz der Sauerkirsche findet im Schnitzereihandwerk und in der Möbelindustrie Verwendung. Die Sauerkirsche ist gleichzeitig auch ein bedeutender pollen- und honigtragender Baum. Nach Verletzung leiden die Bäume an Gummose (links unten).

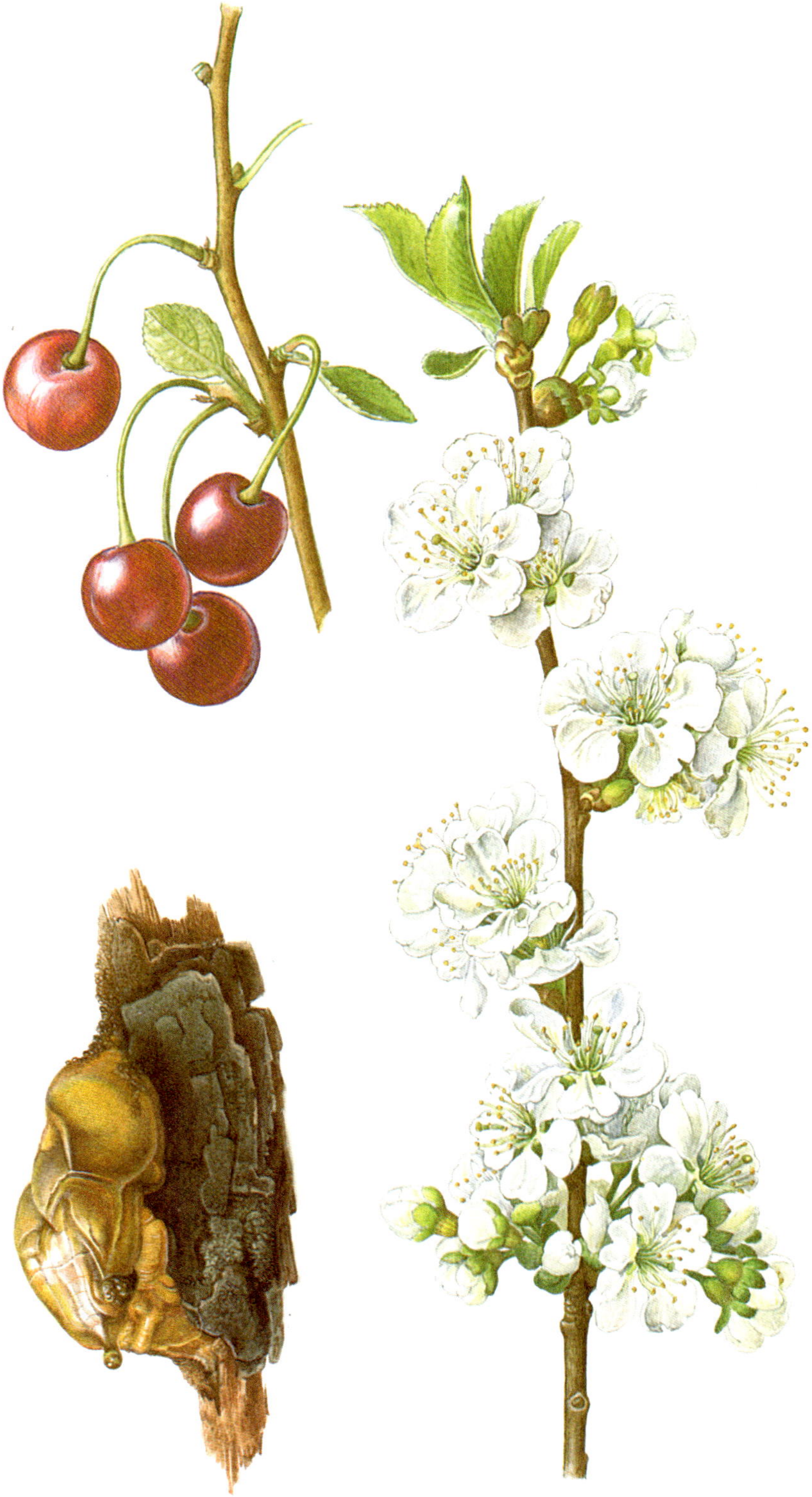

Blütezeit: Mai
Sammelzeit (Stiele): Juli–August
(Früchte): Juli–August

Mandelbaum

Rosengewächse
Rosaceae

Prunus dulcis (Mill.) D. A. Webb. (Syn.: *Amygdalus communis* L.)

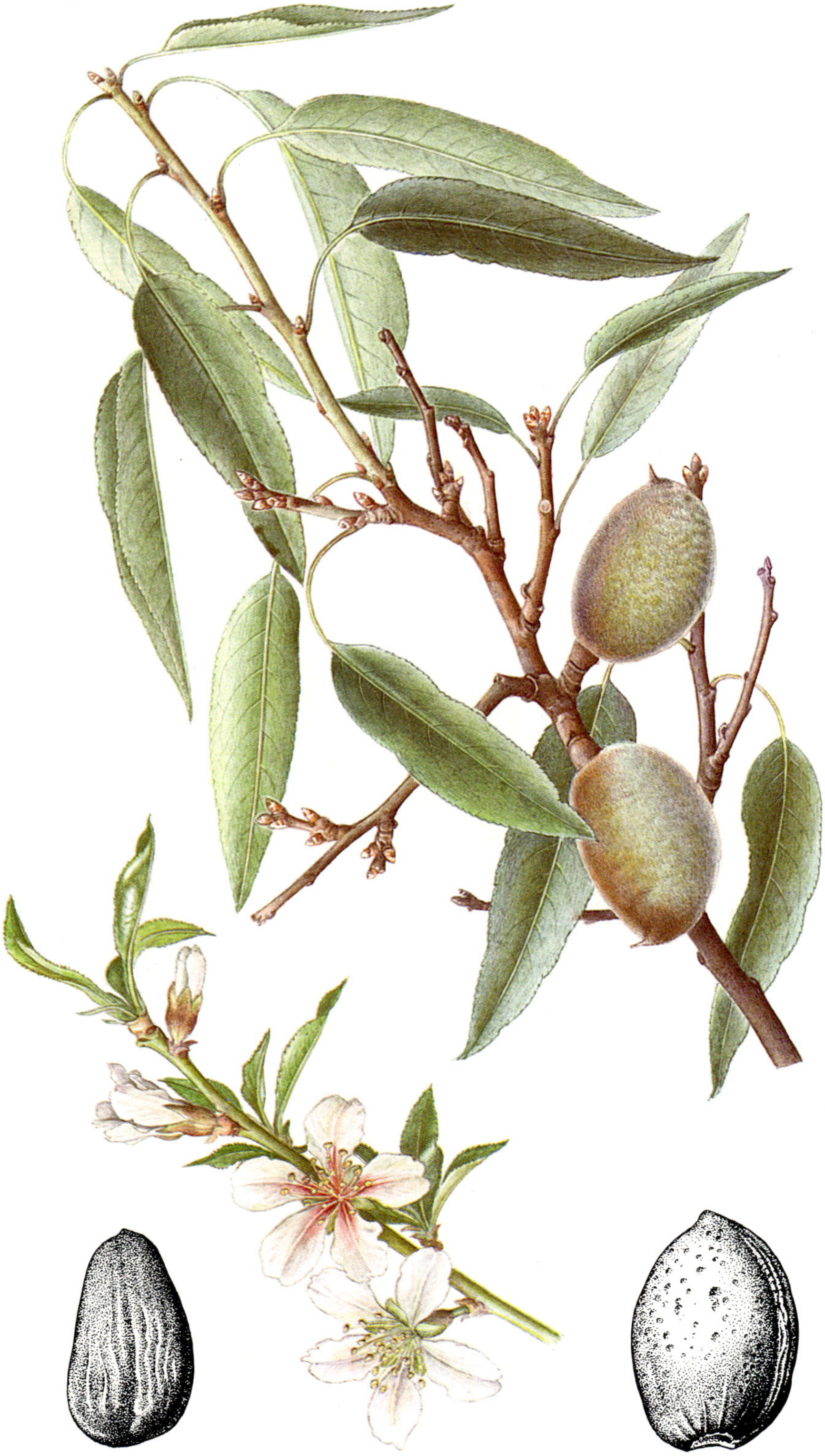

Ein Baum oder Strauch mit rötlichen Ästen, die wechselständig mit schmalen, glänzenden Blättern bewachsen sind. Die rosafarbenen Blüten entfalten sich im zeitigen Frühling noch bevor die Blätter ausschlagen. Die Frucht ist eine längliche samtige Steinfrucht. Der Mandelbaum stammt aus dem Kaukasus und wird in Europa und auch anderswo in der Welt wegen der bitteren (var. *amara*) oder süßen (var. *dulcis*) Mandeln gezüchtet. Mandelöl war in den meisten Kosmetika der Vergangenheit enthalten.
Vom pharmazeutischen Standpunkt aus haben die bitteren Mandeln (Semen amygdali amarum) größere Bedeutung als die süßen. Die Kerne werden durch Zerschlagen der äußeren Fruchtschale gewonnen, sortiert und getrocknet. Sie enthalten bis zu 50 % Öle, Eiweiße, Zucker und das Glykosid Amygdalin, das sich bei Vorhandensein von Enzymen und Feuchtigkeit in giftigen Zyanwasserstoff verwandelt. Aus bitteren Mandeln stellt man sogenanntes Mandelwasser (Aqua amygdalarum amararum) her, das gegen Husten, Unwohlsein, Erbrechen und Würgreiz verwendet wird. Es diente in den Rezepturen von Hustentropfen auch als Lösungsmittel des Kodeins. Heute wird die Mandelessenz meist synthetisch hergestellt. Sie wird äußerlich als Bestandteil von Einreibmitteln und Salben vor allem bei der Heilung von Rheumatismus und als Geschmackskorrigens in anderen Arzneimitteln verwendet.
Aus den süßen Mandeln preßt man ein sehr feines Öl. Die Mandelkleie, der Restbestand nach dem Pressen der Kerne wird in der Heilkosmetik für Umschläge und Masken verwendet. Die süßen Mandeln sind in der Feinbäckerei beliebt.

Blütezeit: März–April
Sammelzeit (Früchte): Juli–September

Rosengewächse
Rosaceae

Traubenkirsche

Prunus padus L. (Syn.: *Padus avium* Mill.)

Ein Baum oder Strauch mit braunen Ästen, die im Jugendstadium borstig sind. Die eiförmigen Blätter wachsen wechselständig, auf ihren Stielen befinden sich rote, abgeflachte Drüsen. Die weißen Blüten sind in überhängenden Trauben angeordnet. Die Früchte sind schwarze Steinfrüchte und schmecken herbsauer. Die ganze Pflanze duftet nach bitteren Mandeln. Sie ist ursprünglich in Europa und Asien beheimatet und wächst an Waldrändern, an Bächen und in Schluchten. Sie wird in Parks und Gärten als Ziergehölz gepflanzt. Die Kerne von Traubenkirschen wurden schon in neolithischen Pfahlbauten gefunden.
Für Heilzwecke sammelt man die Rinde (Cortex pruni padi). Man schält sie von jüngeren Zweigen, was am besten an gefällten Bäumen und Sträuchern geschieht. Das Material wird zu Garben gebündelt und unter Dach im Luftzug oder in einer Darranlage bei Temperaturen bis zu 40 °C getrocknet. Die Droge enthält die Glykoside Laurocerasin und Isoamygdalin, ätherisches Öl und Gerbstoffe. Sie wird verhältnismäßig selten verwendet (Vergiftungsgefahr durch das Freiwerden von gefährlichem Zyanwasserstoff) und kommt vor allem bei der Heilung rheumatischer Schmerzen und fieberhafter Krankheiten zur Geltung. Die Droge wird in einer Tagesdosis von 3 Eßlöffeln als Aufguß getrunken.
Der Farbstoff wird bei der Herstellung von Likören und zur Färbung von Wein verwendet. Das Holz der Traubenkirsche ist sehr widerstandsfähig und hart. Es findet bei Schnitzereiarbeiten und bei der Herstellung von Schußwaffenschäften Verwendung. Die Traubenkirsche ist eine ausgezeichnete Honigpflanze.

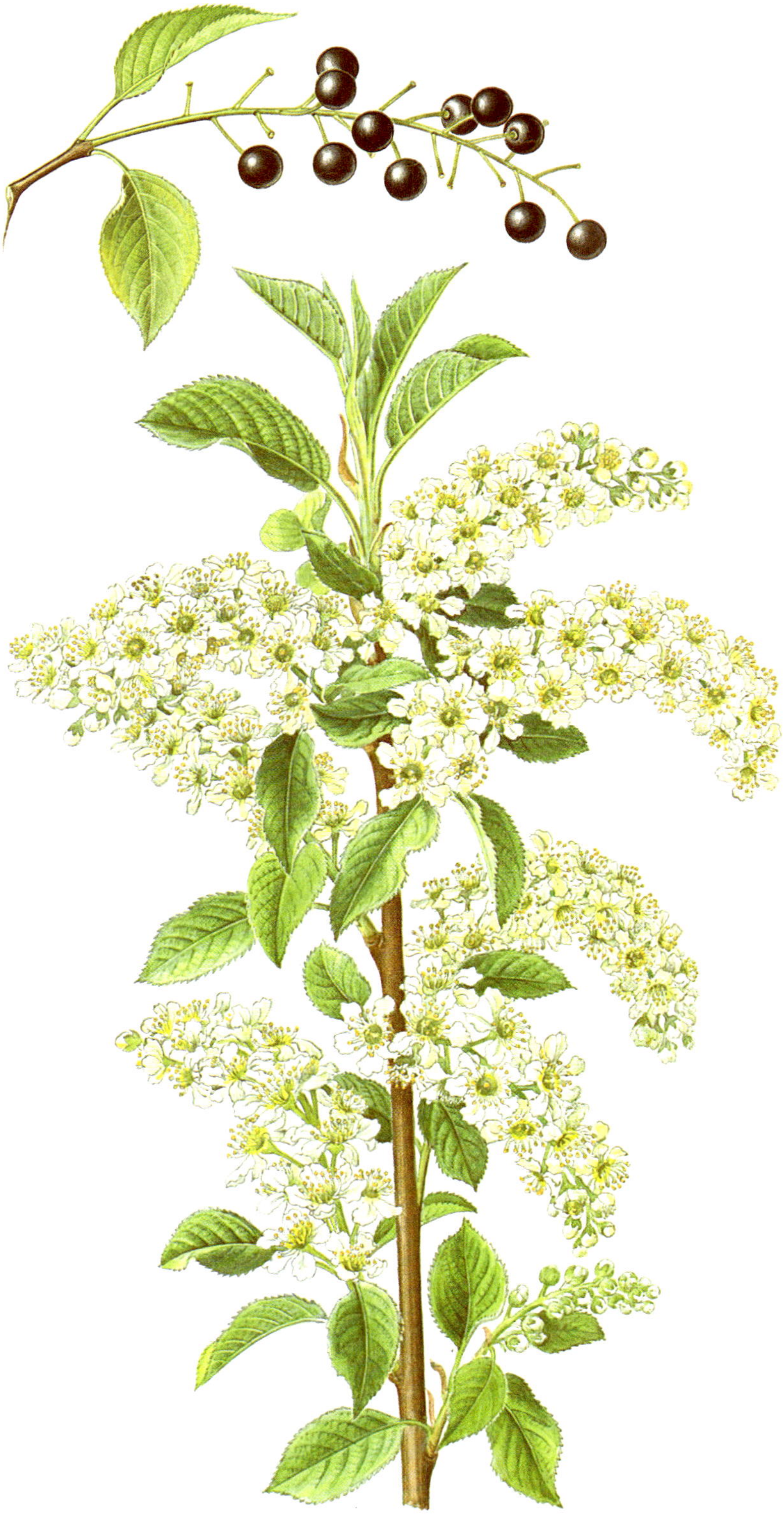

Blütezeit: Mai–Juni
Sammelzeit (Rinde): Februar–März

Schwarzdorn, Schlehe

Rosengewächse
Rosaceae

Prunus spinosa L.

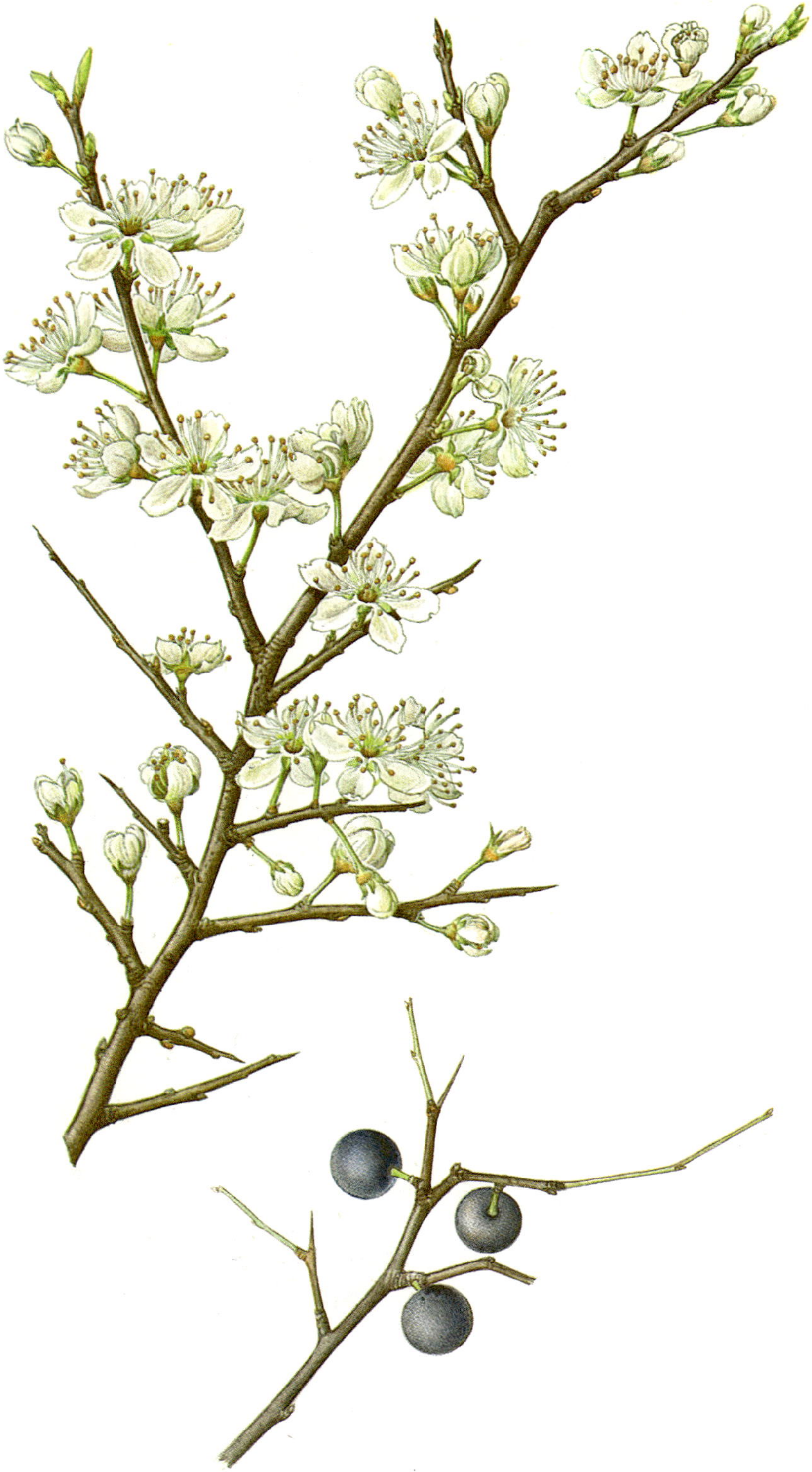

Ein Strauch, der dank seiner intensiven Vermehrung durch Wurzelsprosse undurchdringliche Dickichte bildet. Die dornigen Äste sind mit kleinen, wechselständigen, ovalen und gestielten Blättern bewachsen. Die Blüten sind weiß und fünfzählig und entfalten sich, noch bevor die Blätter ausschlagen. Die Früchte sind dunkelblaue Steinfrüchte. Die Schlehe wächst auf trockenen, sonnigen Hängen mit karger, steiniger Unterlage. Sie wurde schon in der Antike als Nahrungsmittel und offensichtlich auch als Heilpflanze verwendet.

Für Heilzwecke werden die Blüten gesammelt (Flos pruni spinosae). Man trocknet sie sehr vorsichtig in einer dünnen Schicht, damit sie nicht zerfallen, und sich nicht braun verfärben. Auch die Früchte werden gesammelt (Fructus pruni spinosae). Sie müssen völlig ausgereift und eventuell leicht überfroren sein. Man verarbeitet die frischen Schlehen zu Marmelade oder trocknet sie schnell in der Sonne vor und dörrt sie dann in einer Anlage zu Ende. Die Blütendroge enthält Glykoside, Gerbstoffe, Zucker, Farbstoffe und Vitamin C. Sie wirkt vor allem harntreibend. Man bereitet aus 2 kleinen Löffeln Droge je Tasse Wasser einen Tee und trinkt davon ein- bis zweimal täglich. Dieser Tee unterstützt auch den Stoffwechsel des Körpers und wirkt schwach abführend. Die Früchte enthalten vor allem Gerbstoffe und organische Säuren. Die trockenen Schlehen haben zusammenziehende Wirkung und werden bei Erkrankungen der Harnblase und der Harnwege und bei Verdauungsstörungen angewendet. Die frischen Früchte verarbeitet man zu Säften, Sirupen und Weinen.

Blütezeit: April
Sammelzeit (Blüten): März–April
(Früchte): Oktober

Rauhblattgewächse
Boraginaceae

Echtes Lungenkraut

Pulmonaria officinalis L.

Ein ausdauerndes Kraut mit unterirdischen Wurzelstöcken und einem Büschel kantiger Stengel, die mit wechselständigen, rauhen Blättern bewachsen sind. An der Spitze jedes Stengels befindet sich ein Wickel von Blüten, die anfangs rosafarben, nach der Befruchtung blau sind. Die Früchte sind Steinfrüchte. Das Echte Lungenkraut wächst in Europa in lichten Wäldern und Hainen. Es wird seit alters her zur Heilung von Lungenleiden, namentlich der Tuberkulose, verwendet. Für Heilzwecke sammelt man die Blätter oder auch den ganzen oberirdischen Sproß, das Kraut (Folium-, Herba pulmonariae). Man schneidet oder pflückt bei schönem trockenem Wetter die Blätter oder ganzen Stengel sparsam ab. Das Material wird an schattigem Ort in der Zugluft oder in Anlagen getrocknet. Die Droge enthält Gerbstoffe, Schleim, Saponine, Kieselsäure und Minerale. Man heilt mit ihr Bronchialentzündungen, Husten und Keuchhusten. Sie wird als schleimlösendes Mittel verwendet. Der Aufguß, den wir aus zwei Teelöffeln Droge je Tasse heißen Wassers bereiten und dreimal täglich trinken, bringt zum Schwitzen und wirkt gleichzeitig entzündungshemmend und harntreibend. Für äußerliche Umschläge und Bäder bereitet man einen zehnprozentigen Absud, der erweichend, desinfizierend und entzündungshemmend wirkt.
Das Echte Lungenkraut wächst in Gärten oft als Zierpflanze mit dem Zuckerlungenkraut *(P. saccharata)* zusammen, das weißgetupfte Blätter hat. Die Federzeichnungen zeigen die Unterschiede der Blätter von *P. angustifolia, P. officinalis* und *P. saccharata* (von links nach rechts).

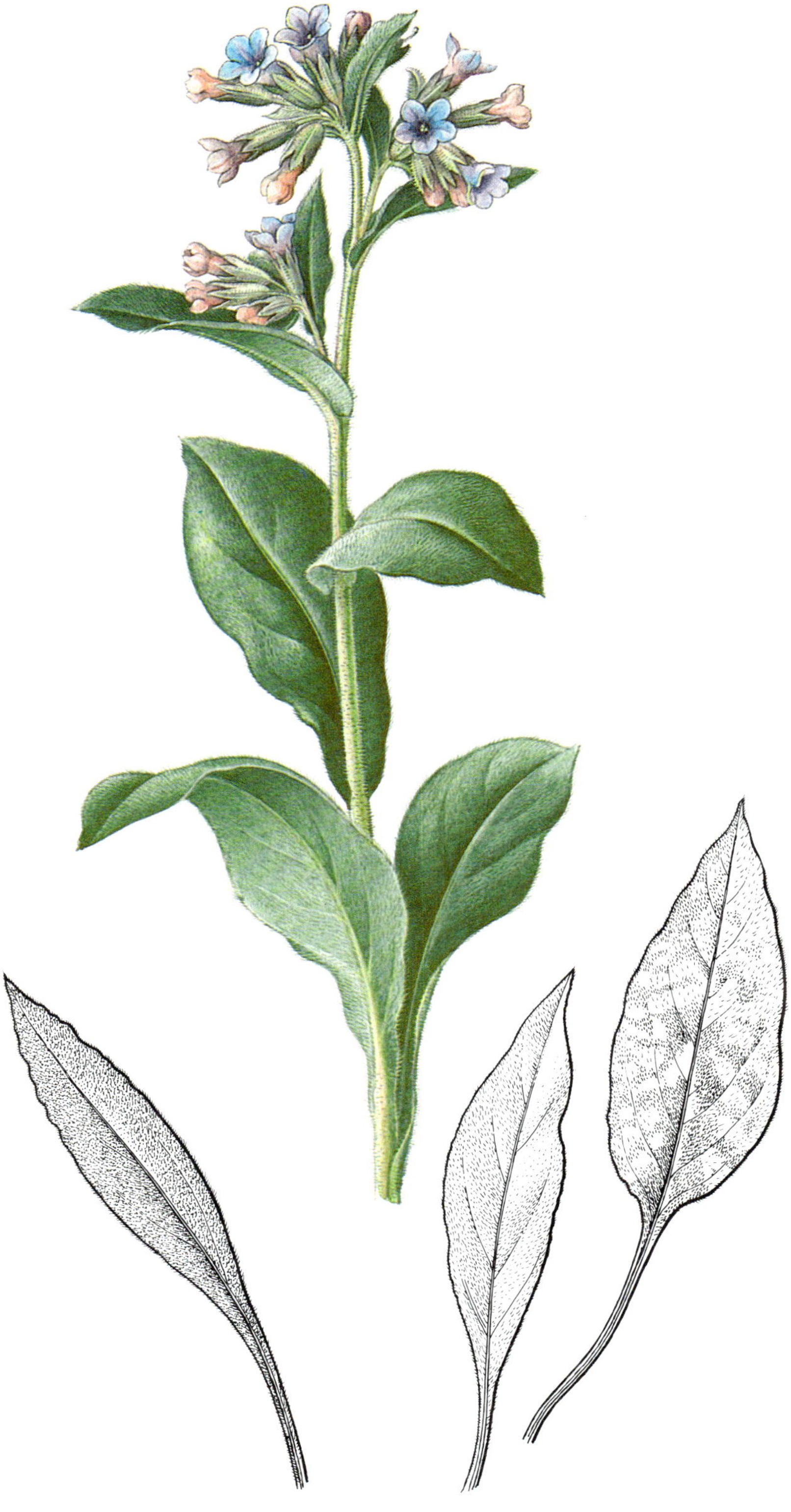

Blütezeit: April–Mai
Sammelzeit (Blätter): April–Mai
(Kraut): Mai–Juni

Traubeneiche, Wintereiche

Buchengewächse
Fagaceae

Quercus petraea (Mattuschka) Liebl.

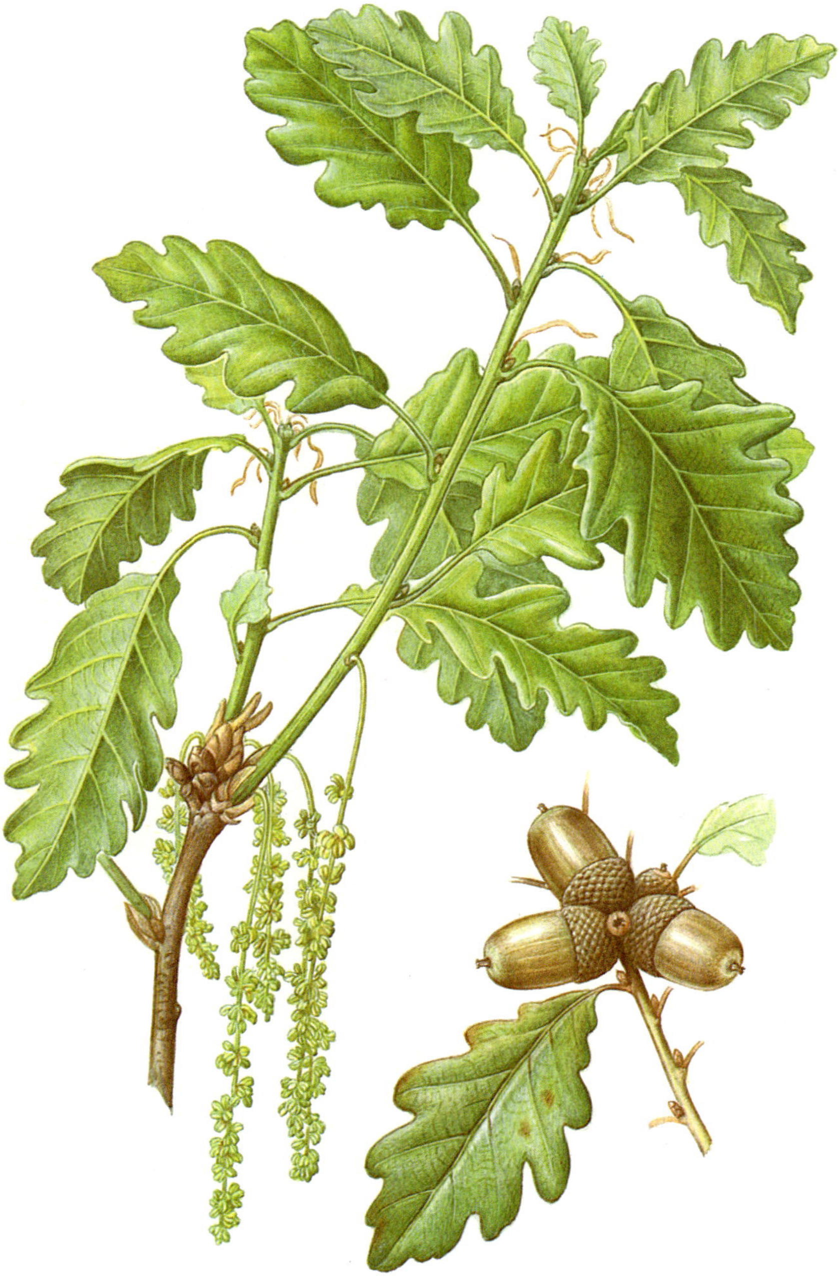

Ein Baum mit einem mächtigen, durchfurchten Stamm und einer weitverzweigten Krone. Er erreicht eine erhebliche Größe und ein hohes Alter. Die ledrigen Blätter sind sattgrün und kurzstielig, ihre lappige Spreite schließt unten keilförmig ab. Die Eichen sind einhäusig, die Staubblüten bilden Kätzchen, die Stempelblüten sitzen an den Endknospen. Die Frucht ist eine einsamige Achäne, die Eichel, die in einer flachen Schüssel wächst. Die Wintereiche bildet vor allem im Hügelland und in den Vorgebirgen ganze Bestände, Eichenwälder.

Für Heilzwecke werden die Rinde, die Eicheln und manchmal auch die Blätter und Gallen gesammelt (Cortex-, Glandes-, Folium-, Gallae quercus). Die Eicheln sammelt man, wenn sie sich von selbst aus der Schüssel lösen. Sie werden gut getrocknet und nach Entfernung der Samenhüllen geröstet. Durch das Rösten verwandelt sich die Stärke in Dextrine, und die bitteren Gerbstoffe verschwinden. Die Droge wird bei schweren Durchfällen und Ganglienentzündungen eingesetzt. Durch das Mahlen der gerösteten Eicheln erhält man den sogenannten Eichelkaffee, und unter Beimischung von Kakao und Zucker bereitet man den Eichelkakao. Diese Getränke werden gegen Durchfälle und zur Stärkung des Organismus getrunken. Frische Eichenblätter legt man auf schwer heilende Wunden. Die Eichengallen sind der Rohstoff für die Herstellung reinen Gerbstoffs, des Tannins, der Blutungen aus der Nase und aus Wunden stillt; er dient als Einstreumittel und wird Gurgelmitteln, Salben und ähnlichem beigefügt.

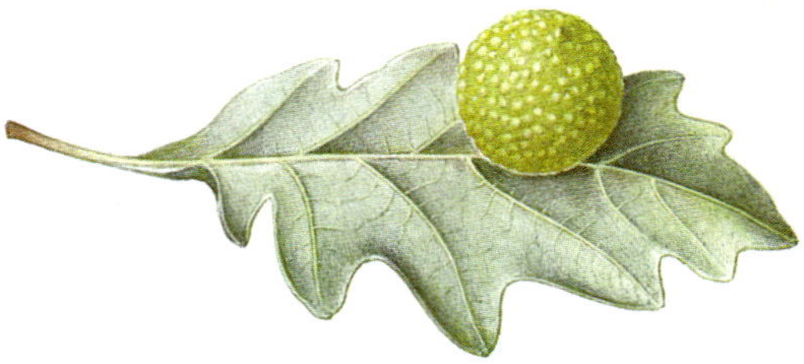

Blütezeit: Mai
Sammelzeit (Rinde): März–April
(Eicheln): Oktober–Novemb
(Blätter): Juni–Juli

Buchengewächse
Fagaceae

Sommereiche, Stieleiche

Quercus robur L.

Ein stattlicher Baum, der bei ausreichender Feuchtigkeit, Nährstoffzufuhr und genügend Platz ein hohes Alter erreicht und sich zu mächtigen Ausmaßen entwickeln kann. Die Blätter sind dunkelgrün und ledrig; ihre Spreite ist lappig ausgeschnitten und reicht bis zum Stielgrund. Die Staubblüten bilden überhängende Kätzchen, die Stempelblüten wachsen auf langen Stielen in den Blattachseln. Die Sommereiche wächst auf guten, tiefen Böden und kommt vor allem in tieferen Lagen vor.

Für Heilzwecke wird die Rinde (Cortex quercus) gesammelt. Man schält sie im Frühling von jungen Bäumchen und Ästen, solange sie noch glatt, glänzend und saftig ist und sich leicht vom Holz löst. Man trocknet sie in der Sonne oder gebündelt in der Zugluft. Das endgültige Dörren geschieht in Anlagen bei Temperaturen bis zu 50 °C. Die Droge enthält Gerbstoffe, Pyrogallolsäure und Katechine. Sie hat zusammenziehende Wirkung und wird bei Magen- und Darmkatarrhen sowie starken Durchfällen eingenommen. Man bereitet aus einem Teelöffel zerstoßener Droge je Tasse Wasser einen Absud und trinkt ihn zwei- bis dreimal täglich. Die Eichenrinde wird auch äußerlich angewendet. Man bereitet aus ihr Bäder gegen Erfrierungen, Verbrennungen, Hämorrhoiden und Hauterkrankungen (auch gegen Pilzbefall). Die Wirkstoffe unterstützen die Granulation des Gewebes und wirken desinfizierend. Der Absud wird auch gegen Fußschweiß (ungefähr 0,5 kg Rinde auf 4 Liter Wasser) verwendet. Die Wintereiche *(Q. petraea)* liefert eine Droge gleicher Qualität mit denselben Anwendungsmöglichkeiten.

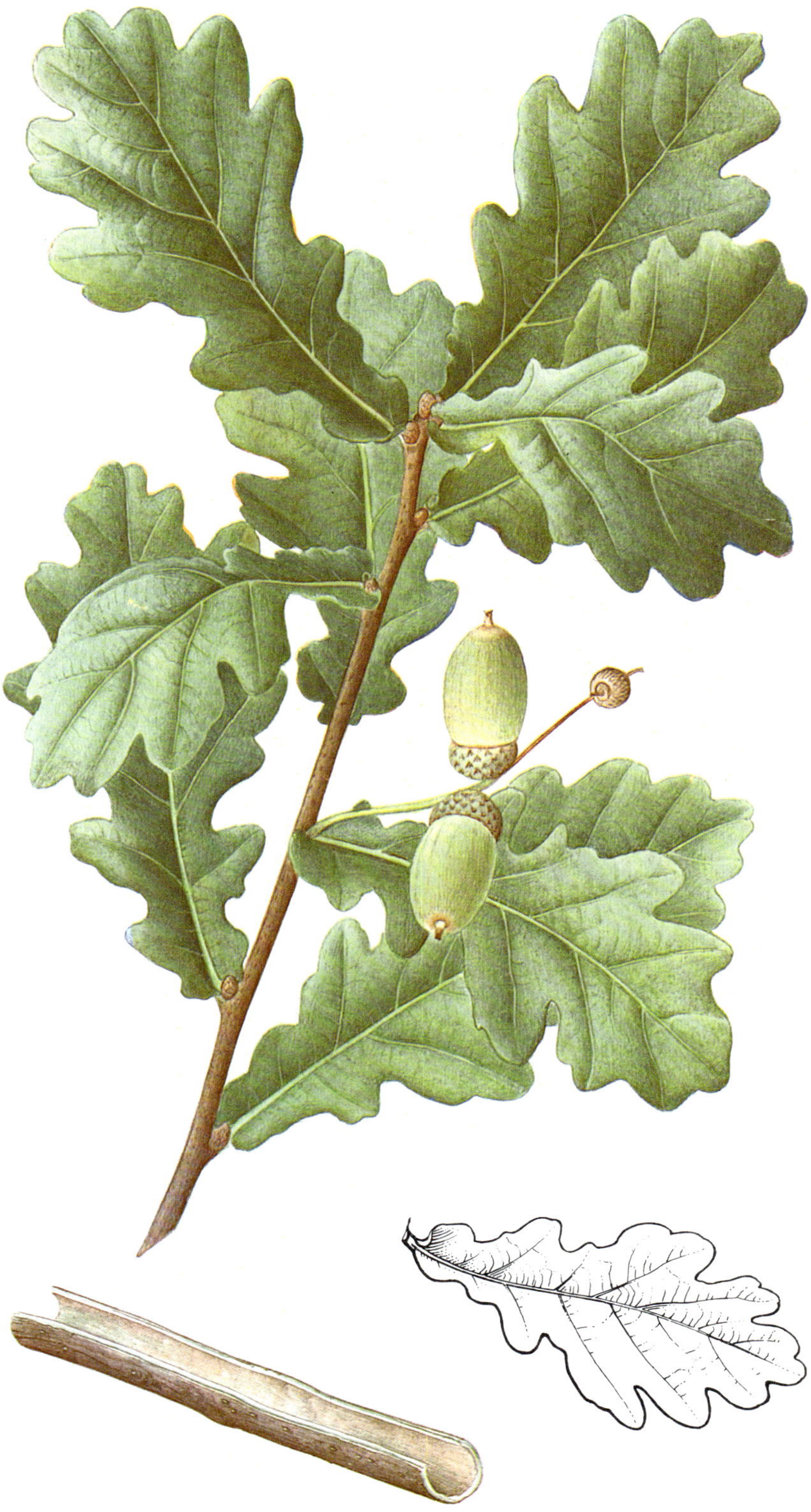

Blütezeit: Mai
Sammelzeit (Rinde): März–April
(Eicheln): Oktober–November
(Blätter): Juni–Juli

Scharbockskraut

Hahnenfußgewächse
Ranunculaceae

Ranunculus ficaria L. (Syn.: *Ficaria verna* Huds.)

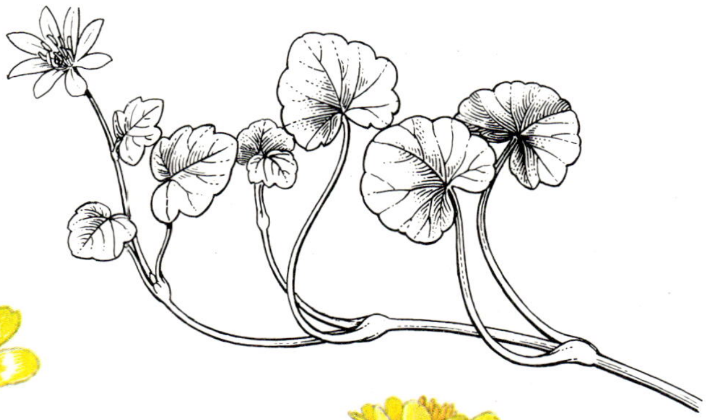

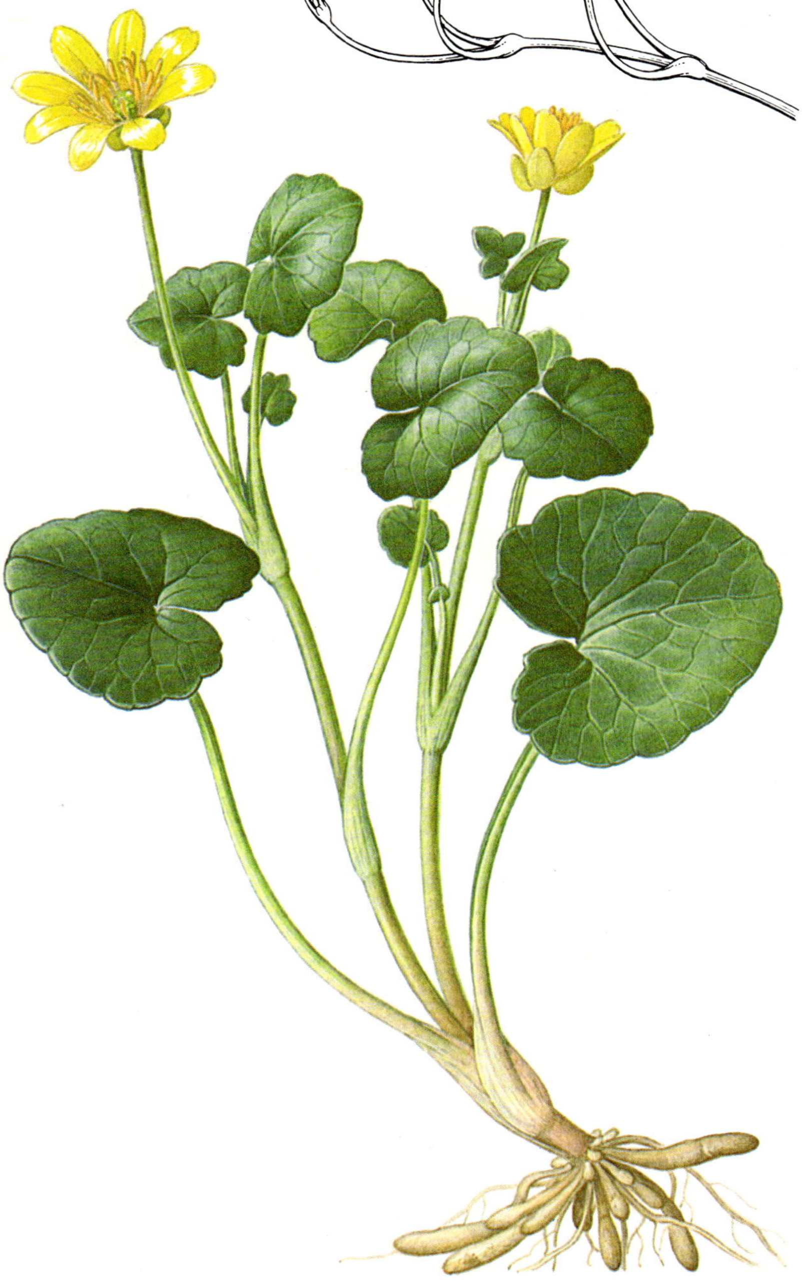

Ein ausdauerndes Kraut mit keulenförmigen Wurzelknollen und langstieligen, herzförmigen Blättern, die auf der Oberfläche glänzen. Die gelben, glänzenden Blüten wachsen einzeln an langen Stielen aus den Blattachseln hervor. Die Früchte sind Achänen. Das Scharbockskraut wächst im Unterholz von Wäldern und Hainen, auf Wiesen und im Buschwerk und bildet hier ganze Bestände. Botanisch unterteilt man es in niedrigere taxonomische Einheiten, die sich voneinander im Wuchs des Stengels, der Fähigkeit, Wurzeln zu schlagen, der Ausbildung von Brutzwiebeln und der Samenentwicklung unterscheiden. Die Federzeichnung zeigt eine kriechende Form. Die Qualität der Droge ist jedoch immer gleich.

Für Heilzwecke sammelt man das Kraut (Herba ficariae). Es wird im Schatten getrocknet. Die Droge enthält die Alkaloide Chelidonin und Cholerytrin, weiterhin das Saponin Fikarin, Gerbstoffe und reichlich Vitamin C. In der Volksheilkunde werden mit der Droge Tees gegen Skorbut, eine Krankheit, die sich mit Gelenkschwellungen, Zahnfleischschäden und verstärkter Wundblutung einhergeht, zubereitet; Skorbut wird durch Mangel an Vitamin C hervorgerufen. Drogenextrakte werden Bädern gegen Hämorrhoiden, Warzen und Krätze hinzugefügt.

Aus dem jungen, frischen Kraut oder auch nur aus den Blättern werden Spinat oder Salat zubereitet, die man am besten während einer Frühlingsheilkur verzehrt. Das Weidevieh meidet das Scharbockskraut, denn es ist schwach giftig. Durch das Trocknen oder die Wärmebehandlung verliert sich jedoch der Giftgehalt; die jungen Blätter enthalten keine Giftstoffe.

Blütezeit: März–April
Sammelzeit (Kraut): März–April

Kreuzblütler
Cruciferae (Brassicaceae)

Rettich

Raphanus sativus L.

Ein ein- und zweijähriges Kraut mit einer runden bis spindelförmigen Rübe, die eine aus dem unteren Stengelabschnitt entstandene verdickte Wurzel ist. Der Stengel ist verzweigt und mit leierförmigen Blättern bewachsen. Die weißen oder schwach rosafarbenen Blüten bilden am Ende der Stengel längliche Blütenstände. Die Frucht ist eine Schote mit braunen Samen. Der Rettich ist eine uralte Kulturpflanze, die schon die Ägypter kannten. Er wurde auch in Japan und China gezüchtet, von wo aus er sich über Griechenland und Rom nach Europa verbreitete. Heute wird er in vielen Formen als Garten- und Feldfrucht gepflanzt.
Für die Heilpraxis sind die schwarzen Rüben (Radix raphani) von Bedeutung. Sie erhalten erhebliche Mengen Thioglykoside, weiterhin Vitamin C, Provitamine der Gruppe B und phytonzide Stoffe. Der Rettich wird meistens frisch verzehrt und gilt als ausgezeichnetes galletreibendes Mittel und Hilfsmittel bei der Heilung von Gelbsucht und Gallenkrankheiten, das jedoch nicht bei Gallenblasenentzündungen und Gallensteinen verwendet werden darf. Die Rettichwurzel wird gerieben oder geschnitten und mit Butterbrot gegessen oder ausgepreßt; der Saft kann dann in einer Menge von 100 bis 150 ml täglich getrunken werden. Rettich unterstützt den Stoffwechsel und wirkt bei Verdauungsstörungen günstig.
Rettiche mit weißer Rübe sind wie auch die Radieschen *(R. sativus* var. *radicula)* weniger heilwirksam, jedoch ein ausgezeichnetes Gemüse.

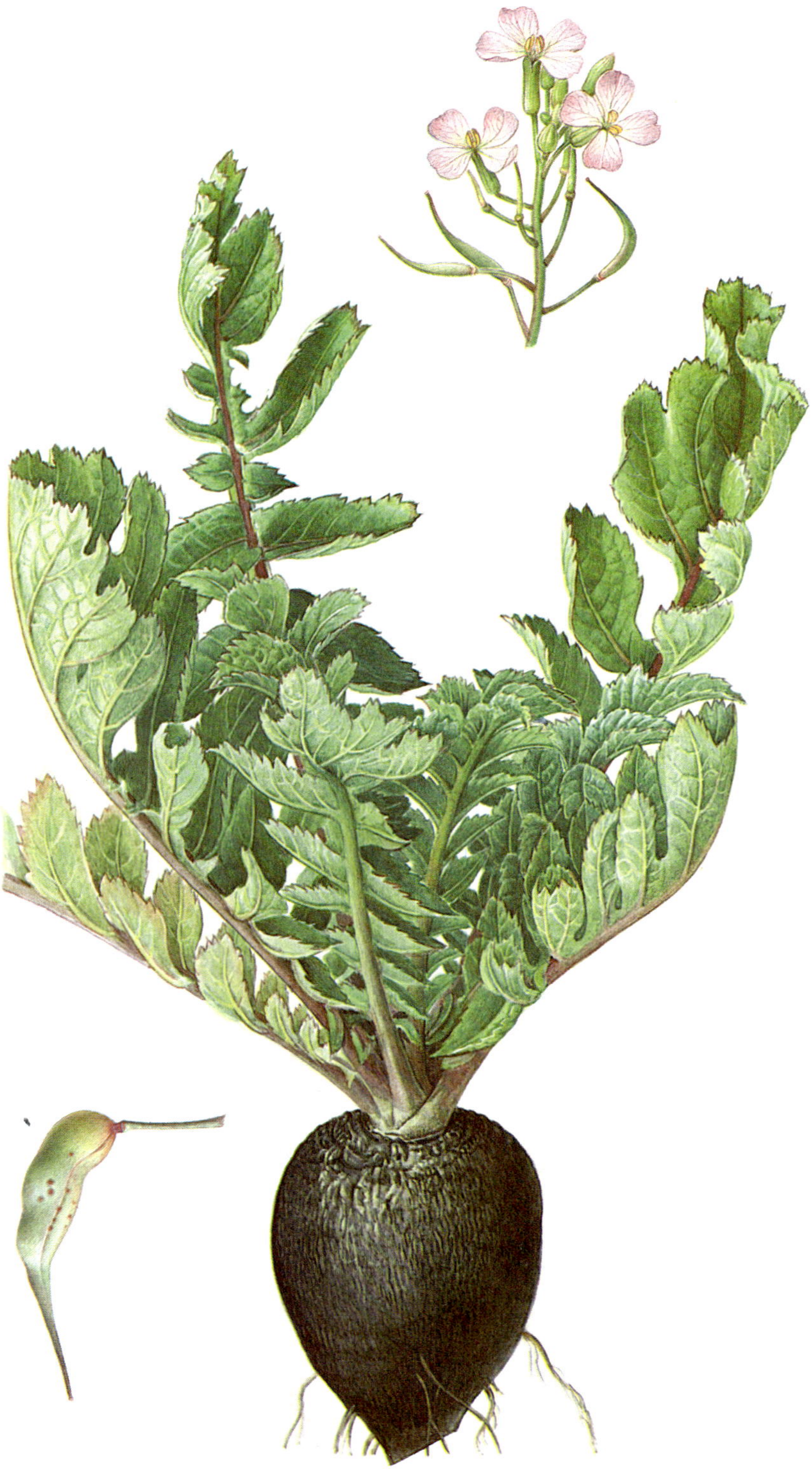

Blütezeit: Juni – August
Sammelzeit (Wurzeln): September – Oktober

Kreuzdorn

Kreuzdorngewächse
Rhamnaceae

Rhamnus cathartica L.

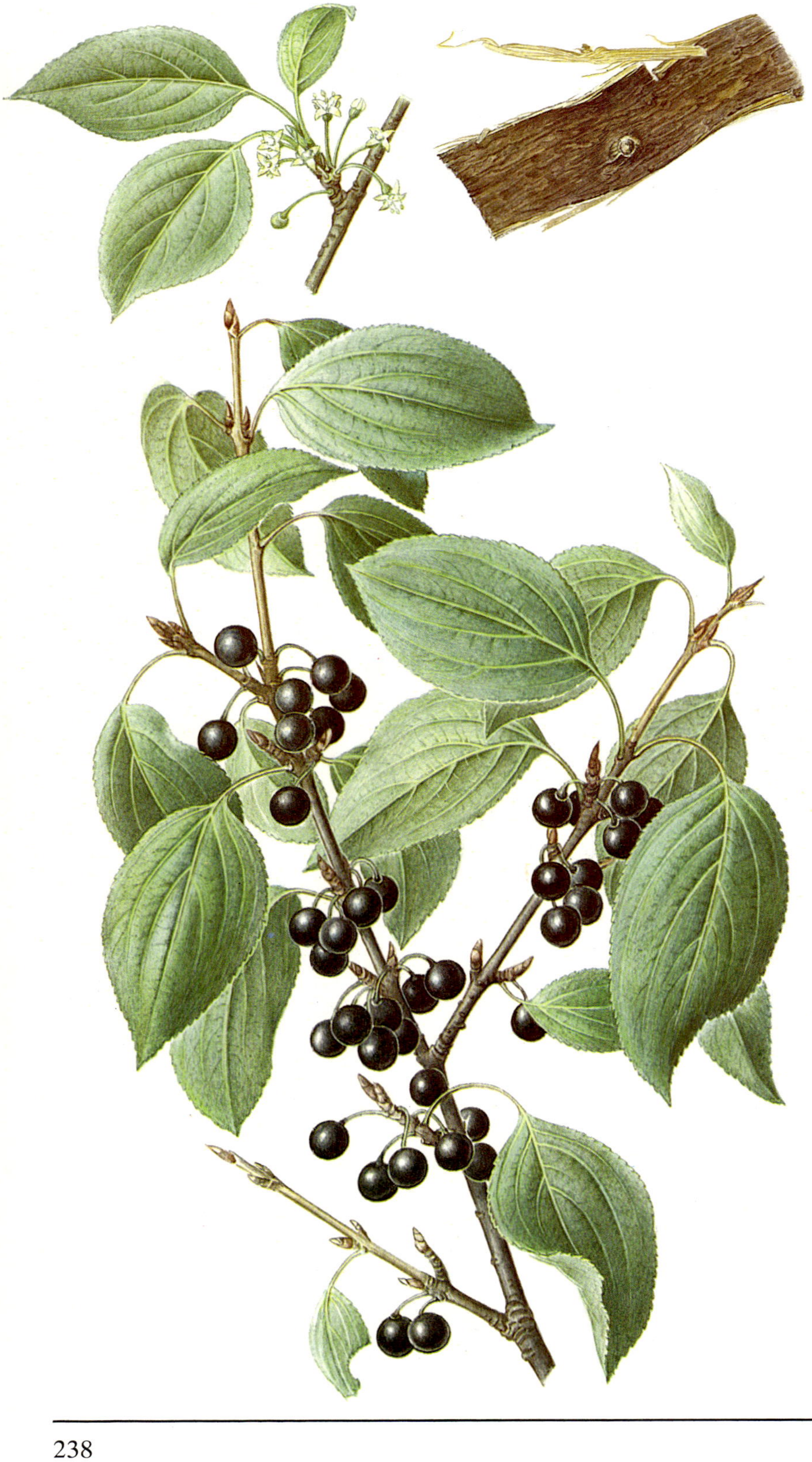

Ein Strauch mit grauen, oft dornigen Ästen, die mit gestielten, wechselständigen Blättern besetzt sind. Die kleinen, weißlichen Blätter wachsen in Büscheln in den Blattachseln. Die Frucht ist eine schwarze Steinfrucht. Der Echte Kreuzdorn wächst in Europa auf sonnigen Hängen, an Waldrändern, auf steinigen Unterlagen und Torfböden. Die Heilwirkung der Pflanze hat man in den nordischen Ländern zuerst kennengelernt. Dort kochte man aus den Früchten Mus und benutzte es zur Reinigung der Därme. Auch der Artname erinnert an diesen Umstand, das griechische Wort „kathairein" heißt reinigen, durchtreiben.

Gesammelt werden die vollreifen Früchte (Fructus rhamni catharticae). Man trocknet sie auf Hürden an einer schattigen, gut durchlüfteten Stelle oder in einer Darranlage bei Temperaturen bis zu 45 °C. Die Droge enthält Anthrachinone, bis zu 15 % anthrazene Derivate nicht genau bekannter Zusammensetzung, Flavonole, Pektin und andere Substanzen. In der Heilpraxis nutzt man vor allem die abführende Wirkung der Droge. Die Dosierung muß jedoch sorgfältig erfolgen, denn stärkere Gaben reizen die Schleimhäute und rufen Erbrechen hervor. Man bereitet aus 2 Teelöffeln gestoßener Früchte je Tasse einen kalten Auszug (8 Stunden auslaugen lassen) und trinkt ihn morgens oder abends auf nüchternen Magen. Kinder erhalten einen aus den Früchten hergestellten Sirup. Die Dosis beträgt hier 1 bis 3 Teelöffel täglich. Die Droge beeinflußt den Stoffwechsel und die Harnabsonderung günstig. Auch die Rinde (Cortex rhamni catharticae) wird gesammelt. Sie wirkt ähnlich wie die Früchte.

Blütezeit: Mai–Juni
Sammelzeit (Früchte):
September–Oktober
(Rinde): März

Kreuzdorngewächse
Rhamnaceae

Faulbaum

Rhamnus frangula L. (Syn.: *Frangula alnus* Mill.)

Ein Strauch mit schwarzgrauen Zweigen und wechselständigen, ovalen, ganzrandigen Blättern. In den Blattachseln wachsen kleine weißliche Blüten, die sich nach dem Abblühen allmählich in grüne, rote bis schwarze Steinfrüchte verwandeln. Diese Art ist in einem großen Areal in Europa, Asien und Nordafrika allgemein verbreitet. Sie wächst an feuchten Standorten, an Bächen und Teichen und auf Torfböden, wo sie ganze Bestände bildet.

Für Heilzwecke wird die Rinde gesammelt (Cortex frangulae). Das geschieht am besten nach dem Regen, wenn diese dünn und geschmeidig ist. Die Droge wird von jungen Zweigen geschält; sie enthält das Anthranolglykosid Frangularosid. Man trocknet sie in der Sonne oder in einer Trockenanlage bei Temperaturen bis zu 40 °C. Nach dem Trocknen muß die Droge eine Stunde lang auf 100 °C erhitzt oder 1 Jahr abgelagert werden. In dieser Zeit kommt es zur enzymatischen Spaltung, es entstehen anthrachine Glykoside und Franguloemodin und Glukose. Die Faulbaumrinde oder ihr Auszug wird überall dort als verläßliches Abführmittel eingesetzt, wo andere Maßnahmen versagen. Sie wird bei chronischen Verstopfungen und zur Verstärkung der Darmperistaltik verwendet, kommt aber auch bei der Behandlung von Krankheiten der Leber, Galle und Bauchspeicheldrüse zur Geltung. Die Droge ist Bestandteil von Teegemischen, die zur Abmagerung getrunken werden. Sie hilft auch gegen Darmparasiten. Die einzelne Dosis soll ungefähr 1 Teelöffel Droge, die gesamte Tagesdosis aber höchstens 10 Teelöffel betragen. **Stärkere und häufigere Gaben wirken wie Gift. Ebenso giftig sind auch die Früchte.**

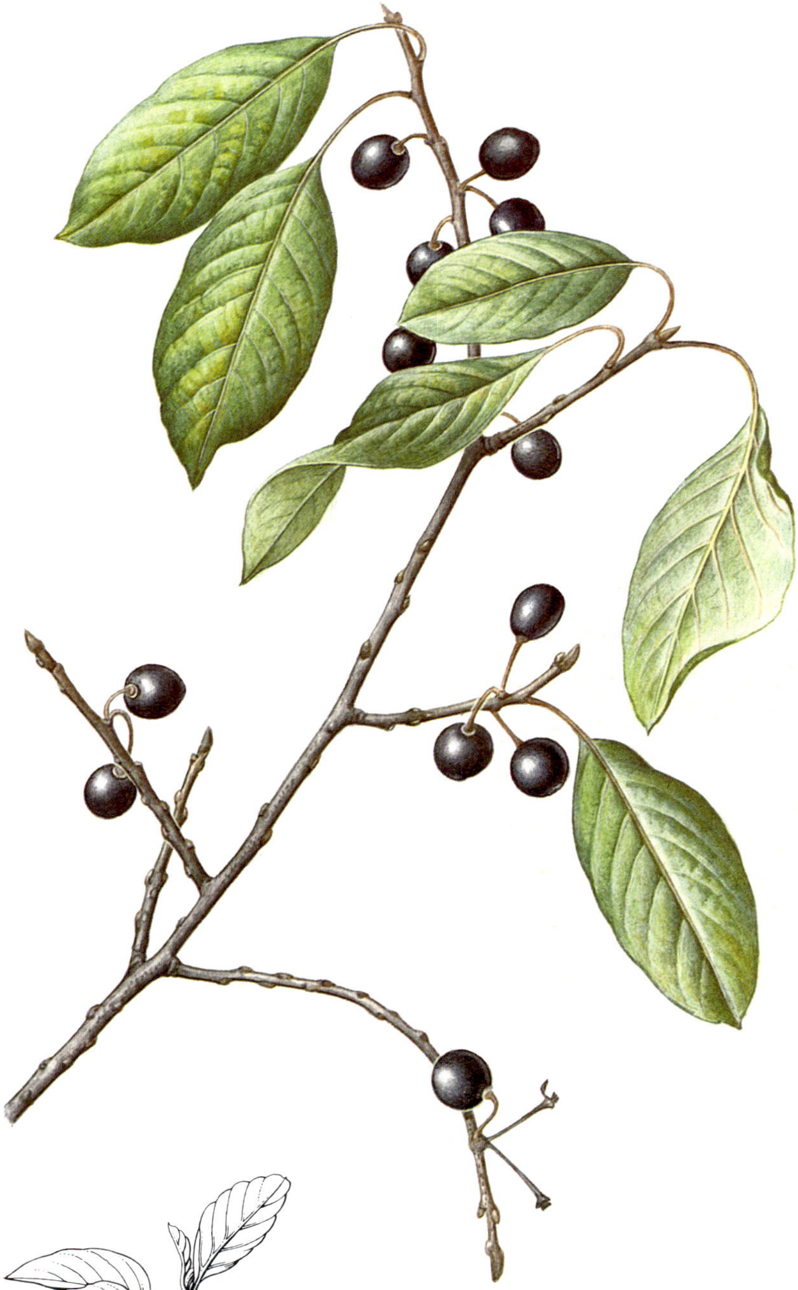

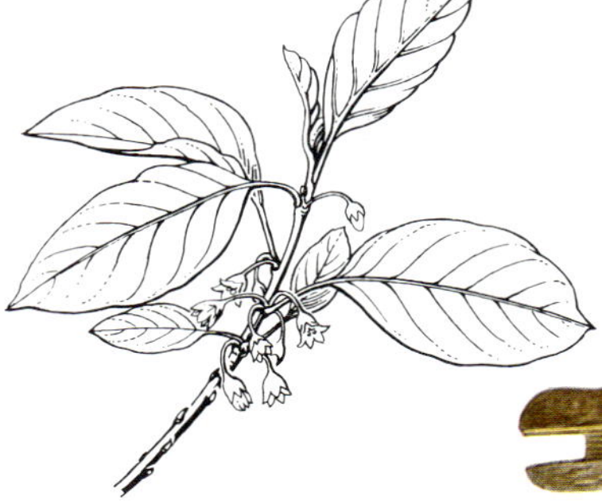

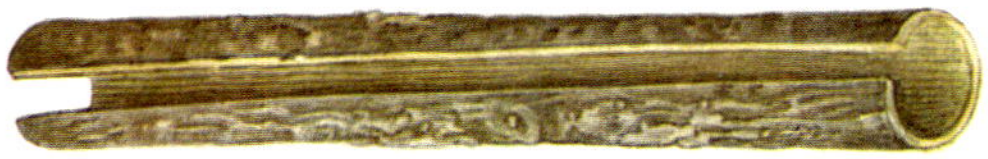

Blütezeit: Mai–Juni
Sammelzeit (Rinde): März–Mai

Chinesischer Rhabarber

Knöterichgewächse
Polygonaceae

Rheum palmatum L. var. *tanguticum* Maxim.

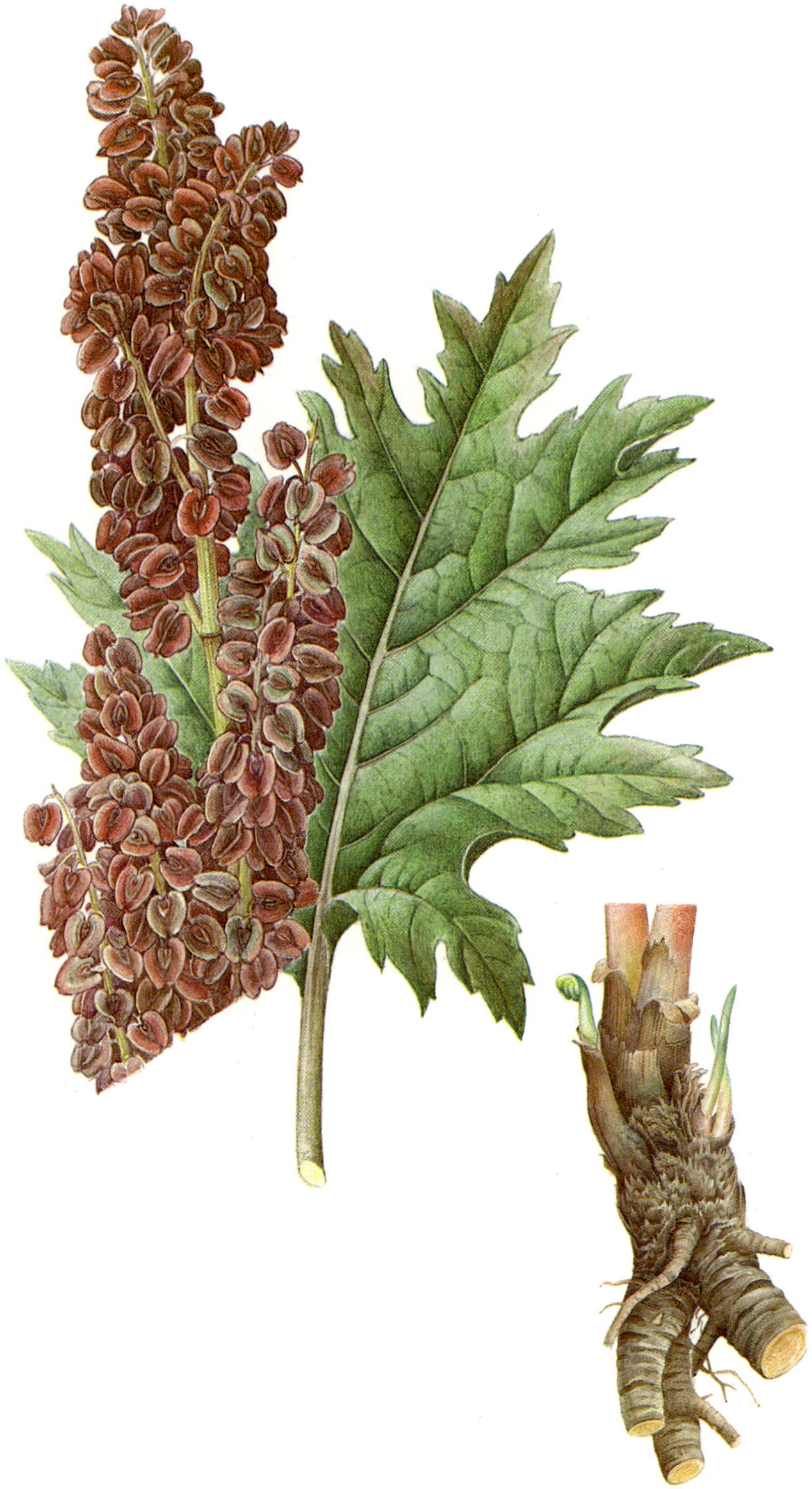

Ein ausdauerndes Kraut mit einer Rosette grundständiger handförmiger Blätter und einem stattlichen, 2 m hohen Stengel. Der Stengel ist hohl und locker mit Blättern bewachsen. Er trägt an der Spitze einen rispenartigen Blütenstand. Die Frucht ist eine dreikantige Achäne (links unten). Der Rhabarber stammt aus China und Tibet. Die in Europa als Blattstielgemüse gezüchteten Rhabarber sind für Heilzwecke nicht geeignet.
Man sammelt die Wurzeln (Radix rhei) von 5–7jährigen Pflanzen. Sie werden maschinell ausgeackert und gleichzeitig gesäubert und von Grünteilen befreit; anschließend geschält, halbiert und auf Hürden getrocknet. Die trockene Droge schmeckt herb und knirscht zwischen den Zähnen. Sie enthält zwei Arten von Glykosiden, einmal die Gerbstoffkomponente (Tannoglykoside) mit freier Gall- und Zimtsäure und Glukose, zum anderen Glykoside, deren Komplex von 4 Anthraglykosiden gebildet wird. Es sind: Chrysophanein, Emodin, Rheochrysin und Rhein. Rhein ist wahrscheinlich die Hauptwirkkomponente. Rhabarber enthält auch Stärke und Kalziumoxalat. Die Droge wirkt in kleinen Dosen stopfend und in stärkeren Dosen nach 8–10 Stunden als Abführmittel. Sie darf jedoch nicht bei Harnblasenkrankheiten, bei Blasensand und Nierensteinen verwendet werden. Sie wirkt auch auf den kindlichen Organismus ungünstig. In den Apotheken werden ein Extrakt und eine Tinktur hergestellt. Rhabarber ist in vielen Tees und Verdauungspulvern enthalten.

Blütezeit: Juli
Sammelzeit (Wurzeln): September–Oktober

Steinbrechgewächse
Saxifragaceae

Schwarze Johannisbeere

Ribes nigrum L.

Ein Strauch mit aufrechten, schwarzen Ästen und gelappten Blättern, die an der Unterseite drüsig sind. Die kleinen, gelblichen Blüten bilden überhängende Trauben. Die Früchte sind schwarze Beeren. Die Schwarze Johannisbeere stammt ursprünglich aus Asien und wird jetzt in Gärten und Plantagen als Obststrauch gepflanzt. Ihre Heilwirkung ist schon seit dem 16. Jahrhundert bekannt.

Für Heilzwecke werden die Blätter (Folium ribes nigri) gesammelt. Sie dürfen nicht von Rost und Milben befallen sein. Das Trocknen erfolgt auf Hürden, in der Zugluft oder in Darranlagen bei Temperaturen bis zu 45 °C. Die Droge enthält ätherisches Öl, Gerbstoffe, Vitamin C, Zucker, organische Säuren und Phytonzide. In der Heilpraxis wird ihre harn- und schweißtreibende Wirkung bei Erkrankungen der Harnwege und der Blase genützt. Sie hilft auch gegen Rheumatismus und Durchfälle. Tee aus den Blättern der Schwarzen Johannisbeere unterstützt den Stoffwechsel und ist Bestandteil von Frühjahrskuren. Die Früchte (Fructus ribes nigri) werden meistens frisch zu Siruppen, Mark, Marmelade und Wein verarbeitet. Sie enthalten viel Vitamin C, den Komplex der Vitamine B, Zucker, Farbstoffe und phytonzide Stoffe. Alle Erzeugnisse aus Schwarzen Johannisbeeren wirken günstig auf das Nervensystem, stärken den Organismus und verbessern den Stoffwechsel. Sie erhöhen auch die Widerstandsfähigkeit gegen Infektionen. Bei Entzündungen der Mundhöhle, Anginen und Katarrhen bereitet man aus den schwarzen Früchten ein Gurgelmittel.

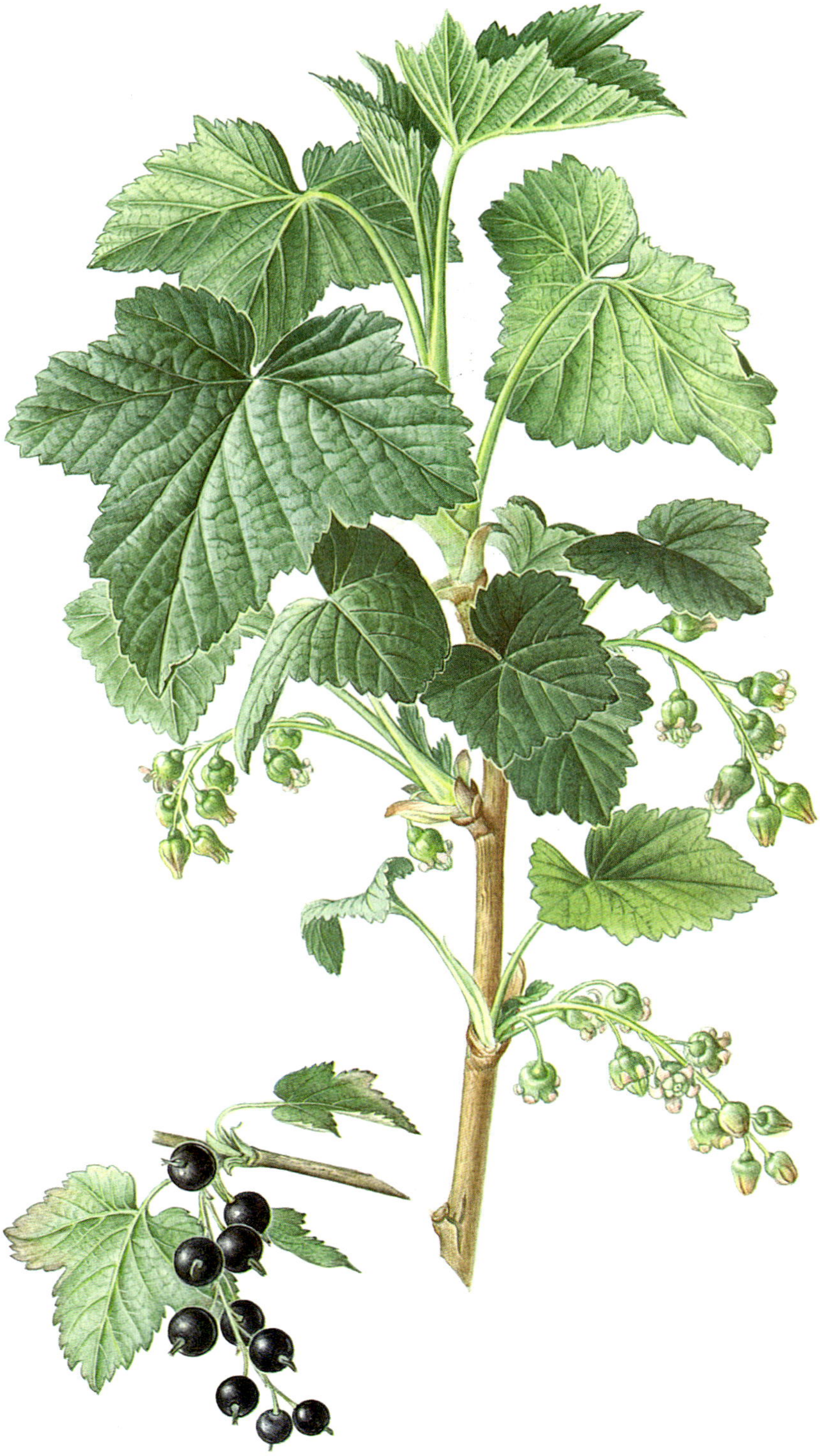

Blütezeit: April–Juni
Sammelzeit (Blätter): Juni–August
(Früchte): Juli–August
SCHUTZWÜRDIG

Rizinus

Wolfsmilchgewächs
Euphorbiaceae

† *Ricinus communis* L.

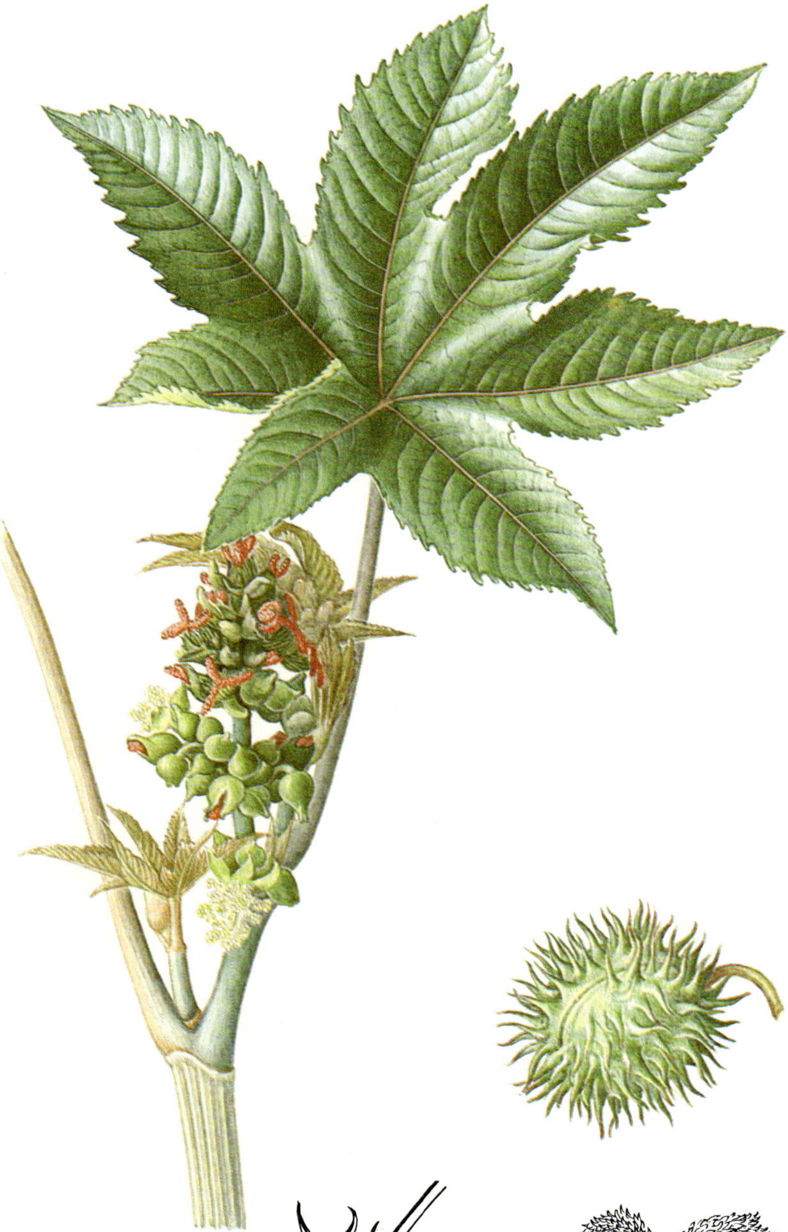

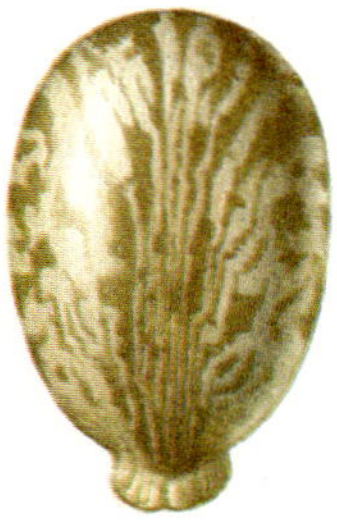

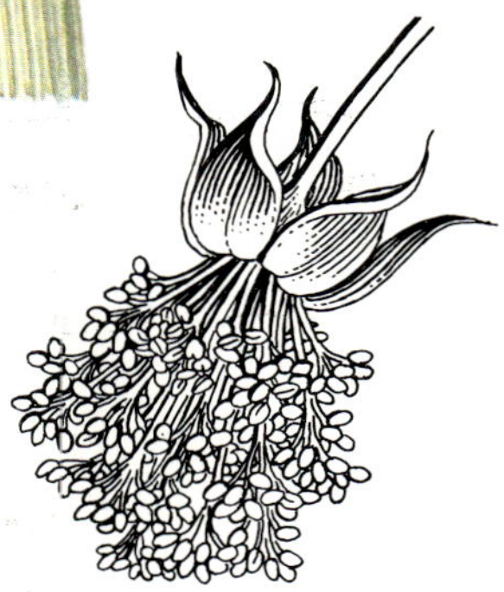

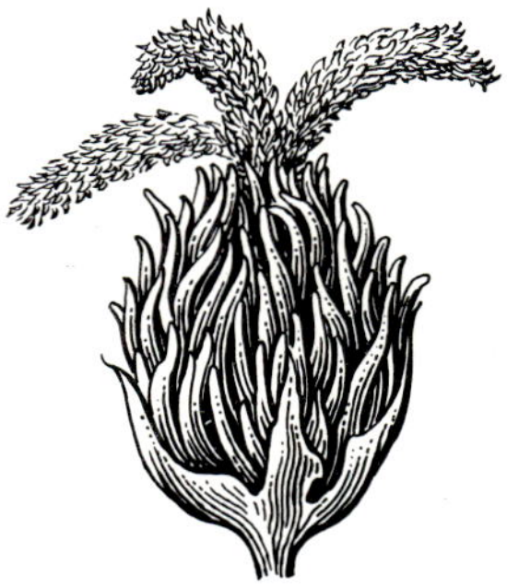

Unter mitteleuropäischen Bedingungen ist Rizinus ein einjähriges Kraut, im Süden Europas ein zwei- bis dreijähriger Strauch und in den Tropen ein ausdauernder Baum. Der Stengel trägt wechselständige, handförmige, rötliche Blätter und an der Spitze eine Rispe von einhäusigen Blüten. Die Stempelblüten (rechts unten) befinden sich im oberen Abschnitt, die Staubblüten (unten Mitte) im unteren Teil des Blütenstandes. Die Frucht ist eine stachlige Kapsel mit großen, bunt getupften Samen, die Bohnen ähneln (links unten). Der Rizinus ist eine uralte Nutzpflanze, die in warmen Gebieten wegen der öligen Samen gezüchtet wurde. Im alten Ägypten und im Orient verwendete man das Öl zur Pflege des Teints und der Haare, zur Behandlung von Wunden und für technische Zwecke. Gegenwärtig wird Rizinus in vielen Kulturformen als Öl-, Heil- und Zierpflanze gezüchtet. Medizinische Bedeutung haben die Samen (Semen ricini) und die in ihnen enthaltenen Öle. Die Pflanze wird, wenn sie völlig ausgereift ist, geerntet. Auf kleinen Flächen geschieht das manuell, die Kapseln werden abgebrochen, auf großen Flächen arbeitet man mit Maschinen. Nach dem Nachtrocknen werden die Rizinussamen geschält und kalt ausgepreßt. Sie enthalten bis zu 50 % Öl und auch das giftige Albumin Rizin, daß man durch Aufkochen des Öls mit Wasser unschädlich macht. In der Heilpraxis wird Rizinusöl als mildes Abführmittel verwendet. Es wird mit warmen, aromatisierten Getränken verabreicht. Die Dosis für Erwachsene beträgt 1 bis 2 Eßlöffel, die für Kinder $\frac{1}{2}$ bis 1 Teelöffel. Das Öl wirkt auch gegen Darmparasiten. **Durch den Gehalt an Rizin sind die Rizinussamen stark giftig.** Die kritische Dosis beträgt bei Kindern 6, bei Erwachsenen 10 Samen.

Blütezeit: August–Oktober
Ernte (Samen): Oktober–November

Schmetterlingsblütler
Leguminosae (Fabaceae)

Robinie

Robinia pseudoacacia L.

Ein Baum oder Strauch mit braunen, dornigen Ästen und mit später grauer, aufgeplatzter Borke. Die unpaarig gefiederten Blätter wachsen an den Zweigen wechselständig. In den Achseln der jungen Triebe entspringen überhängende Trauben mit weißen Blüten, die angenehm duften. Die Frucht ist eine flache Hülse mit braunen Samen. Die Robinie, ursprünglich in Nordamerika beheimatet, wurde im 17. Jahrhundert nach Frankreich eingeführt, von wo aus sie sich über ganz Europa verbreitete. Sie wurde auf kargen, sandigen und steinigen Böden angepflanzt, wo sie verhältnismäßig schnell wächst und ein hartes und schweres Holz liefert. Erst viel später hat man festgestellt, daß es sich um ein Gehölz handelt, das sich aggressiv verbreitet und alle anderen Bestände unterdrückt.
Für Heilzwecke werden die Blüten (Flos robinae) gepflückt. Man trocknet sie in dünnen Schichten im Schatten. Manchmal wird auch die Rinde (Cortex acaciae) von jungen Zweigen geschnitten und geschält. Das geschieht in der Zeit, wenn die ersten Säfte aufsteigen. Die Rinde wird wie üblich getrocknet. Die Blüten enthalten flavonoide Glykoside und ätherisches Öl. Aus der trockenen Droge wird ein Tee zubereitet (1 Teelöffel Droge je Viertelliter Wasser, überbrühen, zwei- bis dreimal täglich trinken), der Muskel- oder nervöse Krämpfe löst. Die Rinde enthält die giftigen Toxalbumine Robin und Fazin. Den Extrakt der Rinde (eventuell auch den Extrakt junger Triebe) verwendet man zur Behandlung von Magenbeschwerden und Geschwürerkrankungen des Verdauungsapparates.

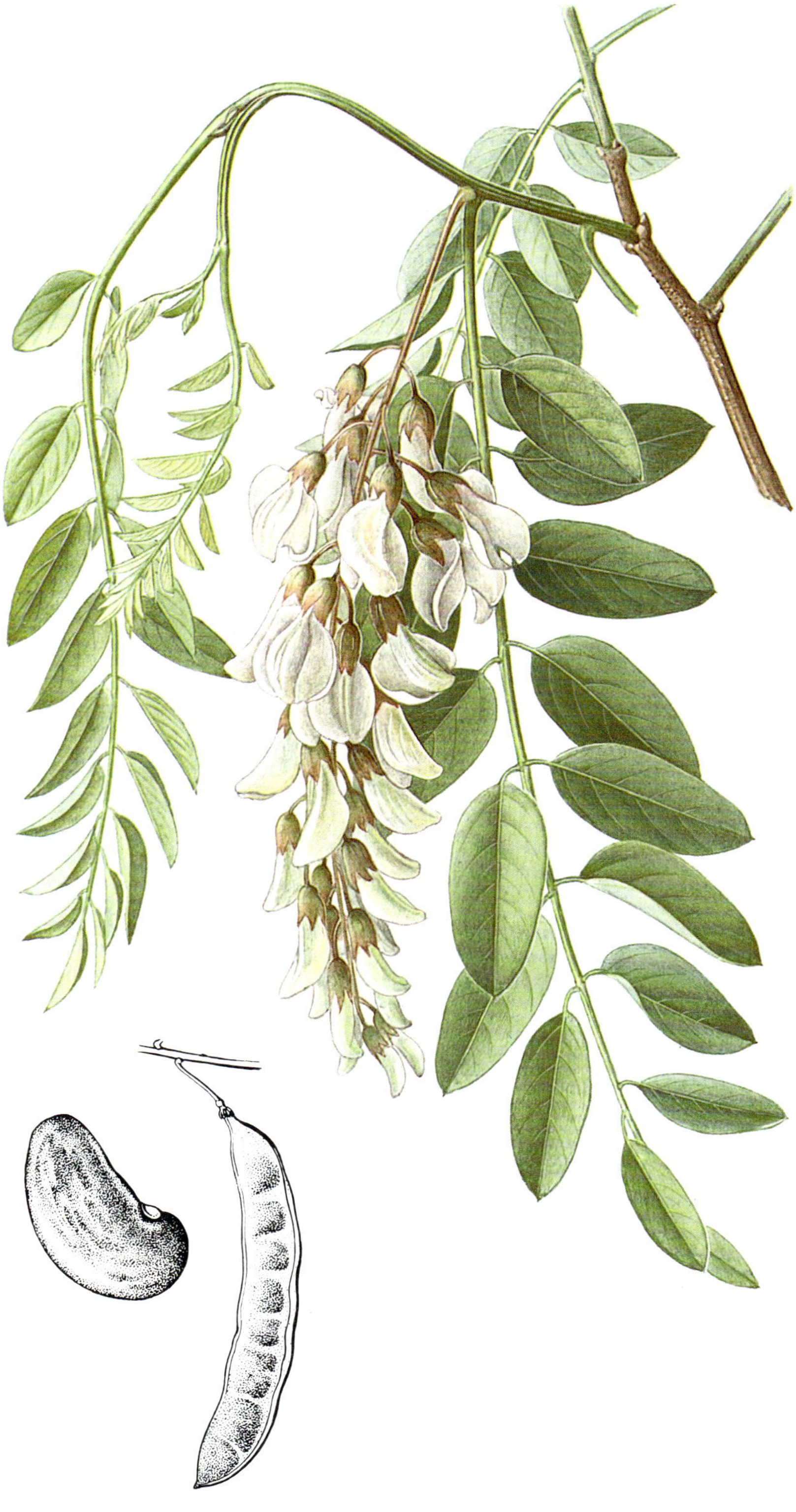

Blütezeit: Mai–Juni
Sammelzeit (Blüten): Mai–Juni
(Rinde): März–April

Heckenrose, Hundsrose

Rosengewächse
Rosaceae

Rosa canina L.

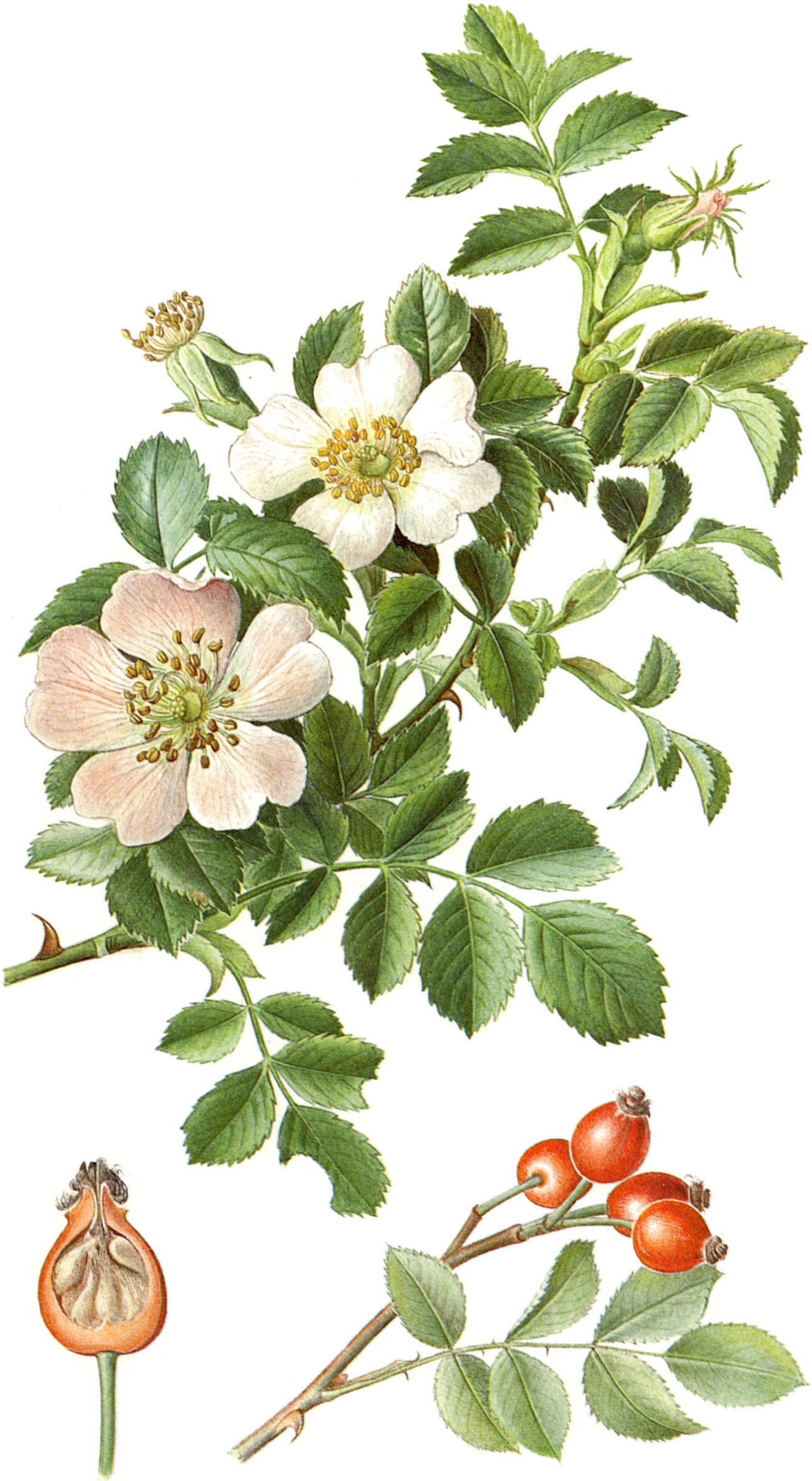

Ein Strauch mit überhängenden, stachligen Ästen, die mit wechselständigen, unpaarig gefiederten Blättern bewachsen sind. Die Blüten sind groß und rosaweiß. Die Früchte sind Achänen, die in eine fleischige, rote Schote eingeschlossen sind; man nennt sie Hagebutten. Die Heckenrose ist in Europa beheimatet und wächst auf trockenen Hängen und an den Rändern von Wäldern und Hainen. Die Hagebutten wurden schon von den Menschen der Vorzeit gesammelt, man hat ihre Reste in der Nähe von Pfahlbauten entdeckt. Sie werden auch heute noch gesammelt und in dünnen Schichten bei Temperaturen bis zu 35 °C getrocknet. Die gedörrten Hagebutten (Fructus cynosbati) werden trocken gelagert, jedoch nicht länger als ein Jahr aufbewahrt. Sie enthalten bis zu 1 % Vitamin C, Karotine, Vitamin B-Komplex, Zucker, Pektine, Gerbstoffe und Apfel- und Zitronensäure. In den Achänen ist auch Öl enthalten. Das bekannteste und am meisten genutzte Heilmittel ist der Hagebuttentee. Er sollte schon präventiv getrunken werden, denn er erhöht die Widerstandsfähigkeit gegen Krankheiten und Epidemien, verstärkt die enzymatischen Prozesse im Körper, unterstützt die Blutbildung und hat schwache harntreibende und abführende Wirkung. Hagebuttentee wirkt ausgezeichnet in der Rekonvaleszenz und bei Erkältungskrankheiten. Er wird am besten durch kaltes Auslaugen der zerstoßenen Hagebutten unter Beseitigung der Achänen und nicht durch langes Kochen zubereitet. Der Absud wirkt gegen Blutungen, zum Beispiel Zahnfleischbluten und hilft bei Zahnschmerzen. Frische Hagebutten werden zu Mus, Marmeladen und Gesundheitsweinen verarbeitet.

Blütezeit: Juni–Juli
Sammelzeit (Hagebutten): September–Oktober

Hundertblättrige Rose

Rosa centifolia L.

Ein Strauch mit braunen Ästen, die mit stark gedrückten Stacheln versehen sind. Die Blätter sind unpaarig gefiedert und dunkelgrün, die Fiederblättchen gezähnt. Die Blüten sind rot, rosa, gelb und weiß, ihre Krone ist dicht und voll und duftet angenehm. Diese Art ist ursprünglich im Iran und im Kaukasus beheimatet und gelangte von da in die europäischen Gärten und Parks. Es gibt ungefähr 10 000 Abarten der Rose. Einige davon, vor allem die mit roten oder rosafarbenen Blüten, werden plantagenmäßig als Heilpflanzen gezüchtet.
Gesammelt werden die Blütenblätter (Flos rosae pallidae). Das geschieht bei trockenem und warmem Wetter zu Beginn der Blütezeit. Das Material wird schnell bei Temperaturen bis zu 35 °C getrocknet. Die Droge duftet honigartig und muß in gut verschlossenen Behältern und trocken aufbewahrt werden. Sie enthält ätherisches Öl, Rosenöl halbfester Konsistenz, weiterhin Gerbstoffe, Glykosidstoffe und Farbstoffe. Der Hauptproduzent von Rosenöl ist Bulgarien. Aus dem Öl werden Rosenwasser (Aqua rosae) und eine Reihe duftender Stoffe und Parfüms hergestellt. In den Apotheken verwendet man Rosenöl als Geschmacks- und Geruchsverbesserer vor allem bei der Zubereitung von Salben, Hautwässern und Cremes. Die Droge wirkt zusammenziehend und entzündungshemmend. Sie wird in der Heilpraxis als Tee gegen Durchfälle (vor allem bei Kindern) und gegen Darmparasiten verwendet. Äußerlich kommt sie bei der Waschung von Wunden und als Badezusatz zur Anwendung.

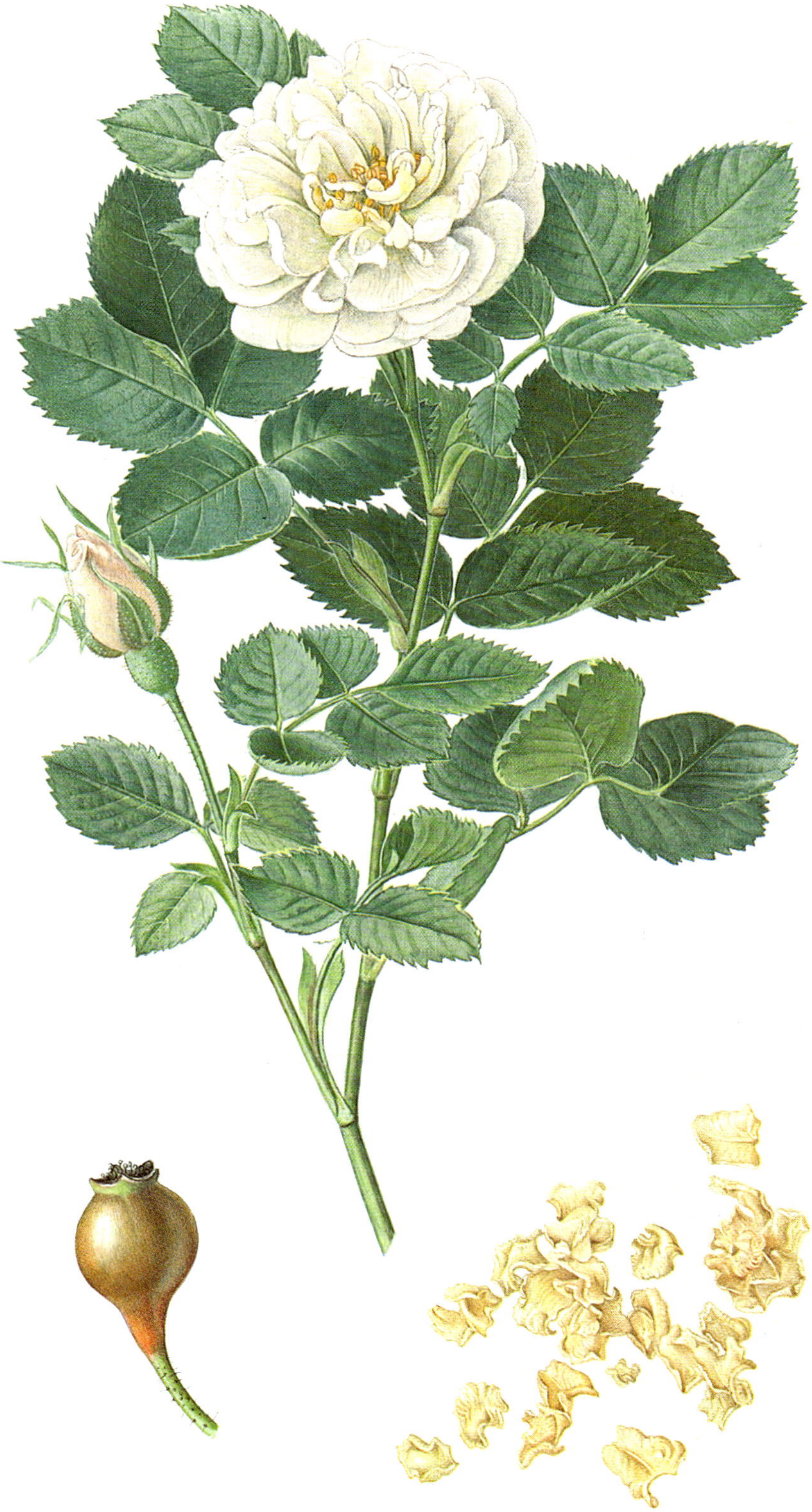

Blütezeit: Juni–Juli
Sammelzeit (Blüten): Juni–Juli

Rosmarin

Lippenblütler
Labiatae (Lamiaceae)

Rosmarinus officinalis L.

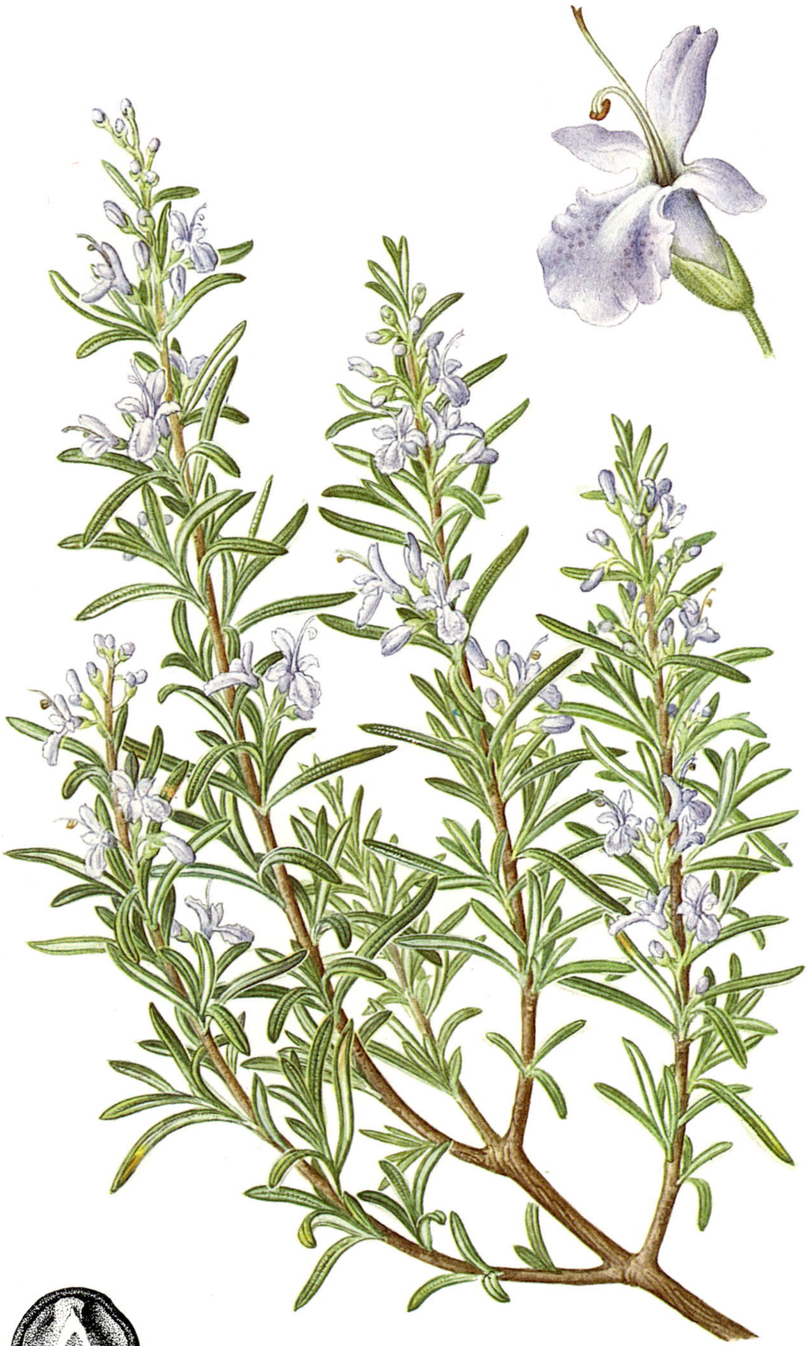

Ein immergrüner, verzweigter Halbstrauch mit festen, linealischen Blättern. In den Achseln dieser Blätter bilden sich an den oberen krautigen Teilen der Zweige bläuliche Lippenblüten. Die Pflanze duftet weithin durchdringend. Die Früchte sind Hartfrüchte (unten). Rosmarin wächst im Mittelmeergebiet wild. In den nördlicheren Gegenden Europas gedeiht er in Zier- und Kräutergärten nur an windgeschützten Stellen. Er wird schon seit der Antike als Gewürz- und Heilpflanze verwendet.

Man sammelt bei sonnigem, warmem Wetter die Blätter (Folium rosmarini) zusammen mit den jüngsten Trieben und trocknet sie auf Hürden ausgebreitet an einem schattigen Platz oder in einer Trokkenanlage bei Temperaturen bis zu 35 °C. Die Droge duftet stark und berauschend und schmeckt bitter. Sie enthält ätherische Öle mit Zineol, Kampfer und Borneol, weiterhin Alkaloide, Saponin und organische Säuren. Die Droge oder auch Rosmarinöl ist wegen seiner derivativen und durchblutungsfördernden Wirkung auf die Haut Bestandteil vieler antirheumatischer Präparate. Den Tee aus Rosmarinblätter trinkt man vor allem während des Klimakteriums zur Beruhigung der Nerven und gegen Erschöpfung. Er wirkt auch harn- und galletreibend, senkt den Blutdruck und verbessert die Verdauung. **In stärkeren Dosen ist Rosmarin jedoch giftig** und schadet vor allem schwangeren Frauen.

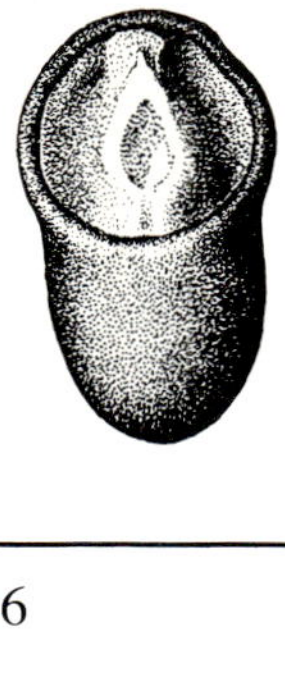

Blütezeit: Juli – August
Sammelzeit (Blätter): Juli – August

Rötegewächse
Rubiaceae

Färberröte

Rubia tinctorum L.

Ein ausdauerndes Kraut mit einem unterirdischen, schwarzbraunen Wurzelstock und einem rauhen, vierkantigen, aufsteigenden Stengel. Die festen, lanzettlichen Blätter sind in Quirlen angeordnet. An den Enden der Zweige wachsen Fächer aus kleinen, gelben Blüten. Die Früchte sind dunkle Steinfrüchte. Diese Pflanze, die ihren Ursprung im Mittelmeerraum hat, wurde früher häufig in Feldkulturen angebaut und zur Herstellung von Farbstoffen wie auch von Medikamenten verwendet.

Für Heilzwecke sammelt man die Wurzeln (Radix rubiae tinctoriae) von zwei- bis dreijährigen Pflanzen. Das Material wird ordentlich gewaschen, von Grünteilen befreit und in der Sonne oder in Trockenanlagen bei Temperaturen bis zu 50 °C gedörrt. Die Droge ist rötlich gefärbt, sie enthält das anthrazene Glykosid der Rubierythrinsäure. In der Therapie kommen die Glykoside (Zuckerkomponenten), die in der Droge vorhanden sind, zur Geltung. Die Droge wird bei Nieren- und Harnblasenleiden und als Desinfektions- und Beruhigungsmittel verwendet. Sie wirkt besonders stark bei der Auflösung von Nieren- und Blasensteinen. Man bereitet einen Tee aus einem Teelöffel der Droge je Tasse Wasser und trinkt davon dreimal täglich. Wird die Droge pulverisiert eingenommen, genügen 10 g täglich, die auf drei Gaben verteilt werden. Die reine Droge und der Tee aus ihr lindern auch schmerzhafte Anfälle.

Bei der innerlichen Anwendung der Färberröte durchdringt der Farbstoff den Körper und färbt Harn, Schleim, Schweiß und Muttermilch rosa. Den roten Farbstoff Alizarin hat man früher zur Herstellung von Farben und Tinte verwendet.

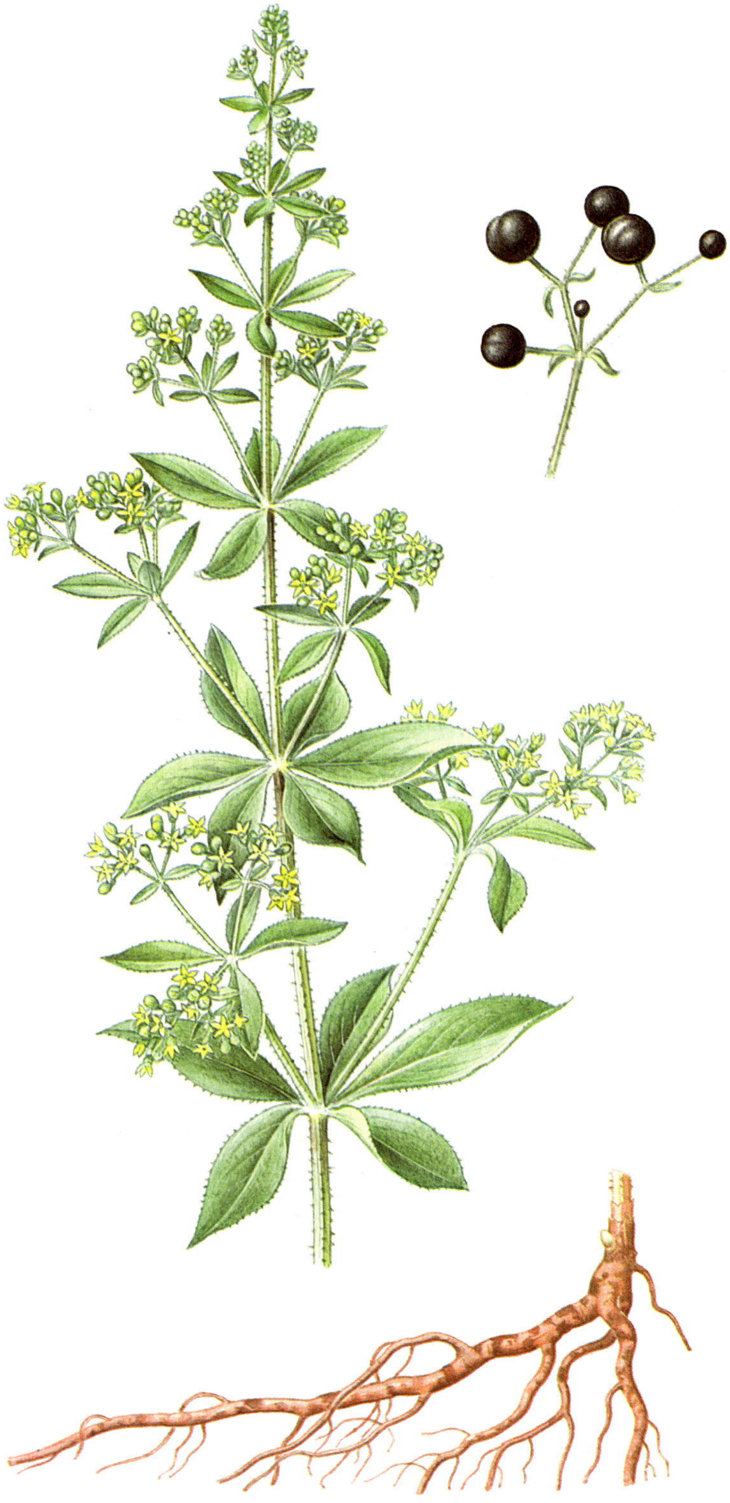

Blütezeit: Juni–August
Sammelzeit (Wurzeln): September–Oktober

Brombeere

Rosengewächse
Rosaceae

Rubus fruticosus L.

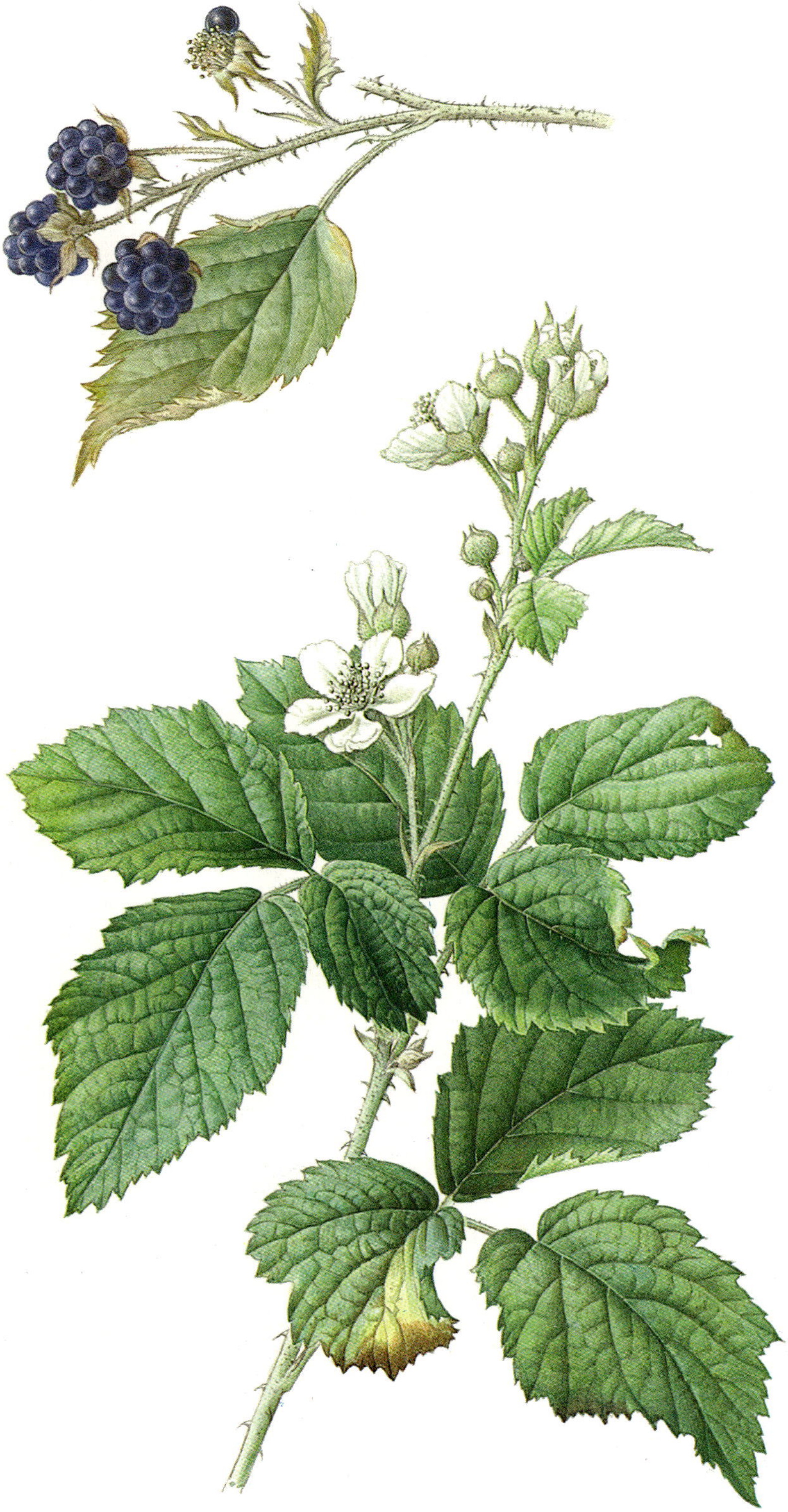

Ein Strauch mit dornigen Ästen, die mit handförmig geteilten, drei- bis fünfzähligen Blättern bewachsen sind. Die Blätter sind auf der Unterseite filzig. Die weißen Blüten sitzen in endständigen Trauben, die auf besonderen aufrechten Stengeln wachsen. Die Früchte sind zusammengesetzte Steinfrüchte, die Brombeeren, die sich mit dem Blütenboden von der Pflanze lösen. Diese Art wächst häufig in Wäldern, ist sehr veränderlich und bildet viele Übergangsformen und Kreuzungen. Seit dem Neolithikum verwendet man die Blätter und Früchte gegen Blutungen, Durchfälle und die Zuckerkrankheit.
Man pflückt die einzelnen Fiederblättchen (Folium rubi fruticosi) in der Blütezeit. Sie enthalten Gerbstoffe, organische Säuren, Vitamin C, Pektin und andere Stoffe und kommen bei Krankheiten des Verdauungsapparates, bei Darmkatarrhen und Durchfällen zur Anwendung. Die Droge wirkt gleichzeitig keim- und pilztötend. Der schmackhafte und duftende Tee aus Brombeerblättern wird bei Grippe, Erkältungen, Schnupfen und Husten getrunken. Äußerlich verwenden wir die Droge als Gurgelmittel zur Behandlung von Schleimhautentzündungen. Sie ist auch Bestandteil von Mundwässern. Als Badezusatz wird sie bei Waschungen von Hautausschlägen und Flechten verwendet.
Man sammelt auch die völlig reifen Früchte (Fructus rubi fruticosi) und verzehrt sie frisch oder konserviert oder verarbeitet sie zu Wein.

Blütezeit: Mai–August
Sammelzeit (Blätter): Mai–August
(Früchte): August–Oktober

Rosengewächse
Rosaceae

Himbeere

Rubus idaeus L.

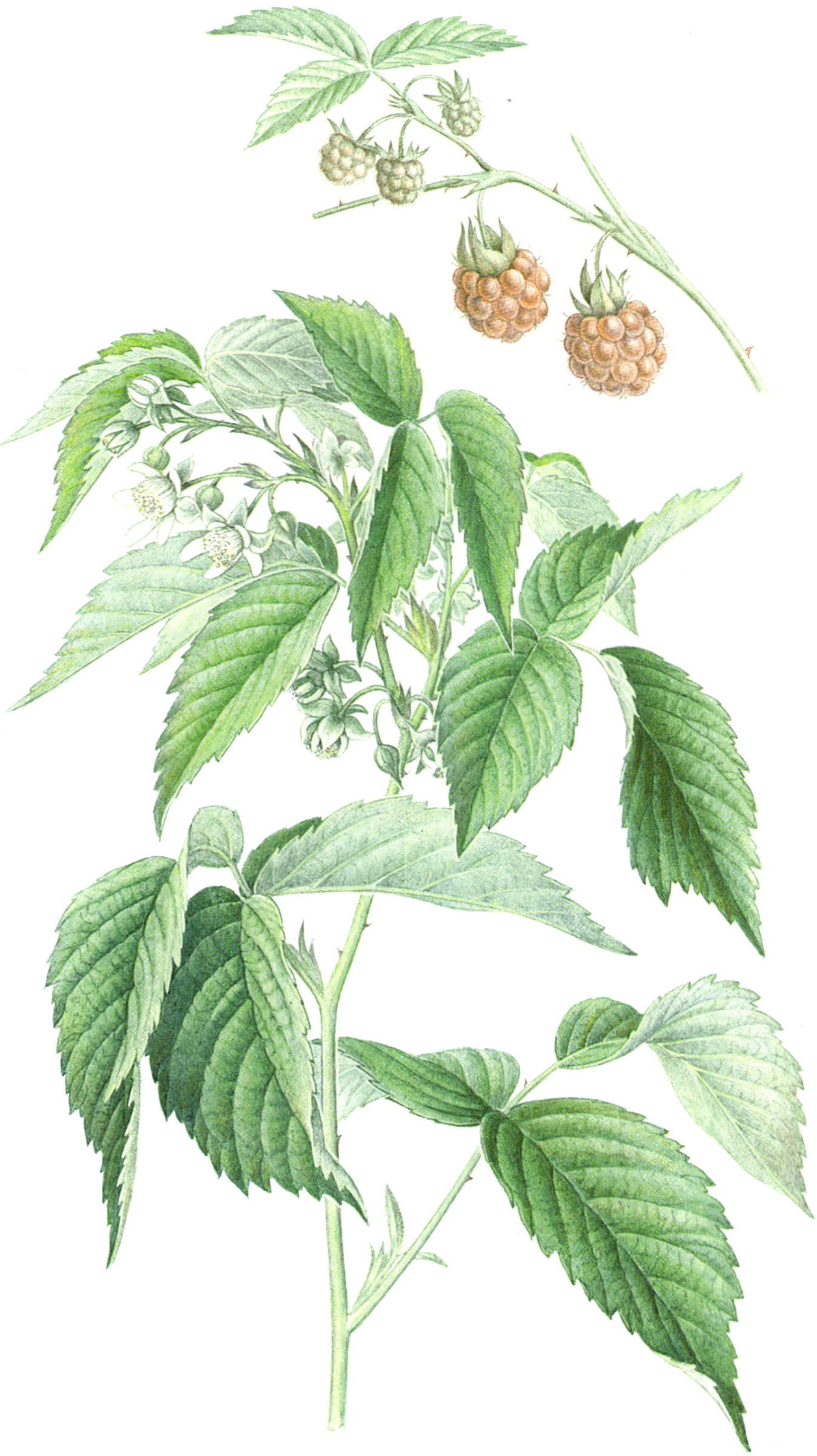

Ein Strauch mit braunen, aufrechten Zweigen, die mit feinen Stacheln und wechselständigen, unpaarig gefiederten Blättern besetzt sind. Die Blätter sind auf der Oberseite glänzend grün, auf der Unterseite weißlich filzig. Die Trauben mit den weißen Blüten entspringen in den Blattachseln der zweijährigen Zweige, die am Ende der Vegetationszeit absterben. Die Früchte sind ein Komplex aus Steinfrüchtchen – rote (oder auch gelbe) Himbeeren, die sich zur Reifezeit vom Blütenboden lösen. Die Himbeere wächst allgemein verbreitet auf Waldlichtungen und wird von alters her gesammelt und auch in Gärten gezüchtet.
Für Heilzwecke sammelt man die Blätter (Folium rubi idaei) wildwachsender Himbeeren. Die einzelnen Blättchen werden gepflückt und dann an einer schattigen und luftigen Stelle oder in Darranlagen bei Temperaturen bis zu 50 °C getrocknet. Die Droge enthält Gerbstoffe, Pektin, Vitamin C und organische Säuren. Sie wird als Tee oder in Teegemischen mit anderen Drogen zur Lösung von Schleim, zur Behandlung von Magenbeschwerden und zur Unterstützung der Harn- und Galleabsonderung verwendet. In der Mischung mit Kamille wirkt die Droge erfolgreich gegen Blähungen bei Kindern. Für die Teezubereitung verwendet man 1 ½ bis 3 Eßlöffel der geschnittenen Droge je Tasse Wasser. Himbeerblätter sind der Hauptrohstoff für die Herstellung von alkoholfreien Erfrischungsgetränken. Die fermentierten Blätter (sie sind braun) ersetzen den echten Tee. Die frischen Früchte haben auch pharmazeutische Bedeutung, sie werden mit Zucker zu Sirup verarbeitet und bei Fieber als Getränk verabreicht.

Blütezeit: Juni
Sammelzeit (Blätter): Juni – August
(Früchte): Juli – August

Raute

Rautengewächse
Rutaceae

† *Ruta graveolens* L.

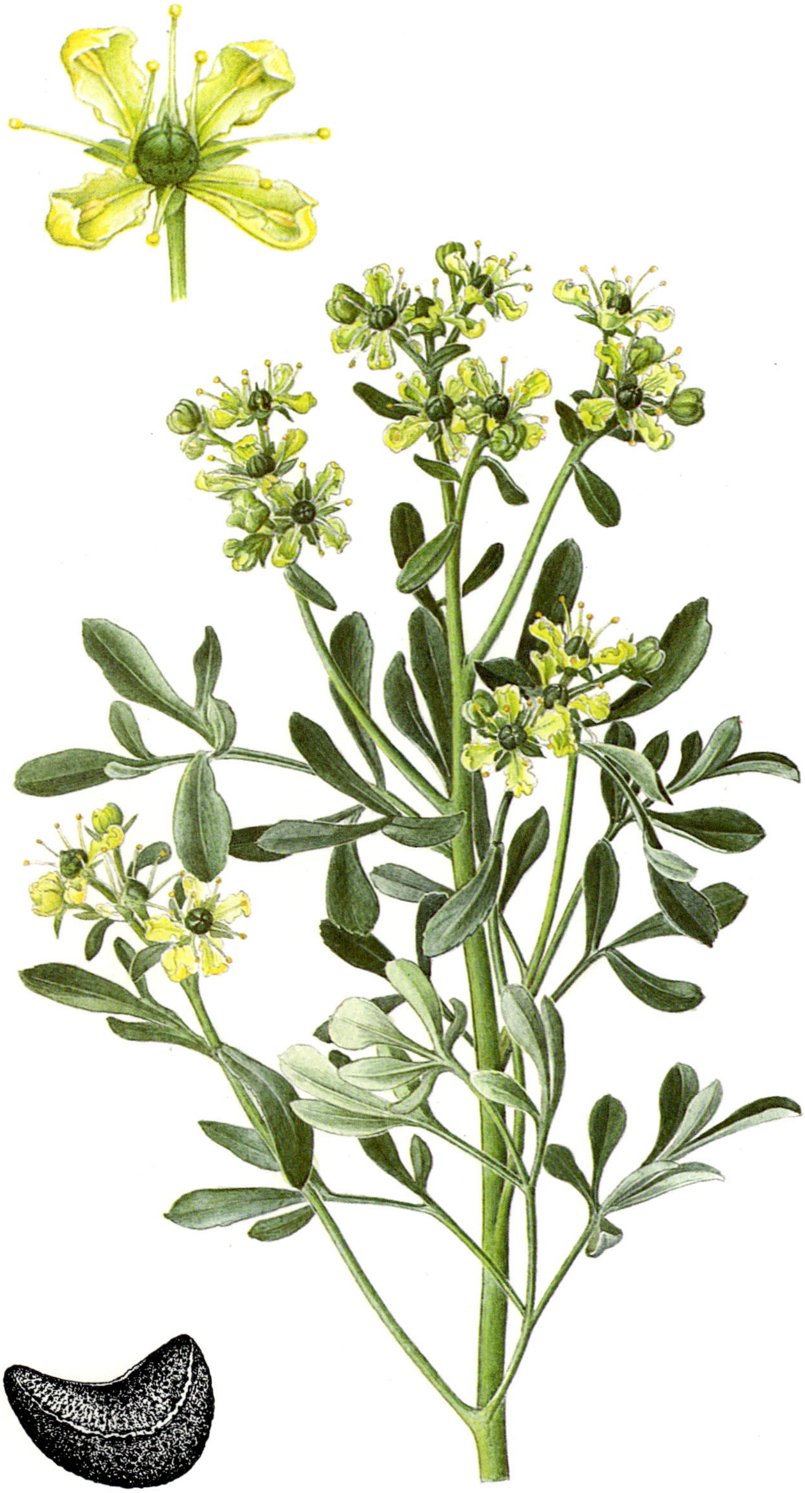

Eine ausdauernde Pflanze mit verholzten und verzweigten Stengeln: Die Blätter sind wechselständig, zwei- bis dreifach gefiedert und graugrün gefärbt. Die gelbgrünen Blüten bilden einen endständigen Blütenstand. Die Frucht ist eine Kapsel mit schwarzen Samen (unten). Die Raute, sie ist ursprünglich in Südeuropa beheimatet, wurde in der Vergangenheit in den Gärten als Gewürz- und Heilpflanze gezüchtet. Heute wird der Drogenbedarf der pharmazeutischen Industrie durch großflächigen Feldanbau gesichert. Gesammelt wird das junge Kraut (Herba rutae) einschließlich der grundständigen Blätter. Nach dem Schnitt schlägt die Pflanze erneut aus und die Ernte wird wiederholt. Das Material wird auf Hürden ausgebreitet und an einer luftigen Stelle im Schatten oder in einer Darranlage bei Temperaturen bis zu 35 °C getrocknet. Die Droge enthält giftiges ätherisches Öl, das Glykosid Rutin, Phytonzide, Bitter- und Gerbstoffe. Rutin bewirkt isoliert und zu verschiedenen Medikamenten verarbeitet die Senkung des Blutdrucks, festigt die Kapillaren und senkt ihre Durchlaßfähigkeit. Die Rautenalkaloide lösen Krampfzustände und beruhigen das Nervensystem. Sie mildern Kopfschmerzen und Herzklopfen, unterstützen die Verdauung und Galleabsonderung und vernichten Darmparasiten. In stärkeren Gaben ist die Droge jedoch gefährlich, das gilt besonders für schwangere Frauen. **Die Raute ist giftig,** und die Art der Heilung wird deshalb vom Arzt festgelegt. Äußerlich wendet man die Raute bei Augenspülungen, für Umschläge auf Wunden und Geschwüre, als Gurgelmittel und für Bäder an.

Blütezeit: Juni – August
Sammelzeit (Kraut): Mai – September

Weidengewächse
Salicaceae

Silberweide

Salix alba L.

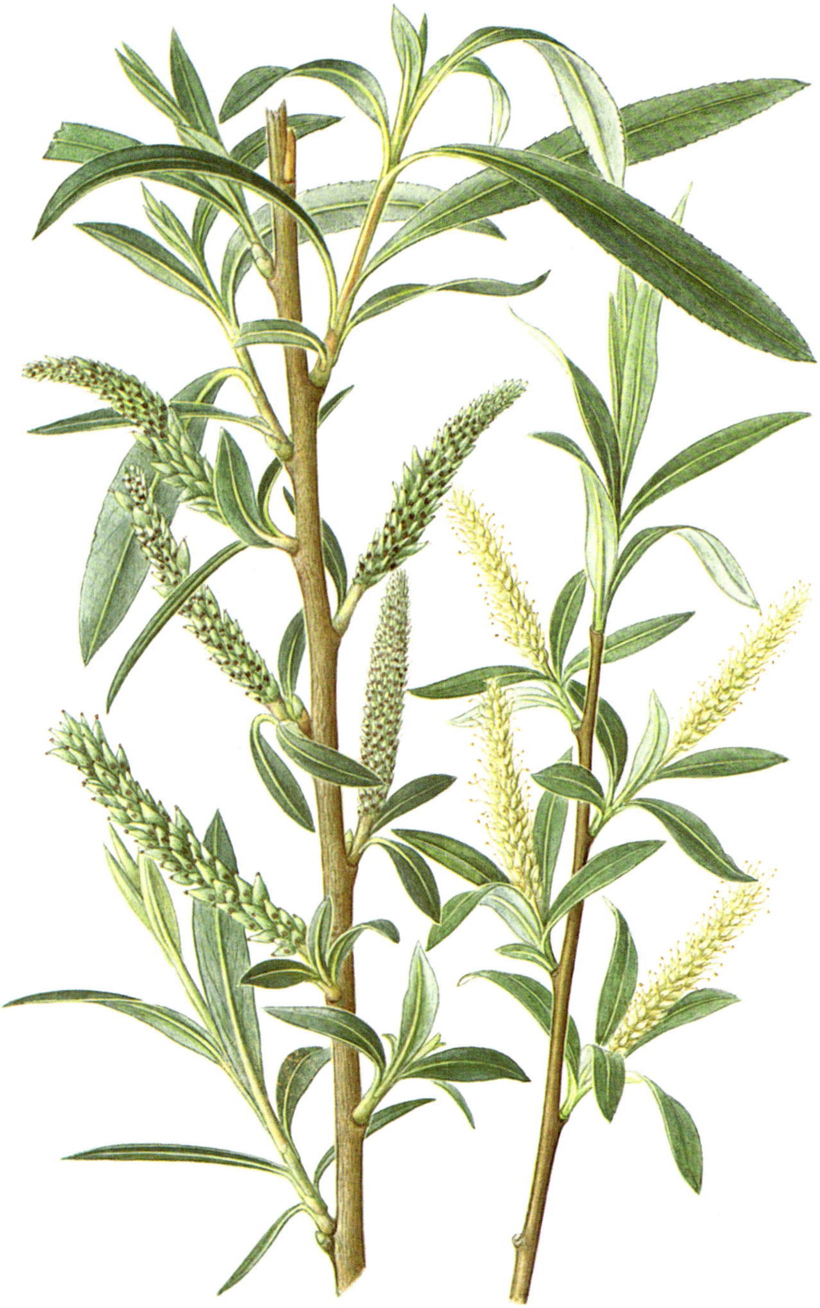

Ein Strauch oder Baum mit braungrüner Borke und gelbgrünen, elastischen Zweigen. Die wechselständigen, lanzettlichen Blätter sind auf der Unterseite graufilzig. An der Federzeichnung sind Unterschiede der Blätter folgender Arten zu sehen (von links nach rechts): *S. alba, S. fragilis, S. cinerea* und *S. triandra*. Die Art ist zweihäusig. Die männlichen und weiblichen Blüten sind in Kätzchen angeordnet. Die Frucht ist eine Kapsel. Die Silberweide ist häufig in Auwäldern und Sumpfgesellschaften anzutreffen, sie begleitet Wasserläufe und auch stehende Gewässer von den Niederungen bis in die Berge. Schon seit der Antike wurde nicht nur die Weidenrinde zu Hilfzwecken benutzt, sondern auch die elastischen Zweige, die einen billigen Rohstoff zur Herstellung von Korbwaren und Möbeln liefern, verarbeitet.
Die Weidenrinde (Cortex salicis) wird an zwei- bis dreijährigen Zweigen ringförmig und längs eingeschnitten, abgezogen und schnell in der Sonne oder in künstlicher Wärme bei Temperaturen bis zu 60 °C getrocknet. Die Droge schmeckt bitter. Sie enthält das Heterosid Salizin, die Glykoside Viminalin und Triandrin, Gerbstoff und andere Substanzen. Wegen ihres Gehalts an Salizylverbindungen wirkt sie fiebersenkend, dient als ein Antirheumatikum und Antineuralgikum. Bei Erkältungskrankheiten hat sie auch schweißtreibende Wirkung. Heute wird die innerlich angewendete Droge von synthetisch hergestellten Präparaten verdrängt. Äußerlich verwendet man die Weidenrinde für Bäder, Einreibungen und Umschläge.
Es gibt viele Arten von Weiden und alle liefern nützliche Drogen. Sie sind auch wertvolle Pollen- und Honigträger.

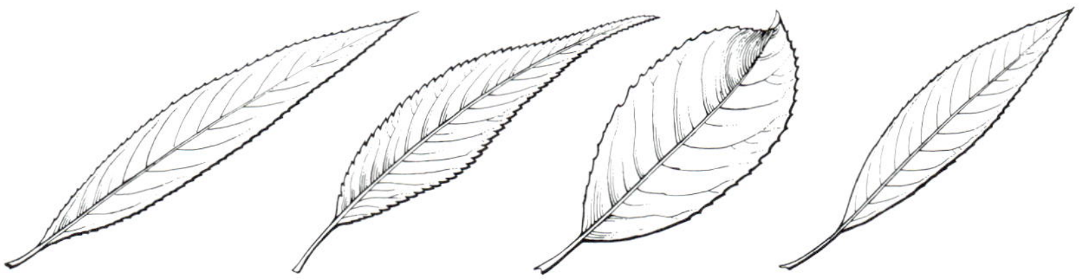

Blütezeit: März–Mai
Sammelzeit (Rinde): März

Echter Salbei

Lippenblütler
Labiatae (Lamiaceae)

Salvia officinalis L.

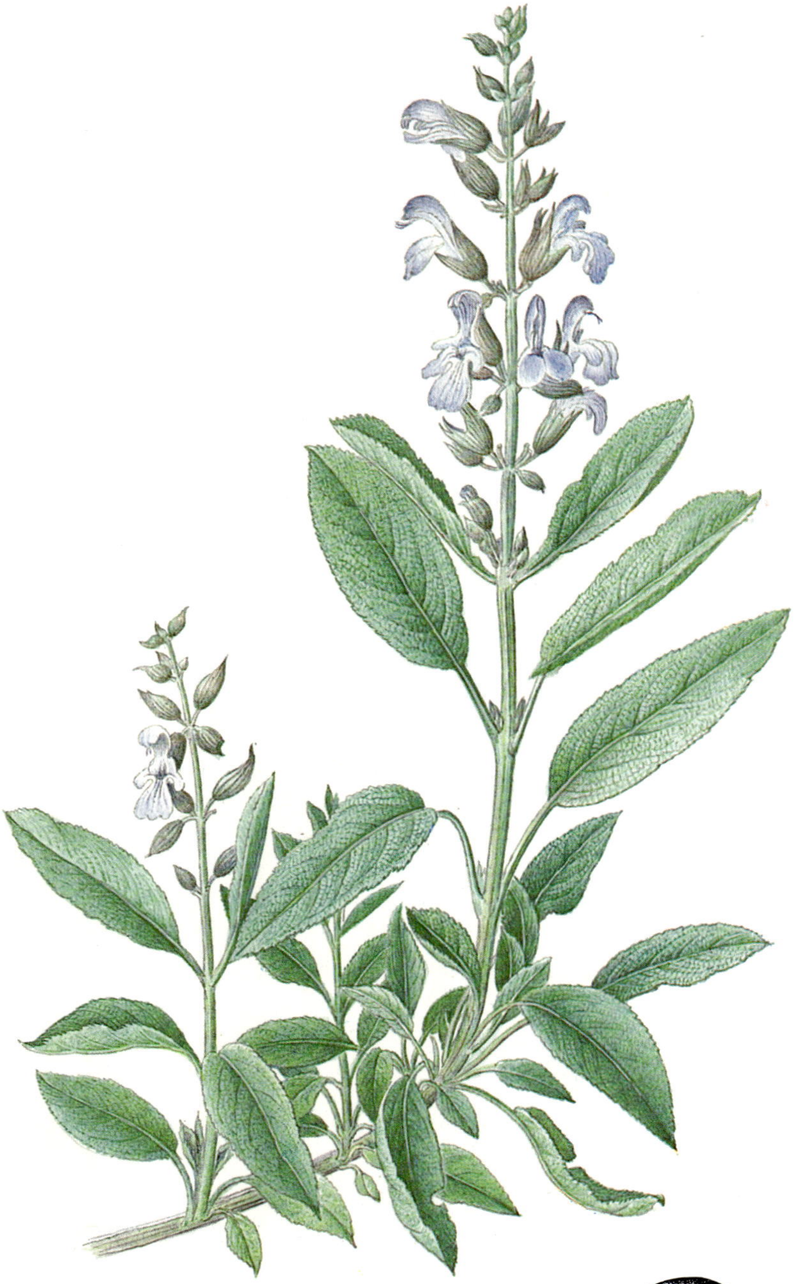

Ein Halbstrauch mit einem besenartig verzweigten Stengel, der reich mit nicht abfallenden Blättern bewachsen ist. Die gegenständigen, ovalen Blätter sind auf der Oberfläche runzlig und sattgrün. Die violetten, rotvioletten oder auch weißen Blüten sind zu endständigen Ähren zusammengefaßt. Die Früchte sind Hartfrüchte (unten). Der Echte Salbei, der ursprünglich im Mittelmeergebiet beheimatet war, war schon in der Antike bekannt. Heute wird er in vielen Ländern plantagenmäßig angebaut.
Für Heilzwecke werden die Blätter (Folium salviae) einschließlich der jungen Triebe von der Pflanze gepflückt und an einer schattigen, luftigen Stelle oder in einer Darranlage bei Temperaturen bis zu 35 °C getrocknet. Die Ernte erfolgt zweimal jährlich. Die Droge wird in geschlossenen Behältern aufbewahrt. Sie enthält bis 2,5 % ätherisches Öl, weiterhin das Diterpen Salvin und Pikrosalvin, Bitter- und Gerbstoffe. Der Echte Salbei kommt bei Magen- und Darmkrankheiten zur Anwendung, wo er entzündliche Prozesse dämpft und gegen Durchfälle, Blähungen und übermäßigen Nachtschweiß wirkt. Der Aufguß, der aus 1 Teelöffel Droge und einer Tasse kochendem Wasser bereitet wird und 8 Minuten ziehen muß, hilft bei Entzündungen der Atemwege, gegen Husten, bei der Heilung von Tuberkulose und stellt die Sekretion der Milchdrüsen ein. Das ätherische Öl hat auch krampflösende Wirkung. Äußerlich verwendet man die Droge als Gurgelmittel bei Entzündungen der Mundhöhle, bei Angina, Zahnschmerzen und Parodontose. Umschlägen und Bädern wird Salbei als Desinfektionsmittel bei Hautkrankheiten, die von Pilzen erregt werden, zugefügt.

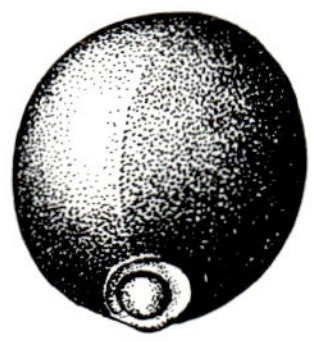

Blütezeit: Juni–Juli
Sammelzeit (Blätter): Mai–Juli

Lippenblütler
Labiatae (Lamiaceae)

Muskateller Salbei

Salvia sclarea L.

Ein zweijähriges Kraut mit einem aufrechten, kantigen Stengel, der mit großen gegenständigen und runzligen Blättern belaubt ist. Im ersten Jahr bildet die Pflanze eine Rosette grundständiger Blätter aus, im zweiten Jahr dann den Stengel und die Blüten. Die violetten Blüten, die in einer endständigen Ähre zusammenstehen, sind mit Deckblättern der gleichen Farbe unterlegt. Die Früchte sind Hartfrüchte (unten).
Für Heilzwecke werden die Blüten, das ganze Kraut und auch die Blätter (Flos-, Herba-, Folium salviae sclareae) gesammelt. Die Blüten werden nacheinander gepflückt, so wie sie sich entfalten. Die Blätter ernten wir in der Zeit vor der Blüte und schneiden das Kraut ein wenig später. Das gesammelte Material wird getrennt, bei Temperaturen bis zu 35 °C, getrocknet. Die Drogen duften berauschend und schmecken bitter. Sie enthalten Gerbstoffe, ätherisches Öl mit Lavendelgeruch und Bitterstoffe. Sie werden in der Volksheilkunde gegen Magenbeschwerden, Krämpfe, Blähungen und Durchfälle verwendet. Man bereitet den Tee aus 3 Eßlöffeln Droge und ½ Liter Wasser, kocht ihn 5 Minuten auf, läßt ihn ebenso lange ziehen und trinkt davon täglich 2 bis 3 Tassen. Der Tee regt den Organismus an, verhindert unerwünschte Schweißbildung und wirkt gegen Frauenleiden. Der Absud der dreifachen Drogenmenge oder Salbeiessig werden auf Wunden und Geschwürerkrankungen aufgelegt.
Der größte Teil der Salbeidrogen wird bei der Herstellung von gewürzten Weinen und Wermuten und in der kosmetischen Industrie bei der Erzeugung von Kölnischwasser, Parfüm und Seife verarbeitet.

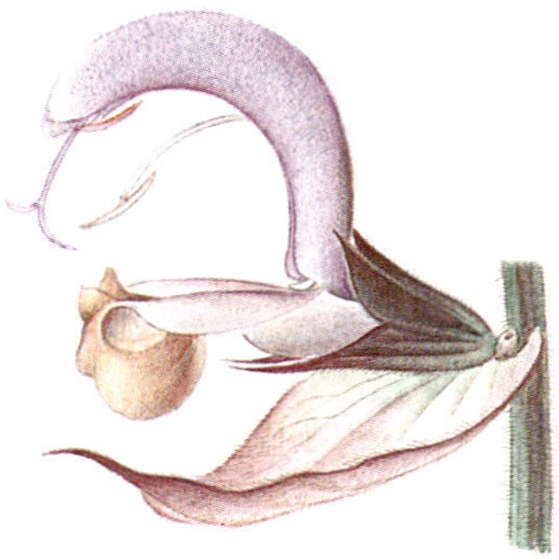

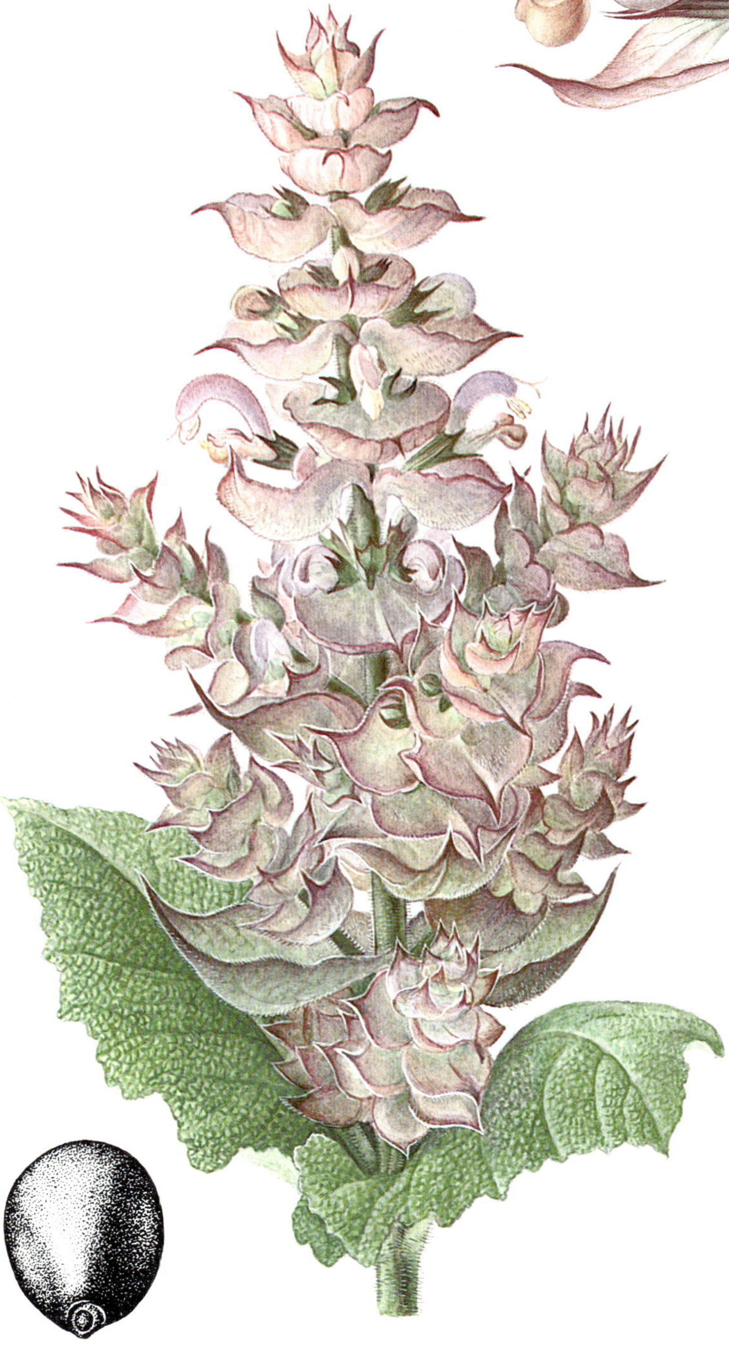

Blütezeit: Juni – August
Sammelzeit (Blüten): Juni – August
(Kraut): Juni – August
(Blätter): Mai – Juni

Zwergholunder

Geißblattgewächse
Caprifoliaceae

† *Sambucus ebulus* L.

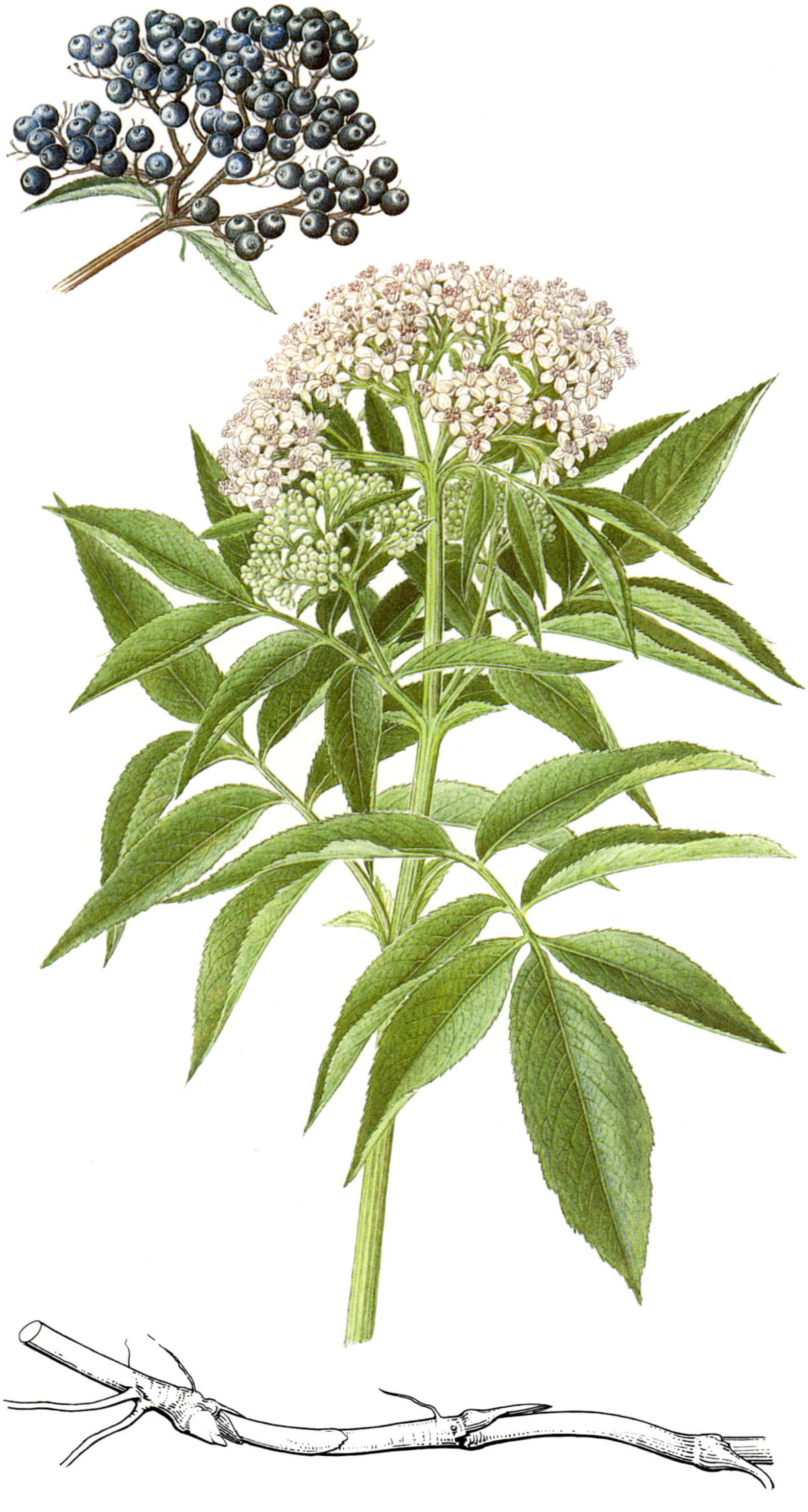

Ein ausdauerndes Kraut mit einem weißen, kriechenden Wurzelstock, aus dem aufrechte Stengel hervorwachsen, die mit gegenständigen, unpaarig gefiederten Blättern besetzt sind. Im Winter sterben die Stengel ab. An der Spitze der Stengel wachsen zusammengesetzte Trugdolden aus weißen oder rötlichen Blüten. Die Früchte sind schwarze Steinfrüchte. Die ganze Pflanze riecht würzig und ist schwach giftig. Diese Pflanzenart ist in Europa und Asien verbreitet und wächst auf Waldlichtungen, Böschungen und Schuttplätzen als Unkraut. Sie ist schon seit dem Altertum bekannt und galt immer als wirksame Heilpflanze.

Für Heilzwecke verwendet man vor allem den Wurzelstock (Radix ebuli), manchmal auch die Blüten und Früchte. Die Wurzelstöcke werden im Herbst ausgegraben, gründlich gereinigt, von Grünteilen und Wurzeln befreit, längs aufgeschnitten und sofort bei Temperaturen bis zu 50 °C getrocknet. Die Droge verliert beim Trocknen ein wenig ihren Geruch, schmeckt jedoch bitter. Sie enthält Glykosid und Bitterstoff unbekannter Zusammensetzung, ätherisches Öl, Gerbstoffe und Saponin und wirkt nachweisbar harnfördernd, wobei auch eine starke Schweißsekretion auftritt. Die Dosis der Drogengaben setzt der Arzt fest. Überdosierung ruft Schwindel und Erbrechen hervor. Der Spiritusextrakt, der durch das Auslaugen der Wurzelstöcke entsteht, wird Einreibemitteln gegen Gelenkrheumatismus zugesetzt. Der Spiritusauszug aus der Droge fördert den Haarwuchs und wird gegen Hautschuppen verwendet.

Blütezeit: Juni–Juli
Sammelzeit (Wurzelstöcke): Oktober

Geißblattgewächse
Caprifoliaceae

Schwarzer Holunder

Sambucus nigra L.

Ein Strauch oder Baum mit graubraunen Ästen, weißem Mark und unpaarig gefiederten, gegenständigen Blättern. Die gelblichen Blüten sind in flachen Trugdolden angeordnet. Die Früchte sind schwarze, glänzende Steinfrüchte. Der Schwarze Holunder ist in Europa, Asien und Nordafrika allgemein verbreitet und wächst in Laubwäldern, im Buschwerk, auf Schuttplätzen und auch in der Nähe menschlicher Behausungen. Er gehört zu den anerkannten Heilpflanzen.
Heute sammelt man vor allem die Blüten (Flos sambuci) und die Früchte (Fructus sambuci). Dabei werden die gesamten Blütenstände abgeschnitten, mit den Stielen nach oben auf Hürden gelegt und schnell getrocknet. Nach dem Trocknen werden die Blüten von den Stielen gelöst und in geschlossenen Behältern trocken gelagert. Die Droge enthält die Glykoside Rutin und Sambunigrin, weiterhin ätherische Öle, Gerbstoffe und organische Säuren. Der Tee aus den getrockneten Blüten wird bei Erkältungen (unterstützt das Schwitzen), Katarrhen der Atemwege und zur Heilung leichterer nervöser Leiden getrunken. Die frischen, reifen Früchte werden zu Mus, Sirup und Wein verarbeitet oder getrocknet. Sie enthalten organische Farbstoffe, Aminosäuren, Zucker, Rutin und sehr viel Vitamin C. Die Früchte haben eine schwach abführende Wirkung und werden Teegemischen zugefügt, die man zur Entfettung verwendet. Sie bewähren sich auch bei der Behandlung von Schlaflosigkeit, Migräne, Kopfschmerzen und schmerzhaften Nervenentzündungen. In den Apotheken wird Holunderessig hergestellt, der desinfizierend wirkt und bei Umschlägen gegen Fieber Verwendung findet.

Blütezeit: Juni–August
Sammelzeit (Blüten): Juni
(Früchte): August–September

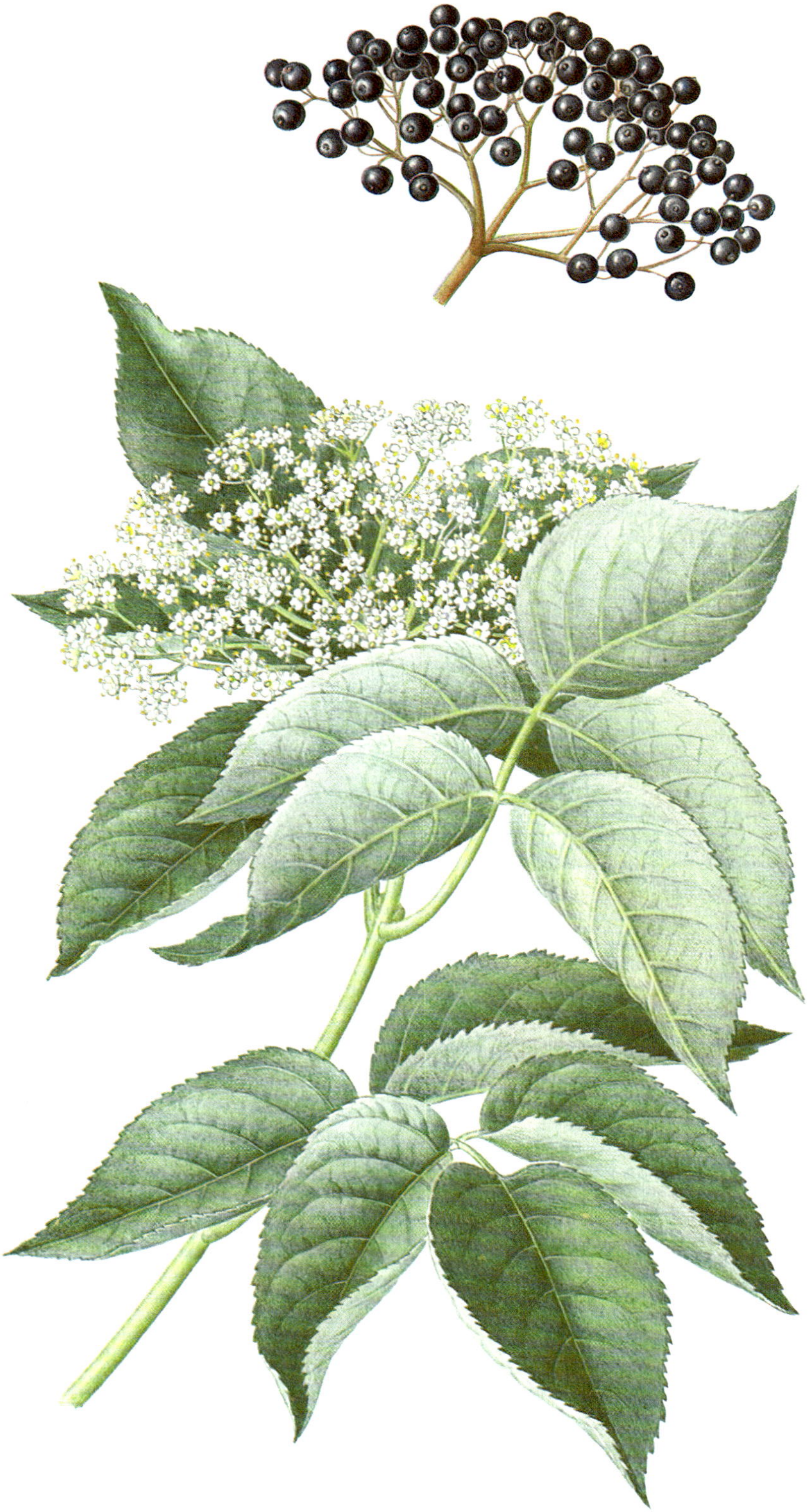

Roter Holunder

Geißblattgewächse
Caprifoliaceae

Sambucus racemosa L.

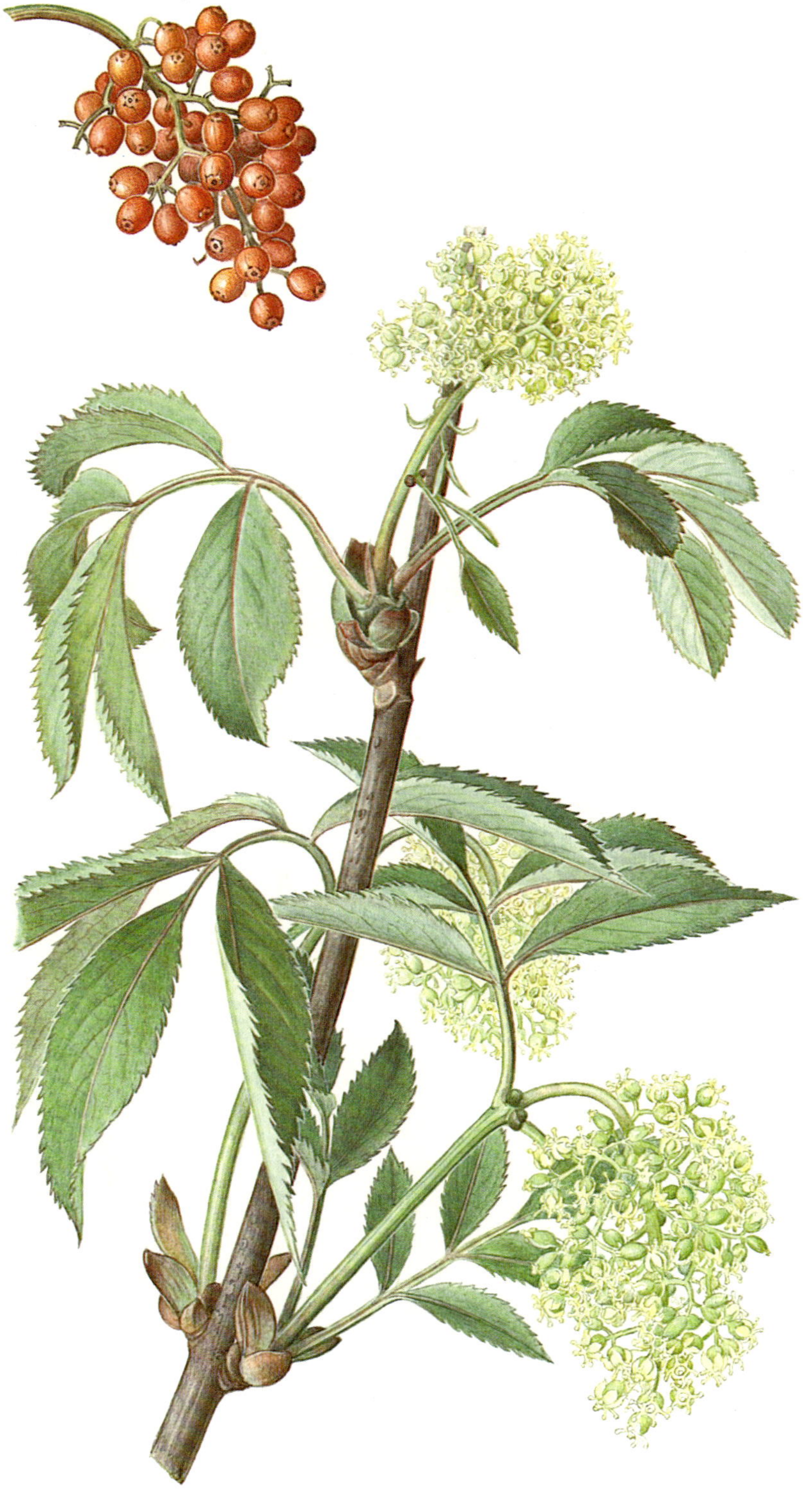

Ein Strauch mit braunen Ästen, die mit hellbraunem Mark gefüllt sind. Die Blätter sind gegenständig und unpaarig gefiedert. Sie entfalten sich erst nach dem Abblühen der Pflanze. Die Blüten bilden endständige Rispen. Sie sind gelblichgrün und riechen mehlig. Die Früchte sind rote Steinfrüchte. Der Rote Holunder ist häufig in Süd- und Mitteleuropa verbreitet. Er wächst immer als Unkraut in lichten Wäldern, auf Kahlschlägen und verwachsenen Hängen.

Für Heilzwecke sammelt man die voll ausgereiften Früchte (Fructus sambuci racemosi). Dabei werden die ganzen Rispen abgeschnitten, auf Hürden gelegt und im Luftstrom oder besser noch in Darranlagen bei Temperaturen bis zu 45 °C getrocknet. Die Droge behält ihre rote Farbe, schmeckt sauer und wird in geschlossenen Behältern trocken gelagert. Sie enthält die Vitamine C und B_1, Öl, Zucker, Pektine, organische Farbstoffe, Säuren und nur wenig Glykosid. Die meisten Wirkstoffe sind in den frischen Früchten enthalten. Sie wirken schweißtreibend und senken die Körpertemperatur und enthalten auch phytonzide Substanzen, die die Entwicklung krankheitserregender Mikroorganismen im Verdauungsapparat unterdrücken. Aus den frischen oder getrockneten, vorher kurz überbrühten Früchten bereitet man einen Auszug. Man taucht dabei die ganze Rispe in siedenden Tee (in echten oder Kräutertee oder nur in kochendes Wasser). Dieser Auszug wird gesüßt und tagsüber getrunken. Die Gaben müssen jedoch vorsichtig bemessen werden, denn eine zu starke Dosierung kann zu Durchfällen und Erbrechen führen.

Blütezeit: April–Juni
Sammelzeit (Früchte): August–September

Rosengewächse
Rosaceae

Großer Wiesenknopf

Sanguisorba officinalis L.

Ein ausdauerndes Kraut mit einem kräftigen, verzweigten Wurzelstock, einer grundständigen Rosette unpaarig gefiederter Blätter und einem verzweigten Stengel, der mit einer Ähre roter Blüten abschließt. Die Früchte sind Achänen. Die Art wächst häufig in Europa und Asien, vor allem auf Wiesen und Weiden. Gesammelt wird der Wurzelstock (Radix sanguisorbae), manchmal auch der oberirdische Sproß, das Kraut (Herba sanguisorbae). Die Wurzelstöcke werden sorgfältig gesäubert, geschnitten und getrocknet. Die Droge enthält Gerbstoffe, Saponine, Flavonoide und Vitamin C. Sie hat die zusammenziehende Wirkung von Gerbstoffen, ist schwach antiseptisch und blutstillend. Der Absud aus der Wurzeldroge wird gegen Magen- und Darmkatarrhe und Durchfälle, zur Stillung von Nasen-, Zahnfleisch- und starken Menstruationsblutungen und auch gegen Beschwerden bei der Harnausscheidung verwendet. Der Saponingehalt der Droge wirkt entzündungshemmend und schweißtreibend. Die Krautdroge wird Bädern zur Behandlung von offenen Wunden, Ausschlägen und Geschwürerkrankungen zugesetzt und dient als Gurgelmittel bei Zahnfleischleiden und eitriger Angina. Innerlich kommt das Kraut als Absud zur Anwendung (7 bis 10 Eßlöffel Droge je 200 ml Wasser, alle zwei Stunden einen Löffel davon einnehmen), der den gleichen Zwecken dient wie die Wurzeldroge. Stärkere Dosen werden nicht empfohlen.
Die verwandten Arten Kleiner Wiesenknopf *(S. minor)* und Schmalblättriger Wiesenknopf *(S. tenuifolia)* haben schwächere Heilwirkung und werden nicht gesammelt.

Blütezeit: Juni – August
Sammelzeit (Wurzelstöcke): März – April
August – Oktober
(Kraut): Juni – August

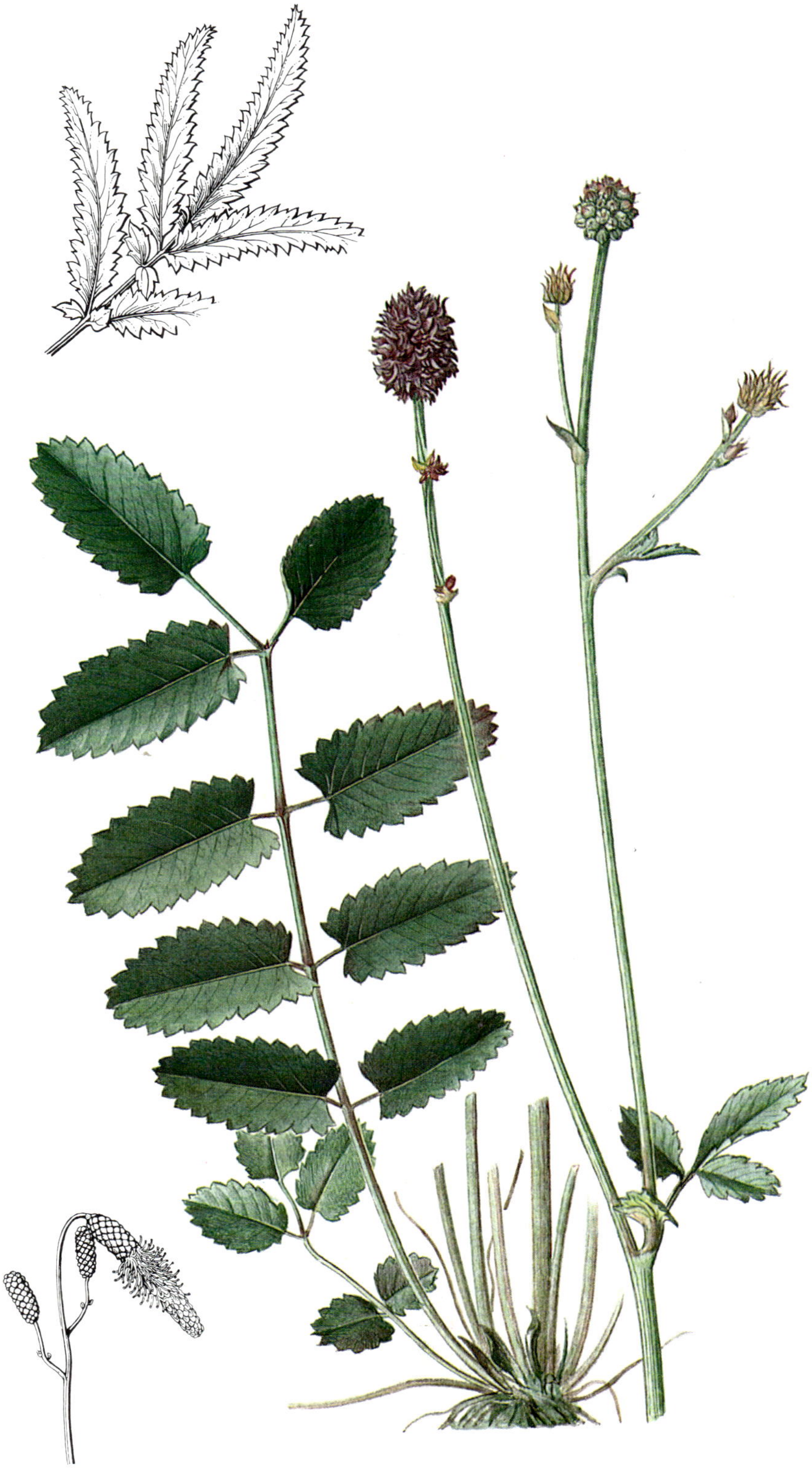

Sanikel

Sanicula europaea L.

Doldengewächse
Umbelliferae (Apiaceae)

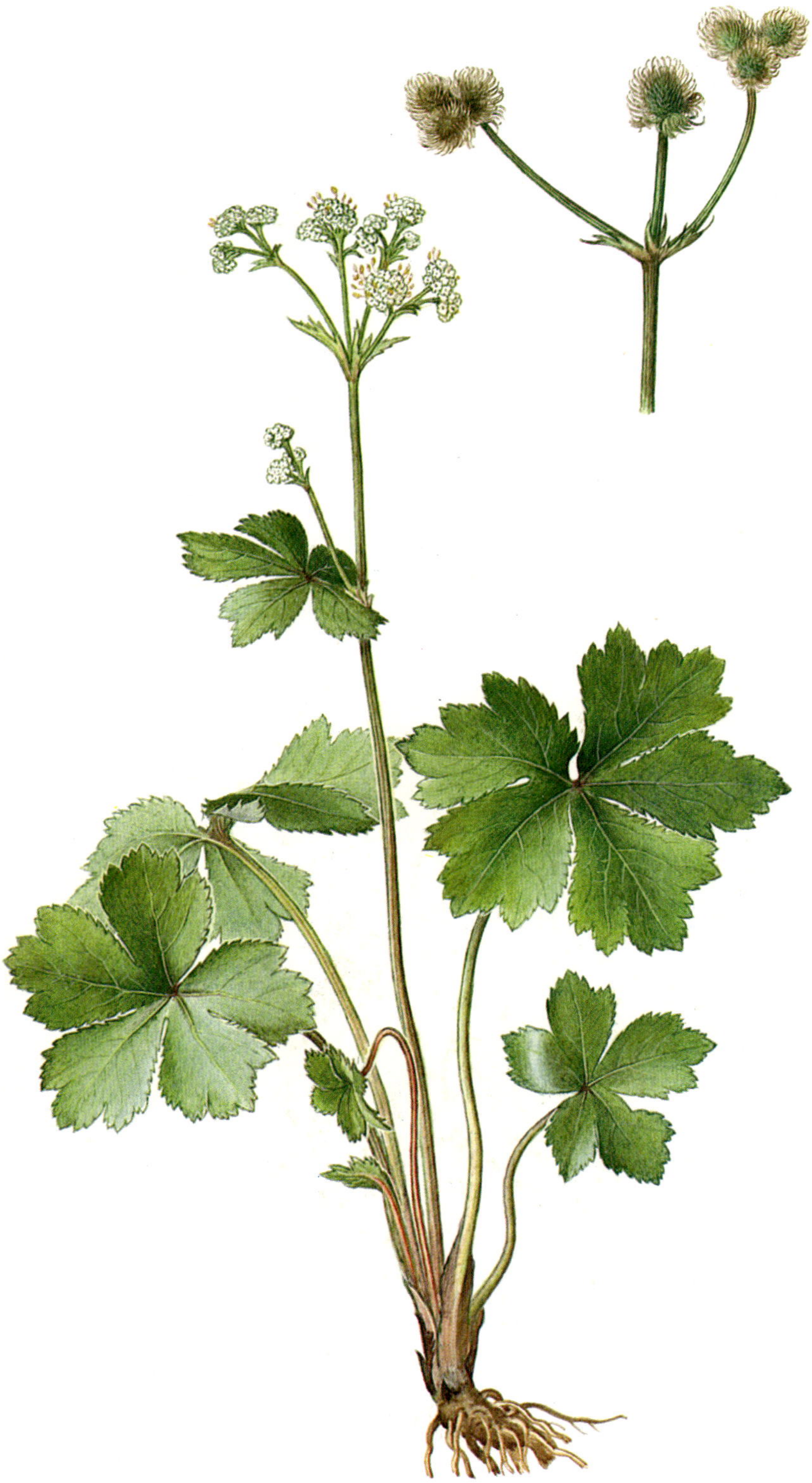

Ein ausdauerndes Kraut mit einem verdickten, schwarzen Wurzelstock und einer grundständigen Rosette handförmig untergliederter Blätter. Der Blütenschaft schließt mit einer Dolde kleiner weißer Blüten ab. Die Blüte ist eine Doppelachäne. Die Art wächst in Europa und Asien in schattigen Wäldern mit ausreichend Kalk im Boden. Sie wird schon seit alters her als Heilpflanze verwendet.
Zur Zeit der Vollblüte wird der oberirdische Sproß, das Kraut (Herba saniculae) einschließlich der grundständigen Blätter geschnitten, auf Hürden ausgebreitet und schnell getrocknet. Interesse besteht auch am Wurzelstock (Radix saniculae), der nach dem Ausgraben gründlich gereinigt, von Grünteilen befreit und gewaschen wird. Das Trocknen erfolgt an einer gut durchlüfteten Stelle im Schatten. Von den Wirkstoffen sind die Gerbstoffe am wichtigsten, weiterhin sind Saponine (vor allem im Wurzelstock), ätherische Öle, Schleim und Mineralstoffe enthalten. Die Drogen werden zur Behandlung von Beschwerden und Krankheiten des Verdauungsapparates, gegen kolikartige Schmerzen, Blähungen, Magen- und Darmentzündungen und innere Geschwürerkrankungen verwendet. Sie wirken auch bei Entzündungen der Harnorgane und gegen Lebererkrankungen, stillen innere und äußere Blutungen und erleichtern das Abhusten. Die Drogen werden in Form von Pulver, Tabletten und Tees verabreicht. Heute werden sie nur noch verhältnismäßig selten verwendet. Der Sanikel kann auch als Gurgelmittel, als Zusatz für Bäder und Umschläge auf schlecht heilende Wunden, für Mund- und Nasenspülungen und gegen Hautausschläge und Geschwüre benutzt werden.

Blütezeit: Mai–Juni
Sammelzeit (Kraut): Mai–Juni
(Wurzelstock): Oktober–November
März–April

Nelkengewächse
Caryophyllaceae

Seifenkraut

Saponaria officinalis L.

Ein ausdauerndes Kraut mit einem verzweigten, orangen Wurzelstock und einem Büschel aufrechter Stengel, die mit gegenständig ansitzenden, lanzettlichen Blättern bewachsen sind. Die Stengel schließen an der Spitze mit einer Rispe leicht rosafarbener Blüten ab. Die Frucht ist eine eiförmige Kapsel mit kleinen Samen (unten). Diese Art, die ursprünglich in Mittel- und Südeuropa beheimatet war, wächst in der Natur immer an feuchten Standorten. Sie wurde in der Vergangenheit oft angepflanzt. Unsere Vorfahren benutzten die zerstoßene Pflanze nämlich zum Waschen von Wäsche.

Für Heilzwecke sammelt man die Wurzeln (Radix saponariae) zwei- bis dreijähriger Pflanzen. Sie werden rasch gesäubert, von Grünteilen befreit und in Anlagen oder in der Sonne getrocknet. Die Temperatur soll dabei 70 °C nicht übersteigen. Die Droge enthält glykosides Triterpenoidsaponin, das Flavonoid Saponarin, Zucker und andere Substanzen. Sie wird in der pharmazeutischen Industrie zu vielen schleimlösenden Präparaten, zu Tropfen und Sirupen, verarbeitet und wirkt auch harn- und schweißtreibend. Bei größeren Dosen und langanhaltender Verwendung kann die Droge jedoch gefährlich sein, denn die Saponine können die roten Blutkörperchen zersetzen. Technisch wird die Droge bei der Herstellung von Zahnpasten, Seifen und Waschmitteln eingesetzt, denn der wäßrige Auszug des Seifenkrauts schäumt stark. Diese Eigenschaft verstärkt sich noch durch die Zugabe von Speisesalz. Aus dem Seifenkraut werden Saponine für technische Zwecke isoliert.

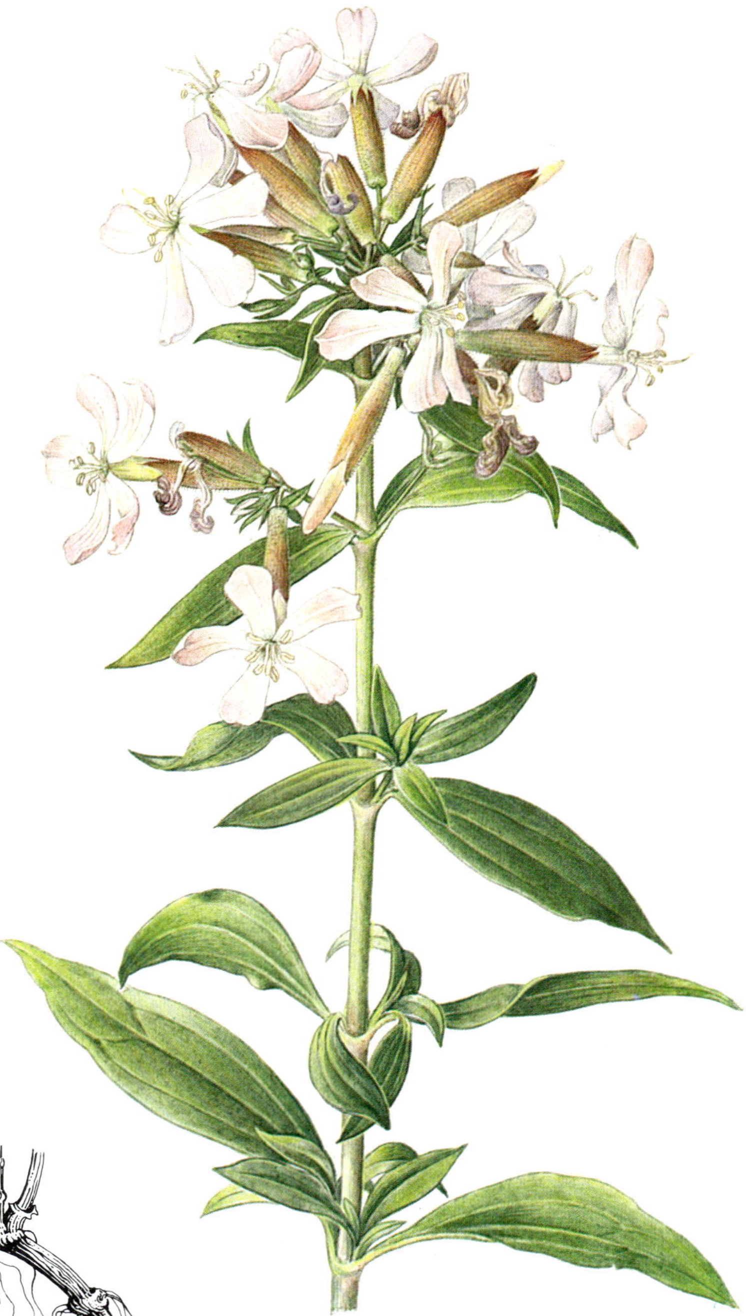

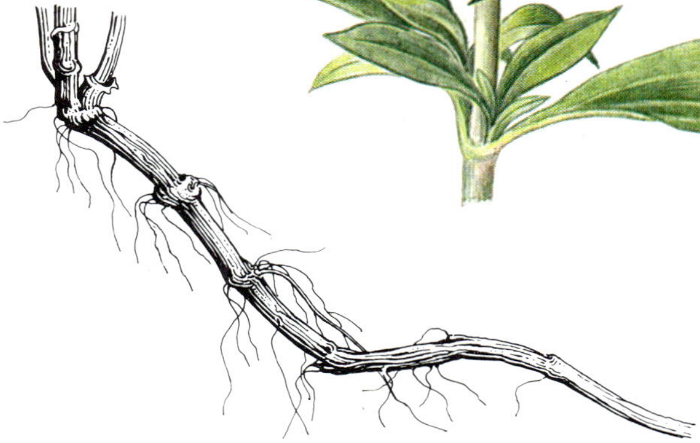

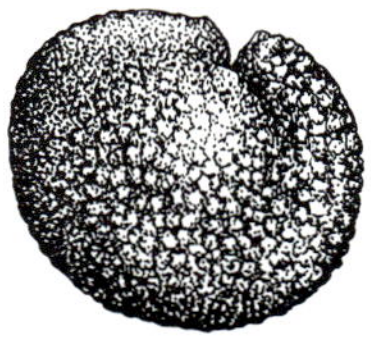

Blütezeit: Juni – August
Sammelzeit (Wurzeln):
Oktober – November
März
(Kraut): Juni – Juli

Bohnenkraut, Kölle

Lippenblütler
Labiatae (Lamiaceae)

Satureja hortensis L.

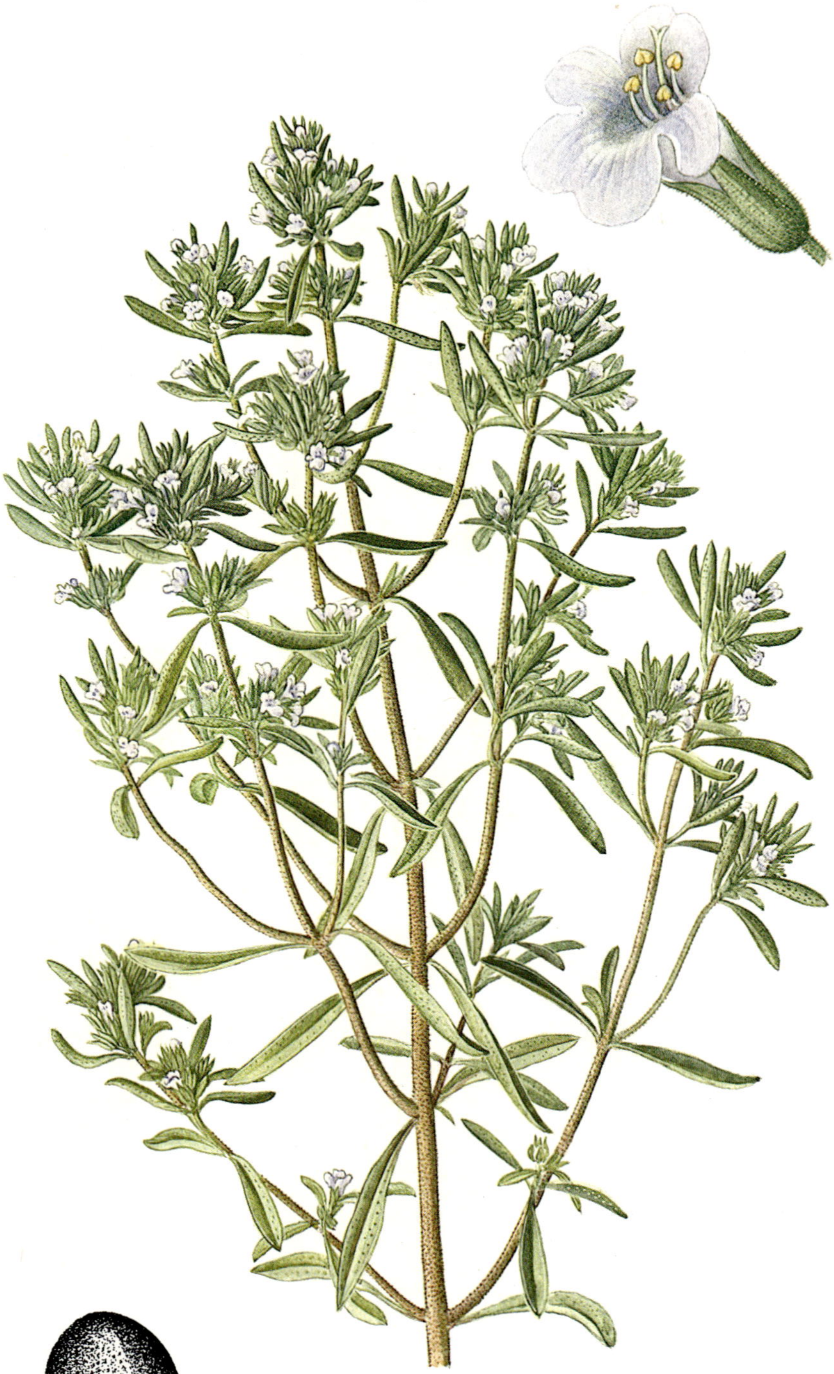

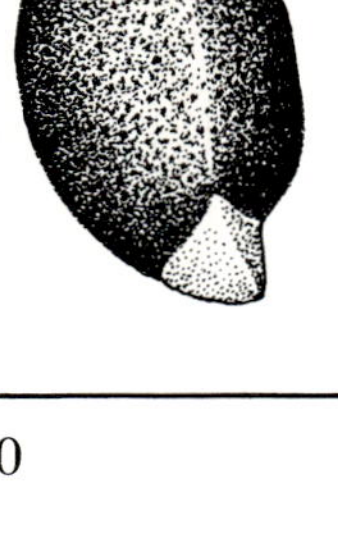

Eine einjährige Pflanze, die einen niedrigen Strauch aus graurötlichen Zweigen bildet. Die linealischen Blätter sind gegenständig. In den Achseln dieser Blätter wachsen auf kurzen Stielen kleine violettliche Blüten. Die Früchte sind Hartfrüchte (unten). Das Bohnenkraut hat seinen Ursprung im Mittelmeergebiet und wurde in der Vergangenheit zum Würzen von Speisen verwendet, denn man glaubte, daß es die sexuelle Aktivität unterstützt.

Für Heilzwecke sammelt man die unverholzten Teile des Krauts (Herba saturejae), indem man die Pflanze ungefähr 5 cm über dem Boden abschneidet. Der untere Teil der Pflanze schlägt erneut aus, und die Ernte wiederholt sich (ähnlich wie beim Majoran). Das Material wird auf Hürden ausgebreitet, im Schatten oder zu Garben gebunden im trockenen Luftstrom gedörrt. Die Droge enthält vor allem ätherisches Öl, weiterhin Gerbstoffe, Schleim und Harz. Sie wirkt deshalb zusammenziehend, desinfizierend und für den menschlichen Organismus anregend.

Man verwendet sie bei Magen- und Darmbeschwerden, zur Unterdrückung von Krämpfen, gegen Blähungen, Gasentwicklung, Durchfälle und Darmparasiten. Man bereitet einen dreiprozentigen Absud (2 Suppenlöffel Droge je $\frac{1}{2}$ Liter Wasser), läßt ihn 15 Minuten ziehen und trinkt davon 2 bis 3 Tassen täglich. Dieser Tee wirkt auch allgemein kräftigend und bewährt sich bei der Heilung von Frauenleiden.

Da diese Pflanze Blähungen mildert und Verdauungsprozesse reguliert, wird sie neuerdings wieder als Gewürz bei der Fleischzubereitung verwendet. Sie ist eine beliebte Ingredienz von Kräutersalzen und Gewürzmischungen.

Blütezeit: Juli–August
Sammelzeit (Kraut): Juni–September

Steinbrechgewächse
Saxifragaceae

Körnersteinbrech

Saxifraga granulata L.

Ein ausdauerndes Kraut mit einer Rosette grundständiger, rundlicher Blätter und Brutzwiebelchen in den Achseln der Blattstiele. Der Stengel ist locker mit Blättern besetzt und oben verzweigt. Er schließt mit einer Trugdolde weißer Blüten ab. Die Früchte sind Kapseln. Der Körnersteinbrech wächst häufig auf sonnigen Hängen, Rainen und Wiesen. Er wird seit dem 18. Jahrhundert als Heilpflanze verwendet, nachdem er sich als schleimlösendes und harntreibendes Mittel bewährt hatte.

Für Heilzwecke wird der oberirdische Sproß, das Kraut (Herba saxifragae) gesammelt. Man schneidet die oberen Stengelteile manuell ab und trocknet das Material schnell im Schatten, im Luftstrom oder in einer Anlage. Die Droge wird in geschlossenen Behältern und trokken aufbewahrt. Sie enthält Gerb- und Bitterstoffe, Harze und Glykoside und wird als ausgezeichnetes harntreibendes Mittel verwendet. Sie wirkt gleichzeitig auch günstig auf die Zersetzung von Nieren- und Blasensteinen. Man bereitet aus 2 Teelöffeln des getrockneten und geschnittenen Krauts je Tasse Wasser einen Aufguß und trinkt diesen zwei- bis dreimal täglich. Meistens wird der Körnersteinbrech aber in Teegemischen mit den Drogen von Pfefferminze, Schöllkraut, Knöterich und Mariendistel angewendet.

Die verwandte Art, der Rundblättrige Steinbrech *(S. rotundifolia)* weist ähnliche Eigenschaften auf und wird ebenfalls gesammelt. Seine Blüten zeigt das obere Detailbild. Einige andere Steinbrecharten wachsen als Zierpflanzen in Steingärten.

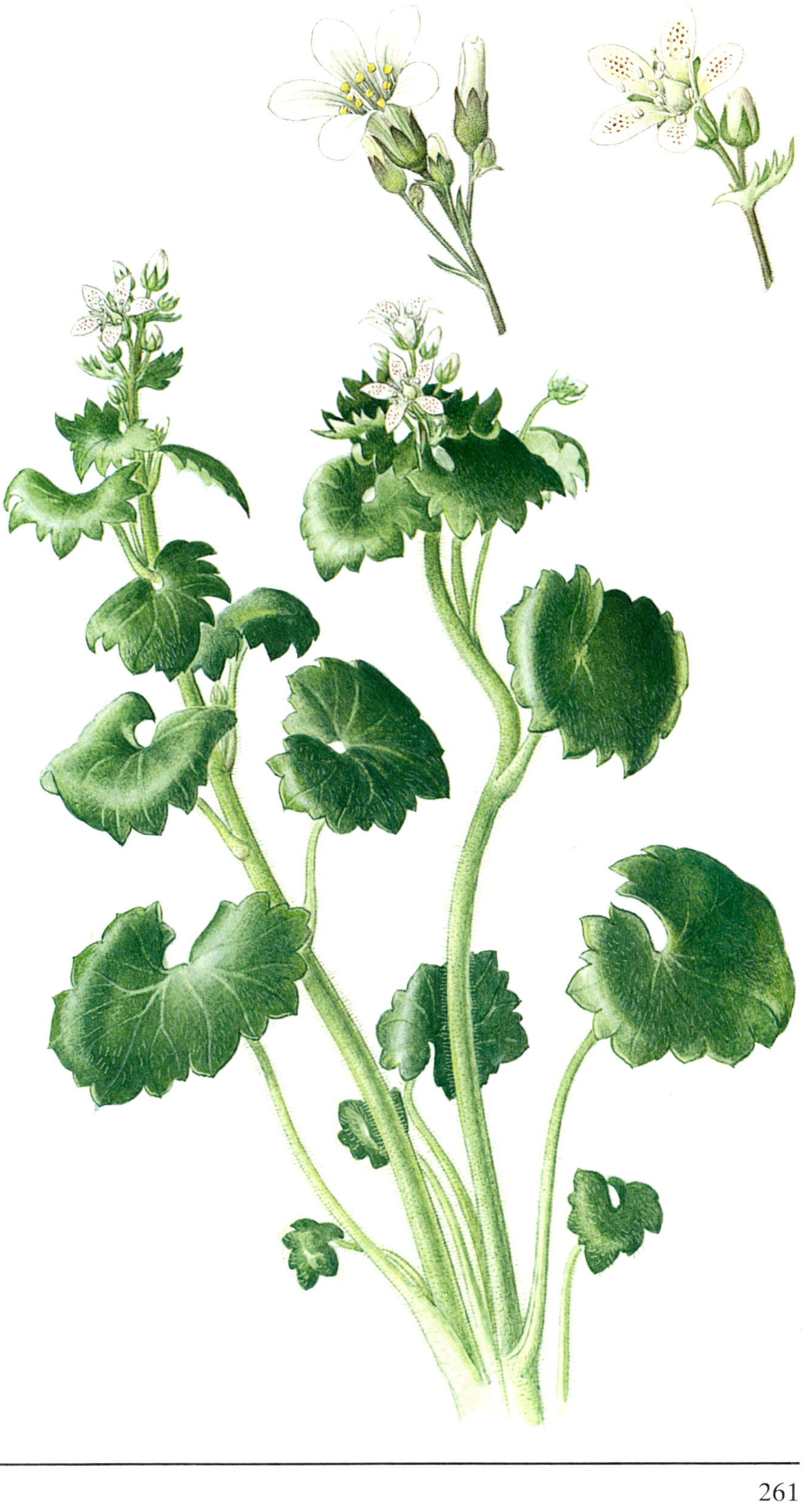

Blütezeit: Mai–Juli
Sammelzeit (Kraut): Mai–Juli

Knotige Braunwurz

Rachenblütler
Scrophulariaceae

Scrophularia nodosa L.

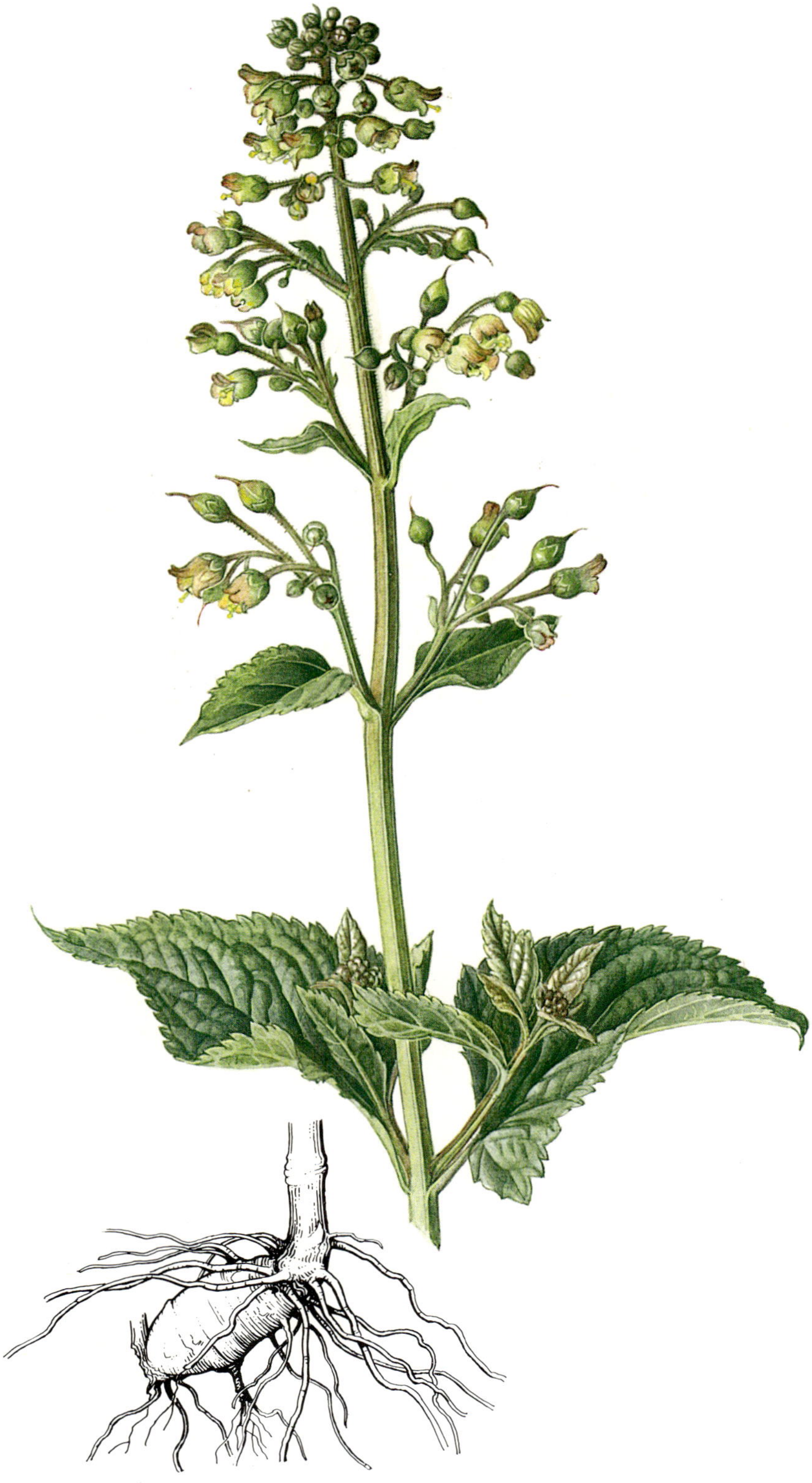

Ein ausdauerndes Kraut mit einem unterirdischen, knotigen Wurzelstock und einem hohen, vierkantigen Stengel. Die Blätter sind gegenständig und gesägt. Der Stengel schließt mit einer Rispe aus kleinen phiolenförmigen, braunroten Blüten ab. Die Früchte sind Kapseln. Diese Braunwurz wächst als Unkraut in den Wiesen- und Weidebeständen und in der Umgebung menschlicher Behausungen. Sie ist eine uralte Heilpflanze, die früher zur Behandlung einer tuberkulösen Erkrankung, u. a. der Lymphendrüsen (z. B. der sogenannten Skrofulose), diente. Hiervon ist auch der wissenschaftliche Gattungsname abgeleitet.
Gesammelt wird der Wurzelstock (Radix scrophulariae) oder der oberirdische Sproß, das Kraut (Herba scrophulariae) oder aber beides zusammen. Das Material wird gesäubert und an einem gut gelüfteten Standort getrocknet. Die Droge enthält das Glykosid Skrofularin, Harz, Saponine, Pektin und organische Säuren. Sie wird zur Heilung von geschwollenen Drüsen, Geschwürerkrankungen und eitrigen Wunden verwendet. Man bereitet einen Aufguß (1 Eßlöffel Droge je Tasse Wasser), läßt ihn 20 Minuten ziehen und trinkt davon 2 bis 3 Tassen täglich. Für Umschläge und Wickel gibt man 3 Eßlöffel je Tasse Wasser. Damit werden geschwollene Drüsen, Geschwüre und Ohrenschmerzen behandelt. Die Bäder aus dieser Droge helfen bei schwer heilenden Wunden und bei Hämorrhoiden. Das Kraut wirkt auch harntreibend und schwach abführend. Vor stärkeren Dosen muß gewarnt werden, denn sie können Harnblutungen zur Folge haben.
Die Knotige Braunwurz ist eine ausgezeichnete Honigpflanze.

Blütezeit: Juli–August
Sammelzeit (Wurzelstöcke):
Mai–September
(Kraut): Mai–September

Dickblattgewächse
Crassulaceae

Scharfer Mauerpfeffer

† *Sedum acre* L.

Ein dickblättriges, ausdauerndes, niedriges Kraut mit einem kriechenden, verzweigten Wurzelstock und aufsteigenden Stengeln. Die Stengel sind entweder unfruchtbar und dicht mit Blättern bewachsen, oder sie sind fruchtbar und dann spärlich belaubt und mit einem endständigen Blütenstand versehen. Die fleischigen Blätter sind keilförmig und schmecken brennend. Die gelben Blüten bilden am Stengelende einen Wickel. Die Früchte sind Bälgchen. Die Federzeichnung vergleicht die Stengelteile der Arten *S. acre* (links) und *S. album.* Der Scharfe Mauerpfeffer wächst auf sonnigen Hängen, auf Felsen und auf Mauern und Ruinen.

Man sammelt das Kraut (Herba sedi acris) und trocknet es bei Temperaturen bis zu 35 °C. Es enthält viel Wasser und Schleim und der Trockenprozeß dauert ziemlich lange. Die Droge enthält Alkaloide, Zukker, Vitamin C und in der Asche Kalziumkarbonat. Man stellt aus ihr Medikamente zur Heilung der Arterienverkalkung und zur Senkung des Blutdrucks her. Ähnliche Wirkung hat auch der Aufguß, den wir aus einem Teelöffel geschnittener Droge je Tasse Wasser bereiten und entsprechend der Volksheilkunde täglich in zwei Dosen trinken. Wir müssen hier jedoch darauf hinweisen, daß **der Mauerpfeffer giftig ist** und stärkere Gaben Kopfschmerzen, Mattigkeit und Erbrechen hervorrufen. Die Droge hat eine verstärkte Hautdurchblutung zur Folge und ist deshalb Bestandteil verschiedener Einreibungen und Salben. Das frisch gestoßene Kraut wird gegen Ekzeme, Pilzerkrankungen der Haut, Geschwüre und Hühneraugen verwendet. Der Anwendungszeitraum muß kurz und vorher ausprobiert sein. Der frische Saft schädigt das Sehvermögen für immer.

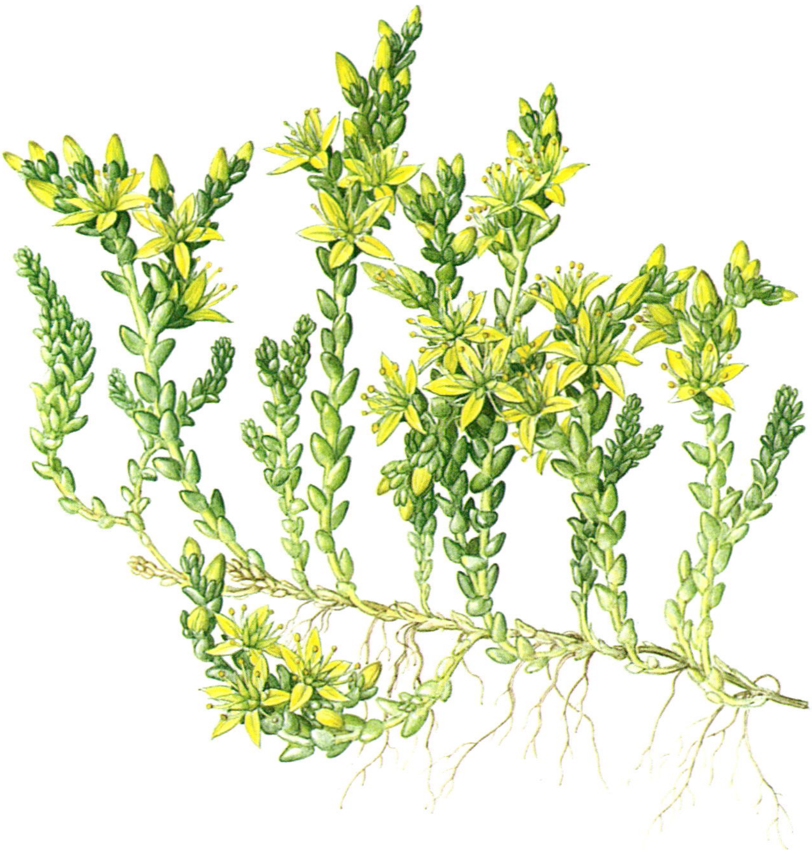

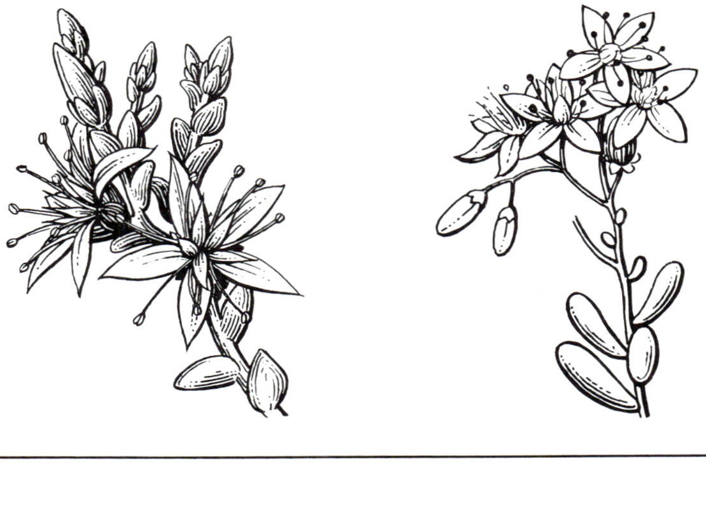

Blütezeit: Juni–Juli
Sammelzeit (Kraut): Juni–Juli

Hauswurz

Dickblattgewächse
Crassulaceae

Sempervivum tectorum L.

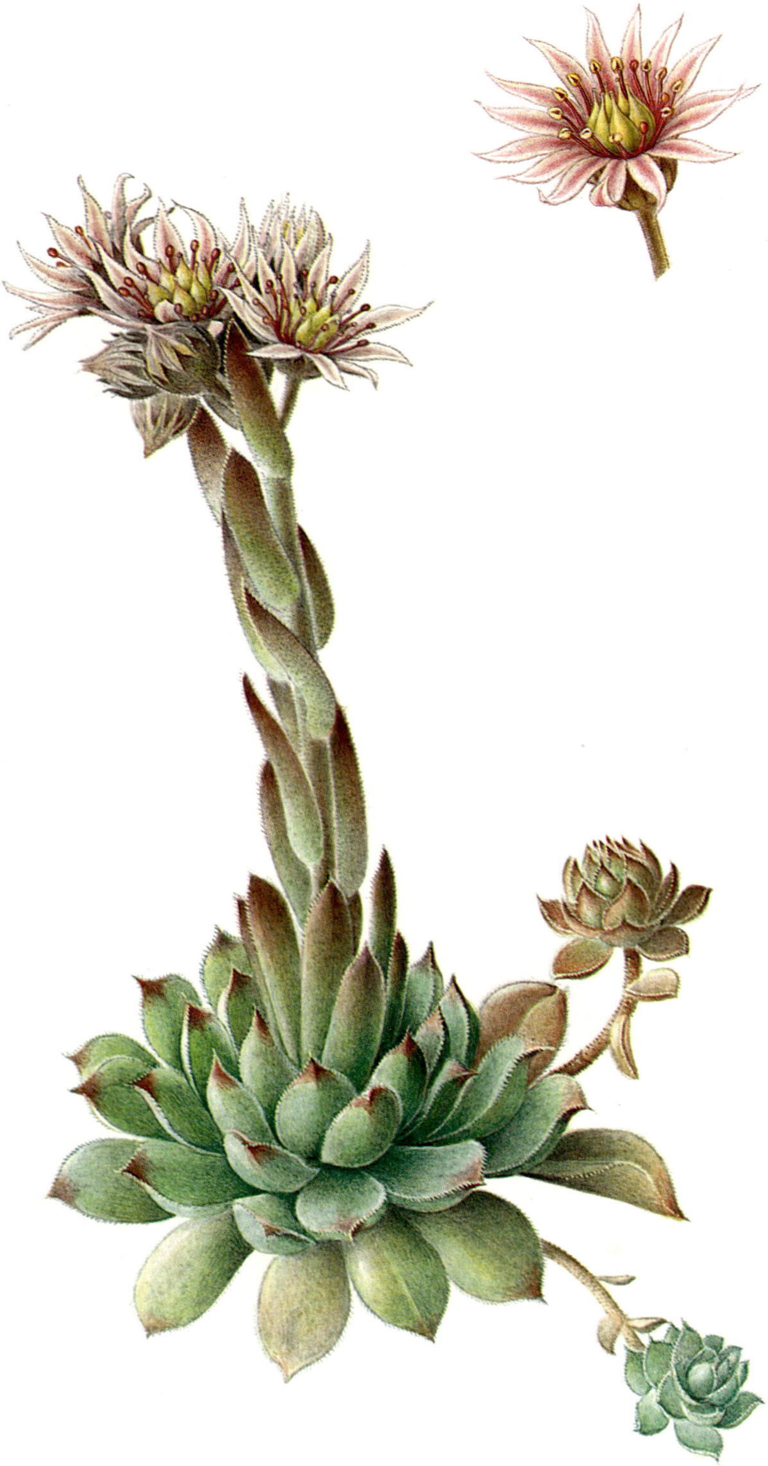

Ein ausdauerndes Kraut mit einer Rosette grundständiger, fleischiger Blätter, das in der Natur und in den Gärten an trockenen Standorten dichte Bestände bildet. Aus den älteren, ausgewachsenen Rosetten entspringt zu Beginn des Sommers ein Stengel, der mit einem Wickel aus einer Menge rosafarbener Blüten abschließt. Nach dem Verblühen stirbt die Rosette ab. Die Pflanze vermehrt sich jedoch überwiegend vegetativ durch das Verwurzeln von Tochterrosetten. Die Hauswurz wächst auf verwitterten Felsen und Schuttplätzen und wird oft in Gärten gepflanzt. Früher zierte sie auch Mauern und Dächer, denn man glaubte, daß sie die Gebäude vor Blitzschlag schützt.
Für Heilzwecke sammelt man die Blätter (Folium sempervivi). Sie werden zur Zeit der Vollblüte bei schönem Wetter manuell gepflückt, auf Hürden ausgelegt und oft gewendet, denn sie trocknen wegen ihrer Dickfleischigkeit nur sehr langsam. Sie enthalten Gerbstoffe, Bitterstoffe, Zucker und Schleim. Die Hauswurz gehört zu den obsoleten, heute wenig verwendeten Drogen. In der Volksheilkunde wurde der Absud gegen starke Durchfälle eingesetzt. Meistens verwendete man aber frische, zerstoßene Blätter oder auch nur den Saft daraus. Dieser Blätterbrei wurde auf Insektenstichschwellungen und juckende und brennende Stellen aufgelegt. Bei Entzündungen der Mundschleimhäute gurgelte man mit dem mit Wasser verdünnten Saft frischer Blätter.
Diese Gattung umfaßt viele abweichende Arten, die durch gegenseitige Kreuzung zahlreiche Zierformen bilden.

Blütezeit: Juli–August
Sammelzeit (Blätter zum Trocknen): Juli–August
(frische Blätter): Mai–September

Korbblütler
Compositae (Asteraceae)

Mariendistel

Silybum marianum (L.) Gaertn.

Ein einjähriges Sommer- oder einjähriges, überwinterndes Kraut mit einem verzweigten Stengel, der mit wechselständigen, ansitzenden, getupften, stechenden Blättern bewachsen ist. An den Spitzen der Stengelzweige befinden sich einzelne, violette Blütenkörbe, die nur aus Röhrenblüten bestehen. Die Früchte sind behaarte Achänen. Die Mariendistel, die ursprünglich im Mittelmeergebiet beheimatet war, wird in Landgärten als Zier- und Heilpflanze ausgesät und verwildert von da aus oft. Die Heilwirkung der Pflanze war schon in der Antike bekannt, und sie wurde gegen Gallen- und Leberleiden verwendet.

Die pharmazeutisch wertvollsten Teile der Pflanze sind die Früchte, die Achänen (Fructus cardui mariane). Die ganzen Blütenkörbe werden, so wie sie ausreifen, nacheinander manuell gepflückt. Man läßt sie nachtrocknen, löst dann die Achänen heraus und säubert sie. Sie enthalten Fett, Eiweiße, ätherische Öle und die wichtigen Flavonoide Silybin und Silymarin. Das meiste Material wird in der pharmazeutischen Industrie zu verschiedenen Präparaten verarbeitet, die in der Hand des Arztes bei der Behandlung von Gallenleiden zur Geltung kommen. Sie werden zur Unterstützung der Bildung und Ausscheidung von Gallensaft und bei verschiedenen Schädigungen zur Erneuerung des Lebergewebes verordnet. In der Volksheilkunde bereitet man durch achtminütiges Kochen von 1 Teelöffel Droge und 1 Tasse Wasser täglich einen Absud, der die Leberfunktion und die Gallensaftbildung unterstützt. Der Absud senkt auch hohe Körpertemperaturen. Ähnliche Wirkung hat auch der Verzehr von zerstoßenen Früchten (als Pulver) oder das zeitweilige Kauen der Achänen.

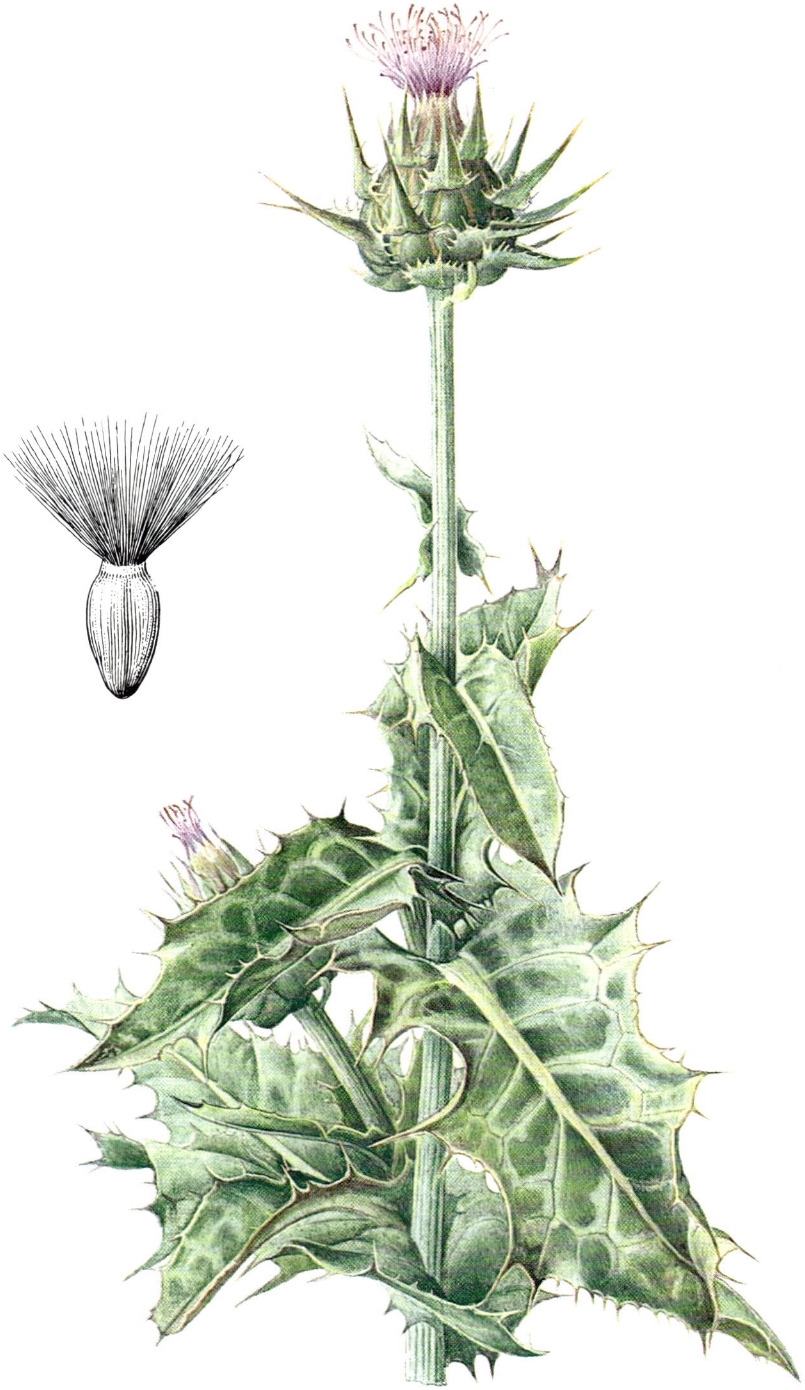

Blütezeit: Juni – August
Sammelzeit (Achänen): August – September

Weißer Senf

Kreuzblütler
Cruciferae (Brassicaceae)

Sinapis alba L.

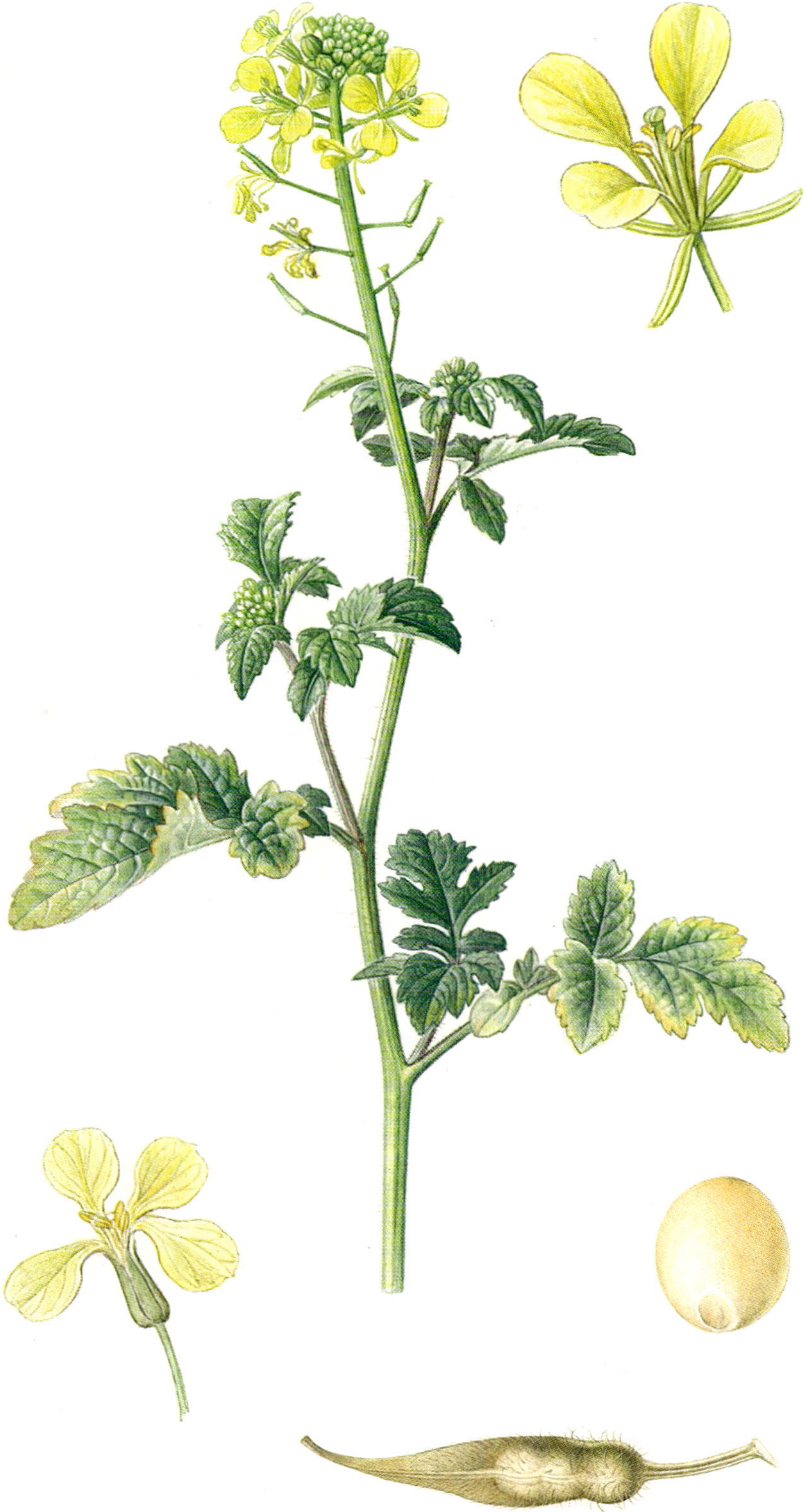

Ein einjähriges Kraut mit einem aufrechten, unverzweigten Stengel, der mit wechselständigen, länglichen leierförmigen, fiederspaltigen Blättern bewachsen ist. Der Stengel schließt mit einer Traube gelber Blüten ab. Die Frucht ist eine Schote, die zur Reifezeit nicht aufspringt. Die Samen sind glatt und gelb. Die ganze Pflanze ist rauh behaart. Der Weiße Senf ist ursprünglich im Mittelmeergebiet beheimatet, heute wird er als wertvolle Futter- und Ölpflanze in Feldkulturen gezüchtet. In der Vergangenheit gehörte der Senf zu den bedeutenden Heil- und diätetischen Pflanzen, er wurde als Gewürz und wirksames Gegengift verwendet.

Für Heilpraxis und die Nahrungsmittelindustrie ist der Same (Semen sinapis albae) von Bedeutung. Die vollkommen ausgereiften Senfbestände werden maschinell geerntet. Die Samen werden gesäubert und zu Ende getrocknet. Sie enthalten fettiges Öl, Schleim und Sinalbin, das sich im feuchten Milieu und beim Vorhandensein des Enzyms Myrosin zu Senföl mit hohem Schwefelgehalt aufspaltet. Senfmehl verwendet man zur Zubereitung von Umschlägen und Pflastern gegen rheumatische Schmerzen. Es reizt die Haut bis zur Rötung. Stärkere Wirkung haben heiße Umschläge aus Senfbrei (bis 40 °C), bei deren Verwendung jedoch die Gefahr von Hautverwundungen besteht.

In der Lebensmittelindustrie werden die ganzen Samen zur Konservierung von Gemüse, die gemahlenen Samen zur Herstellung verschiedener Arten von Tafelsenf verwendet. Links unten ist die ähnliche Blüte von *Raphanus raphanistrum* mit dicht anschmiegendem Kelch zu sehen.

Blütezeit: Juni – Juli
Erntezeit (Samen): Juli – August

Bittersüßer Nachtschatten

† *Solanum dulcamara* L.

Ein Halbstrauch, dessen unteren Teile verholzt und dessen rankende Stengel mit lanzettlichen Blättern bewachsen sind. Aus den Blattachseln entspringt ein trugdoldiger Blütenstand mit violetten Blüten. Die Früchte sind rote, ovale Beeren. Diese Art wächst im Buschwerk und an Mauern und als Uferpflanze im Schilfgürtel der Gewässer. Sie gilt von alters her als eine bedeutende Heilpflanze, die gegen Fieber, Lungenentzündung, Gelbsucht und Geschlechtskrankheiten hilft.

Für Heilzwecke werden die Spitzen der krautigen Triebe, die Zweige, gesammelt (Stipites seu caules dulcamarae). Sie werden in Stücke zerschnitten, stärkere Teile werden halbiert, und dann bei Temperaturen bis zu 40 °C getrocknet. **Der Bittersüße Nachtschatten ist giftig.** Die Droge enthält glykosidisch neutrale Saponine, steroide Glukoalkaloide u.a. Beide Gruppen weisen antimikrobielle Wirkungen auf. Der Absud der Droge unterstützt den Stoffwechsel im Körper und trägt so zu einer größeren körperlichen und geistigen Frische bei. Er wird auch bei chronischen Entzündungen (Bronchitiden) der Bronchien eingesetzt. Mit Bädern und Umschlägen, die aus der Droge bereitet werden, heilt man Hautausschläge und Ekzeme. In der neuesten Zeit werden die Wirkstoffe des Nachtschattens intensiv untersucht. Aus ihnen können auf halbsynthetischem Weg leicht Stoffe mit Hormoncharakter gewonnen werden (Kortikoide, männliche Hormone).

Das in der Natur zahlreich verbreitete Unkraut, der Schwarze Nachtschatten *(S. nigrum),* hat schwarze Beeren und wird nicht gesammelt.

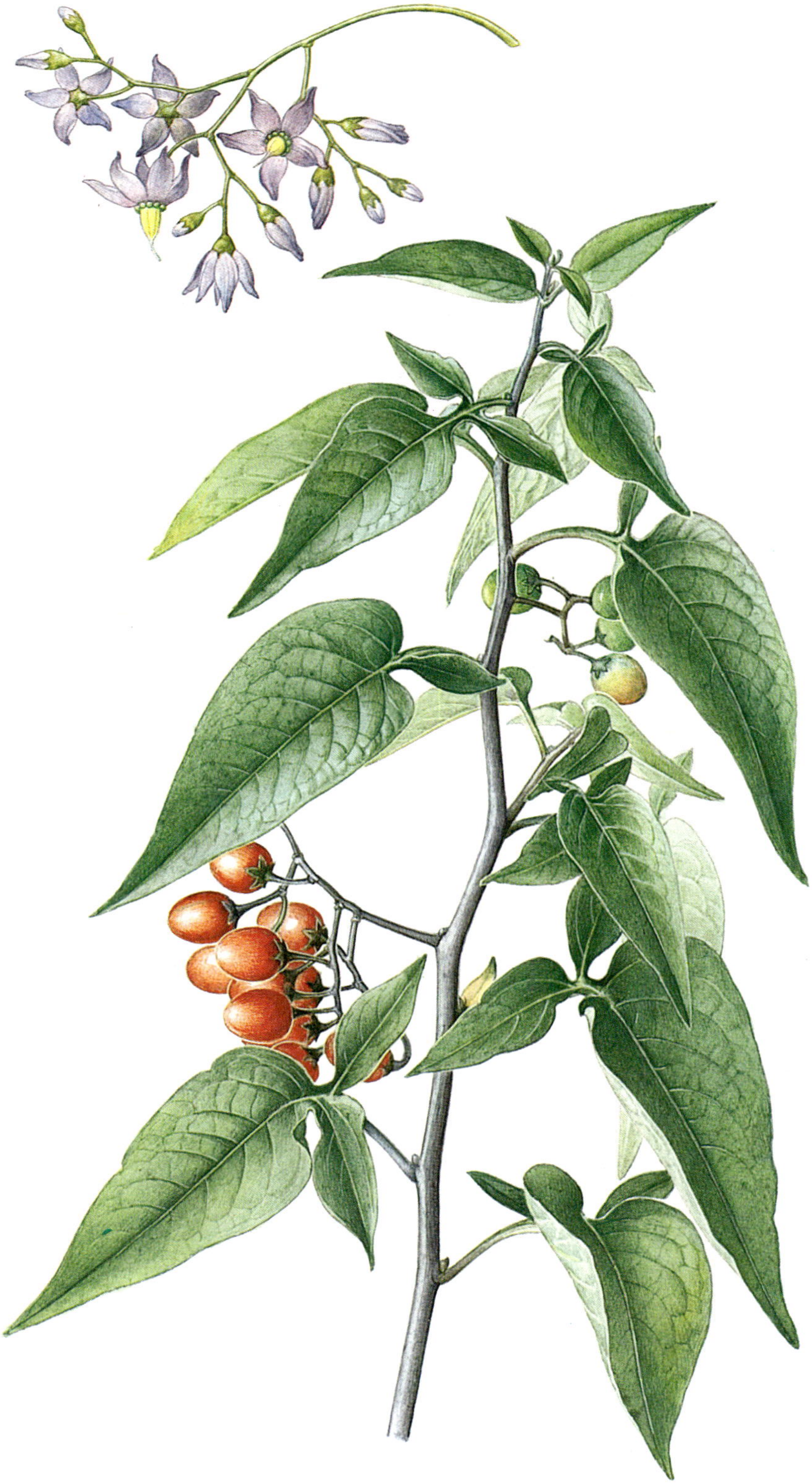

Blütezeit: Juni – August
Sammelzeit (Zweige): März – April
Oktober

Echte Goldrute

Körbblütler
Compositae (Asteraceae)

Solidago virgaurea L.

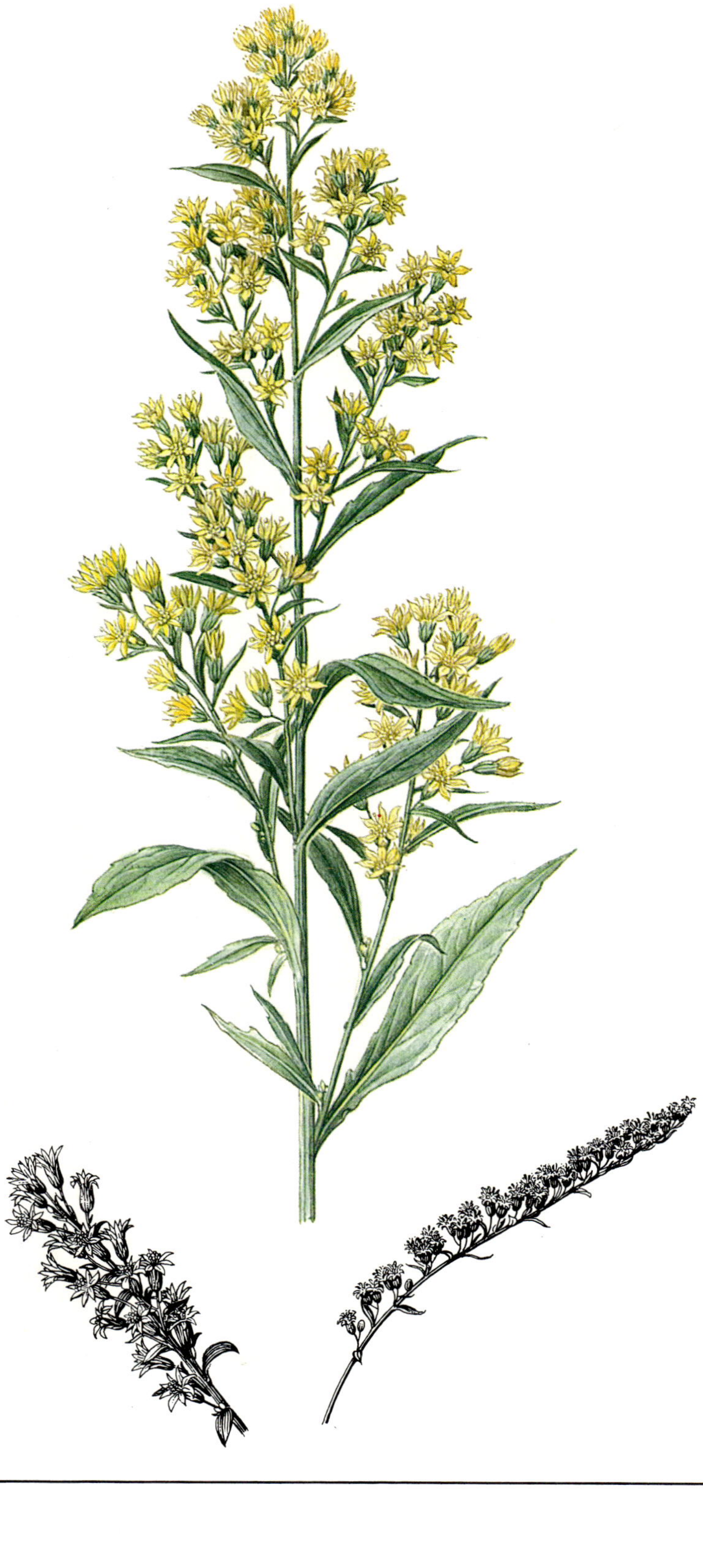

Ein ausdauerndes Kraut mit einem aufrechten, verzweigten Stengel, der mit wechselständigen, lanzettlichen Blättern bewachsen ist. Der untere Teil des Stengels ist oft violettlich gefärbt. Die gelben Korbblüten bilden an der Stengelspitze traubige Blütenstände. Die Frucht ist eine behaarte Achäne. Die Echte Goldrute ist in Europa, Asien und Nordamerika verbreitet und wächst im Unterholz der Wälder, auf trockenen Hängen und Felsen, von den Niederungen bis in die Berge. Man sammelt den oberirdischen Sproß, das Kraut (Herba virgaureae). Das geschieht zur Zeit der Vollblüte der Pflanze und bei schönem Wetter. Die oberen Teile der Stengel werden manuell geschnitten, auf Hürden oder in Bündeln im Luftzug so getrocknet, so daß die Droge ihre ursprüngliche Farbe und ihren Geruch nicht verliert. In Trockenanlagen soll die Temperatur 40 °C nicht übersteigen. Wichtige Wirkstoffe sind Gerbstoffe, Saponine, Bitterstoffe, ätherische Öle und organischer Farbstoff. Die Droge gehört zu den bedeutenden harntreibenden Mitteln, heilt gleichzeitig auch entzündliche Prozesse der Harnorgane und mildert Schmerzanfälle. Sie wird bei Nierenkrankheiten, zur Verbesserung der Nierenfunktion und der Tätigkeit der Vorsteherdrüse verwendet. Man bereitet einen Aufguß aus ein bis zwei Löffeln Droge je Tasse Wasser und verteilt die Gaben über den ganzen Tag. Äußerlich wird die Droge zur Heilung von Unterschenkelgeschwüren und eitrigen Wunden eingesetzt.

Die Kanadische Goldrute *(S. canadensis* – Blütenstand unten rechts) hat ebenfalls Heilwirkung, wird aber nicht gesammelt.

Blütezeit: August–Oktober
Sammelzeit (Kraut): August–September

Schmetterlingsblütler
Leguminosae (Fabaceae)

Japanischer Schnurbaum

Sophora japonica L.

Ein hoher Baum mit einer dichten, runden Krone. Die jungen Äste sind grün, später grau. Die Blätter sind frischgrün und unpaarig gefiedert. Die gelblichweißen Blüten wachsen an den neuen Trieben in endständigen Rispen angeordnet. Die Frucht ist eine eingeschnürte Hülse mit drei bis vier Samen. Der Schnurbaum stammt aus Ostasien, er gedeiht im europäischen Klima sehr gut und wird in Parks und Alleen als Ziergehölz gepflanzt. Bekannt sind die überhängenden Zierformen und die Formen mit violetten Blüten. Der Baum erblüht erst im Spätsommer reich, trägt aber unter den europäischen Bedingungen keine Früchte.
Für Heilzwecke sammelt man vor allem die Blütenknospen (Flos sophorae), manchmal auch die Blätter und die Rinde (Folium-, Cortex sophorae). Die Knospen werden manuell als ganze Rispe abgeschnitten. Man läßt sie welken und pflückt sie dann einzeln. Das Material wird zwei Stunden lang auf Hürden bei 100 °C gedörrt und dann an der Luft nachgetrocknet. Die Droge schmeckt bitter. Von den Wirkstoffen ist Rutin (bis 20 %) am wichtigsten, es erhöht die Durchlässigkeit der Kapillaren. Seine Wirkung wird durch die Zugabe von Vitamin C erhöht. Der größte Teil der Droge wird in der pharmazeutischen Industrie zu Medikamenten verarbeitet, die bei der Heilung des Blutkreislaufs, bei Nervenerkrankungen und Entzündungen verschrieben werden. Der Drogenverbrauch ist hoch. Die Dosierung wird vom Arzt entsprechend dem Krankheitscharakter bestimmt.

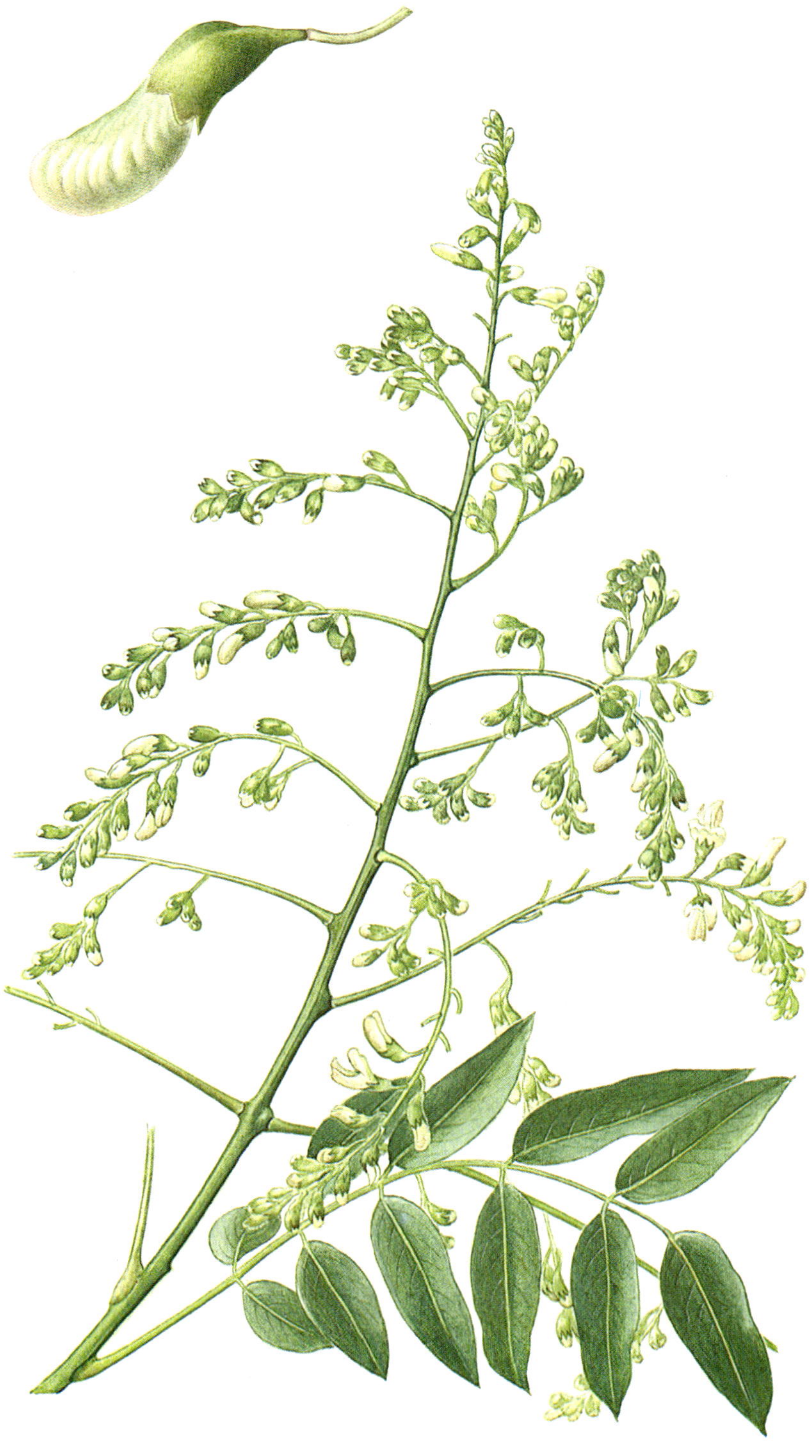

Blütezeit: Juli–August
Sammelzeit (Knospen): Juli

Eberesche, Vogelbeere

Rosengewächse
Rosaceae

Sorbus aucuparia L.

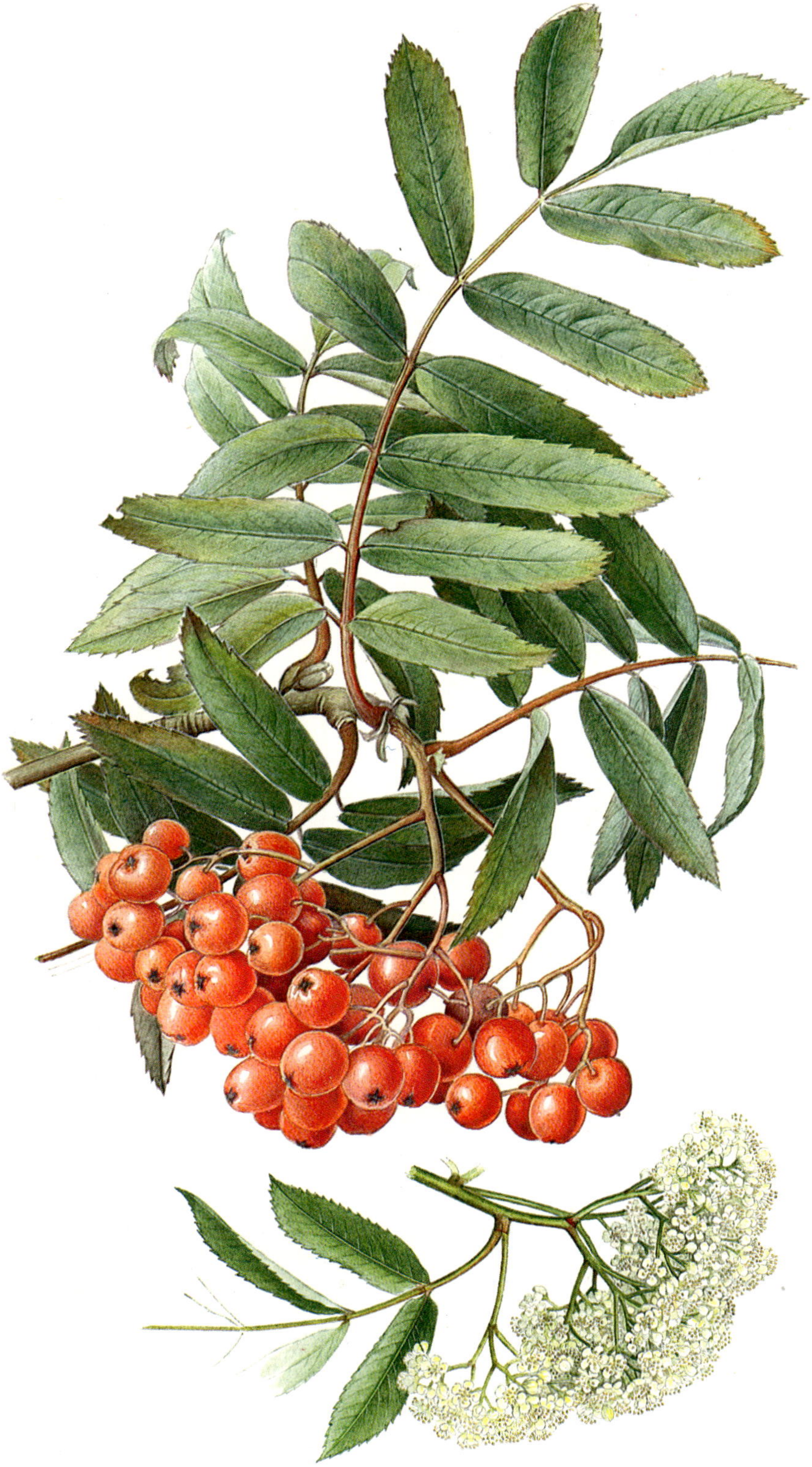

Ein Baum oder Strauch mit filzigen, später glatten, braunen Ästen. Die unpaarig gefiederten Blätter wachsen wechselständig an den Zweigen. Die kleinen weißen Blüten sind zu endständigen Doldentrauben zusammengefaßt. Die Früchte sind rote Apfelfrüchte. Die Eberesche wächst in Europa und Asien in lichten Wäldern, Hainen und auf Geröllflächen bis in die Berglagen. Sie wird oft in Alleen angepflanzt. In der Vergangenheit verwendete man die Früchte, die Vogelbeeren, als Abführmittel und zur Herstellung von Essig und Spirituosen.

Die Früchte (Fructus sorbi) werden zur Zeit der vollen Reife bei sonnigem Wetter gepflückt und dann langsam im Schatten getrocknet. Das endgültige Dörren geschieht im Sonnenschein oder besser in Anlagen bei Temperaturen bis zu 50 °C. Die Droge schmeckt sauer und zusammenziehend. Sie enthält sehr viel organische Säuren, Gerbstoffe, Zucker, Pektin und genügend Vitamine. Sie wird als lindes Abführ-, harntreibendes und im ganzen stärkendes Mittel angewendet. Man bereitet aus 3 Teelöffeln getrockneter Früchte und 1 Tasse Wasser einen Aufguß, von dem drei- bis viermal täglich ein Löffel eingenommen wird. Ausgezeichnete Wirkung hat auch der kalte, mit Wasser und der trockenen Droge bereitete Auszug (nach 8 bis 10 Stunden einzunehmen). Die Vogelbeeren sind der Rohstoff für die Herstellung von Sorbit, einem Nährmittel für Diabetiker.

In den Haushalten werden die Vogelbeeren, vor allem die süßen Früchte der veredelten Ebereschen, zur Herstellung von Kompotten, Wein und Likören verwendet. Vor dem übermäßigen Genuß der Früchte auf einmal muß gewarnt werden.

Blütezeit: Mai–Juni
Sammelzeit (Früchte):
Oktober–November

Lippenblütler
Labiatae (Lamiaceae)

Heilziest

Stachys officinalis (L.) Trev. (Syn.: *Betonica officinalis* L.)

Ein ausdauerndes Kraut mit einem aufrechten, unverzweigten und kantigen Stengel, der mit gegenständigen, gestielten und ovalen Blättern bewachsen ist. Die Blätter der grundständigen Rosette sind lanzettlich. Der Stengel schließt mit einem ährenartigen Blütenstand aus violetten Blüten ab. Die Früchte sind Hartfrüchte (rechts unten). Die ganze Pflanze ist rauh behaart. Ihr Ursprung liegt in West- und Südeuropa. Sie wächst auf Waldwiesen, Lichtungen und Weiden von den Niederungen bis in die Berge. Früher kam die Wurzel in alten Heilpraktiken als Brechmittel zur Geltung.
In der Gegenwart wird der Heilziest nur selten zu Heilzwecken verwendet. Man sammelt den oberirdischen Sproß, das Kraut (Herba betonicae), einschließlich der grundständigen Blätter. Das Material wird auf Hürden im Schatten und an gut durchlüfteten Stellen oder in Anlagen bei Temperaturen bis zu 40 °C getrocknet. Die Droge riecht würzig und schmeckt bitter. Sie enthält Gerbstoffe, Bitterstoffe, ätherische Öle und Alkaloide. Man verwendet sie zur Heilung von Krankheiten der Atemwege und wegen ihrer beruhigenden Wirkung auch gegen Asthma. Die desinfektiöse und zusammenziehende Wirkung der Droge kommt bei der Behandlung von Durchfällen und Entzündungen der Harnblase zur Geltung. Man bereitet einen Aufguß oder verwendet die Droge als Pulver. Die Tagesdosis beträgt dabei ein bis zwei Gramm, die auf drei Gaben verteilt wird. Der Tee wirkt, vor allem wenn er mit anderen Kräutern vermischt wird, anregend. Er hilft auch bei Schmerzen, die von Nervenleiden verursacht werden. Die frischen Blätter des Heilziest (eventuell auch gebrühte) werden auf Verletzungen und Schwellungen aufgelegt.

Blütezeit: Juni–September
Sammelzeit (Kraut): Juni–August

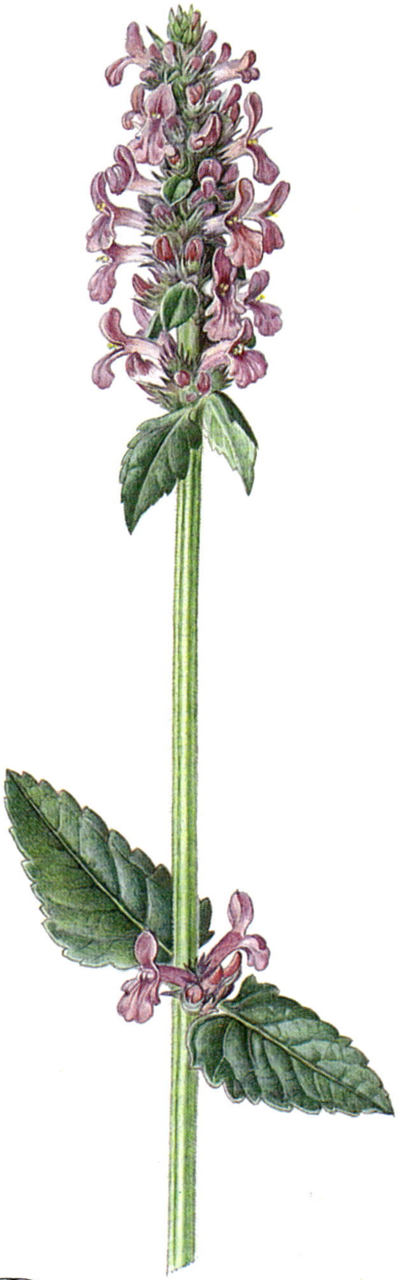

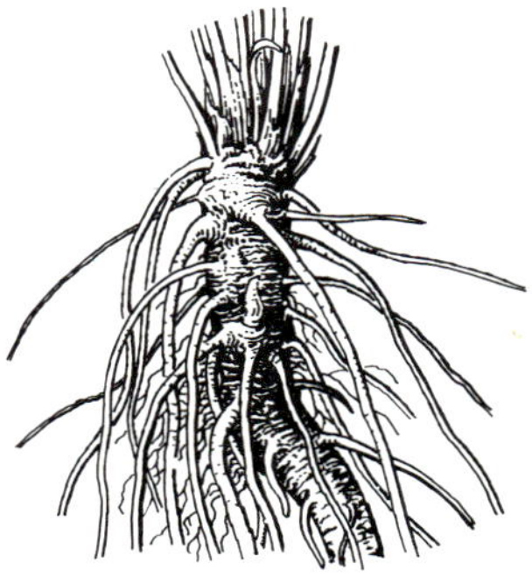

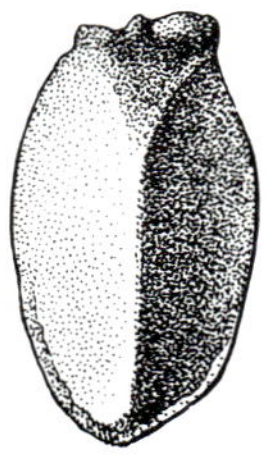

Gemeiner Beinwell

Rauhblattgewächse
Boraginaceae

Symphytum officinale L.

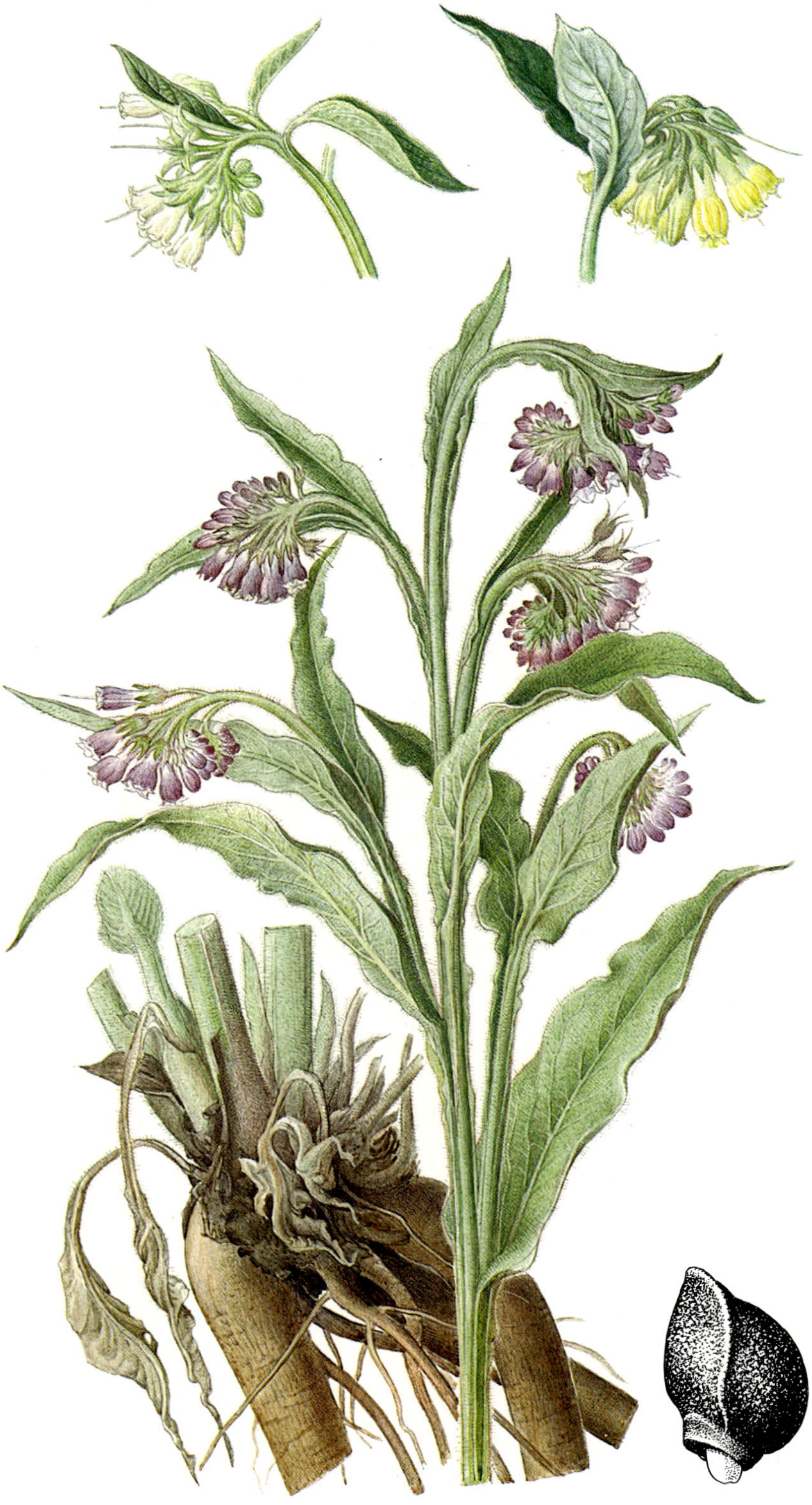

Ein ausdauerndes Kraut mit einer rübenförmigen, schwarzen Wurzel, einem vierkantigen Stengel und wechselständigen, rauhen lanzettlichen Blättern. In den Blattachseln am Ende des Stengels wachsen Wickel blauvioletter, seltener auch weißer Blüten. Die Früchte sind Hartfrüchte (unten). Die ganze Pflanze ist rauh behaart. Sie wächst in der Natur in Grasgesellschaften, auf schweren Böden und an feuchten Standorten. Der Beinwell wird auch als Schweinefutter gezüchtet. Er wurde für Heilzwecke von alters her verwendet und vor allem bei der Behandlung von Prellungen und Knochenbrüchen eingesetzt.

Gesammelt wird die Wurzel (Radix symphyti), sie wird gewaschen, von Grünteilen befreit, die stärkeren Stücke werden aufgeschnitten und in der Sonne oder in einer Darranlage bei Temperaturen bis zu 45 °C getrocknet. Die Droge enthält Gerbstoffe, Schleimstoffe, Stärke und Alkaloide. Sie wird meistens äußerlich zu Umschlägen, Pflastern, Salben und Absuden verwendet. Diese Heilmittel dienen zur Heilung von Schwellungen, als Gurgelmittel zur Linderung von Zahnschmerzen und Parodontose. Die Bäder mit dem Drogenzusatz richtet man gegen rheumatische Schmerzen, Krampfadern, Geschwürerkrankungen und Ekzeme an. Innerlich wird die Droge als Tee oder Pulver bei chronischen Entzündungen der Atemwege, bei der Heilung von Magengeschwüren, Tuberkulose und gegen Durchfälle eingesetzt. Die frischen, geriebenen Wurzeln oder die zerstoßenen Blätter werden für Gelenkpackungen verwendet. Detailzeichnung oben rechts zeigt den Blütenstand von *S. tuberosum.*

Blütezeit: Mai–September
Sammelzeit (Wurzeln):
September–November
März

Korbblütler
Compositae (Asteraceae)

Gemeine Kuhblume, Löwenzahn

Taraxacum officinale Web. in Wiggers (Syn.: *Leontodon taraxacum* L.)

Ein ausdauerndes Kraut mit einer Pfahlwurzel und einer grundständigen Blattrosette, aus der im zeitigen Frühjahr hohle Schäfte hervorwachsen, die mit Körben gelber Zungenblüten abschließen. Nach dem Abblühen verwandelt sich der Blütenstand in einen kugligen Fruchtstand aus behaarten Achänen (links oben). Die ganze Pflanze ist mit Milchdrüsen durchsetzt, die einen weißen, ungiftigen Saft enthalten. Die Kuhblume wird seit Menschengedenken zur Behandlung von Augenleiden verwendet, wovon auch der Gattungsname „taraxis" = Augenentzündung zeugt.

Gesammelt werden die Wurzeln, das Kraut, die Blätter und die Blüten (Radix-, Herba-, Folium-, Flos taraxaci). Die Wurzeln werden gründlich gewaschen, längs aufgeschnitten und bei Temperaturen bis zu 50 °C getrocknet. Das Kraut wird vor dem Erblühen der Pflanze gesammelt und manchmal mit der Wurzel ausgegraben. Die Blätter und Blüten sind Bestandteile von Frühlingsheilkuren. Die Drogen, vor allem die Wurzeln, enthalten Bitterstoffe, Glykosid, Sterole, Aminosäuren, Gerbstoffe, bis zu 25 % Inulin und Kautschuk. Die Wurzel und das Kraut werden als Stomachikum und Amarum verwendet. Sie erhöhen die Magensekretion und wirken gallentreibend. Die jungen, frischen Blätter werden wegen ihres hohen Gehalts an Vitamin C wie Salat zubereitet. Mit Zucker gekocht, werden sie wie Honig gegen Husten eingesetzt, können diesen jedoch nicht ersetzen; echter Honig ist für die Heilpraxis von viel größerer Bedeutung.

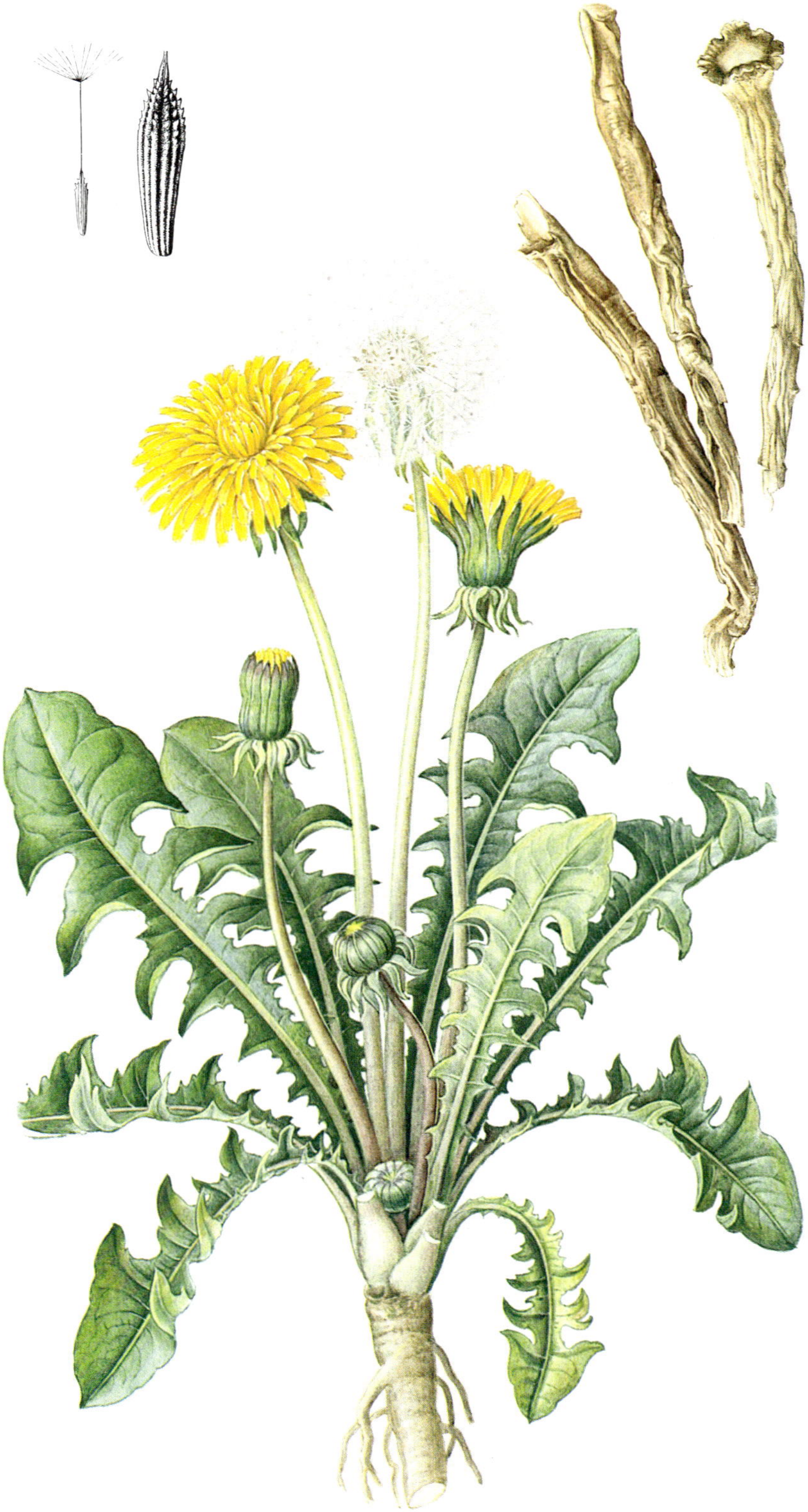

Blütezeit: April–Oktober
Sammelzeit (Wurzeln): März
September–Oktober
(Kraut): März–April
(Blätter): Mai–September
(Blüten): April–Mai

Eibe

Eibengewächs
Taxacea

† *Taxus baccata* L.

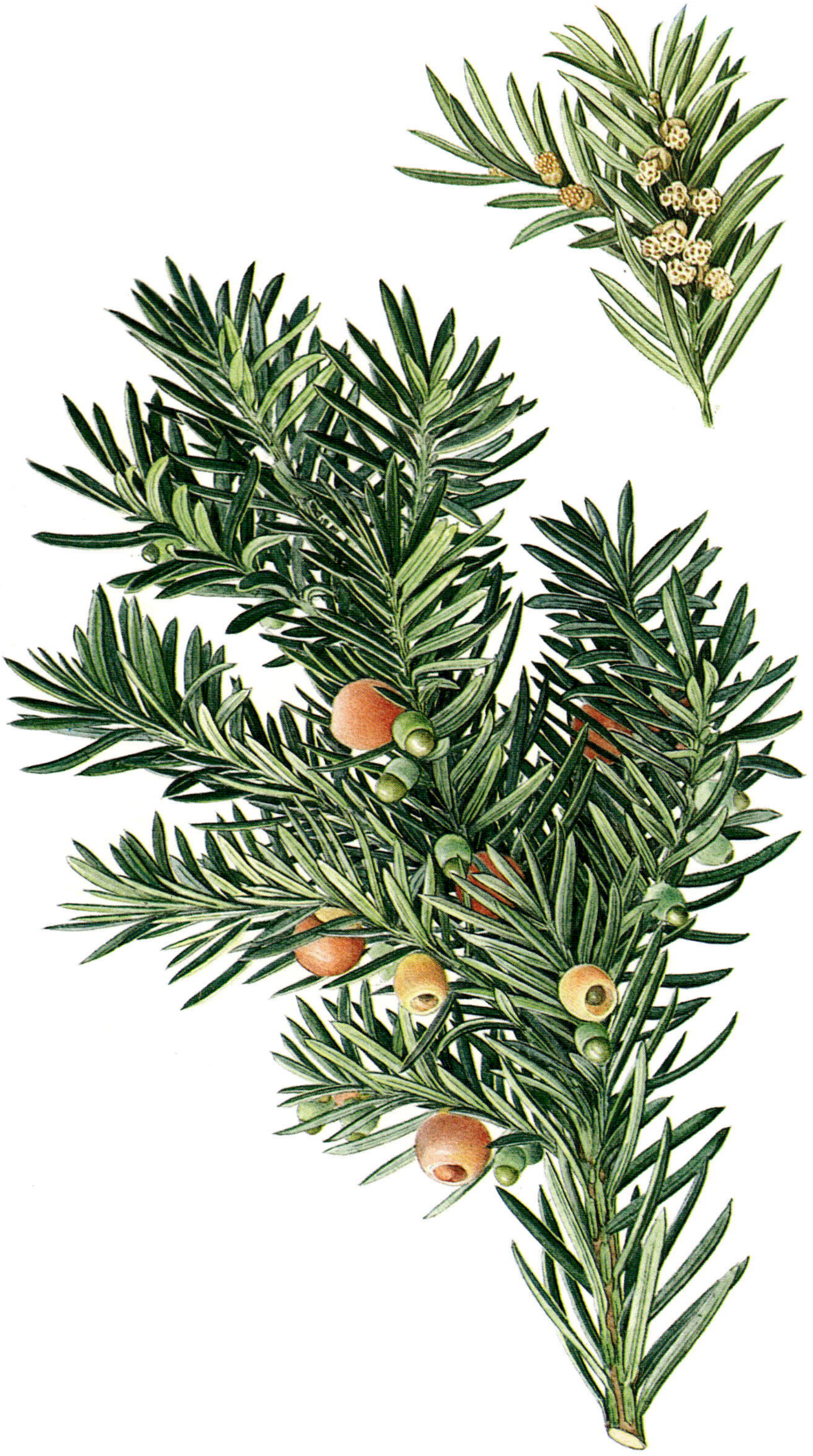

Ein immergrüner Strauch oder Baum mi rotbrauner Rinde, dessen Äste dicht mit dunkelgrünen Blättern, mit Nadeln, bewachsen sind. Diese Nadeln verbleiben 6 bis 8 Jahre an den Ästen. Die Eibe ist eine zweihäusige Pflanze. Der Pollen bildet sich in kugelförmigen Zapfen, die Stempelblüten wachsen einzeln auf Kurzzweigen. Der reife Samen ist von einem roten, fleischigen Bälgchen umschlossen. Die Eibe ist ein Gehölz, das in Europa, Asien und Afrika häufig wächst Sie ist heute in vielen Ländern gesetzlich geschützt und wird in mehreren Kulturformen als wertvolles Ziergehölz in Park und Gärten angepflanzt. Sie sollte jedoch nicht in der Nähe von Schulen und Spielplätzen ausgesetzt werden, denn **die ganz Pflanze ist, außer den roten Bälgchen, stark giftig.**

Für Heilzwecke sammelt man, äußerst sporadisch, das Nadelwerk (Folium taxi) junger, einjähriger Triebe. Sie enthalten das giftige Alkaloid Taxin, weiterhin Gly koside, Bitterstoffe, Harze und Vitamin C. Die Droge wird frisch konsumiert und wurde früher gegen Schlangenbiß und Tollwut verwendet. In der Gegenwart dient sie nur ausnahmsweise zur Stärkun der Herztätigkeit, der Erhöhung des Blutdrucks und zur Anregung der Darmfunktion. Da die Eibe aber äußerst giftig ist, nimmt man von ihrer pharmazeutischen Verwendung Abstand. Die Giftstoffe werden nämlich sehr schnell, innerhalb einiger Minuten, vom Körper aufgenommen.

Das Holz der Bäume ist sehr widerstands fähig und harzlos. Es wird zur Herstellun von Handwerkzeug und Waffen verwendet. Die Eibe ist eine gute pollen- und honigliefernde Pflanze.

Blütezeit: März–April
Sammelzeit (Blätter): Juni

Lippenblütler
Labiatae (Lamiaceae)

Edel-Gamander

Teucrium chamaedrys L.

Ein Halbstrauch mit unterirdischen, verholzten Ausläufern, aus denen die krautigen Stengel in Büscheln hervorwachsen. Die Stengel sind mit gegenständigen, gezähnten Blättern besetzt. In den Blattachseln der oberen Stengelabschnitte wachsen schüttere, unpaarige Quirle rotvioletter Blüten. Violett gefärbt sind auch die Kelche. Die Früchte sind Steinfrüchte. Die ganze Pflanze ist behaart und duftet angenehm. Sie stammt aus Süd- und Mitteleuropa und wächst auf sonnigen Hängen und Felsen, vor allem auf kalkigen Unterlagen. Die Heileigenschaften des Gamanders waren schon im Altertum bekannt, wo er als Zauberpflanze galt. Das Pulver, das man aus der Pflanze bereitete, wurde gegen Schnupfen wie Schnupftabak verwendet.
Gesammelt wird der oberirdische Sproß, das Kraut (Herba teucrii chamaedrys). Das geschieht in der Zeit der Vollblüte bei sonnigem Wetter. Das Material wird dann im Schatten an einem gut durchlüfteten Standort oder in einer Darranlage bei Temperaturen bis zu 40 °C getrocknet. Die Droge enthält ätherisches Öl, Bitterstoffe und Gerbstoffe. Diese Stoffe wirken zusammenziehend und beeinflussen die Magentätigkeit günstig. Zur Appetitanregung, zur Verbesserung der Magentätigkeit und gegen Durchfälle bereitet man aus 2 Löffeln geschnittener Droge je Liter Wasser einen Aufguß und trinkt diesen stets vor dem Essen. Äußerlich wird die Droge für Bäder und Umschläge für schlecht heilende Wunden und gegen Hämorrhoiden verwendet.
Die verwandte Art, der Bittere Gamander *(T. amarum)* weist ähnliche Eigenschaften auf. Man bereitet aus der Kräuterdroge einen Tee, der nachweisbar galletreibend und krampflösend wirkt.

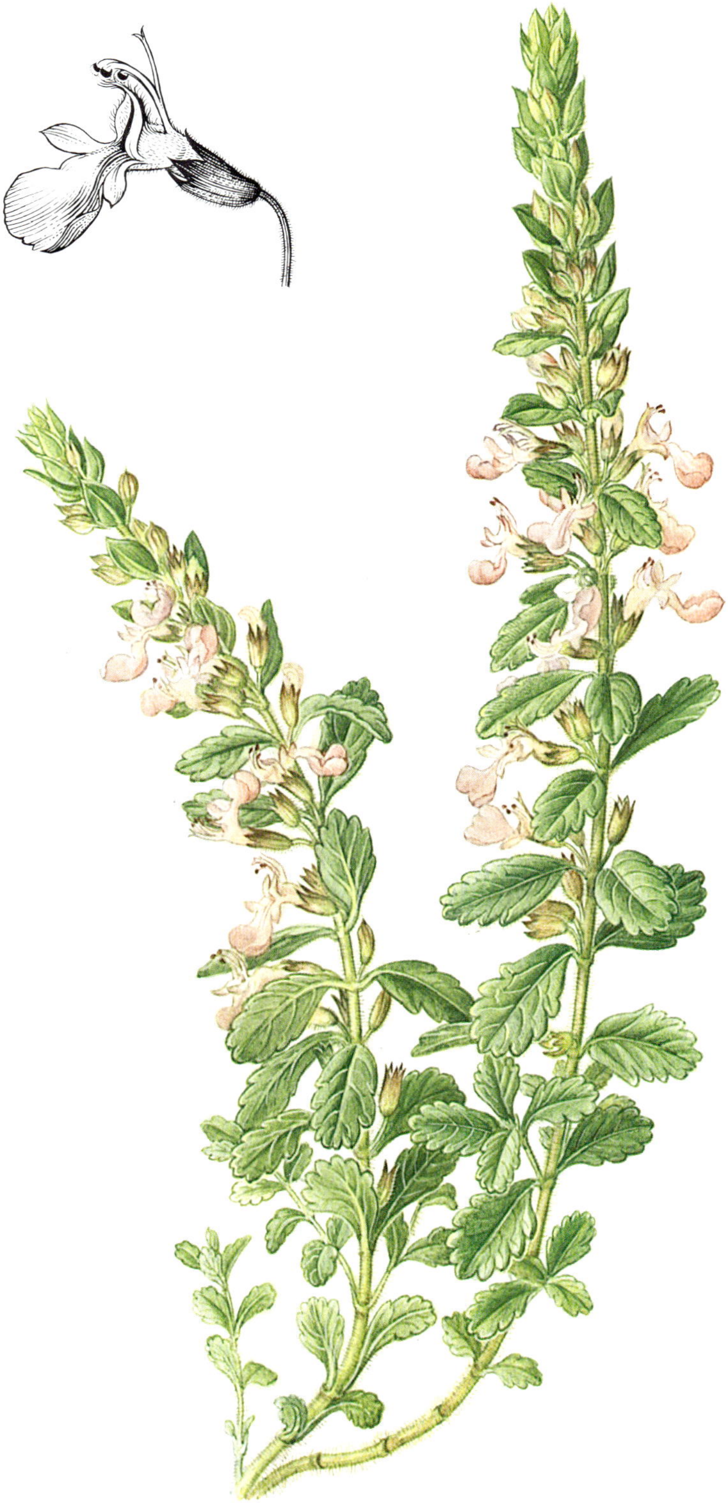

Blütezeit: Juli – August
Sammelzeit (Kraut): Juli – August

Feldthymian

Thymus serpyllum L.

Lippenblütler
Labiatae (Lamiaceae)

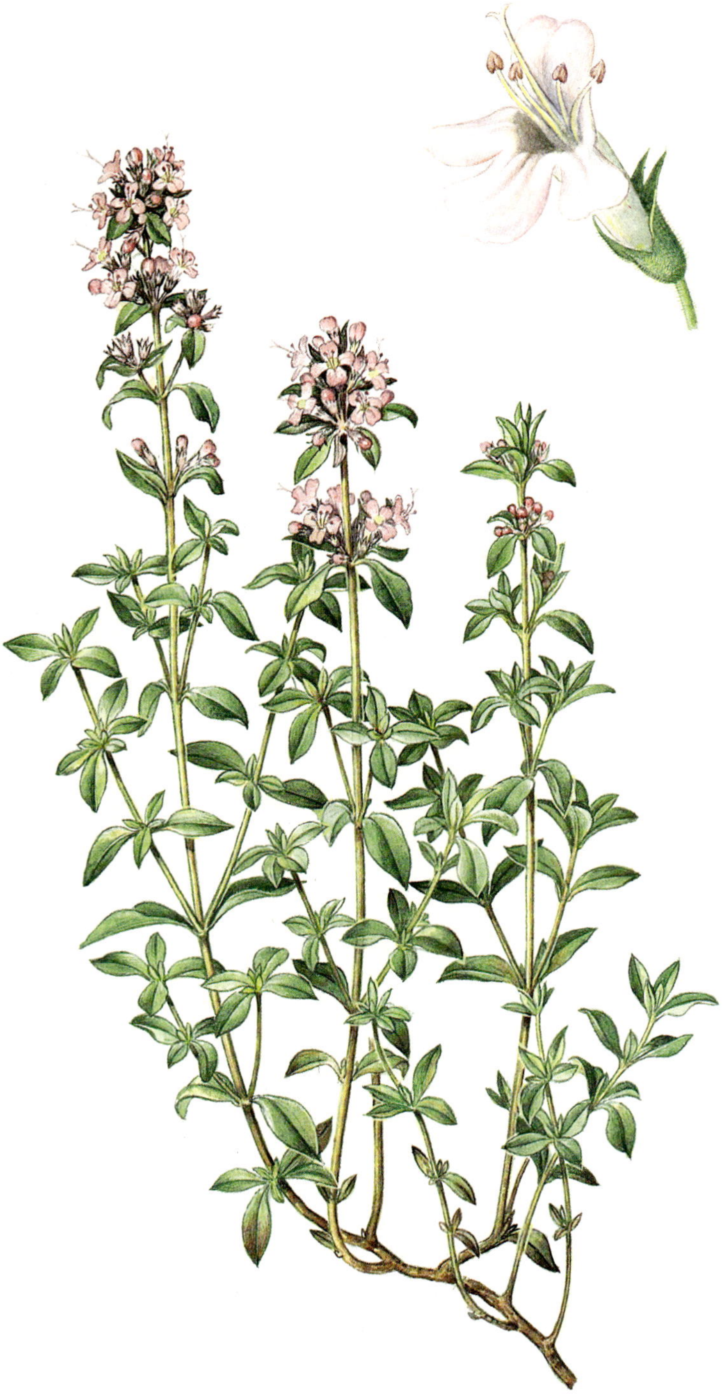

Ein ausdauerndes Kraut mit einem niedrigen, kriechenden Stengel, der mit gegenständigen, linealischen Blättern bewachsen ist. Die Stengel schließen mit unpaarig quirligen, violetten Blüten ab. Die Früchte sind Hartfrüchte. Die ganze Pflanze riecht angenehm. Der Feldthymian wächst in Europa und Asien auf sonnigen Hängen, auf Wiesen und in Gräben.
Seit Menschengedenken wird das Kraut des Feldthymians (Herba serpylli) als Heilmittel gesammelt und benutzt. Zur Zeit der Vollblüte, bei schönem und sonnigem Wetter schneidet oder pflückt man die oberen, kräutigen Teile der Pflanze und trocknet sie im Schatten bei Temperaturen bis zu 35 °C. Die Droge wird in geschlossenen Behältern und isoliert von anderen Kräutern aufbewahrt. Sie enthält bis 0,6 % ätherisches Öl mit Thymol und Karvakrol, Bitter- und Gerbstoffe und Mineralien. Thymol ist ein starkes Antiseptikum, es ist besser als Phenol, verklebt die Haut nicht und wirkt als Desodorans (geruchsbeseitigend). Es wird bei der Herstellung von Zahncremes und Pulvern verwendet. Der Drogenextrakt wird den Tropfen gegen Keuchhusten, Katarrhe der oberen Atemwege und Magen- und Darmbeschwerden zugefügt. Aus Feldthymian bereitet man auch Bäder, die die Nerven stärken und helfen eitrige und übel riechende Wunden zu heilen. Durch die Destillation des frischen Krauts erhält man ein ätherisches Öl, das ebenfalls bei der Heilung von Bronchialkatarrhen, Grippe und Husten zur Geltung kommt und zur Zubereitung von Einreibemitteln dient.

Blütezeit: Mai–September
Sammelzeit (Kraut): Juni–August
SCHUTZWÜRDIG

Lippenblütler
Labiatae (Lamiaceae)

Gartenthymian

Thymus vulgaris L.

Ein niedriger Halbstrauch, der reich verzweigt ist und krautige Stengel mit gegenständigen, linealischen Blättern aufweist. In den Blattachseln der oberen Stengelabschnitte bilden sich unpaarige Quirle kleiner, weißer Blüten. Die Früchte sind Hartfrüchte. Die ganze Pflanze duftet aromatisch. Sie stammt aus dem Mittelmeergebiet und wird gegenwärtig in Garten- und Feldkulturen als Heil- und Gewürzpflanze gezüchtet.
Für Heilzwecke wird der oberirdische Sproß, das Kraut (Herba thymi) gesammelt. Man schneidet zu Beginn der Blütezeit manuell die oberen, jungen Triebe, einschließlich der endständigen Blütenstände. Die Ernte wird noch im Sommer wiederholt. Man trocknet das Material in einer dünnen Schicht im Schatten oder in einer Anlage bei Temperaturen bis zu 35 °C. Die Droge enthält ätherisches Öl mit den Hauptkomponenten Thymol und Karvakrol, Gerbstoffe, Bitterstoffe, Saponine und Phytonzide. Man bereitet aus einem Teelöffel Droge je Tasse Wasser (3 mal täglich) einen Aufguß und verwendet diesen als schleim- und hustenlösendes Mittel. Er wirkt gleichzeitig mildernd und stillt Krampfanfälle und kommt auch als Desodorans zur Beseitigung von Gerüchen zur Geltung. Die Droge wird als Zusatzmedikament Gurgelmitteln beigefügt, die bei Abmagerungskuren zur Anwendung kommen. Aus dem frischen Kraut stellt man Thymianöl her, das in der Zahnmedizin und Kosmetik häufig bei der Herstellung von Zahnpasten und Mundwassern verwendet wird.
Thymian ist als Gewürz zur Zubereitung von Saucen, Räucherwaren und Fisch sehr beliebt und verleiht dem französischen „Benediktinerlikör" typischen Geschmack und Duft.

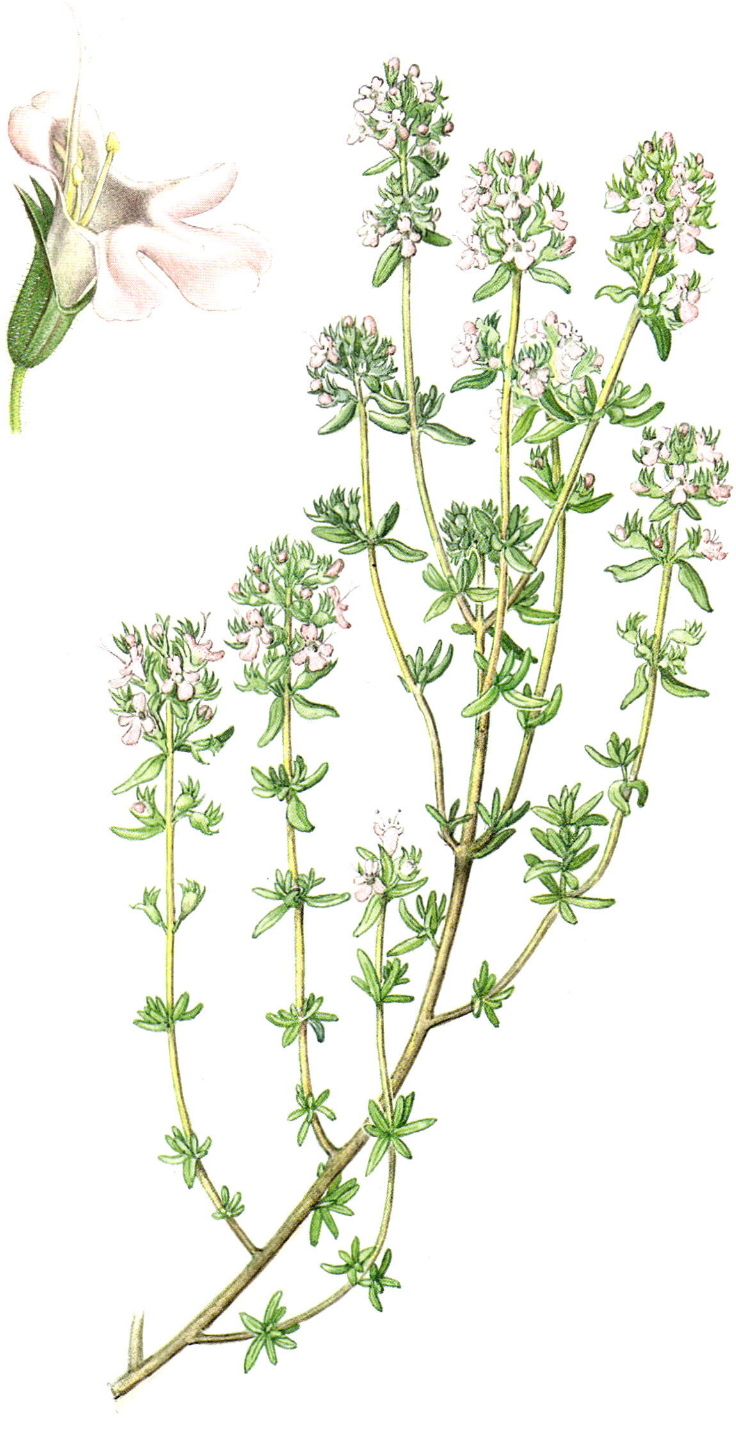

Blütezeit: Mai–Juni
Sammelzeit (Kraut): Juni–August

Winterlinde

Lindengewächse
Tiliaceae

Tilia cordata Mill.

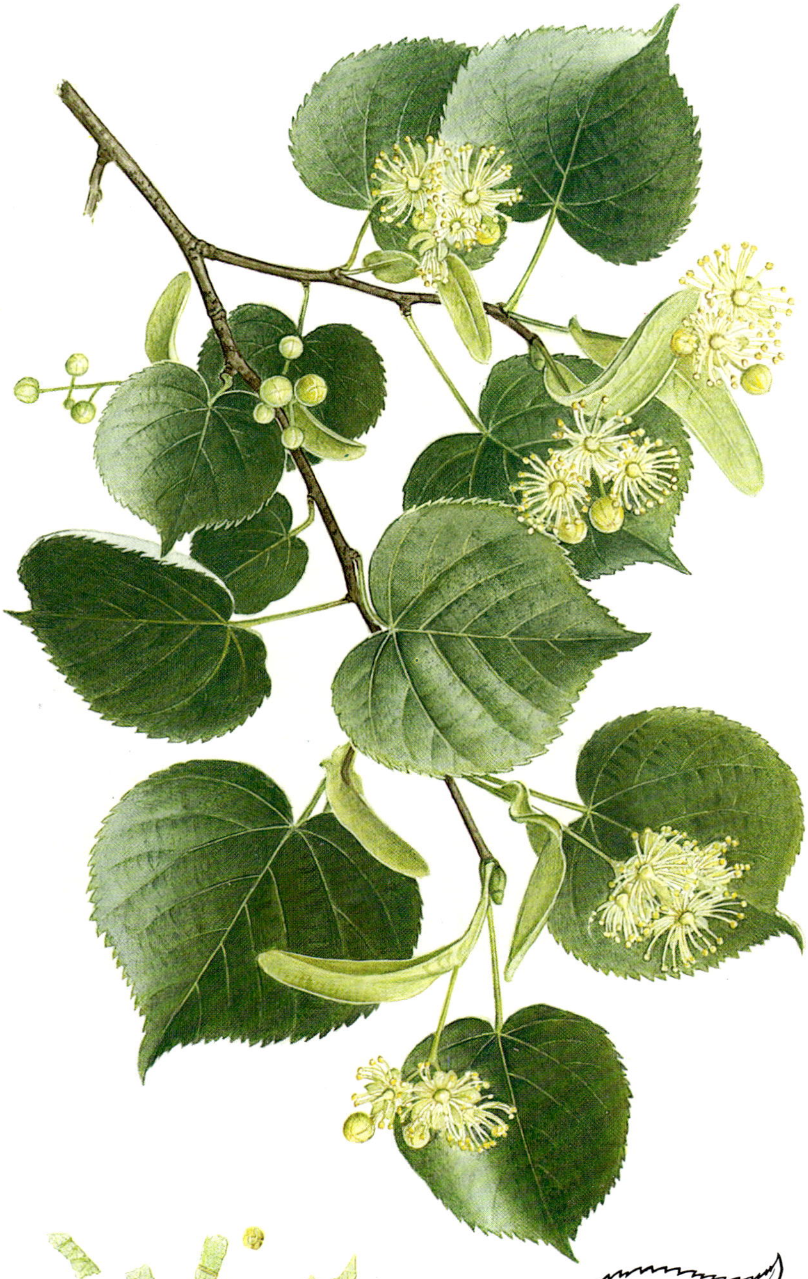

Ein großer Baum mit einer rundlichen Krone, der bis zu 40 m hoch wachsen kann. Seine herzförmigen Blätter haben eine ungleichmäßige Spreite, ihr Rand ist scharf gesägt, die Oberseite hartgrün, die Unterseite aschgrün. An den Nervenverbindungen der Unterseite befinden sich rostfarbene Borsten. In den Blattachseln entspringen gestielte, wickelartige Blütenstände mit 3 bis 15 Blüten und einem großen, häutigen Deckblatt. Die Früchte sind kuglige Achänen. Die Winterlinde wächst in Europa, Asien und Amerika vereinzelt in Laubhainen und an Waldrändern. Meistens wird sie als Ziergehölz in Alleen und an bedeutsamen Lokalitäten und auch in der Nähe menschlicher Behausungen angepflanzt.

Gesammelt werden die Blüten (Flos tiliae). Das geschieht bei beständigem, sonnigem Wetter. Das Material wird im Schatten an einer luftigen Stelle so lange getrocknet, bis es gelbgrün gefärbt ist. Die Droge duftet dann angenehm und schmeckt schleimig. Der Lindenblütentee ist das bewährteste Heilmittel bei allen Erkältungskrankheiten, denn er wirkt stark schweißtreibend. Er wird aber auch zur Appetitanregung, Nervenberuhigung und zur Unterstützung der Harnabsonderung verwendet. Aus trockenen Lindenhölzchen wird Holzkohle gebrannt, die gegen Blähungen, Magenübersäuerung, bei Gallen- und Leberleiden und bei Verzehr von Giften eingesetzt wird.

Die Linde ist eine hervorragende Honigpflanze. Ein Baum produziert bis zu 10 kg hellen Honig. Das Lindenholz wird von Schnitzern und Tischlern verwendet, der Bast des Baums kam im Gartenbau zur Geltung. Den gleichen Anwendungsbereich hat auch die Sommerlinde (*T. platyphyllos*).

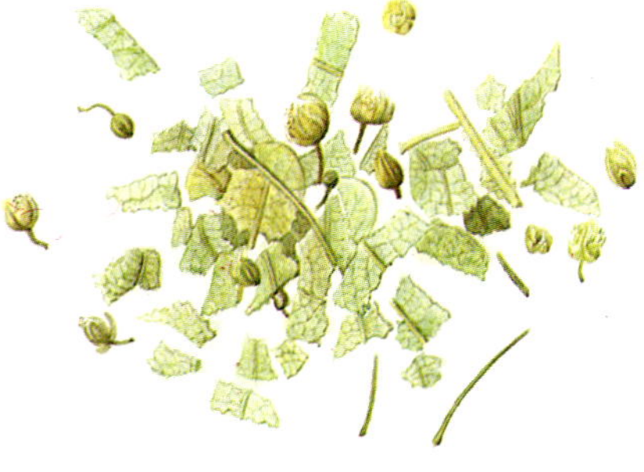

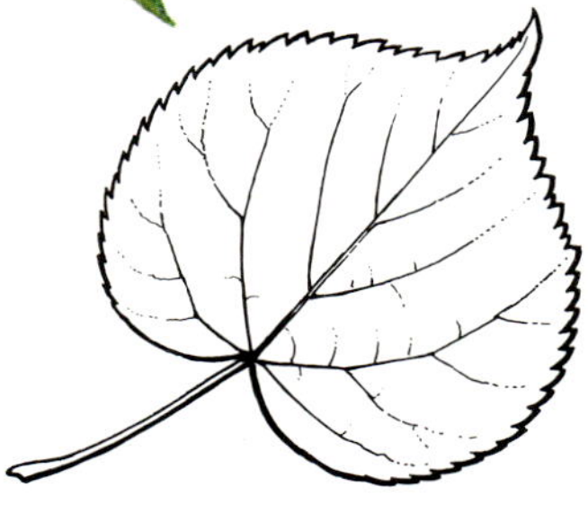

Blütezeit: Juni–Juli
Sammelzeit (Blüten): Juni–Juli

Lindengewächse
Tiliaceae

Sommerlinde

Tilia platyphyllos Scop.

Ein hoher Baum, der in Alleen, Parks, und in der Nähe menschlicher Behausungen gepflanzt wird. Die dunkelbraunen Äste tragen größere, herzförmige Blätter, deren Spreite auf beiden Seiten sattgrün ist. Die Blattstiele sind behaart, in den Achseln der Blattnerven befinden sich Büschel weißer Borsten. Aus den Blattachseln wachsen gestielte Blütenstände mit drei bis sieben Blüten und einem breiten, häutigen Deckblatt hervor. Die Frucht ist eine runde, filzige Achäne. Die Sommerlinde ist in der ganzen gemäßigten Zone verbreitet und gehört seit Menschengedenken zu den bedeutenden Heilpflanzen.

So wie bei der Winterlinde *(T. cordata)* werden auch hier die Blüten (Flos tiliae) gesammelt. Die Droge beider Lindenarten hat die gleiche Wirkung. Die Blüten werden manuell gepflückt. Man verwendet aber nur Material von Bäumen, die nicht an frequentierten, staubigen Landstraßen wachsen. Das Trocknen geschieht im Schatten an gut durchlüfteten Stellen, wobei das Trockengut vorsichtig aufgelockert wird. Die Droge wird trokken gelagert und alljährlich durch neues Material ersetzt. Sie enthält ein wenig ätherisches Öl, Zucker, Schleim, Gerbstoffe und Glykoside. Gerade der Gehalt an Glykosiden ist offensichtlich für die schweißtreibende Wirkung der Lindendrogen entscheidend. Die Dosis für eine Gabe beträgt 1 Teelöffel der Droge auf Tasse Wasser. Lindenblüten sind auch Bestandteil von Teegemischen mit harntreibender Wirkung, die den Appetit fördern und rheumatische Schmerzen stillen. Der Absud der Blüten wird zu Mundspülungen, zum Gurgeln und als Kosmetikum zu Gesichtswaschungen als Hautschutz in staubigem Milieu und gegen schädliche Strahlung verwendet.

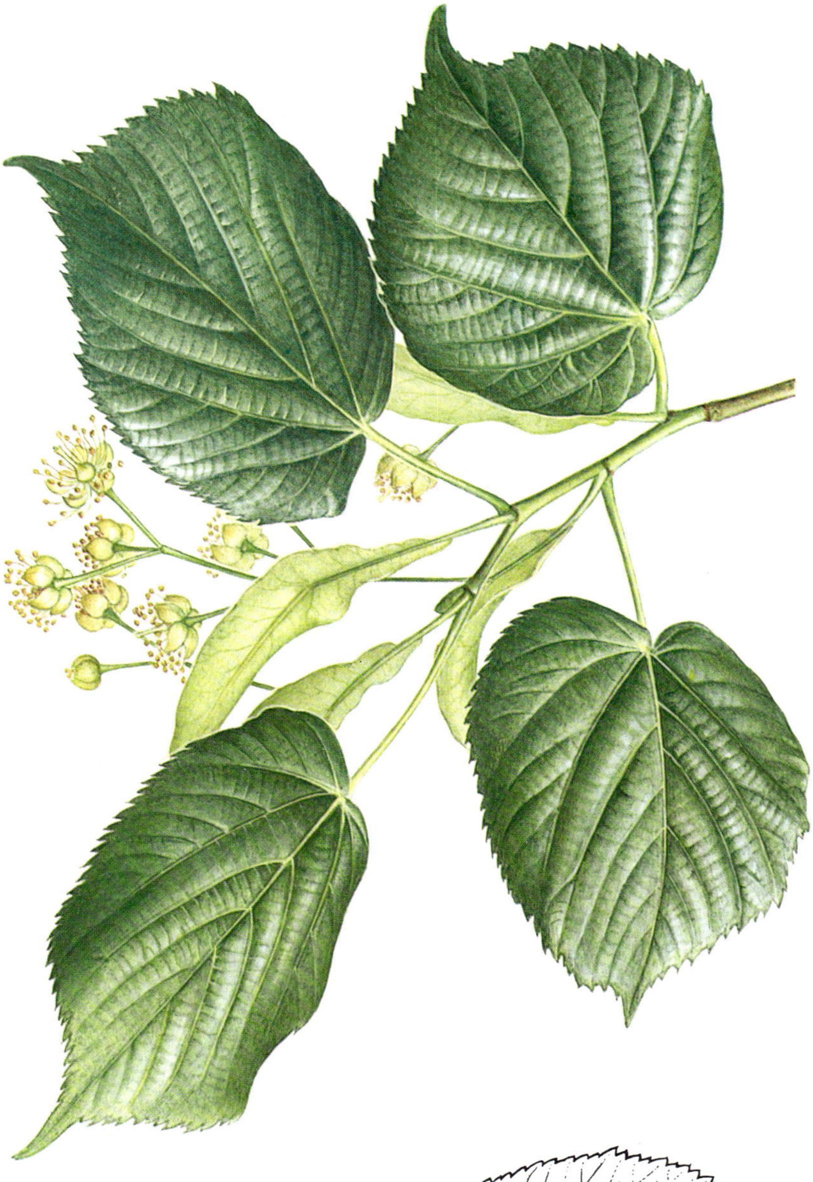

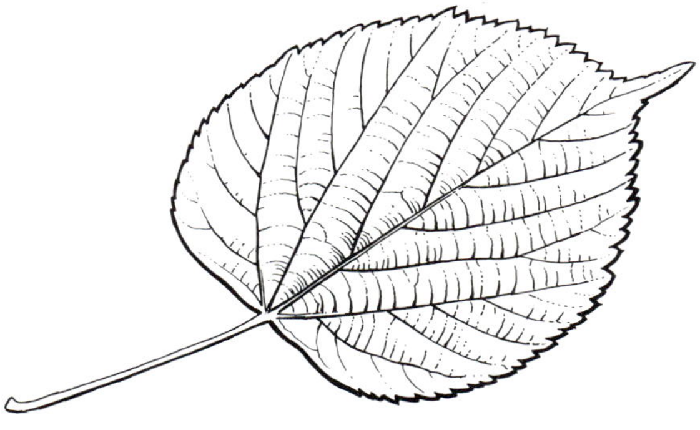

Blütezeit: Juni–Juli
Sammelzeit (Blüten): Juni–Juli

Rotklee

Schmetterlingsblütler
Leguminosae (Fabaceae)

Trifolium pratense L.

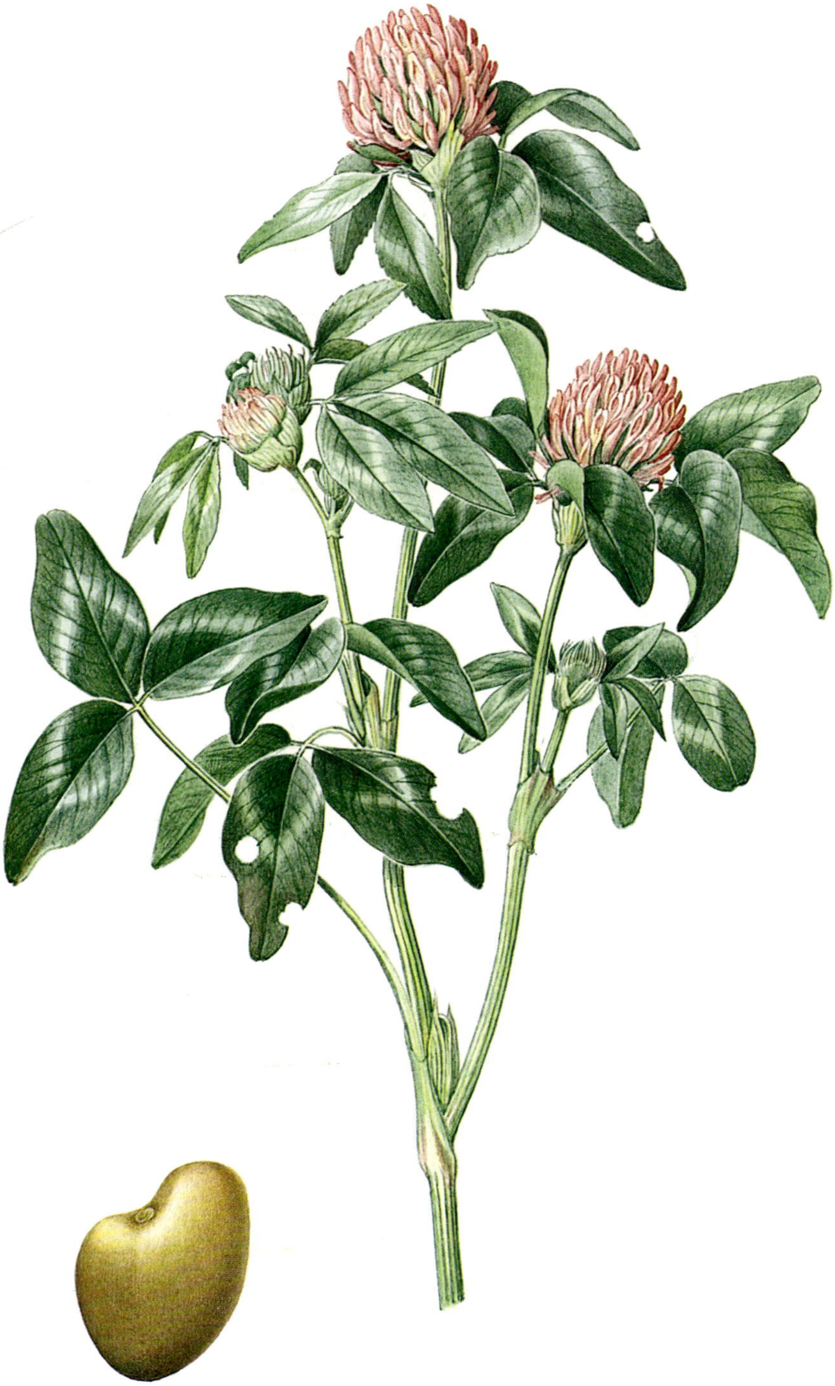

Ein ausdauerndes Kraut mit einem büscheligen Wurzelstock und einer grundständigen Blattrosette. Aus dem Wurzelstock wächst ein aufrechter, kantiger Stengel hervor, der mit wechselständigen dreizähligen Blättern besetzt ist, die einen charakteristischen pfeilförmigen, weißen Fleck auf der Oberseite aufweisen. An der Spitze der Stengel bilden sich Blütenstände, Köpfchen, die aus einzelnen, rotvioletten Blüten bestehen. Die Frucht ist eine Hülse mit ein bis zwei Samen (unten). Der Rotklee wächst in Europa und Nordafrika in den Pflanzengesellschaften von Wiesen und Weiden und bevorzugt kalkige Unterlagen.

Für Heilzwecke werden die Blüten (Flos trifolii pratensis), die gesamten Blütenköpfchen, gesammelt. Das geschieht manuell, zu Beginn der Blütezeit und bei schönem Wetter. Das Material wird in dünnen Schichten ausgebreitet und im Schatten, an einem luftigen Standort gründlich durchgetrocknet. In Trockenanlagen soll die Temperatur 35 °C nicht überschreiten. Die Droge enthält Gerbstoffe, Glykoside, organische Säuren und Farbstoffe. Der Tee wird in der Volksheilkunde bei Bronchialkatarrhen, Husten, Heiserkeit und gegen Durchfälle angewendet. Man übergießt sechs Teelöffel der Droge mit einer Tasse kochenden Wassers, läßt diesen Aufguß 10 Minuten ziehen und trinkt tagsüber davon. Die Droge ist auch in Gemischen von Brust- und Magentees enthalten, wo sie gleichzeitig auch die Rolle eines Geruchs- und Geschmackskorrigens übernimmt. Äußerlich wird die Kleedroge für Bäder und Umschläge gegen Hauterkrankungen verwendet.

Der Rotklee ist eine bedeutende Honigpflanze.

Blütezeit: Juni – September
Sammelzeit (Blüten): Juni – September

Schmetterlingsblütler
Leguminosae (Fabaceae)

Weißklee

Trifolium repens L.

Ein ausdauerndes kriechendes Kraut mit einem Wurzeln treibenden Stengel, der am Ende aufsteigt. Aus dem kriechenden Stengel wachsen langstielige, dreizählige Blätter mit einem weißlichen Fleck auf der Oberseite. Die weißen, zu Köpfchen angeordneten Blüten stehen ebenfalls auf langen Stielen. Nach dem Verblühen neigen sich die Blüten und verfärben sich braun. Die Früchte sind Hülsen mit gelbbraunen Samen (unten). Diese Art wächst häufig auf Wiesen und Weiden, an Wegen und auf Sportplätzen. Sie gehört zu den ausgezeichneten Weidepflanzen.

Zu Heilzwecken wird die Blüte gesammelt (Flos trifolii albi). Anfang Mai werden die Blütenköpfchen mit einem kurzen Stiel manuell gepflückt und in dünnen Schichten im Schatten und Zugluft getrocknet. In der Trockenanlage soll die Temperatur 35 °C nicht übersteigen. Die Droge riecht honigartig und schmeckt irgendwie zusammenziehend. Sie wird in verschlossenen Behältern trocken gelagert. Die Hauptbestandteile sind Gerbstoffe, weiter Zucker, Schleim und organische Säuren. In der Volksheilkunde wird die Droge bei Magen- und Darmkatarrhen und starken Durchfällen angewendet. Sie kommt auch bei der Heilung von Leiden und Krankheiten der Atemwege (auch als Inhalationsmittel), bei Drüsenentzündungen und rheumatischen Schmerzen zur Geltung. Der Tee wird aus 6 Teelöffeln der zerschnittenen Droge bereitet, die mit kochendem Wasser überbrüht und 10 Minuten ziehen gelassen wird. Man kann auch frische Blüten verwenden.

Nach dem Mähen wächst der Weißklee schnell wieder heran, und die Blüten können erneut geerntet werden.

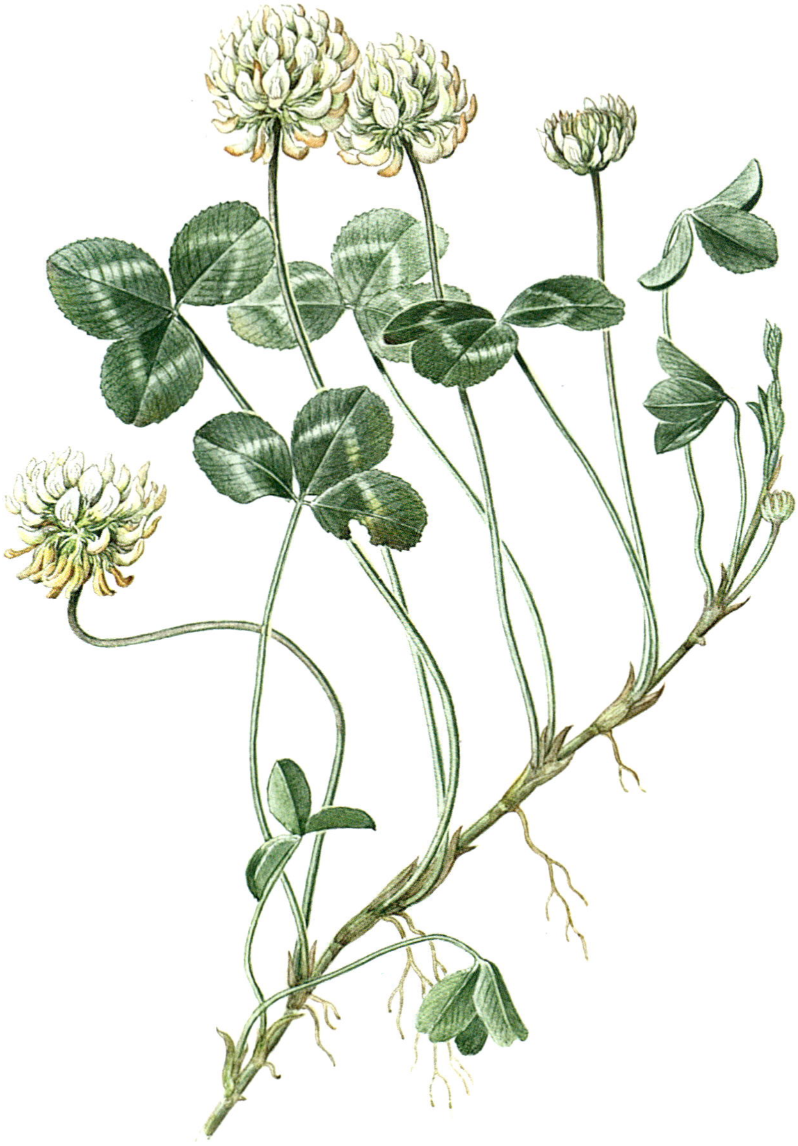

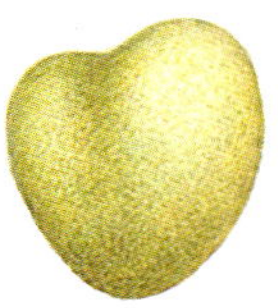

Blütezeit: Juni–September
Sammelzeit (Blüten): Juni–September

Bockshornklee

Trigonella foenum-graecum L.

Schmetterlingsblütler
Leguminosae (Fabaceae)

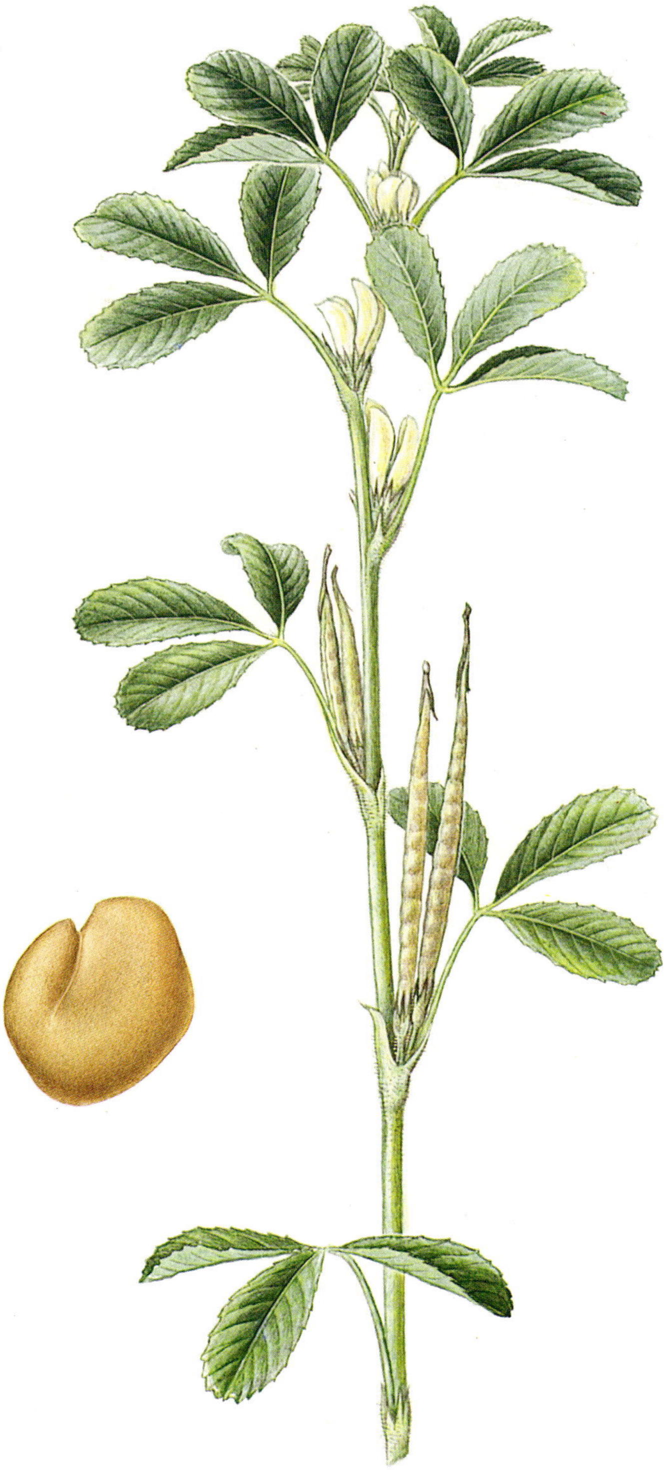

Ein einjähriges Kraut, das als Futter- und Heilpflanze auf Feldern angebaut wird. Sein Ursprung liegt im Mittelmeergebiet, es gedeiht aber in geschützten Lagen auf kalkhaltigen Böden auch in nördlicheren Gegenden. Die Frühlingssaat bildet aufrechte Stengel mit dreizähligen Blättern und gelben bis violettlichen Blüten. Die Frucht ist eine schlanke, geschnäbelte Hülse mit gelben Samen (links). Medizinische Bedeutung haben die Samen (Semen foeni-graeci). Sie sind reich an Eiweißen und Schleimstoffen und enthalten weiterhin das ungiftige Alkaloid Trigonelin, Cholin und eine geringe Menge braun gefärbtes, übelriechendes ätherisches Öl. Die Samen riechen würzig und verschleimen, wenn sie zerbissen werden, bald. Die Droge wird den Arzneibüchern zufolge nur in grob pulverisierter Form verwendet. Man bereitet aus ihr einen Kräftigungstee für Rekonvaleszenten, zur Unterstützung der Tätigkeit des Verdauungsapparates, gegen Husten und zur Förderung der Muttermilchbildung. Den Absud oder Aufguß, der aus 1 Teelöffel zerstoßener Droge je $\frac{1}{4}$ Liter Wasser bereitet wird, trinkt man zwei- bis dreimal täglich. Den unangenehmen Geschmack und Geruch der Droge muß man mit Menthol oder Orangenöl überdecken. Der Tee senkt gleichzeitig auch den Blutzuckerspiegel. Äußerlich verwendet man gestoßene Samen für heiße, breiige Umschläge (manchmal mit heißer Milch), die auf Unterlaufungen, Schwellungen und Geschwürkrankheiten aufgelegt werden. In der Veterinärmedizin werden die Samen zur Erhöhung der Milchproduktion eingesetzt.

Blütezeit: April–Mai
Sammelzeit (Samen): Juli–August

Kapuzinerkressengewächse
Tropaeolaceae

Kapuzinerkresse

Tropaeolum majus L.

Ein ausdauerndes oder einjähriges Kraut mit einem niederliegenden Stengel, der mit rundlichen, langgestielten Blättern besetzt ist. Aus den Blattachseln wachsen ebenfalls langgestielte, große, orange Blüten mit einem auffälligen Sporn hervor. Sie duften nicht, trotzdem werden sie häufig von Bienen besucht. Die Frucht ist eine dreihülsige Kapsel mit höckerigen Samen (unten). Diese Pflanzenart hat ihren Ursprung in Südamerika und wurde im 17. Jahrhundert nach Europa eingeführt, wo sie sich bald als moderne Zierpflanze verbreitete. Erst später wurde ihre Heilwirksamkeit genutzt.

Gesammelt wird der Samen (Semen tropaeoli majoris). Das geschieht manuell, allmählich, so wie die Samen heranreifen. Ist die Unterlage in der Umgebung der Pflanze fest, kann man die Samen eventuell auch aufkehren. Sie werden von Erdresten gesäubert, in Treibhäusern oder in der Sonne gründlich getrocknet und schließlich geschält. Das Nährgewebe der Samen enthält Glukotropaeolin, Fettöl, Eiweiße u.a. Der Samen gehört zu den pflanzlichen Antibiotika, die gegen die Mikroorganismen der Gattungen *Staphylococcus, Proteus, Streptococcus* und *Salmonella* wirken. Die Wirkstoffe werden intensiv durch den Harn und teilweise durch die Lunge ausgeschieden und die Droge wird deshalb als Desinfiziens bei akuten Entzündungen der Harnwege und Bronchien angewendet. Sie wird meistens in Tablettenform eingenommen. Der frische Pflanzensaft hat die gleiche Wirkung, die Dosis beträgt hierbei 1–2 Eßlöffel täglich. Im Frühling bereitet man die Blätter und Blüten als Salat (bei Avitaminose).

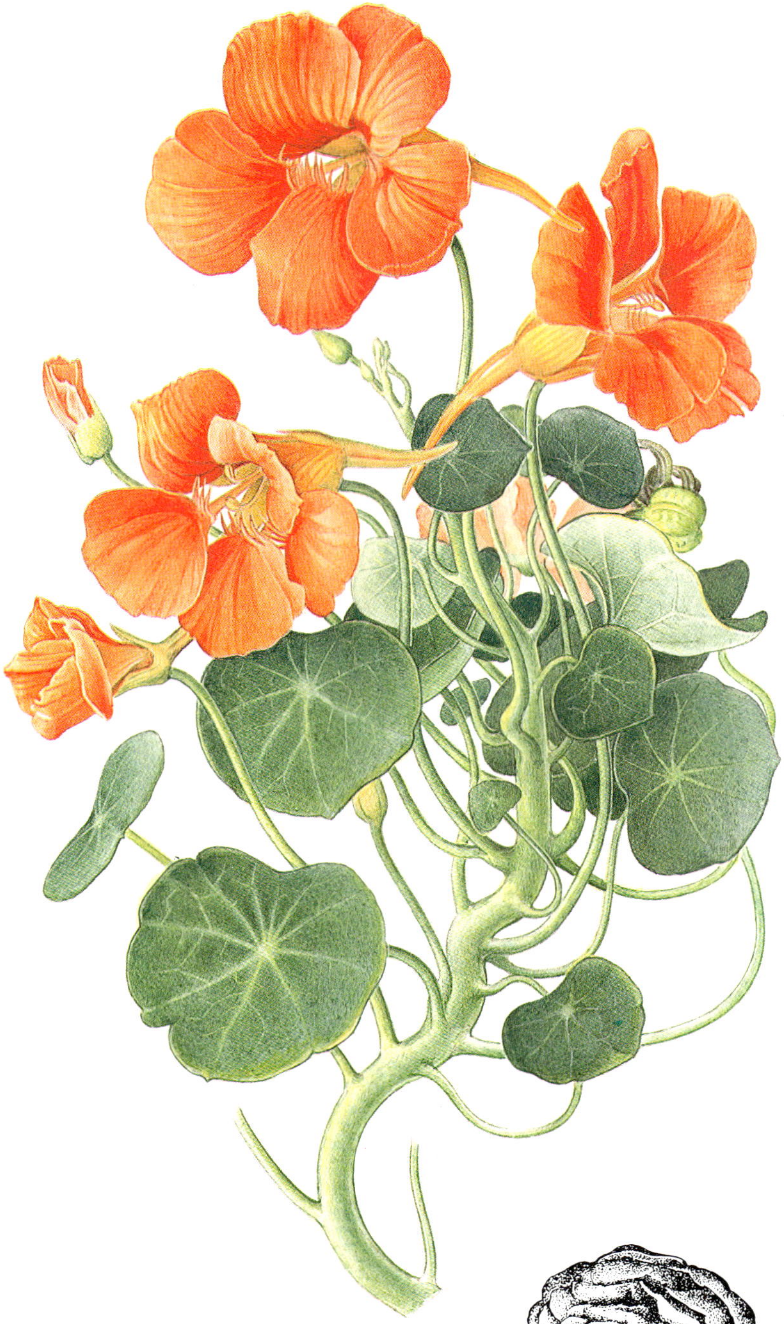

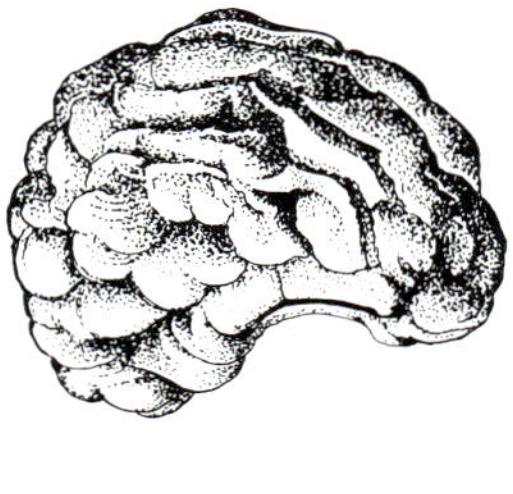

Blütezeit: Mai–Oktober
Sammelzeit (Samen): Juni–Oktober

Huflattich

Korbblütler
Compositae (Asteraceae)

Tussilago farfara L.

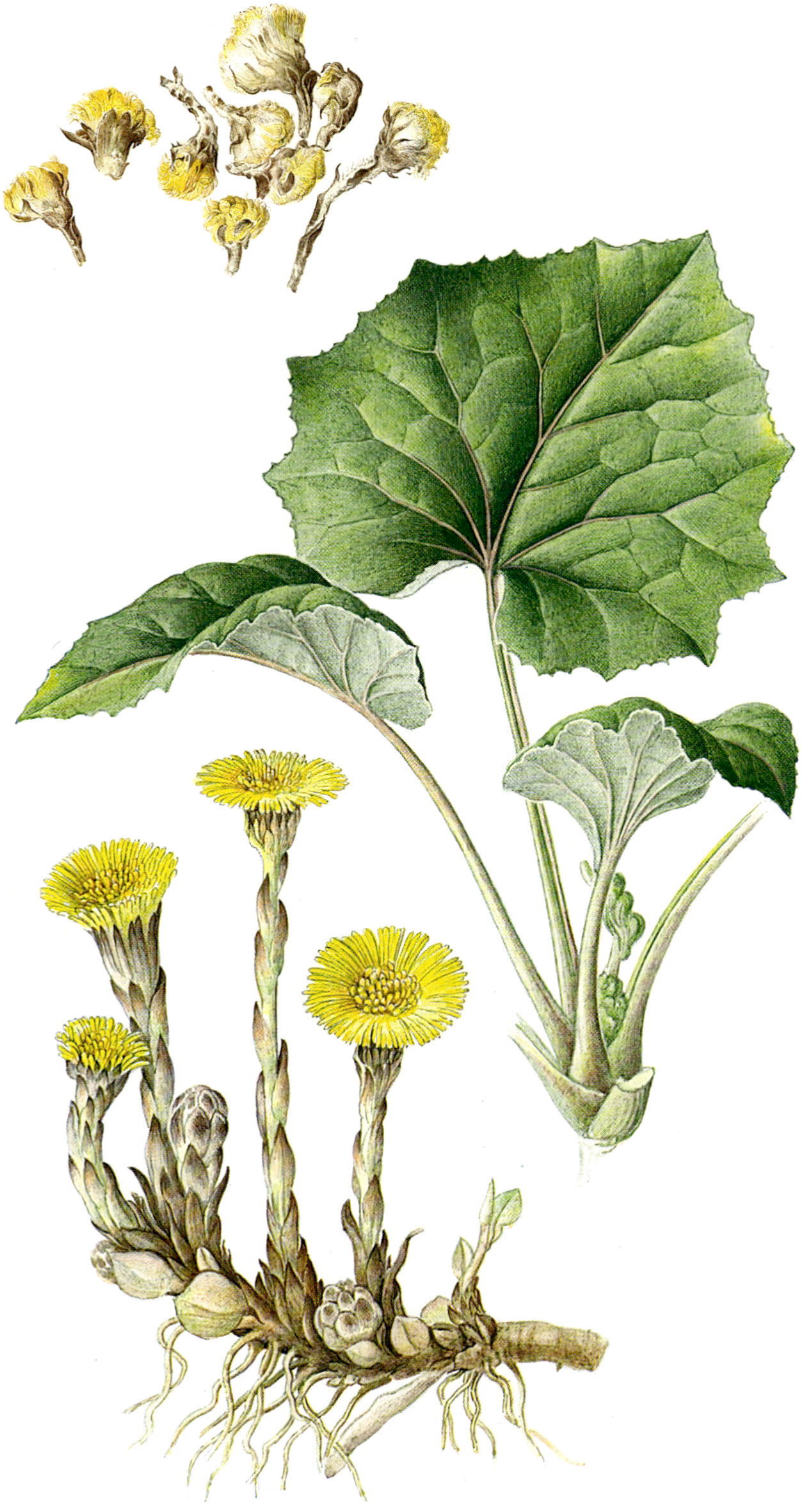

Ein ausdauerndes Unkraut mit erheblich verzweigten, unterirdischen Wurzelstöcken, aus denen im zeitigen Frühjahr schuppige Stengel mit Körben gelber Blüten an der Spitze hervorwachsen. Nach dem Abblühen entwickeln sich handförmige Blätter, die auf der Unterseite filzig sind. Die Früchte sind behaarte Achänen. Der Huflattich ist in Europa, Asien und Afrika verbreitet (nach Amerika wurde er eingeführt) und wächst auf Schuttplätzen, in der Umgebung von Siedlungen u.ä. Er bevorzugt feuchtes Milieu und wird seit alters her als Heilpflanze zur Stillung von Hustenanfällen verwendet. Von dieser Eigenschaft zeugt auch der Gattungsname „tussis" = Husten.
Im zeitigen Frühling werden die Blütenkörbe (Flos farfarae) mit einem kurzen Stielrest manuell gepflückt. Ein wenig später sammelt man die jungen, sauberen Blätter (Folium farfarae). Das Material wird auf Hürden mit den Stielen nach oben getrocknet. Die Droge enthält Schleimstoffe, ätherisches Öl und Gerbstoffe. In den Blüten finden wir darüber hinaus noch gelben Farbstoff. Huflattichdrogen werden wegen ihres hohen Schleimgehalts meistens als schleimlösendes Mittel in Brusttees zu Heilung der Atemorgane, gegen Husten, gegen Entzündungen der oberen Atemwege, gegen Bronchialkatarrhe und asthmatische Anfälle, verwendet. Aus dem Absud bereitet man Bäder und Umschläge für schwer heilende Wunden und Hautgeschwüre und Ausschläge. Frische, gewaschene Huflattichblätter werden auf Geschwülste, auf Gelenke, die rheumatisch schmerzen, auf geschwollene Drüsen und auf entzündete Adern aufgelegt.

Blütezeit: März–April
Sammelzeit (Blüten): März–April
(Blätter): Mai–Juli

Feldulme

Ulmus minor Mill.

Ein Baum mit glatter Borke. Seine später längsgefurchten Äste sind mit wechselständigen, gestielten Blättern bewachsen. Die Blätter sind eiförmig, ihre Spreite ist unregelmäßig, der Rand ist doppelt gesägt. Auf verkürzten Zweigen entwickeln sich im zeitigen Frühling Blütenbündel, die noch vor dem Ausschlagen der Blätter erblühen. Die Bestäubung geschieht durch den Wind. Die Früchte sind geflügelte Achänen. Die Feldulme wächst an Waldrändern, in gemischten Hainen und Auwäldern. Sie wird oft in Gärten und Parks angepflanzt.

Für Heilzwecke sammelt man die Rinde (Cortex ulmii). Sie wird manuell in Ringe geschnitten und von den jungen Zweigen geschält (der Zweigdurchmesser sollte ungefähr 1 cm betragen). Zuerst müssen jedoch die Längsleisten und die Oberschicht der Borke abgeschabt werden. Die Rinde ist hellgelb und nach dem Trocknen röhrenförmig eingerollt. Sie schmeckt zusammenziehend, enthält Gerbstoffe, Bitterstoffe und Schleimstoffe. In der Heilpraxis nutzt man die zusammenziehende Wirkung der Droge, sie wird bei Verdauungsstörungen und starken Durchfällen verwendet. Man bereitet aus der Rinde einen Absud (2 Teelöffel Droge je Tasse Wasser) und trinkt davon täglich 2 bis 3 Tassen. Die Droge kann auch als Pulver in einer Dosis von 2 g bis 5 g täglich verabreicht werden. Äußerlich verwendet man einen 20%igen, 1 : 1 mit Wasser verdünnten Absud zum Waschen eitriger und offener Wunden. Der Absud kann auch als Gurgelmittel gegen Mundhöhlen- und Rachenentzündungen eingesetzt werden.

In der letzten Zeit geht die Ulme in der Natur zurück. Die Ursache hierfür ist eine Pilzerkrankung, die vom Borkenkäfer verbreitet wird.

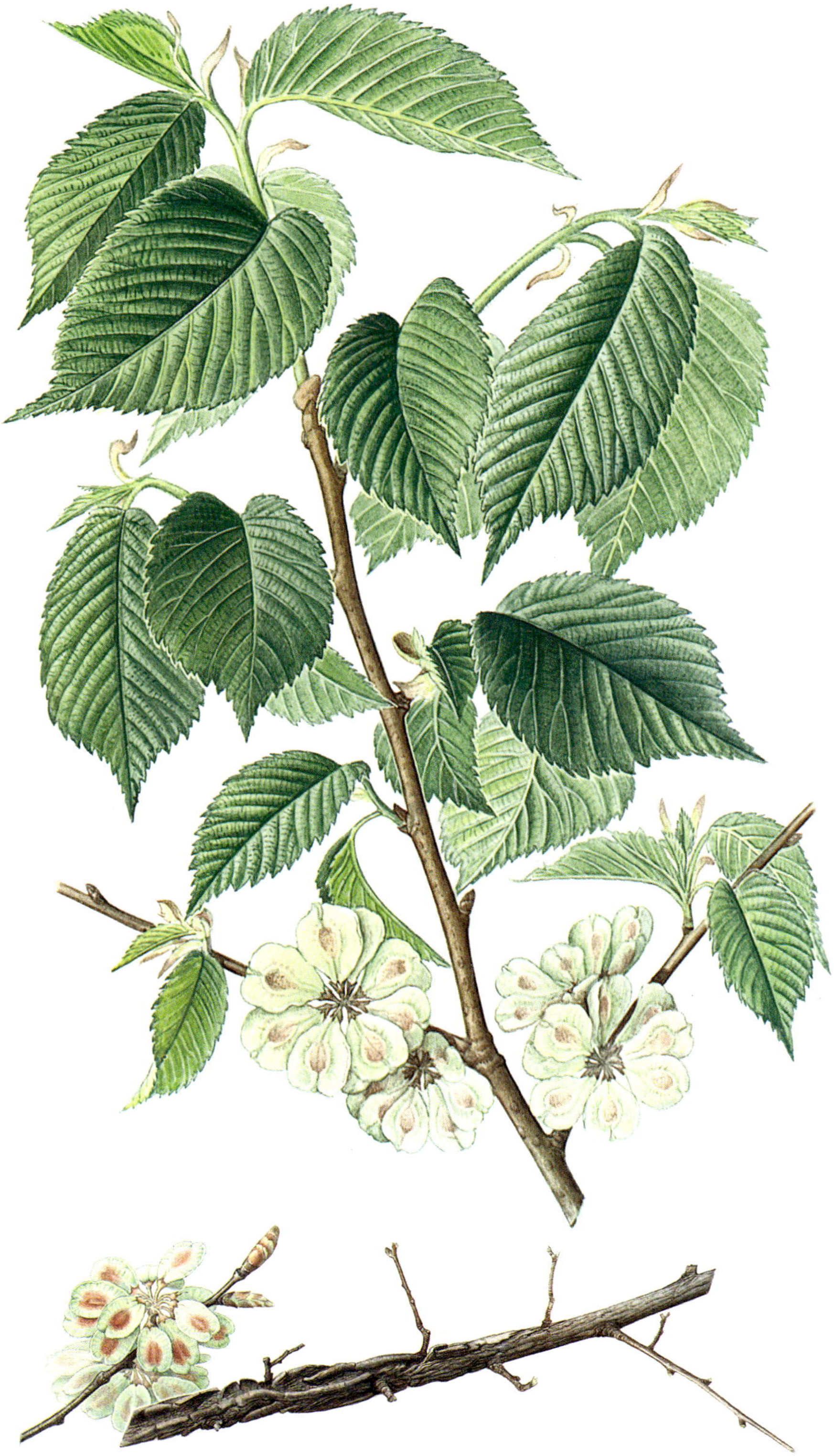

Blütezeit: März – April
Sammelzeit (Rinde): März – April

Große Brennessel

Urtica dioica L.

Brennesselgewächse
Urticaceae

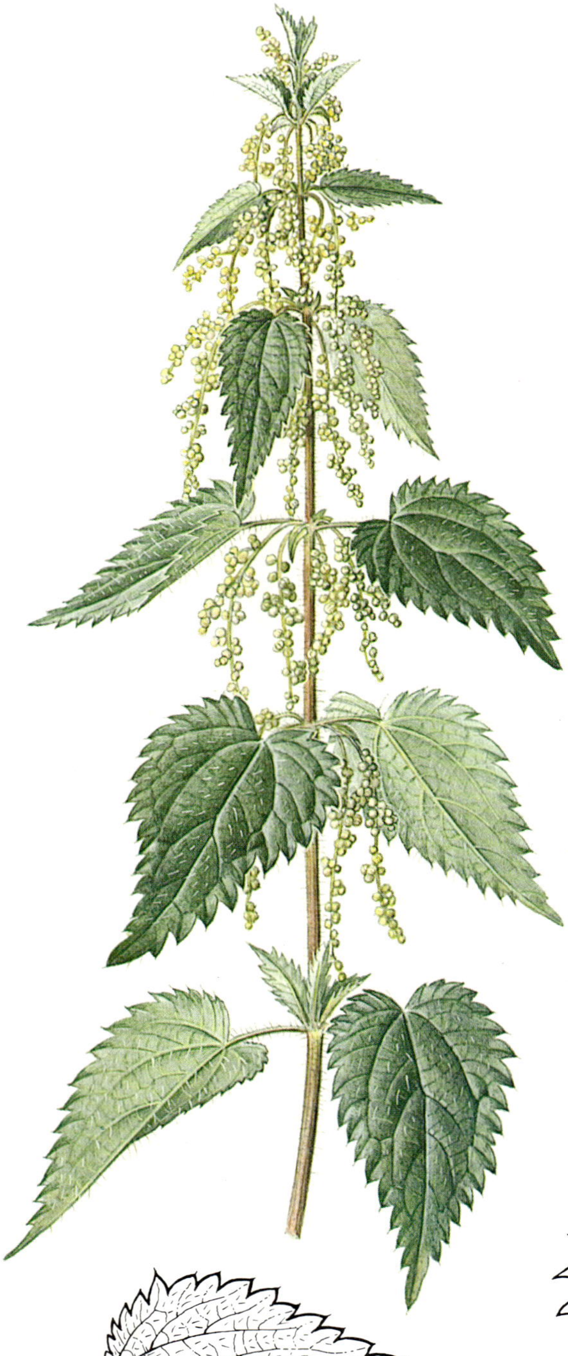

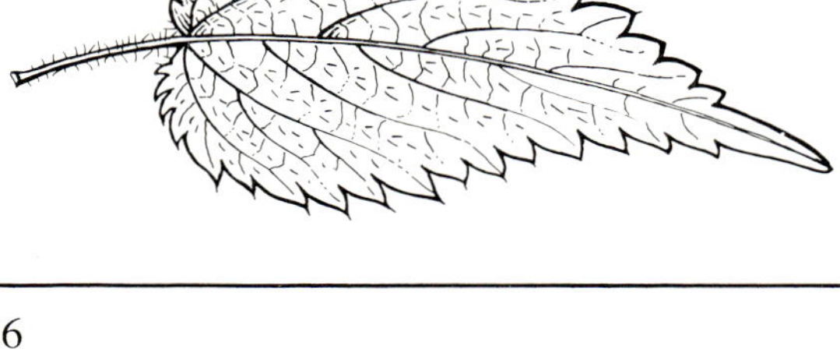

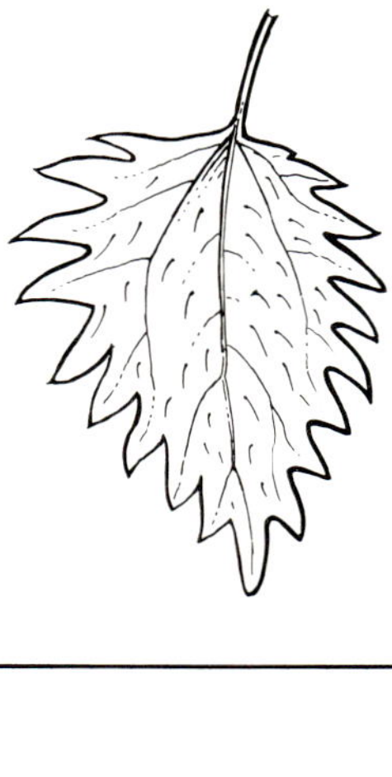

Ein ausdauerndes Kraut mit einem verzweigten Wurzelstock, aufrechten Stengeln und gegenständigen ovalen Blättern. In den Blattachseln am oberen Abschnitt des Stengels bilden sich rispenartige Blütenstände. Die Früchte sind Achänen. Die ganze Pflanze ist mit brennenden Trichomen (zusammengesetzte Pflanzenhaare) bedeckt, die, wenn sie zerbrechen, ihren Inhalt in die Wunde entleeren. Die Trichome enthalten ein unbekanntes Eiweiß, Ameisensäure, Harz, Acetylcholin und Histamin. Diese Stoffe rufen auf der Haut Bläschen hervor, brennen und jucken.
Die Brennessel wächst im Buschwerk, an Zäunen und als hartnäckiges Unkraut in den Gärten.
Für Heilzwecke sammelt man den oberirdischen Sproß, das Kraut (Herba urticae) oder auch nur die Blätter (Folium urticae). Das Material wird bei Temperaturen bis zu 60 °C getrocknet. Die Drogen enthalten Gerbstoffe, organische Säuren, Chlorophyll, Vitamin C, Provitamin A und Mineralstoffe. Sie haben in Heilpraxis und Technik einen großen Anwendungsbereich. Sie dienen zur Heilung der Harnwege, der Atemorgane, bei Magen- und Darmkatarrhen und bei der Nebenbehandlung der Zuckerkrankheit. Sie unterstützen den Stoffwechsel, die Tätigkeit der Drüsen mit innerer Sekretion und die Bildung roter Blutkörperchen. Der Aufguß wird aus einem Teelöffel Droge je Tasse Wasser zubereitet und dreimal täglich getrunken.
Das Brennesselkraut wird technisch zu reinem Chlorophyll verarbeitet, das als Zusatz in kosmetischen Präparaten und Seifen dient. Die verwandte Art, die Kleine Brennessel (*U. urens* – Blatt unten rechts) wird auch gesammelt.

Blütezeit: Juli – September
Sammelzeit (Kraut): Mai – September
(Blätter): Mai – September

Erikagewächse
Ericaceae

Heidelbeere

Vaccinium myrtillus L.

Ein niedriger Halbstrauch mit kriechenden Stengeln, aus denen kantige, grüne Zweige entspringen, die reich verästelt sind und wechselständige, ovale Blätter (unten rechts) tragen, die im Herbst abfallen. Unten links ist ein Blatt der Preißelbeere abgebildet. Die kolbenförmigen, grünlichen bis rosafarbenen Blüten wachsen einzeln aus Blattachseln hervor. Die Früchte sind blaue Beeren. Die Heidelbeere bildet im Hochwald ausgedehnte Bestände, sie wächst auf sauren, humosen Unterlagen, die genügend organische Reste aufweisen.
Für Heilzwecke werden die Blätter (Folium myrtilli) und die Früchte (Fructus myrtilli) gesammelt. Die Blätter werden von den nicht blühenden Zweigen gesammelt und dürfen nicht beschädigt werden, damit sie sich nicht braun verfärben. Das Trocknen geschieht in dünnen Schichten, in der Sonne oder im Schatten oder in Anlagen bei Temperaturen bis zu 40 °C. Die Droge enthält Gerbstoffe, organische Säuren und Glukokinine, Stoffe, die den Blutzuckergehalt senken. Die Droge kommt also als Hilfsmittel bei der Heilung der Zuckerkrankheit, bei Magen- und Darmkatarrhen und bei Entzündungen der Harnblase zur Geltung. Sie ist auch Bestandteil von Teegemischen mit antisklerotischer Wirkung. Die reifen Beeren werden manuell gepflückt und roh, konserviert oder getrocknet, verzehrt. Man trocknet sie bei ständigem Wenden und Temperaturen um 45 °C. Getrocknete Heidelbeeren ißt man gegen Durchfälle. Verstopfende Wirkung weisen auch der Wein oder alkoholische Extrakte aus Heidelbeeren auf. Heidelbeersaft, konservierte Heidelbeeren oder die Marmelade aus den Früchten sind ein ausgezeichnetes Mittel zur Heilung von Entzündungen der Mundhöhle und des Rachens.

Blütezeit: April–Mai
Sammelzeit (Blätter): Juni–Oktober
(Früchte): Juli–September

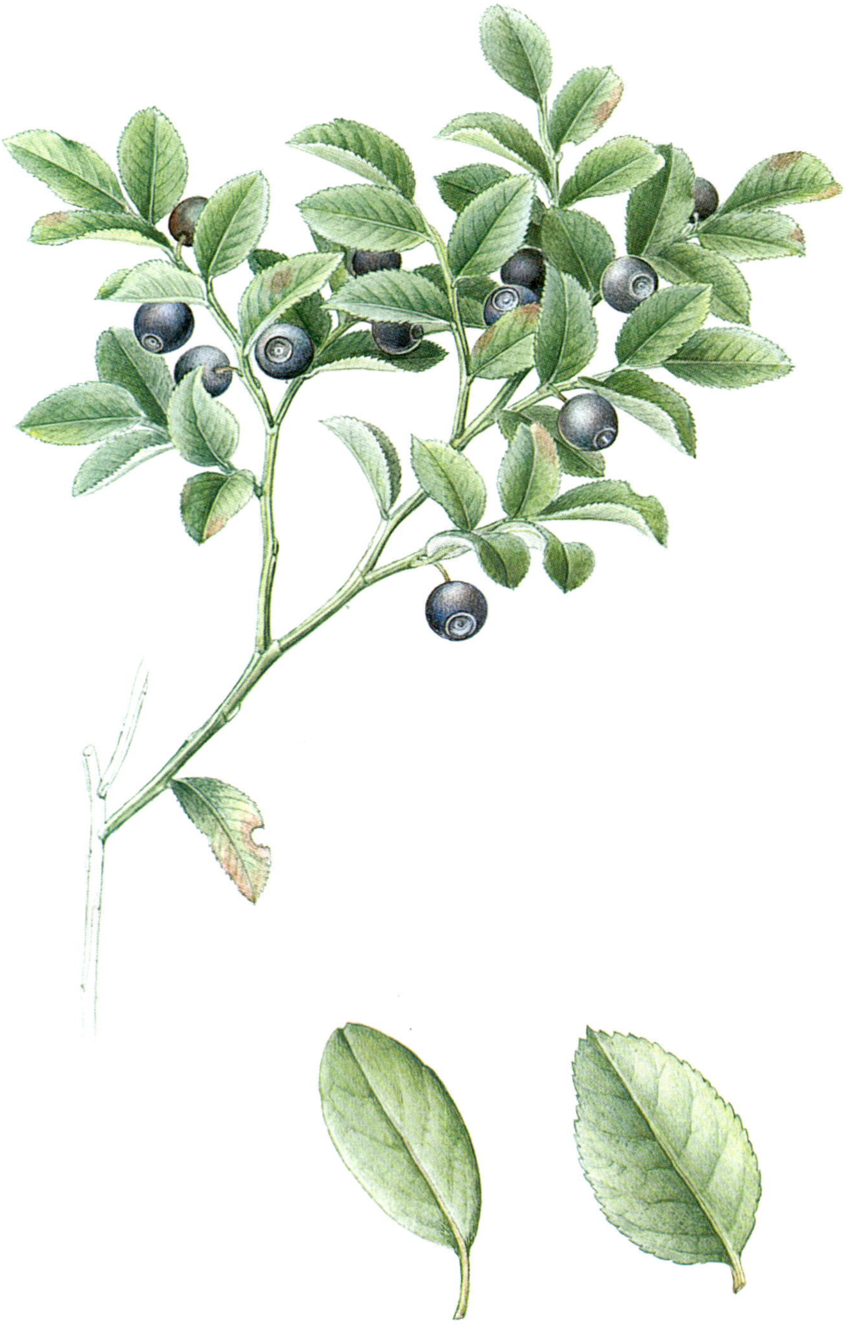

Preißelbeere

Erikagewächse
Ericaceae

Vaccinium vitis-idaea L.

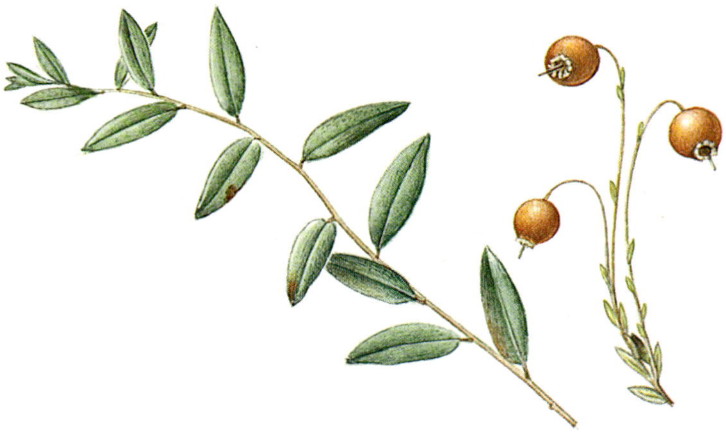

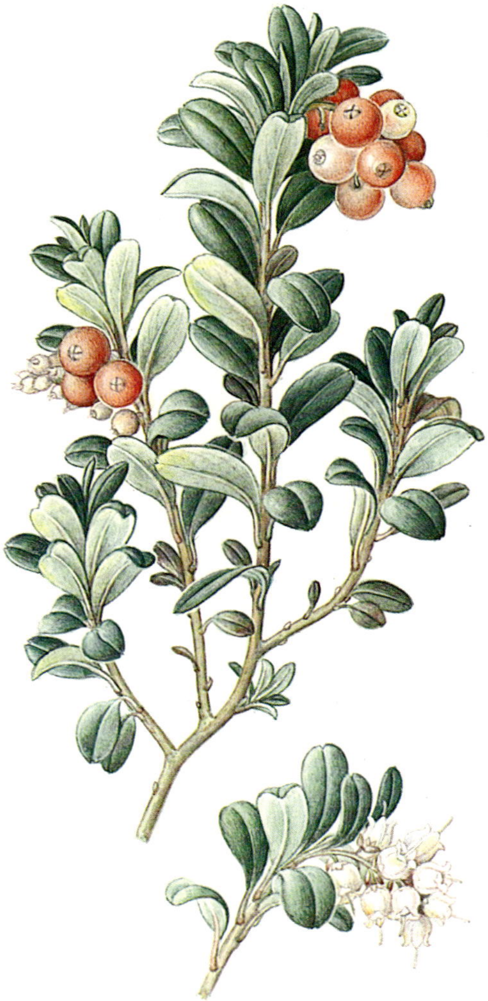

Ein niedriger Halbstrauch mit verzweigten Trieben, die wechselständig mit eiförmigen, nicht abfallenden Blättern umwachsen sind, deren Unterseite heller grün und mit braunen Tupfen besetzt sind. Die rosafarbenen Blüten wachsen in endständigen überhängenden Trauben. Die Frucht ist eine rote Beere. Die Art wächst in Europa, Asien und Amerika, verbreitet in Wäldern und Hainen, immer aber auf sauren Böden. Die Früchte der Preißelbeere werden schon seit Vorzeiten vor allem als Nahrungsmittel, aber auch als technische Substanz zum Färben von Stoffen verwendet.
Für Heilzwecke werden die Blätter gesammelt (Folium vitis-idaeae). Die einzelnen Blättchen werden im Spätsommer manuell gepflückt (durch Abstreifen wird nämlich die ganze Pflanze vernichtet) und im Schatten an luftigen Stellen so getrocknet, daß sie nicht braun werden. Die Droge enthält Glykoside, Gerbstoffe, organische Säuren, Zucker, Vitamin C und Phytonzide. Diese Bestandteile wirken desinfektiös und zusammenziehend. Den Absud der Droge (bis 3 Eßlöffel je Tasse Wasser täglich) verwendet man bei Entzündungen der Harn- und Gallenwege, bei Nierensteinen, gegen Rheumatismus und Durchfällen. Preißelbeerblätter sind auch in Teegemischen zur Hilfsbehandlung bei der Zuckerkrankheit enthalten. Die reifen Beeren enthalten sehr viel Vitamin C (sowie die Beeren von *Oxycoccus quadripetalus* – oben), die Glykoside Arbutin und Vaccinilin, Zucker und organische Säuren. Sie werden als Kompott konsumiert. Personen, die an Nierensteinen leiden, sollten den Verzehr dieser Kompotte meiden, denn sie enthalten Oxalsäure.

Blütezeit: Juni–Juli
Sammelzeit (Blätter): Juni–August
(Früchte): Juli–September

Baldriangewächse
Valerianaceae

Echter Baldrian

Valeriana officinalis L.

Ein ausdauerndes Kraut mit einer mächtigen Wurzel und einem kurzen Wurzelstock, aus dem ein kantiger Stengel mit gegenständigen, gefiederten Blättern hervorwächst. Der Stengel schließt mit einer Doldentraube kleiner, weißer oder rötlicher Blüten ab. Die Frucht ist eine gefiederte Achäne. Der Baldrian ist in Europa, Asien und Amerika verbreitet. Er ist eine uralte Heilpflanze, woran auch der wissenschaftliche Name erinnert, denn das Wort „valere" heißt „gesund".
Der Baldrian wird in Feldkulturen angebaut. Im zweiten Jahr nach dem Pflanzen erntet man die Wurzeln (Radix valerianae), säubert und wäscht sie kurz (ohne sie abzuschaben), schneidet sie eventuell auseinander und trocknet sie schnell bei Temperaturen bis zu 35 °C. Die Droge erhält erst durch das Trocknen ihren durchdringenden Geruch, der die Katzen weithin reizt. Sie enthält ätherisches Öl mit Pinen und Kampfer, weiterhin Alkaloide, Ester von organischen Säuren, Valerian- und Isovaleriansäure, Gerb- und Bitterstoffe. Die Heilmittel, die aus Baldrian hergestellt werden, senken die Reizbarkeit der Nerven, unterdrücken Herznervosität und lösen Krampfzustände. Sie werden bei Depressionen, Erschöpfungszuständen, geistiger Arbeitsüberlastung und Schlaflosigkeit verwendet. Man bereitet aus $\frac{1}{2}$ bis 3 Teelöffeln Baldriandroge und 1 Tasse Wasser einen kalten Auszug oder Aufguß und trinkt davon den ganzen Tag über. Die Droge wirkt auch gegen Brechreiz, Blähungen und Darmparasiten. Sehr oft wird der Spiritusextrakt, die Baldriantropfen (Tinctura valerianae), als beruhigendes Mittel verwendet.

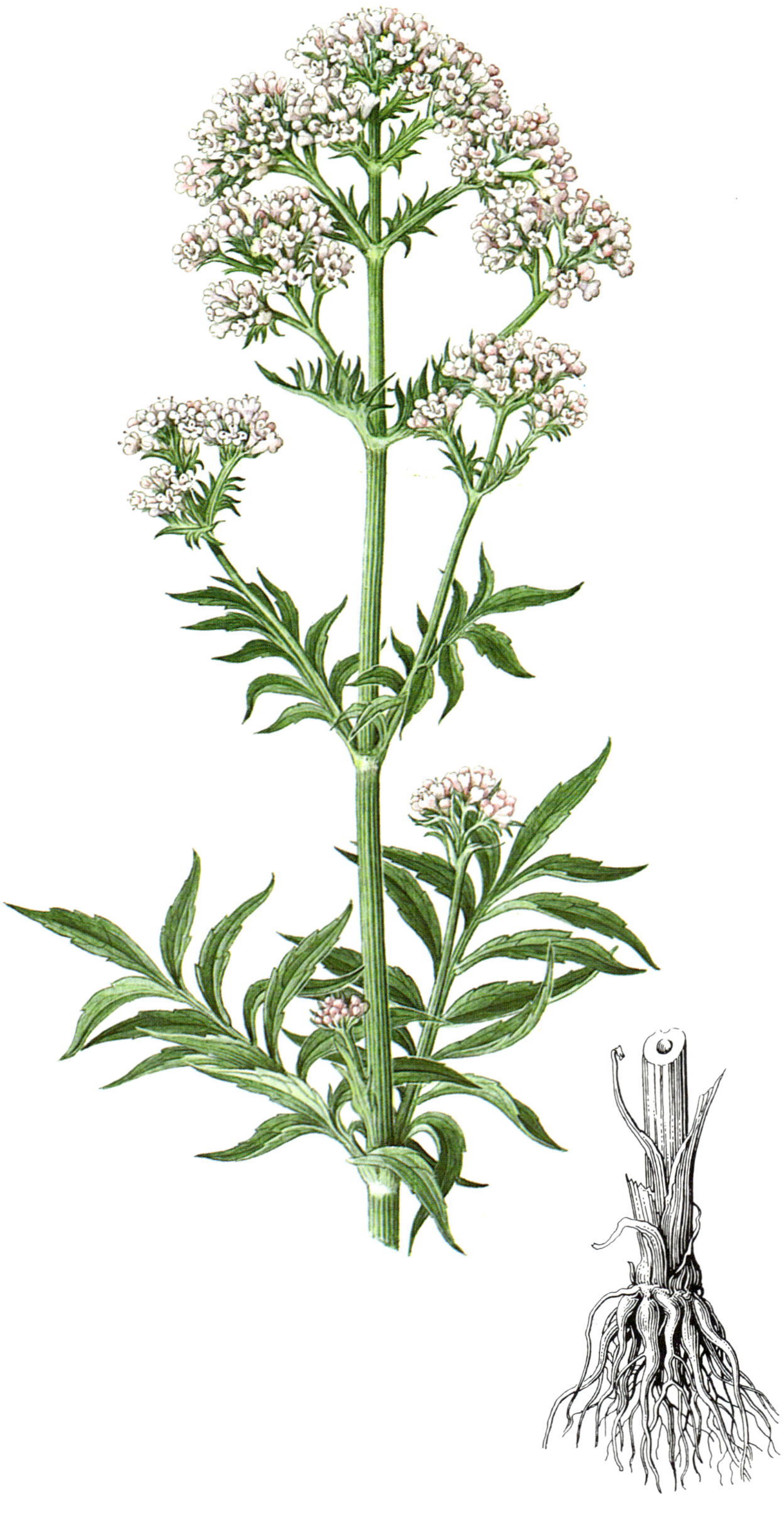

Blütezeit: Juni–August
Sammelzeit (Wurzeln): August–Oktober

Weißer Germer

† *Veratrum album* L.

Liliengewächse
Liliaceae

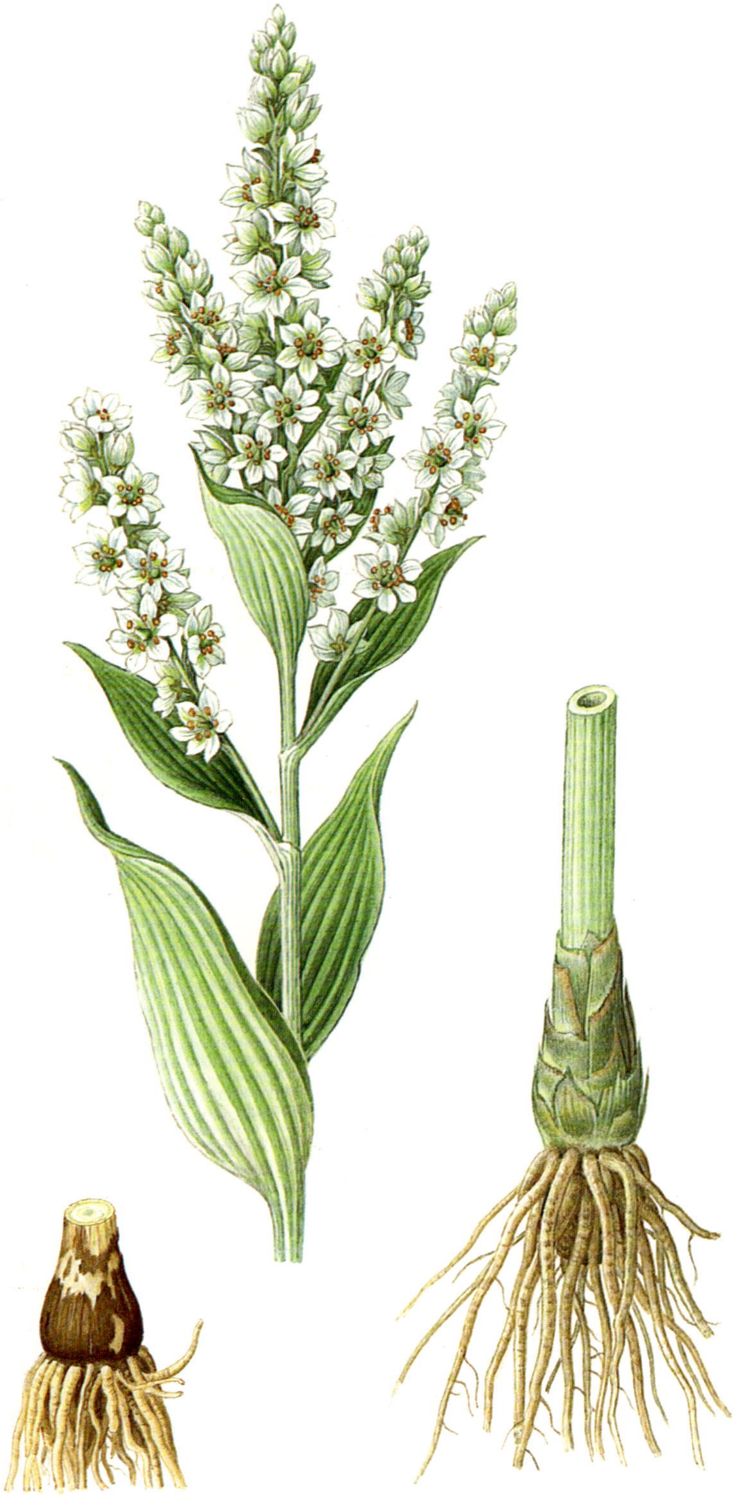

Eine ausdauernde Zwiebelpflanze mit einem kurzen Wurzelstock, mächtigen Wurzeln und einem stattlichen Stengel, der mit wechselständigen, elliptischen Blättern besetzt ist. Die Blätter sind entsprechend der Aderung gefaltet. Der Stengel schließt mit einer zusammengesetzten Rispe gelbgrüner Blüten ab. Die Frucht ist eine Kapsel. **Die ganze Pflanze ist stark giftig.** Sie wächst auf den feuchten Wiesen der Gebirgs- und Vorgebirgslagen Mittel- und Südeuropas.
Gesammelt wird der Wurzelstock mit Teilen der Wurzel (Radix veratri albi). Das Material wird nach dem Ausgraben gründlich gewaschen, von Grünteilen befreit, längs aufgeschnitten und bei Temperaturen bis zu 50 °C getrocknet. Die Droge enthält die giftigen Alkaloide, die die Gefäße erweitern und den Blutdruck senken, weiterhin Bitterstoffe, Harze und organische Säuren. Wegen des starken Giftgehalts kommt der Germer in der Volksheilkunde nicht zur Geltung und wird nur in der pharmazeutischen Industrie verarbeitet. Die daraus hergestellten Medikamente werden bei der Herztherapie verwendet. Sie helfen auch gegen Krämpfe, asthmatische Anfälle und Keuchhustenanfälle und wirken harntreibend und fiebersenkend. Die Droge ist in Salben und Einreibungen gegen Neuralgien und rheumatische Schmerzen enthalten. Für dieselben Zwecke wird auch der Wurzelstock von *V. nigrum* verwendet (links unten).
Beim Sammeln der Pflanzen, vor allem aber bei der weiteren Aufbereitung der Droge muß eine Schutzmaske getragen werden. Das Pflanzenpulver reizt die Augen und zwingt zu ununterbrochenem Niesen. Auf der Haut ruft es stellenweise Gefühllosigkeit hervor. Die tödliche Dosis beträgt 1 bis 2 g Droge.

Blütezeit: Juli–August
Sammelzeit (Wurzelstöcke): September–Oktober

Rachenblütler
Scrophulariaceae

Großblütige Königskerze

Verbascum densiflorum Bertol. (Syn.: *Verbascum thapsiforme* Schrad)

Ein stattliches, zweijähriges Kraut, das im ersten Jahr eine grundständige Blattrosette und im zweiten Jahr dann einen bis zu 2 m hohen Stengel mit einer auffallenden Ähre gelber Blüten an der Spitze entwikkelt. Die Blätter sind länglich und filzig. Sie sitzen wechselständig am Stengel an und laufen mit ihrer Spreite an diesem bis zu den darunterliegenden Blättern hinab. Die Frucht ist eine Kapsel mit kleinen Samenkörnern. Diese Pflanzenart ist über ganz Europa verbreitet, sie wächst an sonnigen Hängen, auf Felsen und Ödland und gehört zu den ältesten Heilpflanzen der Erde, die vor allem in Brusttees verwendet wird.
In der Gegenwart wird die Königskerze in Garten- und Feldkulturen angebaut. Gesammelt werden die Blüten (Flos verbasci). Das geschieht bei sonnigem Wetter und täglich so, wie sich die Blüten nacheinander entfalten. Man pflückt nur die Blütenkronen mit den Staubblättern ohne den Kelch. Das Material darf nicht gedrückt und muß rasch im Schatten oder in einer Darre bei Temperaturen bis zu 60 °C getrocknet werden. Die Droge ist dann leuchtend gelb, duftet honigartig und schmeckt schleimig. Sie enthält Saponine, Schleim und Gerbstoffe. Sie wirkt schleimlösend und harntreibend und ist ein wesentlicher Bestandteil von Brusttees. Die Droge löst auch Krampfzustände. Sie wird als Absud, Aufguß oder Auszug zubereitet, wobei die tägliche Gabe 1 Teelöffel auf 1 Tasse beträgt. Der Auszug wird zur Herstellung erweichender Salben verwendet.
Äußerlich verwendet man die Droge für Umschläge und Bäder gegen Unterschenkelgeschwüre und Hämorrhoiden.

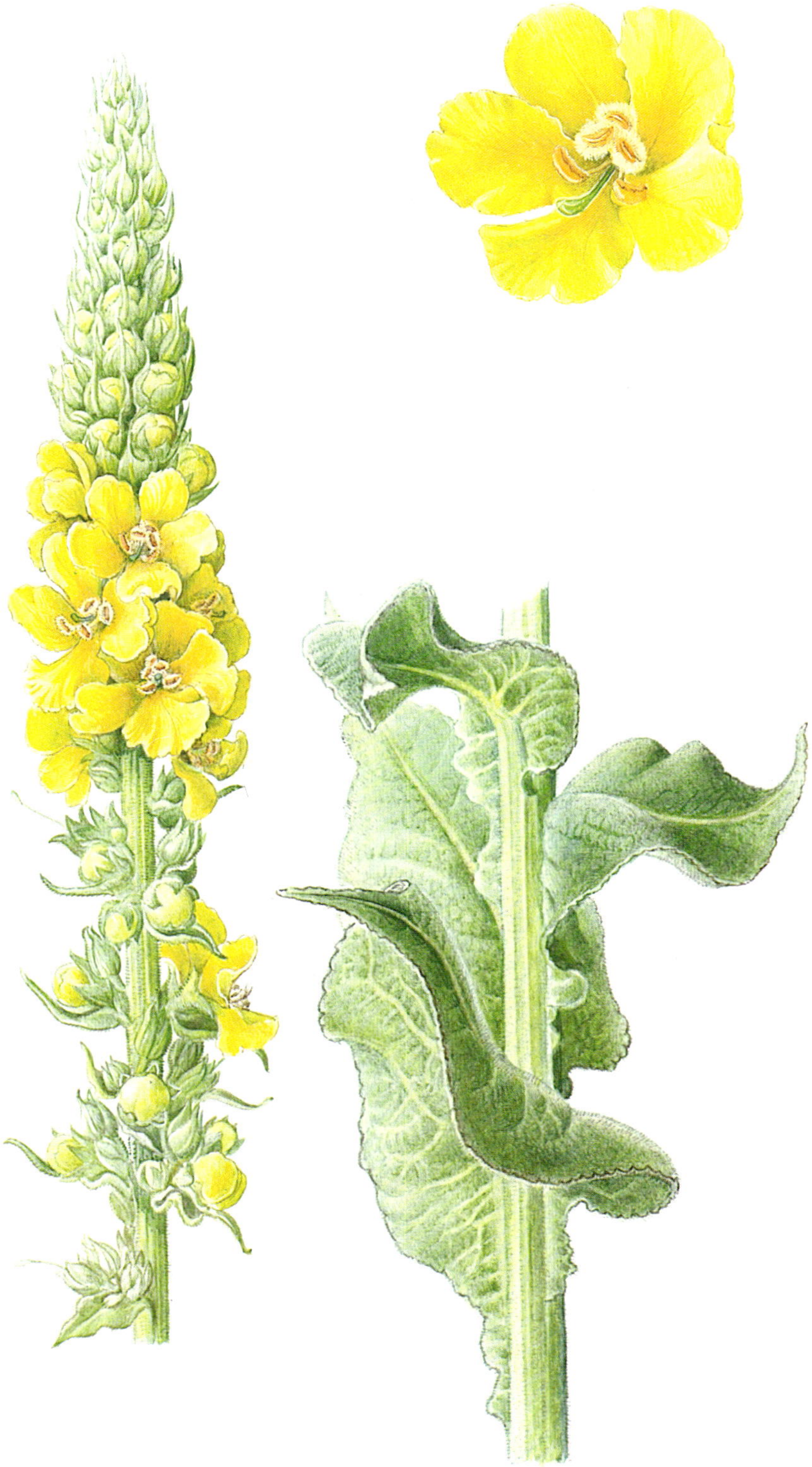

Blütezeit: Juni – September
Sammelzeit (Blüten): Juni – September
(Blätter): Juni – September
(Wurzeln): Juni – September

Filzige Königskerze

Verbascum phlomoides L.

Rachenblütler
Scrophulariaceae

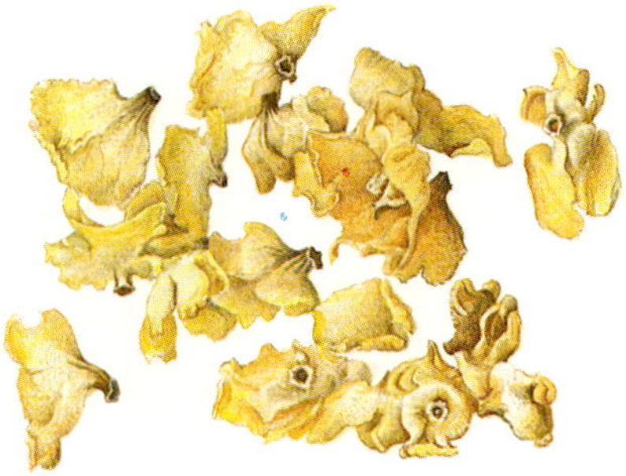

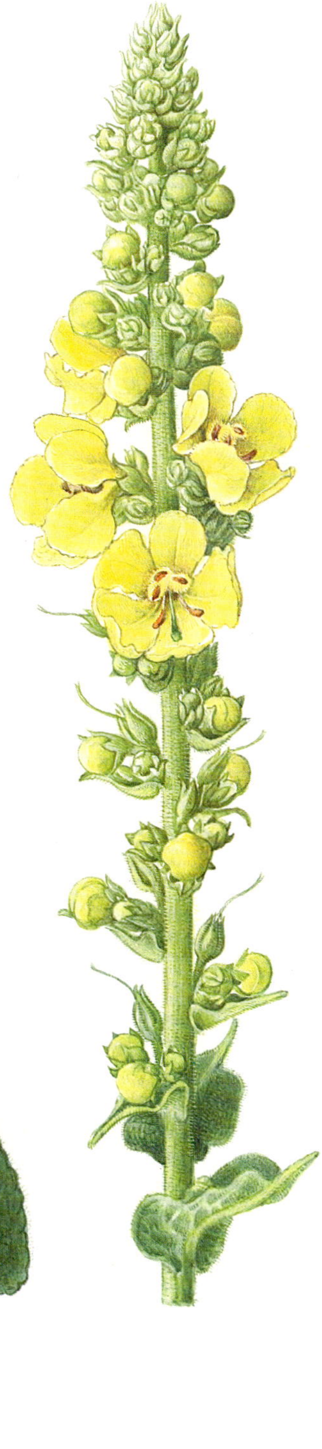

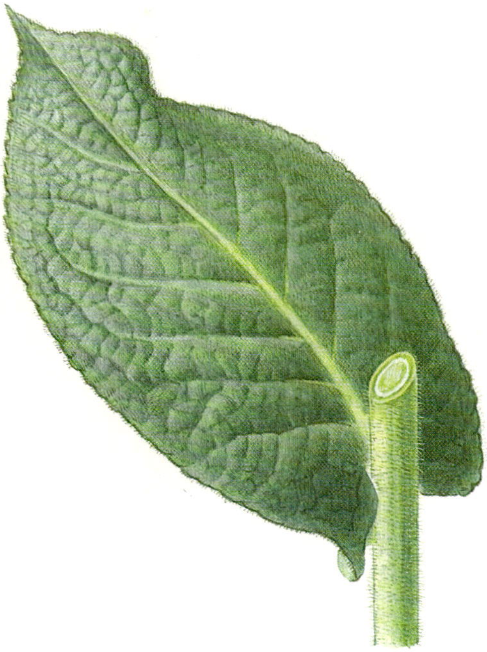

Ein zweijähriges Kraut mit einem aufrechten, hohen Stengel, der wechselständig mit länglichen Blättern bewachsen ist. Die Blattspreiten sitzen an oder haben einen kurzen Stiel. Die Blätter der grundständigen Rosette sterben im Winter ab. Die großen, gelben Blüten sind in endständigen Ähren angeordnet. Die Früchte sind Kapseln mit kleinen, giftigen Samen. Diese Königskerze, die sehr zahlreich in der Natur vorkommt, gehört zu den zehn Arten der Gattung, die eine wertvolle Droge liefern. Sie weist eine entsprechende Biologie, ähnliches Aussehen und gleiche Eigenschaften auf wie die Großblütige Königskerze *(V. densiflorum)*. Auch die Droge beider Arten wird bei der Herstellung von Galenika nicht unterschieden.

Für Heilzwecke werden die Blüten (Flos verbasci) und manchmal auch die Blätter (Folium verbasci) und Wurzeln (Radix verbasci) gesammelt. Die Blüten werden genauso wie bei der Großblütigen Königskerze gesammelt, getrocknet und verarbeitet. Die Blätter werden zur Zeit der vollen Blüte gepflückt und an einem schattigen, gut durchlüfteten Ort getrocknet. Sie werden dann ebenfalls Teegemischen zugefügt. Frische, zerstoßene Blätter werden als Umschläge auf schwer heilende Wunden aufgelegt. Die zerstoßenen Wurzeln kamen bei der Heilung von Hämorrhoiden, der essigsaure Extrakt der Wurzeln bei der Linderung von Zahnschmerzen zur Geltung.

Die Königskerzenblüten werden auch zur Aromatisierung von Likören verwendet. Die Königskerze ist eine hervorragende Honigpflanze.

Blütezeit: Juni – September
Sammelzeit (Blüten): Juni – September
(Blätter): Juni – September
(Wurzeln): Juli – August

Eisenkrautgewächse
Verbenaceae

Echtes Eisenkraut

Verbena officinalis L.

Ein ausdauerndes Kraut mit einem kantigen Stengel, der im oberen Abschnitt verzweigt ist und gegenständige, gliederteilige Blätter trägt. Die kleinen rosafarbenen Blüten bilden lange endständige Ähren. Die Früchte sind Hartfrüchte. Das Eisenkraut ist in Europa, Asien und Afrika häufig verbreitet. Es wächst auf Schuttplätzen, in Gräben und auf verlassenen Höfen, jedoch immer im Windschatten, und gehört seit alters her zu den bekannten Heilpflanzen. Die römischen Soldaten trugen das Eisenkraut im Ranzen mit, um gegen Verletzungen geschützt zu sein, Verliebte brauten sich daraus einen Liebestrank. In der Heilpraxis wurde es gegen Schüttelfrost und Kopfschmerzen verwendet.
Für Heilzwecke sammelt man den oberirdischen Sproß, das Kraut (Herba verbenae), wenn die Pflanze zu blühen beginnt, sich aber noch keine Früchte ausbilden. Das Material wird an einem schattigen, gut durchlüfteten Standort oder in einer Anlage bei Temperaturen bis zu 40 °C getrocknet. Die Droge enthält Glykoside, Gerbstoffe, ätherisches Öl, Schleim, Saponin und Mineralstoffe. Sie wird innerlich als Auszug oder Aufguß zur Appetitanregung und zur Unterstützung der Magensaftsekretion verwendet. Der Auszug wird aus 3 Teelöffeln Droge und 2 Tassen Wasser, der Aufguß aus 1–3 Teelöffeln Droge je Tasse Wasser zubereitet. Dieser Tee ist ein ausgezeichnetes Mittel zur Anregung des Stoffwechsels im Körper, gegen allgemeine nervliche Erschöpfung, Schlaflosigkeit und Migräne. Er wirkt auch sehr gut harntreibend und schleimlösend und wird bei Leber- und Nierenkrankheiten verwendet. Äußerlich kommt die Droge bei der Herstellung von Gurgelmitteln und gegen Hautausschläge zur Geltung.

Blütezeit: Juli–September
Sammelzeit (Kraut): Juli–August

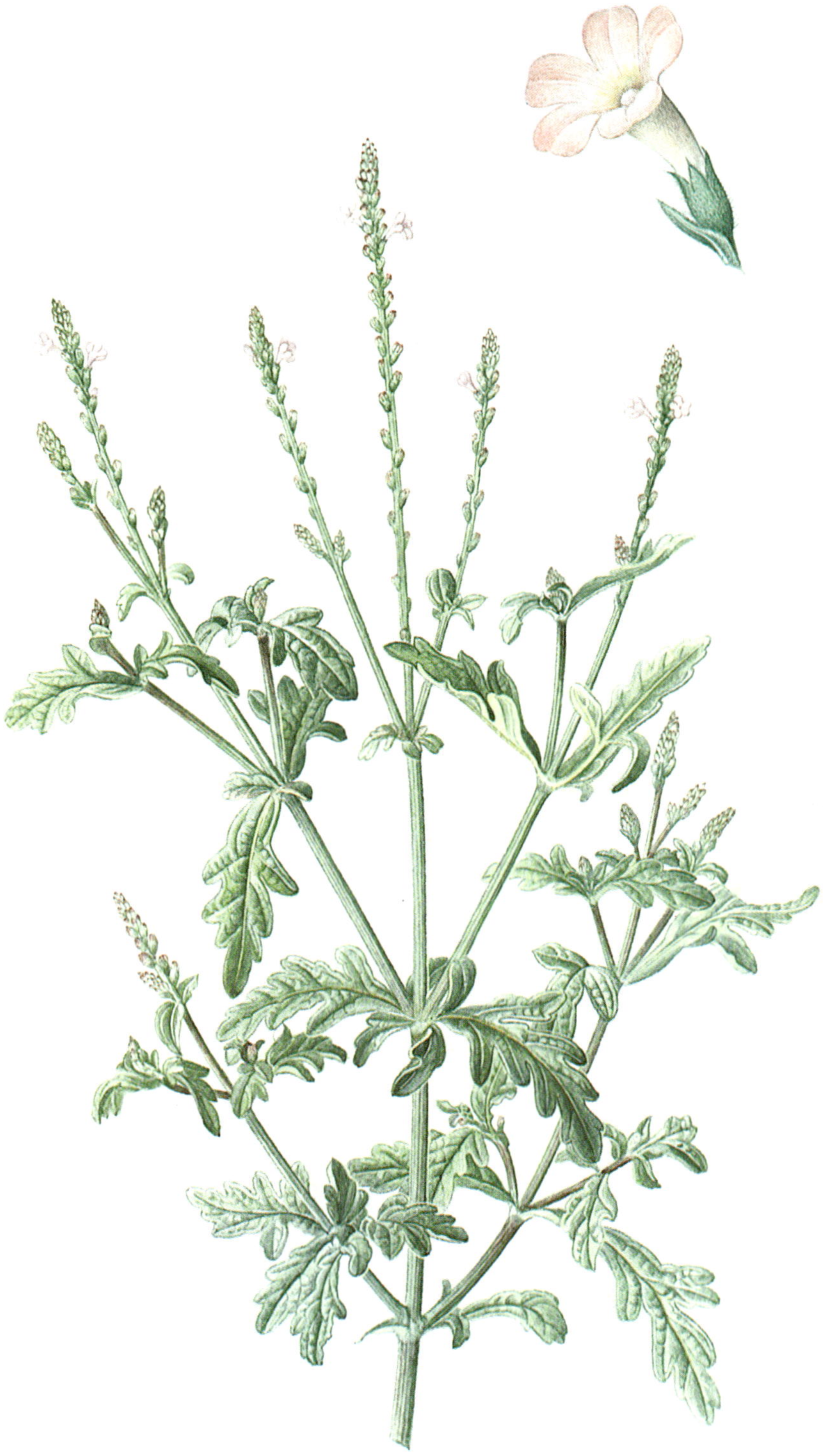

Echter Ehrenpreis

Rachenblütler
Scrophulariaceae

Veronica officinalis L.

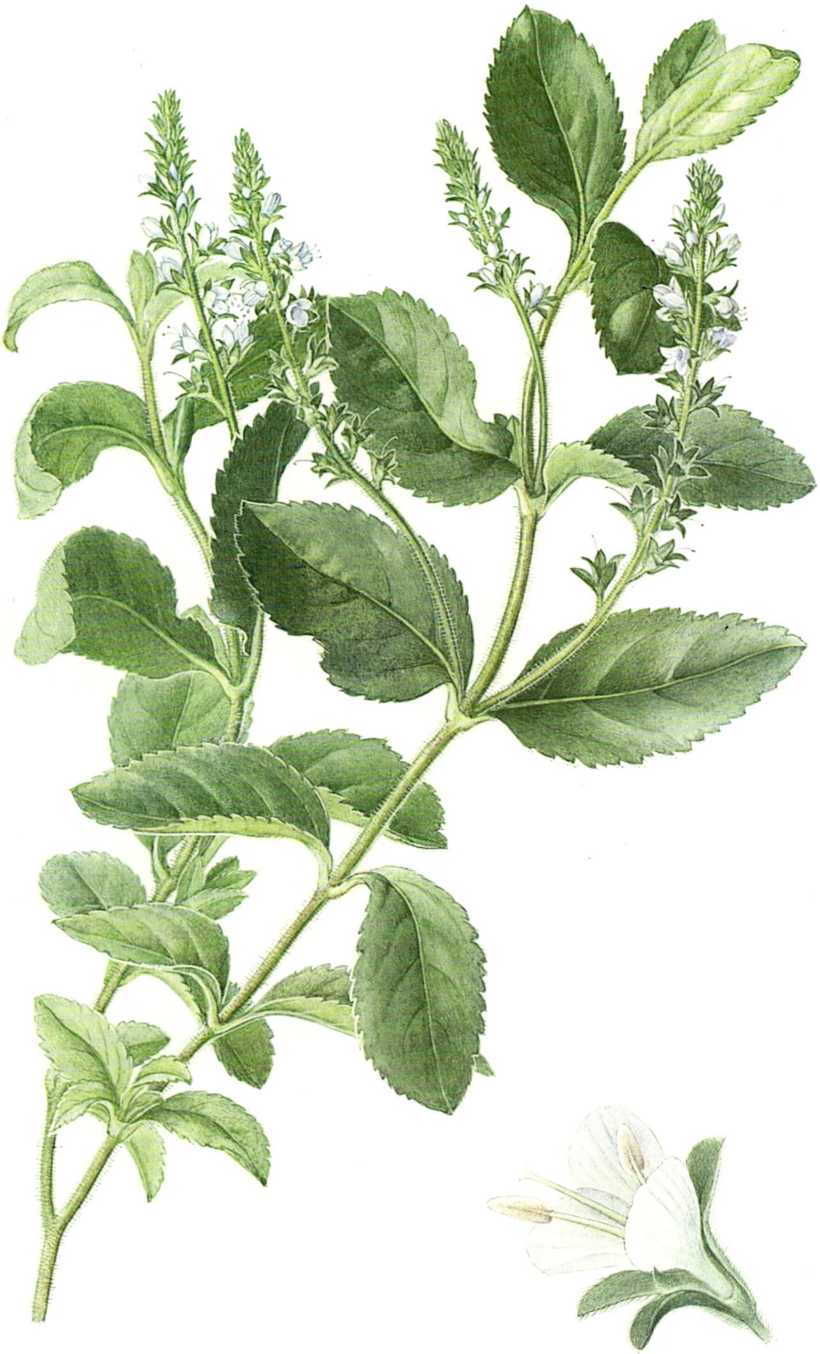

Ein ausdauerndes Kraut mit einem kriechenden, verzweigten Stengel, der mit gegenständigen, ovalen Blättern besetzt ist. Die Blattränder sind gesägt. Aus den Blattachseln wachsen aufrechte Ähren mit kleinen weißen oder bläulichen Blüten hervor. Die Frucht ist eine Kapsel. Die ganze Pflanze ist behaart, sie ist in Europa und Amerika allgemein verbreitet und wächst häufig an trockeneren Wiesen-, Weiden- und Waldlokalitäten.

Für Heilzwecke sammelt man den oberirdischen Sproß, das Kraut (Herba veronicae). Die oberen Stengelteile werden zur Zeit der Vollblüte manuell geschnitten und schnell an einer schattigen, gut gelüfteten Stelle getrocknet. Beim Trocknen dürfen die Blüten nicht abfallen und die Blätter nicht braun werden. Die Droge enthält Gerbstoffe, Bitterstoffe, ätherisches Öl, organische Säuren und Vitamin C. In der Volksheilkunde wurde zur Appetitanregung, bei Verdauungsbeschwerden und Husten ein Aufguß empfohlen, der aus 1 Teelöffel Droge je Tasse heißen Wassers zubereitet wird, 6 Minuten ziehen muß und zweimal täglich zu trinken ist. Der Saft aus frischen Blättern wurde zur Verbesserung des Stoffwechsels, und bei Nieren- und Rheumaerkrankungen verwendet (2 Teelöffel Saft in Milch oder Tee auf nüchternen Magen). Der Absud der Droge diente als Gurgelmittel und bei der Zubereitung warmer Packungen und Bäder gegen Rheumatismus und Hautkrankheiten. In der Gegenwart nimmt man jedoch vom Gebrauch des Ehrenpreises Abstand, denn seine Heilwirkung konnte nicht verläßlich nachgewiesen werden.

Blütezeit: Juni – August
Sammelzeit (Kraut): Juni – August

Immergrün

† *Vinca minor* L.

Ein ausdauerndes, halbstrauchiges Kraut mit einem kriechenden, wurzeltreibenden Stengel, aus dem junge, aufsteigende Sprosse hervorwachsen. Die Stengel sind mit gegenständigen, ovalen, ledrigen Blättern bewachsen, die im Winter nicht abfallen. In den oberen Stengeletagen wachsen in den Blattachseln blaue, selten auch weiße Blüten. Die Frucht ist eine Balgkapsel mit kleinen Samen. **Die ganze Pflanze ist giftig.** Ihr Ursprungsgebiet ist der Mittelmeerraum, heute ist sie auch in den nördlicheren Lagen verbreitet.
Für Heilzwecke sammelt man den oberirdischen Sproß, das Kraut (Herba vincae minoris). Die jungen, entwickelten Triebe werden manuell geschnitten, in dünnen Schichten ausgebreitet und im Schatten schnell oder bei Temperaturen bis zu 45 °C künstlich getrocknet. Die Droge enthält eine große Zahl an Alkaloiden, Gerbstoffen, Saponin, Pektinstoffe und organische Farbstoffe. Im Immergrün hat man Wirkstoffe zur Heilung von Geschwülsten und der Hypertonie entdeckt. Diese Stoffe werden in größerer Menge aus der Art *V. americana* gewonnen. Die Droge kommt bei Blutungen aus der Nase und des Zahnfleisches und in der Gynäkologie zur Anwendung. Sie wirkt auch gegen Durchfälle und Hustenanfälle und senkt den Zuckergehalt und die Zahl der weißen Blutkörperchen. Die Droge wird auch zur Zubereitung von Gurgelmitteln bei Entzündungen der Mundschleimhäute verwendet. Bei allen mit dieser Pflanze durchgeführten Heilverfahren muß der Arzt befragt werden.
In der Volksheilkunde kommen auch andere Arten des Immergrüns zur Geltung: *V. herbacea* und *V. major* (Blüte rechts oben).

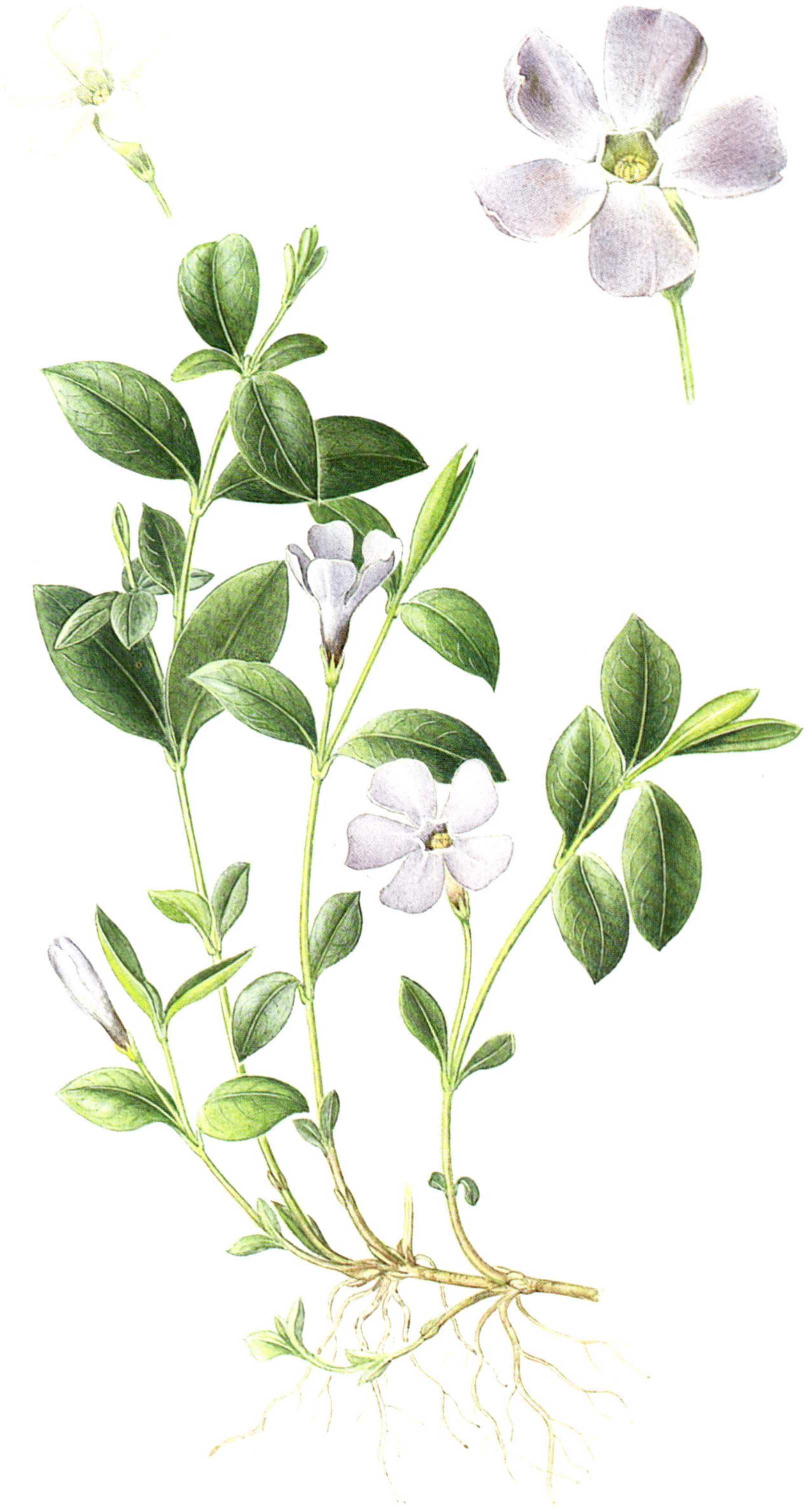

Blütezeit: April–Mai
Sammelzeit (Kraut): April–Juni

Schwalbenwurz

Schwalbenwurzgewächse
Asclepiadaceae

† *Vincetoxicum hirundinaria* Medic. (Syn.: *Vincetoxicum officinale* Moench, *Cynanchum vincetoxicum* (L.) Pers.)

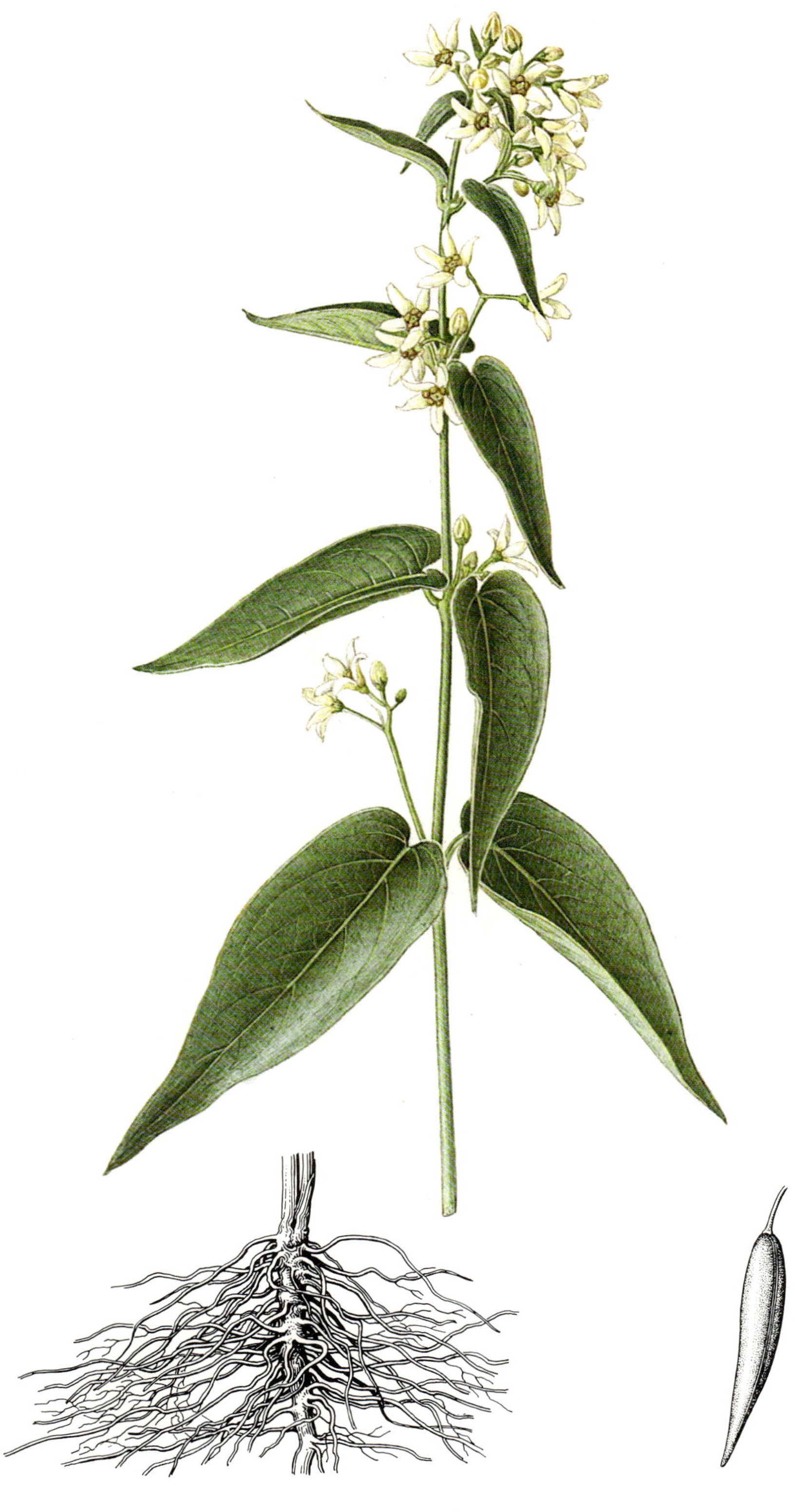

Ein ausdauerndes Kraut mit einem aufrechten, hohen Stengel, der mit gegenständigen, kurzstieligen Blättern besetzt ist. Die Blattspreiten sind herzförmig oval, glatt und dunkelgrün. In den Blattachseln wachsen karge Trugdolden aus weißen Blüten. Die Frucht ist eine langgestreckte Kapsel (rechts unten) mit behaarten Samen. Die Schwalbenwurz stammt aus dem östlichen Mittelmeergebiet, von wo aus sie sich nach Osten und Westen verbreitet hat. Sie wächst in wärmeren Gebieten auf trockeneren, kalkhaltigen Unterlagen. **Die Pflanze ist mit einer weißen Milch gesättigt und giftig.** Der Gattungsname „vincetoxicum" bedeutet „übergebende Gifte", denn die Droge ruft Erbrechen hervor.

Für Heilzwecke wird der unterirdische Wurzelstock mit einem Teil der Wurzeln gesammelt (Radix vincetoxici). Er wird im Herbst ausgegraben, gründlich gesäubert und schnell, am besten in einer Anlage, bei Temperaturen bis zu 50 °C getrocknet. Die Droge schmeckt bitter. Sie enthält Glykoside, ätherisches Öl, Saponin, Schleim und Zucker und wird als schweiß- und harntreibendes Mittel bei Nierenkrankheiten und Frauenleiden verwendet. Man bereitet einen Aufguß, der gleichzeitig auch den gesamten Organismus anregt und den Stuhlgang erleichtert. Die Dosierung und Verwendung dieses Tees sollte unter ärztlicher Aufsicht erfolgen. Stärkere Dosen verursachen nämlich Brechreiz. Der Absud der Schwalbenwurz wird in Form von Umschlägen zur Behandlung von Schwellungen und Prellungen verwendet.

Blütezeit: Juni – August
Sammelzeit (Wurzelstock): Oktober
(Wurzeln): Oktober

Veilchengewächse
Violaceae

Märzveilchen

Viola odorata L.

Ein ausdauerndes Kraut mit langen, wurzelschlagenden Stengeln und lang gestielten, herzförmigen Blättern. Die violetten, angenehm duftenden Blüten wachsen auf langen Stielen. Die Frucht ist eine Kapsel. Das Veilchen gehört zu den ältesten Heilpflanzen und wurde zur Behandlung von Entzündungen, Epilepsie und Kopfschmerzen eingesetzt.
Meistens werden der gesamte obere Sproß, das Kraut (Herba violae odoratae) oder die einzelnen Sproßteile, die Blüten, Blätter und Wurzelstöcke getrennt gesammelt (Flos, Folium, Rhizoma violae odoratae). Das Material wird in dünnen Schichten an einer luftigen, schattigen Stelle getrocknet. Die ganze Pflanze enthält duftendes Flavonöl, weiterhin Saponine, organische Säuren und in den Blüten den organischen Farbstoff Violarubin.
Die Drogen kommen bei der Heilung von Leiden der Atemwege, wie es Bronchialkatarrhe, Keuchhusten, Husten und Schnupfen sind, zur Geltung. Man bereitet aus einem Teelöffel Droge je Tasse Wasser einen Auszug oder für Kinder aus den Blüten einen Hustensirup. Die Veilchendrogen sind auch in Teegemischen mit harntreibender Wirkung enthalten und helfen auch gegen rheumatische Schmerzen. Äußerlich werden sie für Umschläge auf geschwollene Stellen, eitrige Wunden, Geschwüre und Ausschläge verwendet.
Aus den frischen Veilchenblüten gewinnt man ein duftendes ätherisches Öl, das auf der ganzen Welt als Parfüm verbreitet ist. Die verwandten Formen der Gartenveilchen, die große, aber duftlose Blüten aufweisen, werden nicht gesammelt.

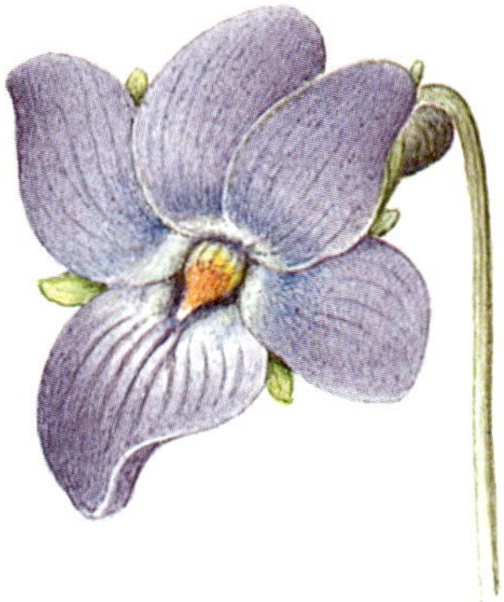

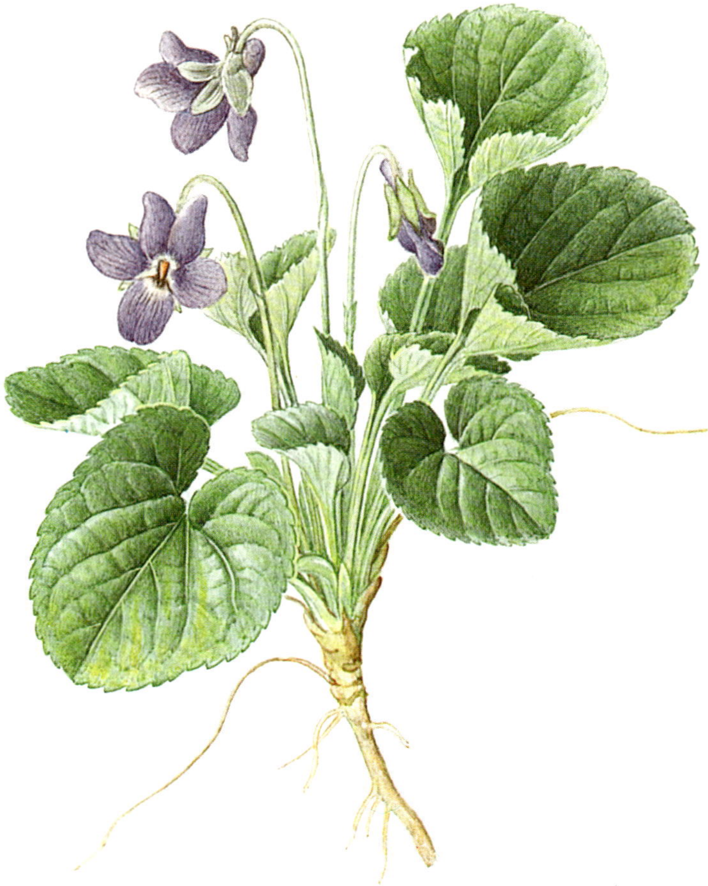

Blütezeit: März – Mai
Sammelzeit (Kraut): März – April
(Blüten): März – April
(Blätter): März – April
(Wurzelstöcke): September – Oktober

Stiefmütterchen

Veilchengewächse
Violaceae

Viola tricolor L.

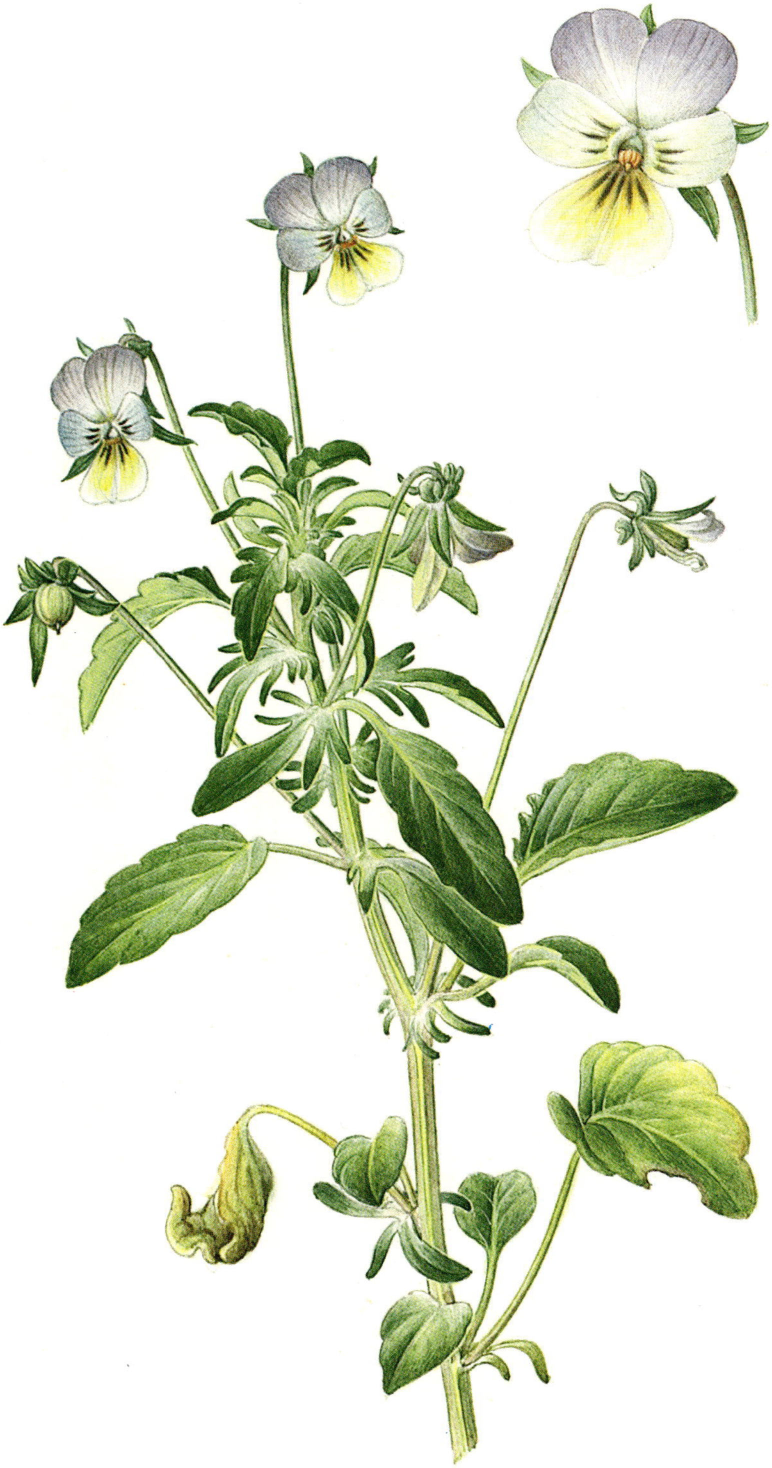

Diese ein- bis zweijährige Pflanze mit gelbvioletten Blüten wächst als Unkraut an Feldrändern, auf Schuttplätzen und in Gärten. Sie bildet einen kantigen, mäßig niederliegenden Stengel, in dessen Knoten wechselständige Blätter und Nebenblätter angebracht sind. Die Frucht ist eine Kapsel.

Für Heilzwecke sammelt man den oberirdischen Sproß, das Kraut (Herba violae tricoloris). Es wird bei schönem Wetter manuell geschnitten und auf Hürden ausgebreitet im Schatten an einem gut gelüfteten Ort oder in einer Darranlage bei Temperaturen bis zu 50 °C getrocknet. Die Droge muß dunkel und in gut verschlossenen Behältern aufbewahrt werden. Sie enthält vor allem Saponine und ätherisches Öl. Die Droge löst Schleim und erleichtert so das Abhusten, sie wird deshalb bei Leiden der Atemwege verwendet und unterstützt auch die Tätigkeit der Harnorgane und die Funktion der Schweißdrüsen. Man bereitet aus 2 Teelöffeln Droge je Tasse Wasser einen Tee und läßt diesen kurz aufkochen. Stärkere Dosen werden nicht empfohlen, da die Droge Erbrechen hervorruft. Der Absud hilft auch bei rheumatischen Schmerzen und gegen Hautkrankheiten, wie es Ekzeme und Ausschläge sind. Er wird auch zur Reinigung des Teints, bei Haarausfall zu Kopfwaschungen und auch für Umschläge auf Wunden und als Gurgelmittel verwendet.

Das Wilde Stiefmütterchen ist eine sehr veränderliche Art und bildet eine Reihe abweichender Formen mit verschieden gefärbten Blüten.

Blütezeit: Mai–August
Sammelzeit (Kraut): Mai–August

Mistelgewächse
Loranthaceae

Mistel

† *Viscum album* L.

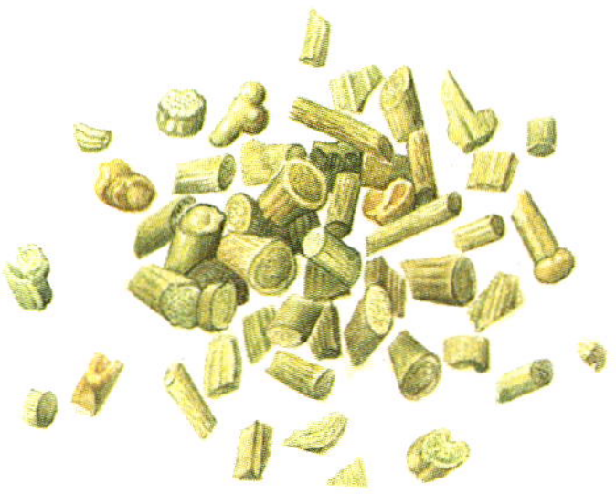

Ein halbparasitischer Strauch mit immergrünen Zweigen und Blättern, der im Geäst von Laub- und Nadelbäumen wächst. Die ledrigen Blätter sitzen gegenständig an den Zweigenden an. Die Mistel ist eine zweihäusige Pflanze; die Staub- (links unten) und Stempelblüten (rechts unten) wachsen in den Achseln der Zweige. Die Früchte sind einsamige, weiße Beeren. Die Mistel ist über ein weites Areal in Europa und Asien verbreitet und galt schon seit alters her als eine sehr bekannte Heilpflanze. In der Heilpraxis wurde sie zur Unterstützung der Fruchtbarkeit und gegen Gifte verwendet.

Man sammelt die jungen Zweige mit den Blättern (Stipites visci albi) gewöhnlich im Winter, wenn die Bäume gefällt werden, kann es aber während des ganzen Jahres tun. Das Material wird gebündelt und im Luftzug hängend oder bei einer künstlichen Temperatur bis zu 40 °C getrocknet. Die Droge ist hellgrün und schmeckt bitter. Sie enthält Viscotoxin, Cholin, Azetylcholin und andere organische Zusammensetzungen und wird in der Heilpraxis zur Senkung des Blutdrucks und Unterstützung der Herztätigkeit verwendet. Sie wirkt auf die Gefäße erweiternd und gegen Arterienverkalkung. Die Stärke der Dosierung und der Zeitpunkt der Verwendung **muß mit dem Arzt beraten werden.** Die Wirkstoffe der Mistel zeigen zytostatische Eigenschaften (gegen Geschwülste wirkend) und es wird ihnen in dieser Richtung in letzter Zeit außerordentliche Aufmerksamkeit gewidmet.

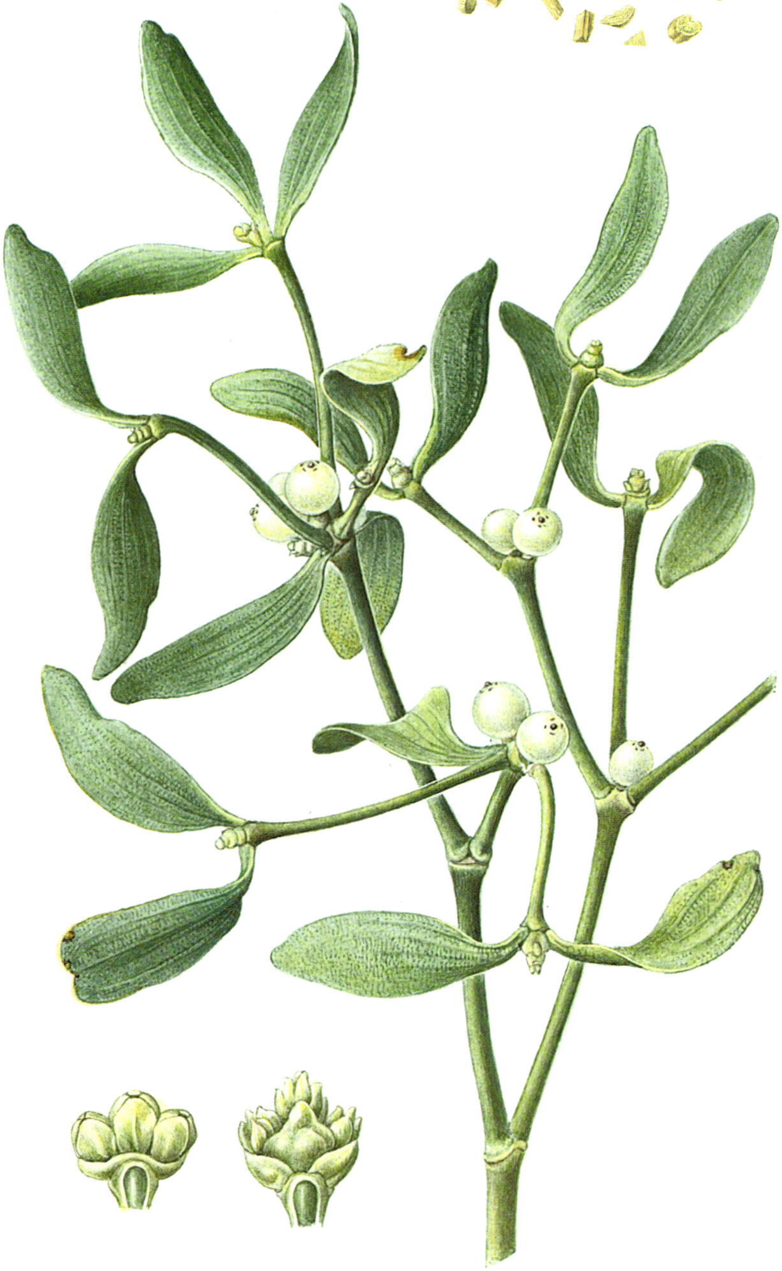

Blütezeit: März – April
Sammelzeit (Zweige mit den Blättern)
(Optimum):
Dezember – Februar

Mais

Süßgräser
Gramineae

Zea mays L.

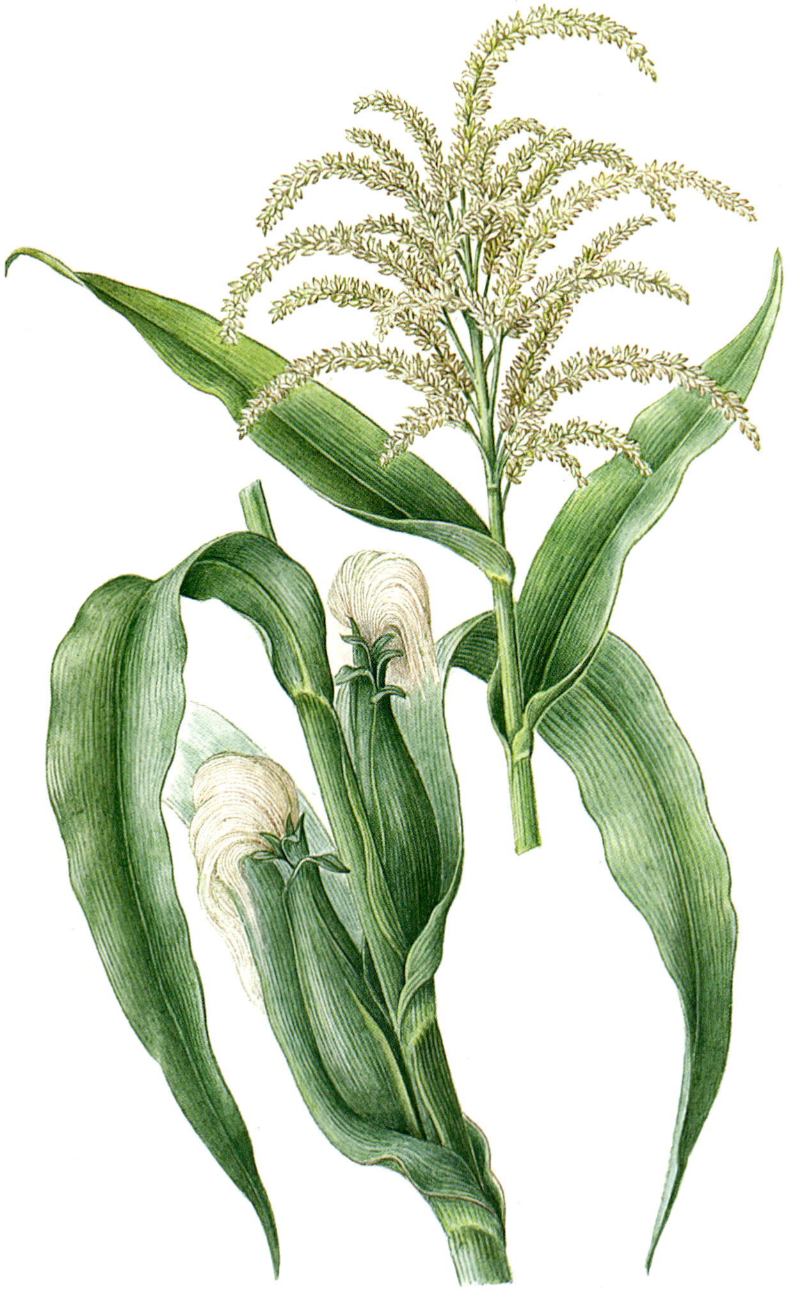

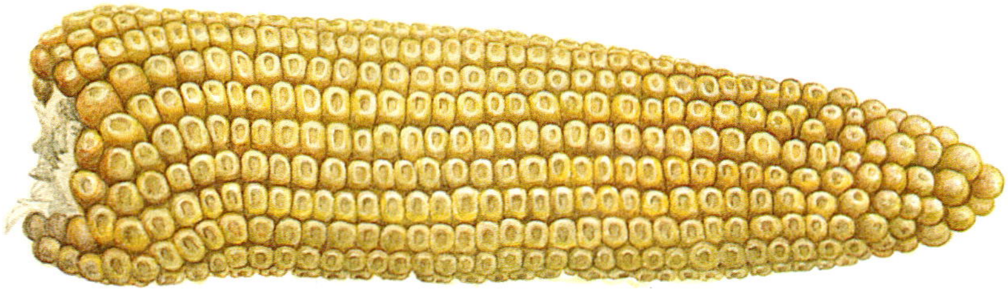

Ein stattliches einjähriges Kraut mit einem vollen Stengel, der mit wechselständigen, breit linealischen Blättern umwachsen ist. Die Pflanze ist einhäusig; die Staubblüten bilden eine endständige Rispe, die Stempelblüten sind mit einem Klöppel verschlossen, aus dem die Narben hervorstehen. Die Frucht ist eine Grasfrucht, ein Korn. Die ursprüngliche Heimat des Mais ist Amerika, heute wird er jedoch als vielseitige Nutzpflanze auf der ganzen Welt gezüchtet.
Für Heilzwecke sammelt man die Griffel und Narben der weiblichen Blüten (Stigmata maidis), wenn sie beginnen, aus der Spitze des Klöppels hervorzuwachsen. Sie werden manuell entfernt und im Schatten an gut durchlüfteten Stellen getrocknet. Die Droge enthält Saponine, ätherisches Öl, Gerbstoffe, Zucker, Fett und Mineralstoffe. Sie regt den Herzmuskel an und erhöht den Blutdruck und wird als bewährtes harntreibendes Mittel verwendet. Sie wirkt auch galletreibend und kommt bei Reduktionsdiäten zur Geltung. Man bereitet aus 2 Teelöffeln Droge je Tasse Wasser einen Aufguß und trinkt jeden zweiten Tag davon.
Aus Keimen des Mais wird Öl gepreßt, das der grundlegende Ausgangsstoff zur Isolierung von Vitamin E ist und auch zur Herstellung von Medikamenten gegen die Parodontose dient. Das entfettete Maismehl ist nahrhaft und leicht verdaulich. Es wird Rekonvaleszenten und Leuten empfohlen, die auf Weizen allergisch sind. Der Mais wird oft vom Maisbrand *(Ustilago maydis)* befallen, der die Klöppel in Geschwülste verwandelt, die mit schwarzen Sporen gefüllt sind. Diese enthalten Alkaloide, die ähnlich wirken wie die Alkaloide des Mutterkorns.

Blütezeit: Juli – August
Sammelzeit (Narben): Juli – August

Rezepte für die Gesundheit

Die folgende Zusammenstellung basiert auf dem Text dieses Bandes. Die Indikationen stehen in alphabetischer Reihenfolge mit entsprechenden Hinweisen. Innerhalb eines Anwendungsgebietes sind die Pflanzen nach ihren deutschen Namen im Alphabet aufgeführt; daneben findet sich für das Auffinden im Buch die lateinische Bezeichnung.
Es ist zu beachten, daß jedes länger dauernde Krankheitssymptom verpflichtet, den Arzt aufzusuchen.
Die pflanzlichen Volksheilmittel leisten ausgezeichnete Dienste bei vielen sogenannten banalen Beschwerden, wie Husten oder Darmträgheit. Sie sind aber für den Laien ungeeignet, wenn es darum geht, z. B. Herzrhythmusstörungen, Tuberkulose oder Geschlechtskrankheiten zu behandeln; solche Indikationen sind deshalb überhaupt nicht in diesen Rezeptteil aufgenommen. Die einzelnen Indikationen sind allgemein und summarisch gehalten.

Ferner fehlen alle diejenigen Pflanzen, deren Inhaltsstoffe bei unsachgemäßem Gebrauch zu Vergiftungen mit eventuell tödlichem Ausgang führen können. Sie sind am Ende dieses Teils zusammengestellt.
Beim Sammeln von Heilkräutern müssen außerdem die Belange des Naturschutzes berücksichtigt werden. Insbesondere betrifft das die geschützten Pflanzen (sie sind im Tafelteil des Buches gekennzeichnet).
Da sich Heilpflanzen in ihrem Wirkstoffgehalt nicht standardisieren lassen, sind die Mengenangaben in Eßlöffel bzw. Teelöffel gehalten. Dabei entsprechen
1 g Kraut = 1 gehäufter Eßlöffel = 3 gestrichene Teelöffel,

1 g Blüten = 1 gehäufter Eßlöffel = 3 gestrichene Teelöffel,

1 g Wurzeln = 1 gestrichener Eßlöffel = 2 gestrichene Teelöffel.

Anämie → Blutarmut

Angstzustände

Herzgespann *(Leonurus cardiaca)*
Aufguß. 1 Teelöffel Kraut oder 1 g Pulver auf 1 Tasse Wasser
Täglich 2–4 Tassen trinken

Schwarznessel *(Ballota nigra)*
Aufguß. 1 Teelöffel Kraut
oder
1 g Pulver auf 1 Tasse Wasser
Täglich 2–4 Tassen trinken

Uferwolfstrapp *(Lycopus europaeus)*
Aufguß. 1–2 Teelöffel Kraut auf 1 Tasse Wasser
Täglich 3 Tassen trinken

Appetitlosigkeit

Andorn, Gemeiner *(Marrubium vulgare)*
Aufguß. 2 Teelöffel Kraut auf 1 Tasse Wasser
Täglich 1 Tasse trinken

Augentrost *(Euphrasia officinalis)*
Aufguß. 2 Teelöffel Kraut auf 1/4 l Wasser
Tagsüber trinken

Benediktenkraut *(Cnicus benedictus)*
Aufguß. 2 Teelöffel Blätter auf 1/4 l Wasser
Tagsüber trinken
Beachte: Dosis nicht erhöhen, da es sonst zu Nierenreizung, Übelkeit und Erbrechen kommen kann

Brunnenkresse *(Nasturtium officinale)*
Aufguß. 1–2 Teelöffel Kraut auf 1 Tasse Wasser
Täglich 3 Tassen trinken
oder
frischer Pflanzensaft 5fach mit Wasser verdünnt
Täglich 3 Teelöffel einnehmen

Dill *(Anethum graveolens)*
Aufguß. 1–2 Eßlöffel Früchte auf 1/4 l Wasser
Vor den Mahlzeiten 1 Tasse lauwarm trinken

Dost *(Origanum vulgare)*
Aufguß. 1 Teelöffel Kraut auf 1 Tasse Wasser
Tagsüber trinken

Eberraute *(Artemisia abrotanum)*
Aufguß. 2 Teelöffel Blätter auf 2 Tassen Wasser
Täglich 2–3 Tassen trinken

Edel-Gamander *(Teucrium chamaedrys)*
Aufguß. 1–2 Teelöffel Kraut auf 1 Tasse Wasser
Täglich 3 Tassen vor den Mahlzeiten trinken

Ehrenpreis, Echter *(Veronica officinalis)*
Aufguß. 1 Teelöffel Kraut auf 1 Tasse Wasser
5 Min. ziehen lassen
Täglich 2 Tassen trinken

Eisenkraut, Echtes *(Verbena officinalis)*
Auszug. 3 Teelöffel Kraut auf 2 Tassen Wasser
oder
Aufguß. 3 Eßlöffel Kraut auf 1 Tasse Wasser Tagsüber trinken

Engelwurz *(Angelica archangelica)*
Aufguß. 4–8 Eßlöffel Wurzeln oder 2–4 Eßlöffel Früchte auf 1/4 l Wasser
Tagsüber trinken

Estragon *(Artemisia dracunculus)*
Aufguß. 1 Eßlöffel Blätter auf 1/4 l Wasser
Tagsüber trinken

Fieberklee *(Menyanthes trifoliata)*
Aufguß. 2 Eßlöffel Blätter auf 1/4 l Wasser
Tagsüber trinken

Gundermann *(Glechoma hederacea)*
Aufguß. 2 Teelöffel Kraut auf 1/4 l Wasser
Täglich 2–3 Tassen trinken

Hohlzahn *(Galeopsis segetum)*
Aufguß. 1 Teelöffel Kraut auf 1 Tasse Wasser
Tagsüber trinken

Hopfen *(Humulus lupulus)*
Aufguß. 1 Teelöffel Hopfenzapfen auf 1 Tasse Wasser
Vor den Mahlzeiten 1 Tasse trinken

Kalmus, Echter *(Acorus calamus)*
Aufguß. 1 Eßlöffel Wurzeln auf 1/4 l Wasser
Tagsüber trinken

Krauseminze *(Mentha aquatica* var. *crispa)*
Aufguß. 1 Eßlöffel Kraut oder Blüten auf 1/2 l Wasser
Täglich 3 Tassen trinken

Majoran *(Origanum majorana)*
Aufguß. 1 Teelöffel Kraut auf 1 Tasse Wasser
Täglich 2 Tassen trinken

Meerrettich *(Armoracia rusticana)*
Eine ganze Wurzel im Mörser zerstampfen und durch ein Tuch pressen
Saft teelöffelweise einnehmen

Moos, Isländisches *(Cetraria islandica)*
Absud. 1 Eßlöffel der ganzen Pflanze auf 1/4 l Wasser. Der 1. Absud ist bitter, der 2. schleimig
Tagsüber trinken

Petersilie *(Petroselinum crispum)*
Aufguß. 4 Teelöffel Früchte oder Wurzeln auf 1 Tasse Wasser
Täglich 3 Tassen trinken
Beachte: Dosis nicht erhöhen, nicht in der Schwangerschaft anwenden

Saathafer *(Avena sativa)*
Aufguß. 2–3 Teelöffel gequetschte Körner (Haferflocken) auf 1 Tasse Wasser
Täglich 3 Tassen trinken

Silberdistel *(Carlina acaulis)*
Aufguß. 1 Teelöffel Wurzeln auf 1/4 l Wasser
Täglich 3 Tassen trinken

Sterndolde, Große *(Astrantia major)*
Aufguß. 5–8 Eßlöffel Blätter oder Wurzeln auf 1/4 l Wasser
Tagsüber trinken

Sumpfschafgarbe *(Achillea ptarmica)*
Aufguß. 2 Teelöffel Wurzeln auf 1 Tasse Wasser
Täglich 3 Tassen trinken

Wegwarte *(Cichorium intybus)*
Absud. 2 Teelöffel Wurzeln auf 1 Tasse Wasser
Täglich 2 Tassen trinken

Wermut *(Artemisia absinthium)*
Aufguß. 1–2 Teelöffel Kraut auf 1 Tasse Wasser
Vor den Mahlzeiten 1 Tasse trinken oder
Täglich 3 mal 1 g Pulver einnehmen

Winterlinde *(Tilia cordata)*
Aufguß. 3 Teelöffel Blüten auf 1 Tasse Wasser
Täglich 3 Tassen trinken

Arbeitsüberlastung

Baldrian, Echter *(Valeriana officinalis)*
Kalter Auszug oder Aufguß. 5 Eßlöffel Wurzeln auf 1/4 l Wasser
Täglich 3 Tassen trinken

Waldmeister *(Galium odoratum)*
Aufguß. 1 Teelöffel Kraut auf 1 Tasse Wasser
Tagsüber trinken
Beachte: Höhere Dosen können Schwindel, Erbrechen und Kopfschmerzen verursachen

Arterienverkalkung

Ackerschachtelhalm *(Equisetum arvense)*
Absud. 2 Eßlöffel Kraut auf 1/4 l Wasser
Tagsüber trinken

Artischocke *(Cynara cardunculus)*
Aufguß. 2–3 Teelöffel Blätter auf 1 Tasse Wasser
Tagsüber trinken

Heidelbeere *(Vaccinium myrtillus)*
Aufguß. 5 Eßlöffel Blätter auf 1/4 l Wasser
Tagsüber trinken

Knoblauch *(Allium sativum)*
Saft der frischen Zehen
Täglich mehrmals einen Teelöffel einnehmen

Mauerpfeffer, Scharfer *(Sedum acre)*
Aufguß. 1 Teelöffel Kraut auf 1 Tasse Wasser
Täglich 2 Tassen trinken
Beachte: Dosis nicht erhöhen, da es zu Kopfschmerzen, Müdigkeit und Erbrechen kommen kann

Saathafer *(Avena sativa)*
Aufguß. 2–3 Teelöffel gequetschte Körner (Haferflocken) auf 1 Tasse Wasser
Täglich 3 Tassen trinken

Asthma

Andorn, Gemeiner *(Marrubium vulgare)*
Aufguß. 2 Teelöffel Kraut auf 1 Tasse Wasser
Täglich 1 Tasse trinken

Bibernelle, Kleine *(Pimpinella saxifraga)*
Aufguß. 1 Teelöffel Wurzeln auf 1 Tasse Wasser
Täglich 2 Tassen trinken
Beachte: Dosis nicht erhöhen, da die Nieren geschädigt werden können

Fettkraut *(Pinguicula vulgaris)*
Aufguß. 2 Teelöffel Kraut auf 1 Tasse Wasser
Tagsüber trinken

Gänsefuß, Wohlriechender *(Chenopodium ambrosioides)*
Aufguß. 1 Eßlöffel Kraut auf 1/4 l Wasser
Tagsüber trinken
Beachte: Dosis nicht erhöhen, da es sonst zu Vergiftungserscheinungen kommen kann

Gundermann *(Glechoma hederacea)*
Aufguß. 2 Teelöffel Kraut auf 1/4 l Wasser
Täglich 2–3 Tassen trinken

Heilziest *(Stachys officinalis)*
Aufguß. 1–2 Teelöffel Kraut auf 1 Tasse Wasser
Täglich 2–3 Tassen trinken

Huflattich *(Tussilago farfara)*
Aufguß. 4 Eßlöffel Blüten oder 3 Eßlöffel Blätter auf 1/4 l Wasser
Tagsüber trinken

loos, Isländisches *(Cetraria islandica)*
Absud. 1 Eßlöffel Kraut auf 1/4 l Wasser. Der 1. Absud ist bitter, der 2. schleimig
Tagsüber trinken

estwurz, Rote *(Petasites hybridus)*
Aufguß. 1 Teelöffel Wurzeln oder Blätter auf 1 Tasse Wasser
Täglich 3 Tassen trinken

tockrose *(Alcea rosea)*
Kalter Auszug. 2 Eßlöffel Blüten auf 1 Tasse Wasser
Tagsüber trinken

sop *(Hyssopus officinalis)*
Aufguß. 2 Teelöffel Kraut auf 1/4 l Wasser
Stündlich 1 Eßlöffel einnehmen

ugenermüdung

ugentrost *(Euphrasia officinalis)*
Auszug. 2 Eßlöffel Kraut auf 1/4 l Wasser
nach 25 Min. absieben
Äußerlich zu Spülungen

amille, Echte *(Chamomilla recutita)*
Absud. 3 Eßlöffel Blüten auf 1/4 l Wasser
Äußerlich zu Spülungen

ɔitzwegerich *(Plantago lanceolata)*
Saft aus frischen Blättern
Äußerlich zu Spülungen

auchspeicheldrüsenleiden

ıulbaum *(Rhamnus frangula)*
Abkochung. 1 Teelöffel zerstoßene Rinde auf 1 Tasse Wasser
Täglich 3 Tassen trinken
Beachte: Dosis nicht erhöhen, da es zu Vergiftungserscheinungen kommen kann

ɛinkraut *(Linaria vulgaris)*
Aufguß. 1–2 Teelöffel Kraut auf 2–4 Tassen Wasser
18 Min. ziehen lassen
Tagsüber trinken

indehautentzündung

ugentrost *(Euphrasia officinalis)*
Auszug. 2 Eßlöffel Kraut auf 1/4 l Wasser
Nach 25 Min. absieben
Äußerlich zu Spülungen

Blähungen

Baldrian, Echter *(Valeriana officinalis)*
Kalter Auszug oder Aufguß. 5 Eßlöffel Wurzeln auf 1/4 l Wasser
Täglich 3 Tassen trinken

Basilienkraut *(Ocimum basilicum)*
Aufguß. 2 Teelöffel Kraut auf 1 Tasse Wasser
Tagsüber trinken

Benediktenkraut *(Cnicus benedictus)*
Aufguß. 2 Teelöffel Blätter auf 1/4 l Wasser
Tagsüber trinken
Beachte: Dosis nicht erhöhen, da es sonst zu Nierenreizung, Übelkeit und Erbrechen kommen kann

Bibernelle, Kleine *(Pimpinella saxifraga)*
Aufguß. 1 Teelöffel Wurzeln auf 1 Tasse Wasser
Täglich 2 Tassen trinken
Beachte: Dosis nicht erhöhen, da die Nieren geschädigt werden können

Bohnenkraut *(Satureja hortensis)*
Absud. 2 Eßlöffel Kraut auf 1/2 l Wasser
15 Min. ziehen lassen
Täglich 2–3 Tassen trinken

Diptam *(Dictamnus albus)*
Aufguß. 1 Teelöffel Wurzeln auf 2 Tassen Wasser
Jeden 2. Tag 2 Tassen trinken
Beachte: Empfindliche Personen können bei Berührung mit der Pflanze allergisch reagieren

Eberraute *(Artemisia abrotanum)*
Aufguß. 2 Teelöffel Blätter auf 1 Tasse Wasser
Täglich 2–3 Tassen trinken

Fenchel *(Foeniculum vulgare)*
Aufguß. 2 Eßlöffel Früchte auf 1/4 l Wasser
Tagsüber trinken

Frauenmantel, Gemeiner *(Alchemilla xanthochlora)*
Abkochung. 4 Teelöffel Blätter auf 1 Tasse Wasser
10 Min. ziehen lassen
Täglich 2 Tassen ungesüßt trinken

Himbeere *(Rubus idaeus)*
Aufguß. 1–2 Eßlöffel Blätter auf 1 Tasse Wasser
Tagsüber trinken

Kamille, Strahllose *(Chamomilla suaveolens)*
Aufguß. 3 Teelöffel Blüten auf 1/4 l Wasser
Tagsüber trinken

Koriander *(Coriandrum sativum)*
Aufguß. 1 Eßlöffel Früchte auf 1/4 l Wasser
Tagsüber trinken

Krauseminze *(Mentha aquatica* var. *crispa)*
Aufguß. 1 Eßlöffel Kraut oder Blüten auf 1/2 l Wasser
Täglich 3 Tassen trinken

Liebstöckel *(Levisticum officinale)*
Aufguß. 1–2 Teelöffel Wurzeln oder Kraut auf 1 Tasse Wasser
Tagsüber trinken
Beachte: Übermäßiger Gebrauch kann bei allergischer Veranlagung zu Unwohlsein und Schwindel führen

Majoran *(Origanum majorana)*
Aufguß. 1 Teelöffel Kraut auf 1 Tasse Wasser
Täglich 2 Tassen trinken

Meisterwurz *(Peucedanum ostruthium)*
Kalter Auszug. 1 Teelöffel Wurzeln auf 1 Tasse Wasser
Täglich 2–3 Tassen trinken
oder
0,5–2 g Pulver auf 1 Tasse Wasser
Täglich 2–3 Tassen trinken
Beachte: Dosis nicht erhöhen, da es zu Vergiftungserscheinungen kommen kann

Melisse *(Melissa officinalis)*
Aufguß. 1 Teelöffel Blätter auf 1 Tasse Wasser
Täglich 2–3 Tassen trinken

Muskateller Salbei *(Salvia sclarea)*
Aufguß. 3 Eßlöffel Blüten, Kraut oder Blätter auf 1/2 l Wasser
5 Min. kochen, 5 Min. ziehen lassen
Täglich 2–3 Tassen trinken

Pfefferminze *(Mentha × piperita)*
Aufguß. 1 Eßlöffel Blätter oder Kraut auf 1/4 l Wasser
Tagsüber trinken

Salbei, Echter *(Salvia officinalis)*
Aufguß. 1–2 Teelöffel Blätter auf 1 Tasse Wasser
8 Min. ziehen lassen
Täglich 3 Tassen trinken

Sanikel *(Sanicula europaea)*
Aufguß. 2 Eßlöffel Wurzeln oder Kraut auf 1/4 l Wasser
Tagsüber trinken

Sauerkirsche *(Prunus cerasus)*
Aufguß. 1 Eßlöffel Fruchtstiele oder Blätter auf 1/4 l Wasser
Tagsüber trinken

Schafgarbe, Gemeine *(Achillea millefolium)*
Aufguß. 2 Teelöffel Kraut oder Blüten je Tasse Wasser
Tagsüber trinken
Beachte: Nicht in stärkeren Dosen zubereiten; nicht über längere Zeit trinken

Schwarzkümmel, Echter *(Nigella sativa)*
Aufguß. 1 Teelöffel Samen auf 1 Tasse Wasser
Täglich 2 Tassen trinken

Sonnenblume *(Helianthus annuus)*
Aufguß. 2 Teelöffel Blüten auf 1/4 l Wasser
Tagsüber trinken

Sumpfschafgarbe *(Achillea ptarmica)*
Aufguß. 2 Teelöffel Wurzeln auf 1 Tasse Wasser
Tagsüber trinken

Wiesenkümmel *(Carum carvi)*
Aufguß. 2 Teelöffel zerstoßene Früchte auf 1 Tasse Wasser
Täglich 2–3 Tassen trinken
Beachte: Dosis nicht erhöhen, da sonst die Leber- und Gallefunktion geschädigt werden kann

Winterlinde *(Tilia cordata)*
Holzkohle mehrmals täglich einnehmen

Blasenleiden

Ampferknöterich *(Polygonum lapathifolium)*
Aufguß. 2 Teelöffel Kraut auf 2 Tassen Wasser
Tagsüber trinken

Basilienkraut *(Ocimum basilicum)*
Aufguß. 2 Teelöffel Kraut auf 1 Tasse Wasser
Tagsüber trinken

Bärentraube, Echte *(Arctostaphylos uva-ursi)*
Aufguß. 3 Eßlöffel Blätter auf 1/4 l Wasser
Tagsüber trinken
Beachte: Nur anwenden, wenn der Harn basisch reagiert. Bei längerer Anwendung kann es zu Verstopfung kommen

Berufkraut, Kanadisches *(Conyza canadensis)*
Aufguß oder Absud. 5 Teelöffel Kraut auf 1/4 l Wasser
Täglich 3 Tassen trinken

Birke *(Betula pendula)*
Aufguß. 1–2 Eßlöffel Blätter auf 1 Tasse Wasser
Täglich 2 Tassen trinken

Blasenkirsche *(Physalis alkekengi)*
Aufguß. 2 Eßlöffel Früchte auf 1/4 l Wasser
Täglich 2 Tassen trinken

Borretsch *(Borago officinalis)*
Aufguß. 2–5 Eßlöffel Kraut auf 1/4 l Wasser
Täglich 2–3 Tassen trinken

Braunelle, Kleine *(Prunella vulgaris)*
Aufguß. 1 Teelöffel Kraut auf 1 Tasse Wasser
Täglich 2–3 Tassen trinken

Braunwurz, Knotige *(Scrophularia nodosa)*
Aufguß. 2–3 Teelöffel Wurzeln oder Kraut auf 1 Tasse Wasser
20 Min. ziehen lassen
Täglich 2–3 Tassen trinken
Beachte: Dosis nicht erhöhen, da es zu Harnblutung kommen kann

Brennessel, Große *(Urtica dioica)*
Aufguß. 1 Teelöffel Kraut auf 1 Tasse Wasser
Täglich 3 Tassen trinken

Bruchkraut, Kahles *(Herniaria glabra)*
Aufguß. 2 Teelöffel Kraut auf 1/4 l Wasser
Tagsüber trinken

Eberesche *(Sorbus aucuparia)*
Aufguß. 5 Eßlöffel zerstoßene Früchte auf 1/4 l Wasser
oder
Kalter Auszug. 8–10 Std. stehen lassen
Tagsüber trinken

Eberraute *(Artemisia abrotanum)*
Aufguß. 2 Teelöffel Blätter auf 1 Tasse Wasser
Täglich 2–3 Tassen trinken

Eisenkraut, Echtes *(Verbena officinalis)*
Auszug. 3 Teelöffel Kraut auf 2 Tasse Wasser
oder
Aufguß. 3 Eßlöffel Kraut auf 1 Tasse Wasser
Tagsüber trinken

Erdbeere *(Fragaria vesca)*
Aufguß. 2 Teelöffel junge Blätter auf 1/4 l Wasser
Tagsüber trinken

Färberröte *(Rubia tinctorum)*
Aufguß. 1 Teelöffel zerstoßene Wurzeln auf 1 Tasse Wasser
Täglich 3 Tassen trinken
Beachte: Der Tee färbt Harn, Schleim, Schweiß und Muttermilch rosa

Fenchel *(Foeniculum vulgare)*
Aufguß. 2 Eßlöffel Früchte auf 1/4 l Wasser
Tagsüber trinken

Frauenmantel, Gemeiner *(Alchemilla xanthochlora)*
Abkochung. 4 Teelöffel Blätter je Tasse Wasser
10 Min. ziehen lassen
Täglich 2 Tassen ungesüßt trinken

Goldrute, Echte *(Solidago virgaurea)*
Aufguß. 2 Teelöffel Kraut auf 1 Tasse Wasser
Tagsüber trinken

Haselnußstrauch *(Corylus avellana)*
Aufguß. 2 Teelöffel Blätter oder 1 Teelöffel Blätter oder 1 Teelöffel Rinde auf 1 Tasse Wasser
Tagsüber trinken

Heckenrose *(Rosa canina)*
Kalter Auszug. 2 Eßlöffel Früchte auf 1/4 l Wasser
Tagsüber trinken

Heidekraut *(Calluna vulgaris)*
Aufguß. 5 Eßlöffel Blüten oder Kraut auf 1/4 l Wasser
Täglich 2–3 mal 1/2 Tasse trinken

Heidelbeere *(Vaccinium myrtillus)*
Aufguß. 5 Eßlöffel Blätter auf 1/4 l Wasser
Tagsüber trinken

Ieilziest *(Stachys officinalis)*
Aufguß. 1–2 Teelöffel Kraut auf 1 Tasse Wasser
Täglich 2–3 Tassen trinken

Iimbeere *(Rubus idaeus)*
Aufguß. 1–2 Eßlöffel Blätter auf 1 Tasse Wasser
Tagsüber trinken

Iirtentäschel, Gemeines *(Capsella bursa-pastoris)*
Auszug. 6 Teelöffel Kraut auf 2 Tassen Wasser.
8 Std. stehen lassen
absieben und
jeden 2. Tag 2 Tassen trinken
Beachte: Dosis nicht erhöhen, da es sonst zu Vergiftungserscheinungen kommen kann

Iohlzahn *(Galeopsis segetum)*
Aufguß. 1 Teelöffel Kraut auf 1 Tasse Wasser
Tagsüber trinken

Iopfen *(Humulus lupulus)*
Aufguß. 1 Teelöffel Hopfenzapfen auf 1 Tasse Wasser
Vor dem Schlafengehen 1 Tasse trinken

Iuflattich *(Tussilago farfara)*
Aufguß. 4 Eßlöffel Blüten oder 3 Eßlöffel Blätter auf 1/4 l Wasser
Tagsüber trinken

ohannisbeere, Schwarze *(Ribes nigrum)*
Aufguß. 2 Teelöffel Blätter auf 1 Tasse Wasser
Täglich 3 Tassen trinken

amille, Echte *(Chamomilla recutita)*
Aufguß. 3 Teelöffel Blüten auf 1/4 l Wasser
Tagsüber trinken

apuzinerkresse *(Tropaeolum majus)*
Täglich 3–5 Eßlöffel frischen Pflanzensaft einnehmen

atzenminze, Echte *(Nepeta cataria)*
Aufguß. 2 Eßlöffel Kraut auf 1/4 l Wasser
20 Min. ziehen lassen
Täglich 2–3 Tassen trinken

atzenpfötchen *(Antennaria dioica)*
Aufguß. 2–3 Eßlöffel Blüten auf 1/4 l Wasser
Tagsüber trinken

Klette, Große *(Arctium lappa)*
Absud. 3 Eßlöffel Wurzeln auf 1/4 l Wasser
Tagsüber trinken

Kolbenbärlapp *(Lycopodium clavatum)*
Aufguß. 1–2 Teelöffel Sporen auf 1 Tasse Wasser
Täglich 3 Tassen trinken

Königskerze, Großblütige *(Verbascum densiflorum)*
Absud, Aufguß oder Auszug.
2 Eßlöffel Blüten auf 1/4 l Wasser
Täglich 3 Tassen trinken

Kornblume *(Centaurea cyanus)*
Aufguß. 1 Teelöffel Blüten auf 1 Tasse Wasser
Täglich 3 Tassen trinken

Körnersteinbrech *(Saxifraga granulata)*
Aufguß. 2 Teelöffel Kraut auf 1 Tasse Wasser
Täglich 2–3 Tassen trinken

Kreuzdorn *(Rhamnus cathartica)*
Kalter Auszug. 2 Teelöffel zerstoßene Früchte auf 1 Tasse Wasser
8 Std. stehen lassen
Morgens und abends 1 Tasse auf nüchternen Magen trinken
Beachte: Dosis nicht erhöhen, da es zu Schleimhautblutungen und Erbrechen kommen kann

Labkraut, Echtes *(Galium verum)*
Aufguß. 2 Eßlöffel Kraut auf 1 l Wasser
Tagsüber trinken

Leinkraut *(Linaria vulgaris)*
Aufguß. 1–2 Teelöffel Kraut auf 2–4 Tassen Wasser
18 Min. ziehen lassen
Tagsüber trinken

Liebstöckel *(Levisticum officinale)*
Aufguß. 1–2 Teelöffel Wurzeln oder Kraut auf 1 Tasse Wasser
Tagsüber trinken
Beachte: Übermäßiger Gebrauch kann bei allergischer Veranlagung zu Unwohlsein und Schwindel führen

Mädesüß, Echtes *(Filipendula ulmaria)*
Aufguß. 1 Teelöffel Blüten auf 1 Tasse Wasser oder
Auszug. 1 Teelöffel Blüten auf 1 Tasse Wasser
nach 10 Std. absieben
Täglich 2–3 Tassen trinken

Mais *(Zea mays)*
Aufguß. 5 Eßlöffel Narben auf 1 Tasse Wasser
Jeden 2. Tag 1 Tasse trinken

Märzveilchen *(Viola odorata)*
Auszug. 1 Teelöffel Kraut auf 1 Tasse Wasser
Täglich 3 Tassen trinken

Meerrettich *(Armoracia rusticana)*
Eine ganze Wurzel im Mörser zerstampfen und durch ein Tuch pressen
Saft teelöffelweise einnehmen

Meisterwurz *(Peucedanum ostruthium)*
Kalter Auszug. 1 Teelöffel Wurzeln auf 1 Tasse Wasser
Täglich 2–3 Tassen trinken
oder
0,5–2 g Pulver auf 1 Tasse Wasser
Täglich 2–3 Tassen trinken
Beachte: Dosis nicht erhöhen, da es zu Vergiftungen kommen kann

Möhre *(Daucus carota)*
Rohe Möhren fein reiben und Löffelweise essen oder im Mörser zerstampfen, durch ein sauberes Tuch pressen und als Saft trinken

Pestwurz, Rote *(Petasites hybridus)*
Aufguß. 1 Teelöffel Wurzeln oder Blätter auf 1 Tasse Wasser
Täglich 3 Tassen trinken

Petersilie *(Petroselinum crispum)*
Aufguß. 4 Teelöffel Früchte oder Wurzeln auf 1 Tasse Wasser
Täglich 3 Tassen trinken
Beachte: Dosis nicht erhöhen, nicht in der Schwangerschaft anwenden

Preißelbeere *(Vaccinium vitis-idaea)*
Absud. 4 Eßlöffel Blätter auf 1/4 l Wasser
Täglich 3 Tassen trinken

Quecke, Gemeine *(Agropyron repens)*
Absud. 5 Eßlöffel Wurzeln auf 1/4 l Wasser
Tagsüber trinken

Rosmarin *(Rosmarinus officinalis)*
Aufguß. 1 Teelöffel Blätter auf 1 Tasse Wasser
Täglich 2–3 Tassen trinken
Beachte: Dosis nicht erhöhen, da es zu Vergiftungserscheinungen kommen kann. Nicht in der Schwangerschaft anwenden

Ruprechtskraut *(Geranium robertianum)*
Kalter Auszug. 2 Teelöffel Kraut auf 1/4 l Wasser
8 Std. stehen lassen
Tagsüber trinken

Sanikel *(Sanicula europaea)*
Aufguß. 2 Eßlöffel Wurzeln oder Kraut auf 1/4 l Wasser
Tagsüber trinken

Sauerkirsche *(Prunus cerasus)*
Aufguß. 1 Eßlöffel Fruchtstiele oder Blätter auf 1/4 l Wasser
Tagsüber trinken

Schwalbenwurz *(Vincetoxicum hirundinaria)*
Aufguß. 1 Eßlöffel Wurzeln auf 1/4 l Wasser
Tagsüber trinken
Beachte: Dosis nicht erhöhen, da es zu Erbrechen kommen kann

Schwarzdorn *(Prunus spinosa)*
Aufguß. 2 Teelöffel Blüten oder Früchte auf 1 Tasse Wasser
Täglich 1–2 Tassen trinken

Schwarzkümmel, Echter *(Nigella sativa)*
Aufguß. 1 Teelöffel Samen auf 1 Tasse Wasser
Täglich 2 Tassen trinken

Schwarzpappel *(Populus nigra)*
Aufguß. 1–2 Teelöffel zerstoßene Knospen auf 1/4 l Wasser
Täglich 2 Tassen trinken

Seifenkraut *(Saponaria officinalis)*
Absud. 2 Eßlöffel Wurzeln auf 1/4 l Wasser
Tagsüber trinken
Beachte: Größere Dosen oder Langzeitanwendung können die roten Blutkörperchen zersetzen

Silberdistel *(Carlina acaulis)*
Aufguß. 1 Teelöffel Wurzeln auf 1/4 l Wasser
Täglich 3 Tassen trinken

Sonnenblume *(Helianthus annuus)*
Aufguß. 2 Teelöffel Blüten auf 1/4 l Wasser
Tagsüber trinken

Steinsame, Echter *(Lithospermum officinale)*
Aufguß. 2–3 Eßlöffel zerstoßene Samen auf 1/4 l Wasser
Tagsüber trinken

Sterndolde, Große *(Astrantia major)*
Aufguß. 5–8 Eßlöffel Blätter oder Wurzeln auf 1/4 l Wasser
Tagsüber trinken

Stiefmütterchen *(Viola tricolor)*
Aufguß. 2 Teelöffel Kraut auf 1 Tasse Wasser
Täglich 3 Tassen trinken
Beachte: Dosis nicht erhöhen, da es zu Erbrechen kommen kann

Taubnessel, Weiße *(Lamium album)*
Aufguß. 2–3 Teelöffel Blüten auf 1 Tasse Wasser
Tagsüber trinken

Tüpfelfarn *(Polypodium vulgare)*
Aufguß. 2 Eßlöffel Wurzeln auf 1/4 l Wasser
Tagsüber trinken
oder
2–4 g Pulver verteilt auf 3 Dosen einnehmen

Wacholder, Gemeiner *(Juniperus communis)*
Aufguß. 1 Teelöffel zerstoßene Früchte auf 1 Tasse Wasser
Tagsüber trinken
Beachte: Nicht bei Nierenleiden und in der Schwangerschaft anwenden

Wasserpfeffer *(Polygonum hydropiper)*
Aufguß. 2 Teelöffel Kraut auf 2 Tassen Wasser
Tagsüber trinken
oder
1 Messerspitze Pulver 3 mal täglich einnehmen

Wegwarte *(Cichorium intybus)*
Absud. 2 Teelöffel Wurzeln auf 1 Tasse Wasser
Täglich 2 Tassen trinken

Wiesenknopf, Großer *(Sanguisorba officinalis)*
Absud. 4–5 Eßlöffel Wurzeln oder Kraut auf 1/4 l Wasser
Alle 2 Std. 1 Teelöffel einnehmen

Wiesen-Schlüsselblume *(Primula veris)*
Aufguß. 2 Eßlöffel Blüten oder Wurzeln auf 2 Tassen Wasser
Tagsüber trinken

Winterlinde *(Tilia cordata)*
Aufguß. 3 Teelöffel Blüten auf 1 Tasse Wasser
Täglich 3 Tassen trinken

Ysop *(Hyssopus officinalis)*
Aufguß. 2 Teelöffel Kraut auf 1/4 l Wasser
Stündlich 1 Eßlöffel einnehmen

Zaunwinde *(Calystegia sepium)*
Aufguß. 1–2 Teelöffel Kraut auf 1 Tasse Wasser
Täglich 2 mal 1/2 Tasse trinken
Beachte: Dosis nicht erhöhen, die Droge wirkt drastisch

Zitterpappel *(Populus tremula)*
Aufguß. 1–2 Teelöffel zerstoßene Knospen, Rinde oder Blätter auf 1 Tasse Wasser
Tagsüber trinken

Zwiebel *(Allium cepa)*
Saft von frischen Zwiebeln
Täglich mehrmals einen Teelöffel einnehmen

Blasensand

Bruchkraut, Kahles *(Herniaria glabra)*
Aufguß. 2 Teelöffel Kraut auf 1/4 l Wasser
Tagsüber trinken

Blasensteine

Esche *(Fraxinus excelsior)*
Aufguß. 1 Teelöffel Blätter oder Rinde auf 1 Tasse Wasser
Blätter 5 Min., Rinde 15 Min. ziehen lassen
Tagsüber trinken

Färberginster *(Genista tinctoria)*
Aufguß. 1 Teelöffel Kraut auf 1 Tasse Wasser
Tagsüber trinken

Färberröte *(Rubia tinctorum)*
Aufguß. 1 Teelöffel zerstoßene Wurzeln auf 1 Tasse Wasser
Täglich 3 Tassen trinken
Beachte: Der Tee färbt Harn, Schleim, Schweiß und Muttermilch rosa

Körnersteinbrech *(Saxifraga granulata)*
Aufguß. 2 Teelöffel Kraut auf 1 Tasse Wasser
Täglich 2–3 Tassen trinken

Quecke, Gemeine *(Agropyron repens)*
Absud. 5 Eßlöffel Wurzeln auf 1/4 l Wasser
Tagsüber trinken

Ruprechtskraut *(Geranium robertianum)*
Kalter Auszug. 2 Teelöffel Kraut auf 1/4 l Wasser
8 Std. stehen lassen
Tagsüber trinken

Steinsame, Echter *(Lithospermum officinale)*
Aufguß. 2–3 Eßlöffel zerstoßene Samen auf 1/4 l Wasser
Tagsüber trinken

Vogelknöterich *(Polygonum aviculare)*
Aufguß. 2–3 Teelöffel Kraut auf 2 Tassen Wasser
Tagsüber trinken

Blutarmut

Brennessel, Große *(Urtica dioica)*
Aufguß. 1 Teelöffel Kraut auf 1 Tasse Wasser
Täglich 3 Tassen trinken

Erdbeere *(Fragaria vesca)*
Aufguß. 2 Teelöffel junge Blätter auf 1/4 l Wasser
Tagsüber trinken

Heckenrose *(Rosa canina)*
Kalter Auszug. 2 Eßlöffel Früchte auf 1/4 l Wasser
Tagsüber trinken

Sauerkirsche *(Prunus cerasus)*
Saft aus frischen Früchten trinken

Blutdruck, hoher

Herzgespann *(Leonurus cardiaca)*
Aufguß. 1 Teelöffel Kraut auf 1 Tasse Wasser
Täglich 2 Tassen trinken

Knoblauch *(Allium sativum)*
Saft der frischen Zehen
Täglich mehrmals einen Teelöffel einnehmen

Mais *(Zea mays)*
Aufguß. 5 Eßlöffel Narben auf 1 Tasse Wasser
Jeden 2. Tag 1 Tasse trinken

Mauerpfeffer *(Sedum acre)*
Aufguß. 1 Teelöffel Kraut auf 1 Tasse Wasser
Täglich 2 Tassen trinken
Beachte: Dosis nicht erhöhen, da es zu Kopfschmerzen, Müdigkeit und Erbrechen kommen kann

Rosmarin *(Rosmarinus officinalis)*
Aufguß. 1 Teelöffel Blätter auf 1 Tasse Wasser
Täglich 2–3 Tassen trinken
Beachte: Dosis nicht erhöhen, da es zu Vergiftungserscheinungen kommen kann. Nicht in der Schwangerschaft anwenden

Saathafer *(Avena sativa)*
Aufguß. 2–3 Teelöffel gequetschte Körner (Haferflocken) auf 1 Tasse Wasser
Täglich 3 Tassen trinken

Blutdruck, niedriger

Färberginster *(Genista tinctoria)*
Aufguß. 1 Teelöffel Kraut auf 1 Tasse Wasser
Tagsüber trinken

Bluterguß

Bockshornklee *(Trigonella foenum-graecum)*
Aufguß. 1–2 Eßlöffel zerstoßene Samen auf 1/4 l Wasser
Äußerlich als Umschlag

Gänseblümchen *(Bellis perennis)*
Aufguß. 4–5 Eßlöffel Blüten auf 1/4 l Wasser
oder
Absud aus den grünen Blättern
Äußerlich als Umschlag

Spitzwegerich *(Plantago lanceolata)*
Aufguß. 4 Teelöffel Blätter auf 1/4 l Wasser
Äußerlich als Umschlag

Blutgefäßentzündung

Huflattich *(Tussilago farfara)*
Frische Blätter auflegen

Blutreinigung s. Stoffwechselleiden

Blutung

Ackerschachtelhalm *(Equisetum arvense)*
Absud. 2 Eßlöffel Kraut auf 1/4 l Wasser
Tagsüber trinken

Ampferknöterich *(Polygonum lapathifolium)*
Aufguß. 2 Teelöffel Kraut auf 2 Tassen Wasser
Tagsüber trinken

Braunelle, Kleine *(Prunella vulgaris)*
Aufguß. 1 Teelöffel Kraut auf 1 Tasse Wasser
Täglich 1–2 Tassen trinken

Gänsefingerkraut *(Potentilla anserina)*
Aufguß. 2 Teelöffel Kraut oder Wurzeln auf 1 Tasse Wasser
Täglich 2–3 Tassen trinken

Heckenrose *(Rosa canina)*
Kalter Auszug. 2 Eßlöffel Früchte auf 1/4 l Wasser
Tagsüber trinken

Malve, Wilde *(Malva sylvestris)*
Aufguß. 2 Eßlöffel Blätter oder Blüten auf 1/4 l Wasser
Tagsüber trinken

Nelkenwurz, Echte *(Geum urbanum)*
Absud. 2 Teelöffel Wurzeln auf 1 Tasse Wasser
Tagsüber trinken

Sanikel *(Sanicula europaea)*
Aufguß. 2 Eßlöffel Wurzeln oder Kraut auf 1/4 l Wasser
Tagsüber trinken

Schafgarbe, Gemeine *(Achillea millefolium)*
Aufguß. 2 Teelöffel Kraut oder Blüten auf 1 Tasse Wasser
Tagsüber trinken
Beachte: Nicht in stärkeren Dosen zubereiten, nicht über längere Zeit trinken

Seerose, Weiße *(Nymphaea alba)*
Absud. 1 Eßlöffel Wurzeln auf 1/4 l Wasser
Tagsüber trinken

Vogelknöterich *(Polygonum aviculare)*
Aufguß. 2–3 Teelöffel Kraut auf 2 Tassen Wasser
Tagsüber trinken

Walnußbaum *(Juglans regia)*
Aufguß. 3 Teelöffel Fruchthüllen oder Blätter auf 2 Tassen Wasser
Tagsüber trinken

Wasserpfeffer *(Polygonum hydropiper)*
Aufguß. 2 Teelöffel Kraut auf 2 Tassen Wasser
Tagsüber trinken
oder
1 Messerspitze Pulver 3mal täglich einnehmen

Wiesenknopf, Großer *(Sanguisorba officinalis)*
Absud. 4–5 Eßlöffel Wurzeln oder Kraut auf 1/4 l Wasser
Alle 2 Std. 1 Teelöffel einnehmen

Wiesenknöterich *(Polygonum bistorta)*
Abkochung. 2–3 Teelöffel Wurzeln auf 1/4 l Wasser
Tagsüber trinken

Brandekzem

Hirtentäschel, Gemeines *(Capsella bursa-pastoris)*
Auszug. 6 Teelöffel Kraut auf 2 Tassen Wasser
8 Std. stehen lassen, absieben
Äußerlich als Umschlag

Brandwunden

Tüpfelhartheu *(Hypericum perforatum)*
Mazeration des blühenden Krautes in Oliven- oder Sonnenblumenöl. 14 Tage in einer Flasche in der Sonne stehen lassen.
Äußerlich zum Einreiben
Beachte: Bei übermäßiger Anwendung kann es zu Hautallergien kommen

Brechreiz

Baldrian, Echter *(Valeriana officinalis)*
Kalter Auszug oder Aufguß. 5 Eßlöffel Wurzeln auf 1/4 l Wasser
Täglich 3 Tassen trinken

Bronchialkatarrh

Andorn, Gemeiner *(Marrubium vulgare)*
Aufguß. 2 Teelöffel Kraut auf 1 Tasse Wasser
Täglich 1 Tasse trinken

Borretsch *(Borago officinalis)*
Aufguß. 2–5 Eßlöffel Kraut auf 1/4 l Wasser
Täglich mehrmals trinken

Märzveilchen *(Viola odorata)*
Auszug. 1 Teelöffel Kraut auf 1 Tasse Wasser
Täglich 3 Tassen trinken

Schwarzkümmel *(Nigella sativa)*
Aufguß. 1 Teelöffel Samen auf 1 Tasse Wasser
Täglich 2 Tassen trinken

Spitzwegerich *(Plantago lanceolata)*
Aufguß. 2 Teelöffel Blätter auf 1 Tasse Wasser
Täglich 2–3 Tassen trinken

Brustschmerzen

Saathafer *(Avena sativa)*
Aufguß. 2–3 Teelöffel gequetschte Körner (Haferflocken) auf 1 Tasse Wasser
Täglich 3 Tassen trinken

Darmblutung

Fingerkraut, Aufrechtes *(Potentilla erecta)*
Absud. 2–3 Teelöffel Wurzeln auf 1/4 l Wasser
Tagsüber trinken
Beachte: Dosis nicht erhöhen, da es zu Erbrechen kommen kann

Darmentzündung

Sanikel *(Sanicula europaea)*
Aufguß. 2 Eßlöffel Wurzeln oder Kraut auf 1/4 l Wasser
Tagsüber trinken

Stockrose *(Alcea rosea)*
Kalter Auszug. 2 Eßlöffel Blüten auf 1 Tasse Wasser
Tagsüber trinken

Darmkatarrh s. Durchfall

Darmkolik

Garten-Ringelblume *(Calendula officinalis)*
Aufguß. 5–8 Eßlöffel Blüten auf 1/4 l Wasser
Tagsüber trinken

Kamille, Echte *(Chamomilla recutita)*
Aufguß. 3 Teelöffel Blüten auf 1/4 l Wasser
Tagsüber trinken

Mutterkraut *(Chrysanthemum parthenium)*
Aufguß. 2 Teelöffel Blüten oder Kraut auf 1 Tasse Wasser
15 Min. ziehen lassen
Täglich 3 Tassen trinken

Nelkenwurz *(Geum urbanum)*
Absud. 2 Teelöffel Wurzeln auf 1 Tasse Wasser
Tagsüber trinken

Wermut *(Artemisia absinthium)*
Aufguß. 1–2 Teelöffel Kraut auf 1 Tasse Wasser
Vor den Mahlzeiten 1 Tasse trinken
oder
Täglich 3mal 1 g Pulver einnehmen

Darmleiden

Andorn, Gemeiner *(Marrubium vulgare)*
Aufguß. 2 Teelöffel Kraut auf 1 Tasse Wasser
Täglich 1 Tasse trinken

Bohnenkraut *(Satureja hortensis)*
Absud. 2 Eßlöffel Kraut auf 1/2 l Wasser
15 Min. ziehen lassen
Täglich 2–3 Tassen trinken

Eibisch *(Althaea officinalis)*
Kalter Auszug. 3 Eßlöffel Wurzeln auf 1/4 l Wasser
1 1/2 Std. unter öfterem Umrühren ziehen lassen
Tagsüber trinken

Feldthymian *(Thymus serpyllum)*
Aufguß. 1–2 Teelöffel Kraut auf 1 Tasse Wasser
Täglich 3 Tassen trinken

Kamille, Echte *(Chamomilla recutita)*
Aufguß. 3 Teelöffel Blüten auf 1/4 l Wasser Tagsüber trinken

Knoblauch *(Allium sativum)*
Saft der frischen Zehen
Täglich mehrmals einen Teelöffel einnehmen

Kolbenbärlapp *(Lycopodium clavatum)*
Aufguß. 1–2 Teelöffel Sporen auf 1 Tasse Wasser
Täglich 3 Tassen trinken

Koriander *(Coriandrum sativum)*
Aufguß. 1 Eßlöffel Früchte auf 1/4 l Wasser
Tagsüber trinken

Malve, Wilde *(Malva sylvestris)*
Aufguß. 2 Eßlöffel Blätter oder Blüten auf 1/4 l Wasser
Tagsüber trinken

Salbei, Echter *(Salvia officinalis)*
Aufguß. 1–2 Teelöffel Blätter auf 1 Tasse Wasser
8 Min. ziehen lassen
Täglich 3 Tassen trinken

Walnußbaum *(Juglans regia)*
Aufguß. 3 Teelöffel Fruchthüllen oder Blätter auf 2 Tassen Wasser
Tagsüber trinken

Wiesenknopf, Großer *(Sanguisorba officinalis)*
Absud. 4–5 Eßlöffel Wurzeln oder Kraut auf 1/4 l Wasser
Alle 2 Std. 1 Teelöffel einnehmen

Zwiebel *(Allium cepa)*
Saft von frischen Zwiebeln
Täglich mehrmals einen Teelöffel einnehmen

Darmparasiten

Alant, Echter *(Inula helenium)*
Aufguß. 1–2 Teelöffel Wurzeln auf 1/2 l Wasser
Tagsüber trinken

Baldrian, Echter *(Valeriana officinalis)*
Kalter Auszug oder Aufguß. 5 Eßlöffel Wurzeln auf 1/4 l Wasser
Täglich 3 Tassen trinken

Bohnenkraut *(Satureja hortensis)*
Absud. 2 Eßlöffel Kraut auf 1/2 l Wasser
15 Min. ziehen lassen
Täglich 2–3 Tassen trinken

Diptam *(Dictamnus albus)*
Aufguß. 1 Teelöffel Wurzeln auf 2 Tassen Wasser
Tagsüber trinken
Beachte: Empfindliche Personen können bei Berührung mit der Pflanze allergisch reagieren

Eberraute *(Artemisia abrotanum)*
Aufguß. 2 Teelöffel Blätter auf 1 Tasse Wasser
Täglich 2–3 Tassen trinken

Esche *(Fraxinus excelsior)*
Aufguß. 1 Teelöffel Blätter oder Rinde auf 1 Tasse Wasser
Blätter 5 Min., Rinde 15 Min. ziehen lassen Tagsüber trinken

Faulbaum *(Rhamnus frangula)*
Absud. 1 Teelöffel zerstoßene Rinde auf 1 Tasse Wasser
Täglich 3 Tassen trinken
Beachte: Dosis nicht erhöhen, da es zu Vergiftungserscheinungen kommen kann

Gänsefuß, Wohlriechender *(Chenopodium ambrosioides)*
Aufguß. 1 Eßlöffel Kraut auf 1/4 l Wasser
Tagsüber trinken
Beachte: Dosis nicht erhöhen, da es sonst zu Vergiftungserscheinungen kommen kann

Gartenkürbis *(Cucurbita pepo)*
Erwachsene verzehren täglich 200–250, Kinder 50–100 Samen

Holunder, Roter *(Sambucus racemosa)*
Auszug. 1 Fruchtrispe in 1 Tasse siedendes Wasser tauchen
Täglich 2–3 Tassen trinken
Beachte: Dosis nicht erhöhen, da es zu Durchfall oder Erbrechen kommen kann

Kamille, Strahllose *(Chamomilla suaveolens)*
Aufguß. 3 Teelöffel Blüten auf 1/4 l Wasser
Tagsüber trinken

Knoblauch *(Allium sativum)*
Saft der frischen Zehen
Täglich mehrmals einen Teelöffel einnehmen

Möhre *(Daucus carota)*
Rohe Möhre fein reiben und löffelweise essen oder im Mörser zerstoßen, durch ein sauberes Tuch pressen und als Saft trinken

Mutterkraut *(Chrysanthemum parthenium)*
Aufguß. 2 Teelöffel Blüten oder Kraut auf 1 Tasse Wasser
15 Min. ziehen lassen
Täglich 3 Tassen trinken

Nachtschatten, Bittersüßer *(Solanum dulcamara)*
Absud. 1 Eßlöffel zerstoßene Zweige auf 1/4 l Wasser
Täglich 3 Tassen trinken

Pestwurz, Rote *(Petasites hybridus)*
Aufguß. 1 Teelöffel Wurzeln oder Blätter auf 1 Tasse Wasser
Täglich 3 Tassen trinken

Rizinus *(Ricinus communis)*
Erwachsene 1–2 Teelöffel Öl auf 1 Tasse warmes Getränk.
Kinder 1/2–1 Teelöffel
Beachte: Dosis nicht erhöhen, da es zu Vergiftungserscheinungen kommen kann

Rose, Hundertblättrige *(Rosa centifolia)*
Aufguß. 2 Teelöffel Blüten auf 1 Tasse Wasser
Täglich 3 Tassen trinken

Schwarzkümmel, Echter *(Nigella sativa)*
Aufguß. 1 Teelöffel Samen auf 1 Tasse Wasser
Täglich 2 Tassen trinken

Silberdistel *(Carlina acaulis)*
Aufguß. 1 Teelöffel Wurzeln auf 1/4 l Wasser
Täglich 3 Tassen trinken

Tüpfelfarn *(Polypodium vulgare)*
Aufguß. 2 Eßlöffel Wurzeln auf 1/4 l Wasser
Tagsüber trinken
oder
2–4 g Pulver verteilt auf 3 Dosen einnehmen

Wermut *(Artemisia absinthium)*
Aufguß. 1–2 Teelöffel Kraut auf 1 Tasse Wasser
Vor den Mahlzeiten 1 Tasse trinken
oder
3 mal täglich 1 g Pulver einnehmen

Wiesenkümmel *(Carum carvi)*
Aufguß. 2 Teelöffel zerstoßene Früchte auf 1 Tasse Wasser
Täglich 2–3 Tassen trinken
Beachte: Dosis nicht erhöhen, da sonst die Leber- und Gallefunktion geschädigt werden kann

Wucherblume *(Chrysanthemum cinerariifolium)*
Aufguß. 2 Teelöffel Blüten auf 1 Tasse Wasser
Tagsüber trinken

Zwiebel *(Allium cepa)*
Saft von frischen Zwiebeln
Täglich mehrmals einen Teelöffel einnehmen

Depressionen

Baldrian, Echter *(Valeriana officinalis)*
Kalter Auszug oder Aufguß. 5 Eßlöffel Wurzeln auf 1/4 l Wasser
Täglich 3 Tassen trinken

Schwarznessel *(Ballota nigra)*
Aufguß. 1 Teelöffel Kraut oder 1 g Pulver auf 1 Tasse Wasser
Täglich 2–4 Tassen trinken

Diarrhoe s. Durchfall

Druckbrand

Garten-Ringelblume *(Calendula officinalis)*
Absud. 5–8 Eßlöffel Blüten auf 1/4 l Wasser
Äußerlich als Umschlag

Drüsenentzündung

Weißklee *(Trifolium repens)*
Aufguß. 3 Eßlöffel Blüten auf 1/4 l Wasser
10 Min. ziehen lassen
Tagsüber trinken

Drüsenschwellungen

Braunwurz *(Scrophularia nodosa)*
Aufguß. 2–3 Teelöffel Wurzeln oder Kraut auf 1 Tasse Wasser
20 Min. ziehen lassen
Täglich 2–3 Tassen trinken
Beachte: Dosis nicht erhöhen, da es zu Harnblutung kommen kann

Braunwurz *(Scrophularia nodosa)*
Aufguß. 2–3 Eßlöffel Wurzeln oder Kraut auf 1/4 l Wasser
Äußerlich als Umschlag

Huflattich *(Tussilago farfara)*
Frische Blätter auflegen

Durchblutungsstörungen

Mauerpfeffer *(Sedum acre)*
Aufguß. 1 Teelöffel Kraut auf 1 Tasse Wasser
Täglich 2 Tassen trinken
Beachte: Dosis nicht erhöhen, da es zu Kopfschmerzen, Müdigkeit und Erbrechen kommen kann

Rosmarin *(Rosmarinus officinalis)*
Aufguß. 1 Teelöffel Blätter auf 1 Tasse Wasser
Täglich 2–3 Tassen trinken
Beachte: Dosis nicht erhöhen, da es zu Vergiftungserscheinungen kommen kann. Nicht in der Schwangerschaft anwenden

Durchfall

Ampferknöterich *(Polygonum lapathifolium)*
Aufguß. 2 Teelöffel Kraut auf 2 Tassen Wasser
Tagsüber trinken

Beinwell, Gemeiner *(Symphytum officinale)*
Absud. 1 Eßlöffel Wurzeln auf 1/4 l Wasser
Tagsüber trinken

Benediktenkraut *(Cnicus benedictus)*
Aufguß. 2 Teelöffel Blätter auf 1/4 l Wasser
Tagsüber trinken
Beachte: Dosis nicht erhöhen, da es sonst zu Nierenreizung, Übelkeit und Erbrechen kommen kann

Berufkraut, Kanadisches *(Conyza canadensis)*
Aufguß oder Absud. 5 Teelöffel Kraut auf 1/4 l Wasser
Täglich 3 Tassen trinken

Bibernelle, Kleine *(Pimpinella saxifraga)*
Aufguß. 1 Teelöffel Wurzeln auf 1 Tasse Wasser
Täglich 2 Tassen trinken
Beachte: Dosis nicht erhöhen, da die Nieren geschädigt werden können

Bohnenkraut *(Satureja hortensis)*
Absud. 2 Eßlöffel Kraut auf 1/2 l Wasser
15 Min. ziehen lassen
Täglich 2–3 Tassen trinken

Braunelle, Kleine *(Prunella vulgaris)*
Aufguß. 1 Teelöffel Kraut auf 1 Tasse Wasser
Täglich 1–2 Tassen trinken

Brennessel, Große *(Urtica dioica)*
Aufguß. 1 Teelöffel Kraut auf 1 Tasse Wasser
Täglich 3 Tassen trinken

Brombeere *(Rubus fruticosus)*
Aufguß. 2 Teelöffel Blätter auf 1 Tasse Wasser
Täglich 2–3 Tassen trinken

Dost *(Origanum vulgare)*
Aufguß. 1 Teelöffel Kraut auf 1 Tasse Wasser
Tagsüber trinken

Eberraute *(Artemisia abrotanum)*
Aufguß. 2 Teelöffel Blätter auf 1 Tasse Wasser
Täglich 2–3 Tassen trinken

Edel-Gamander *(Teucrium chamaedrys)*
Aufguß. 1–2 Teelöffel Kraut auf 1 Tasse Wasser
Täglich 3 Tassen vor den Mahlzeiten trinken

Erdbeere *(Fragaria vesca)*
Aufguß. 2 Teelöffel junge Blätter auf 1/4 l Wasser
Tagsüber trinken

Fenchel *(Foeniculum vulgare)*
Aufguß. 2 Eßlöffel Früchte auf 1/4 l Wasser
Tagsüber trinken

Fingerkraut, Aufrechtes *(Potentilla erecta)*
Absud. 2–3 Teelöffel Wurzeln auf 1/4 l Wasser
Tagsüber trinken
Beachte: Dosis nicht erhöhen, da es zu Erbrechen kommen kann

Frauenmantel *(Alchemilla xanthochlora)*
Abkochung. 4 Teelöffel Blätter auf 1 Tasse Wasser
10 Min. ziehen lassen
Täglich 2 Tassen ungesüßt trinken

Gänseblümchen *(Bellis perennis)*
Aufguß. 4–5 Eßlöffel Blüten auf 1/4 l Wasser
20 Min. ziehen lassen
Täglich 2–4 Tassen trinken

Gänsefingerkraut *(Potentilla anserina)*
Aufguß. 2 Teelöffel Kraut oder Wurzeln auf 1 Tasse Wasser
Täglich 2–3 Tassen trinken

Gundermann *(Glechoma hederacea)*
Aufguß. 2 Teelöffel Kraut auf 1/4 l Wasser
Täglich 2–3 Tassen trinken

Hauswurz *(Sempervivum tectorum)*
Absud. 2–3 Teelöffel Blätter auf 1 Tasse Wasser
Täglich 3 Tassen trinken

Heckenrose *(Rosa canina)*
Kalter Auszug. 2 Eßlöffel Früchte auf 1/4 l Wasser Tagsüber trinken

Heidelbeere *(Vaccinium myrtillus)*
Aufguß. 5 Eßlöffel Blätter auf 1/4 l Wasser
Tagsüber trinken
oder
getrocknete Beeren essen

Heilziest *(Stachys officinalis)*
Aufguß. 1–2 Teelöffel Kraut auf 1 Tasse Wasser
Täglich 2–3 Tassen trinken

Herzgespann *(Leonurus cardiaca)*
Aufguß. 1 Teelöffel Kraut auf 1 Tasse Wasser
Täglich 2 Tassen trinken

Hirtentäschel, Gemeines *(Capsella bursa-pastoris)*
Auszug. 6 Teelöffel Kraut auf 2 Tassen Wasser
8 Std. stehen lassen, absieben
Jeden 2. Tag 2 Tassen trinken
Beachte: Dosis nicht erhöhen, da es sonst zu Vergiftungserscheinungen kommen kann

Huflattich *(Tussilago farfara)*
Aufguß. 4 Eßlöffel Blüten oder 3 Eßlöffel Blätter auf 1/4 l Wasser
Tagsüber trinken

Johannisbeere, Schwarze *(Ribes nigrum)*
Aufguß. 2 Teelöffel Blätter auf 1 Tasse Wasser
Täglich 3 Tassen trinken

Kamille, Echte *(Chamomilla recutita)*
Aufguß. 3 Teelöffel Blüten auf 1/4 l Wasser
Tagsüber trinken

Katzenpfötchen *(Antennaria dioica)*
Aufguß. 3–4 Eßlöffel Blüten auf 1/4 l Wasser
Tagsüber trinken

Knabenkraut, Kleines *(Orchis morio)*
Knollen pulverisieren, 1 : 10 mit kaltem Wasser mischen und auf 1 : 100 mit heißem Wasser verdünnen
Mehrmals täglich 1 Eßlöffel einnehmen

Krauseminze *(Mentha aquatica* var. *crispa)*
Aufguß. 1 Eßlöffel Kraut oder Blüten auf 1/2 l Wasser
Täglich 3 Tassen trinken

Meisterwurz *(Peucedanum ostruthium)*
Kalter Auszug. 1 Teelöffel Wurzeln auf 1 Tasse Wasser
Täglich 2–3 Tassen trinken
oder
0,5–2 g Pulver auf 1 Tasse Wasser
Täglich 2–3 Tassen trinken
Beachte: Dosis nicht erhöhen, da es zu Vergiftungserscheinungen kommen kann

Melisse *(Melissa officinalis)*
Aufguß. 1 Teelöffel Blätter auf 1 Tasse Wasser
Täglich 2–3 Tassen trinken

Muskateller Salbei *(Salvia sclarea)*
Aufguß. 3 Eßlöffel Blüten, Kraut oder Blätter auf 1/2 l Wasser
5 Min. kochen,
5 Min. ziehen lassen
Täglich 2–3 Tassen trinken

Nelkenwurz, Echte *(Geum urbanum)*
Absud. 2 Teelöffel Wurzeln auf 1 Tasse Wasser
Tagsüber trinken

Odermennig, Kleiner *(Agrimonia eupatoria)*
Absud. 3 Eßlöffel Kraut oder Blätter auf 1/4 l Wasser
Tagsüber trinken

Pfefferminze *(Mentha × piperita)*
Aufguß. 1 Eßlöffel Blätter oder Kraut auf 1/4 l Wasser
Tagsüber trinken

Pfennigkraut *(Lysimachia nummularia)*
Aufguß. 1 Teelöffel Kraut auf 1 Tasse Wasser
Täglich 3 Tassen trinken

Preißelbeere *(Vaccinium vitis-idaea)*
Absud. 4 Eßlöffel Blätter auf 1/4 l Wasser
Täglich 3 Tassen trinken

Quitte *(Cydonia oblonga)*
Absud. 1–3 Teelöffel Samen auf 1 Tasse Wasser
Auszug. 1–3 Teelöffel zerquetschte Samen mit 1/4 l Wasser ansetzen und 6–12 Std. zugedeckt ziehen lassen
Tagsüber trinken

Rhabarber, Chinesischer *(Rheum palmatum)*
Absud. 1 Teelöffel zerstoßene Wurzeln auf 1 Tasse Wasser
Täglich 3 Tassen trinken
Beachte: Nicht bei gleichzeitig bestehendem Blasenleiden
oder
bei Nierensteinen anwenden

Rose, Hundertblättrige *(Rosa centifolia)*
Aufguß. 2 Teelöffel Blüten auf 1 Tasse Wasser
Täglich 3 Tassen trinken

Roßkastanie *(Aesculus hippocastanum)*
Absud. 2 Eßlöffel Rinde auf 1/4 l Wasser
Tagsüber trinken

Rotklee *(Trifolium pratense)*
Aufguß. 3 Eßlöffel Blüten auf 1/4 l Wasser
Tagsüber trinken

Ruprechtskraut *(Geranium robertianum)*
Kalter Auszug. 2 Teelöffel Kraut auf 1/4 l Wasser
8 Std. stehen lassen
Tagsüber trinken

Salbei, Echter *(Salvia officinalis)*
Aufguß. 1–2 Teelöffel Blätter auf 1 Tasse Wasser
8 Min. ziehen lassen
Täglich 3 Tassen trinken

Schafgarbe, Gemeine *(Achillea millefolium)*
Aufguß. 2 Teelöffel Kraut oder Blüten auf 1 Tasse Wasser
Tagsüber trinken
Beachte: Nicht in stärkeren Dosen zubereiten; nicht über längere Zeit trinken

Schwarzerle *(Alnus glutinosa)*
Aufguß. 2 Teelöffel Blätter oder Rinde auf 1 Tasse Wasser
Tagsüber trinken

Seerose, Weiße *(Nymphaea alba)*
Absud. 1 Eßlöffel Wurzeln auf 1/4 l Wasser
Tagsüber trinken

Sommereiche *(Quercus robur)*
Absud. 1 Teelöffel zerstoßene Rinde auf 1 Tasse Wasser
Täglich 2–3 Tassen trinken

Sonnenblume *(Helianthus annuus)*
Aufguß. 2 Teelöffel Blüten auf 1/4 l Wasser
Tagsüber trinken

Spitzwegerich *(Plantago lanceolata)*
Ganze Samen einnehmen

Ulme *(Ulmus minor)*
Absud. 5 Eßlöffel zerstoßene Rinde auf 1/4 l Wasser
Täglich 2–3 Tassen trinken
oder
2–5 g Pulver täglich einnehmen

Vogelknöterich *(Polygonum aviculare)*
Aufguß. 2–3 Teelöffel Kraut auf 2 Tassen Wasser
Tagsüber trinken

Wasserpfeffer *(Polygonum hydropiper)*
Aufguß. 2 Teelöffel Kraut auf 2 Tassen Wasser
Tagsüber trinken oder
1 Messerspitze Pulver 3mal täglich einnehmen

Weißklee *(Trifolium repens)*
Aufguß. 3 Eßlöffel Blüten auf 1/4 l Wasser
10 Min. ziehen lassen
Tagsüber trinken

Wiesenknopf, Großer *(Sanguisorba officinalis)*
Absud. 4–5 Eßlöffel Wurzeln oder Kraut auf 1/4 l Wasser
Alle 2 Std. 1 Teelöffel einnehmen

Wiesenknöterich *(Polygonum bistorta)*
Absud. 2–3 Teelöffel Wurzeln auf 1/4 l Wasser
Tagsüber trinken

Wintereiche *(Quercus petraea)*
Abkochung. 4 Eßlöffel Rinde auf 1/4 l Wasser
Tagsüber trinken
oder
Eicheln mahlen und mit Kakao und Zucker gemischt als Getränk
Täglich 3 Tassen trinken

Ekzem s. Hautausschlag

Entzündungen

Ackerschachtelhalm *(Equisetum arvense)*
Absud. 2 Eßlöffel Kraut auf 1/4 l Wasser
Tagsüber trinken

Kamille, Echte *(Chamomilla recutita)*
Aufguß. 3 Teelöffel Blüten auf 1/4 l Wasser
Tagsüber trinken

Kamille, Römische *(Chamaemelum nobile)*
Aufguß. 1 Eßlöffel Blüten auf 1/4 l Wasser
nach 15 Min. abgießen
Täglich 3 Tassen trinken

Leinkraut, Echtes *(Linaria vulgaris)*
Aufguß. 1–2 Teelöffel Kraut auf 2–4 Tassen Wasser
18 Min. ziehen lassen
Tagsüber trinken

Lungenkraut, Echtes *(Pulmonaria officinalis)*
Absud. 2 Eßlöffel Blätter oder Kraut auf 1/4 l Wasser
Äußerlich als Umschlag

Taubnessel, Weiße *(Lamium album)*
Aufguß. 2–3 Teelöffel Blüten auf 1 Tasse Wasser
Tagsüber trinken

Erfrierung

Eberraute *(Artemisia abrotanum)*
Absud. 2 Teelöffel Blätter auf 1 Tasse Wasser
Äußerlich als Umschlag

Roßkastanie *(Aesculus hippocastanum)*
Absud. 2 Eßlöffel Rinde auf 1/4 l Wasser
Äußerlich als Umschlag

Saathafer *(Avena sativa)*
Absud. 80 g Haferstroh auf 1/4 l Wasser
Äußerlich als Umschlag

Sommereiche *(Quercus robur)*
Absud. 125 g zerstoßene Rinde auf 1 l Wasser
Äußerlich als Umschlag

Walnußbaum *(Juglans regia)*
Aufguß. 3 Teelöffel Fruchthüllen oder Blätter auf 2 Tassen Wasser
Äußerlich als Umschlag

Erkältung

Alant, Echter *(Inula helenium)*
Aufguß. 1–2 Teelöffel Wurzeln auf 1/2 l Wasser
Tagsüber trinken

Andorn, Gemeier *(Marrubium vulgare)*
Aufguß. 2 Teelöffel Kraut auf 1 Tasse Wasser,
Täglich 1 Tasse trinken

Anis *(Pimpinella anisum)*
Aufguß. 2 Eßlöffel Früchte auf 1/4 l Wasser
Tagsüber trinken

Basilienkraut *(Ocimum basilicum)*
Aufguß. 2 Teelöffel Kraut auf 1 Tasse Wasser
Tagsüber trinken

Beinwell, Gemeiner *(Symphytum officinale)*
Abkochung. 1 Eßlöffel Wurzeln auf 1/4 l Wasser
Tagsüber trinken

Bibernelle, Kleine *(Pimpinella saxifraga)*
Aufguß. 1 Teelöffel Wurzeln auf 1 Tasse Wasser
Täglich 2 Tassen trinken
Beachte: Dosis nicht erhöhen, da die Nieren geschädigt werden können

Bockshornklee *(Trigonella foenum-graecum)*
Aufguß. 1–2 Eßlöffel zerstoßene Samen auf 1/4 l Wasser
Täglich 2–3 Tassen trinken

Borretsch *(Borago officinalis)*
Aufguß. 2–5 Eßlöffel Kraut auf 1/4 l Wasser
Täglich 2–3 Tassen trinken

Braunelle, Kleine *(Prunella vulgaris)*
Aufguß. 1 Teelöffel Kraut auf 1 Tasse Wasser
Täglich 1–2 Tassen trinken

Brennessel, Große *(Urtica dioica)*
Aufguß. 1 Teelöffel Kraut auf 1 Tasse Wasser
Täglich 3 Tassen trinken

Brombeere *(Rubus fruticosus)*
Aufguß. 2 Teelöffel Blätter auf 1 Tasse Wasser
Täglich 2–3 Tassen trinken

Dost *(Origanum vulgare)*
Aufguß. 1 Teelöffel Kraut auf 1 Tasse Wasser
Tagsüber trinken

Ehrenpreis, Echter *(Veronica officinalis)*
Aufguß. 1 Teelöffel Kraut auf 1 Tasse Wasser

6 Min. ziehen lassen
Täglich 2 Tassen trinken

Eibisch *(Althaea officinalis)*
Abkochung. 5 Eßlöffel Blätter, Blüten oder Wurzeln auf 1/4 l Wasser
Täglich 2–3 Tassen gesüßt trinken

Feldthymian *(Thymus serpyllum)*
Absud. 1–2 Teelöffel Kraut auf 1 Tasse Wasser
Täglich 3 Tassen trinken

Fettkraut *(Pinguicula vulgaris)*
Aufguß. 2 Teelöffel Kraut auf 1 Tasse Wasser
Tagsüber trinken

Gänseblümchen *(Bellis perennis)*
Aufguß. 4–5 Eßlöffel Blüten auf 1/4 l Wasser
20 Min. ziehen lassen
Täglich 2–4 Tassen trinken

Gänsefingerkraut *(Potentilla anserina)*
Aufguß. 2 Teelöffel Kraut oder Wurzeln auf 1 Tasse Wasser
Täglich 2–3 Tassen trinken

Gartenthymian *(Thymus vulgaris)*
Aufguß. 1–2 Teelöffel Kraut auf 1 Tasse Wasser
Täglich 3 Tassen trinken

Gundermann *(Glechoma hederacea)*
Aufguß. 2 Teelöffel Kraut auf 1/4 l Wasser
Täglich 2–3 Tassen trinken

Heilziest *(Stachys officinalis)*
Aufguß. 1–2 Teelöffel Kraut auf 1 Tasse Wasser
Täglich 2–3 Tassen trinken

Himbeere *(Rubus idaeus)*
Aufguß. 1–2 Eßlöffel Blätter auf 1 Tasse Wasser
Tagsüber trinken

Hohlzahn *(Galeopsis segetum)*
Aufguß. 1 Teelöffel Kraut auf 1 Tasse Wasser
Tagsüber trinken

Holunder, Schwarzer *(Sambucus nigra)*
Aufguß. 2 Eßlöffel Blüten oder getrocknete Früchte auf 1/4 l Wasser
Täglich 3 Tassen trinken

Huflattich *(Tussilago farfara)*
Aufguß. 4 Eßlöffel Blüten oder 3 Eßlöffel Blätter auf 1/4 l Wasser
Tagsüber trinken

Kamille, Echte *(Chamomilla recutita)*
Aufguß. 3 Teelöffel Blüten auf 1/4 l Wasser
Tagsüber trinken

Kamille, Römische *(Chamaemelum nobile)*
Aufguß. 1 Eßlöffel Blüten auf 1/4 l Wasser
Nach 15 Min. abgießen
Täglich 3 Tassen trinken

Kamille, Strahllose *(Chamomilla suaveolens)*
Aufguß. 3 Teelöffel Blüten auf 1/4 l Wasser
Tagsüber trinken

Katzenpfötchen *(Antennaria dioica)*
Aufguß. 2–3 Eßlöffel Blüten auf 1/4 l Wasser
Tagsüber trinken

Klatschmohn *(Papaver rhoeas)*
Aufguß. 2 Teelöffel Blüten auf 1 Tasse Wasser
Tagsüber trinken

Knoblauch *(Allium sativum)*
Saft der frischen Zehen
Täglich mehrmals einen Teelöffel einnehmen

Königskerze, Großblütige *(Verbascum densiflorum)*
Absud, Aufguß oder Auszug.
2 Eßlöffel Blüten auf 1/4 l Wasser
Täglich 3 Tassen trinken

Kreuzblume *(Polygala amara)*
Aufguß. 4 Eßlöffel Kraut auf 1/4 l Wasser
Tagsüber trinken oder
1 Messerspitze Pulver 3mal täglich mit Zucker gemischt einnehmen

Lungenkraut, Echtes *(Pulmonaria officinalis)*
Aufguß. 2 Teelöffel Blätter oder Kraut auf 1 Tasse Wasser
Täglich 3 Tassen trinken

Mädesüß, Echtes *(Filipendula ulmaria)*
Aufguß. 2 Teelöffel Blüten auf 1 Tasse Wasser
Auszug. 1 Teelöffel Blüten auf 1 Tasse Wasser
Nach 20 Std. absieben
Täglich 2–3 Tassen trinken

Malve, Mauritanische *(Malva sylvestris, ssp. mauritanica)*
Aufguß. 2 Eßlöffel Blätter oder Blüten auf 1/4 l Wasser
Tagsüber trinken

Malve, Wilde *(Malva sylvestris)*
Aufguß. 2 Eßlöffel Blätter oder Blüten auf 1/4 l Wasser
Tagsüber trinken

Märzveilchen *(Viola odorata)*
Auszug. 1 Teelöffel Kraut auf 1 Tasse Wasser
Täglich 3 Tassen trinken

Meerrettich *(Armoracia rusticana)*
Eine ganze Wurzel im Mörser zerstoßen und durch ein Tuch pressen
Saft teelöffelweise einnehmen

Moos, Isländisches *(Cetraria islandica)*
Absud. 1 Eßlöffel der ganzen Pflanze auf 1/4 l Wasser. Der 1. Absud ist bitter, der 2. schleimig
Tagsüber trinken

Nachtschatten, Bittersüßer *(Solanum dulcamara)*
Absud. 1 Eßlöffel zerstoßene Zweige auf 1/4 l Wasser
Täglich 3 Tassen trinken

Ochsenzunge, Gewöhnliche *(Anchusa officinalis)*
Aufguß. 5 Eßlöffel Blätter, Wurzeln oder Blüten auf 1 Tasse Wasser
15 Min. ziehen lassen
Täglich 2–3 Tassen trinken

Pestwurz, Rote *(Petasites hybridus)*
Aufguß. 1 Teelöffel Wurzeln oder Blätter auf 1 Tasse Wasser
Täglich 3 Tassen trinken

Quitte *(Cydonia oblonga)*
Absud. 1–3 Teelöffel Samen auf 1 Tasse Wasser
Auszug. 1–3 Teelöffel zerquetschte Samen mit 1/4 l Wasser ansetzen und 6–12 Std. zugedeckt ziehen lassen
Tagsüber trinken

Rotklee *(Trifolium pratense)*
Aufguß. 3 Eßlöffel Blüten auf 1/4 l Wasser Tagsüber trinken

Salbei, Echter *(Salvia officinalis)*
Aufguß. 1–2 Teelöffel Blätter auf 1 Tasse Wasser
8 Min. ziehen lassen
Täglich 3 Tassen trinken

Sanikel *(Sanicula europaea)*
Aufguß. 2 Eßlöffel Wurzeln
oder
Kraut auf 1/4 l Wasser
Tagsüber trinken

Schwarzerle *(Alnus glutinosa)*
Aufguß. 2 Teelöffel Blätter oder Rinde auf 1 Tasse Wasser
Tagsüber trinken

Schwarzpappel *(Populus nigra)*
Aufguß. 1–2 Teelöffel zerstoßene Knospen auf 1/4 l Wasser
Täglich 2 Tassen trinken

Schwertlilie, Deutsche *(Iris germanica)*
Aufguß. 1/2 Teelöffel Wurzelstock auf 1 Tasse Wasser
Tagsüber trinken

Seifenkraut *(Saponaria officinalis)*
Absud. 2 Eßlöffel Wurzeln auf 1/4 l Wasser
Tagsüber trinken
Beachte: Größere Dosen oder Langzeitanwendung können die roten Blutkörperchen zersetzen

Silberweide *(Salix alba)*
Absud. 2 Eßlöffel zerstoßene Rinde auf 1/4 l Wasser
Tagsüber trinken

Sonnenblume *(Helianthus annuus)*
Aufguß. 2 Teelöffel Blüten auf 1/4 l Wasser
Tagsüber trinken

Spitzwegerich *(Plantago lanceolata)*
Aufguß. 2 Teelöffel Blätter auf 1 Tasse Wasser
Täglich 2–3 Tassen trinken

Stiefmütterchen *(Viola tricolor)*
Aufguß. 2 Teelöffel Kraut auf 1 Tasse Wasser
Täglich 3 Tassen trinken
Beachte: Dosis nicht erhöhen, da es zu Erbrechen kommen kann

Stockrose *(Alcea rosea)*
Kalter Auszug. 2 Eßlöffel Blüten auf 1 Tasse Wasser
Tagsüber trinken

Süßholz *(Glycyrrhiza glabra)*
Auszug. 2 Eßlöffel Wurzeln auf 1/4 l Wasser
Tagsüber trinken

Taubnessel, Weiße *(Lamium album)*
Aufguß. 2–3 Teelöffel Blüten auf 1 Tasse Wasser
Tagsüber trinken

Tüpfelfarn *(Polypodium vulgare)*
Aufguß. 2 Eßlöffel Wurzeln auf 1/4 l Wasser
Tagsüber trinken
oder
2–4 g Pulver verteilt auf 3 Dosen einnehmen

Weißklee *(Trifolium repens)*
Aufguß. 3 Eßlöffel Blüten auf 1/4 l Wasser
10 Min. ziehen lassen
Tagsüber trinken

Wiesen-Schlüsselblume *(Primula veris)*
Aufguß. 2 Eßlöffel Blüten oder Wurzeln auf 2 Tassen Wasser
Tagsüber trinken

Winterlinde *(Tilia cordata)*
Aufguß. 3 Teelöffel Blüten auf 1 Tasse Wasser
Täglich 3 Tassen trinken

Ysop *(Hyssopus officinalis)*
Aufguß. 2 Teelöffel Kraut auf 1/4 l Wasser
Stündlich 1 Eßlöffel einnehmen

Zwiebel *(Allium cepa)*
Sirup. 1 Zwiebel in 1/8 l Wasser zerstoßen. Den ausgepreßten Saft mit 150 g Kandiszucker zu Sirup verkochen
Teelöffelweise stündlich einnehmen

Ermüdung

Sumpfschafgarbe *(Achillea ptarmica)*
Aufguß. 2 Teelöffel Wurzeln auf 1 Tasse Wasser
Tagsüber trinken

Erschöpfung

Baldrian, Echter *(Valeriana officinalis)*
Kalter Auszug oder Aufguß. 5 Eßlöffel Wurzeln auf 1/4 l Wasser
Täglich 3 Tassen trinken

Dost *(Origanum vulgare)*
Aufguß. 1 Teelöffel Kraut auf 1 Tasse Wasser
Tagsüber trinken

Rosmarin *(Rosmarinus officinalis)*
Aufguß. 1 Teelöffel Blätter auf 1 Tasse Wasser
Täglich 2–3 Tassen trinken
Beachte: Dosis nicht erhöhen, da es zu Vergiftungserscheinungen kommen kann. Nicht in der Schwangerschaft anwenden.

Saathafer *(Avena sativa)*
Aufguß. 2–3 Teelöffel gequetschte Körner (Haferflocken) auf 1 Tasse Wasser
Täglich 3 Tassen trinken

Fieber

Esche *(Fraxinus excelsior)*
Aufguß. 1 Teelöffel Blätter oder Rinde auf 1 Tasse Wasser
Blätter 5 Min., Rinde 15 Min. ziehen lassen
Tagsüber trinken

Holunder, Roter *(Sambucus racemosa)*
Auszug. 1 Fruchtrispe in 1 Tasse siedendes Wasser tauchen
Täglich 2–3 Tassen ungesüßt trinken
Beachte: Dosis nicht erhöhen, da es zu Durchfall oder Erbrechen kommen kann

Mädesüß, Echtes *(Filipendula ulmaria)*
Aufguß. 1 Teelöffel Blüten auf 1 Tasse Wasser
Auszug. 1 Teelöffel Blüten auf 1 Tasse Wasser
Nach 10 Std. absieben
Täglich 2–3 Tassen trinken

Mariendistel *(Silybum marianum)*
Absud. 1 Eßlöffel zerstoßene Früchte auf 1/4 l Wasser
Tagsüber trinken

Schwarzerle *(Alnus glutinosa)*
Aufguß. 2 Teelöffel Blätter oder Rinde auf 1 Tasse Wasser
Tagsüber trinken

Silberdistel *(Carlina acaulis)*
Aufguß. 1 Teelöffel Wurzeln auf 1/4 l Wasser
Täglich 3 Tassen trinken

Silberweide *(Salix alba)*
Absud. 2 Eßlöffel zerstoßene Rinde auf 1/4 l Wasser
Tagsüber trinken

Traubenkirsche *(Prunus padus)*
Aufguß. 3–6 Eßlöffel zerstoßene Rinde auf 1/4 l Wasser
Tagsüber trinken

Zaunwinde *(Calystegia sepium)*
Aufguß. 1–2 Teelöffel Kraut auf 1 Tasse Wasser
Täglich 2 mal 1/2 Tasse trinken
Beachte: Dosis nicht erhöhen; die Droge wirkt drastisch

Frauenleiden

Beifuß *(Artemisia vulgaris)*
Aufguß. 1 Teelöffel Blätter auf 1 Tasse Wasser
10 Min. ziehen lassen
Täglich 2–3 Tassen trinken

Berufkraut, Kanadisches *(Conyza canadensis)*
Aufguß oder Absud. 5 Teelöffel Kraut auf 1/4 l Wasser
Täglich 3 Tassen trinken

Bohnenkraut *(Satureja hortensis)*
Absud. 2 Eßlöffel Kraut auf 1/2 l Wasser
15 Min. ziehen lassen
Täglich 2–3 Tassen trinken

Braunelle, Kleine *(Prunella vulgaris)*
Aufguß. 1 Teelöffel Kraut auf 1 Tasse Wasser
Täglich 1–2 Tassen trinken

Frauenmantel, Gemeiner *(Alchemilla xanthochlora)*
Absud. 4 Teelöffel Blätter auf 1 Tasse Wasser
10 Min. ziehen lassen
Täglich 2 Tassen ungesüßt trinken

Kamille, Römische *(Chamaemelum nobile)*
Aufguß. 1 Eßlöffel Blüten auf 1/4 l Wasser
Nach 15 Min. abgießen
Täglich 3 Tassen trinken

Katzenminze, Echte *(Nepeta cataria)*
Aufguß. 2 Eßlöffel Kraut auf 1/4 l Wasser
20 Min. ziehen lassen
Täglich 2–3 Tassen trinken

Muskateller Salbei *(Salvia sclarea)*
Aufguß. 3 Eßlöffel Blüten, Kraut oder Blätter auf 1/2 l Wasser
5 Min. kochen, 5 Min. ziehen lassen
Täglich 2–3 Tassen trinken

Mutterkraut *(Chrysanthemum parthenium)*
Aufguß. 2 Teelöffel Blüten oder Kraut auf 1 Tasse Wasser
15 Min. ziehen lassen
Täglich 3 Tassen trinken

Schafgarbe, Gemeine *(Achillea millefolium)*
Absud. 3–4 Eßlöffel Kraut oder Blüten einem Vollbad zufügen

Schwalbenwurz *(Vincetoxicum hirundinaria)*
Aufguß. 1 Eßlöffel Wurzeln auf 1/4 l Wasser
Tagsüber trinken
Beachte: Dosis nicht erhöhen, da es zu Erbrechen kommen kann

Taubnessel, Weiße *(Lamium album)*
Aufguß. 2–3 Teelöffel Blüten auf 1 Tasse Wasser
Tagsüber trinken

Tüpfelhartheu *(Hypericum perforatum)*
Absud oder Aufguß. 1–2 Eßlöffel Kraut auf 1/4 l Wasser
Tagsüber trinken

Furunkel

Klette, Große *(Arctium lappa)*
Absud. 2–3 Eßlöffel Wurzeln auf 1/4 l Wasser
Äußerlich als Umschlag

Fußschweiß

Sommereiche *(Quercus robur)*
Absud. 125 g zerstoßene Rinde auf 1 l Wasser
Äußerlich als Umschlag

Gallenblasenentzündung

Bruchkraut, Kahles *(Herniaria glabra)*
Aufguß. 2 Teelöffel Kraut auf 1/4 l Wasser
Tagsüber trinken

Katzenpfötchen *(Antennaria dioica)*
Aufguß. 2–3 Eßlöffel Blüten auf 1/4 l Wasser
Tagsüber trinken

Preißelbeere *(Vaccinium vitis-idaea)*
Absud. 4 Eßlöffel Blätter auf 1/4 l Wasser
Täglich 3 Tassen trinken

Tüpfelhartheu *(Hypericum perforatum)*
Absud oder Aufguß. 1–2 Eßlöffel Kraut auf 1/4 l Wasser
Tagsüber trinken

Gallenkolik

Leberblümchen *(Hepatica nobilis)*
Absud. 1 Eßlöffel Blätter auf 1 Tasse Wasser
Täglich 2–3 Tassen trinken
oder
Auszug. 4 Teelöffel Blätter auf 1/2 l Wasser
8 Std. stehen lassen
Jeden 2. Tag 2–3 Tassen trinken

Gallenleiden

Alant, Echtes *(Inula helenium)*
Aufguß. 1–2 Teelöffel Wurzeln auf 1/2 l Wasser
Tagsüber trinken

Andorn, Gemeiner *(Marrubium vulgare)*
Aufguß. 2 Teelöffel Kraut auf 1 Tasse Wasser
Täglich 1 Tasse trinken

Artischocke *(Cynara cardunculus)*
Aufguß. 2–3 Teelöffel Blätter auf 1 Tasse Wasser
Tagsüber trinken

Brunnenkresse *(Nasturtium officinale)*
Aufguß. 1–2 Teelöffel Kraut auf 1 Tasse Wasser
Täglich 3 Tassen trinken
oder
frischer Pflanzensaft 5fach mit Wasser verdünnt
Täglich 3 Teelöffel einnehmen

Dost *(Origanum vulgare)*
Aufguß. 1 Teelöffel Kraut auf 1 Tasse Wasser
Tagsüber trinken

Edel-Gamander *(Teucrium chamaedrys)*
Aufguß. 1–2 Teelöffel Kraut auf 1 Tasse Wasser
Täglich 3 Tassen vor den Mahlzeiten trinken

Enzian, Gelber *(Gentiana lutea)*
Absud. 1 Eßlöffel Wurzeln auf 1/4 l Wasser
Tagsüber jeweils 1/2 Std. vor den Mahlzeiten 1 Tasse trinken
Beachte: Stärkere Dosen verursachen Kopfschmerzen

Faulbaum *(Rhamnus frangula)*
Absud. 1 Teelöffel zerstoßene Rinde auf 1 Tasse Wasser
Täglich 3 Tassen trinken
Beachte: Dosis nicht erhöhen, da es zu Vergiftungserscheinungen kommen kann

Fieberklee *(Menyanthes trifoliata)*
Aufguß. 2 Eßlöffel Blätter auf 1/4 l Wasser
Tagsüber trinken

Himbeere *(Rubus idaeus)*
Aufguß. 1–2 Eßlöffel Blätter auf 1 Tasse Wasser
Tagsüber trinken

Katzenminze, Echte *(Nepeta cataria)*
Aufguß. 2 Eßlöffel Kraut auf 1/4 l Wasser
20 Min. ziehen lassen
Täglich 2–3 Tassen trinken

Krauseminze *(Mentha aquatica* var. *crispa)*
Aufguß. 1 Eßlöffel Kraut oder Blüten auf 1/2 l Wasser
Täglich 3 Tassen trinken

Liebstöckel *(Levisticum officinale)*
Aufguß. 1–2 Teelöffel Wurzeln oder Kraut auf 1 Tasse Wasser
Tagsüber trinken
Beachte: Übermäßiger Gebrauch kann bei allergischer Veranlagung zu Unwohlsein und Schwindel führen

Löwenzahn *(Taraxacum officinale)*
Aufguß. 1 Eßlöffel Wurzeln, Kraut, Blätter oder Blüten auf 1 Tasse Wasser
Täglich 3 Tassen trinken

Mais *(Zea mays)*
Aufguß. 5 Eßlöffel Narben auf 1 Tasse Wasser
Jeden 2. Tag 1 Tasse trinken

Mariendistel *(Silybum marianum)*
Absud. 1 Eßlöffel zerstoßene Früchte auf 1/4 l Wasser
Tagsüber trinken

Melisse *(Melissa officinalis)*
Aufguß. 1 Teelöffel Blätter auf 1 Tasse Wasser
Täglich 2–3 Tassen trinken

Pfefferminze *(Mentha × piperita)*
Aufguß. 1 Eßlöffel Blätter oder Kraut auf 1/4 l Wasser
Tagsüber trinken

Rettich *(Raphanus sativus)*
Saft der frischen Wurzel
Täglich 8–10 Eßlöffel einnehmen

Rosmarin *(Rosmarinus officinalis)*
Aufguß. 1 Teelöffel Blätter auf 1 Tasse Wasser
Täglich 2–3 Tassen trinken
Beachte: Dosis nicht erhöhen, da es zu Vergiftungserscheinungen kommen kann. Nicht in der Schwangerschaft anwenden

Schwarzkümmel *(Nigella sativa)*
Aufguß. 1 Teelöffel Samen auf 1 Tasse Wasser
Täglich 2 Tassen trinken

Schwertlilie, Deutsche *(Iris germanica)*
Aufguß. 1/2 Teelöffel Wurzelstock auf 1 Tasse Wasser
Tagsüber trinken

Tüpfelfarn *(Polypodium vulgare)*
Aufguß. 2 Eßlöffel Wurzeln auf 1/4 l Wasser
Tagsüber trinken
oder
2–4 g Pulver verteilt auf 3 Dosen einnehmen

Winterlinde *(Tilia cordata)*
Holzkohle mehrmals täglich einnehmen

Ysop *(Hyssopus officinalis)*
Aufguß. 2 Teelöffel Kraut auf 1/4 l Wasser
Stündlich 1 Eßlöffel einnehmen

Zaunwinde *(Calystegia sepium)*
Aufguß. 1–2 Teelöffel Kraut auf 1 Tasse Wasser
Täglich 2 mal 1/2 Tasse trinken
Beachte: Dosis nicht erhöhen, die Droge wirkt drastisch

Zwiebel *(Allium cepa)*
Saft von frischen Zwiebeln
Täglich mehrmals einen Teelöffel einnehmen

Gallensteine

Leberblümchen *(Hepatica nobilis)*
Absud. 1 Eßlöffel Blätter auf 1 Tasse Wasser
Täglich 2–3 Tassen trinken
oder
Auszug. 4 Teelöffel Blätter auf 1/2 l Wasser
8 Std. stehen lassen
Jeden 2. Tag 2–3 Tassen trinken

Wegwarte *(Cichorium intybus)*
Absud. 2 Teelöffel Wurzeln auf 1 Tasse Wasser
Täglich 2 Tassen trinken

Gastritis

Gastritis s. Magenkatarrh

Gebärmutterblutung

Hirtentäschel, Gemeines *(Capsella bursa-pastoris)*
Auszug. 6 Teelöffel Kraut auf 2 Tassen Wasser
8 Std. stehen lassen, absieben
Jeden 2. Tag 2 Tassen trinken
Beachte: Dosis nicht erhöhen, da es sonst zu Vergiftungserscheinungen kommen kann

Geburtserleichterung

Frauenmantel, Gemeiner *(Alchemilla xanthochlora)*
Absud. 4 Teelöffel Blätter auf 1 Tasse Wasser
10 Min. ziehen lassen
4 Wochen vor der Niederkunft täglich 3 Tassen trinken

Gefäßleiden

Estragon *(Artemisia dracunculus)*
Frische Blätter kauen

Gelbsucht

Artischocke *(Cynara cardunculus)*
Aufguß. 2–3 Teelöffel Blätter auf 1 Tasse Wasser
Tagsüber trinken

Rettich *(Raphanus sativus)*
Saft der frischen Wurzel
Täglich 8–10 Eßlöffel einnehmen

Gelenkentzündung

Beinwell, Gemeiner *(Symphytum officinale)*
Frisch geriebene Wurzeln oder zerstoßene Blätter als Packung

Pfennigkraut *(Lysimachia nummularia)*
Brei aus frischen zerstoßenen Blättern
Äußerlich als Umschlag

Quitte *(Cydonia oblonga)*
Aufguß. 1–3 Teelöffel zerstoßene Samen auf 1 Tasse Wasser
Äußerlich als Umschlag

Geschlechtstrieb, gesteigerter

Seerose, Weiße *(Nymphaea alba)*
Absud. 1 Eßlöffel Wurzeln auf 1/4 l Wasser
Tagsüber trinken

Geschwüre

Gänseblümchen *(Bellis perennis)*
Aufguß. 4–5 Eßlöffel Blüten auf 1/4 l Wasser
oder
Absud aus den grünen Blättern
Äußerlich als Umschlag

Gicht

Blasenkirsche *(Physalis alkekengi)*
Aufguß. 2 Eßlöffel Früchte auf 1/4 l Wasser
Täglich 2 Tassen trinken

Esche *(Fraxinus excelsior)*
Aufguß. 1 Teelöffel Blätter oder Rinde auf 1 Tasse Wasser
Blätter 5 Min. Rinde 15 Min. ziehen lassen
Tagsüber trinken

Quecke, Gemeine *(Agropyron repens)*
Absud. 5 Eßlöffel Wurzeln auf 1/4 l Wasser
Tagsüber trinken

Schwarzpappel *(Populus nigra)*
Aufguß. 2–4 Teelöffel zerstoßene Knospen oder frische Rinde auf 1/4 l Wasser
Äußerlich als Umschlag

Zitterpappel *(Populus tremula)*
Aufguß. 1–2 Teelöffel zerstoßene Knospen, Rinde oder Blätter auf 1 Tasse Wasser
Tagsüber trinken

Grippe s. Erkältung

Gurgelmittel

Ackerschachtelhalm *(Equisetum arvense)*
Absud. 2 Eßlöffel Kraut auf 1/4 l Wasser

Alant, Echter *(Inula helenium)*
Aufguß. 1–2 Teelöffel Wurzeln auf 1/2 l Wasser

Arnika *(Arnica montana)*
Aufguß. 1 Teelöffel Blüten auf 1/4 l Wasser

Basilienkraut *(Ocimum basilicum)*
Aufguß. 2 Teelöffel Kraut auf 1 Tasse Wasser

Bibernelle, Kleine *(Pimpinella saxifraga)*
Aufguß. 1 Teelöffel Wurzeln auf 1 Tasse Wasser

Braunelle, Kleine *(Prunella vulgaris)*
Absud. 1 Eßlöffel Kraut auf 1 Tasse Wasser
9 Min. kochen lassen

Brombeere *(Rubus fruticosus)*
Aufguß. 2 Eßlöffel Blätter auf 1/4 l Wasser

Dost *(Origanum vulgare)*
Aufguß. 1 Teelöffel Kraut auf 1 Tasse Wasser

Ehrenpreis, Echter *(Veronica officinalis)*
Absud. 3 Eßlöffel Kraut auf 1/4 l Wasser

Eisenkraut, Echtes *(Verbena officinalis)*
Aufguß. 3 Eßlöffel Kraut auf 1 Tasse Wasser

Engelwurz *(Angelica archangelica)*
Aufguß. 4–8 Eßlöffel Wurzeln oder 2–4 Eßlöffel Früchte auf 1/4 l Wasser

Erdbeere *(Fragaria vesca)*
Absud. 2 Teelöffel junge Blätter auf 1/4 l Wasser

Fingerkraut, Aufrechtes *(Potentilla erecta)*
Absud. 2–3 Teelöffel Wurzeln auf 1/4 l Wasser

Gänsefingerkraut *(Potentilla anserina)*
Aufguß. 2 Teelöffel Kraut oder Wurzeln auf 1 Tasse Wasser

Gartenthymian *(Thymus vulgaris)*
Aufguß. 1–2 Eßlöffel Kraut auf 1/4 l Wasser

Gundermann *(Glechoma hederacea)*
Aufguß. 2 Teelöffel Kraut auf 1/4 l Wasser

Hauswurz *(Sempervivum tectorum)*
Mit Wasser verdünnten Saft der frischen Blätter

Johannisbeere, Schwarze *(Ribes nigrum)*
Aufguß. 2 Eßlöffel Blätter auf 1/4 l Wasser

Leberblümchen *(Hepatica nobilis)*
Absud. 1 Eßlöffel Blätter auf 1 Tasse Wasser

Malve, Mauritanische *(Malva sylvestris* ssp. *mauritanica)*
Aufguß. 2 Eßlöffel Blätter oder Blüten auf 1/4 l Wasser

Nelkenwurz, Echte *(Geum urbanum)*
Absud. 2 Teelöffel Wurzeln auf 1 Tasse Wasser

Odermennig, Kleiner *(Agrimonia eupatoria)*
Absud. 3 Eßlöffel Kraut oder Blätter auf 1/4 l Wasser

Quitte *(Cydonia oblonga)*
Aufguß. 1–3 Teelöffel zerstoßene Samen auf 1 Tasse Wasser

Ruprechtskraut *(Geranium robertianum)*
Kalter Auszug. 2 Teelöffel Kraut auf 1/4 l Wasser

Salbei, Echter *(Salvia officinalis)*
Aufguß. 1–2 Teelöffel Blätter auf 1 Tasse Wasser

Sanikel *(Sanicula europaea)*
Aufguß. 2 Eßlöffel Wurzeln oder Kraut auf 1/4 l Wasser

Schafgarbe, Gemeine *(Achillea millefolium)*
Absud. 4 Teelöffel Kraut oder Blüten auf 1 Tasse Wasser

Schwarzerle *(Alnus glutinosa)*
Absud. 2 Teelöffel Blätter oder Rinde auf 1 Tasse Wasser

Sommerlinde *(Tilia platyphyllos)*
Aufguß. 3 Eßlöffel Blüten auf 1/4 l Wasser

Spitzwegerich *(Plantago lanceolata)*
Saft aus frischen Blättern

Stiefmütterchen *(Viola tricolor)*
Absud. 2 Eßlöffel Kraut auf 1/4 l Wasser

Taubnessel, Weiße *(Lamium album)*
Aufguß. 2 Eßlöffel Blüten auf 1/4 l Wasser

Ulme *(Ulmus minor)*
Absud. 5 Eßlöffel zerstoßene Rinde auf 1/4 l Wasser

Walnußbaum *(Juglans regia)*
Aufguß. 3 Teelöffel Fruchthüllen oder Blätter auf 2 Tassen Wasser

Wermut *(Artemisia absinthium)*
Absud. 1–2 Teelöffel Kraut auf 1 Tasse Wasser

Wiesenknopf, Großer *(Sanguisorba officinalis)*
Absud. 4–5 Eßlöffel Wurzeln oder Kraut auf 1/4 l Wasser

Wiesenknöterich *(Polygonum bistorta)*
Abkochung. 2–3 Teelöffel Wurzeln auf 1/4 l Wasser

Wundklee *(Anthyllis vulneraria)*
Auszug. 4–6 Eßlöffel Blüten auf 1/4 l Wasser

Haarausfall

Stiefmütterchen *(Viola tricolor)*
Absud. 2 Eßlöffel Kraut auf 1/4 l Wasser
Äußerlich als Umschlag

Halsschmerzen

Saathafer *(Avena sativa)*
Aufguß. 2–3 Teelöffel gequetschte Körner (Haferflocken) auf 1 Tasse Wasser
Täglich 3 Tassen trinken

Hämorrhoiden

Braunwurz, Knotige *(Scrophularia nodosa)*
Aufguß. 2–3 Eßlöffel Wurzeln oder Kraut auf 1/4 l Wasser
Äußerlich als Umschlag

Edel-Gamander *(Teucrium chamaedrys)*
Aufguß. 1–2 Eßlöffel Kraut auf 1/4 l Wasser
Äußerlich als Umschlag

Haselnußstrauch *(Corylus avellana)*
Aufguß. 4 Teelöffel Blätter oder 2 Teelöffel Rinde auf 1/4 l Wasser
Äußerlich als Umschlag

Königskerze, Großblütige *(Verbascum densiflorum)*
Absud, Aufguß oder Auszug.
2 Eßlöffel Blüten auf 1/4 l Wasser
Äußerlich als Umschlag

Leinkraut *(Linaria vulgaris)*
Aufguß. 1–2 Teelöffel Kraut auf 1/4 l Wasser
Äußerlich als Umschlag

Nelkenwurz, Echte *(Geum urbanum)*
Absud. 2 Teelöffel Wurzeln auf 1 Tasse Wasser
Äußerlich als Umschlag

Roßkastanie *(Aesculus hippocastanum)*
Absud. 2 Eßlöffel Rinde auf 1/4 l Wasser
Äußerlich als Umschlag

Scharbockskraut *(Ranunculus ficaria)*
Absud. 2 Eßlöffel Kraut auf 1/4 l Wasser
Äußerlich als Umschlag

Schwarzpappel *(Populus nigra)*
Aufguß. 2–4 Teelöffel zerstoßene Knospen oder frische Rinde auf 1/4 l Wasser
Äußerlich als Umschlag

Sommereiche *(Quercus robur)*
Absud. 10 Eßlöffel zerstoßene Rinde auf 1 l Wasser
Äußerlich als Umschlag

Taubnessel, Weiße *(Lamium album)*
Aufguß. 2 Eßlöffel Blüten auf 1/4 l Wasser
Äußerlich als Umschlag

Tüpfelhartheu *(Hypericum perforatum)*
Mazeration des blühenden Krautes in Oliven- oder Sonnenblumenöl
14 Tage in einer Flasche in der Sonne stehen lassen
Äußerlich zum Einreiben
Beachte: Bei übermäßiger Anwendung kann es zu Hautallergien kommen

Wasserpfeffer *(Polygonum hydropiper)*
Aufguß. 2 Teelöffel Kraut auf 2 Tassen Wasser
Tagsüber trinken
oder
1 Messerspitze Pulver 3 mal täglich einnehmen

Zitterpappel *(Populus tremula)*
Aufguß. 2–4 Eßlöffel zerstoßene Knospen, Rinde oder Blätter auf 1/4 l Wasser
Äußerlich als Umschlag

Harn... s. Blasen...

Hautausschlag

Ackerschachtelhalm *(Equisetum arvense)*
Absud. 2 Eßlöffel Kraut auf 1/4 l Wasser
Äußerlich als Umschlag

Alant, Echter *(Inula helenium)*
Aufguß. 1–2 Teelöffel Wurzeln auf 1/2 l Wasser
Äußerlich als Umschlag

Artischocke *(Cynara cardunculus)*
Aufguß. 2–3 Teelöffel Blätter auf 1 Tasse Wasser
Äußerlich als Umschlag

Beinwell, Gemeiner *(Symphytum officinale)*
Abkochung. 1 Eßlöffel Wurzeln auf 1/4 l Wasser
Äußerlich als Umschlag

Borretsch *(Borago officinalis)*
Aufguß. 2–5 Eßlöffel Kraut auf 1/4 l Wasser
Äußerlich als Umschlag

Brombeere *(Rubus fruticosus)*
Aufguß. 2 Eßlöffel Blätter auf 1/4 l Wasser
Äußerlich als Umschlag

Brunnenkresse *(Nasturtium officinale)*
Saft aus dem frischen Kraut
Äußerlich als Umschlag
Beachte: Größere Mengen Kraut oder Saft verursachen

Schleimhautentzündungen der Harnblase und Därme

Eisenkraut, Echtes *(Verbena officinalis)*
Aufguß. 5 Eßlöffel Kraut auf 1/4 l Wasser
Äußerlich als Umschlag

Fingerkraut, Aufrechtes *(Potentilla erecta)*
Absud. 2–3 Teelöffel Wurzeln auf 1/4 l Wasser
Äußerlich als Umschlag

Frauenmantel, Gemeiner *(Alchemilla xanthochlora)*
Abkochung. 4 Teelöffel Blätter auf 1 Tasse Wasser
10 Min. ziehen lassen
Äußerlich als Umschlag

Gänseblümchen *(Bellis perennis)*
Aufguß. 4–5 Eßlöffel Blüten auf 1/4 l Wasser
oder
Absud aus den grünen Blättern
Äußerlich als Umschlag

Gänsefingerkraut *(Potentilla anserina)*
Aufguß. 2 Eßlöffel Kraut oder Wurzeln auf 1/4 l Wasser
Äußerlich als Umschlag

Gartenbohne *(Phaseolus vulgaris)*
Aus Samenmehl mit heißem Wasser Brei bereiten
Äußerlich als Umschlag

Garten-Ringelblume *(Calendula officinalis)*
Absud. 5–8 Eßlöffel Blüten auf 1/4 l Wasser
Äußerlich als Umschlag

Hirtentäschel, Gemeines *(Capsella bursa-pastoris)*
Auszug. 6 Teelöffel Kraut auf 2 Tassen Wasser
8 Std. stehen lassen, absieben
Äußerlich als Umschlag

Huflattich *(Tussilago farfara)*
Absud. 4 Eßlöffel Blüten
oder
3 Eßlöffel Blätter auf 1/4 l Wasser
Äußerlich als Umschlag

Kamille, Echte *(Chamomilla recutita)*
Absud. 3 Eßlöffel Blüten auf 1/4 l Wasser
Äußerlich als Umschlag

Kamille, Strahllose *(Chamomilla suaveolens)*
Absud. 3 Eßlöffel Blüten auf 1/4 l Wasser
Äußerlich als Umschlag

Kiefer *(Pinus sylvestris)*
Aufguß. 3 Eßlöffel Knospen auf 1/4 l Wasser
Äußerlich als Umschlag

Klette, Große *(Arctium lappa)*
Abkochung. 10 Eßlöffel Wurzeln auf 1/4 l Wasser
Äußerlich als Umschlag

Kolbenbärlapp *(Lycopodium clavatum)*
Sporen pulverisieren
Äußerlich als Puder

Labkraut, Echtes *(Galium verum)*
Absud oder Aufguß. 2 Eßlöffel Kraut auf 1 l Wasser
Äußerlich als Umschlag

Lein *(Linum usitatissimum)*
Zerstoßene Samen mit Wasser zu Brei vermischen
Äußerlich als Umschlag

Leinkraut *(Linaria vulgaris)*
Aufguß. 1–2 Teelöffel Kraut auf 1/4 l Wasser
Äußerlich als Umschlag

Malve, Wilde *(Malva sylvestris)*
Aufguß. 2 Eßlöffel Blätter oder Blüten auf 1/4 l Wasser
Äußerlich als Umschlag

Märzveilchen *(Viola odorata)*
Auszug. 3 Eßlöffel Kraut auf 1/4 l Wasser
Äußerlich als Umschlag

Mauerpfeffer *(Sedum acre)*
Frisch zerstoßenes Kraut auflegen
Beachte: Der Saft darf nicht in die Augen gelangen, da er das Sehvermögen für immer schädigt

Nachtschatten, Bittersüßer *(Solanum dulcamara)*
Absud. 1 Eßlöffel zerstoßene Zweige auf 1/4 l Wasser
Äußerlich als Umschlag

Odermennig, Kleiner *(Agrimonia eupatoria)*
Absud. 3 Eßlöffel Kraut oder Blätter auf 1/4 l Wasser
Äußerlich als Umschlag

Pestwurz, Rote *(Petasites hybridus)*
Äußerlich. Frische Blätter auf die betroffenen Stellen legen

Pfennigkraut *(Lysimachia nummularia)*
Brei aus frischen zerstoßenen Blättern
Äußerlich als Umschlag

Ruprechtskraut *(Geranium robertianum)*
Kalter Auszug. 2 Teelöffel Kraut auf 1/4 l Wasser
Äußerlich als Umschlag

Sanikel *(Sanicula europaea)*
Aufguß. 2 Eßlöffel Wurzeln oder Kraut auf 1/4 l Wasser
Äußerlich als Umschlag

Schafgarbe, Gemeine *(Achillea millefolium)*
Absud. 4 Teelöffel Kraut oder Blüten auf 1 Tasse Wasser
Äußerlich als Umschlag

Schwarzpappel *(Populus nigra)*
Aufguß. 2–4 Teelöffel zerstoßene Knospen oder frische Rinde auf 1/4 l Wasser
Äußerlich als Umschlag

Silberdistel *(Carlina acaulis)*
Absud. 1 Teelöffel Wurzeln in 1/4 l verdünntem Essig oder Wein
Äußerlich als Umschlag

Stiefmütterchen *(Viola tricolor)*
Absud. 2 Eßlöffel Kraut auf 1/4 l Wasser
Äußerlich als Umschlag

Taubnessel, Weiße *(Lamium album)*
Aufguß. 2 Eßlöffel Blüten auf 1/4 l Wasser
Äußerlich als Umschlag

Waldmeister *(Galium odoratum)*
Aufguß. 1 Eßlöffel Kraut auf 1/4 l Wasser
Äußerlich als Umschlag

Wiesenknopf, Großer *(Sanguisorba officinalis)*
Absud. 4–5 Eßlöffel Wurzeln oder Kraut auf 1/4 l Wasser
Äußerlich als Umschlag

Wundklee *(Anthyllis vulneraria)*
Auszug. 4–6 Eßlöffel Blüten auf 1/4 l Wasser
Äußerlich als Umschlag

Hautdurchblutung

Kalmus, Echter *(Acorus calamus)*
Aufguß. 1 Eßlöffel Wurzeln auf 1/4 l Wasser
Äußerlich als Umschlag

Senf, Schwarzer *(Brassica nigra)*
Senfteig. Die gemahlenen Samen mit Wasser zu Teig kneten
Äußerlich als Umschlag
Beachte: Nur kurze Zeit auflegen, da Senf die Haut stark reizt

Hautflechte

Alant, Echter *(Inula helenium)*
Aufguß. 1–2 Teelöffel Wurzeln auf 1/2 l Wasser
Äußerlich als Umschlag

Brombeere *(Rubus fruticosus)*
Aufguß. 2 Eßlöffel Blätter auf 1/4 l Wasser
Äußerlich als Umschlag

Roßkastanie *(Aesculus hippocastanum)*
Absud. 2 Eßlöffel Rinde auf 1/4 l Wasser
Äußerlich als Umschlag

Silberdistel *(Carlina acaulis)*
Absud. 1 Teelöffel Wurzeln in 1/4 l verdünntem Essig oder Wein
Äußerlich als Umschlag

Hautgeschwür

Ackerschachtelhalm *(Equisetum arvense)*
Absud. 2 Eßlöffel Kraut auf 1/4 l Wasser
Äußerlich als Umschlag

Beinwell, Gemeiner *(Symphytum officinale)*
Absud. 1 Eßlöffel Wurzeln auf 1/4 l Wasser
Äußerlich als Umschlag

Bockshornklee *(Trigonella foenum-graecum)*
Aufguß. 1–2 Eßlöffel zerstoßene Samen auf 1/4 l Wasser
Äußerlich als Umschlag

Braunwurz, Knotige *(Scrophularia nodosa)*
Aufguß. 2–3 Eßlöffel Wurzeln oder Kraut auf 1/4 l Wasser
Äußerlich als Umschlag

Frauenmantel, Gemeiner *(Alchemilla xanthochlora)*
Absud. 4 Teelöffel Blätter auf 1 Tasse Wasser
10 Min. ziehen lassen
Äußerlich als Umschlag

Hohlzahn *(Galeopsis segetum)*
Aufguß. 1 Teelöffel Kraut auf 1 Tasse Wasser
Äußerlich als Umschlag

Huflattich *(Tussilago farfara)*
Absud. 4 Eßlöffel Blüten oder 3 Eßlöffel Blätter auf 1/4 l Wasser
Äußerlich als Umschlag

Kiefer *(Pinus sylvestris)*
Aufguß. 3 Eßlöffel Knospen auf 1/4 l Wasser
Äußerlich als Umschlag

Kornblume *(Centaurea cyanus)*
Aufguß. 1 Teelöffel Blüten auf 1 Tasse Wasser
Äußerlich als Umschlag

Labkraut, Echtes *(Galium verum)*
Absud oder Aufguß. 2 Eßlöffel Kraut auf 1 l Wasser
Äußerlich als Umschlag

Lein *(Linum usitatissimum)*
Zerstoßene Samen mit Wasser zu Brei vermischen
Äußerlich als Umschlag

Malve, Wilde *(Malva sylvestris)*
Aufguß. 2 Eßlöffel Blätter oder Blüten auf 1/4 l Wasser
Äußerlich als Umschlag

Märzveilchen *(Viola odorata)*
Auszug. 3 Eßlöffel Kraut auf 1/4 l Wasser
Äußerlich als Umschlag

Mauerpfeffer, Scharfer *(Sedum acre)*
Frisch zerstoßenes Kraut auflegen
Beachte: Der Saft darf nicht in die Augen gelangen, da er das Sehvermögen für immer schädigt

Muskateller Salbei *(Salvia sclarea)*
Absud. 9 Eßlöffel Blüten, Kraut oder Blätter auf 1/2 l Wasser
Äußerlich als Umschlag

Pfennigkraut *(Lysimachia nummularia)*
Brei aus frischen zerstoßenen Blättern
Äußerlich als Umschlag

Ruprechtskraut *(Geranium robertianum)*
Kalter Auszug. 2 Teelöffel Kraut auf 1/4 l Wasser
Äußerlich als Umschlag

Sanikel *(Sanicula europaea)*
Aufguß. 2 Eßlöffel Wurzeln oder Kraut auf 1/4 l Wasser
Äußerlich als Umschlag

Schwarzerle *(Alnus glutinosa)*
Absud. 2 Teelöffel Blätter oder Rinde auf 1 Tasse Wasser
Äußerlich als Umschlag

Waldmeister *(Galium odoratum)*
Aufguß. 1 Eßlöffel Kraut auf 1/4 l Wasser
Äußerlich als Umschlag

Wiesenknopf, Großer *(Sanguisorba officinalis)*
Absud. 4–5 Eßlöffel Wurzeln oder Kraut auf 1/4 l Wasser
Äußerlich als Umschlag

Wundklee *(Anthyllis vulneraria)*
Auszug. 4–6 Eßlöffel Blüten auf 1/4 l Wasser
Äußerlich als Umschlag

Hautkrankheiten

Ehrenpreis, Echter *(Veronica officinalis)*
Absud. 3 Eßlöffel Kraut auf 1/4 l Wasser
Äußerlich als Umschlag

Gundermann *(Glechoma hederacea)*
Aufguß. 2 Teelöffel Kraut auf 1/4 l Wasser
Äußerlich als Umschlag

Nelkenwurz, Echte *(Geum urbanum)*
Absud. 2 Teelöffel Wurzeln auf 1 Tasse Wasser
Äußerlich als Umschlag

Rotklee *(Trifolium pratense)*
Aufguß. 3 Eßlöffel Blüten auf 1/4 l Wasser
Äußerlich als Umschlag

Salbei, Echter *(Salvia officinalis)*
Aufguß. 1–2 Eßlöffel Blätter auf 1/4 Wasser
Äußerlich als Umschlag

Sommereiche *(Quercus robur)*
Absud. 125 g zerstoßene Rinde auf 1 l Wasser
Äußerlich als Umschlag

Stiefmütterchen *(Viola tricolor)*
Absud. 2 Eßlöffel Kraut auf 1/4 l Wasser
Äußerlich als Umschlag

Stockrose *(Alcea rosea)*
Kalter Auszug. 2 Eßlöffel Blüten auf 1 Tasse Wasser
Äußerlich als Umschlag

Hautpflege

Kamille, Römische *(Chamaemelum nobile)*
Aufguß. 3 Eßlöffel Blüten auf 1/4 l Wasser
Nach 20 Min. abgießen
Äußerlich als Umschlag

Kolbenbärlapp *(Lycopodium clavatum)*
Sporen pulverisieren
Äußerlich als Umschlag

Pfennigkraut *(Lysimachia nummularia)*
Absud oder Saft des frischen Krautes
Die Haut damit waschen

Quitte *(Cydonia oblonga)*
Aufguß. 1–3 Teelöffel zerstoßene Samen auf 1 Tasse Wasser
Äußerlich als Umschlag

Schafgarbe, Gemeine *(Achillea millefolium)*
Absud. 4 Teelöffel Kraut oder Blüten auf 1 Tasse Wasser
Die Hände damit waschen

Schwarzerle *(Alnus glutinosa)*
Absud. 2 Teelöffel Blätter oder Rinde auf 1 Tasse Wasser
Die Hände damit waschen

Hautpilzerkrankungen

Mauerpfeffer, Scharfer *(Sedum acre)*
Frisch zerstoßenes Kraut auflegen
Beachte: Der Saft darf nicht in die Augen gelangen, da er das Sehvermögen für immer schädigt

Salbei, Echter *(Salvia officinalis)*
Aufguß. 1–2 Eßlöffel Blätter auf 1/4 l Wasser
Äußerlich als Umschlag

Silberdistel *(Carlina acaulis)*
Absud. 1 Teelöffel Wurzeln in 1/4 l verdünntem Essig oder Wein
Äußerlich als Umschlag

Sommereiche *(Quercus robur)*
Absud. 125 g zerstoßene Rinde auf 1 l Wasser
Äußerlich als Umschlag

Heiserkeit

Borretsch *(Borago officinalis)*
Aufguß. 2–5 Eßlöffel Kraut auf 1/4 l Wasser
Tagsüber trinken

Klatschmohn *(Papaver rhoeas)*
Aufguß. 2 Teelöffel Blüten auf 1 Tasse Wasser
Tagsüber trinken

Moos, Isländisches *(Cetraria islandica)*
Absud. 1 Eßlöffel der ganzen Pflanze auf 1/4 l Wasser. Der 1. Absud ist bitter, der 2. schleimig
Tagsüber trinken

Pestwurz, Rote *(Petasites hybridus)*
Aufguß. 1 Teelöffel Wurzeln oder Blätter auf 1 Tasse Wasser
Täglich 3 Tassen trinken

Rotklee *(Trifolium pratense)*
Aufguß. 3 Eßlöffel Blüten auf 1/4 l Wasser
Tagsüber trinken

Spitzwegerich *(Plantago lanceolata)*
Aufguß. 2 Teelöffel Blätter auf 1 Tasse Wasser
Täglich 2–3 Tassen trinken

Herzklopfen

Andorn, Gemeiner *(Marrubium vulgare)*
Aufguß. 2 Teelöffel Kraut auf 1 Tasse Wasser
Täglich 1 Tasse trinken

Gartenbohne *(Phaseolus vulgaris)*
Absud. 100 g Bohnenschalen auf 1/4 l Wasser
Tagsüber trinken

Herzgespann *(Leonurus cardiaca)*
Aufguß. 1 Teelöffel Kraut auf 1 Tasse Wasser
Täglich 2 Tassen trinken

Uferwolfstrapp *(Lycopus europaeus)*
Aufguß. 1–2 Teelöffel Kraut auf 1 Tasse Wasser
Täglich 3 Tassen trinken

Waldmeister *(Galium odoratum)*
Aufguß. 1 Teelöffel Kraut auf 1 Tasse Wasser
Tagsüber trinken
Beachte: Höhere Dosen können Schwindel, Erbrechen und Kopfschmerzen verursachen

Hühneraugen

Mauerpfeffer, Scharfer *(Sedum acre)*
Frisch zerstoßenes Kraut auflegen
Beachte: Der Saft darf nicht in die Augen gelangen, da er das Sehvermögen für immer schädigt

Husten s. Erkältung

Hyperämie s. Hautdurchblutung

Hypertonie s. Blutdruck, hoher

Insektenstiche

Hauswurz *(Sempervivum tectorum)*
Absud. 2–3 Eßlöffel Blätter auf 1/4 l Wasser
Äußerlich als Umschlag

Knoblauch *(Allium sativum)*
Saft der frischen Zehen
Auf ein Tuch pressen und dieses auflegen
Beachte: Nur etwa 15 Min. wirken lassen, da es sonst zu Hautausschlag kommt

Petersilie *(Petroselinum crispum)*
Saft aus frischen Wurzeln auflegen

Spitzwegerich *(Plantago lanceolata)*
Aufguß. 4 Teelöffel Blätter auf 1/4 l Wasser
Äußerlich als Umschlag

Zwiebel *(Allium cepa)*
Saft einer frischen Zwiebel
Auf ein Tuch pressen und dieses auflegen

Ischias s. Rheumatismus

Katarrh s. Erkältung

Keuchhusten

Feldthymian *(Thymus serpyllum)*
Aufguß. 1–2 Teelöffel Kraut auf 1 Tasse Wasser
Täglich 3 Tassen trinken

Fettkraut *(Pinguicula vulgaris)*
Aufguß. 2 Teelöffel Kraut auf 1 Tasse Wasser
Tagsüber trinken

Lungenkraut, Echtes *(Pulmonaria officinalis)*
Aufguß. 2 Teelöffel Blätter oder Kraut auf 1 Tasse Wasser
Täglich 3 Tassen trinken

Märzveilchen *(Viola odorata)*
Auszug. 1 Teelöffel Kraut auf 1 Tasse Wasser
Täglich 3 Tassen trinken

Moos, Isländisches *(Cetraria islandica)*
Absud. 1 Eßlöffel der ganzen Pflanze auf 1/4 l Wasser.
Der 1. Absud ist bitter, der 2. schleimig
Tagsüber trinken

Spitzwegerich *(Plantago lanceolata)*
Aufguß. 2 Eßlöffel Blätter auf 1 Tasse Wasser
Täglich 2–3 Tassen trinken

Ysop *(Hyssopus officinalis)*
Aufguß. 2 Teelöffel Kraut auf 1/4 l Wasser
Stündlich 1 Eßlöffel einnehmen

Konjunktivitis s. Bindehautentzündung

Kopfschmerzen

Augentrost *(Euphrasia officinalis)*
Aufguß. 2 Teelöffel Kraut auf 1/4 l Wasser
Tagsüber trinken

Holunder, Schwarzer *(Sambucus nigra)*
Aufguß. 2 Eßlöffel Blüten oder getrocknete Früchte auf 1/4 l Wasser
Täglich 3 Tassen trinken

Spitzwegerich *(Plantago lanceolata)*
Aufguß. 2 Teelöffel Blätter auf 1 Tasse Wasser
Täglich 2–3 Tassen trinken

Waldweidenröschen *(Epilobium angustifolium)*
Aufguß. 1 Eßlöffel Blätter auf 1 Tasse Wasser
Vor dem Schlafengehen 1 Tasse trinken

Körpergeruch

Feldthymian *(Thymus serpyllum)*
Aufguß. 1–2 Teelöffel Kraut auf 1 Tasse Wasser
Täglich 3 Tassen trinken

Gartenthymian *(Thymus vulgaris)*
Aufguß. 1–2 Teelöffel Kraut auf 1 Tasse Wasser
Täglich 3 Tassen trinken

Ysop *(Hyssopus officinalis)*
Aufguß. 2 Teelöffel Kraut auf 1/4 l Wasser
Stündlich 1 Eßlöffel einnehmen

Krampfadern

Haselnußstrauch *(Corylus avellana)*
Aufguß. 2 Teelöffel Blätter oder 1 Teelöffel Rinde auf 1 Tasse Wasser
Tagsüber trinken

Kamille, Römische *(Chamaemelum nobile)*
Aufguß. 1 Eßlöffel Blüten auf 1/4 l Wasser
Nach 15 Min. abgießen
Täglich 3 Tassen trinken

Taubnessel, Weiße *(Lamium album)*
Aufguß. 2 Eßlöffel Blüten auf 1/4 l Wasser
Äußerlich als Umschlag

Krätze

Saathafer *(Avena sativa)*
Absud. 80 g Haferstroh auf 1/4 l Wasser
Äußerlich als Umschlag

Scharbockskraut *(Ranunculus ficaria)*
Absud. 2 Eßlöffel Kraut auf 1/4 l Wasser
Äußerlich als Umschlag

Kreuzschmerzen

Färberginster *(Genista tinctoria)*
Aufguß. 1 Teelöffel Kraut auf 1 Tasse Wasser
Tagsüber trinken

Lähmungen

Gänsefuß, Wohlriechender *(Chenopodium ambrosioides)*
Aufguß. 1 Eßlöffel Kraut auf 1/4 l Wasser
Tagsüber trinken
Beachte: Dosis nicht erhöhen, da es sonst zu Vergiftungserscheinungen kommen kann

Saathafer *(Avena sativa)*
Absud. 1 kg Haferstroh auf ein Vollbad

Leberkolik

Leberblümchen *(Hepatica nobilis)*
Absud. 1 Eßlöffel Blätter auf 1 Tasse Wasser
Täglich 2–3 Tassen trinken
oder
Auszug. 4 Teelöffel Blätter auf 1/2 l Wasser
8 Std. stehen lassen
Jeden 2. Tag 2–3 Tassen trinken

Leberleiden

Andorn, Gemeiner *(Marrubium vulgare)*
Aufguß. 2 Teelöffel Kraut auf 1 Tasse Wasser
Täglich 1 Tasse trinken

Artischocke *(Cynara cardunculus)*
Aufguß. 2–3 Teelöffel Blätter auf 1 Tasse Wasser
Tagsüber trinken

Benediktenkraut *(Cnicus benedictus)*
Aufguß. 2 Teelöffel Blätter auf 1/4 l Wasser
Tagsüber trinken
Beachte: Dosis nicht erhöhen, da es sonst zu Nierenreizung, Übelkeit und Erbrechen kommen kann

Eisenkraut, Echtes *(Verbena officinalis)*
Auszug. 3 Teelöffel Kraut auf 2 Tassen Wasser
oder
Aufguß. 3 Eßlöffel Kraut auf 1 Tasse Wasser
Tagsüber trinken

Enzian, Gelber *(Gentiana lutea)*
Absud. 1 Eßlöffel Wurzeln auf 1/4 l Wasser
Täglich 1 Tasse jeweils 1/2 Std. vor den Mahlzeiten trinken
Beachte: Stärkere Dosen verursachen Kopfschmerzen

Faulbaum *(Rhamnus frangula)*
Absud. 1 Teelöffel zerstoßene Rinde auf 1 Tasse Wasser
Täglich 3 Tassen trinken
Beachte: Dosis nicht erhöhen, da es zu Vergiftungserscheinungen kommen kann

Garten-Ringelblume *(Calendula officinalis)*
Aufguß. 5–8 Eßlöffel Blüten auf 1/4 l Wasser
Tagsüber trinken

Kolbenbärlapp *(Lycopodium clavatum)*
Aufguß. 1–2 Teelöffel Sporen auf 1 Tasse Wasser
Täglich 3 Tassen trinken

Leinkraut *(Linaria vulgaris)*
Aufguß. 1–2 Teelöffel Kraut auf 2–4 Tassen Wasser
18 Min. ziehen lassen
Tagsüber trinken

Mariendistel *(Silybum marianum)*
Absud. 1 Eßlöffel zerstoßene Früchte auf 1/4 l Wasser
Tagsüber trinken

Odermennig, Kleiner *(Agrimonia eupatoria)*
Absud. 3 Eßlöffel Kraut oder Blätter auf 1/4 l Wasser Tagsüber trinken

Saathafer *(Avena sativa)*
Absud. 1 kg Haferstroh auf ein Vollbad

Sanikel *(Sanicula europaea)*
Aufguß. 2 Eßlöffel Wurzeln oder Kraut auf 1/4 l Wasser
Tagsüber trinken

Sauerkirsche *(Prunus cerasus)*
Saft aus frischen Früchten trinken

Tüpfelhartheu *(Hypericum perforatum)*
Absud oder Aufguß. 1–2 Eßlöffel Kraut auf 1/4 l Wasser
Tagsüber trinken

Wegwarte *(Cichorium intybus)*
Absud. 2 Teelöffel Wurzeln auf 1 Tasse Wasser
Täglich 2 Tassen trinken

Winterlinde *(Tilia cordata)*
Holzkohle mehrmals täglich einnehmen

Lichtscheuheit

Augentrost *(Euphrasia officinalis)*
Auszug. 2 Eßlöffel Kraut auf 1/4 l Wasser
Nach 25 Min. absieben
Äußerlich zu Spülungen

Lungenblutung

Hirtentäschel, Gemeines *(Capsella bursa-pastoris)*
Auszug. 6 Teelöffel Kraut auf 2 Tassen Wasser
8 Std. stehen lassen, absieben
Jeden 2. Tag 2 Tassen trinken
Beachte: Dosis nicht erhöhen, da es sonst zu Vergiftungserscheinungen kommen kann

Ruprechtskraut *(Geranium robertianum)*
Kalter Auszug. 2 Teelöffel Kraut auf 1/4 l Wasser
8 Std. stehen lassen
Tagsüber trinken

Magenblutung

Fingerkraut, Aufrechtes *(Potentilla erecta)*
Absud. 2–3 Teelöffel Wurzeln auf 1/4 l Wasser
Tagsüber trinken
Beachte: Dosis nicht erhöhen, da es zu Erbrechen kommen kann

Hirtentäschel, Gemeines *(Capsella bursa-pastoris)*
Auszug. 6 Teelöffel Kraut auf 2 Tassen Wasser
8 Std. stehen lassen, absieben
Jeden 2. Tag 2 Tassen trinken
Beachte: Dosis nicht erhöhen, da es sonst zu Vergiftungserscheinungen kommen kann

Magengeschwür

Beinwell, Gemeiner *(Symphytum officinale)*
Abkochung. 1 Eßlöffel Wurzeln auf 1/4 l Wasser
Tagsüber trinken

Braunelle, Kleine *(Prunella vulgaris)*
Aufguß. 1 Teelöffel Kraut auf 1 Tasse Wasser
Täglich 1–2 Tassen trinken

Braunwurz, Knotige *(Scrophularia nodosa)*
Aufguß. 2–3 Teelöffel Wurzeln oder Kraut auf 1 Tasse Wasser
20 Min. ziehen lassen
Täglich 2–3 Tassen trinken
Beachte: Dosis nicht erhöhen, da es zu Harnblutung kommen kann

Malve, Wilde *(Malva sylvestris)*
Aufguß. 2 Eßlöffel Blätter oder Blüten auf 1/4 l Wasser
Tagsüber trinken

Robinie *(Robinia pseudoacacia)*
Aufguß. 1 Teelöffel Blüten oder zerstoßene Rinde auf 1/4 l Wasser
Täglich 2–3 Tassen trinken

Süßholz *(Glycyrrhiza glabra)*
Auszug. 2 Eßlöffel Wurzeln auf 1/4 l Wasser
Tagsüber trinken

Magenkrämpfe

Bohnenkraut *(Satureja hortensis)*
Absud. 2 Eßlöffel Kraut auf 1/2 l Wasser
15 Min. ziehen lassen
Täglich 2–3 Tassen trinken

Bruchkraut, Kahles *(Herniaria glabra)*
Aufguß. 2 Teelöffel Kraut auf 1/4 l Wasser
Tagsüber trinken

Edel-Gamander *(Teucrium chamaedrys)*
Aufguß. 1–2 Teelöffel Kraut auf 1 Tasse Wasser
Täglich 3 Tassen vor den Mahlzeiten trinken

Engelwurz *(Angelica archangelica)*
Aufguß. 4–8 Eßlöffel Wurzeln oder 2–4 Eßlöffel Früchte auf 1/4 l Wasser
Tagsüber trinken

Fenchel *(Foeniculum vulgare)*
Aufguß. 2 Eßlöffel Früchte auf 1/4 l Wasser
Tagsüber trinken

Frauenmantel, Gemeiner *(Alchemilla xanthochlora)*
Absud. 4 Teelöffel Blätter auf 1 Tasse Wasser
10 Min. ziehen lassen
Täglich 2 Tassen ungesüßt trinken

Gänsefingerkraut *(Potentilla anserina)*
Aufguß. 2 Teelöffel Kraut oder Wurzeln auf 1 Tasse Wasser
Täglich 2–3 Tassen trinken

Garten-Ringelblume *(Calendula officinalis)*
Aufguß. 5–8 Eßlöffel Blüten auf 1/4 l Wasser Tagsüber trinken

Gartenthymian *(Thymus vulgaris)*
Aufguß. 1–2 Teelöffel Kraut auf 1 Tasse Wasser
Täglich 3 Tassen trinken

Königskerze, Großblütige *(Verbascum densiflorum)*
Absud, Aufguß oder Auszug.
2 Eßlöffel Blüten auf 1/4 l Wasser
Täglich 3 Tassen trinken

Krauseminze *(Mentha aquatica* var. *crispa)*
Aufguß. 1 Eßlöffel Kraut oder Blüten auf 1/2 l Wasser
Täglich 3 Tassen trinken

Labkraut, Echtes *(Galium verum)*
Aufguß. 2 Eßlöffel Kraut auf 1 l Wasser Tagsüber trinken

Melisse *(Melissa officinalis)*
Aufguß. 1 Teelöffel Blätter auf 1 Tasse Wasser
Täglich 2–3 Tassen trinken

Muskateller Salbei *(Salvia sclarea)*
Aufguß. 3 Eßlöffel Blüten, Kraut oder Blätter auf 1/2 l Wasser
5 Min. kochen, 5 Min. ziehen lassen
Täglich 2–3 Tassen trinken

Pfefferminze *(Mentha × piperita)*
Aufguß. 1 Eßlöffel Blätter oder Kraut auf 1/4 l Wasser
Tagsüber trinken

Robinie *(Robinia pseudoacacia)*
Aufguß. 1 Teelöffel Blüten oder zerstoßene Rinde auf 1/4 l Wasser
Täglich 2–3 Tassen trinken

Sanikel *(Sanicula europaea)*
Aufguß. 2 Eßlöffel Wurzeln oder Kraut auf 1/4 l Wasser
Tagsüber trinken

Schwarzkümmel *(Nigella sativa)*
Aufguß. 1 Teelöffel Samen auf 1 Tasse Wasser
Täglich 2 Tassen trinken

Sonnentau, Rundblättriger *(Drosera rotundifolia)*
Aufguß. 2 Teelöffel Kraut auf 2 Tassen Wasser
Tagsüber trinken

Uferwolfstrapp *(Lycopus europaeus)*
Aufguß. 1–2 Teelöffel Kraut auf 1 Tasse Wasser
Täglich 3 Tassen trinken

Walnußbaum *(Juglans regia)*
Aufguß. 3 Teelöffel Fruchthüllen oder Blätter auf 2 Tassen Wasser
Tagsüber trinken

Wermut *(Artemisia absinthium)*
Tinktur. 1 Teil Kraut auf 5 Teile verdünnten Weingeist
30–50 Tropfen mehrmals täglich einnehmen

Wiesenkümmel *(Carum carvi)*
Aufguß. 2 Teelöffel zerstoßene Früchte auf 1 Tasse Wasser
Täglich 2–3 Tassen trinken
Beachte: Dosis nicht erhöhen, da sonst die Leber- und Gallefunktion geschädigt werden kann

Magenleiden

Andorn, Gemeiner *(Marrubium vulgare)*
Aufguß. 2 Teelöffel Kraut auf 1 Tasse Wasser
Täglich 1 Tasse trinken

Augentrost *(Euphrasia officinalis)*
Aufguß. 2 Teelöffel Kraut auf 1/4 l Wasser
Tagsüber trinken

Basilienkraut *(Ocimum basilicum)*
Aufguß. 2 Teelöffel Kraut auf 1 Tasse Wasser
Tagsüber trinken

Benediktenkraut *(Cnicus benedictus)*
Aufguß. 2 Teelöffel Blätter auf 1/4 l Wasser
Tagsüber trinken
Beachte: Dosis nicht erhöhen, da es sonst zu Nierenreizung, Übelkeit und Erbrechen kommen kann

Bibernelle, Kleine *(Pimpinella saxifraga)*
Aufguß. 1 Teelöffel Wurzeln auf 1 Tasse Wasser
Täglich 2 Tassen trinken
Beachte: Dosis nicht erhöhen, da die Nieren geschädigt werden können

Bohnenkraut *(Satureja hortensis)*
Absud. 2 Eßlöffel Kraut auf 1/2 l Wasser
15 Min. ziehen lassen
Täglich 2–3 Tassen trinken

Dost *(Origanum vulgare)*
Aufguß. 1 Teelöffel Kraut auf 1 Tasse Wasser
Tagsüber trinken

Edel-Gamander *(Teucrium chamaedrys)*
Aufguß. 1–2 Teelöffel Kraut auf 1 Tasse Wasser
Täglich 3 Tassen vor der Mahlzeit trinken

Eibisch *(Althaea officinalis)*
Kalter Auszug. 2–3 Eßlöffel Wurzeln auf 1/4 l Wasser
Täglich 2–3 Tassen gesüßt trinken

Enzian, Gelber *(Gentiana lutea)*
Absud. 1 Eßlöffel Wurzeln auf 1/4 l Wasser
Täglich 1 Tasse jeweils 1/2 Std. vor den Mahlzeiten trinken
Beachte: Stärkere Dosen verursachen Kopfschmerzen

Feldthymian *(Thymus serpyllum)*
Aufguß. 1–2 Teelöffel Kraut auf 1 Tasse Wasser
Täglich 3 Tassen trinken

Himbeere *(Rubus idaeus)*
Aufguß. 1–2 Eßlöffel Blätter auf 1 Tasse Wasser
Tagsüber trinken

Hopfen *(Humulus lupulus)*
Aufguß. 1 Teelöffel Hopfenzapfen auf 1 Tasse Wasser
Vor dem Schlafengehen trinken

Kamille, Echte *(Chamomilla recutita)*
Aufguß. 3 Teelöffel Blüten auf 1/4 l Wasser
Tagsüber trinken

Kolbenbärlapp *(Lycopodium clavatum)*
Aufguß. 1–2 Teelöffel Sporen auf 1 Tasse Wasser
Täglich 3 Tassen trinken

Koriander *(Coriandrum sativum)*
Aufguß. 1 Eßlöffel Früchte auf 1/4 l Wasser Tagsüber trinken

Kornblume *(Centaurea cyanus)*
Aufguß. 1 Teelöffel Blüten auf 1 Tasse Wasser
Täglich 3 Tassen trinken

Krauseminze *(Mentha aquatica* var. *crispa)*
Aufguß. 1 Eßlöffel Kraut oder Blüten auf 1/2 l Wasser
Täglich 3 Tassen trinken

Liebstöckel *(Levisticum officinale)*
Aufguß. 1–2 Teelöffel Wurzeln oder Kraut auf 1 Tasse Wasser
Tagsüber trinken
Beachte: Übermäßiger Gebrauch kann bei allergischer Veranlagung zu Unwohlsein und Schwindel führen

Löwenzahn *(Taraxacum officinale)*
Aufguß. 1 Eßlöffel Wurzeln, Kraut, Blätter oder Blüten auf 1 Tasse Wasser
Täglich 3 Tassen trinken

Malve, Mauritanische *(Malva sylvestris* ssp. *mauritanica)*
Aufguß. 2 Eßlöffel Blätter oder Blüten auf 1/4 l Wasser
Tagsüber trinken

Malve, Wilde *(Malva sylvestris)*
Aufguß. 2 Eßlöffel Blätter oder Blüten auf 1/4 l Wasser
Tagsüber trinken

Meisterwurz *(Peucedanum ostruthium)*
Kalter Auszug. 1 Teelöffel Wurzeln auf 1 Tasse Wasser
Täglich 2–3 Tassen trinken
oder
0,5–2 g Pulver auf 1 Tasse Wasser
Täglich 2–3 Tassen trinken
Beachte: Dosis nicht erhöhen, da es zu Vergiftungserscheinungen kommen kann

Moos, Isländisches *(Cetraria islandica)*
Absud. 1 Eßlöffel der ganzen Pflanze auf 1/4 l Wasser. Der 1. Absud ist bitter, der 2. schleimig
Tagsüber trinken

Muskateller Salbei *(Salvia sclarea)*
Aufguß. 3 Eßlöffel Blüten, Kraut oder Blätter auf 1/2 l Wasser
5 Min. kochen, 5 Min. ziehen lassen
Täglich 2–3 Tassen trinken

Pfefferminze *(Mentha × piperita)*
Aufguß. 1 Eßlöffel Blätter oder Kraut auf 1/4 l Wasser
Tagsüber trinken

Salbei, Echter *(Salvia officinalis)*
Aufguß. 1–2 Teelöffel Blätter auf 1 Tasse Wasser
8 Min. ziehen lassen
Täglich 3 Tassen trinken

Sanikel *(Sanicula europaea)*
Aufguß. 2 Eßlöffel Wurzeln oder Kraut auf 1/4 l Wasser
Tagsüber trinken

Süßholz *(Glycyrrhiza glabra)*
Auszug. 2 Eßlöffel Wurzeln auf 1/4 l Wasser
Tagsüber trinken

Tausendgüldenkraut, Echtes *(Centaurium erythraea)*
Aufguß oder Absud. 1 Teelöffel Kraut auf 1/4 l Wasser
Morgens und abends je 1 Tasse auf nüchternen Magen trinken

Tüpfelhartheu *(Hypericum perforatum)*
Absud oder Aufguß. 1–2 Eßlöffel Kraut auf 1/4 l Wasser
Tagsüber trinken

Wegwarte *(Cichorium intybus)*
Absud. 2 Teelöffel Wurzeln auf 1 Tasse Wasser
Täglich 2 Tassen trinken

Wiesenknopf, Großer *(Sanguisorba officinalis)*
Absud. 4–5 Eßlöffel Wurzeln oder Kraut auf 1/4 l Wasser
Alle 2 Std. 1 Teelöffel einnehmen

Zwiebel *(Allium cepa)*
Saft von frischen Zwiebeln
Täglich mehrmals einen Teelöffel einnehmen

Magenkatarrh

Basilienkraut *(Ocimum basilicum)*
Aufguß. 2 Teelöffel Kraut auf 1 Tasse Wasser
Tagsüber trinken

Brennessel, Große *(Urtica dioica)*
Aufguß. 1 Teelöffel Kraut auf 1 Tasse Wasser
Täglich 3 Tassen trinken

Erdbeere *(Fragaria vesca)*
Aufguß. 2 Teelöffel junge Blätter auf 1/4 l Wasser
Tagsüber trinken

Frauenmantel, Gemeiner *(Alchemilla xanthochlora)*
Absud. 4 Teelöffel Blätter auf 1 Tasse Wasser
10 Min. ziehen lassen
Täglich 2 Tassen ungesüßt trinken

Gänseblümchen *(Bellis perennis)*
Aufguß. 4–5 Eßlöffel Blüten auf 1/4 l Wasser
20 Min. ziehen lassen
Täglich 2–4 Tassen trinken

Gänsefingerkraut *(Potentilla anserina)*
Aufguß. 2 Teelöffel Kraut oder Wurzeln auf 1 Tasse Wasser
Täglich 2–3 Tassen trinken

Gundermann *(Glechoma hederacea)*
Aufguß. 2 Teelöffel Kraut auf 1/4 l Wasser
Täglich 2–3 Tassen trinken

Heidelbeere *(Vaccinium myrtillus)*
Aufguß. 5 Eßlöffel Blätter auf 1/4 l Wasser
Tagsüber trinken

Hirtentäschel, Gemeines *(Capsella bursa-pastoris)*
Auszug. 6 Teelöffel Kraut auf 2 Tassen Wasser
8 Std. stehen lassen, absieben
Jeden 2. Tag 2 Tassen trinken
Beachte: Dosis nicht erhöhen, da es sonst zu Vergiftungserscheinungen kommen kann

Kalmus, Echter *(Acorus calamus)*
Aufguß. 1 Eßlöffel Wurzeln auf 1/4 l Wasser
Tagsüber trinken

Katzenpfötchen *(Antennaria dioica)*
Aufguß. 2–3 Eßlöffel Blüten auf 1/4 l Wasser
Tagsüber trinken

Melisse *(Melissa officinalis)*
Aufguß. 1 Teelöffel Blätter auf 1 Tasse Wasser
Täglich 2–3 Tassen trinken

Nelkenwurz, Echte *(Geum urbanum)*
Absud. 2 Teelöffel Wurzeln auf 1 Tasse Wasser
Tagsüber trinken

Odermennig, Kleiner *(Agrimonia eupatoria)*
Absud. 3 Eßlöffel Kraut oder Blätter auf 1/4 l Wasser
Tagsüber trinken

Pfennigkraut *(Lysimachia nummularia)*
Aufguß. 1 Teelöffel Kraut auf 1 Tasse Wasser
Täglich 3 Tassen trinken

Quitte *(Cydonia oblonga)*
Absud. 1–3 Teelöffel Samen auf 1 Tasse Wasser
oder
Auszug. 1–3 Teelöffel zerquetschte Samen mit 1/4 l Wasser ansetzen und 6–12 Std. zugedeckt ziehen lassen
Tagsüber trinken

Schafgarbe, Gemeine *(Achillea millefolium)*
Aufguß. 2 Teelöffel Kraut oder Blüten auf 1 Tasse Wasser
Tagsüber trinken
Beachte: Nicht in stärkeren Dosen zubereiten, nicht über längere Zeit trinken

Sommereiche *(Quercus robur)*
Absud. 1 Teelöffel zerstoßene Rinde auf 1 Tasse Wasser
Täglich 2–3 Tassen trinken

Stockrose *(Alcea rosea)*
Kalter Auszug. 2 Eßlöffel Blüten auf 1 Tasse Wasser
Tagsüber trinken

Tausendgüldenkraut, Echtes *(Centaurium erythraea)*
Aufguß oder Absud. 1 Teelöffel Kraut auf 1/4 l Wasser
Morgens und abends je 1 Tasse auf nüchternen Magen trinken

Vogelknöterich *(Polygonum aviculare)*
Aufguß. 2–3 Teelöffel Kraut auf 2 Tassen Wasser
Tagsüber trinken

Weißklee *(Trifolium repens)*
Aufguß. 3 Eßlöffel Blüten auf 1/4 l Wasser
10 Min. ziehen lassen
Tagsüber trinken

Wiesenknöterich *(Polygonum bistorta)*
Absud. 2–3 Teelöffel Wurzeln auf 1/4 l Wasser
Tagsüber trinken

Magenübersäuerung

Gänsefingerkraut *(Potentilla anserina)*
Aufguß. 2 Teelöffel Kraut oder Wurzeln auf 1 Tasse Wasser
Täglich 2–3 Tassen trinken

Winterlinde *(Tilia cordata)*
Holzkohle mehrmals täglich einnehmen

Mandelentzündung

Schwarzerle *(Alnus glutinosa)*
Absud. 2 Teelöffel Blätter oder Rinde auf 1 Tasse Wasser
Tagsüber trinken

Menstruationsbeschwerden s. Monatsbeschwerden

Migräne

Eisenkraut, Echtes *(Verbena officinalis)*
Auszug. 3 Teelöffel Kraut auf 2 Tassen Wasser
oder
Aufguß. 3 Eßlöffel Kraut auf 1 Tasse Wasser
Tagsüber trinken

Engelwurz *(Angelica archangelica)*
Aufguß. 4–8 Eßlöffel Wurzeln oder 2–4 Eßlöffel Früchte auf 1/4 l Wasser
Tagsüber trinken

Herzgespann *(Leonurus cardiaca)*
Aufguß. 1 Teelöffel Kraut auf 1 Tasse Wasser
Täglich 2 Tassen trinken

Holunder, Schwarzer *(Sambucus nigra)*
Aufguß. 2 Eßlöffel Blüten oder getrocknete Früchte auf 1/4 l Wasser
Täglich 3 Tassen trinken

Katzenminze, Echte *(Nepeta cataria)*
Aufguß. 2 Eßlöffel Kraut auf 1/4 l Wasser
20 Min. ziehen lassen
Täglich 2–3 Tassen trinken

Schwarznessel *(Ballota nigra)*
Aufguß. 1 Teelöffel Kraut oder 1 g Pulver auf 1 Tasse Wasser
Täglich 2–4 Tassen trinken

Waldweidenröschen *(Epilobium angustifolium)*
Aufguß. 1 Eßlöffel Blätter auf 1 Tasse Wasser
Vor dem Schlafengehen trinken

Monatsbeschwerden

Andorn, Gemeiner *(Marrubium vulgare)*
Aufguß. 2 Teelöffel Kraut auf 1 Tasse Wasser
Täglich 1 Tasse trinken

Gänsefuß, Wohlriechender *(Chenopodium ambrosioides)*
Aufguß. 1 Eßlöffel Kraut auf 1/4 l Wasser
Tagsüber trinken
Beachte: Dosis nicht erhöhen, da es sonst zu Vergiftungserscheinungen kommen kann

Schafgarbe, Gemeine *(Achillea millefolium)*
Aufguß. 2 Teelöffel Kraut oder Blüten auf 1 Tasse Wasser
Tagsüber trinken
Beachte: Nicht in stärkeren Dosen zubereiten, nicht über längere Zeit trinken

Wiesenknopf, Großer *(Sanguisorba officinalis)*
Absud. 4–5 Eßlöffel Wurzeln oder Kraut auf 1/4 l Wasser
Alle 2 Std. 1 Teelöffel einnehmen

Mundschleimhautentzündung

Leberblümchen *(Hepatica nobilis)*
Absud. 1 Eßlöffel Blätter auf 1 Tasse Wasser
Zur Spülung

Schwarzerle *(Alnus glutinosa)*
Absud. 2 Teelöffel Blätter oder Rinde auf 1 Tasse Wasser
Zur Spülung

Mundwasser

Braunelle, Kleine *(Prunella vulgaris)*
Absud. 1 Eßlöffel Kraut auf 1 Tasse Wasser
9 Min. kochen lassen

Kamille, Echte *(Chamomilla recutita)*
Absud. 3 Eßlöffel Blüten auf 1/4 l Wasser

Kamille, Strahllose *(Chamomilla suaveolens)*
Absud. 3 Eßlöffel Blüten auf 1/4 l Wasser

Malve, Mauritanische *(Malva sylvestris* ssp. *mauritanica)*
Aufguß. 2 Eßlöffel Blätter oder Blüten auf 1/4 l Wasser

Mutterkraut *(Chrysanthemum parthenium)*
Aufguß. 4 Teelöffel Blüten oder Kraut auf 1 Tasse Wasser
25 Min. ziehen lassen

Sanikel *(Sanicula europaea)*
Aufguß. 3 Eßlöffel Wurzeln oder Kraut auf 1/4 l Wasser

Winterlinde *(Tilia cordata)*
Aufguß. 3 Eßlöffel Blüten auf 1/4 l Wasser

Muskelzerrung

Senf, Schwarzer *(Brassica nigra)*
Senfteig. Die gemahlenen Samen mit Wasser zu Teig kneten
Äußerlich als Umschlag
Beachte: Nur kurze Zeit auflegen, da Senf die Haut stark reizt

Muttermilchbildung

Bockshornklee *(Trigonella foenum-graecum)*
Aufguß. 1–2 Eßlöffel zerstoßene Samen auf 1/4 l Wasser
Täglich 2–3 Tassen trinken

Dill *(Anethum graveolens)*
Aufguß. 1–3 Eßlöffel Früchte auf 1/4 l Wasser
Täglich 3 Tassen vor den Mahlzeiten lauwarm trinken

Fenchel *(Foeniculum vulgare)*
Aufguß. 2 Eßlöffel Früchte auf 1/4 l Wasser
Tagsüber trinken

Geißraute *(Galega officinalis)*
Aufguß. 2 Teelöffel Kraut auf 1/4 l Wasser
Tagsüber trinken

Kreuzblume *(Polygala amara)*
Aufguß. 2 Eßlöffel Kraut auf 1/4 l Wasser
Tagsüber trinken
oder
1 Messerspitze Pulver 3 mal täglich mit Zucker gemischt einnehmen

Schwarzkümmel, Echter *(Nigella sativa)*
Aufguß. 1 Teelöffel Samen auf 1 Tasse Wasser
Täglich 2 Tassen trinken

Wiesenkümmel *(Carum carvi)*
Aufguß. 2 Teelöffel zerstoßene Früchte auf 1 Tasse Wasser
Täglich 2–3 Tassen trinken
Beachte: Dosis nicht erhöhen, da sonst die Leber- und Gallefunktion geschädigt werden kann

Nachtschweiß

Muskateller Salbei *(Salvia sclarea)*
Aufguß. 3 Eßlöffel Blüten, Kraut oder Blätter auf 1/2 l Wasser
5 Min. kochen, 5 Min. ziehen lassen
Täglich 2–3 Tassen trinken

Salbei, Echter *(Salvia officinalis)*
Aufguß. 1–2 Teelöffel Blätter auf 1 Tasse Wasser
8 Min. ziehen lassen
Täglich 3 Tassen trinken

Nasenbluten

Ruprechtskraut *(Geranium robertianum)*
Kalter Auszug. 2 Teelöffel Kraut auf 1/4 l Wasser
8 Std. stehen lassen
Tagsüber trinken

Wiesenknopf, Großer *(Sanguisorba officinalis)*
Absud. 4–5 Eßlöffel Wurzeln oder Kraut auf 1/4 l Wasser
Alle 2 Std. 1 Teelöffel einnehmen

Nasenspülung

Sanikel *(Sanicula europaea)*
Aufguß. 2 Eßlöffel Wurzeln oder Kraut auf 1/4 l Wasser

Nervenschmerzen

Augentrost *(Euphrasia officinalis)*
Aufguß. 2 Teelöffel Kraut auf 1/4 l Wasser
Tagsüber trinken

Borretsch *(Borago officinalis)*
Aufguß. 2–5 Eßlöffel Kraut auf 1/4 l Wasser
Tagsüber trinken

Gänsefuß, Wohlriechender *(Chenopodium ambrosioides)*
Aufguß. 2 Eßlöffel Kraut auf 1/4 l Wasser
Tagsüber trinken
Beachte: Dosis nicht erhöhen, da es sonst zu Vergiftungserscheinungen kommen kann

Heilziest *(Stachys officinalis)*
Aufguß. 1–2 Teelöffel Kraut auf 1 Tasse Wasser
Täglich 2–3 Tassen trinken

Holunder, Schwarzer *(Sambucus nigra)*
Aufguß. 2 Eßlöffel Blüten oder getrocknete Früchte auf 1/4 l Wasser
Täglich 3 Tassen trinken

Kamille, Römische *(Chamaemelum nobile)*
Aufguß. 1 Eßlöffel Blüten auf 1/4 l Wasser
Nach 15 Min. abgießen
Täglich 3 Tassen trinken

Koriander *(Coriandrum sativum)*
Aufguß. 1 Eßlöffel Früchte auf 1/4 l Wasser
Tagsüber trinken

Schwarznessel *(Ballota nigra)*
Aufguß. 1 Teelöffel Kraut oder 1 g Pulver auf 1 Tasse Wasser
Täglich 2–4 Tassen trinken

Silberweide *(Salix alba)*
Absud. 2 Eßlöffel zerstoßene Rinde auf 1/4 l Wasser
Tagsüber trinken

Sonnentau, Rundblättriger *(Drosera rotundifolia)*
Aufguß. 2 Teelöffel Kraut auf 2 Tassen Wasser
Tagsüber trinken

Waldweidenröschen *(Epilobium angustifolium)*
Aufguß. 1 Eßlöffel Blätter auf 1 Tasse Wasser
Vor dem Schlafengehen 1 Tasse trinken

Nervosität

Andorn, Gemeiner *(Marrubium vulgare)*
Aufguß. 2 Teelöffel Kraut auf 1 Tasse Wasser
Täglich 1 Tasse trinken

Augentrost *(Euphrasia officinalis)*
Aufguß. 2 Teelöffel Kraut auf 1/4 l Wasser
Tagsüber trinken

Baldrian, Echter *(Valeriana officinalis)*
Kalter Auszug oder Aufguß. 5 Eßlöffel Wurzeln auf 1/4 l Wasser
Täglich 3 Tassen trinken

Beifuß *(Artemisia vulgaris)*
Aufguß. 1 Teelöffel Blätter auf 1 Tasse Wasser
10 Min. ziehen lassen
Täglich 2–3 Tassen trinken

Dill *(Anethum graveolens)*
Aufguß. 1–3 Eßlöffel Früchte auf 1/4 l Wasser
Täglich 3 Tassen vor den Mahlzeiten lauwarm trinken

Dost *(Origanum vulgare)*
Aufguß. 1 Teelöffel Kraut auf 1 Tasse Wasser
Tagsüber trinken

Eisenkraut, Echtes *(Verbena officinalis)*
Auszug. 3 Teelöffel Kraut auf 2 Tassen Wasser
oder
Aufguß. 3 Eßlöffel Kraut auf 1 Tasse Wasser
Tagsüber trinken

Engelwurz *(Angelica archangelica)*
Aufguß. 4–8 Eßlöffel Wurzeln oder 2–4 Eßlöffel Früchte auf 1/4 l Wasser
Tagsüber trinken

Erdbeere *(Fragaria vesca)*
Aufguß. 2 Teelöffel junge Blätter auf 1/4 l Wasser
Tagsüber trinken

Färberröte *(Rubia tinctorum)*
Aufguß. 1 Teelöffel zerstoßene Wurzeln auf 1 Tasse Wasser
Täglich 3 Tassen trinken
Beachte: Der Tee färbt Harn, Schleim, Schweiß und Muttermilch rosa

Feldthymian *(Thymus serpyllum)*
Aufguß. 1–2 Eßlöffel Kraut auf 1/4 l Wasser
Äußerlich als Umschlag

Hopfen *(Humulus lupulus)*
Aufguß. 1 Teelöffel Hopfenzapfen auf 1 Tasse Wasser
Vor dem Schlafengehen 1 Tasse trinken

Johannisbeere, Schwarze *(Ribes nigrum)*
Aufguß. 2 Teelöffel Blätter auf 1 Tasse Wasser
Täglich 3 Tassen trinken

Kalmus, Echter *(Acorus calamus)*
Aufguß. 20–30 g Wurzeln einem Vollbad zufügen

Katzenminze, Echte *(Nepeta cataria)*
Aufguß. 2 Eßlöffel Kraut auf 1/4 l Wasser
20 Min. ziehen lassen
Täglich 2–3 Tassen trinken

Klatschmohn *(Papaver rhoeas)*
Aufguß. 2 Teelöffel Blüten auf 1 Tasse Wasser
Tagsüber trinken

Kolbenbärlapp *(Lycopodium clavatum)*
Aufguß. 1–2 Teelöffel Sporen auf 1 Tasse Wasser
Täglich 3 Tassen trinken

Lavendel *(Lavandula angustifolia)*
Aufguß. 2–3 Teelöffel Kraut auf 1 Tasse Wasser
Tagsüber trinken

Liebstöckel *(Levisticum officinale)*
Aufguß. 1–2 Teelöffel Wurzeln oder Kraut auf 1 Tasse Wasser
Tagsüber trinken
Beachte: Übermäßiger Gebrauch kann bei allergischer Veranlagung zu Unwohlsein und Schwindel führen

Majoran *(Origanum majorana)*
Aufguß. 1 Teelöffel Kraut auf 1 Tasse Wasser
Täglich 2 Tassen trinken

Rosmarin *(Rosmarinus officinalis)*
Aufguß. 1 Teelöffel Blätter auf 1 Tasse Wasser
Täglich 2–3 Tassen trinken
Beachte: Dosis nicht erhöhen, da es zu Vergiftungserscheinungen kommen kann. Nicht in der Schwangerschaft anwenden

Saathafer *(Avena sativa)*
Aufguß. 2–3 Teelöffel gequetschte Körner (Haferflocken) auf 1 Tasse Wasser
Täglich 3 Tassen trinken

Uferwolfstrapp *(Lycopus europaeus)*
Aufguß. 1–2 Teelöffel Kraut auf 1 Tasse Wasser
Täglich 3 Tassen trinken

Waldmeister *(Galium odoratum)*
Aufguß. 1 Teelöffel Kraut auf 1 Tasse Wasser
Tagsüber trinken
Beachte: Höhere Dosen können Schwindel, Erbrechen und Kopfschmerzen verursachen

Walnußbaum *(Juglans regia)*
Aufguß. 3 Teelöffel Fruchthüllen oder Blätter auf 2 Tassen Wasser
Tagsüber trinken

Winterlinde *(Tilia cordata)*
Aufguß. 3 Teelöffel Blüten auf 1 Tasse Wasser
Täglich 3 Tassen trinken

Ysop *(Hyssopus officinalis)*
Aufguß. 2 Teelöffel Kraut auf 1/4 l Wasser
Stündlich 1 Eßlöffel einnehmen

Nierengrieß

Bärentraube, Echte *(Arctostaphylos uva-ursi)*
Aufguß. 2–3 Eßlöffel Blätter auf 1/4 l Wasser
Tagsüber trinken
Beachte: Nur anwenden, wenn der Harn basisch reagiert. Bei längerer Anwendung kann es zu Verstopfung kommen

Nierenkolik

Ampferknöterich *(Polygonum lapathifolium)*
Aufguß. 2 Teelöffel Kraut auf 2 Tassen Wasser
Tagsüber trinken

Arnika *(Arnica montana)*
Aufguß. 1 Teelöffel Blüten auf 1/4 l Wasser
Tagsüber trinken

Bärentraube, Echte *(Arctostaphylos uva-ursi)*
Aufguß. 2–3 Eßlöffel Blätter auf 1/4 l Wasser
Tagsüber trinken

Beachte: Nur anwenden, wenn der Harn basisch reagiert. Bei längerer Anwendung kann es zu Verstopfung kommen

Birke *(Betula pendula)*
Aufguß. 1–2 Eßlöffel Blätter auf 1 Tasse Wasser
Täglich 2 Tassen trinken

Blasenkirsche *(Physalis alkekengi)*
Aufguß. 2 Eßlöffel Früchte auf 1/4 l Wasser
Täglich 2 Tassen trinken

Bruchkraut, Kahles *(Herniaria glabra)*
Aufguß. 2 Teelöffel Kraut auf 1/4 l Wasser,
Tagsüber trinken

Ehrenpreis, Echter *(Veronica officinalis)*
2 Teelöffel Saft aus frischen Blättern in Milch oder Tee nüchtern einnehmen

Eisenkraut, Echtes *(Verbena officinalis)*
Auszug. 3 Teelöffel Kraut auf 2 Tassen Wasser
oder
Aufguß. 3 Eßlöffel Kraut auf 1 Tasse Wasser
Tagsüber trinken

Erdbeere *(Fragaria vesca)*
Aufguß. 2 Teelöffel junge Blätter auf 1/4 l Wasser
Tagsüber trinken

Esche *(Fraxinus excelsior)*
Aufguß. 1 Teelöffel Blätter oder Rinde auf 1 Tasse Wasser
Blätter 5 Min., Rinde 15 Min. ziehen lassen
Tagsüber trinken

Färberginster *(Genista tinctoria)*
Aufguß. 1 Teelöffel Kraut auf 1 Tasse Wasser
Tagsüber trinken

Färberröte *(Rubia tinctorum)*
Aufguß. 1 Teelöffel zerstoßene Wurzeln auf 1 Tasse Wasser
Täglich 3 Tassen trinken
Beachte: Der Tee färbt Harn, Schleim, Schweiß und Muttermilch rosa

Gartenbohne *(Phaseolus vulgaris)*
Absud. 100 g Bohnenschalen auf 1/4 l Wasser
Tagsüber trinken

Goldrute, Echte *(Solidago virgaurea)*
Aufguß. 2 Teelöffel Kraut auf 1 Tasse Wasser
Tagsüber trinken

Heidekraut *(Calluna vulgaris)*
Aufguß. 5 Eßlöffel Blüten oder Kraut auf 1/4 l Wasser
Täglich 2–3 mal 1/2 Tasse trinken

Hirtentäschel, Gemeines *(Capsella bursa-pastoris)*
Auszug. 6 Teelöffel Kraut auf 2 Tassen Wasser
8 Std. stehen lassen, absieben
Jeden 2. Tag 2 Tassen trinken
Beachte: Dosis nicht erhöhen, da es sonst zu Vergiftungserscheinungen kommen kann

Kolbenbärlapp *(Lycopodium clavatum)*
Aufguß. 1–2 Teelöffel Sporen auf 1 Tasse Wasser
Täglich 3 Tassen trinken

Leinkraut *(Linaria vulgaris)*
Aufguß. 1–2 Teelöffel Kraut auf 2–4 Tassen Wasser
18 Min. ziehen lassen
Tagsüber trinken

Mädesüß, Echtes *(Filipendula ulmaria)*
Aufguß. 1 Teelöffel Blüten auf 1 Tasse Wasser
oder
Auszug. 1 Teelöffel Blüten auf 1 Tasse Wasser
Nach 10 Std. absieben
Täglich 2–3 Tassen trinken

Odermennig, Kleiner *(Agrimonia eupatoria)*
Absud. 3 Eßlöffel Kraut oder Blätter auf 1/4 l Wasser
Tagsüber trinken

Quecke, Gemeine *(Agropyron repens)*
Absud. 5 Eßlöffel Wurzeln auf 1/4 l Wasser
Tagsüber trinken

Schwalbenwurz *(Vincetoxicum hirundinaria)*
Aufguß. 1 Eßlöffel Wurzeln auf 1/4 l Wasser
Tagsüber trinken
Beachte: Dosis nicht erhöhen, da es zu Erbrechen kommen kann

Sumpfschafgarbe *(Achillea ptarmica)*
Aufguß. 2 Teelöffel Wurzeln auf 1 Tasse Wasser
Tagsüber trinken

Tüpfelhartheu *(Hypericum perforatum)*
Absud oder Aufguß. 1–2 Eßlöffel Kraut auf 1/4 l Wasser
Tagsüber trinken

Ysop *(Hyssopus officinalis)*
Aufguß. 2 Teelöffel Kraut auf 1/4 l Wasser
Stündlich 1 Eßlöffel einnehmen

Nierensteine

Ampferknöterich *(Polygonum lapathifolium)*
Aufguß. 2 Teelöffel Kraut auf 2 Tassen Wasser
Tagsüber trinken

Bärentraube, Echte *(Arctostaphylos uva-ursi)*
Aufguß. 2–3 Eßlöffel Blätter auf 1/4 l Wasser
Tagsüber trinken
Beachte: Nur anwenden, wenn der Harn basisch reagiert. Bei längerer Anwendung kann es zu Verstopfung kommen

Birke *(Betula pendula)*
Aufguß. 1–2 Eßlöffel Blätter auf 1 Tasse Wasser
Täglich 2 Tassen trinken

Bruchkraut, Kahles *(Herniaria glabra)*
Aufguß. 2 Teelöffel Kraut auf 1/4 l Wasser
Tagsüber trinken

Färberginster *(Genista tinctoria)*
Aufguß. 1 Teelöffel Kraut auf 1 Tasse Wasser
Tagsüber trinken

Färberröte *(Rubia tinctorum)*
Aufguß. 1 Teelöffel zerstoßene Wurzeln auf 1 Tasse Wasser
Täglich 3 Tassen trinken
Beachte: Der Tee färbt Harn, Schleim, Schweiß und Muttermilch rosa

Körnersteinbrech *(Saxifraga granulata)*
Aufguß. 2 Teelöffel Kraut auf 1 Tasse Wasser
Täglich 2–3 Tassen trinken

Preißelbeere *(Vaccinium vitis-idaea)*
Absud. 4 Eßlöffel Blätter auf 1/4 l Wasser
Täglich 3 Tassen trinken

Ruprechtskraut *(Geranium robertianum)*
Kalter Auszug. 2 Teelöffel Kraut auf 1/4 l Wasser
8 Std. stehen lassen
Tagsüber trinken

Vogelknöterich *(Polygonum aviculare)*
Aufguß. 2–3 Teelöffel Kraut auf 2 Tassen Wasser
Tagsüber trinken

Wegwarte *(Cichorium intybus)*
Absud. 2 Teelöffel Wurzeln auf 1 Tasse Wasser
Täglich 2 Tassen trinken

Obstipation s. Verstopfung

Ödeme s. Schwellungen

Ohrenschmerzen

Braunwurz, Knotige *(Scrophularia nodosa)*
Aufguß. 2–3 Eßlöffel Wurzeln oder Kraut auf 1/4 l Wasser
Äußerlich als Umschlag

Pankreas s. Bauchspeicheldrüse

Prellungen

Schwalbenwurz *(Vincetoxicum hirundinaria)*
Absud. 1 Eßlöffel Wurzeln auf 1/4 l Wasser
Äußerlich als Umschlag

Spitzwegerich *(Plantago lanceolata)*
Aufguß. 4 Teelöffel Blätter auf 1/4 l Wasser
Äußerlich als Umschlag

Weißwurz, Gemeine *(Polygonatum odoratum)*
Absud. 10 Eßlöffel Wurzeln auf 1/2 l Wasser
oder
Brei aus frischen Wurzeln Äußerlich als Umschlag

Wermut *(Artemisia absinthium)*
Absud. 1–2 Teelöffel Kraut auf 1 Tasse Wasser
Äußerlich als Umschlag

Prostata (Vergrößerung der Vorsteherdrüse)

Goldrute, Echte *(Solidago virgaurea)*
Aufguß. 2 Teelöffel Kraut auf 1 Tasse Wasser
Tagsüber trinken

Heidekraut *(Calluna vulgaris)*
Aufguß. 5 Eßlöffel Blätter oder Kraut auf 1/4 l Wasser
Täglich 2–3 mal 1/2 Tasse trinken

Zitterpappel *(Populus tremula)*
Aufguß. 1–2 Teelöffel zerstoßene Knospen, Rinde oder Blätter auf 1 Tasse Wasser
Tagsüber trinken

Regelbeschwerden s. Monatsbeschwerden

Rekonvaleszenz

Blasenkirsche *(Physalis alkekengi)*
Aufguß. 2 Eßlöffel Früchte auf 1/4 l Wasser
Täglich 2 Tassen trinken

Bockshornklee *(Trigonella foenum-graecum)*
Aufguß. 1–2 Eßlöffel zerstoßene Samen auf 1/4 l Wasser
Täglich 2–3 Tassen trinken

Heckenrose *(Rosa canina)*
Kalter Auszug. 2 Eßlöffel Früchte auf 1/4 l Wasser
Tagsüber trinken

Sanddorn *(Hippophaë rhamnoides)*
Früchte. 5–10 g Marmelade
Täglich verzehren

Rheumatismus

Beinwell, Gemeiner *(Symphytum officinale)*
Absud. 1 Eßlöffel Wurzeln auf 1/4 l Wasser
Äußerlich als Umschlag

Birke *(Betula pendula)*
Aufguß. 1 kg Blätter auf ein Vollbad

Blasenkirsche *(Physalis alkekengi)*
Aufguß. 2 Eßlöffel Früchte auf 1/4 l Wasser
Täglich 2 Tassen trinken

Ehrenpreis, Echter *(Veronica officinalis)*
2 Teelöffel Saft aus frischen Blättern in Milch oder Tee nüchtern einnehmen
oder
Absud. 3 Eßlöffel Kraut auf 1/4 l Wasser
Äußerlich als Umschlag

Esche *(Fraxinus excelsior)*
Aufguß. 1 Teelöffel Blätter oder Rinde auf 1 Tasse Wasser
Blätter 5 Min., Rinde 15 Min. ziehen lassen
Tagsüber trinken

Färberginster *(Genista tinctoria)*
Aufguß. 1 Teelöffel Kraut auf 1 Tasse Wasser
Tagsüber trinken

Gartenbohne *(Phaseolus vulgaris)*
Absud. 100 g Bohnenschalen auf 1/4 l Wasser
Tagsüber trinken

Huflattich *(Tussilago farfara)*
Frische Blätter auflegen

Johannisbeere, Schwarze *(Ribes nigrum)*
Aufguß. 2 Teelöffel Blätter auf 1 Tasse Wasser
Täglich 3 Tassen trinken

Kiefer *(Pinus sylvestris)*
Aufguß. 3 Eßlöffel Knospen auf 1/4 l Wasser
Äußerlich als Umschlag

Lavendel *(Lavandula angustifolia)*
Aufguß. 2 Eßlöffel Kraut auf 1/4 l Wasser
Äußerlich als Umschlag

Liebstöckel *(Levisticum officinale)*
Aufguß. 1–2 Teelöffel Wurzeln oder Kraut auf 1 Tasse Wasser
Tagsüber trinken
Beachte: Übermäßiger Gebrauch kann bei allergischer Veranlagung zu Unwohlsein und Schwindel führen

Mädesüß, Echtes *(Filipendula ulmaria)*
Aufguß. 1 Teelöffel Blüten auf 1 Tasse Wasser
oder
Auszug. 1 Teelöffel Blüten auf 1 Tasse Wasser
Nach 10 Std. absieben
Täglich 2–3 Tassen trinken

Majoran *(Origanum majorana)*
Aufguß. 1 Teelöffel Kraut auf 1 Tasse Wasser
Als Badezusatz

Märzveilchen *(Viola odorata)*
Auszug. 1 Teelöffel Kraut auf 1 Tasse Wasser
Täglich 3 Tassen trinken

Meerrettich *(Armoracia rusticana)*
Zugpflaster. Geriebenen Meerrettich mit Mehl und Talg im Verhältnis 1 : 5 : 1 mischen und auflegen
Beachte: Bei längerer Anwendung kann es zu Hautausschlag kommen

Pestwurz, Rote *(Petasites hybridus)*
Äußerlich. Frische Blätter auf die betroffenen Stellen legen

Pfennigkraut *(Lysimachia nummularia)*
Brei aus frischen zerstoßenen Blättern
Äußerlich als Umschlag

Preißelbeere *(Vaccinium vitis-idaea)*
Absud. 4 Eßlöffel Blätter auf 1/4 l Wasser
Täglich 3 Tassen trinken

Quecke, Gemeine *(Agropyron repens)*
Absud. 5 Eßlöffel Wurzeln auf 1/4 l Wasser
Tagsüber trinken

Rosmarin *(Rosmarinus officinalis)*
Aufguß. 1 Teelöffel Blätter auf 1 Tasse Wasser
Täglich 2–3 Tassen trinken
Beachte: Dosis nicht erhöhen, da es zu Vergiftungserscheinungen kommen kann. Nicht in der Schwangerschaft anwenden

Saathafer *(Avena sativa)*
Absud. 1 kg Haferstroh auf ein Vollbad

Schwarznessel *(Ballota nigra)*
Aufguß. 1 Teelöffel Kraut oder 1 g Pulver auf 1 Tasse Wasser
Äußerlich als Umschlag

Schwarzpappel *(Populus nigra)*
Aufguß. 1–2 Teelöffel zerstoßene Knospen auf 1/4 l Wasser
Täglich 2 Tassen trinken
oder
Aufguß. 2–4 Teelöffel zerstoßene Knospen oder frische Rinde auf 1/4 l Wasser
Äußerlich als Umschlag

Senf, Schwarzer *(Brassica nigra)*
Senfteig. Die gemahlenen Samen mit Wasser zu Teig kneten
Äußerlich als Umschlag
Beachte: Nur kurze Zeit auflegen, da Senf die Haut stark reizt

Senf, Weißer *(Sinapis alba)*
Senfmehl mit Wasser zu Brei verarbeiten
Äußerlich als Umschlag

Silberweide *(Salix alba)*
Absud. 2 Eßlöffel zerstoßene Rinde auf 1/4 l Wasser
Tagsüber trinken

Stiefmütterchen *(Viola tricolor)*
Absud. 2 Eßlöffel Kraut auf 1/4 l Wasser
Äußerlich als Umschlag

Sumpfschafgarbe *(Achillea ptarmica)*
Aufguß. 2 Teelöffel Wurzeln auf 1 Tasse Wasser
Tagsüber trinken

Traubenkirsche *(Prunus padus)*
Aufguß. 3–6 Eßlöffel zerstoßene Rinde auf 1/4 l Wasser
Tagsüber trinken

Wacholder, Gemeiner *(Juniperus communis)*
Aufguß. 1 Teelöffel zerstoßene Früchte auf 1 Tasse Wasser
Tagsüber trinken
Beachte: Nicht bei Nierenleiden und in der Schwangerschaft anwenden

Wasserpfeffer *(Polygonum hydropiper)*
Aufguß. 2 Teelöffel Kraut auf 2 Tassen Wasser
Tagsüber trinken
oder
1 Messerspitze Pulver 3mal täglich einnehmen

Weißklee *(Trifolium repens)*
Aufguß. 3 Eßlöffel Blüten auf 1/4 l Wasser
10 Min. ziehen lassen
Tagsüber trinken

Weißwurz, Gemeine *(Polygonatum odoratum)*
Absud. 10 Eßlöffel Wurzeln auf 1/2 l Wasser
Äußerlich als Umschlag

Winterlinde *(Tilia cordata)*
Aufguß. 3 Teelöffel Blüten auf 1 Tasse Wasser
Täglich 3 Tassen trinken

Zitterpappel *(Populus tremula)*
Aufguß. 1–2 Teelöffel zerstoßene Knospen, Rinde oder Blätter auf 1 Tasse Wasser
Tagsüber trinken

Ruhr

Fingerkraut, Aufrechtes *(Potentilla erecta)*
Absud. 2–3 Teelöffel Wurzeln auf 1/4 l Wasser
Tagsüber trinken
Beachte: Dosis nicht erhöhen, da es zu Erbrechen kommen kann

Wiesenknöterich *(Polygonum bistorta)*
Abkochung. 2–3 Teelöffel Wurzeln auf 1/4 l Wasser
Tagsüber trinken

Schlaflosigkeit

Augentrost *(Euphrasia officinalis)*
Aufguß. 2 Teelöffel Kraut auf 1/4 l Wasser
Tagsüber trinken

Baldrian, Echter *(Valeriana officinalis)*
Kalter Auszug oder Aufguß. 5 Eßlöffel Wurzeln auf 1/4 l Wasser
Täglich 3 Tassen trinken

Beifuß *(Artemisia vulgaris)*
Aufguß. 1 Teelöffel Blätter auf 1 Tasse Wasser
10 Min. ziehen lassen
Täglich 2–3 Tassen trinken

Eisenkraut, Echtes *(Verbena officinalis)*
Auszug. 3 Teelöffel Kraut auf 2 Tassen Wasser
oder
Aufguß. 3 Eßlöffel Kraut auf 1 Tasse Wasser
Tagsüber trinken

Holunder, Schwarzer *(Sambucus nigra)*
Aufguß. 2 Eßlöffel Blüten oder getrocknete Früchte auf 1/4 l Wasser
Täglich 3 Tassen trinken

Hopfen *(Humulus lupulus)*
Aufguß. 1 Teelöffel Hopfenzapfen auf 1 Tasse Wasser
Vor dem Schlafengehen 1 Tasse trinken

Klatschmohn *(Papaver rhoeas)*
Aufguß. 2 Teelöffel Blüten auf 1 Tasse Wasser
Tagsüber trinken

Saathafer *(Avena sativa)*
Aufguß. 2–3 Teelöffel gequetschte Körner (Haferflocken) auf 1 Tasse Wasser
Täglich 3 Tassen trinken

Taubnessel, Weiße *(Lamium album)*
Aufguß. 2–3 Teelöffel Blüten auf 1 Tasse Wasser
Tagsüber trinken

Waldmeister *(Galium odoratum)*
Aufguß. 1 Teelöffel Kraut auf 1 Tasse Wasser
Tagsüber trinken
Beachte: Höhere Dosen können Schwindel, Erbrechen und Kopfschmerzen verursachen

Waldweidenröschen *(Epilobium angustifolium)*
Aufguß. 1 Eßlöffel Blätter auf 1 Tasse Wasser
Vor dem Schlafengehen 1 Tasse trinken

Schleimhautentzündung

Malve, Wilde *(Malva sylvestris)*
Aufguß. 2 Eßlöffel Blätter oder Blüten auf 1/4 l Wasser
Tagsüber trinken

Stockrose *(Alcea rosea)*
Kalter Auszug. 2 Eßlöffel Blüten auf 1 Tasse Wasser
Tagsüber trinken

Schnupfen s. Erkältung

Schwellungen

Beinwell, Gemeiner *(Symphytum officinale)*
Absud. 1 Eßlöffel Wurzeln auf 1/4 l Wasser
Äußerlich als Umschlag

Bockshornklee *(Trigonella foenum-graecum)*
Aufguß. 1–2 Eßlöffel zerstoßene Samen auf 1/4 l Wasser
Äußerlich als Umschlag

Borretsch *(Borago officinalis)*
Aufguß. 2–5 Eßlöffel Kraut auf 1/4 l Wasser
Äußerlich als Umschlag

Frauenmantel, Gemeiner *(Alchemilla xanthochlora)*
Absud. 4 Teelöffel Blätter auf 1 Tasse Wasser
10 Min. ziehen lassen
Äußerlich als Umschlag

Gänsefingerkraut *(Potentilla anserina)*
Aufguß. 2 Eßlöffel Kraut oder Wurzeln auf 1/4 l Wasser
Äußerlich als Umschlag

Heilziest *(Stachys officinalis)*
Aufguß. 1–2 Eßlöffel Kraut auf 1/4 l Wasser
Äußerlich als Umschlag

Märzveilchen *(Viola odorata)*
Auszug. 3 Eßlöffel Kraut auf 1/4 l Wasser
Äußerlich als Umschlag

Mutterkraut *(Chrysanthemum parthenium)*
Aufguß. 4 Teelöffel Blüten oder Kraut auf 1 Tasse Wasser
25 Min. ziehen lassen
Äußerlich als Umschlag

Pestwurz, Rote *(Petasites hybridus)*
Frische Blätter auf die betroffenen Stellen legen

Ruprechtskraut *(Geranium robertianum)*
Kalter Auszug. 2 Teelöffel Kraut auf 1/4 l Wasser
Äußerlich als Umschlag

Schwalbenwurz *(Vincetoxicum hirundinaria)*
Absud. 1 Eßlöffel Wurzeln auf 1/4 l Wasser
Äußerlich als Umschlag

Wiesenknöterich *(Polygonum bistorta)*
Absud. 2–3 Teelöffel Wurzeln auf 1/4 l Wasser
Äußerlich als Umschlag

Sehschwäche

Möhre *(Daucus carota)*
Rohe Möhren fein reiben und löffelweise essen oder im Mörser zerstoßen, durch ein sauberes Tuch pressen und als Saft trinken

Sanddorn *(Hippophaë rhamnoides)*
Früchte.
Täglich 5–10 g Marmelade verzehren

Sexualstörungen

Dost *(Origanum vulgare)*
Aufguß. 1 Teelöffel Kraut auf 1 Tasse Wasser
Tagsüber trinken

Skorbut

Scharbockskraut *(Ranunculus ficaria)*
Aufguß. 2 Teelöffel Kraut auf 1 Tasse Wasser
Täglich 3 Tassen trinken

Sonnenbrand

Tüpfelhartheu *(Hypericum perforatum)*
Mazeration des blühenden Krautes in Oliven-
oder Sonnenblumenöl 14 Tage
in einer Flasche in der Sonne stehen lassen
Äußerlich zum Einreiben
Beachte: Bei übermäßiger Anwendung kann es zu Hautallergien kommen

Stoffwechselleiden

Ampferknöterich *(Polygonum lapathifolium)*
Aufguß. 2 Teelöffel Kraut auf 2 Tassen Wasser
Tagsüber trinken

Anis *(Pimpinella anisum)*
Aufguß. 2 Eßlöffel Früchte auf 1/4 l Wasser
Tagsüber trinken

Berufkraut, Kanadisches *(Erigeron canadensis)*
Aufguß oder Absud. 5 Teelöffel Kraut auf 1/4 l Wasser
Täglich 3 Tassen trinken

Blasenkirsche *(Physalis alkekengi)*
Aufguß. 2 Eßlöffel Früchte auf 1/4 l Wasser
Täglich 2 Tassen trinken

Borretsch *(Borago officinalis)*
Aufguß. 2–5 Eßlöffel Kraut auf 1/4 l Wasser
Tagsüber trinken

Brennessel, Große *(Urtica dioica)*
Aufguß. 1 Teelöffel Kraut auf 1 Tasse Wasser
Täglich 3 Tassen trinken

Ehrenpreis, Echter *(Veronica officinalis)*
Täglich 2 Teelöffel Saft aus frischen Blättern in Milch oder Tee
Nüchtern einnehmen

Eisenkraut, Echtes *(Verbena officinalis)*
Auszug. 3 Teelöffel Kraut auf 2 Tassen Wasser
oder
Aufguß. 3 Eßlöffel Kraut auf 1 Tasse Wasser
Tagsüber trinken

Estragon *(Artemisia dracunculus)*
Aufguß. 1 Eßlöffel Blätter auf 1/4 l Wasser
Tagsüber trinken

Färberginster *(Genista tinctoria)*
Aufguß. 1 Teelöffel Kraut auf 1 Tasse Wasser
Tagsüber trinken

Frauenmantel, Gemeiner *(Alchemilla xanthochlora)*
Abkochung. 4 Teelöffel Blätter auf 1 Tasse Wasser
10 Min. ziehen lassen
Täglich 2 Tassen ungesüßt trinken

Gänsefuß, Wohlriechender *(Chenopodium ambrosioides)*
Aufguß. 1 Eßlöffel Kraut auf 1/4 l Wasser
Tagsüber trinken
Beachte: Dosis nicht erhöhen, da es sonst zu Vergiftungserscheinungen kommen kann

Gundermann *(Glechoma hederacea)*
Aufguß. 2 Teelöffel Kraut auf 1/4 l Wasser
Täglich 2–3 Tassen trinken

Johannisbeere, Schwarze *(Ribes nigrum)*
Aufguß. 2 Teelöffel Blätter auf 1 Tasse Wasser
Täglich 3 Tassen trinken

Klette, Große *(Arctium lappa)*
Absud. 2–3 Eßlöffel Wurzeln auf 1/4 l Wasser
Tagsüber trinken

Kornblume *(Centaurea cyanus)*
Aufguß. 1 Teelöffel Blüten auf 1 Tasse Wasser
Täglich 3 Tassen trinken

Kreuzdorn *(Rhamnus cathartica)*
Kalter Auszug. 2 Teelöffel zerstoßene Früchte auf 1 Tasse Wasser
8 Std. stehen lassen
Morgens und abends 1 Tasse auf nüchternen Magen trinken
Beachte: Dosis nicht erhöhen, da es zu Schleimhautblutungen und Erbrechen kommen kann

Löwenzahn *(Taraxacum officinale)*
Aufguß. 1 Eßlöffel Wurzeln, Kraut, Blätter oder Blüten auf 1 Tasse Wasser
Täglich 3 Tassen trinken

Nachtschatten, Bittersüßer *(Solanum dulcamara)*
Absud. 1 Eßlöffel zerstoßene Zweige auf 1/4 l Wasser
Täglich 3 Tassen trinken

Rettich *(Raphanus sativus)*
Saft der frischen Wurzel
Täglich 1–2 Tassen trinken

Saathafer *(Avena sativa)*
Aufguß. 2–3 Teelöffel gequetschte Körner (Haferflocken) auf 1 Tasse Wasser
Täglich 3 Tassen trinken

Schwalbenwurz *(Vincetoxicum hirundinaria)*
Aufguß. 1 Eßlöffel Wurzeln auf 1/4 l Wasser
Tagsüber trinken
Beachte: Dosis nicht erhöhen, da es zu Erbrechen kommen kann

Schwarzdorn *(Prunus spinosa)*
Aufguß. 2 Teelöffel Blüten oder Früchte auf 1 Tasse Wasser
Täglich 1–2 Tassen trinken

Stiefmütterchen *(Viola tricolor)*
Aufguß. 2 Teelöffel Kraut auf 1 Tasse Wasser
Täglich 3 Tassen trinken
Beachte: Dosis nicht erhöhen, da es zu Erbrechen kommen kann

Vogelknöterich *(Polygonum aviculare)*
Aufguß. 2–3 Teelöffel Kraut auf 2 Tassen Wasser
Tagsüber trinken

Wacholder, Gemeiner *(Juniperus communis)*
Aufguß. 1 Teelöffel zerstoßene Früchte auf 1 Tasse Wasser
Tagsüber trinken
Beachte: Nicht bei Nierenleiden und in der Schwangerschaft anwenden

Waldweidenröschen *(Epilobium angustifolium)*
Aufguß. 1 Eßlöffel Blätter auf 1 Tasse Wasser
Vor dem Schlafengehen 1 Tasse trinken

Wundklee *(Anthyllis vulneraria)*
Aufguß. 2–3 Eßlöffel Blüten auf 1/4 l Wasser
15 Min. ziehen lassen
Tagsüber trinken

Übergewicht

Faulbaum *(Rhamnus frangula)*
Abkochung. 1 Teelöffel zerstoßene Rinde auf 1 Tasse Wasser
Täglich 3 Tassen trinken
Beachte: Dosis nicht erhöhen, da es zu Vergiftungserscheinungen kommen kann

Frauenmantel, Gemeiner *(Alchemilla xanthochlora)*
Absud. 4 Teelöffel Blätter auf 1 Tasse Wasser
10 Min. ziehen lassen
Täglich 2 Tassen ungesüßt trinken

Gartenthymian *(Thymus vulgaris)*
Aufguß. 1–2 Teelöffel Kraut auf 1 Tasse Wasser
Täglich 3 Tassen trinken

Holunder, Schwarzer *(Sambucus nigra)*
Aufguß. 2 Eßlöffel Blüten oder getrocknete Früchte auf 1/4 l Wasser
Täglich 3 Tassen trinken

Mais *(Zea mays)*
Aufguß. 5 Eßlöffel Narben auf 1 Tasse Wasser
Jeden 2. Tag 1 Tasse trinken

Sauerkirsche *(Prunus cerasus)*
Aufguß. 1 Eßlöffel Fruchtstiele oder Blüten auf 1/4 l Wasser
Tagsüber trinken

Unterschenkelgeschwüre

Garten-Ringelblume *(Calendula officinalis)*
Absud. 5–8 Eßlöffel Blüten auf 1/4 l Wasser
Äußerlich als Umschlag

Goldrute, Echte *(Solidago virgaurea)*
Aufguß. 2 Eßlöffel Kraut auf 1/4 l Wasser
Äußerlich als Umschlag

Königskerze, Großblütige *(Verbascum densiflorum)*
Absud, Aufguß oder Auszug. 2 Eßlöffel Blüten auf 1/4 l Wasser
Äußerlich als Umschlag

Leinkraut *(Linaria vulgaris)*
Aufguß. 1–2 Teelöffel Kraut auf 1/4 l Wasser
Äußerlich als Umschlag

Verätzung, innere

Malve, Wilde *(Malva sylvestris)*
Aufguß. 2 Eßlöffel Blätter oder Blüten auf 1/4 l Wasser
Tagsüber trinken

Verbrennungen

Fingerkraut, Aufrechtes *(Potentilla erecta)*
Absud. 2–3 Teelöffel Wurzeln auf 1/4 l Wasser
Äußerlich als Umschlag

Heilziest *(Stachys officinalis)*
Aufguß. 1–2 Eßlöffel Kraut auf 1/4 l Wasser
Äußerlich als Umschlag

Sommereiche *(Quercus robur)*
Absud. 10 Eßlöffel zerstoßene Rinde auf 1 l Wasser
Äußerlich als Umschlag

Spitzwegerich *(Plantago lanceolata)*
Aufguß. 4 Teelöffel Blätter auf 1/4 l Wasser
Äußerlich als Umschlag

Taubnessel, Weiße *(Lamium album)*
Aufguß. 2 Eßlöffel Blüten auf 1/4 l Wasser
Äußerlich als Umschlag

Zitterpappel *(Populus tremula)*
Aufguß. 2–4 Eßlöffel zerstoßene Knospen, Rinde oder Blätter auf 1/4 l Wasser
Äußerlich als Umschlag

Verdauungsbeschwerden

Arnika *(Arnica montana)*
Aufguß. 1 Teelöffel Blüten auf 1/4 l Wasser
Tagsüber trinken

Augentrost *(Euphrasia officinalis)*
Aufguß. 2 Teelöffel Kraut auf 1/4 l Wasser
Tagsüber trinken

Benediktenkraut *(Cnicus benedictus)*
Aufguß. 2 Teelöffel Blätter auf 1/4 l Wasser
Tagsüber trinken
Beachte: Dosis nicht erhöhen, da es sonst zu Nierenreizung, Übelkeit und Erbrechen kommen kann

Bockshornklee *(Trigonella foenum-graecum)*
Aufguß. 1–2 Eßlöffel zerstoßene Samen auf 1/4 l Wasser
Täglich 2–3 Tassen trinken

Bohnenkraut *(Satureja hortensis)*
Absud. 2 Eßlöffel Kraut auf 1/2 l Wasser
15 Min. ziehen lassen
Täglich 2–3 Tassen trinken

Brombeere *(Rubus fruticosus)*
Aufguß. 2 Teelöffel Blätter auf 1 Tasse Wasser
Täglich 2–3 Tassen trinken

Brunnenkresse *(Nasturtium officinale)*
Aufguß. 1–2 Teelöffel Kraut auf 1 Tasse Wasser
Täglich 3 Tassen trinken
oder
Frischer Pflanzensaft 5fach mit Wasser verdünnt
Täglich 3 Eßlöffel einnehmen

Dill *(Anethum graveolens)*
Aufguß. 1–3 Eßlöffel Früchte auf 1/4 l Wasser
Täglich 3 Tassen vor dem Essen lauwarm trinken

Diptam *(Dictamnus albus)*
Aufguß. 1 Teelöffel Wurzeln auf 2 Tassen Wasser
Jeden 2. Tag 2 Tassen trinken
Beachte: Empfindliche Personen können bei Berührung mit der Pflanze allergisch reagieren

Eberraute *(Artemisia abrotanum)*
Aufguß. 2 Teelöffel Blätter auf 1 Tasse Wasser
Täglich 2–3 Tassen trinken

Edel-Gamander *(Teucrium chamaedrys)*
Aufguß. 1–2 Teelöffel Kraut auf 1 Tasse Wasser
Täglich 3 Tassen vor dem Essen trinken

Ehrenpreis, Echter *(Veronica officinalis)*
Aufguß. 1 Teelöffel Kraut auf 1 Tasse Wasser
6 Min. ziehen lassen
Täglich 2 Tassen trinken

Eisenkraut, Echtes *(Verbena officinalis)*
Auszug. 3 Teelöffel Kraut auf 2 Tassen Wasser
oder
Aufguß. 3 Eßlöffel Kraut auf 1 Tasse Wasser
Tagsüber trinken

Engelwurz *(Angelica archangelica)*
Aufguß. 4–8 Eßlöffel Wurzeln oder 2–4 Eßlöffel Früchte auf 1/4 l Wasser
Tagsüber trinken

Enzian, Gelber *(Gentiana lutea)*
Absud. 1 Eßlöffel Wurzeln auf 1/4 l Wasser
Tagsüber jeweils 1/2 Std. vor dem Essen trinken
Beachte: Stärkere Dosen verursachen Kopfschmerzen

Esche *(Fraxinus excelsior)*
Aufguß. 1 Teelöffel Blätter oder Rinde auf 1 Tasse Wasser
Blätter 5 Min., Rinde 15 Min. ziehen lassen
Tagsüber trinken

Estragon *(Artemisia dracunculus)*
Aufguß. 1 Eßlöffel Blätter auf 1/4 l Wasser
Tagsüber trinken

Feldthymian *(Thymus serpyllum)*
Aufguß. 1–2 Teelöffel Kraut auf 1 Tasse Wasser
Täglich 3 Tassen trinken

Fieberklee *(Menyanthes trifoliata)*
Aufguß. 2 Eßlöffel Blätter auf 1/4 l Wasser
Tagsüber trinken

Frauenmantel, Gemeiner *(Alchemilla xanthochlora)*
Abkochung. 4 Teelöffel Blätter auf 1 Tasse Wasser
10 Min. ziehen lassen
Täglich 2 Tassen ungesüßt trinken

Gänsefuß, Wohlriechender *(Chenopodium ambrosioides)*
Aufguß. 1 Eßlöffel Kraut auf 1/4 l Wasser
Tagsüber trinken
Beachte: Dosis nicht erhöhen, da es

sonst zu Vergiftungserscheinungen kommen kann

Hohlzahn *(Galeopsis segetum)*
Aufguß. 1 Teelöffel Kraut auf 1 Tasse Wasser
Tagsüber trinken

Hopfen *(Humulus lupulus)*
Aufguß. 1 Teelöffel Hopfenzapfen auf 1 Tasse Wasser
Vor dem Schlafengehen 1 Tasse trinken

Kamille, Strahllose *(Chamomilla suaveolens)*
Aufguß. 3 Teelöffel Blüten auf 1/4 l Wasser
Tagsüber trinken

Katzenminze, Echte *(Nepeta cataria)*
Aufguß. 2 Eßlöffel Kraut auf 1/4 l Wasser
20 Min. ziehen lassen
Täglich 2–3 Tassen trinken

Knabenkraut, Kleines *(Orchis morio)*
Knollen pulverisieren, 1 : 10 mit kaltem Wasser mischen und auf 1 : 100 mit heißem Wasser verdünnen
Mehrmals täglich 1 Eßlöffel einnehmen

Koriander *(Coriandrum sativum)*
Aufguß. 1 Eßlöffel Früchte auf 1/4 l Wasser
Tagsüber trinken

Kornblume *(Centaurea cyanus)*
Aufguß. 1 Teelöffel Blüten auf 1 Tasse Wasser
Täglich 3 Tassen trinken

Kreuzblume *(Polygala amara)*
Aufguß. 4 Eßlöffel Kraut auf 1/4 l Wasser
Tagsüber trinken
oder
1 Messerspitze Pulver 3 mal täglich mit Zucker gemischt einnehmen

Majoran *(Origanum majorana)*
Aufguß. 1 Teelöffel Kraut auf 1 Tasse Wasser
Täglich 2 Tassen trinken

Meerrettich *(Armoracia rusticana)*
Eine ganze Wurzel im Mörser zerstampfen und durch ein Tuch pressen
Saft teelöffelweise einnehmen

Meisterwurz *(Peucedanum ostruthium)*
Kalter Auszug. 1 Teelöffel Wurzeln auf 1 Tasse Wasser
Täglich 2–3 Tassen trinken
oder
0,5–2 g Pulver auf 1 Tasse Wasser
Täglich 2–3 Tassen trinken
Beachte: Dosis nicht erhöhen, da es zu Vergiftungserscheinungen kommen kann

Melisse *(Melissa officinalis)*
Aufguß. 1 Teelöffel Blätter auf 1 Tasse Wasser
Täglich 2–3 Tassen trinken

Möhre *(Daucus carota)*
Rohe Möhren fein reiben und löffelweise essen oder im Mörser zerstoßen, durch ein sauberes Tuch pressen und als Saft trinken

Mutterkraut *(Chrysanthemum parthenium)*
Aufguß. 2 Teelöffel Blüten oder Kraut auf 1 Tasse Wasser
15 Min. ziehen lassen
Täglich 3 Tassen trinken

Rettich *(Raphanus sativus)*
Saft der frischen Wurzel
Täglich 1–2 Tassen trinken

Robinie *(Robinia pseudoacacia)*
Aufguß. 1 Teelöffel Blüten oder zerstoßene Rinde auf 1/4 l Wasser
Täglich 2–3 Tassen trinken

Rosmarin *(Rosmarinus officinalis)*
Aufguß. 1 Teelöffel Blätter auf 1 Tasse Wasser
Täglich 2–3 Tassen trinken
Beachte: Dosis nicht erhöhen, da es zu Vergiftungserscheinungen kommen kann. Nicht in der Schwangerschaft anwenden

Sanikel *(Sanicula europaea)*
Aufguß. 2 Eßlöffel Wurzeln oder Kraut auf 1/4 l Wasser
Tagsüber trinken

Sauerkirsche *(Prunus cerasus)*
Saft aus frischen Früchten
Täglich mehrmals 1 Tasse trinken

Schwarzdorn *(Prunus spinosa)*
Aufguß. 2 Teelöffel Blüten oder Früchte auf 1 Tasse Wasser
Täglich 1–2 Tassen trinken

Silberdistel *(Carlina acaulis)*
Aufguß. 1 Teelöffel Wurzeln auf 1/4 l Wasser
Täglich 3 Tassen trinken

Spitzwegerich *(Plantago lanceolata)*
Aufguß. 2 Teelöffel Blätter auf 1 Tasse Wasser
Täglich 2–3 Tassen trinken

Ulme *(Ulmus minor)*
Absud. 5 Eßlöffel zerstoßene Rinde auf 1/4 l Wasser
Täglich 2–3 Tassen trinken
oder
2–5 g Pulver täglich einnehmen

Wermut *(Artemisia absinthium)*
Aufguß. 1–2 Teelöffel Kraut auf 1 Tasse Wasser
Vor den Mahlzeiten 1 Tasse trinken
oder
1 g Pulver 3mal täglich einnehmen

Wiesenknopf, Großer *(Sanguisorba officinalis).*
Absud. 4–5 Eßlöffel Wurzeln oder Kraut auf 1/4 l Wasser
Alle 2 Std. 1 Teelöffel einnehmen

Wiesenkümmel *(Carum carvi)*
Aufguß. 2 Teelöffel zerstoßene Früchte auf 1 Tasse Wasser
Täglich 2–3 Tassen trinken
Beachte: Dosis nicht erhöhen, da sonst die Leber- und Gallefunktion geschädigt werden kann

Zaunwinde *(Calystegia sepium)*
Aufguß. 1–2 Teelöffel Kraut auf 1 Tasse Wasser
Täglich 2 mal 1/2 Tasse trinken
Beachte: Dosis nicht erhöhen, die Droge wirkt drastisch

Vergiftung

Winterlinde *(Tilia cordata)*
Holzkohle mehrmals täglich einnehmen

Verletzungen

Quitte *(Cydonia oblonga)*
Absud. 1–3 Teelöffel zerstoßene Samen auf 1 Tasse Wasser
Äußerlich als Umschlag

Verstopfung

Basilienkraut *(Ocimum basilicum)*
Aufguß. 2 Teelöffel Kraut auf 1 Tasse Wasser
Tagsüber trinken

Braunwurz, Knotige *(Scrophularia nodosa)*
Aufguß. 2–3 Teelöffel Wurzeln oder Kraut auf 1 Tasse Wasser
20 Min. ziehen lassen
Täglich 2–3 Tassen trinken
Beachte: Dosis nicht erhöhen, da es zu Harnblutung kommen kann

Diptam *(Dictamnus albus)*
Aufguß. 1 Teelöffel Wurzeln auf 2 Tassen Wasser
Jeden 2. Tag 2 Tassen trinken
Beachte: Empfindliche Personen können bei Berührung mit der Pflanze allergisch reagieren

Eberesche *(Sorbus aucuparia)*
Aufguß. 5 Eßlöffel zerstoßene Früchte auf 1/4 l Wasser
Tagsüber trinken
oder
Kalter Auszug. 8–10 Std. stehen lassen
Täglich 3 Tassen trinken

Esche *(Fraxinus excelsior)*
Aufguß. 1 Teelöffel Blätter oder Rinde auf 1 Tasse Wasser
Blätter 5 Min., Rinde 15 Min. ziehen lassen
Tagsüber trinken

Färberginster *(Genista tinctoria)*
Aufguß. 1 Teelöffel Kraut auf 1 Tasse Wasser
Tagsüber trinken

Faulbaum *(Rhamnus frangula)*
Absud. 1 Teelöffel zerstoßene Rinde auf 1 Tasse Wasser
Täglich 3 Tassen trinken
Beachte: Dosis nicht erhöhen, da es zu Vergiftungserscheinungen kommen kann

Fenchel *(Foeniculum vulgare)*
Aufguß. 2 Eßlöffel Früchte auf 1/4 l Wasser
Tagsüber trinken

Holunder, Schwarzer *(Sambucus nigra)*
Aufguß. 2 Eßlöffel Blüten oder getrocknete Früchte auf 1/4 l Wasser
Täglich 3 Tassen trinken

Kalmus, Echter *(Acorus calamus)*
Aufguß. 1 Eßlöffel Wurzeln auf 1/4 l Wasser
Vor den Mahlzeiten 1 Tasse trinken

Kreuzdorn *(Rhamnus cathartica)*
Kalter Auszug. 2 Teelöffel zerstoßene Früchte auf 1 Tasse Wasser
8 Std. stehen lassen
Morgens und abends 1 Tasse auf nüchternen Magen trinken
Beachte: Dosis nicht erhöhen, da es zu Schleimhautblutungen und Erbrechen kommen kann

Lein *(Linum usitatissimum)*
Absud. 2–3 Eßlöffel zerstoßene Samen auf 1/4 l Wasser
Vor den Hauptmahlzeiten 1 Tasse trinken

Leinkraut *(Linaria vulgaris)*
Aufguß. 1–2 Teelöffel Kraut auf 2–4 Tassen Wasser
18 Min. ziehen lassen
Tagsüber trinken

Malve, Wilde *(Malva sylvestris)*
Aufguß. 2 Eßlöffel Blätter oder Blüten auf 1/4 l Wasser
Tagsüber trinken

Petersilie *(Petroselinum crispum)*
Aufguß. 4 Teelöffel Früchte oder Wurzeln auf 1 Tasse Wasser
Täglich 3 Tassen trinken
Beachte: Dosis nicht erhöhen, nicht in der Schwangerschaft anwenden

Rhabarber, Chinesischer *(Rheum palmatum)*
Absud. 2 Teelöffel zerstoßene Wurzeln auf 1 Tasse Wasser
Täglich 3 Tassen trinken
Beachte: Nicht bei gleichzeitig bestehendem Blasenleiden oder Nierensteinen anwenden

Rizinus *(Ricinus communis)*
Erwachsene 1–2 Teelöffel Öl auf 1 Tasse warmes Getränk
Kinder 1/2–1 Teelöffel
Beachte: Dosis nicht erhöhen, da es zu Vergiftungserscheinungen kommen kann

Silberdistel *(Carlina acaulis)*
Aufguß. 1 Teelöffel Wurzeln auf 1/4 l Wasser
Täglich 3 Tassen trinken

Schwalbenwurz *(Vincetoxicum hirundinaria)*
Aufguß. 1 Eßlöffel Wurzeln auf 1/4 l Wasser
Tagsüber trinken
Beachte: Dosis nicht erhöhen, da es zu Erbrechen kommen kann

Schwarzdorn *(Prunus spinosa)*
Aufguß. 2 Teelöffel Blüten oder Früchte auf 1 Tasse Wasser
Täglich 1–2 Tassen trinken

Stockrose *(Alcea rosea)*
Kalter Auszug. 2 Eßlöffel Blüten auf 1 Tasse Wasser
Tagsüber trinken

Sumpfschafgarbe *(Achillea ptarmica)*
Aufguß. 2 Teelöffel Wurzeln auf 1 Tasse Wasser
Vor den Mahlzeiten 1 Tasse trinken

Süßholz *(Glycyrrhiza glabra)*
Auszug. 2 Eßlöffel Wurzeln auf 1/4 l Wasser
Tagsüber trinken

Tüpfelfarn *(Polypodium vulgare)*
Aufguß. 2 Eßlöffel Wurzeln auf 1/4 l Wasser
Tagsüber trinken
oder
2–4 g Pulver verteilt auf 3 Dosen einnehmen

Wegwarte *(Cichorium intybus)*
Absud. 2 Teelöffel Wurzeln auf 1 Tasse Wasser
Täglich 2 Tassen trinken

Wundklee *(Anthyllis vulneraria)*
Aufguß. 2–3 Eßlöffel Blüten auf 1/4 l Wasser
15 Min. ziehen lassen
Tagsüber trinken

Zaunwinde *(Calystegia sepium)*
Aufguß. 1–2 Teelöffel Kraut auf 1 Tasse Wasser
Täglich 2 mal 1/2 Tasse trinken
Beachte: Dosis nicht erhöhen, die Droge wirkt drastisch

Vorsteherdrüse s. Prostata

Warzen

Scharbockskraut *(Ranunculus ficaria)*
Absud. 2 Eßlöffel Kraut auf 1/4 l Wasser
Äußerlich als Umschlag

Wechseljahre

Rosmarin *(Rosmarinus officinalis)*
Aufguß. 1 Teelöffel Blätter auf 1 Tasse Wasser
Täglich 2–3 Tassen trinken
Beachte: Dosis nicht erhöhen, da es zu Vergiftungserscheinungen kommen kann. Nicht in der Schwangerschaft anwenden

Wundheilung

Ackerschachtelhalm *(Equisetum arvense)*
Absud. 2 Eßlöffel Kraut auf 1/4 l Wasser
Äußerlich als Umschlag

Alant, Echter *(Inula helenium)*
Aufguß. 1–2 Teelöffel Wurzeln auf 1/2 l Wasser
Äußerlich als Umschlag

Andorn, Gemeiner *(Marrubium vulgare)*
Aufguß. 2 Eßlöffel Kraut auf 1/4 l Wasser
Äußerlich als Umschlag

Arnika *(Arnica montana)*
Tinktur. 5 Eßlöffel Blüten in 1/4 l Weingeist
2 Wochen lang stehen lassen, dann abseihen; auf 1 : 2 oder 1 : 3 verdünnen
Äußerlich als Umschlag

Augentrost *(Euphrasia officinalis)*
Auszug. 2 Eßlöffel Kraut auf 1/4 l Wasser
Nach 25 Min. absieben
Äußerlich zu Spülungen

Basilienkraut *(Ocimum basilicum)*
Aufguß. 2 Teelöffel Kraut auf 1 Tasse Wasser
Äußerlich als Umschlag

Bibernelle, Kleine *(Pimpinella saxifraga)*
Aufguß. 1 Teelöffel Wurzeln auf 1 Tasse Wasser
Äußerlich als Umschlag

Braunwurz, Knotige *(Scrophularia nodosa)*
Aufguß. 2–3 Eßlöffel Wurzeln oder Kraut auf 1/4 l Wasser
Äußerlich als Umschlag

Eberraute *(Artemisia abrotanum)*
Absud. 2 Teelöffel Blätter auf 1 Tasse Wasser
Äußerlich als Umschlag

Edel-Gamander *(Teucrium chamaedrys)*
Aufguß. 1–2 Eßlöffel Kraut auf 1/4 l Wasser
Äußerlich als Umschlag

Esche *(Fraxinus excelsior)*
Aufguß. 1 Teelöffel Blätter auf 1 Tasse Wasser
Äußerlich als Umschlag

Feldthymian *(Thymus serpyllum)*
Aufguß. 1–2 Eßlöffel Kraut auf 1/4 l Wasser
Äußerlich als Umschlag

Fettkraut *(Pinguicula vulgaris)*
Aufguß. 2 Teelöffel Kraut auf 1 Tasse Wasser
Äußerlich als Umschlag

Frauenmantel, Gemeiner *(Alchemilla xanthochlora)*
Abkochung. 4 Teelöffel Blätter auf 1 Tasse Wasser
10 Min. ziehen lassen
Äußerlich als Umschlag

Gänseblümchen *(Bellis perennis)*
Aufguß. 4–5 Eßlöffel Blüten auf 1/4 l Wasser
oder
Absud aus den grünen Blättern
Äußerlich als Umschlag

Gänsefingerkraut *(Potentilla anserina)*
Aufguß. 2 Eßlöffel Kraut oder Wurzeln auf 1/4 l Wasser
Äußerlich als Umschlag

Gartenbohne *(Phaseolus vulgaris)*
Äußerlich. Aus Samenmehl bereiteter heißer Umschlag

Garten-Ringelblume *(Calendula officinalis)*
Absud. 5–8 Eßlöffel Blüten auf 1/4 l Wasser
Äußerlich als Umschlag

Goldrute, Echte *(Solidago virgaurea)*
Aufguß. 2 Eßlöffel Kraut auf 1/4 l Wasser
Äußerlich als Umschlag

Gundermann *(Glechoma hederacea)*
Aufguß. 2 Teelöffel Kraut auf 1/4 l Wasser
Äußerlich als Umschlag

Haselnußstrauch *(Corylus avellana)*
Aufguß. 4 Teelöffel Blätter oder 2 Teelöffel Rinde auf 1/4 l Wasser
Äußerlich als Umschlag

Heilziest *(Stachys officinalis)*
Aufguß. 1–2 Eßlöffel Kraut auf 1/4 l Wasser
Äußerlich als Umschlag

Hirtentäschel, Gemeines *(Capsella bursa-pastoris)*
Auszug. 6 Teelöffel Kraut auf 2 Tassen Wasser
8 Std. stehen lassen, absieben
Äußerlich als Umschlag

Hohlzahn *(Galeopsis segetum)*
Aufguß. 1 Teelöffel Kraut auf 1 Tasse Wasser
Äußerlich als Umschlag

Huflattich *(Tussilago farfara)*
Absud. 4 Eßlöffel Blüten oder 3 Eßlöffel Blätter auf 1/4 l Wasser
Äußerlich als Umschlag

Kamille, Echte *(Chamomilla recutita)*
Absud. 3 Eßlöffel Blüten auf 1/4 l Wasser
Äußerlich als Umschlag

Kamille, Römische *(Chamaemelum nobile)*
Aufguß. 3 Eßlöffel Blüten auf 1/4 l Wasser
Nach 20 Min. abgießen
Äußerlich als Umschlag

Königskerze, Filzige *(Verbascum phlomoides)*
Frische zerstoßene Blätter auflegen

Kornblume *(Centaurea cyanus)*
Aufguß. 1 Teelöffel Blüten auf 1 Tasse Wasser
Äußerlich als Umschlag

Labkraut, Echtes *(Galium verum)*
Absud oder Aufguß. 2 Eßlöffel Kraut auf 1 l Wasser
Äußerlich als Umschlag

Lein *(Linum usitatissimum)*
Zerstoßene Samen mit Wasser zu Brei vermischen
Äußerlich als Umschlag

Leinkraut *(Linaria vulgaris)*
Aufguß. 1–2 Teelöffel Kraut auf 1/4 l Wasser
Äußerlich als Umschlag

Malve, Mauritanische *(Malva sylvestris ssp. mauritanica)*
Aufguß. 2 Eßlöffel Blätter oder Blüten auf 1/4 l Wasser
Äußerlich als Umschlag

Märzveilchen *(Viola odorata)*
Auszug. 3 Eßlöffel Kraut auf 1/4 l Wasser
Äußerlich als Umschlag

Muskateller Salbei *(Salvia sclarea)*
Absud. 9 Eßlöffel Blüten, Kraut oder Blätter auf 1/2 l Wasser
Äußerlich als Umschlag

Mutterkraut *(Chrysanthemum parthenium)*
Aufguß. 4 Teelöffel Blüten oder Kraut auf 1 Tasse Wasser
25 Min. ziehen lassen
Äußerlich als Umschlag

Petersilie *(Petroselinum crispum)*
Saft aus frischen Wurzeln auflegen

Pfennigkraut *(Lysimachia nummularia)*
Brei aus frischen zerstoßenen Blättern
Äußerlich als Umschlag

Rose, Hundertblättrige *(Rosa centifolia)*
Aufguß. 2 Eßlöffel Blüten auf 1/4 l Wasser
Äußerlich als Umschlag

Roßkastanie *(Aesculus hippocastanum)*
Absud. 2 Eßlöffel Rinde auf 1/4 l Wasser
Äußerlich als Umschlag

Sanikel *(Sanicula europaea)*
Aufguß. 2 Eßlöffel Wurzeln oder Kraut auf 1/4 l Wasser
Äußerlich als Umschlag

Schafgarbe, Gemeine *(Achillea millefolium)*
Absud. 4 Teelöffel Kraut oder Blüten auf 1 Tasse Wasser
Äußerlich als Umschlag

Sommereiche *(Quercus robur)*
Absud. 10 Eßlöffel zerstoßene Rinde auf 1 l Wasser
Äußerlich als Umschlag

Spitzwegerich *(Plantago lanceolata)*
Aufguß. 4 Teelöffel Blätter auf 1/4 l Wasser
Äußerlich als Umschlag

Stiefmütterchen *(Viola tricolor)*
Absud. 2 Eßlöffel Kraut auf 1/4 l Wasser
Äußerlich als Umschlag

Ulme *(Ulmus minor)*
Absud. 5 Eßlöffel zerstoßene Rinde auf 1/4 l Wasser
Äußerlich als Umschlag

Waldmeister *(Galium odoratum)*
Aufguß. 1 Eßlöffel Kraut auf 1/4 l Wasser
Äußerlich als Umschlag

Waldweidenröschen *(Epilobium angustifolium)*
Absud. 1 Eßlöffel Wurzeln auf 1 Tasse Wasser
Äußerlich als Umschlag

Wasserpfeffer *(Polygonum hydropiper)*
Aufguß. 2 Teelöffel Kraut auf 1/4 l Wasser
Äußerlich als Umschlag

Wiesenknopf, Großer *(Sanguisorba officinalis)*
Absud. 4–5 Eßlöffel Wurzeln oder Kraut auf 1/4 l Wasser
Äußerlich als Umschlag

Wintereiche *(Quercus petraea)*
Frische Blätter auflegen

Wundklee *(Anthyllis vulneraria)*
Auszug. 4–6 Eßlöffel Blüten auf 1/4 l Wasser
Äußerlich als Umschlag

Wundpuder

Kolbenbärlapp *(Lycopodium clavatum)*
Sporen pulverisieren
Äußerlich als Umschlag

Zahnfleischblutung

Heckenrose *(Rosa canina)*
Kalter Auszug. 2 Eßlöffel Früchte auf 1/4 l Wasser
Tagsüber trinken

Leberblümchen *(Hepatica nobilis)*
Absud. 1 Eßlöffel Blätter auf 1 Tasse Wasser
Zur Spülung

Wiesenknopf, Großer *(Sanguisorba officinalis)*
Absud. 4–5 Eßlöffel Wurzeln oder Kraut auf 1/4 l Wasser
Alle 2 Std. 1 Teelöffel einnehmen

Zahnschmerzen

Sumpfschafgarbe *(Achillea ptarmica)*
Aufguß. 2 Teelöffel Wurzeln auf 1 Tasse Wasser
Vor dem Schlafengehen 1 Tasse trinken

Zwölffingerdarmgeschwür

Braunelle, Kleine *(Prunella vulgaris)*
Aufguß. 1 Teelöffel Kraut auf 1 Tasse Wasser
Täglich 1–2 Tassen trinken

Süßholz *(Glycyrrhiza glabra)*
Auszug. 2 Eßlöffel Wurzeln auf 1/4 l Wasser
Tagsüber trinken

Pflanzen, die nicht selbst verwendet werden dürfen

Diese Liste enthält alle diejenigen Pflanzen, deren Gehaltsstoffe bei unsachgemäßer Verwendung zu Vergiftungen mit tödlichem Ausgang führen können. Ihre Anwendung ist ohne ärztliche Beratung sehr gefährlich und unzulässig!

Aronstab *(Arum maculatum)*
Besenginster *(Cytisus scoparius)*
Bilsenkraut *(Hyoscyamus niger)*
Buchsbaum *(Buxus sempervirens)*
Buchweizen, Tatarischer *(Fagopyrum tataricum)*
Christrose *(Helleborus niger)*
Efeu *(Hedera helix)*
Eibe *(Taxus baccata)*
Eisenhut, Blauer *(Aconitum napellus)*
Erdrauch, Echter *(Fumaria officinalis)*
Feldrittersporn *(Delphinium consolida)*
Fingerhut, Großblütiger *(Digitalis grandiflora)*
Fingerhut, Roter *(Digitalis purpurea)*

Fingerhut, Wolliger *(Digitalis lanata)*
Frühlings-Adonisröschen *(Adonis vernalis)*
Germer, Weißer *(Veratrum album)*
Giftlattich *(Lactuca virosa)*
Gnadenkraut *(Gratiola officinalis)*
Goldregen, Gemeiner *(Laburnum anagyroides)*
Haselwurz *(Asarum europaeum)*
Herbstzeitlose *(Colchicum autumnale)*
Heuhechel, Dornige *(Ononis spinosa)*
Immergrün *(Vinca minor)*
Kronwicke, Bunte *(Coronilla varia)*
Lerchensporn, Hohler *(Corydalis cava)*
Maiglöckchen *(Convallaria majalis)*
Mistel *(Viscum album)*
Mohn, Deckblättriger *(Papaver bracteatum)*
Mutterkorn *(Claviceps purpurea)*
Osterluzei *(Aristolochia clematitis)*
Pfingstrose *(Paeonia officinalis)*
Rainfarn *(Chrysanthemum vulgare)*
Raute *(Ruta graveolens)*
Safrankrokus *(Crocus sativus)*
Sauerdorn *(Berberis vulgaris)*
Schierling, Gefleckter *(Conium maculatum)*
Schlafmohn *(Papaver somniferum)*
Schnurbaum, Japanischer *(Sophora japonica)*
Schöllkraut *(Chelidonium majus)*
Seidelbast, Gemeiner *(Daphne mezereum)*
Stechapfel *(Datura stramonium)*
Steinklee, Gelber *(Melilotus officinalis)*
Teichrose, Gelbe *(Nuphar lutea)*
Tollkirsche *(Atropa bella-donna)*
Waldrebe, Aufrechte *(Clematis recta)*
Wasserschierling *(Cicuta virosa)*
Weißdorn, Eingriffeliger *(Crataegeus monogyna)*
Weißdorn, Zweigriffeliger *(Crataegeus laevigata)*
Wurmfarn *(Dryopteris filix-mas)*
Zaunrübe, Rotbeerige *(Bryonia dioica)*
Zaunrübe, Weiße *(Bryonia alba)*
Zwergholunder *(Sambucus ebulus)*

Literaturhinweise

BOGDANOV, Avicena, Prag 1978

British Pharmacopoeia 1973, London 1973

DIETRICH, E.: Neues Pharmaceutisches Manual, Berlin 1924

DOSTÁL, J.: Flora der ČSSR, I., II., Prag 1950

ELKINSON, M. M.: Heilpflanzen, Kiew 1957

ENCKE, F., BUCHHEIM, G.: Zander Handwörterbuch der Pflanzennamen, Stuttgart 1979

ENGLERT, L.: Paracelsus, Mensch und Arzt, Prag 1943

FRERICHS, G., ARENDS, G., ZÖRNIG, H.: Hagers Handbuch der pharmazeutischen Praxis, Berlin 1927

GÖRZ, H.: Die Natur heilt, München 1969

HÉRAUD, A.: Nouveau dictionnaire des plantes médicinales, Paris 1927

HYAMS, E.: Plants in the Service of Man, London 1971

KORBELÁŘ, J., ENDRIS, Z., KREJČA, J.: Unsere Pflanzen in der Heilkunde, Prag 1968

KREIG, M. B.: The green Medicine, 1964

KRESÁNEK, J., KREJČA, J.: Atlas der Heilpflanzen und der Waldfrüchte, Martin 1977

MADAUS, G.: Lehrbuch der biologischen Heilmittel, Band I.–III., Leipzig 1938

MINAŘÍK, J.: Pharmakognosie, Prag 1979

MOSIG, A., SCHRAMM, G.: Der Arzneipflanzen- und Drogenschatz Chinas und die Bedeutung des Pen-Tsáo Kang-Mu, Berlin 1955

NOVÁK, F. A.: Pharmazeutische Botanik, Prag 1950

PERROT, É., PARIS, R.: Les plantes médicinales, Presses Universitaires de France, 1970

PETLACH, S.: Kurzgefaßte Toxikologie, Prag 1948

Pharmacopoea austriaca, Ed. VII., Wien 1889

Pharmacopoea Germaniae, Magdeburg 1865

Pharmacopoea bohemoslovenica, Ed. III., Prag 1970

POLLAK, K.: Wissen und Weisheit der alten Ärzte, Düsseldorf 1968

SANDHACK, H. A.: Die Kultur der Heilpflanze, Radebeul u. Berlin 1953

SCHMALTZ, D.: Pflanzliche Arzneimittel bei Theophrast von Hohenheim, genannt Paracelsus, Stuttgart 1941

SCHNEIDER, F., VOGL, A.: Commentar zur österreichischen Pharmacopoe, III. Band, Wien 1869

STARÝ, F., JIRÁSEK, V., SEVERA, F.: Heilkräuter kennen, sammeln, anwenden, Bertelsmann, Gütersloh 1973

STEINNEGGER, E., HÄNSEL, R.: Lehrbuch der allgemeinen Pharmakognosie, Berlin 1970

TEUSCHNER, E.: Pharmakognosie, Teil I., II., Berlin 1970

TSCHIRCH, A.: Handbuch der Pharmakognosie, Band 1–3, Leipzig 1910–23

ZEMLINSKIJ, S. E.: Heilpflanzen der UdSSR, Moskau 1951

Register der deutschen Pflanzennamen

Register der lateinischen Pflanzennamen

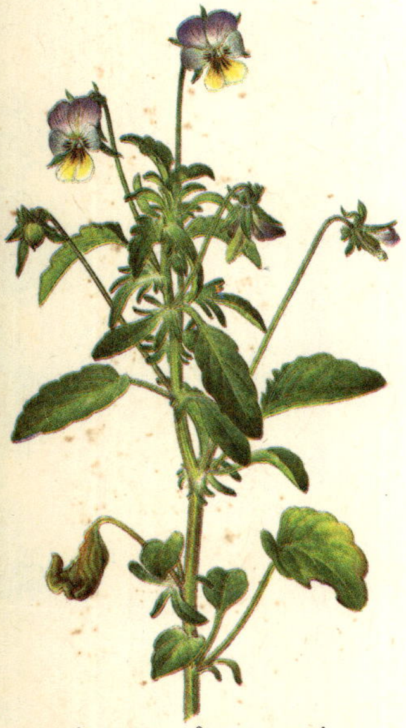
Wildes Stiefmütterchen

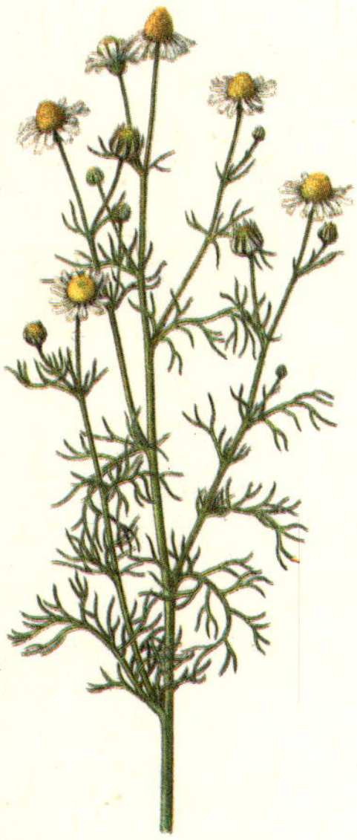
Echte Kamille

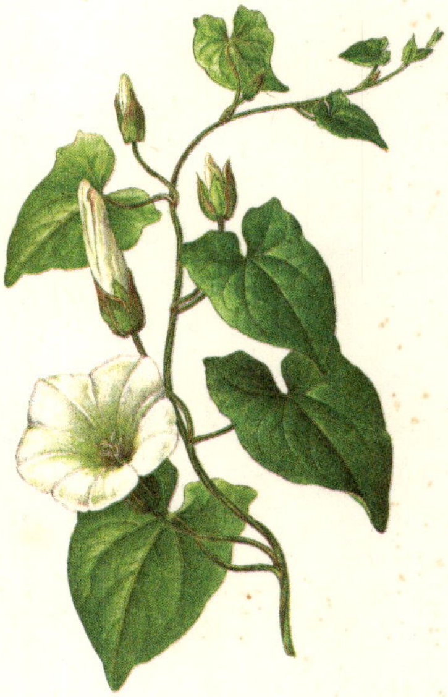
Zaunwinde

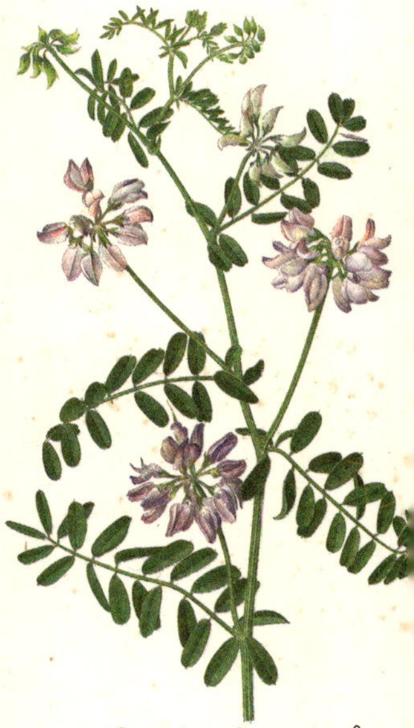
Bunte Kronwicke

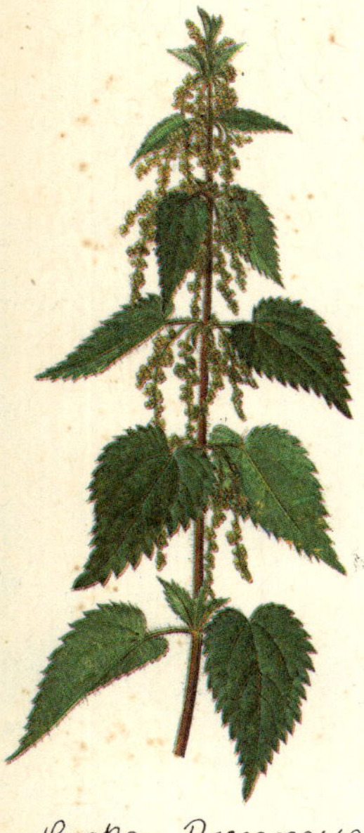
Große Brennessel

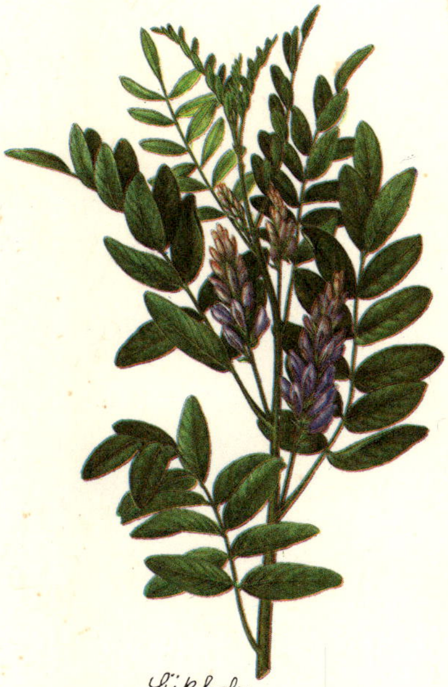
Süßholz

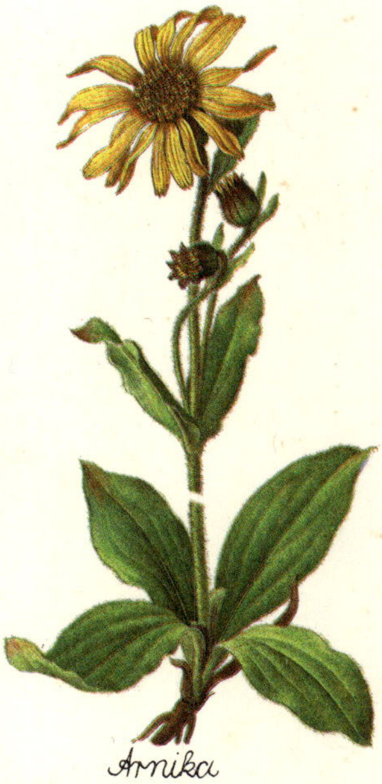
Arnika

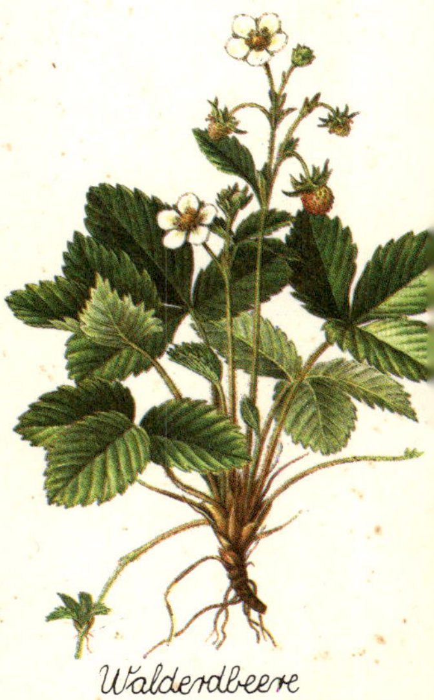
Walderdbeere